Ernährung und Fasten als Therapie

Rainer Stange · Claus Leitzmann · Andreas Michalsen
Hrsg.

Ernährung und Fasten als Therapie

3. Auflage

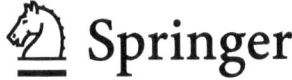 Springer

Hrsg.
Rainer Stange
Immanuel Krankenhaus Berlin
Berlin, Deutschland

Claus Leitzmann
Laubach, Deutschland

Andreas Michalsen
Zentrum für Naturheilkunde
Immanuel Krankenhaus
Berlin, Deutschland

ISBN 978-3-662-68880-9   ISBN 978-3-662-68881-6   (eBook)
https://doi.org/10.1007/978-3-662-68881-6

Die Deutsche Nationalbibliothek verzeichnet diese Publikation in der Deutschen Nationalbibliografie;
detaillierte bibliografische Daten sind im Internet über https://portal.dnb.de abrufbar.

(c) Putra, Adobe Stock (KI)
Springer ist ein Imprint der eingetragenen Gesellschaft Springer-Verlag GmbH, DE und ist ein Teil von
Springer Nature.
Die Anschrift der Gesellschaft ist: Heidelberger Platz 3, 14197 Berlin, Germany

Wenn Sie dieses Produkt entsorgen, geben Sie das Papier bitte zum Recycling.

Vorwort zur dritten Auflage

Seit dem Erscheinen der zweiten Auflage dieses Werkes sind sieben Jahre vergangen, zwischen erster und zweiter Auflage waren es acht. Das zeigt dem Verlag und uns Herausgebern, dass es am Markt angekommen ist, offensichtlich Leserbedürfnisse trifft und so auf dem besten Weg zu einem Standardwerk ist. Seit 2010 haben sowohl in der medizinischen wie der allgemein öffentlichen Diskussion Fragen der gesundheitlichen Vor- und Nachteile von Ernährung noch mehr an Raum gewonnen, präventiv wie therapeutisch intendiertes Fasten hat enormes wissenschaftliches Interesse wie weitere praktische Verbreitung gefunden. Fundierte Informationen hierzu an Ärztinnen, Ernährungswissenschaftler, Forschende sowie in der praktischen Beratung Tätige weiterzugeben bleibt unser unverändertes Anliegen.

Aktualisierungen sind immer nötig, darüber hinaus zeichnet sich die Ihnen vorliegende dritte Auflage sowohl durch eine Erweiterung des Herausgeber- und Autorenteams wie der Themen und des Gesamtumfanges aus.

Zunächst ist es erfreulicherweise gelungen, Prof. Dr.med. Andreas Michalsen als dritten Mitherausgeber zu gewinnen. Beim Erscheinen der ersten Auflage im Jahre 2010 blickte das Gros unserer Autoren bereits auf eine jahrzehntelange berufliche Tätigkeit mit zahlreichen Publikationen zurück. Es ist nur natürlich, dass einige von ihnen fünfzehn Jahre später nicht mehr für Aktualisierungen oder gar das Aufgreifen neuer Themen zur Verfügung stehen. Hier konnten wir jüngere Persönlichkeiten gewinnen, die dem Werk auch künftig Kontinuität geben werden.

Bezüglich unseres zweiten Themas ‚Fasten' haben wir uns eine Ausnahme erlaubt. Der große Fastenarzt Hellmut Lützner ist im August 2020 im 93. Lebensjahr überraschend verstorben. Sein Kapitel zu den Grundlagen haben wir aus der zweiten Auflage nahezu unverändert übernommen, jedoch viele neue Sichtweisen in die ▶ Kap. 17 sowie das völlig neue ▶ Kap. 18 aufgenommen. Ebenso völlig neu sind die ▶ Kap. 12 und 13.

An dieser Stelle möchten wir dem Springer Verlag dafür danken, dass er die Neuauflage initiiert hat und uns wegen neuer Themen wie neuer Erkenntnisse zu alten Themen auch ein größeres Textvolumen ermöglichte. Wir sind auf Ihre Reaktionen gespannt.

Claus Leitzmann
Gießen, Deutschland

Andreas Michalsen
Berlin, Deutschland

Rainer Stange
Berlin, Deutschland
2025

Inhaltsverzeichnis

IV   Teilweise umstrittene Kostformen

V   Fasten

VI   Ernährung bei bestimmten Krankheiten

Autorenverzeichnis

Jann Arends Klinik für Innere Medizin I, Universitätsklinikum Freiburg, Freiburg, Deutschland

Lina Samira Bahr Charité Universitätsmedizin Berlin, Experimental and Clinical Research Center, Berlin, Deutschland

Isabel Berendt Hameln, Deutschland

Petra Bracht Gesundheitszentrum, Deutschland

Andrea Ciro Chiappa Schifferstadt, Deutschland

Maria Ebert-Joisten Praxis für Ernährungsberatung u. -therapie, Bonn, Deutschland

Andreas Hahn Leibniz Universität Hannover, Institut für Lebensmittelwissenschaft und Humanernährung, Hannover, Deutschland

Etienne Hanslian Immanuel Krankenhaus Berlin, Standort Berlin-Wannsee, Berlin, Deutschland

Markus Keller Forschungsinstitut für pflanzenbasierte Ernährung, Deutschland

Anika Rajput Khokhar Klinik f. Dermatologie, Venerologie u. Allergologie, Charité – Universitätsmedizin Berlin, Berlin, Deutschland

Daniela Koppold Immanuel Krankenhaus Berlin, Standort Berlin-Wannsee, Berlin, Deutschland

Claus Leitzmann Laubach, Deutschland

Eva Lischka Klinik Buchinger am Bodensee GmbH, Überlingen, Deutschland

Norbert Lischka Klinik Buchinger am Bodensee GmbH, Überlingen, Deutschland

Hellmut Lützner Immanuel Krankenhaus Berlin, Abt. für Naturheilkunde, Berlin, Deutschland

Anja Mähler Charité Universitätsmedizin Berlin, Experimental and Clinical Research Center, Berlin, Deutschland

Astrid Menne Praxis für Ernährungsberatung, Hersbruck, Deutschland

Andreas Michalsen Immanuel Krankenhaus Berlin, Abt. für Naturheilkunde, Berlin, Deutschland

Birte A. Peterson-Sperlich   Deutsche Gesellschaft für Ernährung e. V., Bonn, Deutschland

Ulrike Rötten   Praxis für Ernährungsberatung, Bonn, Deutschland

Edmund Semler   Nürnberg, Deutschland

Rainer Stange   Immanuel Krankenhaus Berlin, Abt. für Naturheilkunde, Berlin, Deutschland

Bernhard Watzl   Bruchsal, Deutschland

Gudrun Zürcher   Freiburg, Deutschland

Grundlagen

Inhaltsverzeichnis

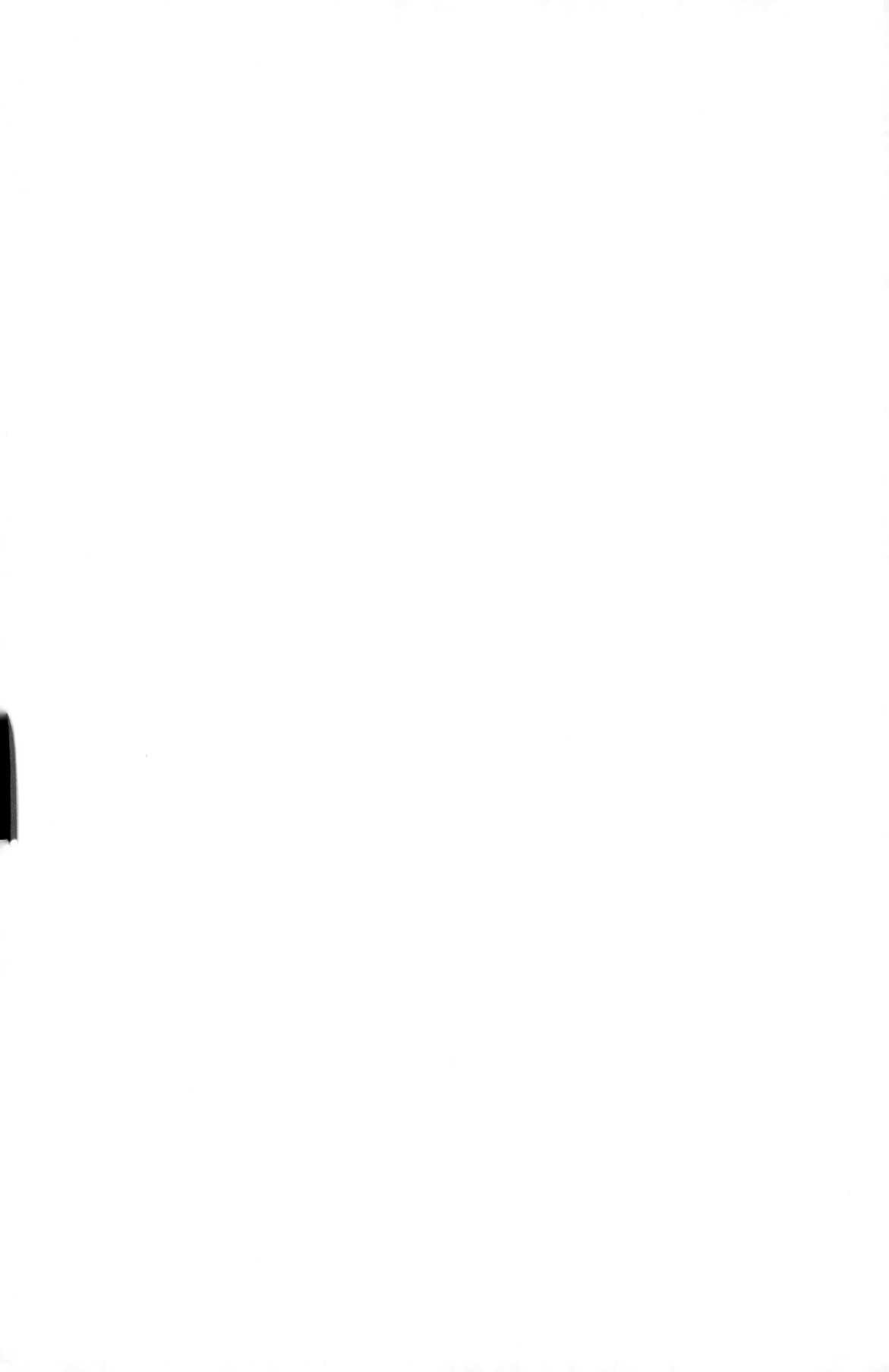

Die Geschichte naturheilkundlicher Ernährungskonzepte

Claus Leitzmann, Rainer Stange und Andreas Michalsen

Inhaltsverzeichnis

R. Stange et al. (Hrsg.), *Ernährung und Fasten als Therapie*, https://doi.org/10.1007/978-3-662-68881-6_1

1

Einführung

Die Geschichte der naturheilkundlichen Ernährungstherapie wird in Lehrbüchern der Ernährungswissenschaft, Ernährungsmedizin und Naturheilkunde selten ausführlich behandelt. Sie erscheint entweder nur stichwortartig, oft mystisch verklärt oder als natürlich gegeben und daher nicht weiter erwähnenswert. Dabei ist die Geschichte der Ernährungstherapie nicht nur interessant, sondern auch aufschlussreich, da sie ihre Besonderheiten erklärt und zu verstehen hilft.

In diesem Beitrag lesen Sie über

- die Wurzeln der Ernährungstherapie in der griechischen Antike,
- die Tradierung der antiken Lehren im Mittelalter,
- die Begründung der naturwissenschaftlich fundierten Medizin in der frühen Neuzeit,
- den Einfluss des Naturismus Jean-Jacques Rousseaus auf Medizin und Diätetik,
- den Beginn der naturheilkundlichen und später der universitären Ernährungslehre in Mitteleuropa,
- die Bedeutung des Vegetarismus für die Entwicklung neuer Ernährungskonzepte,
- die Entwicklung einer Ernährungswissenschaft als naturwissenschaftlich fundierte Forschungs- und Therapierichtung,
- aktuelle Tendenzen der Ernährungstherapie und der ernährungsmedizinischen Forschung.

1.1 Antike

Sowohl die Ernährungstherapie an sich als auch ihre naturheilkundliche Anwendung haben Wurzeln in der griechischen Antike (um 700 v. Chr. – 470 n. Chr.). Besonders Hippokrates von Kos (Arzt, Griechenland, um 460–370 v. Chr.) wird in diesem Zusammenhang häufig genannt, dessen Lebensordnung *diaita* heute oft als Synonym für Ernährungslehre angesehen wird. Dabei ist die antike Diätetik nicht auf Ernährung begrenzt, wie es bereits die Bedeutung des griechischen Wortes *diaita* impliziert. *Diaita* bedeutet gleichermaßen Haushalt, Lebensweise, Lebensunterhalt, Diät und Aufenthaltsort.

Es war auch nicht Hippokrates, der die Diätetik einführte, denn auf der Grundlage der in der Antike aufkommenden Denkrichtung der Naturphilosophie entwickelten bereits Pythagoras von Samos (Philosoph, Griechenland, um 570–500 v. Chr.; ◻ Abb. 1.1) und seine Schüler die Diätetik als eine umfassende Lebensweise, mit der der Mensch seine Gesundheit beeinflussen kann. Ausgehend von der Erkenntnis der Eigenverantwortung des Menschen für die Entstehung seiner Krankheiten umfasste das Regelwerk der pythagoreischen Diätetik körperliche und geistige Aktivität, moralische Aspekte und die Ernährung (Riedweg 2001; Melzer 2003, S. 19 ff.).

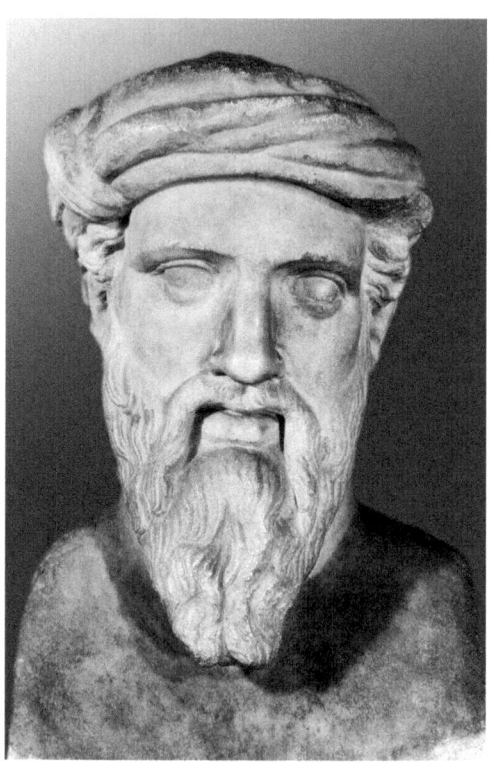

◻ **Abb. 1.1** Pythagoras von Samos (um 570–500 v. Chr). © INTERFOTO/ASIA

Die Lehren von Pythagoras beruhten auf einer bereits im 6. Jh. v. Chr. bekannten Form der fleischlosen Ernährung, dem Vegetarismus aus religiösen bzw. philosophisch-ethischen Überlegungen. Diese Art der Ernährung wurde bald durch gesundheitliche und später durch soziale, ökonomische und ökologische Motive ergänzt. Auffallend ist, dass ab etwa dieser Zeit verschiedene Mystiker, Propheten, Philosophen und Religionsgründer zeitgleich vegetarische Ideen und Ideale formulierten. Neben Pythagoras waren dies Zarathustra in Persien, Daniel in Babylon, Mahavira sowie Siddharta Gautama in Indien (Leitzmann und Keller 2013).

Pythagoras gilt als Begründer des ethischen Vegetarismus mit deutlich religiöser Prägung. Die Quellenlage ist jedoch nicht eindeutig und teilweise widersprüchlich. Zudem liegt nichts Schriftliches von Pythagoras selbst vor, wobei unklar ist, ob er – wie Laotse, Sokrates und Jesus – gar nichts geschrieben hat oder ob seine Schriften verloren gegangen sind (Dierauer 2001, S. 13).

Der allumfassende Ansatz der Diätetik wurde von Hippokrates und seinen Mitstreitern aufgegriffen und weiterentwickelt. Die hippokratischen Ärzte entwickelten die Theorie der „vier Säfte" (Blut, Schleim, gelbe und schwarze Galle). Ihrer Ansicht nach war deren Mischung für die Entstehung von Krankheiten oder für die Erhaltung der Gesundheit verantwortlich. Sie postulierten einen direkten Einfluss verschiedener Nahrungsmittel auf die Mischung der Körpersäfte und damit auf die Gesundheit (Nutton 2001).

Nach dem Übergang von der griechischen zur römischen Antike verlor die Diätetik an Bedeutung. Aulus Cornelius Celsus (Enzyklopädist, Rom, um 25 v. Chr. – 50 n. Chr.) erwähnt zwar die Diätetik in seinen Werken, vertritt sie jedoch nicht, denn vermutlich wurde das strenge Regelwerk der griechischen Diätetik von vielen Römern als zu asketisch angesehen. Demgegenüber sorgte Galen (Galenos von Pergamon, Arzt, Griechenland, um 129–199 n. Chr.) für eine Verbreitung diätetischer Konzepte in der römischen Antike. Er entwickelte die Vier-Säfte-Lehre weiter und erklärte neben somatischen Veränderungen auch Gemütszustände durch die Säftemischung und ihre Beeinflussung durch bestimmte Speisen. Zudem systematisierte er sechs diätetische Bereiche (Luft, Essen und Trinken, Bewegung und Ruhe, Schlaf und Wachen, Ausscheidungen und Sekrete, Gemütsbewegungen), die später unter der Bezeichnung „*res non naturales*" lange Zeit die Diätetik prägten (Melzer 2003, S. 37 ff.). In der Antike existierte damit keine Trennung zwischen Medizin und Diätetik; Ernährungskonzepte waren selbstverständlicher Bestandteil der prophylaktischen und therapeutischen Heilkunde.

1.2 Mittelalter

Im Mittelalter wurden die Lehren der antiken Heilkunde ohne größere Neuerungen tradiert. Die Vier-Säfte-Lehre hatte als medizinische Leittheorie bis in die Neuzeit Bestand. Zudem vermischte sich die Heilkunde im Mittelalter mit christlich- und heidnisch-religiösen Elementen. Als Beispiel hierfür steht Hildegard von Bingen (1098–1179; ❏ Abb. 1.2), die zwar die antike Säftelehre nicht anzweifelte, aber auch Sünde und „Attacken des Teufels" als Ursache von Krankheiten ansah. In ihrer Heilkunde finden sich zahlreiche Empfehlungen zur Anwendung einheimischer Kräuter (Ackerknecht 1992, S. 56 f.). In der Heilkunde des Mittelalters wurden Seele und Körper gleichermaßen berücksichtigt – sie trägt damit ganzheitliche Züge.

1

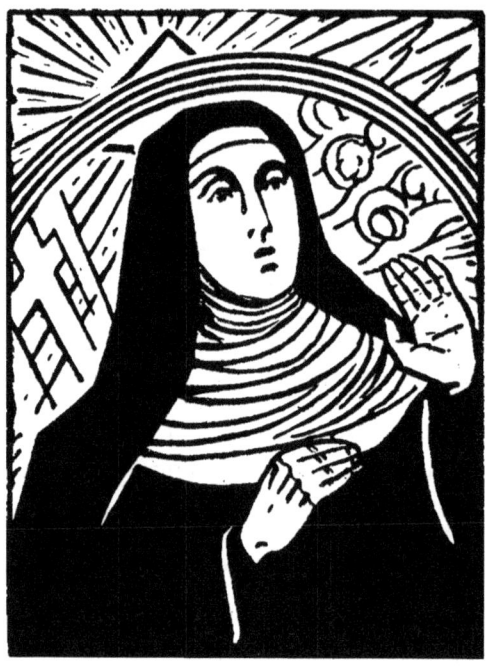

Abb. 1.2 Hildegard von Bingen

◘ **Abb. 1.2** Hildegard von Bingen (1098–1179). ©
INTERFOTO/Sammlung Rauch

1.3 Neuzeit

Zu entscheidenden Veränderungen in der
Heilkunde kam es erst in der Neuzeit. Beginnend mit Philippus Theophrastus Bom-
bastus von Hohenheim, genannt Paracelsus
(1493–1541), der sich als erster bedeutender
Arzt gegen die antike Säftelehre wandte,
wurden ab dem 16. Jahrhundert die Grundlagen einer naturwissenschaftlich fundierten
Medizin gelegt. So begründete René Des-
cartes (1596–1650) in seinen physiologisch-
naturwissenschaftlichen Schriften das me-
chanistische Menschenbild, das für die Entwicklung der heutigen Medizin erforderlich
war. Der Siegeszug der naturwissenschaftlich fundierten Medizin ging mit einem ge-
waltigen Bedeutungsverlust der Diätetik
einher. Denn mit der völligen Abwendung
von der antiken Säftelehre verlor die Diätetik ihren angestammten Platz in der Heilkunde – eine wissenschaftliche Diätetik bzw.
Ernährungswissenschaft existierte noch

nicht (Jütte 1996, S. 144; Melzer 2003,
S. 45 f.).

Als Gegenbewegung zur mechanistisch-
technischen Ausrichtung der wissenschaftlichen Medizin begründete Jean-Jacques
Rousseau (1712–1778) ein natur-
romantisches und zivilisationskritisches
Weltbild, das sich am besten in der Forderung „Zurück zur Natur" zusammenfassen
lässt. Dieses Weltbild hatte auch Einfluss
auf die Medizin und gab der Ernährung erneut einen höheren Stellenwert. Das beste
Beispiel hierfür ist der Arzt Christoph Wilhelm Hufeland (1762–1836; ◘ Abb. 1.3),
der in seinen Werken die Ernährung ausführlich berücksichtigte und zahlreiche
praktische Ernährungsempfehlungen gab
(Melzer 2003, S. 45 f.). In seinem *Lehrbuch
der allgemeinen Heilkunde* schrieb er unter
anderem: „Zu viel Essen und Trinken strengt
die Kräfte der Restaurationsorgane zu sehr
an" (Hufeland 1796). Auch sah er, dass
durch „Hinunterstopfen und Überfüttern
das natürliche Sättigungsgefühl abhanden-
kommt", und in seinem berühmten Werk

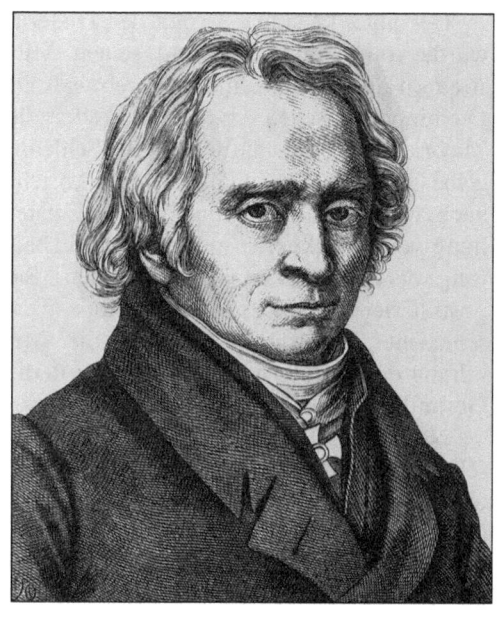

Abb. 1.3 Christoph Wilhelm Hufeland

◘ **Abb. 1.3** Christoph Wilhelm Hufeland
(1762–1836). © INTERFOTO/Bildarchiv Hansmann

Makrobiotik heißt es: „Der größte Teil der Menschheit isst viel mehr, als er nötig hat. Wer alt werden will, esse langsam. Man esse nie so viel, dass man den Magen füllt" (Hufeland 1796).

In der Tradition des Rousseau'schen Naturismus entwickelte sich im 19. Jahrhundert die Naturheilkunde. An deren Anfängen stand die Wiederbelebung der alten Wasserheilkunde durch medizinische Laien wie Ferdinand C. Oertel (1765–1850) und Vincenz Prießnitz (1799–1851; Jütte 1996, S. 29). Sie berücksichtigten die Ernährung so gut wie nicht – womit dieser Bereich zu Beginn der Naturheilkunde kaum Beachtung fand (Jütte 1996, S. 115 ff.).

Die „Schroth-Kur" war eine der ersten naturheilkundlichen Therapien, die die Ernährung in den Mittelpunkt stellten. Der Fuhrmann Johann Schroth (1798–1856) entwickelte die sehr strenge, kohlenhydratreiche sowie protein- und salzarme Entschlackungskur aufgrund eigener Beobachtungen und Erfahrungen (Jütte 1996, S. 145 ff.). Mit ihr sollten verschiedenste Erkrankungen geheilt werden können.

Der Beginn einer naturheilkundlichen Ernährungslehre wird in Mitteleuropa üblicherweise mit der Kneippschen Ära gleichgesetzt (Sebastian Kneipp, 1821–1897, Kneipp 1890; ◘ Abb. 1.4). Die Ernährungstherapie stellt eine der – posthum so definierten – fünf Säulen des Kneipp'schen Konzeptes dar. Dabei stört meistens wenig, dass die Kneippschen Vorstellungen von einer gesund erhaltenden bzw. krankheitsgerechten Kost sehr stark an der Hausmannskost seiner ländlichen bayerischen Umgebung orientiert waren. Allerdings kommt Kneipp zweifelsfrei das Verdienst zu, mit dem berühmten Zitat „Was den Schmied nährt, zerreißt den Schneider" auch schon beim Gesunden konstitutionelle bzw. belastungsabhängige Grundlagen für ein optimales Ernährungskonzept zu postulieren.

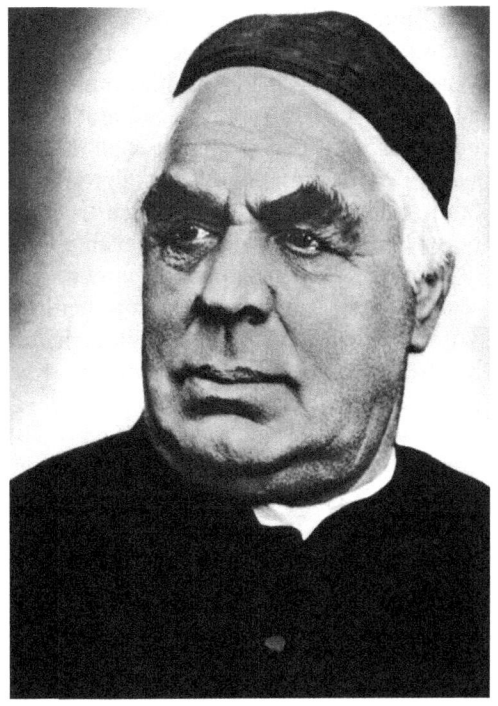

◘ **Abb. 1.4** Sebastian Kneipp (1821–1897). © INTERFOTO/Sammlung Rauch

1.3.1 Anfänge des Vegetarismus

Weitere wichtige Vertreter naturheilkundlicher Ernährungskonzepte waren unter anderem Theodor Hahn und Louis Kuhne. Theodor Hahn (1824–1883) sah eine vegetarische Ernährung mit Vollkornbrot als Schwerpunkt der Naturheilkunde und führte das von dem amerikanischen Physiologen Sylvester Graham erfundene Grahambrot in Deutschland ein (Melzer 2003, S. 83). Louis Kuhne (1835–1901) empfahl ebenfalls eine fleischlose „reizlose Ernährungsweise" (Melzer 2003, S. 97).

Sowohl bei Hahn als auch bei Kuhne findet sich also ein Engagement für den Vegetarismus, der sich im späten 19. Jahrhundert in Deutschland verbreitete. Der Vegetarismus lieferte wesentliche Anstöße für die naturheilkundliche Diskussion um

1

eine optimale Ernährung für Gesunde und für Kranke. Die Ursprünge des modernen Vegetarismus lagen in Großbritannien, wo der Begriff erstmals 1839 verwendet wurde und die Gründung der englischen *Vegetarian Society* im Jahr 1847 erfolgte. Diese fand eine breite Anhängerschaft, lange bevor Forschungen zu Bestandteilen pflanzlicher Kost, wie den Vitaminen, eine wissenschaftliche Begründung für gesundheitliche Vorteile pflanzlicher Lebensmittel liefern konnten (▶ Kap. 10). Als Begründer der vegetarischen Bewegung in Deutschland gilt der Publizist Gustav Struve (1805–1870). Weitere Verbreitung fand der Vegetarismus unter anderem durch den schwäbischen Theologen, Historiker und Paulskirchen-Abgeordneten Wilhelm Zimmermann (1807–1878) sowie den Begründer des ersten deutschen Vegetarismusvereins Eduard Baltzer (1814–1887). Der Vegetarismus des 19. Jahrhunderts stellte nicht nur ein Ernährungskonzept dar, sondern intendierte eine umfassende Lebens- und Gesellschaftsreform. Vertreter des Vegetarismus waren teilweise der Ansicht, dieser Stelle ein Allheilmittel für sämtliche Lebens- und Gesundheitsprobleme dar (Jütte 1996, S. 155 ff.).

Als Begründung für eine vegetarische Ernährung wurden nicht primär gesundheitliche Motive angeführt, sondern zuerst ethisch-moralische Argumente. So postulierte Theodor Hahn, dass die Achtung vor dem Tier eine Voraussetzung für ein besseres Verhältnis der Menschen untereinander sei (Teuteberg 1994; Jütte 1996, S. 160). Daneben fanden sich aber auch gesundheitliche Argumente. Unter Berufung auf Erkenntnisse der Evolutionstheorie bezeichneten Vertreter des Vegetarismus diesen als Naturgesetz, dessen Übertretung die Natur durch Krankheiten bestrafe (Schlickeysen 1921). Diese Begründung ist vor dem Hintergrund einer drastischen Zunahme des Fleischverzehrs im Zuge der Industrialisierung zu sehen – die Kritik an diesem übermäßigen Fleischkonsum ging schnell in die Forderung nach einer vegetarischen Lebensweise über (Jütte 1996, S. 158). Die Vegetarier in Deutschland organisierten sich in einer Vielzahl von Vereinen, die sich 1892 im Vegetarier-Bund zusammenschlossen. Im Zusammenhang mit der Lebensreformbewegung wurde Ende des 19. Jahrhunderts auch die vegetarische Obstbaukolonie „Eden" bei Oranienburg gegründet, die als Genossenschaft organisiert die Zivilisationskritik ihrer Anhänger praktisch umsetzen wollte (Baumgartner 1992).

1.3.2 Ernährung als Wissenschaft

Erst nachdem sich im Rahmen der Naturheilkundebewegung zahlreiche Ernährungstherapien und Konzepte verbreitet hatten, entwickelte sich die Ernährungswissenschaft als naturwissenschaftlich fundierte Auseinandersetzung mit den Aspekten der Ernährung des Menschen (Jütte 1996, S. 144). Die relativ späte Entstehung der Ernährungswissenschaft lässt sich dadurch erklären, dass eine wissenschaftliche Auseinandersetzung mit der Ernährung des Menschen erst möglich war, als die notwendigen Grundlagen aus Chemie, Physik und Biologie erforscht worden waren. Ein Wegbereiter der Ernährungswissenschaft war der Chemiker Justus von Liebig (1803–1873; ◨ Abb. 1.5). Er entdeckte die Hauptnährstoffe Kohlenhydrate, Fette und Proteine und führte Untersuchungen zum Proteinstoffwechsel durch. Neben der Erforschung der organischen Chemie erfand Liebig auch eine Krankenkost, das „Fleischinfusum", mit dessen Hilfe sich Personen mit schweren Magen- und Darmerkrankungen vor dem Tod retten ließen. Aus diesem wurde später „Liebigs Fleischextrakt" entwickelt, der als Liebig'sche Suppe für viele Jahrzehnte Bestandteil der klinischen Ernährungslehre war.

Carl von Voit (1831–1908), Max von Pettenkofer (1818–1901) und Max Rubner (1854–1932) erforschten den Energiestoff-

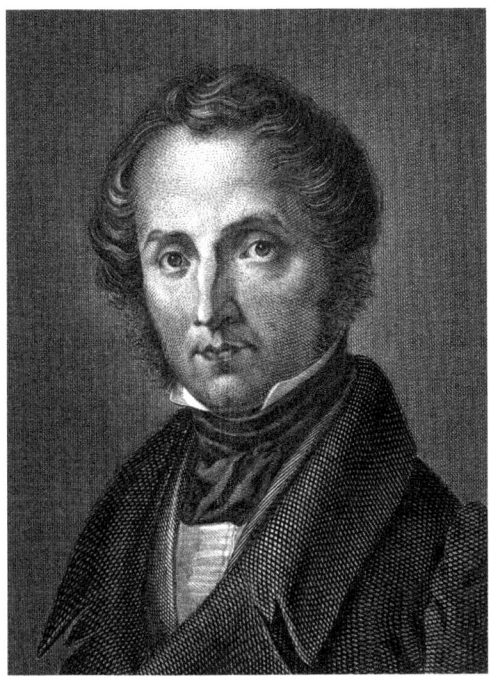

wechsel und den Grundumsatz und legten
damit die Grundlagen der Ernährungsphysiologie (Ackerknecht 1992, S. 114 f.). Erst
zu Beginn des 20. Jahrhunderts wurden
auch die Vitamine als essenzielle Nahrungsbestandteile entdeckt – der Biochemiker Ca-
simir Funk (1884–1967) prägte 1912 den Begriff des „Vitamins". Doch auch danach
war es noch ein langer Weg bis zur Identifizierung weiterer Vitamine und ihrer Zuordnung zu tierischen oder pflanzlichen
Nahrungsmitteln.

1.3.3 Medizinische Ernährungstherapien

Bis zum 20. Jahrhundert waren vorwiegend
ärztliche Laien in der Naturheilkunde tätig.
Erst im Übergang zum 20. Jahrhundert
waren es auch akademisch ausgebildete Mediziner, die auf diesem Gebiet Bedeutung er-
langten. So erfuhr die naturheilkundliche,

ärztlich verstandene und angeleitete Ernährungstherapie durch den Schweizer Arzt
Maximilian Oskar Bircher-Benner
(1867–1939) ihren entscheidenden Impuls.
Sein für die weitere Entwicklung wichtiger
Beitrag bestand in der Ausformulierung
eines Ernährungskonzeptes und seiner klinischen Umsetzung in einem privaten Sanato-
rium in Zürich. Bircher-Benner erhielt seine
Motivation für eine lebenslange Beschäftigung mit der Ernährungstherapie wie viele
naturheilkundliche Ärzte durch die erfolgreiche Therapie eines vorher mit schulmedizinischen Maßnahmen erfolglos behandelten Patienten. Er vertrat eine lakto-
vegetabile Ernährung, die im Vergleich zur
damaligen Lehrmeinung protein- und
energiearm war (Bircher-Benner 1921;
Melzer 2003, S. 113 ff.).

Rohkost bzw. Frischkost hatte in der von
Bircher-Benner verordneten Krankendiät
einen wichtigen Stellenwert, da der Werterhalt der Nahrungsbestandteile seiner Vorstellung nach von zentraler Bedeutung war.
Populär wurde insbesondere die von ihm erfundene Apfeldiätspeise aus rohem Apfel,
Haferflocken, Nüssen und Kondensmilch,
die unter der Bezeichnung Bircher-Müsli –
allerdings oftmals drastisch abgewandelt –
auch heute noch als „Markenzeichen" für
gesunde Ernährung angesehen wird (Jütte
1996, S. 149 f.).

Die Erfolge seiner Ernährungstherapie erklärte Bircher-Benner mit einer größtenteils
spekulativen Theorie vom „Sonnenlichtwert"
der Nahrungsmittel. Er teilte die Nahrungsmittel in Sonnenlichtakkumulatoren erster,
zweiter und dritter Ordnung ein (Melzer
2003, S. 121 f.). Das wissenschaftliche Verständnis und die praktische Umsetzung
wandte er insbesondere auf entzündliche
Gelenkerkrankungen an, für die es zu seiner
Zeit praktisch keine wirksame Behandlungsmethode gab. Einige seiner Therapieerfolge
konnte er in Filmsequenzen festhalten, die
lang anhaltende Bemühungen um ein wissenschaftliches Verständnis seiner Therapieerfolge zur Folge hatten.

In Zusammenhang mit der „Ordnung in der Nahrung" (Bircher-Benner 1921, 1977) schuf Bircher-Benner als Rudiment bereits in den 1920er-Jahren den Begriff einer Ordnungstherapie, um ihn dann später in entwickelten Konzepten zu einem seiner zentralen Anliegen zu machen (Bircher-Benner 1937; vgl. Melzer 2003). Stimuliert durch diese Ordnungstherapie, leitete die Naturheilkunde eine weit umfassendere Vorstellung von wünschenswerter „Ordnung" im Leben des Patienten und den Möglichkeiten ihrer Implementierung durch die ärztliche Kunst ab. Im Zusammenhang mit seiner Ordnungstherapie wird allerdings auch die Nähe von Bircher-Benners Weltanschauung zur völkischen Ideologie deutlich (Jütte 1996, S. 154).

Eine weitere naturheilkundliche Ernährungstherapie, die zu Beginn des 20. Jahrhunderts entstand, ist die Waerland-Kost. Der Schwede Are Waerland (1876–1955) litt als Kind unter diversen Krankheitssymptomen wie Kopfschmerzen, schlechtem Gedächtnis, chronischen Magenproblemen und Verstopfung. In London studierte er Medizin, nicht zuletzt, um eine Therapie zur Heilung seiner Beschwerden zu finden. Neben Abhärtung durch kaltes Duschen und Schlafen bei offenem Fenster begann er, sich für vegetarische und speziell für unerhitzte Kost zu interessieren. Die Waerland-Kost hat vor allem in Skandinavien Spuren hinterlassen, wo sie bis in die jüngere Gegenwart zu einer intensiven Beschäftigung mit Entzündungshemmung durch Ernährung und Fasten geführt hat (Kjedsen-Kragh et al. 1991).

Etwa zeitgleich erlebte das ärztlich geleitete Fasten insbesondere durch das Wirken des Fastenarztes Otto Buchinger senior (1878–1966) einen bis dahin nicht gekannten Aufschwung (Teil V). Wiederum scheint retrospektiv der Zufall eine nicht unwichtige Rolle gespielt zu haben: Buchinger führte wegen seines eigenen Gesundheitszustandes eher gegen seine innere Überzeugung seine erste Fastentherapie bei Gustav Riedlin (1861–1949) in Freiburg durch. Dieser darüber hinaus wenig bekannt gewordene Fastenarzt war durch einen Bericht über die ausgesprochene Blüte der ärztlich geleiteten Fastentherapie in den USA des 19. Jahrhunderts inspiriert worden, die u. a. mit den Namen Isaac Jennings (1788–1874), Edward Hooker Dewey (1837–1904) und Henry Samuel Tanner (1831–1918) verbunden ist. Angespornt durch den ungewöhnlichen Fortschritt, den Buchinger im bis dahin sehr ungünstigen Verlauf seines Gelenkrheumatismus verspürte, verschrieb er sich fortan der Aufgabe, die Fastentherapie, sein „Heilfasten" (Buchinger 1935), als multimodales Konzept zu entwickeln und breiten Patienten- und Ärztekreisen verfügbar zu machen.

Etwa zeitgleich, jedoch ohne gegenseitigen Austausch, gründete sein Pendant, der böhmisch-österreichische Arzt Franz Xaver Mayr (1875–1965) eine Schule, die die „Diagnostik und Therapie nach F. X. Mayr" zu einem weitgehend spekulativen System entwickelte. Dabei postulierte er, dass letztlich auch reflektorische Zusammenhänge zwischen Körperhaltung, Muskeltonus und Intestina bestünden, was nach seiner Sicht- und Behandlungsweise durchaus der völlig unabhängig entwickelten viszeralen Osteopathie nahekam. Mayr erfuhr seine erste Motivation aufgrund unbefriedigter ärztlicher Neugier, als sein geschätzter akademischer Lehrer die vom jungen Medizinalassistenten Mayr erhobene Frage unbeantwortet lassen musste, wie man durch Untersuchung mit Händen und Stethoskop den Normalbefund eines Darmes ähnlich dem des Thorax erheben und beschreiben könne.

Mit dem Buch „Die Ordnung unserer Nahrung" wurde der Arzt und Ernährungsforscher Werner Kollath (1892–1970) zum Begründer der Vollwerternährung. In Tierfütterungsversuchen machte er deutlich, dass nicht einzelne Vitamine, sondern die Zusammensetzung der gesamten Kost für die Vorbeugung von Mangelernährung verantwortlich ist. Zudem hob er mit seinen

Experimenten die Bedeutung des Wertverlustes von Lebensmitteln durch Verarbeitung hervor. Aus diesen Forschungsergebnissen leitete er die Forderung ab, „die Nahrungsmittel so natürlich zu lassen wie nur möglich" (Kollath 1937, S. 271). Vom „Vollwert der Nahrung" spricht Kollath, wenn die Nahrung „neben ausreichender Nahrungsenergie sämtliche lebenswichtigen Mineralien und Spurenelemente, alle Vitamine, Auxone, Aromastoffe und Eigenfermente in dem natürlichen Verhältnis enthält" (Kollath 2005, S. 60 ff.).

> In der ersten Hälfte des 20. Jahrhunderts waren die wesentlichen naturheilkundlichen Konzepte der Ernährungstherapie ausformuliert und wurden auch praktiziert. Dagegen fand praktisch keine klinische Forschung zur Untersuchung ihrer Wirkungen und Wirksamkeit statt.

Zur Verbreitung der Vollwerternährung trug der Arzt Max Otto Bruker (1909–2001) wesentlich bei. Nach dem Zweiten Weltkrieg wurde er Leiter einer Anstalt und mehrerer Kliniken. In den von ihm geleiteten Häusern führte er eine „vollwertige Kost" im Sinne von Kollath ein und sammelte in der jahrzehntelangen Anwendung derselben umfangreiche klinische Erfahrungen (Melzer 2003, S. 355 ff.). Später prägte er für die Vollwerternährung den Begriff der „vitalstoffreichen Vollwertkost" (Bruker 1966). Er setzte diese in der Therapie ernährungsbedingter Erkrankungen ein. Insbesondere in der Behandlung gastrointestinaler Erkrankungen war Bruker nach seinen Aussagen mit der Vollwertkost erfolgreich (Bruker 1958). Schwerpunktmäßig befasste sich Bruker mit der Verträglichkeit der Vollwertkost, die seiner Ansicht nach durch das konsequente Meiden von Zucker erreicht wurde. Durch eine laienverständliche Buchreihe, die Bruker ab 1970 verfasste, trug er wesentlich zur Popularisierung der Vollwerternährung bei. Darüber hinaus versuchte er, zu den Themen Ernährung und natürliche

Lebensweise gesundheitspolitischen Einfluss auszuüben. Dabei blieben sichtbare Erfolge aus, weshalb sich Bruker der Laienausbildung auf dem Gebiet der Vollwerternährung zuwandte.

1.3.4 Universitäre Forschung

Eine wesentliche Weiterentwicklung erfuhr das Konzept der Vollwerternährung durch die Ernährungswissenschaftler Karl W. von Koerber und Thomas Männle sowie den Biochemiker Claus Leitzmann. Angeregt durch Brukers Vollwertkost, befassten sie sich im Rahmen der universitären Forschung mit der Vollwerternährung und veröffentlichten 1981 erstmals das Buch „Vollwert-Ernährung" (von Koerber et al. 2012). Die Autoren beziehen sich hier auf die historischen Wurzeln der Vollwerternährung, insbesondere auf die Vorstellungen Kollaths. Sie verbinden die inzwischen fortgeschrittenen Kenntnisse der Ernährungswissenschaft über essenzielle Nahrungsinhaltsstoffe mit der bereits von Kollath ausgesprochenen Forderung, die Nahrung so natürlich wie möglich zu belassen: „Die Wahrscheinlichkeit, dass eine Nahrung alle essenziellen Bestandteile enthält, ist umso größer, je weniger behandelt, also je naturbelassener die Lebensmittel sind" (von Koerber et al. 2012, S. 119). Eine so definierte vollwertige Kost sehen sie als Grundvoraussetzung an, um ernährungsabhängigen Krankheiten entgegenzuwirken. Sie blieben jedoch nicht bei gesundheitlichen Aspekten stehen, sondern erweiterten die Betrachtungsweise der Ernährung um ökologische und soziale Aspekte (▶ Kap. 9).

In der Zeit nach dem Zweiten Weltkrieg wurden dann auch erstmalig Ernährungsformen, die ihren Ursprung nicht in Mitteleuropa hatten, in die naturheilkundliche Ernährungstherapie integriert, z. B. die makrobiotische Ernährung. Zudem wurden längst bekannte Kostformen wie die Hay'sche Trennkost wiederentdeckt. Die in-

1

ternationale epidemiologische Forschung zu Ernährungseinflüssen hatte und hat weiterhin ihre größten Erfolge und Förderung mit der kardiovaskulären Morbidität und Mortalität. Nach der berühmten 7-Länder-Studie konzentrierte sie sich zunächst auf das alimentäre Fettsäuremuster, lenkte später die Aufmerksamkeit auf die Ernährung im Mittelmeerraum als ein Konzept und legte die Grundlagen für die weitere klinische Erforschung und Akzeptanz der sogenannten mediterranen Kost (▶ Kap. 13). Dadurch werden sehr allmählich auch die gesundheitsfördernden Möglichkeiten nicht-energieliefernder Ernährungsanteile sichtbar.

Für eine wissenschaftliche Erforschung weiterer naturheilkundlicher Ernährungskonzepte wäre die Durchführung großer Studien mit einigen Hundert, wenn nicht Tausenden Patienten und mit Beobachtungszeiträumen von mehreren Jahren erforderlich. Dies ist zwar heute grundsätzlich möglich, stellt aber für die Naturheilkunde ein grundsätzliches Hindernis dar, da diese im Unterschied zur wissenschaftlich fundierten Medizin eher durch die Überzeugungskraft großer ärztlicher Persönlichkeiten lebt, welche aber in Mitteleuropa lange Zeit nicht über einen Zugang zur akademischen Medizin verfügten. In einem ersten Ansatz öffentlicher Forschungsförderung des damaligen Bundesministeriums für Forschung und Technologie zwischen 1992 und 2003 in den beiden Projekten „Unkonventionelle Methoden der Krebsbekämpfung" und „Unkonventionelle Medizinische Richtungen" waren keine Ernährungsprojekte enthalten.

In den letzten 20 Jahren scheint sich eine Tendenz zur Annäherung zwischen naturheilkundlicher und konventioneller Medizin abzuzeichnen. Die erste Lebenszeitprofessur („Lehrstuhl") für Naturheilkunde wurde in Deutschland 1989 an der Freien Universität Berlin eingerichtet, danach 1994 am Universitätsspital in Zürich. Inzwischen gibt es an den Universitäten Rostock, Duisburg-Essen und München (Technische Universi-

tät) ähnliche Einrichtungen als Stiftungsprofessuren. Bislang wurden einige Studien etwa zum therapeutischen Fasten und zum Stellenwert der mediterranen Ernährung bei Rheuma veröffentlicht. Ernährungstherapie einschließlich Fasten ist von Beginn an, seit 1975, obligatorischer Bestandteil der ärztlichen Weiterbildung „Naturheilverfahren" mit einem konstanten Anteil von 10 % des von der Bundesärztekammer vorgeschlagenen Curriculums von 160 Kursstunden. Dies entspricht zunehmend weniger dem Stellenwert der Ernährungstherapie in der ärztlichen Praxis (Biesalski et al. 2010).

Die großen meinungsbildenden Gesellschaften, die Deutsche Gesellschaft für Ernährungsmedizin (DGEM; ausschließlich für Ärzte) und die Deutsche Gesellschaft für Ernährung (DGE; für alle Berufsgruppen, insbesondere auch für Ökotrophologen und Diätassistenten) empfehlen eine „vollwertige Ernährung", die in ihrer theoretischen Begründung zwar vom Konzept der Vollwert-Ernährung abweicht, in der praktischen Umsetzung inzwischen der Vollwert-Ernährung der Gießener Schule nahe kommt (▶ Kap. 2). Im Unterschied zur Definition der Vollwert-Ernährung nach von Koerber, Männle und Leitzmann berücksichtigt die DGE fast nur die ernährungsmedizinischen Aspekte. Erst kürzlich fand eine zaghafte Integration des ökologischen Aspektes statt. Darüber hinaus finden sich neben der Vollwerternährung in der Naturheilkunde weitere Konzepte für die Ernährungstherapie, insbesondere das präventive und therapeutische Fasten (Teil V).

Die Naturheilkunde hat durch die zunehmende Hinwendung zur traditionellen indischen und chinesischen Medizin auch deren ernährungstherapeutische Konzepte integriert (▶ Kap. 12). Beiden ist insbesondere gemein, dass sie keine pauschalen, sondern deutlich an der individuellen Konstitution sowie der jeweiligen Krankheitslage orientierte Empfehlungen aussprechen. Die traditionelle chinesische Medizin berücksichtigt dabei insbesondere die Lehre der fünf Elemente und beabsichtigt eine Kompensation zu großer dauerhafter Ausschläge im lebenslangen und letztlich auch das Leben konstituierenden Kräftespiel des Yin und Yang. Die ayurvedische Ernährungsphilosophie für Gesunde wie für Kranke aus Indien orientiert sich in erster Linie an der aktuellen Balance der drei Doshas Pitta, Vata und Kapha, um dadurch gezielt einem Ungleichgewicht gegenzusteuern. Bei einem Überschuss an Pitta, synonym für hitzige Energie, verordnet sie beispielsweise kühlende Speisen wie Melonen. Diese Denkweise scheint auf viele Patienten – und auch auf viele Ärzte – eine Faszination auszuüben, kommt sie doch einer an Konstitution und aktueller Krankheitslage orientierten Individualmedizin ähnlich der Homöopathie nahe. Ob sich hierdurch Verbesserungen von Risikosituationen oder gar klinischen Verläufen erzielen lassen, wurde bislang allerdings nicht mit den Methoden heutiger klinischer Forschung untersucht.

1.4 Zusammenfassung

Sowohl die Ernährungstherapie an sich als auch ihre naturheilkundliche Anwendung haben ihre Wurzeln in der griechischen und römischen Antike. Wesentliche Elemente wurden durch das Mittelalter bis in die Neuzeit hin tradiert. Das 16. Jahrhundert legte die Grundlagen einer naturwissenschaftlich fundierten Medizin, was zunächst mit einem Bedeutungsverlust der Diätätik einherging. Erst durch den Einfluss Jean-Jacques Rousseaus erlangte auch die Ernährung wieder einen gewissen Stellenwert im medizinischen Bewusstsein. In dieser Tradition entwickelte sich im 19. Jahrhundert die Naturheilkunde. Besonders der Vegetarismus lieferte wesentliche Anstöße für die naturheilkundliche Diskussion um eine optimale Ernährung für Gesunde und Kranke. Mit dem Übergang zum 20. Jahrhundert begannen sich ver-

mehrt auch akademisch ausgebildete Mediziner mit der Ernährungstherapie zu beschäftigten – Therapieformen wurden entwickelt, die bis heute Einfluss auf naturheilkundliche Konzepte haben. Auch wenn der Forschungsstand noch zu wünschen übrig lässt, so liegen doch bereits wesentliche Untersuchungen unter anderem zur Vollwert-Ernährung vor. Eine Tendenz zur Annäherung zwischen naturheilkundlicher und konventioneller Medizin scheint sich abzuzeichnen.

Literatur

Ackerknecht EH (1992) Geschichte der Medizin, 7. Aufl. Enke, Stuttgart

Baumgartner J (1992) Ernährungsreform – Antwort auf Industrialisierung und Ernährungswandel. Ernährungsreform als Teil der Lebensreformbewegung am Beispiel der Siedlung und des Unternehmens Eden seit 1893. Diss. München, 1992. Lang, Frankfurt

Biesalski HK, Bischoff C, Puchstein C (2010) Ernährungsmedizin. Thieme, Stuttgart

Bircher-Benner MO (1921) Ernährungskrankheiten. Wendepunkt, Zürich

Bircher-Benner MO (1937) Fragen des Lebens und der Gesundheit. Wendepunkt, Zürich

Bircher-Benner MO (1977) Ordnungsgesetze des Lebens als Wegweiser zur echten Gesundheit. Vorträge Zürich, 1937. Neuausgabe. Bircher-Benner Verlag, Bad Homburg

Bruker MO (1958) Die Schlüsselstellung des Zuckers in der Pathogenese. Diaita 4:8–11

Bruker MO (1966) Die Fettsucht – eine Vitalstoffmangelkrankheit. Der Naturarzt 88:413–416

Buchinger O (1935) Das Heilfasten und seine Hilfsmethoden als biologischer Weg. Hippokrates, Stuttgart

Dierauer U (2001) Vegetarismus und Tierschonung in der griechisch römischen Antike. In: Linnemann M, Schorcht C (Hrsg) Vegetarismus. Zur Geschichte und Zukunft einer Lebensweise. Harald Fischer, Erlangen, S 9–72

Hufeland CW (1796) Makrobiotik oder Die Kunst das menschliche Leben zu verlängern. Berlin

Jütte R (1996) Geschichte der alternativen Medizin: Von der Volksmedizin zu den unkonventionellen Therapien von heute. Beck, München

Kjedsen-Kragh J, Haugen M, Borchgrevink C et al (1991) Controlled trial of fasting and one year ve-

1

getarian diet in rheumatoid arthritis. Lancet 338:899–902

Kneipp S (1890) Meine Wasserkur, 2. Aufl. Kösel, Kempten

von Koerber K, Männle T, Leitzmann C (2012) Vollwert-Ernährung, 11. Aufl. Haug, Stuttgart

Kollath W (1937) Grundlagen, Methoden und Ziele der Hygiene. Hirzel, Leipzig

Kollath W (2005) Die Ordnung unserer Nahrung, 17. Aufl. Haug, Stuttgart

Leitzmann C, Keller M (2013) Vegetarische Ernährung. Ulmer, Stuttgart

Melzer J (2003) Vollwerternährung. Diätetik, Naturheilkunde, Nationalsozialismus, sozialer Anspruch. Franz Steiner, Stuttgart

Nutton V (2001) Säftelehre. In: Cancik H, Schneider H (Hrsg) Der neue Pauly. Enzyklopädie der Antike, Bd 10. Metzler, Stuttgart/Weimar, S 1208–1210

Riedweg C (2001) Pythagoras. In: Cancik H, Schneider H (Hrsg) Der neue Pauly. Enzyklopädie der Antike, Bd 1. Metzler, Stuttgart/Weimar, S 648–653

Schlickeysen G (1921) Blut oder Frucht, 2. Aufl. P. Hofmann, Freiburg/Breisgau

Teuteberg HJ (1994) Zur Sozialgeschichte des Vegetarismus. Vierteljahrschrift für Sozial- und Wirtschaftsgeschichte 81:33–65

Ernährungsphysiologische Grundlagen und Prinzipien einer vollwertigen Ernährung

Birte A. Peterson-Sperlich

Inhaltsverzeichnis

© Der/die Autor(en), exklusiv lizenziert an Springer-Verlag GmbH, DE, ein Teil von Springer Nature 2025
R. Stange et al. (Hrsg.), *Ernährung und Fasten als Therapie*, https://doi.org/10.1007/978-3-662-68881-6_2

Einführung

Die Ernährung dient dem Aufbau und der Erhaltung des Organismus. Mit der Nahrung werden Nährstoffe aufgenommen, die dem Aufbau des Körpers, dem Ersatz verbrauchter Körpersubstanz, der Steuerung von Körperfunktionen und der Lieferung von Energie dienen. Bei der vollwertigen Ernährung werden neben dem Energiegehalt sowohl die Energie- und Nährstoffdichte der Lebensmittel als auch eine bedarfsgerechte Nährstoffzufuhr, und präventive Aspekte der Ernährung sowie die Umweltverträglichkeit beachtet. Das folgende Kapitel behandelt diese Aspekte anhand der Empfehlungen der Deutschen Gesellschaft für Ernährung e. V. (DGE) für eine gesundheitsfördernde, vollwertige Ernährung.

In diesem Beitrag lesen Sie über

- energieliefernde Nährstoffe und Wasser, Vitamine und Mineralstoffe,
- Energiegehalt, Energiedichte und Nährstoffdichte von Lebensmitteln,
- die bedarfsgerechte Nährstoffzufuhr und präventive Aspekte der Ernährung,
- die Umweltverträglichkeit verschiedener Lebensmittel und Ernährungsformen,
- die von der DGE formulierten lebensmittelbezogenen Empfehlungen für eine gesundheitsfördernde, vollwertige Ernährung.

2.1 Bedarfsgerechte Nährstoffzufuhr

Eine optimale Versorgung mit Energie, energieliefernden Nährstoffen (Makronährstoffen), Vitaminen sowie Mineralstoffen (Mikronährstoffen) und Wasser verhindert eine Unterversorgung und einen Mangel an Nährstoffen und den daraus resultierenden Gesundheitsbeeinträchtigungen. Sie ermöglicht ein optimales Stoffwechselgeschehen bzw. Funktionieren des Organis-

mus und trägt zur Prävention ernährungsmitbedingter Erkrankungen bei.

In den Referenzwerten für die Nährstoffzufuhr von der Deutschen Gesellschaft für Ernährung (DGE) und der Österreichischen Gesellschaft für Ernährung (ÖGE) sind für die einzelnen Nährstoffe Referenzwerte für die tägliche Nährstoffzufuhr nach Alter und Geschlecht sowie für Schwangere und Stillende dargestellt (DGE 2025). Damit werden

- lebenswichtige physische und psychische Funktionen sichergestellt,
- Mangelkrankheiten ebenso wie eine Überversorgung verhindert,
- Körperreserven geschaffen,
- wo möglich, ein Beitrag zur Prävention chronischer ernährungsmitbedingter Krankheiten geleistet.

Eine „empfohlene Zufuhr" wird ausgesprochen, wenn mit ausreichender Sicherheit die zuzuführende Nährstoffmenge (durchschnittlicher Bedarf) bekannt ist.

Bei einigen Nährstoffen kann der durchschnittliche Bedarf allerdings nicht mit wünschenswerter Genauigkeit bestimmt werden. In diesen Fällen werden „Schätzwerte" angegeben, die zwar experimentell gestützt und/oder aus dem Verzehr adäquat ernährter Gesunder abgeleitet, aber noch nicht genügend abgesichert sind. „Richtwerte" im Sinne von Orientierungshilfen werden für Nährstoffe ausgesprochen, die für den Organismus nicht essenziell sind und für die daher kein Bedarf besteht (z. B. Ballaststoffe), oder wenn ein Bedarf besteht, dieser aber in Abhängigkeit von verschiedenen Einflussfaktoren sehr stark variiert (z. B. Energie).

Die DGE-/ÖGE-Referenzwerte sind für die Planung einer bedarfsdeckenden Ernährung und als Bezugswerte für die Beurteilung der Nährstoffversorgung in verschiedenen Bevölkerungsgruppen geeignet. Sie sind jedoch aufgrund starker individueller Unterschiede kein Kriterium zur Beurteilung

2

des Versorgungszustandes von Einzel-personen. Für eine vollwertige Ernährung genügt es, wenn die Referenzwerte im Durchschnitt einer Woche erreicht werden.

2.2 Energieliefernde Nährstoffe, Wasser, Vitamine und Mineralstoffe

2.2.1 Kohlenhydrate

Kohlenhydrate sind Nährstoffe, die von Pflanzen durch Fotosynthese gebildet wer-den. In geringen Mengen kommen sie auch im tierischen Organismus vor. Kohlen-hydrate sind die wichtigsten Energie-lieferanten mit einem Energiegehalt von 17 kJ/g (4,0 kcal/g). Man unterscheidet:

- Monosaccharide wie Glukose (Trauben-zucker) und Fruktose (Fruchtzucker),
- Disaccharide wie Saccharose (Rohr-oder Rübenzucker [Haushaltszucker]), Maltose (Malzzucker) oder Laktose (Milchzucker) und
- Polysaccharide wie Stärke oder Zellu-lose.

Stärkehaltige Lebensmittel wie Getreide, Getreideprodukte, Kartoffeln oder Hülsen-früchte sind häufig auch reich an Vitaminen, Mineralstoffen und Ballaststoffen. Sie lie-fern zudem pflanzliches Protein und Fett nur in geringen Mengen

Richtwerte für die Kohlenhydratzufuhr müssen den individuellen Energiebedarf, den Bedarf an Protein und die Richtwerte für die Fettzufuhr berücksichtigen. Für die Deckung des Energiebedarfs spielen Fette und Kohlenhydrate die wichtigste Rolle. Eine vollwertige Mischkost sollte be-grenzte Fettmengen und mehr als 50 % der Energiezufuhr in Form von Kohlen-hydraten enthalten.

Als Richtwert für die Zufuhr von Ballast-stoffen nennt die DGE ≥ 30 g pro Tag für Erwachsene ab 19 Jahren (DGE 2025).

2.2.2 Fett

Nahrungsfette sind vor allem als Tri-glyzeride aufgebaut. Sie sind konzentrierte Energielieferanten mit einem Energiegehalt von 37 kJ/g (9,0 kcal/g) – dieser ist damit mehr als doppelt so hoch wie bei Kohlen-hydraten und Protein. Daher trägt hoher Fettkonsum häufig zu einer hohen Energie-zufuhr bei, die wesentlich die Entstehung von Übergewicht und ernährungs-abhängigen Gesundheitsstörungen beein-flusst. Allerdings sind Fette auch Träger fett-löslicher Vitamine und liefern Fettsäuren, die zum Aufbau von Hormonen oder Zell-membranen benötigt werden.

Fette werden durch die Verdauung in Glyzerin und Fettsäuren gespalten. Die Fettsäuren haben je nach Aufbau unter-schiedliche Bedeutung. Man unterscheidet:

- gesättigte Fettsäuren, die überwiegend in tierischen Lebensmitteln vorkommen,
- einfach und mehrfach ungesättigte Fett-säuren, die vor allem in Pflanzenölen und -fetten enthalten sind.

Gesättigte und einfach ungesättigte Fett-säuren können vom Körper selbst aufgebaut werden. Die „essenziellen" mehrfach un-gesättigten Fettsäuren können vom Körper nicht synthetisiert werden und müssen mit der Nahrung zugeführt werden. Man unter-scheidet hier die vor allem in Pflanzenölen vorkommenden ω-6-Fettsäuren wie Linol-säure oder Arachidonsäure und die ω-3-Fettsäuren wie die α-Linolensäure in pflanz-lichen Ölen und vor allem die in Fettfischen enthaltenen Eicosapentaensäure und Doco-sahexaensäure.

Die evidenzbasierten Leitlinie „Fettzufuhr und Prävention ausgewählter ernährungs-mitbedingter Krankheiten" unterstützt zentrale Aussagen der DGE/ÖGE-Referenzwerte (DGE 2015, DGE 2025):

- Richtwert für die Zufuhr von Fett: 30 % der Nahrungsenergie
- Richtwerte für die Zufuhr von Fettsäuren:
  - gesättigte Fettsäuren: maximal 10 % der Nahrungsenergie
  - mehrfach ungesättigte Fettsäuren: 7–10 % der Nahrungsenergie
    → davon Linolsäure: 2,5 % der Nahrungsenergie; α-Linolensäure: 0,5 % der Nahrungsenergie
  - einfach ungesättigte Fettsäuren decken den Rest der Fettzufuhr ab
  - Trans-Fettsäuren: < 1 % der Nahrungsenergie
  - liegt die Zufuhr gesättigter Fettsäuren über 10 % der Nahrungsenergie, sollte der Anteil an mehrfach ungesättigten Fettsäuren bis zu 10 % betragen, um einem Anstieg der Cholesterinkonzentration im Blut entgegenzuwirken

2.2.3 Protein

Nahrungsprotein versorgt den Organismus mit Aminosäuren, die zum Aufbau körpereigener Proteine benötigt werden. Proteine sind außerdem für den Aufbau, Umbau und Erhalt von Körpersubstanz, für die Steuerung verschiedenster Stoffwechselvorgänge, die Aufrechterhaltung von Stoffkonzentrationen und die Regulation des Wasserhaushalts erforderlich. Proteine haben einen Energiegehalt von 17 kJ/g (4,0 kcal/g). Die sogenannten unentbehrlichen Aminosäuren können vom Organismus nicht synthetisiert werden und müssen mit der Nahrung zugeführt werden. Je geeigneter die Aminosäurezusammensetzung und die Bioverfügbarkeit der freigesetzten Aminosäuren eines Proteins für die Ernährung des Menschen ist, desto höher ist die Proteinqualität. Durch die gezielte Kombination von Lebensmitteln können mögliche Einschränkungen in der Proteinqualität einzelner Lebensmittel ausgeglichen werden.

Der Referenzwert für die Proteinzufuhr für Erwachsene ab 19 Jahren wird auf Basis von Daten aus Stickstoffbilanzstudien abgeleitet. Für normalgewichtige Erwachsene bis unter 65 Jahren ergibt sich daraus eine empfohlene Zufuhr von 0,8 g/kg Körpergewicht (KG) pro Tag. Bei Übergewicht (BMI > 25 kg/m^2 bei Erwachsenen) sollte in allen Altersgruppen das Normalgewicht für die Berechnung zugrunde gelegt werden.

Für Erwachsene ab 65 Jahren wird die körperliche Funktionalität bzw. deren Erhalt berücksichtigt. Der Proteinbedarf für diese Altersgruppe kann nicht mit der wünschenswerten Genauigkeit bestimmt werden, daher wird ein Schätzwert für eine angemessene Proteinzufuhr von 1,0 g/kg Körpergewicht pro Tag angegeben (DGE 2025).

2.2.4 Wasser

Beim Erwachsenen besteht der Körper zu 50–60 %, beim Säugling zu 70 % aus Wasser. Der Organismus von Erwachsenen (25 bis unter 51 Jahre) benötigt eine tägliche Wassermenge von 2,6 l. Diese wird gedeckt durch Zufuhr aus Getränken und Wasser in fester Nahrung sowie zusätzlich durch das Oxidationswasser aus Stoffwechselvorgängen. Erwachsene sollten zur Deckung ihres Wasserbedarfs 1,5 l über den Tag verteilt trinken (DGE 2025). Bei hohen Temperaturen, anstrengender körperlicher Arbeit, Sport, aber auch bei Fieber, Durchfall oder Erbrechen ist der Wasserbedarf erhöht. Wassermangel führt rasch zu schwerwiegenden Schäden. Bereits nach zwei bis vier Tagen können harnpflichtige Substanzen nicht mehr ausgeschieden werden. Es kommt zu Bluteindickung, Kreislaufversagen und im Extremfall zum Tod.

2.2.5 Vitamine und Mineralstoffe

Neben den energieliefernden Nährstoffen mit ihren essenziellen Inhaltsstoffen erfüllen Vitamine und Mineralstoffe lebenswichtige Funktionen im Organismus.

Vitamine

Vitamine (◘ Tab. 2.1) erfüllen als lebensnotwendige Nährstoffe vielfältige Funktionen im Organismus. Sie sind an zahlreichen Stoffwechselprozessen beteiligt und müssen, mit Ausnahme von Vitamin D, mit der Nahrung zugeführt werden.

Man unterscheidet die fettlöslichen Vitamine A, D, E und K von den wasserlöslichen Vitaminen Thiamin (Vitamin B_1), Riboflavin (Vitamin B_2), Vitamin B_6, Vitamin B_{12} (Cobalamine), Folat, Niacin, Pantothensäure, Biotin und Vitamin C. In Lebensmitteln kommen auch Vorstufen der Vitamine vor, wie β-Carotin als Vorstufe von Vitamin A. Bei Vitamin D trägt die Eigensynthese der Haut unter Exposition mit Ultraviolettstrahlung (UV-B) zur Bedarfsdeckung bei. Bei unzureichender Vitaminversorgung kann es zu einer Unterversorgung bis hin zu ir-

◘ **Tab. 2.1** Fett- und wasserlösliche Vitamine – ihre wichtigsten Funktionen, Lieferanten und Referenzwerte (mod. nach DGE 2025, empfohlene Zufuhr (E), Schätzwert für eine angemessene Zufuhr (S) pro Tag für Erwachsene im Alter von 19 bis ≥ 65 Jahre)

	Wichtig für	Lieferanten	Referenzwerte
Vitamin A (und β-Carotin)	Haut und Schleimhäute, Sehvorgang	Schweineleber, Karotten, Spinat, Grünkohl, Honigmelone	700 (w) bzw. 850 (m) µg RAE* (E)
Vitamin D	Knochenfestigkeit, Infektabwehr, Muskelkraft	Vitamin-D-Bildung in der Haut durch Sonnenexposition, Lebertran, Fettfische, Leber, Eigelb	20 µg (S) bei fehlender endogener Synthese
Vitamin E	Membranfunktion, Muskelstoffwechsel, Nervensystem	Weizenkeim- und Sonnenblumenöl, Mandeln, Haselnüsse	8 mg** (S)
Vitamin K	Blutgerinnung	Grüngemüse (Spinat, Brokkoli, Rosenkohl), Milch und Milchprodukte	60–80 µg (S)
Thiamin (Vitamin B_1)	Steuerfunktion im Energie- und Kohlenhydratstoffwechsel, Nervensystem	Schweinefleisch, Hülsenfrüchte, Vollkornprodukte	1,0–1,3 mg (E)
Riboflavin (Vitamin B_2)	Energie- und Aminosäurestoffwechsel, Haut	Leber, Milch und Milchprodukte, Fleisch, Seefisch	1,0–1,4 mg (E)
Niacin	Auf- und Abbau von Kohlenhydraten, Fettsäuren und Aminosäuren	Fleisch, Fisch, Getreide, verschiedene Nüsse	11–16 mg (E)
Vitamin B_6	Aminosäure- und Kohlenhydratstoffwechsel, Blutbildung	Fleisch, Fisch, Kartoffeln, Bananen Vollkornprodukte	1,4 (w) bzw. 1,6 (m) mg

◻ Tab. 2.1 (Fortsetzung)

	Wichtig für	Lieferanten	Referenzwerte
Folat	Zellteilung, Zellneubildung, Blutbildung	Grüngemüse, Weizenkeime, Vollkornprodukte, Leber, Orangen	300 µg (E)
Pantothen-säure	Kohlenhydrat-, Fett- und Aminosäurestoffwechsel	Leber, Fleisch, Fisch, Milch und Milchprodukte, Vollkorn-produkte, Hülsenfrüchte	5,0 mg (S)
Biotin	Hautfunktion, Aufbau von Fettsäuren und Kohlenhydraten	Leber, Sojabohnen, Eier, Champignons, Nüsse, Hafer-flocken	40 µg (S)
Vitamin B$_{12}$ (Cobalamine)	Blutbildung	Fleisch, Fisch, Eier, Milch und Käse	4,0 µg (S)
Vitamin C	Eisenverwertung, Aufbau von Bindegewebe, Knochen und Zähnen, Wundheilung, Infekt-abwehr	Zitrusfrüchte, schwarze Johannisbeeren, Paprika, Kar-toffeln	95 (w) bzw. 110 (m) mg (E)***

* Berechnungsgrundlage: 1 µg Retinolaktivitätsäquivalent (*retinol activity equivalent*; RAE) = 1 µg Reti-nol = 12 µg ß-Carotin = 24 µg andere Provitamin-A-Carotinoide
** angegeben in RRR-α-Tocopherol (1 mg RRR-α-Tocopherol = 2 mg all-rac-α-Tocopherol)
*** Raucher: 135 mg/Tag (w) bzw. 155 mg/Tag (m)

reparablen oder auch lebensbedrohlichen Mangelerscheinungen kommen.

Mineralstoffe

Mineralstoffe sind anorganische, lebens-notwendige Elemente, die vom Menschen für den reibungslosen Ablauf von Stoff-wechselprozessen benötigt werden. Sie lie-fern keine Nahrungsenergie. Man unter-scheidet Mengen- und Spurenelemente:

— *Mengenelemente* sind Kalium, Natrium, Chlorid, Kalzium, Magnesium und Phosphor. Sie sind unter anderem für die Funktionen von Muskeln und Nerven notwendig, aber auch als Bestandteile von Bau- und Gerüstsubstanzen.

— *Spurenelemente* sind ebenfalls essenzielle anorganische Elemente. Sie werden vom Organismus jedoch nur in kleinsten Mengen (Spuren) benötigt. Wichtige Spurenelemente sind Eisen, Jod, Fluorid, Zink, Selen, Kupfer, Chrom, Molybdän und Mangan.

Mineralstoffe sind an zahlreichen Stoff-wechselprozessen beteiligt und wichtig für die Regulation des Wasserhaushalts, die Gewebespannung und die Reizübertragung im Nervensystem. Sie dienen dem Aufbau von Knochen, Blutzellen und Hormonen sowie der Aktivierung von Enzymen (◻ Tab. 2.2).

2

◘ **Tab. 2.2** Mineralstoffe – ihre wichtigsten Funktionen, Lieferanten und Referenzwerte (mod. nach DGE 2025, empfohlene Zufuhr (E), Schätzwert für eine angemessene Zufuhr (S) pro Tag für Erwachsene im Alter von 19 bis ≥ 65 Jahre)

	Wichtig für	Lieferanten	Referenzwerte
Kalium	Blut und Körperflüssigkeiten, Weiterleitung von Nervenimpulsen, Muskelkontraktion	Gemüse, Obst, verschiedene Nüsse, Kartoffeln	4000 mg (S)
Kalzium	Festigkeit von Knochen und Zähnen, Nerven- und Muskelfunktion, Blutgerinnung	Milch und Milchprodukte, kalziumreiches Mineralwasser*	1000 mg (E)
Phosphor	Knochen, Zähne, Energiestoffwechsel	Fleisch, Wurstwaren, Milchprodukte, Brot, Eier	550 mg (S)
Magnesium	Aktivierung zahlreicher Enzyme, Nerven- und Muskelfunktionen	Vollkornprodukte, Milch und Milchprodukte, Fleisch, Fisch, Gemüse, Obst	300 (w) bzw. 350 (m) mg (S)
Eisen	Blutbildung, Sauerstofftransport	Fleisch, Gemüse, Hülsenfrüchte, Vollkornprodukte (Vitamin C verbessert die Eisenaufnahme)	11 (m) bzw. 14 (w, postmenop.), bzw. 16** (w, prämenop.) mg (E)
Jod	Bestandteil der Schilddrüsenhormone	Seefisch, Jodsalz, Milch und Ei	150 μg (E)
Natrium und Chlorid	Regulation des Wasserhaushalts und des Blutdrucks	Speisesalz	1500 mg Natrium (S), 2300 mg Chlorid (S)
Zink	Haut, Immunsystem, Hormone	Fleisch, Vollkornprodukte, Milch, Käse, Eier, Hülsenfrüchte	7–10 (w) bzw. 11–16 (m) mg (E)***

* Als kalziumhaltig darf ein Wasser bezeichnet werden, wenn es mind. 150 mg Kalzium/Liter enthält
** Bei Jugendlichen und Frauen, die nicht menstruieren (u. a. aufgrund der Verwendung von oralen Kontrazeptiva, die durchgängig ohne Pause eingenommen werden, frühere Perimenopause) wird basierend auf den Werten für Männer eine empfohlene Zufuhr von 11 mg Eisen/Tag angegeben. Für Schwangere und für Frauen nach einer Geburt gelten die jeweiligen Referenzwerte
*** In Abhängigkeit von der Höhe der Phytatzufuhr

2.3 Energiegehalt und Nährstoffdichte von Lebensmitteln

2.3.1 Energie

Der Energiebedarf des Menschen wird im Wesentlichen durch den Grundumsatz, die körperlichen Aktivitäten in Beruf und Freizeit sowie andere physiologische Leistungen (unter anderem Wachstum, Schwangerschaft, Stillzeit) sowie durch die Thermogenese nach Nahrungszufuhr und individuelle Adaptionsmechanismen (z. B. genetisch oder epigenetisch) bestimmt. Die Deckung des Energiebedarfs erfolgt in erster Linie durch Kohlenhydrate und Fett. Darüber hinaus trägt auch Protein zur

Energiezufuhr bei. Auch Alkohol ist mit 29 kJ/g (7 kcal/g) ein beträchtlicher Energielieferant. Ein Teil der Ballaststoffe wird im Dickdarm von Darmbakterien zu kurzkettigen Fettsäuren abgebaut, die eine zusätzliche Energiequelle darstellen können. Deshalb liefern auch Ballaststoffe Energie (8 kJ bzw. 2 kcal/g).

2.3.2 Energiedichte und Nährstoffdichte

Vor dem Hintergrund der hohen Prävalenz von Übergewicht in der Bevölkerung ist die Identifikation von Einflussfaktoren auf die Gewichtszunahme sowie auf eine erfolgreiche Gewichtsabnahme und -erhaltung von großem Interesse. Zahlreiche Studien zeigen, dass die Energiedichte der Nahrung einer dieser Faktoren ist. Die DGE hält die Berücksichtigung der Energiedichte für ein nützliches Konzept, das bei gleichzeitiger Beachtung der Nährstoffdichte für die Bewertung von Lebensmitteln geeignet ist. Die aktuelle wissenschaftliche Beweislage spricht für eine positive Assoziation zwischen der Energiedichte der Nahrung und dem Körpergewicht. Ein Ernährungsmuster mit niedriger Energiedichte kann helfen, das Körpergewicht zu halten bzw. zu senken. Die DGE schlussfolgert, dass Maßnahmen zur Gewichtskontrolle die Energiedichte der Nahrung berücksichtigen sollten.

> **Definitionen**
> Die *Energiedichte* ist definiert als Energiegehalt (in kcal oder kJ) pro Gewichtseinheit (z. B. g, 100 g) Lebensmittel.
> Die *Nährstoffdichte* ist das Verhältnis von essenziellen Nährstoffen und Energie in der Nahrung. Sie ist definiert als Menge eines Nährstoffs (z. B. in mg) pro Energieeinheit (z. B. kJ oder MJ).

Lebensmittel bzw. Speisen mit niedriger Energiedichte liefern weniger Energie pro Gewichtseinheit als solche mit hoher Energiedichte. Bei gleicher Menge an Energie kann eine Person von einem Lebensmittel bzw. einer Speise mit niedriger Energiedichte eine größere Portion konsumieren als von einem Lebensmittel bzw. einer Speise mit hoher Energiedichte.

Die Energiedichte von Lebensmitteln und Speisen bzw. einer Kostform hängt maßgeblich von deren Wasser- und Fettgehalt ab. Lebensmittel, die reich an Wasser (energiefrei) und/oder Ballaststoffen sind, weisen grundsätzlich eine geringe Energiedichte auf, wie z. B. Gemüse und Obst. Im Gegensatz dazu haben fettreiche Lebensmittel meist eine höhere Energiedichte, da Fett der Nährstoff mit dem höchsten Energiegehalt ist. Auch kohlenhydratreiche Lebensmittel können, vor allem wenn der Wassergehalt gering ist, eine hohe Energiedichte haben, z. B. Knäckebrot oder Brot aus Weißmehl. Lebensmittel pflanzlichen Ursprungs haben überwiegend eine geringe Energiedichte und hohe Nährstoffdichte. Flüssige Speisen wie Suppen und Getränke haben aufgrund des höheren Wassergehalts meist eine niedrigere Energiedichte als Lebensmittel und Speisen mit einer festen Konsistenz (Bechthold 2014).

Bei Personen mit einem niedrigen Energiebedarf, z. B. ältere Menschen, muss bei der Auswahl der Lebensmittel auf eine hohe Nährstoffdichte geachtet werden, um den Bedarf an Vitaminen und Mineralstoffen zu decken.

2.3.3 Ernährungsphysiologische Aspekte der Protein-, Fett- und Kohlenhydratzufuhr

Da für Fett und Kohlenhydrate kein durchschnittlicher Bedarf ermittelt werden kann, werden in den DGE-/ÖGE-Referenzwerten für die Nährstoffzufuhr für Fett und

2

Kohlenhydrate Richtwerte als Orientierungshilfen angegeben (DGE 2025).

Die Beschränkung der Fettzufuhr hat zum Ziel, dass mit dieser Kostform
- eine geringere Energiezufuhr und -dichte und dadurch eine Reduktion des Adipositas-Risikos,
- eine Beschränkung der Zufuhr von gesättigten Fettsäuren,
- eine ausreichend hohe Zufuhr von pflanzlichen Lebensmitteln als Lieferanten von Ballaststoffen, sekundären Pflanzenstoffen etc.

angestrebt und erreicht wird.

Richtwerte für die Kohlenhydratzufuhr müssen den individuellen Energiebedarf, den Bedarf an Protein und die Richtwerte für die Fettzufuhr berücksichtigen. Für die Deckung des Energiebedarfs spielen Fette und Kohlenhydrate die wichtigste Rolle. Eine vollwertige Mischkost sollte begrenzte Fettmengen und mehr als 50 % der Energiezufuhr in Form von Kohlenhydraten enthalten (DGE 2011a).

Ziel der Umsetzung der Richtwerte in die Praxis ist eine Kostform, die mit
- einem hohen Anteil von Lebensmitteln pflanzlichen Ursprungs mit geringem Verarbeitungsgrad,
- einer hohen Ballaststoffzufuhr,
- einer hohen Zufuhr von sekundären Pflanzenstoffen,
- einer moderaten Fettzufuhr sowie
- einem größeren Nahrungsvolumen bzw. einer geringeren Energiedichte einhergeht.

Voraussetzung ist, dass ballaststoffreiche Lebensmittel den größten Anteil an den kohlenhydratliefernden Lebensmitteln haben.

2.4 Präventive Aspekte der Ernährung

Eine Lebensmittelauswahl gemäß DGE-Ernährungskreis ist eine verlässliche Grundlage für die Umsetzung der Referenzwerte in eine vollwertige Ernährung. Die Zielgruppe des DGE-Ernährungskreises sind gesunde Erwachsene. Damit lässt sich die Zufuhr von Nährstoffen und Ballaststoffen gemäß den Referenzwerten sicherstellen. Gleichzeitig wird eine unerwünscht hohe Zufuhr einzelner Nährstoffe oder unerwünschter Nahrungsinhaltsstoffe reduziert.

2.4.1 Fett- und Kohlenhydratzufuhr

Die evidenzbasierten „Leitlinien für die Zufuhr von Kohlenhydraten und Fett in der Prävention ernährungsmitbedingter Krankheiten" der DGE (DGE 2011b, 2015) zeigen, dass die verschiedenen Fettsäuren, Kohlenhydrate und Ballaststoffe ganz unterschiedliche Auswirkungen auf die Entstehung ernährungsmitbedingter Krankheiten wie Adipositas, Typ-2-Diabetes, Dyslipoproteinämie, Hypertonie, koronare Herzkrankheit und Krebskrankheiten haben.

Von Bedeutung ist, dass
- ein erhöhter Verzehr von langkettigen mehrfach ungesättigten ω-3-Fettsäuren mit einem risikosenkenden Potenzial hinsichtlich koronarer Herzkrankheit und eventuell weiterer Krankheiten verbunden ist,
- ein Ersatz von gesättigten Fettsäuren durch mehrfach ungesättigte ω-6- und ω-3-Fettsäuren das Risiko für koronare Herzkrankheit senkt,
- ein gesteigerter Konsum zuckergesüßter Getränke (= kohlensäurehaltige Getränke wie Cola-Getränke und Limonaden sowie solche ohne Kohlensäure wie Fruchtsaftgetränke, -nektare und Eistee) zu einer Risikoerhöhung für Adipositas und Typ-2-Diabetes führt,
- vor allem Vollkornprodukte ein primärpräventives Potenzial in Bezug auf ernährungsmitbedingte Krankheiten haben.

Eine Ballaststoffzufuhr in Höhe des Referenzwertes ist bei einer sehr starken Restriktion der Kohlenhydratzufuhr, speziell bei einer geringen Zufuhr von Getreideprodukten, nicht oder nur schwer zu erreichen. In kohlenhydratarmen Ernährungsformen, bei denen Obst und Gemüse (inklusive Hülsenfrüchte) verzehrt werden, kann eine adäquate Ballaststoffzufuhr erreicht werden.

Die DGE hält ein Unterschreiten des Richtwertes für Kohlenhydrate von >50 Energieprozent für vertretbar, wenn bei einer entsprechenden Kostform
- eine ausreichende Versorgung mit allen unentbehrlichen Nährstoffen (Vitamine, Mineralstoffe, bestimmte mehrfach ungesättigten Fettsäuren) sichergestellt ist,
- die Getreideballaststoffe wesentlichen Anteil an der Gesamtballaststoffzufuhr haben, wobei hauptsächlich Vollkornprodukte verzehrt werden sollen,
- es nicht zu einer gesteigerten Zufuhr von gesättigten Fettsäuren und Trans-Fettsäuren kommt
- der zusätzliche Proteinkonsum aus pflanzlichen Lebensmitteln stammt und nicht aus einem erhöhten Fleischverzehr, besonders nicht aus rotem Fleisch (DGE 2011a).

2.4.2 Vermeidung von Übergewicht und Adipositas

Immer mehr Menschen entwickeln eine Adipositas (BMI $\geq$ 30 kg/m^2); in Deutschland sind 18 % der Männer und 13 % der Frauen davon betroffen (DGE 2024a). Mit zunehmender Häufigkeit der Adipositas sind weltweit Versorgungsengpässe und Kostenanstiege in den Gesundheitssystemen zu erwarten. Adipositas ist nach Ansicht der Leitlinienkommission der Interdisziplinären Leitlinie der Qualität S3 zur Prävention und Therapie der Adipositas (DAG et al. 2014) eine chronische Krankheit. Sie geht mit eingeschränkter Lebensqualität und hohem Risiko für Begleitkrankheiten und Sterblichkeit einher und erfordert eine langfristige Betreuung. Die Folgen einer Adipositas sind auch durch eine Gewichtsabnahme nicht immer rückgängig zu machen. Deshalb sind Präventionsmaßnahmen notwendig, die eine Gewichtszunahme über das Normalgewicht hinaus verhindern.

Aus gesundheitlichen Gründen sollten Erwachsene einen Body-Mass-Index (BMI) von 25 kg/m^2 und/oder Frauen einen Taillenumfang von 80 cm bzw. Männer von 94 cm nicht überschreiten (▶ Kap. 20). Um dies zu erreichen, nennt die Leitlinie folgende Empfehlungen: Der Mensch soll sich bedarfsgerecht ernähren, regelmäßig bewegen und auf das Gewicht achten. Lebensmittel mit geringer Energiedichte sollten bevorzugt und weniger Fast Food, Alkohol und zuckerhaltige Softdrinks konsumiert werden. Es ist wichtig, weniger im Sitzen tätig zu sein und sich vor allem ausdauerorientiert zu bewegen.

2.4.3 Viel Obst und Gemüse

Zu den ernährungsphysiologischen Vorteilen von Obst und Gemüse zählen eine geringe Energiedichte, das Fehlen von Cholesterin, in aller Regel ein geringer Fettgehalt mit günstigem Fettsäuremuster und gleichzeitig ein hoher Gehalt an Vitaminen (B-Vitamine, Vitamin C, β-Carotin), Mengen- und Spurenelementen, sekundären Pflanzenstoffen (Carotinoide, Saponine, Glukosinolate, Polyphenole, Terpene, Phytosterine, Phytoöstrogene und Sulfide) und Ballaststoffen. Obst und Gemüse gehören zu den energiearmen Lebensmitteln bei gleichzeitig hohem Nährstoffgehalt, dementsprechend zeichnen sie sich durch eine hohe Nährstoffdichte aus. Aufgrund ihres hohen Wasser- und Ballaststoffgehalts haben Obst und vor allem Gemüse ein großes Volumen und eine geringe Energiedichte (Kalorien/g Lebensmittel), d. h. sie sind gute Sattmacher.

2

Wer viel Obst und Gemüse isst, kann leichter Übergewicht reduzieren bzw. verhindern. Für Hypertonie, koronare Herzkrankheit und Schlaganfall besteht eine überzeugende Evidenz und für Krebskrankheiten allgemein eine wahrscheinliche Evidenz dafür, dass eine Erhöhung des Verzehrs von Gemüse und Obst das Erkrankungsrisiko reduziert (Boeing et al. 2012; DGE 2020).

Die DGE empfiehlt Erwachsenen, täglich fünf Portionen Obst und Gemüse zu verzehren. Die Portionsgröße für Obst und Gemüse beträgt jeweils 110 g, was ungefähr einer Handvoll entspricht und als Orientierung im Alltag dienen kann.

2.4.4 Kein Alkohol, wenig Zucker und Salz

- **Alkohol**

Alkohol ist eine psychoaktive Droge und mit 29 kJ/g (7 kcal/g) ein beträchtlicher Energielieferant. Er verursacht langfristig eine hohe Krankheits- und Sterbelast. Hoher Alkoholkonsum gilt u. a. als Risikofaktor für die Entstehung von Krebskrankheiten wie Speiseröhren-, Leber- und Brustkrebs (Rumgay et al. 2021). Zudem besteht die Gefahr der Abhängigkeit. Die DGE empfiehlt, auf alkoholische Getränke zu verzichten. Wer dennoch alkoholische Getränke konsumiert, soll v. a. hohe Alkoholmengen vermeiden. Für gesunde, nicht schwangere oder stillende Erwachsene wird ein Alkoholkonsum von ein bis zwei alkoholischen Getränken pro Woche (< 27 g Alkohol/Woche) als risikoarm angesehen. Ein Alkoholkonsum von zwei bis sechs alkoholischen Getränke (27–81 g Alkohol) pro Woche ist mit einem moderaten Krankheitsrisiko verbunden. Der Konsum von mehr als sechs Getränken pro Woche (> 81 g Alkohol) gilt als riskant und das Risiko für Folgeschäden ist hoch. Nur der völlige Verzicht auf alkoholische Getränke gilt als risikofrei (Richter et al. 2024).

- **Zucker**

Die Weltgesundheitsorganisation empfiehlt, die Zufuhr freier Zucker auf maximal 10 % der täglichen Energiezufuhr zu beschränken (WHO 2015). Diese Empfehlung basiert auf einer Analyse der wissenschaftlichen Evidenz, die laut WHO zeigt, dass Erwachsene mit niedrigerer Zuckerzufuhr ein niedrigeres Körpergewicht haben, dass mit steigender Zufuhr von Zucker das Gewicht steigt, dass der Konsum von zuckergesüßten Getränken bei Kindern positiv mit Übergewicht assoziiert ist und dass ein Zusammenhang zwischen höherer Zufuhr freier Zucker (>10 % der Gesamtenergiezufuhr) und Karieshäufigkeit besteht. Der Empfehlung der WHO haben sich die Deutsche Adipositas-Gesellschaft e.V. (DAG), die Deutsche Diabetes Gesellschaft e.V. (DDG) und die Deutsche Gesellschaft für Ernährung e.V. (DGE) 2018 angeschlossen (Ernst et al. 2018).

- **Speisesalz**

Ein hoher Speisesalzkonsum kann bei entsprechender Veranlagung zur Entstehung von Bluthochdruck beitragen. Die DGE gibt einen Orientierungswert von bis zu 6 g Speisesalz/Tag an (Strohm et al. 2016). Bei bestehender Hypertonie wird eine Beschränkung der Speisesalzzufuhr auf unter 6 g pro Tag empfohlen (Bundesärztekammer 2023).

2.5 Lebensmittelbezogene Ernährungsempfehlungen

2.5.1 Gut essen und trinken – die DGE-Empfehlungen

Unter diesem Motto hat die DGE ihre Grundsätze zu einer bedarfsgerechten, gesundheitsfördernden und ökologisch nachhaltigen Ernährung 2024 neu formuliert (DGE 2024b; ◘ Abb. 2.1)

Am besten Wasser trinken

Trinken Sie rund 1,5 Liter jeden Tag, am besten Wasser oder andere kalorienfreie Getränke wie ungesüßten Tee. Trinkwasser aus der Leitung ist ein frisches, sicheres und einfach verfügbares Lebensmittel. Zuckergesüßte und alkoholische Getränke sind nicht empfehlenswert.

Obst und Gemüse – viel und bunt

Obst und Gemüse liefern reichlich Vitamine, Mineralstoffe, Ballaststoffe sowie sekundäre Pflanzenstoffe. Sie sind gut für die Gesundheit und tragen zur Sättigung bei. Genießen Sie mindestens fünf Portionen Obst und Gemüse pro Tag, am besten in ihrer jeweiligen Erntesaison.

Hülsenfrüchte und Nüsse regelmäßig essen

Hülsenfrüchte wie Erbsen, Bohnen und Linsen sind reich an Eiweiß, Vitaminen, Mineral- und Ballaststoffen sowie sekundären Pflanzenstoffen. Nüsse liefern zusätzlich lebensnotwendige Fettsäuren und sind gut für die Herzgesundheit. Verzehren Sie mindestens einmal in der Woche Hülsenfrüchte und täglich eine kleine Handvoll Nüsse.

Vollkorn ist die beste Wahl

Bei Getreideprodukten wie Brot, Nudeln, Reis und Mehl ist die Vollkornvariante die beste Wahl für die Gesundheit. Lebensmittel aus Vollkorn sättigen länger und enthalten mehr Vitamine und Mineralstoffe als Weißmehlprodukte. Insbesondere die Ballaststoffe im Vollkorn senken das Risiko für viele Krankheiten.

Pflanzliche Öle bevorzugen

Pflanzliche Öle sind reich an lebensnotwendigen Fettsäuren und Vitamin E. Bevorzugen Sie beispielsweise Rapsöl und daraus hergestellte Margarine. Empfehlenswert sind außerdem Walnuss-, Lein-, Soja- und Olivenöl.

Milch und Milchprodukte jeden Tag

Milch und Milchprodukte liefern insbesondere Eiweiß, Calcium, Jod, Vitamin B_2 und Vitamin B_{12} und unterstützen die Knochengesundheit. Werden pflanzliche Milchalternativen verwendet, ist auf die Versorgung mit Calcium, Jod, Vitamin B_2 und Vitamin B_{12} zu achten.

Mehr Informationen unter
www.dge.de

Fisch jede Woche

Fette Fische wie Lachs, Makrele und Hering liefern wertvolle Omega-3-Fettsäuren. Seefisch wie Kabeljau oder Seelachs enthält zudem Jod. Essen Sie ein- bis zweimal Fisch pro Woche.

Fleisch und Wurst – weniger ist mehr

Fleisch enthält gut verfügbares Eisen sowie Selen und Zink. Zu viel Fleisch von Rind, Schwein, Lamm und Ziege und insbesondere Wurst erhöhen das Risiko für Herz-Kreislauf-Erkrankungen und Dickdarmkrebs.
Die Produktion von Fleisch und Wurstwaren belastet die Umwelt deutlich stärker als die von pflanzlichen Lebensmitteln. Wenn Sie Fleisch und Wurst essen, dann nicht mehr als 300 g pro Woche.

Süßes, Salziges und Fettiges – besser stehen lassen

Zucker, Salz und Fett stecken oft „unsichtbar" in verarbeiteten Lebensmitteln wie Wurst, Gebäck, Süßwaren, Fast Food und Fertigprodukten. Wird hiervon viel gegessen, steigt das Risiko für Übergewicht, Bluthochdruck, Herz-Kreislauf-Erkrankungen und Typ-2-Diabetes.

Mahlzeiten genießen

Lassen Sie sich Zeit beim Essen und gönnen Sie sich eine Pause. Langsames und bewusstes Essen fördert zudem das Sättigungsgefühl. Gemeinsam essen tut gut.

In Bewegung bleiben und auf das Gewicht achten

Ernährung und körperliche Aktivität gehören zusammen. Tägliche Bewegung und ein aktiver Alltag fördern die Knochengesundheit und senken das Risiko für die Entwicklung von Übergewicht sowie für viele weitere Krankheiten.

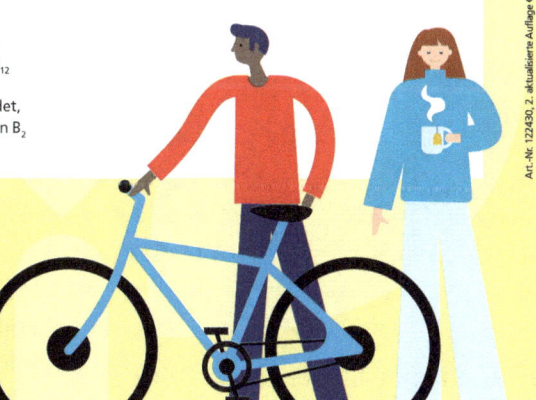

Art.-Nr. 122430, 2. aktualisierte Auflage © DGE 2024

⬛ Abb. 2.1   DGE-Empfehlungen 2024 (Grafik: DGE e. V., Bonn)

2

2.5.2 Der DGE-Ernährungskreis – Hilfsmittel für die Praxis

Der DGE-Ernährungskreis (■ Abb. 2.2) zeigt auf einen Blick, wie eine gesunde und ökologisch nachhaltige Ernährung aussieht. Er ist damit eine Art Wegweiser mit Beispielen für eine optimale Lebensmittelauswahl. Die Größe der Lebensmittelgruppe veranschaulicht dabei den Anteil an der Ernährung. Je größer eine Lebensmittelgruppe ist, desto mehr kann daraus gegessen werden.

Die größte Lebensmittelgruppe sind die Getränke in der Mitte des Kreises. Als Nächstes bilden pflanzliche Lebensmittel wie Obst, Gemüse, Hülsenfrüchte, Nüsse, Samen, Getreide und Kartoffeln sowie Öle den größten Teil des Kreises. Tierische Lebensmittel wie Milch und Milchprodukte, Fisch, Fleisch und Ei ergänzen die Auswahl.

Empfehlenswert ist es, innerhalb der Gruppen die Vielfalt an Lebensmitteln zu nutzen und abwechslungsreich zu essen. Eine gesunde und umweltschonende Ernährung ist zu mehr als ¾ pflanzlich und knapp ¼ tierisch.

Die Darstellung der Lebensmittel verdeutlicht, dass der Ernährungskreis eine Grundorientierung für die Lebensmittelauswahl bietet und keine strengen Vorschriften für bestimmte Mahlzeiten oder Produkte macht. Die Kernaussagen des Ernährungskreises lauten:
- Essen Sie überwiegend pflanzliche Lebensmittel
- Je größer die Lebensmittelgruppe, desto mehr können Sie davon essen
- Nutzen Sie die Lebensmittelvielfalt innerhalb der einzelnen Gruppen

So schaffen Sie die besten Voraussetzungen für eine gesundheitsfördernde und nachhaltigere Ernährung. Achten Sie außerdem auf Ihr Gewicht und bleiben Sie in Bewegung.

Der Ernährungskreis gibt einen Überblick über die Lebensmittelgruppen und die empfehlenswerten Verzehrmengen der Lebensmittel für Erwachsene.

Getränke

Eine ausreichende Flüssigkeitszufuhr ist lebensnotwendig. Ideal sind Wasser, ungezuckerte Kräuter- und Früchtetees, mit Wasser verdünnte Frucht- und Gemüsesäfte (drei Teile Wasser, ein Teil Saft). Auch schwarzer und grüner Tee sowie Kaffee können ungesüßt in moderaten Mengen zur Flüssigkeitsbilanz beitragen.

Obst und Gemüse

Obst und Gemüse sind ideale Sattmacher. Sie haben einen hohen Gehalt an Vitaminen, Mineralstoffen und Ballaststoffen sowie sekundären Pflanzenstoffen. Mit Ausnahme von Avocados liefern sie kein Fett.

Hülsenfrüchte und Nüsse

Hülsenfrüchte sind fettarm und enthalten wenig Kalorien. Sie liefern pflanzliches Protein, Vitamine, Mineralstoffe und sekundäre

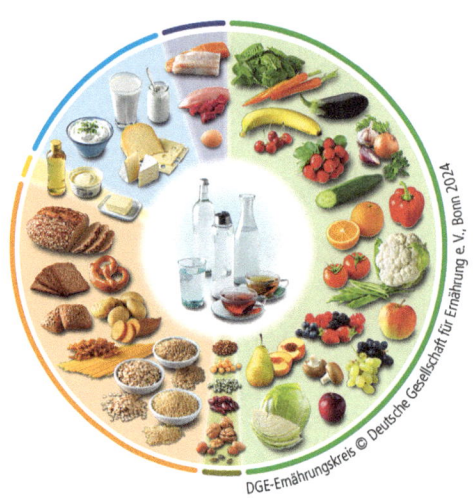

DGE-Ernährungskreis © Deutsche Gesellschaft für Ernährung e. V., Bonn 2024

DGE-Ernährungskreis

■ **Abb. 2.2** DGE-Ernährungskreis (Grafik: DGE e. V., Bonn)

Pflanzenstoffe, gleichzeitig sind sie reich an Ballaststoffen.

Nüsse sind ein gesunder Snack. Sie haben einen hohen Kaloriengehalt, liefern jedoch neben Vitaminen, Mineralstoffen, Ballaststoffen und sekundären Pflanzenstoffen reichlich Protein und ungesättigte Fettsäuren.

Getreide, Getreideprodukte und Kartoffeln

Kohlenhydrate in Form von Stärke machen Getreideprodukte und Kartoffeln zu einer wichtigen Energiequelle. Außerdem enthalten sie hochwertiges Protein und liefern viele Vitamine und Mineralstoffe (vor allem B-Vitamine, Eisen, Zink und Magnesium) sowie Ballaststoffe und sekundäre Pflanzenstoffe. Das gilt besonders für Vollkornprodukte.

Öle und Fette

Fette und Öle enthalten gesättigte, ungesättigte und mehrfach ungesättigte Fettsäuren sowie Vitamin E. Native (kaltgepresste) Öle enthalten darüber hinaus sekundäre Pflanzenstoffe. Fette und Öle haben einen hohen Kaloriengehalt. Mit 9 kcal pro 1 g liefert Fett mehr als doppelt so viel Kalorien wie die gleiche Menge an Kohlenhydraten oder Protein.

Rapsöl hat von den Ölen den geringsten Anteil an gesättigten Fettsäuren, einen hohen Anteil an einfach ungesättigten Fettsäuren und enthält viel von der lebensnotwendigen ungesättigten ω-3-Fettsäure „α-Linolensäure" sowie Vitamin E.

Auch Walnuss-, Lein-, Soja- oder Olivenöl sowie daraus hergestellte Streichfette haben aufgrund ihrer Fettsäurezusammensetzung eine gute Fettqualität.

Milch und Milchprodukte

Milch und Milchprodukte enthalten gut verfügbares Protein, das für den Muskelaufbau und -erhalt unverzichtbar ist. Darüber hinaus liefern sie unter anderem Kalzium für die Knochengesundheit sowie Vitamin B_2, B_{12} und Jod.

Fleisch, Wurst, Fisch und Eier

Der Verzehr von Seefisch kann zur ausreichenden Versorgung mit Jod beitragen. Fische wie Lachs, Makrele und Hering sowie Forelle und Karpfen sind zudem gute Lieferanten für die langkettigen ω-3-Fettsäuren (Eicosapentaensäure und Docosahexaensäure).

Fleisch, Wurst, Fisch und Ei enthalten gut verfügbares Protein. Fleisch, Fisch und Wurst liefern verschiedene B-Vitamine, Eisen und Zink. Doch sie enthalten auch unerwünschte Begleitstoffe wie gesättigte Fettsäuren, Cholesterin, Purine und in verarbeiteten Fleischwaren das Pökelsalz.

Eier sind gute Proteinlieferanten. Sie liefern darüber hinaus fettlösliche Vitamine sowie Mineralstoffe. Sie enthalten aber einen großen Anteil an Cholesterin. Dies schadet nicht jedem, aber wer Probleme mit dem Cholesterinspiegel hat, sollte weniger häufig Eier essen.

Deckt die tägliche Ernährungsweise alle Gruppen des Ernährungskreises in den empfohlenen Verhältnissen ab, bleibt Raum für kleine „Extras" wie Süßigkeiten oder Knabbereien. Solange die Kalorien- und Nährstoffbilanzen stimmen, ist nichts dagegen einzuwenden, diese Lebensmittel gelegentlich in kleinen Mengen zu genießen.

Die „Eckpfeiler" einer vollwertigen Ernährung lassen sich in wenigen Worten zusammenfassen: Essen Sie reichlich Gemüse, Obst und Vollkornprodukte, genießen Sie tierische Produkte in geringen Mengen, essen Sie maßvoll Fett, hierbei vor allem pflanzliche Öle (Rapsöl) und trinken Sie viel energiefreie/-arme Getränke. Nehmen Sie sich Zeit für ihre Mahlzeiten, achten Sie auf Ihr Gewicht und bleiben Sie in Bewegung.

2.6 Die Umweltverträglichkeit verschiedener Lebensmittel und Ernährungsformen

Eine nachhaltigere Ernährung wird durch die vier Zieldimensionen „Gesundheit", „Soziales", „Tierwohl" und „Umwelt" geprägt (WBAE 2020). Die Belastung der Umwelt durch Lebensmittel lässt sich entlang der Wertschöpfungskette von der Herstellung von Produktionsmitteln für die Landwirtschaft bzw. für die landwirtschaftliche Produktion selbst, die Verarbeitung, den Handel bis zum Konsum bzw. die Entsorgung verfolgen und bewerten. Für die Produktion von tierischen Lebensmitteln wie Fleisch, Eier, Milch und Milchprodukte hat sich gezeigt, dass sie besonders hohe Treibhausgasemissionen verursachen. Von pflanzlichen Lebensmitteln wie Getreide, Hülsenfrüchten, Gemüse und Obst ist die Treibhausgasemission in der Regel deutlich geringer (Renner et al. 2021)

Unterschiedliche Ernährungsformen unterscheiden sich oftmals durch ihren Anteil tierischer und pflanzlicher Lebensmittel (z. B. Mischkost, vegetarische Ernährung, vegane Ernährung) sowie auch durch die zu Art der Zubereitung (z. B. Rohkost). Laut WHO sprechen zahlreiche Belege dafür, dass sich eine bevölkerungsweite Umstellung auf eine gesundheitsfördernde pflanzenbasierte Ernährung, die tierische Produkte reduziert oder ausschließt, positiv auf die Gesundheit von Mensch, Tier und Umwelt auswirkt (WHO 2021; DGE 2023).

Zu berücksichtigen ist jedoch, dass der gesundheitsfördernde Einfluss pflanzenbasierter Ernährung von der Qualität der Lebensmittelauswahl abhängig ist. Werden z. B. vorrangig stark verarbeitete, energiedichte und nährstoffarme Lebensmittel verzehrt, hat die Ernährungsform keine gesundheitlichen Vorteile. Eine vegane Ernährungsweise kann ohne Planung bzw. Supplementierung essenzieller Nährstoffe ebenfalls zu Nährstoffdefiziten führen (Klug

et al. 2024). Durch eine abwechslungsreiche und vielseitige Lebensmittelauswahl wird eine gesundheitsfördernde Ernährungsweise erleichtert, die eine bedarfsgerechte Versorgung mit Nährstoffen und Energie gewährleistet.

2.7 Zusammenfassung

Die Nährstoffe können in Makro- und Mikronährstoffe unterteilt werden. Makronährstoffe sind die Energielieferanten Kohlenhydrate, Fette, und Protein. Zu den Mikronährstoffen zählen Vitamine und Mineralstoffe. Laut Empfehlung der DGE sollten mindestens 50 % der Energie in Form von Kohlenhydraten aufgenommen werden. Maximal 30 % sollten aus Fett stammen. Die empfohlene Zufuhr von Protein beträgt für normalgewichtige Erwachsene (19 bis < 65 Jahre) 0,8 g Protein pro kg Körpergewicht pro Tag und 1,0 g Protein pro kg Körpergewicht ab ≥ 65 Jahre. In den DGE-/ÖGE-Referenzwerten für die Nährstoffzufuhr sind Empfehlungen für die tägliche Nährstoffzufuhr dargestellt.

Die Berücksichtigung der Energiedichte ist ein nützliches Konzept, das bei gleichzeitiger Beachtung der Nährstoffdichte für die Bewertung von Lebensmitteln geeignet ist. Die Energiedichte ist definiert als Energiegehalt (in kcal oder kJ) pro Gewichtseinheit (z. B. g, 100 g) Lebensmittel.

Lebensmittel bzw. Speisen mit niedriger Energiedichte liefern weniger Energie pro Gewichtseinheit als solche mit hoher Energiedichte. Bei gleicher Menge an Energie kann eine Person von einem Lebensmittel bzw. einer Speise mit niedriger Energiedichte eine größere Portion konsumieren als von einem Lebensmittel bzw. einer Speise mit hoher Energiedichte.

Für die Umsetzung einer gesundheitsfördernden und nachhaltigeren Ernährung hat die DGE die Empfehlungen „Gut essen und trinken" formuliert, die sowohl die Erkenntnisse zum Nährstoffbedarf als auch

Aspekte der Gesundheit und Nachhaltigkeit berücksichtigen. Leicht verständliche Darstellungen der Empfehlungen finden sich in der barrierefreien Online-Version (DGE 2024b). Eine detaillierte, gut überschaubare bildliche Darstellung der empfohlenen Nahrungsmittel und ihres Mengenverhältnisses ist der DGE-Ernährungskreis. Gesundheitsfördernde und nachhaltigere Ernährung bedeutet demzufolge eine Kost auf Basis pflanzlicher Lebensmittel wie Obst und Gemüse, Getreideprodukten und Kartoffeln. Milch und Milchprodukten, kalorienarmen Getränken und einer geringen Ergänzung des Speiseplans durch tierische Lebensmittel wie Fleisch, Wurst, Fisch und Eier. Tierische Lebensmittel können als Teil der Ernährung die Versorgung mit lebenswichtigen Nährstoffen erleichtern. Fett und fettreiche Lebensmittel sollten begrenzt und Zucker und Salz sparsam verwendet werden. Die DGE empfiehlt zudem auf alkoholische Getränke zu verzichten. Beachtung finden sollten auch eine schonende Zubereitungsweise, genussvolles Essen und ausreichende Bewegung.

Literatur

Bechthold A (2014) Energiedichte der Nahrung und Körpergewicht. Wissenschaftliche Stellungnahme der DGE. Ernahrungs Umschau 61(1):2–11

Boeing H, Bechthold A, Bub A et al (2012) Obst und Gemüse in der Prävention chronischer Krankheiten. Stellungnahme. DGE, Bonn. https://www.dge.de/fileadmin/dok/wissenschaft/stellungnahmen/DGE-Stellungnahme-Gemuese-Obst-2012.pdf. Zugegriffen am 19.09.2025

Bundesärztekammer (BÄK), Kassenärztliche Bundesvereinigung (KBV), Arbeitsgemeinschaft der Wissenschaftlichen Medizinischen Fachgesellschaften (AWMF) (2023) Nationale VersorgungsLeitlinie Hypertonie – Kurzfassung, Version 1.0. https://register.awmf.org/assets/guidelines/nvl-009k_S3_Hypertonie_2023-06.pdf. Zugegriffen am 01.12.2025

DAG (Deutsche Adipositas-Gesellschaft), DDG (Deutsche Diabetes-Gesellschaft), DGE (Deutsche Gesellschaft für Ernährung), DGEM (Deutsche Gesellschaft für Ernährungsmedizin) (2014) Interdisziplinäre Leitlinie der Qualität S3 zur „Prävention und Therapie der Adipositas". https://register.awmf.org/de/leitlinien/detail/050-001. Zugegriffen am 19.09.2025

DGE (Deutsche Gesellschaft für Ernährung) (2011a) DGE-Position Richtwerte für die Energiezufuhr aus Kohlenhydraten und Fett. https://www.dge.de//fileadmin/dok/wissenschaft/positionen/DGE-Positionspapier-Richtwerte-Energiezufuhr-KH-und-Fett.pdf. Zugegriffen am 01.12.2025

DGE (Deutsche Gesellschaft für Ernährung) (2011b) Evidenzbasierte Leitlinie Kohlenhydratzufuhr und Prävention ausgewählter ernährungsmitbedingter Krankheiten. https://www.dge.de/fileadmin/dok/wissenschaft/leitlinien/kohlenhydrate/00-Inhalt-DGE-Leitlinie-KH.pdf. Zugegriffen am 19.09.2025

DGE (Deutsche Gesellschaft für Ernährung) (2015) Evidenzbasierte Leitlinie „Fettzufuhr und Prävention ausgewählter ernährungsmitbedingter Krankheiten". https://www.dge.de/fileadmin/dok/wissenschaft/leitlinien/fette/Gesamt-DGE-Leitlinie-Fett-2015.pdf. Zugegriffen am 19.09.2025

Deutsche Gesellschaft für Ernährung (Hrsg) (2020) 14. DGE-Ernährungsbericht. Bonn

DGE (Deutsche Gesellschaft für Ernährung) (2023) Pflanzenbasierte Ernährung – vielseitig und zukunftsfähig. DGEwissen 3:36–40

Deutsche Gesellschaft für Ernährung (Hrsg) (2024a) 15. DGE-Ernährungsbericht. Bonn. https://www.dge.de/fileadmin/dok/wissenschaft/ernaehrungsberichte/15eb/15-DGE-Ernaehrungsbericht.pdf. Zugegriffen am 19.09.2025

DGE (Deutsche Gesellschaft für Ernährung) (2024b) Die DGE-Empfehlungen. Gut essen und trinken, 2., akt. Aufl. https://www.dge.de/fileadmin/dok/gesunde-ernaehrung/ernaehrungsempfehlung/Infoblatt-DGE-Empfehlungen.pdf. Zugegriffen am 19.09.2025

Deutsche Gesellschaft für Ernährung, Österreichische Gesellschaft für Ernährung (Hrsg) (2025) Referenzwerte für die Nährstoffzufuhr, 3. Aufl., 1. Ausgabe. Bonn

Ernst JB, Arens-Azevêdo U, Bitzer B et al (2018) Für Deutsche Adipositas-Gesellschaft, Deutsche Diabetes Gesellschaft und Deutsche Gesellschaft für Ernährung: Quantitative Empfehlung zur Zuckerzufuhr in Deutschland. Bonn

Klug A, Barbaresko J, Alexy U, on behalf of the German Nutrition Society (DGE) et al (2024) Update of the DGE position on vegan diet – Position statement of the German Nutrition Society (DGE). Ernahrungs Umschau 71(7):60–84 + eSupplement

Renner B, Arens-Azevêdo U, Watzl B, for the German Nutrition Society (DGE) et al (2021) DGE posi-

2

tion statement on a more sustainable diet. Ernahrungs Umschau 68(7):144–154

Richter M, Tauer J, Conrad J, on behalf of the German Nutrition Society (DGE) et al (2024) Alcohol consumption in Germany, health and social consequences and derivation of recommendations for action – Position statement of the German Nutrition Society (DGE). Ernahrungs Umschau 71(10):125–39 + eSupplement

Rumgay H, Shield K, Charvat H et al (2021) Global burden of cancer in 2020 attributable to alcohol consumption: a population-based study. Lancet Oncol 22:1071–1080

Strohm D, Boeing H, Leschik-Bonnet E, for the German Nutrition Society (DGE) et al (2016) Salt intake in Germany, health consequences, and resulting recommendations for action. A scientific statement from the German Nutrition Society (DGE). Ernahrungs Umschau 63(03):62–70. https://www.dge.de//fileadmin/dok/wissenschaft/

stellungnahmen/EU03_2016_M146-M154.pdf. Zugegriffen am 19.09.2025

WBAE – Wissenschaftlicher Beirat für Agrarpolitik, Ernährung und gesundheitlichen Verbraucherschutz beim BMEL (2020) Politik für eine nachhaltigere Ernährung: Eine integrierte Ernährungspolitik entwickeln und faire Ernährungsumgebungen gestalten. Gutachten, Berlin. https://www.bmleh.de/SharedDocs/Archiv/Downloads/wbae-gutachten-nachhaltige-ernaehrung.pdf?__blob=publicationFile&v=3. Zugegriffen am 19.09.2025

WHO (2015) Guideline: sugars intake for adults and children. World Health Organization, Geneva. http://www.who.int/nutrition/publications/guidelines/sugars_intake/en/. Zugegriffen am 19.09.2025

WHO Regional Office for Europe (2021) Plant-based diets and their impact on health, sustainability and the environment: a review of the evidence. Licence: CC BY-NC-SA 3.0 IGO

Ernährungsberatung in Theorie und Praxis

Ulrike Rötten und Maria Ebert-Joisten

Inhaltsverzeichnis

R. Stange et al. (Hrsg.), *Ernährung und Fasten als Therapie*, https://doi.org/10.1007/978-3-662-68881-6_3

Einführung

Erkenntnisse über eine Ernährung, die uns gesund und leistungsstark bis ins hohe Alter hält, sind zahlreich in den Medien zu finden und in der Gesellschaft überwiegend bekannt. Es klafft aber eine Lücke zwischen dem Wissen und der Umsetzung. Genau hier bietet die Dienstleistung „Ernährungsberatung und Ernährungstherapie" die Chance, die Lücke zwischen dem Wissen und der Umsetzung im Alltag zu schließen. Die Beratung findet zwischen Berater und Klient auf Augenhöhe statt. Der Berater begleitet den Klienten in einem Prozess, dessen Ziel von beiden gemeinsam definiert wird. Ein klientenzentriertes Gesprächskonzept und das Empowerment des Klienten sind wesentliche Elemente einer gelungenen Beratung. Im Empowerment-Ansatz werden Autonomie und Selbstbestimmung des Klienten gefördert und seine Ressourcen zur Zielerreichung identifiziert und eingesetzt.

In diesem Beitrag lesen Sie über

- Methoden zur Analyse des Ernährungsverhaltens,
- verschiedene soziale Systeme in der Beratungssituation,
- die Art und Weise der Gesprächsführung als essentieller Bestandteil einer erfolgreichen Ernährungsberatung,
- die Bedeutung eines klientenzentrierten Gesprächs mit Empowerment des Klienten,
- die Ernährungsberatung im Bezugssystem des Klienten,
- digitale Methoden in der Ernährungsberatung
- Qualitätssicherung und Bezuschussung von Ernährungsberatung und -therapie.

3.1 Einleitung

Die Ernährungsweise eines Menschen steht langfristig in einem engen Zusammenhang mit seinem Gesundheitszustand. Inzwischen verursachen ernährungsabhängige Erkrankungen in Deutschland laut Bundesstatistik gut ein Drittel der Gesamtkosten des Gesundheitssystems. Die gesamtgesellschaftlichen Kosten der Adipositas in Deutschland, alle direkten und indirekten Kosten zusammengenommen, belaufen sich auf etwa 63 Mrd. € pro Jahr. Dabei machen die direkten Kosten etwa 29 Mrd. und die indirekten Kosten etwa 34 Mrd. € aus (OECD 2019). Diese Zahlen dokumentieren in drastischer Weise den engen Zusammenhang zwischen Gesundheit und Ernährung sowie die gesundheitlichen Folgen der ständigen Verfügbarkeit von Nahrungs- und Genussmitteln.

Um dieser Entwicklung entgegenzutreten, hat sich die Ernährungsberatung und -therapie als wichtige Interventionsform immer mehr etabliert. Sowohl bei einer Ernährungsberatung als auch bei einer Ernährungstherapie wird rund um das Thema Ernährung informiert. Während sich die Ernährungsberatung vor allem an gesunde Menschen richtet, unterstützt die Ernährungstherapie hauptsächlich Menschen mit einer ernährungsbedingten Erkrankung. In ihren Methoden lassen sich Ernährungsberatung und -therapie nicht immer klar voneinander abgrenzen – deshalb wird hier beides als „Ernährungsberatung" bezeichnet.

Eine gute Ernährungsberatung beinhaltet mehr als reine Informationsvermittlung. Sie nimmt den ganzen Menschen und sein Leben in den Blick (Klotter 2022).

Die Basis der Ernährungsberatung ist die Analyse der Ist-Situation des Klienten bezogen auf die ernährungsphysiologische und soziale Ausgangssituation. Der Klient lebt in einem sozialen System, das einen erheblichen Einfluss auf seine Ernährungssituation hat. Essen ist als ein vielschichtiges Beziehungsthema zu verstehen (Gätjen 2019). Hierbei ist die zugewandte Haltung des Beraters gegenüber seinem Klienten von entscheidender Bedeutung sowie die Struktur des Beratungsgesprächs. Dabei wird der Klient befähigt, seine eigenen Ressourcen zu erkennen und diese zur Verbesserung seiner Lebensqualität

3

einzusetzen (Meyer-Kruse 2013). Die Ernährungsberatung hat sich in den letzten Jahren von einer eher hierarchisch orientierten Beratung zu einer Ernährungsberatung auf Augenhöhe entwickelt. Der Berater wird zum Prozessbegleiter und blickt auch auf das systemische Umfeld des Klienten. Die Digitalisierung bleibt vor der Ernährungsberatung nicht stehen. Digitale Medien nehmen immer mehr Einzug in die Beratung.

3.2 Methoden zur Untersuchung des Ernährungsverhaltens

Ernährungserhebungen zur Untersuchung des Ernährungsverhaltens dienen der Erfassung des Lebensmittelverzehrs von Personen und/oder Gruppen und werden sowohl im Rahmen der Ernährungsberatung als auch für wissenschaftliche Studien durchgeführt. Sie bedienen sich je nach Untersuchungsumfang, Untersuchungsziel und Zielgruppe einer Reihe von unterschiedlichen Erhebungsmethoden.

Zur Ermittlung der Nahrungsaufnahme von Kollektiven oder Individuen stehen indirekte und direkte Verfahren zur Verfügung. Die direkten Verfahren werden nochmals untergliedert in Methoden zur Erfassung der zurückliegenden (retrospektiven) und der gegenwärtigen (prospektiven) Nahrungsaufnahme.

Bei den retrospektiven Methoden werden das Einkauf- und Essverhalten durch die Befragung nicht beeinflusst. Der Kosten-, Zeit- und Personalaufwand ist in der Regel geringer als bei den Methoden des gegenwärtigen Verzehrs. Dadurch, dass der befragte Zeitraum in der Vergangenheit liegt, werden die tatsächlichen Verzehrmengen jedoch häufig falsch wiedergegeben. Außerdem ist ein konstantes Essverhalten der Probanden wichtig, da untypisches oder unregelmäßiges Essen und Trinken am erfassten Tag das Untersuchungsergebnis verfälschen. Bei den prospektiven Methoden wird das Essverhalten genauer erfasst, da weniger vergessen wird. Die meisten dieser Methoden sind recht aufwendig und stellen einen hohen Aufwand für die Probanden dar (◘ Abb. 3.1).

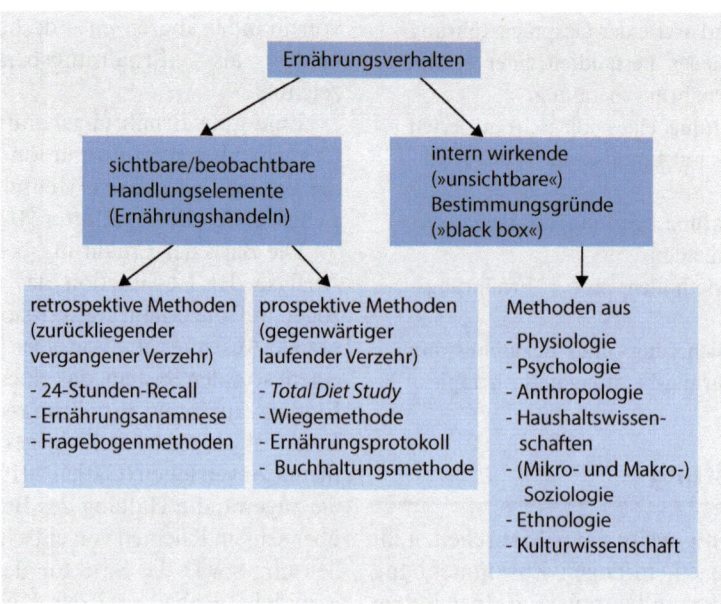

◘ Abb. 3.1 Übersicht der Methoden zur Charakterisierung der Nahrungsaufnahme des Menschen. (Elmadfa und Leitzmann 2023, S. 97; Sichert et al. 1984)

3.2.1 Indirekte Methoden

Ernährungserhebungsmethoden spielen nicht nur in der Ernährungsberatung zur Erfassung der Konsumgewohnheiten der Klienten eine Rolle, sondern auch Politik und Wirtschaft bedienen sich der Methoden zur Abschätzung der Bedarfsdeckung von Bevölkerungsgruppen. Die Lebensmittelindustrie nutzt die Maßnahmen, um Rückschlüsse auf Nahrungspräferenzen zu ziehen, zwecks bedarfsgerechter Anpassung der Produktion. Es werden keine eigenen Erhebungen durchgeführt, sondern bestehende ernährungsökonomische Rahmendaten, beispielsweise aus der Agrarwirtschaft oder dem Gesundheitswesen, ausgewertet. Weitere indirekte Methoden sind Nahrungsbilanzen, die statistische Daten aus Produktion und Bedarf vergleichen. Die indirekte Haushalt-Budget-Methode (household budget survey – HBS) wird auf nationaler und internationaler Ebene erstellt. So sammelt Éurostat die HBS der Staaten in der EU und des Vereinigten Königreiches (► https://ec.europa.eu/eurostat/webf/household-budget-surveys). HBS erheben die Ausgaben der Haushalte für Lebensmittel zur Schätzung des Konsumpreisindex (► https://ec.europa.eu/eurostat/web/microdata/household-budget-survey).

Indirekte Daten dienen der Einschätzung der Nahrungsmittelverteilung und geben Verbrauchszahlen und Ernährungsmuster eines Kollektivs wieder. Langfristige Tendenzen in der Verfügbarkeit von Lebensmitteln können abgeschätzt und daraus ernährungspolitische Maßnahmen formuliert werden. Diese Daten unterstützen beispielsweise die Implementierung von Maßnahmen der Entwicklungszusammenarbeit. In der individuellen Ernährungsberatung haben die indirekten Methoden keine Relevanz, da sie keine Aussagen über die Versorgung von Individuen erlauben (Elmadfa und Leitzmann 2023; Römer-Lüthi und Theobald 2015).

3.2.2 Direkte Methoden

Neben der Bestimmung des Ernährungsbedarfs und des Ernährungsstatus geben vor allem Daten der Nahrungsaufnahme Aufschluss über die Nährstoffversorgung der Bevölkerung und von Individuen. Direkte Methoden haben eine hohe Bedeutung für die Ernährungsberatung, da Daten über die Nahrungsaufnahme der Klienten als wichtiger Bestandteil des ernährungstherapeutischen Assessments erhoben werden. Unterschieden werden die direkten Methoden der Nahrungsaufnahme in prospektive (gegenwärtige) und retrospektive (zurückliegende) Methoden zur Untersuchung des Ernährungsverhaltens.

3.2.3 Prospektive Methoden zur Erfassung des Ernährungsverhaltens

Die Wiegemethode

Bei der Wiegemethode wird für mehrere Tage jeglicher Verzehr der Probanden gewogen (Rohware, Zubereitung, Abfall, Essensreste).

Dieses aufwändige Verfahren ist nur für die exakte Messung des Verzehrs bei Ernährungsbilanzstudien im klinischen Bereich erforderlich. Es war unter anderem Bestandteil der Nationalen Verzehrstudien (NVS I und II), die zwischen 1985 und 1989 bzw. 2005/2006 durchgeführt wurden (BMELH 2021). Außerdem lieferten diese Studien Daten für das Verbundprojekt Ernährungserhebung und Risikofaktorenanalytik (VERA 1985–2006). Die Wiegemethode als prospektive Methode ermöglicht eine detaillierte Abfrage der verzehrten Lebensmittel, da die Erhebung nicht vom Erinnerungsvermögen der Teilnehmer abhängig ist. Die Daten eignen sich dadurch auch für die Abschätzung der Aufnahme von unerwünschten Lebensmittelbestandteilen wie beispielsweise Stoffen aus speziellen Verpackungsmaterialien oder Schadstoffen, die nur bei bestimmten Zubereitungsverfahren entstehen. Das Wiegeprotokoll liefert Daten über Verzehrgewohnheiten: Wann wird was, wo und in welcher Menge gegessen. Es schafft eine wichtige Grundlage für die Bewertung gesundheitlicher Risiken durch den Verzehr von Lebensmitteln (Brombach et al. 2006). Um saisonale Schwankungen erfassen zu können, ist es sinnvoll, die Erhebungen zu verschiedenen Jahreszeiten durchzuführen.

Die Inventurmethode

Die Inventurmethode ist eine erweiterte Form der Buchhaltungsmethode. Dabei werden alle Vorräte des zu untersuchenden Haushaltes zu Beginn der Erhebungsperiode registriert, gewogen und protokolliert. Während der zumeist siebentägigen Untersuchungsperiode werden alle eingekauften und hergestellten Lebensmittel und alle Veränderungen in der Vorratshaltung protokolliert. Danach erfolgt eine erneute Registrierung aller Vorräte. Der eigentliche Lebensmittelverbrauch ergibt sich aus der Differenz zwischen anfänglichen Vorräten und Zugängen einerseits und dem noch Vorhandenen zum Untersuchungsende. Nachteilig ist der hohe Arbeitsaufwand für das Studienpersonal. Durch die große Sortimentsbreite der im Einzelhandel angebotenen Lebensmittel können sich über 100 verschiedene Artikel in einem Haushalt befinden. Auch die Belastung der Untersuchungsteilnehmer ist hoch, so dass sich ihr Ernährungsverhalten ändern und damit die Ergebnisse verfälschen könnte. Wie bei der Buchhaltungsmethode werden weder der Außer-Haus-Verzehr noch der individuelle Verzehr der an den Mahlzeiten beteiligten Einzelpersonen erfasst. Zudem lassen sich die bei der Lebensmittelzubereitung anfallenden Abfälle und die als Tierfutter verwendeten Anteile nicht registrieren (Lexikon der Ernährung-a o. J.).

Das Ernährungsprotokoll

Ein Ernährungsprotokoll ist eine wichtige Grundlage der meisten Ernährungsberatungen, um einen Einblick in die Essgewohnheiten der Klienten zu bekommen, bzw. um Ernährungsfehlern oder Allergien auf die Spur zu kommen. Einsatzgebiete können beispielsweise sein:

- Gewichtsreduktion
- Gewichtszunahme
- Ernährungsumstellung aufgrund ernährungsmitbedingter Beschwerden und Erkrankungen
- Identifikation unverträglicher Nahrungsmittel
- Diabetes und andere Stoffwechselerkrankungen
- Nährstoffdefizite erkennen und beheben

Ein entsprechendes Essprotokoll sollte ungefähr sieben Tage geführt werden, um auch die Essgewohnheiten am Wochenende mit zu erfassen. Das Tagebuch kann in Papierform oder digital geführt werden. Der Übersicht halber sollte pro Tag eine Seite zur Verfügung stehen (◘ Abb. 3.2). Zusätzlich ist es möglich, ein Symptom-Tagebuch parallel oder in das Ernährungstagebuch integriert, erfassen zu lassen. Dieses spielt in erster Linie bei Unverträglichkeiten und Allergien sowie bei Erkrankungen des Verdauungstraktes eine Rolle. Ebenso kann ein Essanfalls- und/oder Erbrechen-Protokoll ergänzt werden, das bei Essstörungen eingesetzt wird. Auch Medikamente und Sport als Einflussfaktoren auf das Wohlbefinden werden in der Regel erfasst.

Herausfordernd ist bei dieser Methode, dass sehr genaue Eintragungen über jede Aufnahme von Nahrungsmitteln/Getränken sowie der anderen Parameter erforderlich sind.

Die Erfassung der entsprechenden Daten kann durch freie Notizen, per Formulareintrag oder entsprechendes Software-Programm durch eine Vielzahl von Hilfs-

Ernährungstagebuch

Name: _____   Wochentag: _____

Arbeitstag: ☐ ja ☐ nein   Datum: _____

	Menge (Tasse, Glas, Teller, Scheibe, Löffel etc.)	Lebensmittel/ Getränke	Beschwerden/ Bemerkungen, z.B. Stuhlgang	Bewegung/Sport Entspannung:	Medikamente/ Nahrungsergänzungsmittel
Frühstück Uhr: _____ Ort: _____					
Zwischendurch Uhr: _____ Ort: _____					
Mittagessen Uhr: _____ Ort: _____					
Nachmittag Uhr: _____ Ort: _____					
Abendessen Uhr: _____ Ort: _____					
Abends/nachts Uhr: _____ Ort: _____					

◘ **Abb. 3.2** Beispiel Ernährungstagebuch

mitteln wie technische Geräte (Video, Smartphone oder PC) erfolgen.

Die Auswertung eines Ernährungsprotokolls gibt einen Überblick über
- die Lebensmittelgruppen bzw. Lebensmittel, die häufig bzw. selten verzehrt werden,
- Mahlzeitenhäufigkeit, Mahlzeiteneinnahme und das Snack-Verhalten,
- Häufigkeit des Außer-Haus-Verzehrs,
- die Kochkompetenz,
- Konsum von Fertigkost,
- mögliche Unverträglichkeiten/Erkrankungen des Verdauungstrakts,
- Versorgungszustände von Energie, Makro- und Mikronährstoffen,
- Bewegung und Sportverhalten,
- Medikamenteneinnahme.

Ernährungs- und Symptomprotokolle haben das Ziel, genau diese Faktoren zu identifizieren, um auf dieser Basis einen individuell abgestimmten Ernährungsplan entwickeln zu können. Unterstützend ist es möglich, für die Auswertung Software-Programme einzusetzen.

Ein Ernährungsprotokoll ist für alle Beteiligten mit beachtlichem Aufwand verbunden. Der Klient muss bereit sein, über längere Zeit seine Nahrungsaufnahme detailliert zu protokollieren. Die Funktion des Beraters besteht darin, die erfassten Daten auszuwerten, zu erläutern, in den Ernährungsplan zu integrieren und in den Alltag des Klienten einzuordnen.

Das Ernährungstagebuch hilft auch dem Klienten, sein Ernährungsverhalten zu reflektieren. Es zeigt erfolgreiche Entwicklungen und noch notwendige Veränderungen.

Ein unterstützendes Werkzeug bei der Erläuterung des Ernährungsprotokolls ist hier die Ernährungspyramide. Sie ist ein wissenschaftlich anerkanntes Modell, das sich seit Jahren in der Ernährungsberatung etabliert und bewährt hat. Sie zeigt, wie sich die allgemein gültigen Ernährungsempfehlungen im Alltag umsetzen lassen.

3

Aufgebaut wie eine Pyramide dient sie der Orientierung für Gemischtköstler (BZfE 2024) sowie in einer Variante für Vegetarier und Veganer (Weder et al. 2018).

Die Buchhaltungsmethode

Bei der Buchhaltungsmethode werden alle verbrauchten Lebensmittel im Erhebungszeitraum ermittelt. Als Mengenangaben dienen haushaltsübliche Maße. Abfälle werden bei der Auswertung als pauschale Erfahrungswerte berücksichtigt. Diese Methode wird dazu eingesetzt, um den Lebensmittelverzehr von Familien und Institutionen zu erfassen und erlaubt den Vergleich mehrerer Haushalte. In Deutschland ist die Buchhaltungsmethode Teil der laufenden Wirtschaftsrechnung der statistischen Ämter des Bundes und der Länder und wird regelmäßig in Haushalten mit bestimmten Strukturdaten angewandt, um so auch die Ernährungsgewohnheiten vollständiger abbilden zu können (Lexikon der Ernährung-b o. J.).

Die Tonbandaufnahme

Die Tonbandaufnahme ist eine Protokollmethode zur Erfassung des laufenden Nahrungsverzehrs. Heute erfolgt sie über die Diktierfunktion des Smartphones. Sie bietet den Vorteil, dass überall und jederzeit – auch beim Außer-Haus-Verzehr – die stattfindende Nahrungsaufnahme festgehalten werden kann (Elmadfa und Leitzmann 2023)

Die computergestützte Erhebungsmethode

Mithilfe eines persönlichen digitalen Assistenten (PDA) kann die Erfassung der verzehrten Lebensmittel erleichtert werden. Hierzu gibt es je nach Gerät entsprechende Lebensmittellisten, die bis zu mehrere Tausend Lebensmittel enthalten können. Zur Abschätzung von Mengen werden Hilfen angeboten.

Für Smartphones oder PCs gibt es Apps, die die Übermittlung der Informationen an den Berater ermöglichen.

Beherrscht der Anwender das Programm, ermöglicht es eine genauere Erfassung bei geringerem Eingabeaufwand (Elmadfa und Leitzmann 2023).

> **Hinweis**
>
> Die retrospektiven Methoden zur Erfassung der Nahrungsaufnahme werden an dieser Stelle nicht weiter ausgeführt, da sie in der direkten Ernährungsberatung von Individuen oder Gruppen nicht eingesetzt werden. Weitere Informationen dazu finden sich in Elmadfa und Leitzmann (2023).

3.3 Formen der Ernährungsberatung

3.3.1 Einzelberatung

Ziel der Einzelberatung ist, dass bei einem oder mehreren Einzelgesprächen individuelle Ernährungsfragen durch Modifikation des Ernährungs- und Bewegungsverhaltens diskutiert und Lösungsmöglichkeiten aufgezeigt werden. Vor dem ersten Beratungstermin sollten digital oder telefonisch Fragen zur Abrechnung, zu medizinischen Untersuchungen oder Diagnosen etc. geklärt werden. Diese Kommunikation auf verbindlich freundliche Art ermöglicht es, Bedenken oder Hemmungen vor der Ernährungsberatung zu mindern.

Es wird zwischen ambulanter und stationär-therapeutischer Ernährungsberatung unterschieden (GKV-Spitzenverband 2022). Die ambulante Beratung findet mit persönlicher Terminabsprache meistens in den Praxisräumen des Beraters statt. Die stationär-therapeutische Beratung erfolgt im Krankenhaus oder in einer Reha-Einrichtung.

In der ersten Sitzung wird dem Ratsuchenden ausreichend Zeit für Fragen eingeräumt, um eine vertrauensvolle Bindung zum Therapeuten aufbauen zu können. Eine Vertrauensbasis ist die Grundlage dafür, dass sich der Klient zu all den Einflussfaktoren seines Ernährungsverhaltens äußern kann.

Eine Einzelberatung sollte zusätzlich das soziale Umfeld analysieren, das mitverantwortlich für die Ernährungsprobleme sowie für körperliche und psychosoziale Beeinträchtigungen sein kann (siehe ▶ Abschn. 3.6.1).

Wichtige Eckdaten für die Einzelberatung:

- Anthropometrische Daten wie Größe, Gewicht, Gewichtsverlauf, BMI
- Labordaten
- Ernährungserhebung
- Ernährungsverhalten
- Bewegungs- und Sportverhalten
- Medizinische Diagnosen
- Persönliche, familiäre und soziale Aspekte
- Berufliche Situation

Ein Vorteil der Einzelberatung ist, dass der Berater sich voll und ganz dem individuellen Anliegen widmen kann. Bei der Terminabsprache werden die Präferenzen des Patienten berücksichtigt. Im Vergleich zur Gruppenberatung ist die Einzelberatung kostenintensiver für den Einzelnen. Die finanzielle Belastung des Patienten richtet sich nach der Bezuschussung der jeweiligen Krankenkasse (siehe ▶ Abschn. 3.9).

3.3.2 Gruppenberatung

Die Gruppenberatung hat nicht zuletzt aus Kostengründen einen festen Platz in der Ernährungsberatung. Als soziales System gewährt die Gruppe Hilfe und emotionalen Rückhalt, um die gesetzten Ziele zu verwirklichen. Der Berater sollte reflektiert agieren, die Kommunikation in der Gruppe fördern und ein emotional günstiges Beratungsklima schaffen. Er sollte nach dem Hier-und-jetzt-Prinzip vorrangig auf Ereignisse der Gegenwart und nicht der Vergangenheit oder fernen Zukunft abzielen und sich auf die Gruppe als Ganzes konzentrieren.

- **Vorteile und Nachteile der Gruppenberatung**

Die *Vorteile* der Gruppenberatung im Vergleich zur Einzelberatung:

- Sie ist effizient, da mehr Klienten Hilfe bekommen.
- Als Mikrokosmos der Gesellschaft schafft sie einen sozialen interpersonalen Kontext, in dem sich zwischenmenschliche Probleme klären lassen.
- Klienten haben die Gelegenheit, neues Verhalten anzuwenden, in ihrer Entwicklung voranzukommen und in der Gruppe zu wachsen.
- Klienten können einander Hilfestellung geben und dadurch ihre Selbstachtung steigern.
- Sie ermöglicht die Bildung von Selbsthilfegruppen.
- Sie umfasst meist einen längeren Zeitraum, die Wahrscheinlichkeit, Modifikationen des Ernährungsverhaltens dauerhaft durchzusetzen, ist deshalb größer.
- Sie fördert die Hoffnung, das Ziel erreichen zu können, wenn andere es auch schaffen.

3

- Der Klient ist unter „Gleichgesinnten" und fühlt sich mit seinen Problemen verstanden.
- Der Informationsaustausch mindert Ängste.
- Im Schutz der Gruppe lösen sich Konflikte und innere Spannungen.
- Die Teilnehmer erhalten Unterstützung bei der eigenständigen Bewältigung von problematischen Situationen und gezielte Hilfestellung bei der Umsetzung der gewünschten und geplanten Verhaltensänderung (DGE 2011).

Folgende Schwierigkeiten können im Rahmen der Gruppenberatung entstehen:
- Wenn die Gruppenleiter nicht ausreichend in Gruppendynamik ausgebildet sind, können sie die Kontrolle verlieren.
- Der Gruppenprozess kann negativ verlaufen, wenn Konflikte nicht bewältigt werden.
- Gruppenunfähige Klienten können Hierarchie und Machtkämpfe provozieren.
- Klienten können der Gruppe ihre persönlichen Interessen aufzwingen.
- Klienten können aus Angst vor den Reaktionen anderer Gruppenmitglieder emotional gehemmt sein.
- Die Gruppe kann von Klienten missbraucht werden, die dort nur ihre Probleme abladen, ohne ihr Verhalten ändern zu wollen.
- Klienten können in ein Abhängigkeitsverhältnis geraten und nicht befähigt werden, Probleme alleine zu lösen.
- Je größer die Gruppe ist, desto schwieriger ist es, das individuelle Umfeld jedes einzelnen Klienten aufzugreifen und den Einfluss auf das Essverhalten in Bezug zu setzen.

3.4 Grundlagen der Klientenberatung

Damit die Ernährungsberatung zufriedenstellend und erfolgreich für den Klienten und die Ernährungsfachkraft verläuft, ist eine gemeinsame Formulierung des Ziels und der zielführenden Schritte essenziell. Neben der Haltung und der Gesprächskompetenz der Fachkraft ist die Einbeziehung weiterer beeinflussender Faktoren zu beachten.

3.4.1 Kliententypen

Nach Rogers wird bewusst der Begriff „Klient" statt „Patient" gewählt, damit der Ratsuchende sich nicht als Behandlungsobjekt fühlt, sondern als Selbstverantwortlicher (Rogers 1991). Der Klient wird unterstützt, Experte seines Alltags zu werden.

▪ Kunde – Klagender – Besucher
In Anlehnung an Steve De Shazer werden drei verschiedene Arten von Klienten unterschieden: Kunde, Klagender und Besucher (Schwing und Fryszer 2010).

Diese Einteilung dient dem Berater als Hilfe für den adäquaten Umgang mit dem Klienten. Die drei verschiedenen Typen unterscheiden sich in Bezug auf ihr Problembewusstsein, ihre Lösungsverantwortung, ihren Auftrag und die Motivation für die Beratung (Gätjen 2019).

Kunden sind diejenigen, die etwas verändern wollen, die bereit sind, sich auf eine Umstellung ihrer Gewohnheiten einzulassen und Ressourcen investieren. Nach Gätjen (2019) empfiehlt es sich, beim Umgang mit Kunden

- etwas Neues zu machen im Sinne von: mehr von dem, was funktioniert, weniger von dem, was nicht funktioniert,
- das Risiko bei Veränderung oder Lösung abzuwägen (weil das Problem etwas aufrechterhält),
- Vorsicht walten zu lassen, der Kunde ist begierig auf Neues, das führt dazu, dass er immer bedient werden möchte.

Kunden sind die idealen Klienten, mit denen gut gearbeitet werden und mit denen man direkt in die Auftragsklärung einsteigen kann

Klagende sind diejenigen, die ein verständnisvolles Ohr suchen, um „klagen" zu können.

Diese Klienten sprechen Probleme an, sehen aber keine Lösungsmöglichkeiten, die umsetzbar sind. Sie sehen sich als Opfer und geben anderen die Schuld (kann und will nichts für eine Besserung tun).

Nach Gätjen (2019) empfiehlt es sich, beim Umgang mit Klagenden

- eigene Handlungsmöglichkeiten zu eröffnen,
- Aufmerksamkeits- und Fokusverschiebung zu erreichen,
- keine Änderungsvorschläge zu geben,
- keine Verhaltensänderung, sonst sind beide enttäuscht (der Klient, weil er das schon weiß, der Berater, weil sein Tipp nicht angenommen wird),
- das Klagen in Wünsche zu transformatieren.

Besucher oder Geschickte sind diejenigen, die kein eigenes Interesse an Beratung haben und sich das Ganze gerne einmal, „aber von außen", anschauen möchten.

Nach Gätjen (2019) empfiehlt es sich, beim Umgang mit Besuchern

- Komplimente zu machen, dafür, dass er gekommen ist,
- herauszuarbeiten von wem er geschickt worden ist,
- den Status „Besucher" offenzulegen,
- eigenes Interesse zu wecken.

3.4.2 Haltung des Beraters

Die Haltung des Beraters ist die Basis für eine erfolgreiche Ernährungsberatung und die Grundlage für einen wirksamen Einsatz von Methoden und Techniken.

Körperorientierter Berater

Zur Kommunikation zwischen Beratungsperson und Klient zählen auch die non-verbalen Signale aus Mimik, Gestik und Körperhaltung. Darauf fußt das bekannte Zitat von Paul Watzlawick (2011) „man kann nicht nicht kommunizieren". Körpersignale werden gesteuert von unserem Denken sowie von bewussten und unbewussten Gefühlen (Frank-Eßlinger 2017). Diese Körpersignale entscheiden beim Kennenlernen von Berater und Klient mehr als die verbalen Äußerungen darüber, ob eine Ebene der Sympathie und des Vertrauens aufgebaut werden kann. Ernährungsberatung ist zu kurz gegriffen, wenn man mit einem einfachen Input-Output-Modell (Information zur Ernährungsveränderung – Klient setzt Empfehlung eins zu eins um) arbeitet.

Wichtig ist die Wahrnehmung der Körpersignale von Beratungsperson und Klient sowie die Einbeziehung des zwischenleiblichen Resonanzraumes (Hoy 2019). Dies bedeutet in der Ernährungsberatung, dass die Beratungsperson Körperempfindungen, Bewegungsmuster und körpersprachliche Äußerungen des Klienten als Ebene der Reflexion wahrnimmt. Auch der Körper der Beratungsperson selbst sendet Signale aus, indem er bewusst und unbewusst im Beratungsprozess agiert und reagiert. Der zwischenleibliche (Resonanz-) Raum bietet nach Hoy (2019) für die Ernährungsberatung zum einen die Chance, den inneren Stimmen des Klientensystems Gehör zu verschaffen (verkörperter Dialog), und zum anderen ist er ein elementarer Bestandteil für eine gelingende Beziehungsgestaltung im Beratungsprozess auf der Basis von Empathie und Verstehen. Eine ef-

3

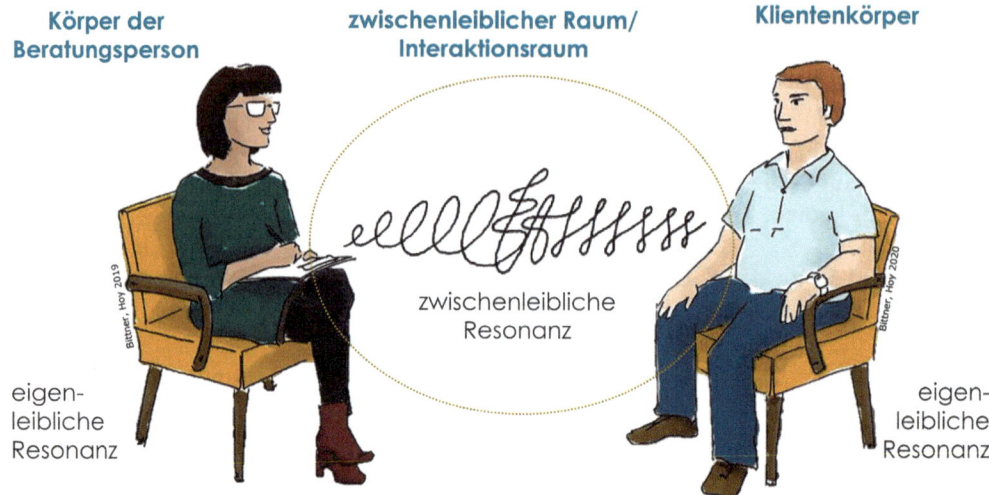

Dimensionen körperorientierter Ernährungsberatung

Körper der Beratungsperson

zwischenleiblicher Raum/ Interaktionsraum

Klientenkörper

zwischenleibliche Resonanz

eigen-leibliche Resonanz

eigen-leibliche Resonanz

◘ **Abb. 3.3** Hoy-Chancen einer körperorientierten Beratung – Embodiment, Perspektiven, Dimensionen. (Hoy 2019)

fektive Veränderungsarbeit ist ohne Einbeziehung des Körpers von beratender und zu beratender Person sowie des Interaktionsraums zwischen beiden kaum möglich (Hoy 2019; ◘ Abb. 3.3).

Innere Haltung des Beraters

Der inneren Haltung des Beraters kommt eine Schlüsselrolle zu. Mit welcher Haltung begegnet der Berater den anderen Menschen? Mit welcher inneren Haltung stellt er sich neuen Herausforderungen? Es geht nicht nur um das Erlernen und Anwenden bestimmter Methoden, sondern es geht um ein bestimmtes Wissen und Verstehen, aber auch ein Sich-distanzieren-Können und ein gewisses Misstrauen sind wichtig. Aus dieser Haltung heraus öffnet sich ein Schatz an Möglichkeiten und ein gemeinsames Gehen eines Weges auf Augenhöhe (Barthelmess 2016). Daraus ergeben sich die beraterischen Ressourcen:

- **Wissen**: der Berater bringt sowohl sein Fachwissen als auch sein Erfahrungswissen ein.
- **Verstehen**: gut Zuhören und sich gut Einfühlen kann man als die grundlegenden Fähigkeiten eines Beraters bezeichnen.
- **Distanzierung**: empathisches Einfühlungsvermögen braucht eine „innere Distanz", um eigene Ideen und Impulse geben zu können.
- **Misstrauen**: wenn der Berater die bisher nicht zielführenden Lösungskompetenzen des Klientensystems hinterfragt, kann er gemeinsam mit dem Klienten Lösungsmöglichkeiten erarbeiten. Beispielsweise betont der übergewichtige Klient seine bisher so gesunde Ernährungsweise, und der Berater wird misstrauisch, ob die bisherige Ernährungsweise des Klienten wirklich zielführend ist.

3.4.3 Basisvariablen wirkungsvoller Kommunikation

Die therapeutischen Basisvariablen von Carl Rogers haben bis heute nichts an Aktualität verloren, sie sind ein wichtiger Teil der Ernährungskommunikation (Klotter 2021).

> **Merke**
> • Unbedingte Wertschätzung
> • Empathie
> • Echtheit

Nach Rogers kann Beratung nur dann erfolgreich sein, wenn die Beratungskraft den Klienten ohne Wenn und Aber wertschätzt. Das bedeutet, dass der Klient nicht dafür getadelt wird, dass er beispielsweise zu viel Alkohol trinkt. Beziehung kommt vor Inhalt, daher sollte der Ernährungsexperte versuchen zu verstehen, wer warum und wie viel Alkohol unter welchen Bedingungen zu sich nimmt oder welche Bedeutung beispielsweise der Fleischkonsum hat (z. B. Überleben, Wohlstand u. ä.). Er sollte nicht verurteilen, sondern empathisch analysieren.

Mit der Echtheit als dritte Basisvariable gibt der Berater zu erkennen, wie der Klient auf ihn wirkt, was er in ihm auslöst. Der Klient merkt, wie er auf andere wirkt und wie andere auf sein Verhalten reagieren. Das schafft Orientierung. Die Ernährungsfachkraft wird zum Prozessbegleiter mit wertschätzender, authentischer und einfühlsamer Haltung (Maschkowski 2019).

3.4.4 Gesprächskompetenz bzw. Gesprächstechniken

In der Beratung können unterschiedliche Gesprächstechniken dabei helfen, das Anliegen zu konkretisieren, Lösungsstrategien zu entwickeln, den Fokus während des Gesprächs nicht zu verlieren und den Rat-suchenden in der Eigenverantwortung für die Problemlösung zu bestärken.

In Anlehnung an Maurer (2022) beinhaltet das:

▪▪ Aktives Zuhören

Als aktives Zuhören wird die emotionale und sachliche Reaktion des Zuhörers auf die verschiedenen Aspekte des Sprechenden und des Gesagten verstanden. Das bedeutet, dass der Berater dem Klienten das von ihm Gehörte mit eigenen Worten hörbar macht. So lassen sich Missverständnisse vermeiden.

Aktives Zuhören ist wie ein Spiegel, den der Empfangende der Nachricht dem Sendenden zeigt. Oft wird aktives Zuhören eingeleitet mit „Habe ich Sie richtig verstanden, …?" Auch die Zusammenfassung des Gehörten in einem Satz mit einem fragenden Unterton reicht aus.

Ein weiterer Aspekt des Zuhörens ist der des passiven Zuhörens. Das bedeutet, zugewandt zu sein und sich auf das Gegenüber zu konzentrieren. Was sich in der Körperhaltung zeigt, aber auch durch Gestik und Mimik (z. B. Kopfnicken; ► Abschn. 3.4.2).

▪▪ Ich-Botschaften senden

Unter einer Ich-Botschaft versteht man nach Thomas Gordon eine authentische und bewertungsfreie Selbstoffenbarung (Gordon und Edwards 1997). Der Sender zeigt wie es ihm geht, welche Sichtweise er hat und wie er sich fühlt. Dadurch hat der Empfangende einen Freiraum für seine eigene Sichtweise und eigene Gefühle. Beispielsweise könnte die Ernährungsfachkraft sagen: „Ich habe das Gefühl, dass Sie zu streng mit sich sind", wenn der Klient sich selbst kritisiert, weil er in kurzer Zeit erst einen von drei Aspekten aus der Beratung umgesetzt hat. Mit dieser Botschaft wird der Klient motiviert, weiter in seinem Tempo das Ziel anzusteuern.

▪▪ Beobachten und Bewerten trennen

Unter einer Beobachtung versteht man alles was man sehen, hören, berühren, riechen und schmecken kann. Das bedeutet, dass

3

man über eine Beobachtung nicht unterschiedlicher Meinung sein kann. Daran anschließen kann sich die Bewertung. Es handelt sich um die Interpretation des Beobachteten. In die Bewertung fließen die subjektive Haltung, Meinung, die Werte und die Einstellung des Sendenden mit ein. Es ist nicht mehr objektiv, wie die Beobachtung.

In einem Beratungsgespräch ist es wichtig, dass Beobachtung und Bewertung voneinander getrennt werden.

▪▪ Verhalten und Person trennen

Wenn ein Beratender eine Veränderung des Verhaltens erreichen möchte, ist es wichtig, Verhalten und Person zu trennen. Das geschieht durch:

- Verzicht auf Verallgemeinerungen
- Verzicht auf Bewertungen
- Konkrete Beschreibung des Verhaltens (= die Beobachtung)
- Formulieren, wie es stattdessen sein soll, Zusammenhang aufzeigen, in dem das unerwünschte Verhalten aufgetreten ist

▪▪ Bitte von Forderung trennen

Zu einer Bitte kann das Gegenüber „Nein" sagen. Eine Bitte kann es ablehnen. Bei einer Forderung geht der Sendende davon aus, dass das Gegenüber dieser Aufforderung nachkommt. Beim Sendenden ist nicht vorgesehen, dass das Gegenüber ablehnt. Hilfreich ist es, wenn Bitten als Fragen formuliert werden, um so Entscheidungsfreiheit und Handlungsspielraum für den Klienten zu schaffen

▪▪ Feedback geben

Feedback ermöglicht es, die Sichtweise, die Erfahrungen, die Eindrücke des anderen zu hören. Es sollte für das Gegenüber nachvollziehbar, klar und eindeutig sein, wie etwas wahrgenommen wurde und wie man es selbst eingeordnet hat.

3.4.5 Beratungsziele

Mit dem Klienten sollten konkrete Ziele in der Beratung formuliert werden. Welche Erwartungen hat der Klient an die Ernährungsberatung? Realistische und klar formulierte Ziele sollten am Anfang des Prozesses festgehalten werden. Das Ziel klar vor Augen zu haben, ist für den Klienten motivationssteigernd. Im Idealfall kommt der Klient aus einer Selbstmotivation, also mit einer hohen Energie zur Zielerreichung, in die Beratung. Das Ziel wird formuliert in Abhängigkeit von den körperlichen, geistigen und emotionalen Ressourcen unter Berücksichtigung beeinflussender Rahmenbedingungen, z. B. Arbeits- und Familiensituation und dem geplanten Zeithorizont. Wer sein Ziel kennt, weiß wohin der Weg geht.

> Eine Möglichkeit ist die Zielformulierung nach dem SMART-Ansatz:
>
> **S – pezifisch:** – ein Ziel sollte konkret formuliert sein.
>
> **M – essbar:** – das Ziel muss messbar sein um die Zielerreichung überprüfen zu können.
>
> **A – ttraktiv:** – das Ziel muss attraktiv, also der Nutzen erkennbar sein, damit das Ziel mit hoher Motivation angesteuert wird.
>
> **R – ealistisch:** – das Ziel muss erreichbar erscheinen, es darf eine Herausforderung sein, aber nicht das Gefühl der Überforderung wecken.
>
> **T – erminierbar:** – die Zielformulierung hat ein Enddatum, an dem das Ziel erreichbar ist.

Viele Klienten in der Ernährungsberatung sind übergewichtig und leiden dadurch an ernährungsmitbedingten Erkrankungen. Bei einer Gewichtsreduktion hilft die Zielformulierung nach der SMART-Methode zu Beginn der Therapie, ein konkretes Ziel (Gewichtsreduktion) so festzulegen, dass es messbar ist (eine Gewichtsreduktion um eine konkrete Kilogrammzahl), dass es attraktiv ist (verbesserte Blutwerte, höhere Beweglichkeit etc.), dass es realistisch ist (z. B. eine Gewichtsreduktion von 2 kg/Monat) und dass es terminierbar ist. So könnte das Ziel lauten, dass innerhalb von einem Jahr das Gewicht um etwa 20 kg reduziert werden soll. Als Ziel könnte auch formuliert werden, dass für eine Hochzeit in der Familie das zu kaufende Kleid zwei Konfektionsgrößen weniger hat als die aktuelle Kleidergröße. Das benannte Ziel kann gerne neben den konkreten Variablen auch die emotionale Ebene ansprechen: ich möchte auf der Hochzeit nicht pummelig aussehen. Bilder im Kopf entstehen lassen, haben für den Klienten eine motivierende Wirkung (Maurer 2020).

3.4.6 Beeinflussende Faktoren

Zahlreiche Faktoren, beispielsweise kulturelle, soziale oder psychologische, beeinflussen unser Ernährungsverhalten. Zu den psychologischen Faktoren gehören auf der emotionalen Ebene positive Emotionen, die entspannend wirken und unser Essverhalten durch ruhigeres und bewussteres Essen, Genussempfinden, Geschmacksverstärkung etc. verändern. Genauso können Trauer, Angst oder Depression die Art und Menge der Nahrungsmittelauswahl negativ beeinflussen.

Die Kultur und damit verbundene Traditionen oder religiöse Zugehörigkeit der Klienten prägen ihr Essverhalten und die Lebensmittelauswahl seit Kindertagen (Reitmeier 2014). Meist läuft diese Prägung unterbewusst ab und wird nicht mehr hinterfragt.

Bei den sozialen Einflussfaktoren auf das Ernährungsverhalten wird zwischen den sozialen Normen, dem Vergleich mit anderen Menschen, der sozialen Unterstützung, aber auch soziodemografischen Variablen, wie Alter und Geschlecht, differenziert. Kinder lernen schon früh durch Nachahmung ihrer sozialen Bezugspersonen, welche Lebensmittel gegessen werden (BZfE 2022b).

So spiegelt unsere Art der Ernährung auch eine Gruppenzugehörigkeit wider. Dies wird zunehmend stolz über soziale Netzwerke geteilt. Vegetarisch, vegan, keto usw. sind nicht nur Ernährungsweisen, sondern reflektieren auch soziale und politische Einstellungen. Was Menschen essen, posten sie in sozialen Netzwerken. Die Kommunikation über die Nahrungsmittel spielt eine größere Rolle als die Inhaltsstoffe (Hirschfelder 2018). Die Klienten leben unter dem Einfluss ihres gesellschaftlichen und medialen Umfeldes mit direktem Bezug zur Auswahl ihrer Lebensmittel. Hier geht es um Gruppenzugehörigkeit und gesellschaftliche Akzeptanz (Maschkowski 2019). Dieser Einfluss muss in der Ernährungsberatung thematisiert und berücksichtigt werden, denn der Klient wird seine Gruppenzugehörigkeit oder seine politische oder kulturelle Überzeugung nicht einfach abstreifen.

Um die Ernährung des Klienten bedarfs- und bedürfnisgerecht zu gestalten, müssen die o. g. Faktoren in die Beratung einbezogen werden.

3.4.7 Ökologische Rahmenbedingungen

Die Empfehlungen in der Ernährungsberatung berücksichtigen nicht nur die individuelle Situation des Klienten, sondern auch die Schonung der natürlichen Ressourcen unserer Erde. Dass unsere Lebensmittelauswahl eine hohe Bedeutung für die Zukunft unseres Planeten hat, zeigt beispielsweise, dass sechs der 17 Ziele für nachhaltige Entwicklung direkt mit der Ernährung verbunden sind (Koerber et al. 2020). Hier hat die Ernährungsberatung eine Verantwortung zur Sicherung unserer natürlichen Ressourcen für die Zukunft nachfolgender Generationen. Ziel der Beratung sollte eine nachhaltige Ernährung sein.

■ **Definition nachhaltiger Ernährungsweisen**

Nachhaltige Ernährungsweisen haben geringe Auswirkungen auf die Umwelt, tragen zur Nahrungs- und Ernährungssicherung sowie zu einem gesunden Leben für heutige und zukünftige Generationen bei. Sie schützen und respektieren die Biodiversität und die Ökosysteme, sie sind kulturell angepasst, verfügbar, ökonomisch gerecht und erschwinglich, ernährungsphysiologisch angemessen, sicher und gesund, und optimieren die natürlichen und menschlichen Ressourcen (FAO 2012).

> **Übersicht**
>
> Handwerkszeug für die Beratung kann die Integration der Grundsätze für eine nachhaltige Ernährung gemäß dem „Beratungsbüro für ErnährungsÖkologie" sein (Koerber et al. 2012):
> 1. Bevorzugung pflanzlicher Lebensmittel
> 2. Ökologisch erzeugte Lebensmittel
> 3. Regionale und saisonale Erzeugnisse
> 4. Bevorzugung gering verarbeiteter Lebensmittel
> 5. Fair gehandelte Lebensmittel
> 6. Ressourcenschonendes Haushalten
> 7. Genussvolle und bekömmliche Speisen

Dass es wichtig ist, ökologische Maßnahmen in der Ernährungsberatung zu integrieren, unterstreicht unter anderem die Änderung des Leitfadens Prävention im Handlungsfeld „Ernährung" der Zentralen Prüfstelle Prävention (ZPP). Hier wurden u. a. die Inhalte und Ziele zu klima- und umweltfreundlicher Ernährung (pflanzenbetonte Ernährungsweise, Regionalität und Saisonalität, ökologische Nachhaltigkeit) aufgenommen. Damit verbunden ist die Notwendigkeit, mindestens einen Aspekt hinsichtlich klima- und umweltfreundlicher Ernährung im Kurs zu thematisieren (▶ Abschn. 3.9.2).

3.5 Empfehlungen für die praktische Beratungssituation

„Keine Beratung ohne Auftrag!" Dieser Beratungsgrundsatz ist Konsens quer durch die Fachliteratur: Um wirksam beraten zu können, braucht es eine vorbereitende und geteilte Verständigung über Ziele und Themen der Beratung.

3.5.1 Phasen eines Beratungsgesprächs

Die Begegnung im Beratungsgespräch erfolgt auf Augenhöhe, nach dem Leitgedanken „Hilfe zur Selbsthilfe" durch eine empathische, wertschätzende und kongruente Haltung des Beraters (Weinberger 2013).

Obwohl jedes Beratungsgespräch unterschiedlich verläuft, kann man eine bestimmte Struktur erkennen, die dem Berater hilft, sich selbst zu strukturieren und den Überblick über ein Gespräch zu behalten. Die Phasen müssen keineswegs in dieser

Reihenfolge ablaufen und während der Beratung kann es passieren, dass man von Phase 4 noch einmal zu Phase 2 springt, da sich beispielsweise ein weiteres Anliegen während des Gesprächs ergeben hat (Lippitt et al. 2015).

Phase 1: Begrüßung, Kontakt, Beziehung herstellen
- Eine vertrauensvolle Beziehung aufbauen, indem der Berater den Klienten dort abholt, wo er sich gedanklich und emotional befindet (z. B. Parkplatzsuche, Getränk anbieten usw.)
- Eine angenehme Arbeitsatmosphäre schaffen

Phase 2: Erwartungen und Anliegen klären
- Zu Beginn des Gesprächs Anlass, Erwartungen und Ziele des Ratsuchenden klären: Passen die Erwartungen zu dem, was der Berater leisten kann?
- Was erwartet der Klient bzw. wünscht er sich vom Berater? Gewinn: Frühzeitig falsche Hoffnungen erkennen und aufdecken; dadurch Enttäuschungen vorbeugen; Möglichkeiten und Grenzen der Beratung verdeutlichen; zielgerichtet und strukturiert beraten
- Genügend Zeit einplanen, um das Anliegen des Ratsuchenden zu klären
- Solange nachfragen, bis das Anliegen eindeutig geklärt ist und Erwartungen/Ziele des Ratsuchenden deutlich geworden sind
- Aktiv zuhören und Fragen stellen (▶ Abschn. 3.4.4)
- Den Ratsuchenden das Problem konkretisieren bzw. eingrenzen lassen; Gewinn: nur durch die Konkretisierung des Anliegens kann eine lösungsorientierte Beratung mit einem klar umrissenen Auftrag erfolgen

Phase 3: Bisherige Lösungsversuche erfragen
- Aktiv erfragen, ob der Ratsuchende schon selbst an der Lösung des Problems ge-

arbeitet hat „Was wurde bereits zur Lösung des Problems unternommen?"; „Welche Ergebnisse wurden damit erreicht?" Gewinn: dadurch wird die typische „Beraterfalle" der Verantwortungs- und Lösungsübernahme für die ratsuchende Person vermieden, indem der Ratsuchende aus der Passivität geholt, nach eigenen Lösungsansätzen gefragt und so in die nötige Eigenverantwortung gebracht wird

Phase 4: Gemeinsam Lösungen entwickeln bzw. wichtige Informationen bereitstellen
- Gemeinsam mit dem Ratsuchenden Lösungsideen entwickeln
- Lösungsideen auf ihre Machbarkeit und Umsetzbarkeit hin untersuchen;
- Welche Möglichkeiten zur Lösung des Problems sieht der Klient?
- Aus Sicht der Beratungsperson Lösungsmöglichkeiten aufzeigen; Gewinn: der Berater steuert sein Fachwissen bei und unterstützt durch seine Expertise bei der Lösung des Problems

Phase 5: Strategien zur Umsetzung planen
- Gemeinsame Planung der nächsten Schritte; „Was sind weitere wichtige Anlaufstellen?"; „Wie kann der Klient sein Vorhaben in die Tat umsetzen?" Gewinn: Absicherung der Umsetzbarkeit und der Nachhaltigkeit der gefundenen Lösung für eine gelungene zielführende Beratung

Phase 6: Bilanz ziehen
- Gespräch zusammenfassen, wichtigste Punkte benennen (Impulse, Fragen, Ziele der Klienten)
- Ausblick geben (auf die Zukunft gerichtet, Vereinbarung konkreter Schritte) und neuen Termin vereinbaren
- Wertschätzung des Klienten und Verabschiedung; Gewinn: Sicherstellen, dass alle wichtigen Themen besprochen und ein gemeinsames Verständnis gefunden wurde: Nachhaltigkeit der Lösung

3

3.5.2 Impulse für die Beratungspraxis

Im Folgenden werden die wichtigsten Aspekte für die Beratungssituation zusammengefasst (Hoy 2019; Klotter 2022; Rötten 2017):

- Für die Beratung einen Raum nutzen, in dem sich der Klient wohl fühlen kann und es keine Störungen, z. B. durch das Handy, gibt. Eine handyfreie Zeit während der Beratung vereinbaren
- Die zur Verfügung stehende Zeit sollten alle Seiten zu Beginn des Gesprächs kennen
- Kommunikation auf Augenhöhe zwischen gleichberechtigten Partnern
- Kenntnis und Verständnis für den kulturellen und sozialen Hintergrund des Klienten
- Klient muss selbst die Lösungsschritte zur Verhaltensänderung erarbeiten, Berater begleitet den Prozess
- Berater ist verlässlicher Ansprechpartner auch über einen längeren Prozessweg
- Die Zieldefinition wird gemeinsam erarbeitet, ist also auch für die Beratungsperson vor der Beratung offen
- Berater vermittelt die wissenschaftlichen Erkenntnisse aus der Ernährungsphysiologie in angepasster Menge zum jeweiligen Krankheitsbild und zur individuellen Stoffwechselsituation
- Beratungsperson und Klient identifizieren gemeinsam die Ressourcen und Potenziale des Klienten zur Problemlösung
- Berater hat Rogers Basisvariablen für den Beziehungsaufbau im Hinterkopf: unbedingte Wertschätzung, Empathie, Echtheit (▶ Abschn. 3.4.3)
- Zugewandte Körperhaltung und aufmerksamer Blickkontakt drücken die Wertschätzung gegenüber dem Klienten aus

- Durch Empathie kann sich der Berater bis zu einem gewissen Grad auf die Stimmung der ratsuchenden Person einschwingen
- Der Berater ist authentisch und auch sich selbst gegenüber loyal in seiner Beratungsaufgabe, damit wird er für den Klienten zu einem gut verankerten Partner
- Gute Stimmung und motivierende Beratung stehen im Vordergrund, statt Aufzeichnung von Feindbildern und Krankheitsszenarien
- Vertrauensvolle Atmosphäre hilft dem Klienten, Gefühle zuzulassen. Trauer, Wut und Freude haben Platz in der Ernährungsberatung
- Gefühle des Klienten nicht bewerten oder relativieren
- Gezielt Fragen einsetzen, die zum einen dem Klienten helfen, seinen Standpunkt zu finden, zum anderen kann sich die Beratungsperson über Fragen rückversichern, ob sie den Klienten richtig verstanden hat
- Entscheidungsfreiheit bei der Themenauswahl einräumen und mit Fragen Schwerpunkte identifizieren
- Den Klienten auf seinem Weg motivieren, z. B. durch das Herausstellen von Erfolgen, seien sie auch noch so gering
- Die Beratungsinhalte weisen auf die Schonung der natürlichen Ressourcen unserer Erde hin
- Um sich auf diese vielschichtigen Aufgaben immer wieder neu einzulassen, sollte die Beratungsperson auch Mechanismen der Selbstmotivation pflegen, z. B. Austausch mit Kollegen, Analyse abgebrochener Beratungen, Erinnerung an erfolgreiche Beratungen, Kraftquellen z. B. in Sport oder Freundeskreis pflegen (vgl. ◻ Abb. 3.3).

3.6   Innovative Methoden in der Ernährungsberatung

Im Idealfall verlässt der Klient nach einer Ernährungsberatung hoch motiviert die Beratungsräumlichkeiten, denn sein Verstand ist von der Bedeutung der Ernährungsumstellung für seine Gesundheit überzeugt und mit gutem Willen und voller Bereitschaft für Veränderungen kehrt er in seinen Alltag zurück. Unser Essverhalten ist aber weniger kognitiv, sondern von unseren Emotionen gesteuert. Klotter spricht von der evolutionären Programmierung, „dem Tier in uns", die unser Essverhalten steuert (Klotter 2016). Der Klient hat seine Gründe, warum er doch eher zu den Nahrungsmitteln greift, die er laut Ernährungsberatung meiden sollte. Diesen inneren Konflikt des Klienten berücksichtigen die systemische sowie die theaterpädagogisch gestützte Ernährungsberatung. Eine Ernährungsberatung, die den Klienten nur als rational agierendes Wesen sieht, der Gebote und Verbote problemlos in seinem Alltag umsetzen kann, wird kaum von Erfolg gekrönt sein.

3.6.1   Systemische Ernährungsberatung

In der systemischen Ernährungsberatung wird der Mensch nicht als isoliertes Individuum gesehen, sondern als Teil des Systems. Die Ernährung einer Person wird insbesondere von den Systemen Familie, Freundeskreis, Schule, Arbeit, Freizeit beeinflusst. Der Klient wird mit seiner ernährungsbedingten Erkrankung als Symptomträger gesehen, aber die Ursache liegt im System. Bis ins hohe Alter können Muster aus dem System der Herkunftsfamilie das Ernährungsverhalten beeinflussen. Das System Familie ist im Prinzip immer dagegen, wenn ein Mitglied das System ändert (Klotter 2012). Konkret für die Beratung bedeutet dies, dass der Essensteller des Klienten nicht

nur nach seinem ernährungsphysiologischen Bedarf auf der kognitiv-rationalen Ebene angesprochen wird, sondern auch auf der emotional-sinnlichen Beziehungsebene. Hierbei stehen die Bedürfnisse im Vordergrund: Essen ist ein Verhalten, was wir tun (Gätjen 2019). Folglich wird Essen in der Ernährungsberatung als ein sehr persönliches Verhalten eines jeden Menschen aufgefasst und in seiner Gesamtheit als Teil mehrerer Systeme interpretiert.

Um eine Veränderung des Ernährungsverhaltens zu begleiten, ist es notwendig, die Beziehungen bzw. Eingebundenheit der Klienten in zwischenmenschliche Interaktionen zu beachten.

Hierbei braucht es eine Haltung des Beraters, die die Beziehungsebene des Klienten in seinem sozialen System berücksichtigt um eine nachhaltige und erfolgreiche Essensveränderung einzuleiten. Nach Schlippe und Schweitzer (2010) haben sich die beteiligten Personen auf eine bestimmte Art von Lösungen festgelegt und sind in diesem starren Modell verhaftet. Bewegt sich aber ein Teil des Systems, hat das Auswirkungen auf das gesamte Systemgefüge. Bewegungen einzelner übertragen sich wie in einem Mobile auf das Ganze (Schwing und Fryser 2010).

Im lösungsorientierten Ansatz der systemischen Familientherapie ist der Ausgangspunkt die Annahme, dass die Lösung im System selbst liegt. Der Klient ist der Experte seiner Problemlösung. Durch das Sichtbarmachen von Funktionen, Nutzen und Gewinn des gezeigten Essverhaltens erarbeitet der Klient auf der Basis seiner Ressourcen Veränderungsschritte hin zu einer individuellen Lösung (Gätjen 2019).

Über gezielte Fragetechniken unterstützt der Berater, nach dem Beziehungsaufbau und der genauen Formulierung des Anliegens, den Klienten dabei, seine Lösung und die Interventionsschritte zu identifizieren. Über die Mitgabe von Impulsen wird der Klient zu einer Veränderung eingeladen und motiviert. Im Abschluss wird das Gespräch zusammengefasst und mit der Formulierung der wichtigsten Punkte ein konkreter Ausblick gegeben.

Der Sinn des Fragens ist es, den Blick des Klienten in Richtung Lösung zu richten. Die Frage lenkt die Aufmerksamkeit des Klienten auf sein eigenes Tun. Eine „gute" Frage zeichnet sich durch folgende Eigenschaften aus: Sie

- zeigt Neugierde, Interesse,
- erzeugt Schweigen,
- führt zum Nachdenken,
- ist überraschend ungewohnt,
- verstört heilsam.

Voraussetzung ist, dass der Berater im Einsatz verschiedener Fragetechniken sensibel und geschult ist (Gätjen 2019). Die veränderte Blickrichtung könnte bei einem Klienten mit Adipositas beispielsweise durch folgende Fragen ausgedrückt werden:

- „Wofür ist es gut, dass Sie den Teller leer essen, obwohl Sie sich schon satt fühlen?"
- „Was vermissen Sie, wenn abends keine Chips auf dem Tisch stehen?"
- „Wofür steht die Schokolade nach dem Streit mit der Chefin?"
- „Was hindert Sie daran, einfach weiter wie bisher zu essen?"

Diese neue Sichtweise der Situation verändert den Wahrnehmungskontext. Die „Fächer der Möglichkeiten" werden erweitert und neue Problemlösungen kommen in den Sinn (Caby und Caby 2011).

Die erfolgreiche Ernährungsberatung braucht einen langen Atem. Der Berater ist nicht mehr der überlegene Experte, sondern steht mit seinem Klienten auf Augenhöhe. Bescheidenheit ist hier hilfreich, denn Erfolg oder Misserfolg der Beratung liegt im Wesentlichen in der Hand des Klienten, wenn der Berater die entsprechenden Rahmenbedingungen geschaffen hat (Klotter 2016). Es geht darum, die Stärken des Klienten zu aktivieren, um seine eigenen Lösungen zu finden.

Wer den systemischen Ansatz in seine Ernährungsberatung integrieren möchte, sollte sich über Seminare und Literatur tiefer in die Materie einarbeiten.

3.6.2 Der theaterpädagogische Ansatz in der Ernährungsberatung

Der theaterpädagogische Ansatz rückt Körperwahrnehmung und Körpererfahrung des Klienten in den Mittelpunkt. Aus der Lernforschung ist bekannt, dass Menschen Inhalte, die sie nur hören, kaum behalten können. Erst wenn Inhalte selbst gesagt und umgesetzt werden, behalten wir fast alles. Somit hat die Ernährungsberatung eine höhere Erfolgswahrscheinlichkeit, wenn sie ein handlungsorientiertes Lern- und Erfahrungsfeld schafft (Meyer-Kruse 2013).

Gerade übergewichtigen Klienten, zu denen laut Robert Koch-Institut (RKI 2021) über 60 % der Männer und fast jede zweite Frau in Deutschland zählen, hilft es, wenn Sie bei der Gewichtsreduktion ein positives Gefühl zu ihrem Körper aufbauen. Das Wissen über Ernährung und Möglichkeiten der Gewichtsreduktion allein reicht nicht aus, um eine Verhaltensänderung zu bewirken.

Mittels der theaterpädagogischen Maßnahmen in der Gesundheitsförderung können die Klienten ungünstige, reale Esssituationen als Standbild darstellen und zum Idealbild verändern (Hoy 2016). Hoy sieht eine Verbesserung der Ernährungsberatung durch Integration theaterpädagogischer Ansätze bei Gewichtsreduktion oder Beratung für Menschen mit Essstörungen. Ursprünglich ist der Ansatz für die Gruppenberatung konzipiert, lässt sich aber ebenfalls in die Einzelberatung integrieren. Gefühle wie Hunger oder Verlockung werden personifiziert oder die Klienten diskutieren über den bildlich gestellten inneren Schweinehund. Beispielsweise kann der innere Schweinehund einen Namen bekommen, wenn „er" zur Schokolade statt zum Gemüse drängt, die Limonade dem Wasser bevorzugt oder das Auto statt des Fahrrads nimmt. Vielleicht ist der Klient so kreativ, dass er ein Bild seines inneren Schweinehundes malen und mit diesem in Diskussion als Motivator zur Gewichtsreduktion treten kann.

Nach Hoy (2016) bringt die theaterpädagogisch gestützte Ernährungsberatung folgende Vorteile:

- Neue Verhaltensweisen können über emotionale Eisbrecher initiiert werden.
- Der eigene Körper und das Körpergefühl wird (wieder) wahrnehmbar.
- Negativ besetzte Themen werden humorvoll behandelt.
- Über die Verfremdung eines persönlichen Themas wird eine Distanzierung und Annäherung aus einem neuen Blickwinkel ermöglicht.
- Sie wirkt selbststärkend und emanzipatorisch.

Mit diesem humorvollen Blick auf die Schwierigkeiten der eigenen Situation geben der Humor und das Lachen Kraft, die nötigen Veränderungen im Alltag zu realisieren.

3.7 Professionelle digitale Ernährungsberatung

An einem Durchschnittstag nutzen 65 Prozent der Deutschen das mediale Internet mit einer Nutzungsdauer von 139 Minuten. Annähernd alle unter 50 Jahren sind täglich online, bei den über 70-Jährigen sind es mit 46 % fast die Hälfte. Zwar sind jüngere Menschen die aktivste Gruppe, doch längst bedienen sich auch ältere Menschen digitaler Angebote (ARD/ZDF-Onlinestudie 2023). Die Coronapandemie hat viele Menschen aufgeschlossener gegenüber digitalen Lösungen gemacht – und damit im Bereich der Ernährungstherapie eine bereits existierende Entwicklung nochmals beschleunigt. Digitale Lösungen vereinfachen den Zugang zu zertifizierten Angeboten von Ernährungsfachleuten und ermöglichen eine unkomplizierte, engmaschige Betreuung (Nutrition-Hub 2022).

Im Trendreport Ernährung 2022 des Bundeszentrums für Ernährung (BZfE) und Nutrition-Hub (Nutrition-Hub 2022) nannten 30 % der über 100 befragten Expertinnen und Experten die digitalen Angebote in der ernährungspräventiven und ernährungstherapeutischen Beratung als drittwichtigsten Trend in der Ernährung.

Digitale Kommunikation steht für den Austausch digitaler Nachrichten über spezialisierte Kommunikationskanäle, meist das Internet. Die ursprünglich analogen Nachrichten werden im Text-, Bild-, Ton- oder Videoformat in ein digitales Format übersetzt. Der Austausch erfolgt mittels digitaler Endgeräte wie Computer, Tablets, Smartphones oder Fernseher. Zur digitalen Kommunikation gehört auch das schlichte Schreiben von E-Mails oder der Chat via WhatsApp. Durch diese Art des Austauschs spielen Raum und Zeit eine untergeordnete Rolle: Sender und Empfänger einer Nachricht können sich zur gleichen Zeit am gleichen Ort befinden, sie können aber auch zeitlich und örtlich voneinander getrennt sein (synchrone/asynchrone Beratung). Jeder entscheidet dann selbst, wann und wo er die E-Mail oder WhatsApp-Nachricht öffnet, einen Newsletter liest, eine Website besucht. Digitale Kommunikation ist heute außerdem multimedial: Die verschiedenen Medientypen wie Text, Bild, Audio und Video werden oft kombiniert. So lassen sich komplizierte Inhalte leichter und anschaulicher darstellen.

3.7.1 Einsatz von Ernährungs-Apps

Nutzt die Ernährungsfachkraft eine Smartphone-App in der Beratung, kann der Klient sein Ernährungsprotokoll in seinen digitalen Alltag integrieren (◘ Tab. 3.1). Über die

3

◻ **Tab. 3.1**   Vor- und Nachteile des Einsatzes von Apps. (Röwe 2015)

Vorteile von Apps	Nachteile von Apps
Das Smartphone ist ein ständiger Begleiter und immer zur Hand	Zur Nutzung von Apps ist ein Smartphone erforderlich
Apps lassen sich intuitiv, einfach und schnell bedienen	Der User muss eine gewisse technische Affinität mitbringen
Apps motivieren und wecken Spieltrieb, Wettbewerbsgeist und Sammelleidenschaft	Am Markt sind auch unwissenschaftlich arbeitende Anbieter präsent, die eigene Interessen verfolgen und nicht den Nutzen des Anwenders in den Vordergrund stellen
Apps ermöglichen die direkte Auswertung der eingegebenen Daten	Apps können keine Ernährungsberatung oder den Besuch beim Arzt ersetzen
Mit wenig Aufwand bei der Eingabe kann der Nutzer viele Daten/Ergebnisse bei der Ausgabe erzeugen	Es besteht die Gefahr, dass manche Apps persönliche Daten sammeln und weiterleiten
Apps sind optisch und ansprechend aufbereitet	Teilweise ist das hohe Angebot schwer überschaubar
Durch viele Bilder und wenig Text sind die Inhalte leicht verständlich	Grundsätzlich ist, beispielsweise im Rahmen von Essstörungen, ein Missbrauch denkbar
Die meisten Apps bedürfen keines Vorwissens	Einige Apps bedürfen zur Nutzung einer Internetverbindung (und sind dadurch eventuell mit Zusatzkosten verbunden)
Apps sind ein niedrigschwelliges Angebot, da die meisten kostenfrei sind	Zusatzfunktionen können kostenpflichtig sein
Apps sind im Trend. Gesundheitsapps bieten daher einen einfachen Einstieg in einen gesünderen Lebensstil	
Das hohe Angebot an Apps ermöglicht es, eine individuell passende App auszuwählen	
Apps sind zur Prävention und teilweise auch zur Therapie geeignet. Letzteres sollte in Absprache mit der Ernährungsfachkraft oder dem Arzt erfolgen	

App gibt er direkt ein, welche Nahrungsmittel gegessen oder getrunken wurden. Wenn die Menge nicht geschätzt werden kann, helfen Fotos des konsumierten Nahrungsmittels. Ein großes Potenzial liegt zukünftig im Einsatz von Smartphones und Fotos in Kombination mit der klassischen Beratung in physischer Anwesenheit der Ernährungsfachkraft (Grünzweil et al. 2014). Einsatzgebiete sind beispielsweise die betriebliche Gesundheitsförderung, Ernährungsbildung in der Schule und die Einzelberatung (Röwe 2015).

Beim Einsatz von Ernährungs-Apps muss darauf geachtet werden, dass persönliche Daten verschlüsselt übermittelt werden, damit sie nicht von Dritten gelesen und verkauft werden können. Jeder kann eine App entwickeln und auf den Markt bringen, ohne eine Garantie der Datensicherheit gewährleisten zu müssen (Keuthage und Schoppe 2016).

Letztlich muss sich jede Ernährungsfachkraft bei der Entscheidung über die Integration von Apps in der Ernährungsberatung die persönliche Frage stellen, ob und welche App verlässlich in das persönliche Beratungsangebot passt.

3.7.2 Digitale Gesundheitsanwendungen

Seit Ende 2020 können ausgewählte Apps, sogenannte digitale Gesundheitsanwendungen (DiGAs), von Ärztinnen und Ärzten verschrieben werden. Bei DiGAs handelt es sich um „Apps auf Rezept", die den hohen Qualitätsprüfungen des Bundesinstituts für Arzneimittel und Medizinprodukte unterliegen. Patientinnen und Patienten haben bei vorliegenden Indikationen einen Anspruch auf diese Leistung. Alle zugelassenen DiGAs werden in einem zentralen DiGA-Verzeichnis gelistet. Beispielsweise geben diese Apps einen Überblick über den Verlauf des Blutzuckerspiegels. Zugang zu diesen Apps haben unter anderem Übergewichtige und Personen mit Diabetes Typ 2. DiGAs können den Zugang zur Ernährungsberatung vereinfachen (BZfE 2022a). Viele Krankenkassen bieten schon seit Längerem Online-Ernährungs-Coaches und -Kurse für eine gesundheitsförderliche Ernährung an. Ein geeignetes Format für die Digitalisierung ist der sogenannte Selbstlernkurs. Mit spielerischen und interaktiven Elementen kann sich der Kunde die Inhalte selbstständig erarbeiten (Hille 2021).

3.7.3 Beratung über E-Mail/Video oder Chat

Die Beratung kann sowohl über E-Mail (◘ Tab. 3.2) als auch über Video oder Chat (◘ Tab. 3.3) stattfinden.

◘ **Tab. 3.2** Beratung per E-Mail. (Götz 2020)

Vorteile	Nachteile
E-Mails kann (fast) jeder	Missverständnisse können entstehen: Lese- und Schreibkompetenz ist notwendig
Häufiger Kontakt möglich	Gutes Textverständnis und schriftliche Ausdrucksfähigkeit sind notwendig gut strukturierte und fundierte Texte benötigen Zeit und Übung
Dokumentierter Prozess	Alle Sinneskanäle fallen weg – nur Worte als Indikator für Unstimmigkeiten
Reflektierte Kommunikation durch die asynchrone Kommunikation	Distanz in der Zusammenarbeit
Verfasste Texte haben einen hohen emotionalen Wert	Begrenzte Ausdrucksmöglichkeiten: Gestik, Mimik und Stimme fehlen
	Datenschutz und Datensicherheit müssen gewährleistet sein

◘ Tab. 3.3   Beratung mit Video und Chat. (Götz 2020)

Vorteile	Nachteile
Geringe technische Einstiegshürden	Schwerfälliger Dialog bei mehreren Teilnehmern, da nur ein Teilnehmer Dokumente teilen oder bearbeiten kann
Viele Menschen sind mit dem Medium bereits vertraut	Beschränkte Intervention des Klienten möglich
Menschen können sich sehen: Gestik, Körperhaltung und Mimik sichtbar	Ausreichende Bandbreite ist Voraussetzung für jeden Teilnehmer
Berater hat vielfältige Interventions- und Visualisierungsmöglichkeiten: in einer Einzelberatung kann man gemeinsam an einem Dokument arbeiten	Es entstehen i. d. R. Lizenzkosten, ausreichende Bandbreite ist Voraussetzung
Durch das Teilen des Bildschirms und einer kreativen Nutzung der Kamera sind z. B. Visualisierungen am Whiteboard oder Flipchart möglich, ebenso könnten Bilder oder Lebensmittel gezeigt werden	
	Datenschutz und Datensicherheit müssen gewährleistet sein

3.7.4 Nutzen der Online-Beratung im Vergleich zu „face-to-face"

- Örtliche und zeitliche Flexibilität beider Parteien
- Zeit für An- und Abreise entfällt
- Häufigere, kürzere Beratungseinheiten („zwischendurch") sind möglich und lassen sich leichter in den Terminkalender integrieren
- Der Klient befindet sich in seiner geschützten, gewohnten „Wohlfühlumgebung", die sogenannte Aufwärmzeit ist i. d. R. kürzer
- Die modernen Kommunikationstechniken ermöglichen es dem Berater, seine Klienten direkt in ihrem Lebensalltag zu unterstützen – nicht mehr nur in extra terminierten Sitzungen
- Mit der Online-Beratung kann ein wesentlich größerer Klientenkreis erreicht werden, dazu zählen Menschen, die in abgelegenen Regionen wohnen oder sich im Ausland aufhalten; Voraussetzung ist, dass beide Seiten in einem ungestörten Raum miteinander kommunizieren können
- Personen, die zeitlich eingespannt (bspw. junge oder alleinerziehende Elternteile, beruflich eingespannte Personen) oder oft an verschiedenen Orten unterwegs sind, sind potenzielle Kunden für professionelle Online-Ernährungsberatung
- Körperliche Einschränkungen, die für die Wahrnehmung von Präsenzterminen eine Hürde darstellen, spielen im virtuellen Raum keine Rolle mehr
- Jüngere Klienten, die Geschäftsbeziehungen gerne schnell und flexibel via Smartphone pflegen, sind offen für Online-Beratungsformen

Skeptiker führen an, digitale Kanäle können eine solche Face-to-face-Beratung nicht ersetzen. Vielleicht können sie aber eine sinnvolle Ergänzung sein.

3.7.5 Datenschutz, digitale Kompetenz

Die intensive Nutzung von digitalen Angeboten birgt auch Risiken. Durch die Datenschutzgrundverordnung (DSG-VO) wurde ein wichtiger Schritt für mehr Transparenz und Sicherheit im Netz erreicht. So kann jeder selbst bestimmen, welche Daten er für welche Zwecke preisgeben möchte. Dennoch erfordert die digitale Kommunikation weiterhin eine gewisse Vorsicht und einen bewussten Umgang mit den geteilten Daten und Informationen.

Der Trend zur Digitalisierung in der Ernährungsberatung wird weiter fortschreiten und jede Ernährungsfachkraft sollte sich damit auseinandersetzen und die Vor- sowie Nachteile für sich persönlich abwägen. Die eigene Persönlichkeit ist letztlich entscheidend, ob und in wieweit die Digitalisierung umgesetzt wird. Entsprechend wird sich auch das Kundenklientel den passenden Ernährungstherapeuten suchen.

Online-Beratung sollte an das vorhandene Repertoire andocken. Ernährungsberatung und Ernährungstherapie leben von Kontakt und Vertrauen. Eine gute Beratung ist unabhängig vom Medium, das in der gemeinsamen Arbeit genutzt wird. Empathie, Vertrauen und Professionalität prägen den Prozess, das Basisverhalten der Gesprächsführung.

3.8 Zusammenfassung

Ernährungsmitbedingte Erkrankungen wie Übergewicht, Adipositas, Diabetes mellitus Typ 2, Herz-Kreislauf-Erkrankungen oder Lebensmittelallergien verursachen enorme Kosten im Gesundheitswesen. So betragen die gesamtgesellschaftlichen Kosten der Adipositas in Deutschland etwa 63 Mrd. € pro Jahr (OECD 2019). Das bedeutet alltägliches Leid für die Betroffenen Einschränkung der Lebensqualität und der Leistungsfähigkeit. Eine zielführende Ernährungsberatung leistet sowohl einen Beitrag zur Verbesserung der Lebensqualität der Betroffenen als auch zur Kostensenkung im Gesundheitswesen. Voraussetzung ist eine gute Compliance des Klienten und eine intensive Begleitung des Veränderungsprozesses durch die Ernährungsfachkraft.

Verschiedene Techniken, die der Beratungsperson zur Verfügung stehen, werden vorgestellt und analysiert. Neben der Ernährungsberatung mit persönlichem Termin bekommt die digitale Beratung zunehmend Bedeutung. Das gewählte Setting der Beratung sollte die Motivation des Klienten fördern, seine Ernährungsprobleme mit den ihm zur Verfügung stehenden Ressourcen zu reduzieren. Die Ernährungsfachkraft unterstützt mit einer wertschätzenden, empathischen und authentischen Haltung den Klienten, seine eigenen Ressourcen zu erkennen und Einsatzmöglichkeiten zu entwickeln, um das festgelegte Ziel zu erreichen. Eine erfolgreiche Ernährungsberatung beinhaltet nicht nur die Vermittlung von Fachwissen, sondern bezieht sich auf den ganzen Menschen und sein soziales System.

3.9 Anhang: Bezuschussung von Ernährungsberatungsleistungen durch die Krankenkassen (Stand 2025)

Klienten, die eine qualifizierte Ernährungsberatung in Anspruch nehmen, bekommen unter bestimmten Voraussetzungen einen Teil der Kosten von ihrer gesetzlichen Krankenversicherung (GKV) erstattet. Krankenkassen können die Ernährungsberatung nach § 20 und § 20a Sozialgesetzbuch (SGB) Fünftes Buch (V) als Prävention oder nach § 43, Abs. 1 SGB V als ernährungstherapeutische Beratung bezuschussen. Die Voraussetzung ist eine Qualifikation der Ernährungsfachkraft.

3.9.1 Qualitätssicherung durch E-Zert

Für Patienten und zuweisende Ärzte ist es einfacher geworden, eine kompetent geschulte Ernährungsfachkraft in der Nähe zu finden: E-Zert, Plattform-qualifizierte Ernährungstherapie & Ernährungsberatung e. V. ist am 1. Januar 2025 an den Start gegangen. Gegründet wurde der Zusammenschluss 2023 durch die drei Berufsverbände:

QUETHEB – Deutsche Gesellschaft der qualifizierten Ernährungstherapeuten und Ernährungsberater e. V.

VDD – Verband der Diätassistenten – Deutscher Berufsverband e. V.

VDOE – BerufsVerband Oecotrophologie e. V.

Unterstützt wird das Organ durch den UGB (Verband für Unabhängige Gesundheitsberatung e. V.) und dessen Fortbildungen.

Die Deutsche Gesellschaft für Ernährung e. V. (DGE) und der Verband für Ernährung und Diätetik e. V. (VFED) haben sich der E-Zert-Plattform nicht angeschlossen. Sie vergeben ihre eigenen Zertifikate (Stand Januar 2025).

Ziele von E-Zert sind:

- Qualitätssicherung ernährungstherapeutischer Interventionen durch Ausgabe eines Zertifikates nach Qualitätsstandards mit regelmäßiger Rezertifizierung; generell müssen innerhalb eines definierten Zeitraums festgelegte, dokumentierte Fortbildungen nachgewiesen werden
- Transparente Suche nach qualifizierten Ernährungsfachkräften für Ärzte, Patienten und Krankenkassen
- Die Leistungserbringer haben ein gemeinsames Organ, das sie und ihre Qualität sichtbar macht und abgrenzt von dem weiten Feld der Ernährungsberater und -therapeuten, diese Bezeichnungen sind weder einheitlich definiert, noch gesetzlich geschützt

Zulassungsfähige Berufsgruppen der Zertifizierungsordnung E-Zert-Ernährungstherapie:

- Diätassistenten
- Hochschulabsolventen mit folgenden Abschlüssen:
  - Oecotrophologen (ernährungswissenschaftliche Abschlüsse: Diplom, Master of Science, Bachelor of Science)
  - Ernährungswissenschaftler (ernährungswissenschaftliche Abschlüsse: Diplom, Master of Science, Bachelor of Science)
  - Sowie vergleichbare Abschlüsse

Die anerkannten Fortbildungsmaßnahmen entsprechen den Zielen der E-Zert-Richtlinien, halten die Vorgaben der Berufsrichtlinien bzw. -ordnung VDD und VDOE ein, sind auf der Basis aktueller wissenschaftlicher Erkenntnisse konzipiert, und die Inhalte sind frei von wirtschaftlichen Interessen, bzw. Interessenskonflikte müssen offengelegt werden.

3.9.2 Abrechnungsmodus mit den Krankenkassen

▪▪ **Abrechnung der Ernährungsberatung als präventive Leistung nach § 20 und § 20a SGB V**

Kurse in den vier Bereichen Bewegung, Ernährung, Stressbewältigung oder Suchtmittelkonsum werden nach einer Prüfung durch die Zentrale Prüfstelle Prävention zertifiziert. Sie prüft im Auftrag der Kooperationsgemeinschaft zur kassenartenübergreifenden Prüfung von Präventionsangeboten nach § 20 Abs. 1 SGB V. Eine Rezertifizierung der Maßnahme/des Kursangebotes ist nach drei Jahren zu beantragen. Der Interessent eines Kurses der Ernährungsprävention erfährt im Vorfeld über seine Krankenkasse, ob und in welchem Umfang der Kurs bezuschusst wird.

▪▪ Abrechnung der Ernährungsberatung als therapeutische Leistung nach § 43 Abs. 1 SGB V

Wenn eine Erkrankung durch Fehlernährung (mit)verursacht wird oder eine Ernährungsumstellung die Therapie unterstützt, dann kommt ein finanzieller Beitrag für die Ernährungstherapie nach § 43 SGB V „Ergänzende Leistungen zur Rehabilitation" in Betracht. Diese Leistung darf nur mit einer ärztlichen Notwendigkeitsbescheinigung und in Kooperation mit einem Arzt angeboten werden. Die Zuweisung ist für den Arzt budgetneutral. Folgende Voraussetzungen für die Bezuschussung gelten in der Regel bei Leistungen nach § 43 Abs. 1 SGB V:

- Die ärztliche Notwendigkeitsbescheinigung liegt vor
- Die Ernährungsfachkraft erfüllt die Qualitätsanforderungen (entspricht in der Regel § 20 SGB V)
- Die jeweiligen Krankenkassen haben keinen festangestellten Ernährungsberater
- Die Ernährungsberatung wird nach wissenschaftlichen Standards durchgeführt (▶ Abschn. 3.9.1)

Der Versicherte klärt vor Beginn der Ernährungsberatung die Bezuschussungsmodalität mit seiner Krankenkasse ab.

▪▪ Erstattung der Ernährungsberatung durch private Krankenversicherungen

Für die Erstattung der Ernährungsberatung durch private Krankenversicherungen (PKV) gibt es keine allgemein gültige Regelung. Hat ein PKV-Vertrag die Kostenübernahme von Heilmitteln mit abgeschlossen, sollte die Kostenübernahme der Ernährungstherapie möglich sein (VDOE-Informationsblatt).

▪▪ Ernährungstherapie als beihilfefähige Aufwendung

Die Ernährungstherapie ist für Beamte und Pensionäre von Bund und fast allen Bundesländern und Kommunen seit 2019 beihilfefähig. Sie wurde in die jeweiligen Leistungsverzeichnisse der Aufwendungen für ärztlich verordnete Heilbehandlungen sowohl des Bundes als auch fast aller Bundesländer aufgenommen. Für den Bund gilt die Bundesbeihilfeverordnung (BBhV), Anlage 9, ▶ http://www.beihilfe-online.de/bbhv_anlage_9_bo

3.9.3 Leitfaden Prävention – Zentrale Prüfstelle Prävention

Mit dem Leitfaden Prävention legt der GKV-Spitzenverband (2022) in Zusammenarbeit mit den Verbänden der Krankenkassen auf Bundesebene die inhaltlichen Handlungsfelder und qualitativen Kriterien für die Leistungen der Krankenkassen in der Primärprävention und Gesundheitsförderung fest, die für die Leistungserbringung vor Ort verbindlich gelten.

Der Leitfaden bildet die Grundlage für die Förderung bzw. Bezuschussung von Maßnahmen, die Versicherte dabei unterstützen, Krankheitsrisiken möglichst frühzeitig vorzubeugen und ihre gesundheitlichen Potenziale und Ressourcen zu stärken. Gesundheitsfördernde und präventive Interventionen sollen möglichst zugleich zum Schutz der natürlichen Lebensgrundlagen beitragen.

Für die Umsetzung der im Leitfaden Prävention beschriebenen Maßnahmen sind die Krankenkassen zuständig. Maßnahmen, die nicht den dort dargestellten Handlungsfeldern und Kriterien entsprechen, dürfen von den Krankenkassen nicht durchgeführt oder gefördert werden.

3

■ **Zentrale Prüfstelle Prävention**

Die Krankenkassen haben die Zentrale Prüfstelle Prävention (▶ www.zentrale-pruefstelle-praevention.de) mit der Prüfung und Zertifizierung von Kursangeboten und digitalen Anwendungen zur individuellen verhaltensbezogenen Prävention beauftragt. Interessierte Anbieterinnen und Anbieter können sich direkt online dahin wenden.

Die Beantragung einer Förderung von Maßnahmen der individuellen verhaltensbezogenen Prävention durch die Versicherten erfolgt mittels eines standardisierten Formulars der jeweiligen Krankenkasse.

■ ■ **Weiterführende Literatur und Internetadressen**

— Beihilfe Leistungsverzeichnis der Aufwendungen für Heilbehandlungen durch nichtärztliche Leistungserbringer; Anlage 9 zu § 23 Absatz 1 BBhV ▶ www.beihilfevorschriften.de/bbhv_anlage_09
— BerufsVerband Oecotrophologie e.V. (VDOE): ▶ www.vdoe.de
— Brehme U: Qualifikation für die primärpräventive Ernährungsberatung. Ernährungs-Umschau 7: M397–M402 (2014)
— Bundesministerium der Justiz und für Verbraucherschutz: Sozialgesetzbuch (SGB) Fünftes Buch (V) – Gesetzliche Krankenversicherung – (Artikel 1 des Gesetzes v. 20. Dezember 1988, BGBl. I S. 2477). ▶ www.gesetze-im-internet.de/sgb_5
— Koordinationskreis zur Qualitätssicherung in der Ernährungsberatung und Ernährungsbildung: Rahmenvereinbarung zur Qualitätssicherung in der Ernährungsberatung und Ernährungsbildung in Deutschland (Fassung 16.06.2014); ▶ www.dge.de/service/zertifizierte-ernaehrungsberatung/koordinierungskreis/
— Leitfaden Prävention: ▶ https://www.gkv-spitzenverband.de/krankenversicherung/praevention_selbsthilfe_beratung/praevention_und_bgf/leitfaden_praevention/leitfaden_praevention.jsp
— Leistungen GKV Ernährungsberatung: ▶ https://www.krankenkassen.de/gesetzliche-krankenkassen/leistungen-gesetzliche-krankenkassen/gesundheit/ernaehrungsberatung/
— Leistungsverzeichnisse der Aufwendungen für Heilbehandlungen durch nichtärztliche Leistungserbringerinnen und Leistungserbringer; ▶ http://www.beihilfevorschriften.de/bbhv_anlage_09; Bund (Anlage 9 zu § 23 Absatz 1 BBhV)
— Plattform qualifizierte Ernährungstherapie & Ernährungsberatung e.V. ; Zertifizierungsordnung; ▶ https://e-zert.de/zertifizierungsordnung
— VDOE Informationsblatt Kostenbeteiligung oder -übernahme der Ernährungstherapie durch die private Krankenversicherung (Stand 01-2025)
— Zentrale Prüfstelle Prävention: ▶ www.zentrale-pruefstelle-praevention.de

Literatur

ARD/ZDF Onlinestudie (2023). https://www.ard-zdf-medienstudie.de/files/Download-Archiv/Onlinestudie/2023/ARD_ZDF_Onlinestudie_2023_Publikationscharts.pdf (09-2025)

AWMF (Arbeitsgemeinschaft der Wissenschaftlichen Medizinischen Fachgesellschaften e. V.) Leitlinien für Diagnostik und Therapie Internet: www.awmf.org/leitlinien/aktuelle-leitlinien.html

Barthelmess M (2016) Die systemische Haltung. Vandenhoeck & Rubrecht, Göttingen

BMELH (Bundesministeriums für Ernährung, Landwirtschaft und Heimat) (2021) Nationale Verzehrsstudien (NVS I und II) (1985 und 1989 bzw. 2005/2006). https://www.bmel.de/DE/themen/ernaehrung/gesunde-ernaehrung/nationale-verzehrsstudie-zusammenfassung.html

Brombach C, Wagner U, Eisinger-Watzl M, Heyer A (2006) Methoden der Nationalen Verzehrsstudie II. Ernährungs-Umschau 24(2):44–50

Brombach C (2011) Soziale Dimensionen des Ernährungsverhaltens. Ernährungs-Umschau 06: 318–324

BZfE (Bundeszentrale für Ernährung) (2024) Die Ernährungspyramide. https://www.bzfe.de/ernaehrung/die-ernaehrungspyramide/dieernaehrungspyramide-eine-fuer-alle/ (09-2025)

Caby A, Caby F (2011) Die kleine Psychotherapeutische Schatzkiste, Teil 1. Borgmann Media, Dortmund

DGE (Deutsche Gesellschaft für Ernährung) (2009) Beratungs-Standards. 10. Aufl. Bonn. 1. Ergänzungslieferung 2011

Elmadfa I, Leitzmann C (2023) Ernährung des Menschen, 7. Aufl. Ulmer, Stuttgart

FAO (2012) Final Document. In: Burlingame B, Dernini S (Hrsg) Sustainable diets and biodiversity – directions and solutions for policy research and action. Biodiversity and Diets United Against Hunger. FAO, Rome

Frank-Eßlinger S (2017) Mit Fragen führen. Haufe, Freiburg

Gätjen E (2019) Tischgespräche – Das systemische Konzept in der Ernährungsberatung. Ulmer, Stuttgart

GKV-Spitzenverband (2022) Leitfaden Prävention. Leitfaden Prävention. https://www.gkvspitzenverband.de/krankenversicherung/praevention_selbsthilfe_beratung/praevention_und_bgf/leitfaden_praevention/leitfaden_praevention.jsp

Gordon T, Edwards WS (1997) Making the patient your partner. Communication skills for doctors and other caregivers, 2. Aufl. Greenwood Publishing Group, Westport

Götz M (2020) Professionelle digitale Ernährungsberatung. Ernähr-Umschau 67(6):336–343

Grünzweil S, Nigl K, Tammegger M (2014) Smartphone-Apps & Ernährungsberatung. J Ernährungsmed 16(3):24–26

Hille V (2021) Digitale Ernährungsberatung – ein Resümee. Ernährung & Medizin 36:77–81

Hirschfelder G (2018) Wege aus der Digitalisierungsfalle – Ernährungskommunikation und Ernährungsbildung. Ernähr im Fokus 17(9–10):284–288

Hoy S (2016) Theaterpädagogisch gestützte Ernährungsberatung – ein innovativer Ansatz. Ernähr-Umschau 63(6):M323

Hoy S (2019) Körperorientierte Ernährungsberatung – Bedeutung und Chancen. Ernähr im Fokus 18(4):304–308

Keuthage W, Schoppe T (2016) Ernährung goes digital – Chancen und Risiken von Ernährungsapps. Ernähr und Medizin 31(3):124–128

Klotter C (2012) Woher kommst Du und wohin gehst Du? Therapiefall Ernährungsberatung. aid-Forum, Bonn, S 110–117. Tagungsband zum 10

Klotter C (2016) Die Frage nach dem Sinn. Ernähr im Fokus 15(1–2):54–57

Klotter C (2021) Ernährungskommunikation gestern und heute. Ernähr im Fokus 20(1):70–73

Klotter C (2022) Personalisierung in der Ernährungsberatung. Ernähr im Fokus 21(2):128

Koerber K v, Männle T, Leitzmann C (2012) Vollwert-Ernährung. Haug, Stuttgart

Koerber K v, Waldenmaier J, Carlsburg M (2020) Ernährung und Leitbild Nachhaltigkeit – Globale Herausforderungen und Lösungsansätze auf nationaler und internationaler Ebene der UN. Ernähr-Umschau 67(2):32–41

Koordinationskreis zur Qualitätssicherung in der Ernährungsberatung und Ernährungsbildung Rahmenvereinbarung zur Qualitätssicherung in der Ernährungsberatung und Ernährungsbildung in Deutschland (Fassung 16.06.2014). www.dge.de/service/zertifizierteernaehrungsberatung/koordinierungskreis/

Lexikon der Ernährung-a (o.J.) https://www.spektrum.de/lexikon/ernaehrung/inventurmethode/4482 (09-2025)

Lexikon der Ernährung-b (o.J.) https://www.spektrum.de/lexikon/ernaehrung/buchhaltungsmethode/1317 (09-2025)

Lippitt G, Lippitt R (2015) Beratung als Prozess, Edition Rosenberger, Springer Fachmedien Wiesbaden

Maschkowski G (2019) Ernährungskommunikation – alltagstauglich, salutogen und transformativ. Oekom, München

Maurer C (2020) Selbstmotivation. Ernähr im Fokus 19(3) 188–191

Maurer C (2022) Das kleine Einmaleins der Kommunikation. Ernähr im Fokus 21(1):48–50

Meyer-Kruse H (2013) Ernährungsberatung in Gruppen. Teil 1: Prinzipien und Rahmenbedingungen. Ernähr-Umschau 60(2):M102–M110

Nutrition-Hub: Trendreport Ernährung 2022. https://www.nutrition-hub.de/post/trendreport-ernaehrung-10-top-ernaehrungstrends-2022 (03-2023)

OECD (Organisation for Economic Co-operation and Development) (2019) The heavy burden of obesity – the economics of prevention. OECD Health Policy Studies. OECD Publishing, Paris

Reitmeier S (2014) Ernährungssozialisation in der frühen Kindheit. Ernähr-Umschau (7):M386–M392. https://www.ernaehrungsumschau.de/fileadmin/Ernaehrungs-Umschau/pdfs/pdf_2014/07_14/EU07_2014_M386_M392.pdf

RKI (Robert Koch-Institut) (2021) Studie GEDA 2019/2020-EHIS. https://www.rki.de/DE/Content/Gesundheitsmonitoring/Themen/Uebergewicht_Adipositas/Adipositas_TAB.html (09-2025)

3

Rogers CR (1991) Die klientenzentrierte Gesprächs-psychotherapie. Fischer, Frankfurt am Main

Römer-Lüthi C, Theobald S (Hrsg) (2015) Ernährungstherapie – ein evidenzbasiertes Kompaktlehrbuch. UTB

Rötten U (2017) Das kleine 1 x 1 der Motivation. UGBforum 34(2):68–71

Röwe N (2015) Das Ernährungsprotokoll als App? Anwendungen am Beispiel der aid-App „Was ich esse". Ernähr im Fokus 14(5–6):134–140

Schwing R, Fryszer A (2010) Systemisches Handwerk – Werkzeug für die Praxis. Vandenhoeck & Ruprecht, Göttingen

Schlippe von A, Schweitzer J: Systemische Intervention. Vandenhoeck&Ruprecht, Göttingen (2010)

Sichert W, Oltersdorf U, Leitzmann C (1984) Ernährungs-Erhebungs-Methoden. Methoden zur Charakterisierung der Nahrungsaufnahme des Menschen. Schriftenreihe der Arbeitsgemeinschaft Ernährungsverhalten e.V., Bd 4 (Beiheft). Ernähr-Umschau, Frankfurtt

Universität Osnabrück-Zentrale Studienberatung Toolbox Beratung. https://www.zsb-os.de/beratungsangebot/toolbox-beratung/phasen-des-beratungsgespraechs

Watzlawick P (2011) Man kann nicht nicht kommunizieren. Hans Huber, Bern

Weder S, Schaefer C, Keller M (2018) Die Gießener Vegane Lebensmittelpyramide. Ernähr-Umschau 65:134–143

Ernährung in Deutschland: Situation, Trends

Claus Leitzmann und Isabel Behrendt

Inhaltsverzeichnis

© Der/die Autor(en), exklusiv lizenziert an Springer-Verlag GmbH, DE, ein Teil von Springer Nature 2025
R. Stange et al. (Hrsg.), *Ernährung und Fasten als Therapie*, https://doi.org/10.1007/978-3-662-68881-6_4

4

Einführung

Die Ernährungsweise in Deutschland zeichnet sich durch zu viel Fett und Protein sowie zu wenige komplexe Kohlenhydrate aus. Insbesondere Männer essen deutlich zu wenig Gemüse, Obst und Vollkornprodukte sowie zu viel Fleisch und Fleischwaren. Bestimmte Teile der Bevölkerung nehmen zu wenig Folat, Kalzium und Eisen auf. Das Bewusstsein dafür wächst in der Bevölkerung, allerdings nur in geringem Umfang.

In diesem Beitrag lesen Sie über:
- die Ergebnisse der Nationalen Verzehrsstudie,
- die Lebensmittelauswahl und Nährstoffversorgung der deutschen Bevölkerung,
- den Nährstoffstatus der verschiedenen Altersgruppen,
- das Ernährungsbewusstsein der Menschen und aktuelle Ernährungstrends.

4.1 Einleitung: Ernährungssituation in Deutschland

Das Bild der Ernährung in Deutschland ist von übervollen Tellern und übergewichtigen Menschen geprägt. Noch nie war das Lebensmittelangebot größer und die Zahl der Übergewichtigen so hoch. Volle Regale im Supermarkt machen es den Menschen leicht, sich ausreichend mit Lebensmitteln zu versorgen. Das riesige Warenangebot enthält viele ernährungsphysiologisch eher ungünstige Produkte mit den entsprechenden Konsequenzen. Die Lebensmittelauswahl der Menschen ist daher weit von den Empfehlungen der Ernährungswissenschaft entfernt. Dennoch ist die Bevölkerung mit den meisten Nährstoffen relativ gut versorgt.

4.2 Ist-Situation: Die Nationale Verzehrsstudie II (NVS II)

Um genauer zu ermitteln, was in Deutschland tatsächlich gegessen und getrunken wird, sind große Studien erforderlich, die die Essgewohnheiten vieler Menschen erfassen. Da solche Erhebungen immer sehr aufwendig und kostenintensiv sind, werden diese Studien nur selten durchgeführt. Die letzte große Erhebung und größte epidemiologische Studie zur Erfassung der Ernährungsgewohnheiten und des Lebensmittelverzehrs in Deutschland war die NVS II, deren Ergebnisse im Jahr 2008 publiziert wurden (MRI 2008). Bisher wurden keine vergleichbar umfangreichen Studien in Deutschland durchgeführt. Aus kleineren Studien ist aber einerseits erkennbar, dass die ungünstigen Ernährungsgewohnheiten teilweise weiterhin zugenommen haben, wie der Konsum von Fast Food, Fertigprodukten und ultrahochverarbeiteten Lebensmitteln. Andererseits hat der Anteil an Vegetariern, Veganern und besonders Flexitariern in den letzten zwanzig Jahren deutlich zugenommen (Leitzmann und Keller 2020).

Die NVS wurde vom Bundesministerium für Ernährung, Landwirtschaft und Verbraucherschutz im Jahr 2002 beim Max Rubner-Institut, Bundesforschungsinstitut für Ernährung und Lebensmittel, in Karlsruhe in Auftrag gegeben, um repräsentative Daten der üblichen Essgewohnheiten und der konsumierten Lebensmittel der in Deutschland lebenden Bevölkerung zu erheben. Ein weiteres Ziel war es, anthropometrische Daten wie Körpergröße und Gewicht zu sammeln. Nicht zuletzt interessierten sich die Forscher auch für regionale und soziale Unterschiede hinsichtlich Essen und Trinken. Aus den erhobenen Daten zum

Lebensmittelverzehr wurde die Nährstoffversorgung verschiedener Altersgruppen berechnet. Dazu wurden die im Jahr 2000 geltenden Referenzwerte für die Nährstoffzufuhr zugrunde gelegt, die von den deutschsprachigen Gesellschaften für Ernährung veröffentlicht wurden (DGE et al. 2000).

Vor der NVS II gab es keine vergleichbaren Daten aus den neuen Bundesländern, und das Lebensmittelangebot, das Konsumverhalten sowie die Arbeits- und Freizeitwelten haben sich in den letzten Jahrzehnten deutlich verändert. Diese Entwicklungen sollten in der NVS II berücksichtigt werden. Deutschlandweit wurden zwischen November 2005 und November 2006 etwa 20.000 Männer und Frauen im Alter von 14–80 Jahren befragt. Dazu wurden über das Bundesgebiet verteilt 500 Studienzentren eingerichtet und 15.371 „Dietary-History"-Interviews geführt, die die üblichen Ernährungsgewohnheiten in der letzten Zeit abfragten. Hinzu kamen persönliche Aus

wertungsschreiben, Fragebögen und anthropometrische Messdaten von mehr als 14.000 Teilnehmern sowie knapp 30.000 telefonische 24-Stunden-Recalls, die den aktuellen Lebensmittelverzehr bestmöglich erfassen sollten. Im Durchschnitt waren die befragten Männer und Frauen 45,8 Jahre alt. Knapp ein Drittel umfasste die Altersgruppe der 31- bis 50-Jährigen, 26,6 % waren unter 30 Jahre und 42,3 % über 50 Jahre alt (◘ Abb. 4.1).

4.2.1 Ergebnisse der NVS II zum Lebensmittelverzehr

Die konsumierten Lebensmittelmengen aus den einzelnen Lebensmittelgruppen wurden jeweils nach Altersgruppen differenziert, um zu prüfen, ob und wie sich im Laufe des Lebens der Verzehr bestimmter Lebensmittel verändert. Bei der Zuordnung des Verzehrs der Lebensmittelgruppen erwies es sich als nicht ganz einfach, den steigenden Anteil an

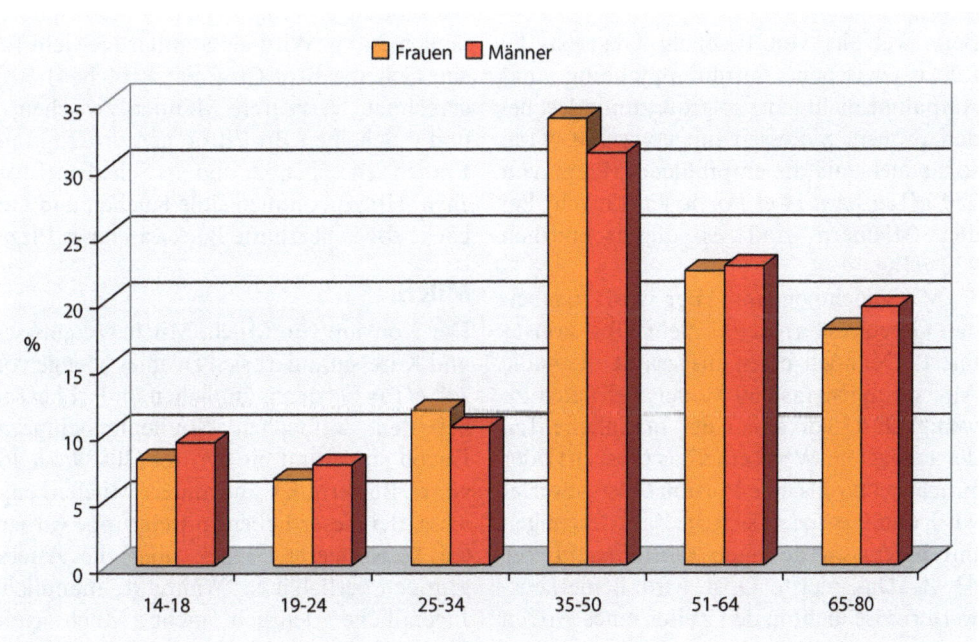

◘ **Abb. 4.1** Relative Häufigkeiten der Teilnehmer nach Geschlecht und Altersgruppen (in Jahren). (Aus: MRI 2008, NVS II, Teil 1, S. 36)

4

industriell verarbeiteten Lebensmitteln eindeutig den definierten klassischen Lebensmittelgruppen zuzuordnen. Die Ergebnisse bezüglich des Lebensmittelverzehrs lassen sich zu einigen wesentlichen Erkenntnissen im Überblick zusammenfassen: Angegeben wird aufgrund ungleicher Verteilung meist der Median, der bei einer Sortierung nach Größe der Werte an der mittleren Stelle liegt. Der Mittelwert wird dagegen rechnerisch erhoben.

Gemüse

In den Empfehlungen der DGE (2015) stellt die Lebensmittelgruppe Gemüse (inklusive Pilze und Hülsenfrüchte) mengenmäßig die wichtigste Gruppe dar. Die Diskrepanz zwischen den Empfehlungen und dem tatsächlichen Verzehr ist gewaltig: 87,4 % der Befragten essen weniger als die empfohlenen 400 g Gemüse am Tag. Die Frauen liegen mit 129 g vor den Männern, die nur 112 g Gemüse pro Tag konsumieren – das entspricht etwa einer mittelgroßen Möhre.

Obst

Beim Verzehr von frischem Obst ist die Lücke zwischen Zufuhrempfehlung und Aufnahme nicht ganz so groß, zumindest bei den Frauen. Sie essen mit etwa 270 g/Tag sogar mehr als die empfohlene Menge von 250 g/Tag bzw. zwei Portionen täglich. Bei den Männern sind es durchschnittlich 222 g/Tag.

Mit zunehmendem Alter wird von beiden Geschlechtern etwas mehr Obst konsumiert. Dennoch essen insgesamt über alle Altersgruppen fast 60 % der Befragten zu wenig Obst, vor allem der männliche Teil der Befragten. Wenn ein Glas Obstsaft oder Fruchtnektar als eine Portion Obst gewertet wird, dann reduziert sich die Zahl derjenigen mit einem zu geringen Obstkonsum auf 43 %. Das meiste Obst wird bemerkenswerterweise nicht in den Zeiten eines großen regionalen Angebots konsumiert, sondern in den Wintermonaten von November bis Januar.

Nüsse spielen mit einem durchschnittlichen Verzehr von nur 2 g/Tag kaum eine Rolle für die Nährstoffversorgung. In Form von gesalzener und gerösteter Knabberware sind es insgesamt 3–4 g/Tag.

Fett

Die reine Fettaufnahme wurde nur anhand des Konsums an Streichfetten erfasst, da der Fettgehalt zubereiteter Gerichte bei deren Erfassung mit in die Berechnung einfloss. Frauen essen mit 20 g Streichfett pro Tag weniger Fett als Männer mit 29 g. Beide Geschlechter bevorzugen Butter vor Margarine.

Brot und Getreideerzeugnisse (Backwaren)

Die Deutschen gelten als Land der Brotesser und haben weltweit wohl die größte Brotauswahl. Die NVS II bestätigt diese landläufige Meinung: Die Lebensmittelgruppe Brot und Getreide stellt mengenmäßig tatsächlich die bedeutendste Gruppierung dar. Im Schnitt isst ein Mann 300 g Brot und Backwaren pro Tag, bei den Frauen sind es täglich 240 g. Wird als Standardgewicht für eine Scheibe Brot (bzw. ein Brötchen) 50 g gerechnet, verzehren Männer zwischen 3 und 4 Scheiben Brot/Brötchen pro Tag und Frauen zwischen 2 und 3 Scheiben/Brötchen. Hinzu kommen süße Kuchen und Gebäcke sowie herzhafte Backwaren wie Pizza.

Milch

Der Konsum von Milch, Milcherzeugnissen und Käse summiert sich zu einer Menge von 248 g/Tag bei den männlichen und 227 g/Tag bei den weiblichen Studienteilnehmern. Davon sind rund ein Drittel (30–39 %) Joghurt, Buttermilch und andere Milcherzeugnisse. Bei dieser Lebensmittelgruppe variiert die konsumierte Menge über die Altersgruppen erheblich. Während männliche Jugendliche deutlich mehr Milch (und Milchmischgetränke) konsumieren, ist die Aufnahme bei älteren Menschen wesentlich geringer. Möglicherweise spielt dabei die

Verschlechterung der Laktosetoleranz im Alter eine Rolle. Von 231 g/Tag bei den männlichen 14- bis 18-Jährigen reduziert sich die verzehrte Menge auf 84 g/Tag bei den über 65-Jährigen. Weibliche Jugendliche konsumieren mit 154 g/Tag deutlich weniger Milch als junge Männer. Der Anteil an Milcherzeugnisse wie Joghurt oder Buttermilch sowie Käse nimmt im Alter zu.

Fleisch und Wurstwaren

Die NVS II bestätigt, dass Männer gerne Fleisch essen. Sie verzehren mit 103 g/Tag doppelt so viel Fleisch, Wurstwaren und Fleischerzeugnisse wie die weiblichen Studienteilnehmer mit 53 g/Tag. Junge Männer zwischen 19 und 24 Jahren weisen mit 120 g/Tag den höchsten Konsum auf.

Zum Zeitpunkt der Erhebung gaben insgesamt 2,5 % der Befragten an, in den letzten vier Wochen kein Fleisch konsumiert zu haben. Der Anteil war bei den Frauen mit 3,4 % mehr als doppelt so hoch wie bei den Männern mit 1,5 %.

Fisch

Obwohl Fisch als gesundes Lebensmittel gilt, wird er von den Deutschen nicht allzu viel verzehrt. Im Jahr sind es im Schnitt lediglich 29 g Fisch pro Tag bei den Männern und nur 23 g bei den Frauen. Ältere Menschen essen etwas häufiger Fisch, vielleicht auch, weil diese Generation noch häufiger selbst kocht und weiß, wie man Fisch zubereitet.

Sowohl jeweils 16 % der Frauen als auch der Männer gaben an, überhaupt keinen Fisch bzw. keine Fischgerichte zu verzehren.

Süßwaren

Wie erwartet konsumieren jüngere Menschen deutlich häufiger Süßigkeiten als ältere. Von 35 g/Tag im Jugendalter verringert sich die Menge auf durchschnittlich 10 g/Tag bei den Senioren. Diese befriedigen ihren Appetit auf süßen Geschmack eher mit Brotaufstrichen wie Marmelade und Honig. Insgesamt essen Männer täglich 55 g und Frauen 48 g Süßigkeiten wie Schokolade, Speiseeis, süße Aufstriche und Süßungsmittel.

Getränke

Die empfohlene Flüssigkeitszufuhr von 1,5 l/Tag überschreiten sowohl Männer als auch Frauen mit 2,4 bzw. 2,3 l alkoholfreien Getränken deutlich. Wasser macht nur die Hälfte der Getränke aus, ein Viertel entfällt auf den Konsum koffeinhaltiger Heißgetränke wie Kaffee und schwarzen sowie grünen Tee, zusätzlich werden etwa 10–11 % Säfte und Nektare getrunken. Bedenklich fällt der Konsum süßer Getränke bei den Jugendlichen aus: Männliche 14- bis 18-Jährige trinken täglich 505 g Limonade plus 490 g Obstsäfte, Nektar und Fruchtsaftgetränke, bei den Mädchen sind es 260 g Limonade und rund 410 g Saftgetränke. Die Energie- und Zuckermenge, die darüber zugeführt wird, wird von vielen unterschätzt. Das Trinken von süßen Getränken nimmt mit zunehmendem Alter kontinuierlich ab.

Alkoholische Getränke

Die alkoholfreien Getränke ergänzen Männer noch um täglich rund 300 g Alkoholhaltiges, in erster Linie Bier (80 %). Frauen trinken lieber Wein und Sekt, die etwa die Hälfte ihrer alkoholhaltigen Getränke ausmachen. Sie trinken allerdings insgesamt nur ein Viertel der Alkoholmenge von Männern. Schnaps wird vor allem von jungen Männern konsumiert.

Zusammenfassende Betrachtung des Lebensmittelverzehrs

Der Gesamteindruck, der sich aus dem Lebensmittelverzehr ergibt, deutet auf ein noch erhebliches Verbesserungspotenzial in der täglichen Ernährung hin. Das gilt insbesondere für Männer, die aufgrund ihres sehr geringen Gemüse- und Obstverzehrs und gleichzeitig hohen Fleisch- und Alkoholkonsums weit von den Empfehlungen für einen gesunden Lebensstil entfernt sind.

4.2.2 Ergebnisse der NVS II zur Nährstoffzufuhr

Anhand des Bundeslebensmittelschlüssels (BLS), der nationalen Nährstoffdatenbank in Deutschland, wurden aus dem erhobenen Lebensmittelverzehr die Energiezufuhr sowie die Aufnahme an einzelnen Nährstoffen berechnet. Zudem wurden die Mengen mit den von den deutschsprachigen Fachgesellschaften (DGE et al. 2000) empfohlenen Mengen verglichen, d. h. es wurde ein Ist-Soll-Abgleich durchgeführt.

Zu bedenken ist bei den zusammengefassten Ergebnissen zur Nährstoffversorgung, dass eine genaue Beurteilung des Versorgungszustandes einer einzelnen Person nicht erfolgen kann. Die von den deutschsprachigen Gesellschaften für Ernährung herausgegeben Referenzwerte sind als Orientierungswerte zu sehen, mit denen nahezu 98 % der Bevölkerung gut mit allen Nährstoffen versorgt sind, und sie richten sich ausdrücklich an gesunde Personen.

Eine tägliche Aufnahme der als empfehlenswert geltenden Nährstoffmengen ist nicht nötig, da der Körper über gewisse Speicher verfügt und sich in begrenztem Rahmen an die zur Verfügung stehenden Mengen anpassen kann. Eine Aufnahme der empfohlenen Referenzwerte sollte nach Möglichkeit innerhalb einer Woche angestrebt werden. Wird ein Referenzwert nicht erreicht, liegt kein unmittelbarer Mangel vor, da die Empfehlungen große Sicherheitszuschläge beinhalten.

Energiezufuhr

Männer nehmen durchschnittlich täglich 2413 kcal und Frauen 1833 kcal auf. Sowohl bei Männern als auch bei Frauen liegt die Energieaufnahme damit unter dem Bereich des von der DGE empfohlenen Richtwertes für die Energiezufuhr bei mittlerer körperlicher Aktivität. Insgesamt überschreiten aber 36 % der Männer und 31 % der Frauen den Richtwert für die tägliche Energiezufuhr bei mittlerer körperlicher Aktivität.

Die Energiezufuhr verändert sich bei den Frauen im Laufe des Lebens deutlich, bei den Männern gibt es diese Veränderung nicht.

Angesichts der hohen Zahl an Übergewichtigen scheint die Energiezufuhr erstaunlich gering, was primär an „Underreporting" liegt, d. h., dass die Aufnahme ungünstiger energiereicher Lebensmittel vermutlich zu gering angegeben wurde. Bei der Interpretation der Ergebnisse ist außerdem zu berücksichtigen, dass der Richtwert eine mittlere körperliche Aktivität von Normalgewichtigen zugrunde legt. Für Unter- und Übergewichtige sowie für sehr wenig und stark körperlich Aktive müssten die Ergebnisse daher korrigiert werden.

Hauptnährstoffe

- **Kohlenhydrate und Ballaststoffe**

Männer nehmen mit 45 % und Frauen mit 49 % etwas weniger Kohlenhydrate auf als die erwünschte Menge von über 50 % Kohlenhydraten an der Gesamtenergiezufuhr. Problematischer ist aber, dass beide Geschlechter etwa die Hälfte der Kohlenhydrate als Mono- bzw. Disaccharide aufnehmen, d. h. der Anteil einfacher Zucker liegt sehr hoch, während die wünschenswerte Zufuhr an komplexen Kohlenhydraten, beispielsweise aus Vollkornprodukten, deutlich zu gering ausfällt. Die empfohlene Zufuhr an Ballaststoffen von 30 g/Tag wird ebenfalls unterschritten, Männer nehmen 25 g Ballaststoffe täglich auf und Frauen 23 g.

- **Fette**

Das Essen der Deutschen ist noch immer zu fettreich. Mit 92 g/Tag und 36 Energieprozent liegen die Medianwerte für Männer knapp vor denjenigen für Frauen mit 68 g/Tag und 35 Energieprozent. Etwa 80 % der

Männer und 76 % der Frauen überschreiten damit den Richtwert von 30 % Fett an der Gesamtenergiezufuhr. Vor allem die Altersgruppe der 35- bis 50-jährigen Männer und Frauen isst zu fettreich. Das meiste Fett stammt aus Streichfetten, dann folgen bei den männlichen Teilnehmern Fleisch, Fleischerzeugnisse und Wurstwaren, bei den Frauen dagegen Milch, Käse und andere Milcherzeugnisse.

■ **Protein**
Die empfohlene Zufuhr an Protein liegt bei 0,8 g/kg Körpergewicht bzw. 10 % der Gesamtenergie. Dieser Wert wird von den meisten Teilnehmern überschritten. Mit einer medianen Zufuhr von 85 g Protein nehmen Männer täglich 14 % der Energie über Protein auf, bei den Frauen sind es 64 g, was ebenfalls 14 % entspricht. Die Proteinzufuhr ändert sich mit dem Alter nur geringfügig. Den überwiegenden Anteil an Protein nehmen Männer über Fleisch, Fleischerzeugnisse und Wurstwaren auf, Frauen dagegen über Milch, Käse und andere Milcherzeugnisse.

■ **Alkohol**
Als gesundheitlich verträglich gilt eine tägliche Zufuhr von 20 g Alkohol für Männer und 10 g für Frauen. Gesundheitliche Schäden wie ein erhöhtes Krebsrisiko können allerdings auch bei geringeren Mengen nicht ausgeschlossen werden. Auch die hohe Energiedichte trägt zum Gesundheitsrisiko durch zu viel Alkohol bei.

Im Durchschnitt bleiben Männer mit 9 g/Tag und Frauen mit nur 2 g/Tag unter dem geltenden Richtwert. Allerdings überschreiten 27 % der Männer und 16 % der Frauen die noch als verträglich geltende Alkoholmenge. Auffällig ist der vierfach höhere Alkoholkonsum der Männer im Vergleich zu den Frauen. Die größten Mengen Alkohol trinken die Altersgruppen der männlichen 19- bis 24-Jährigen sowie der 51- bis 65-Jährigen.

Vitamine
Bei Aussagen zur Vitaminzufuhr der Bevölkerung sind zwei Aspekte zu berücksichtigen. Zum einen sind die Unterschiede in den Altersklassen teilweise erheblich, sodass Medianwerte ein verzerrtes Bild abgeben können. Zum anderen sind immer mehr Lebensmittel mit Vitaminen und Mineralstoffen angereichert. Teilweise konnten solche Anreicherungen miteingerechnet werden, beispielsweise bei Multivitaminsäften, Zerealien (z. B. Cornflakes), Milchmischgetränken mit Kakao, Sojaprodukten (Sojadrinks, -desserts) sowie Proteindrinks. Unberücksichtigt blieb aber beispielsweise die Jodanreicherung von Tierfutter und der dadurch erhöhte Jodgehalt von Milch und Milchprodukten. Bedacht werden muss bei der Interpretation der Ergebnisse darüber hinaus, dass sich die zugrunde liegenden Empfehlungen stets auf normalgewichtige, gesunde Erwachsene beziehen.

■ **Vitamin A, β-Carotin**
Vitamin A (Retinol und seine Ester) kommt nur in tierischen Lebensmitteln vor. Pflanzliche Lebensmittel enthalten das Provitamin A bzw. Carotinoide (vor allem β-Carotin), die der Körper in Retinol umwandeln kann. Die Angabe der Vitamin-A-Zufuhr erfolgt daher in Retinol-Äquivalenten. In allen Altersgruppen und bei beiden Geschlechtern liegt der mittlere Wert der Zufuhr von Vitamin A bzw. an Retinol-Äquivalenten deutlich über der empfohlenen Zufuhr. 15 % der Männer und 10 % der Frauen liegen darunter, vor allem die 14- bis 18-Jährigen nehmen zu wenig auf. Das ist unerwartet, denn die Hauptquellen für Vitamin A stellen bei den Männern Fleisch, Fleischerzeugnisse und Wurstwaren dar. Danach folgen Gerichte auf Basis von Gemüse sowie Gemüse, Pilze und Hülsenfrüchte. Frauen nehmen Retinol-Äquivalente in erster Linie über Gemüse, Pilze und Hülsenfrüchte sowie über Gemüsegerichte auf, erst an dritter Stelle folgt Fleisch.

Da β-Carotin aus pflanzlichen Lebensmitteln unabhängig von der Umwandlung in Vitamin A gesundheitsförderliche Effekte zeigt, gibt es für diesen sekundären Pflanzenstoff einen Schätzwert für eine wünschenswerte Zufuhr von 2–4 mg/Tag. Im Mittel sind Männer mit 4,3 mg und Frauen mit 4,4 mg β-Carotin sehr gut mit diesem antioxidativen Pflanzenstoff versorgt.

- **Vitamin D**

Die Versorgung der Bevölkerung mit Vitamin D (Cholecalciferol) zu bestimmen, ist schwierig. Denn neben der Aufnahme über die Nahrung ist der Körper in der Lage, bei ausreichender Sonnenexposition das Vitamin aus einer Vorstufe (Dehydrocholesterin) in der Haut selbst zu bilden. In pflanzlichen Lebensmitteln kommt das Ergocalciferol (Vitamin D_2) vor, tierische Lebensmittel liefern das Cholecalciferol (Vitamin D_3). Aufgrund neuerer Studien zur Bedeutung von Vitamin D in der Prävention wurde der Richtwert für die empfohlene Zufuhr angehoben (DGE et al. 2015). Um eine als wünschenswert erachtete Konzentration von 50 nmol/l im Serum zu erreichen, wurde der Referenzwert – unter der Annahme einer fehlenden körpereigenen Bildung – von 5 μg bzw. 10 μg ab 65 Jahren auf 20 μg Vitamin D pro Tag erhöht. Diese Konzentration kann mit häufigen Aufenthalten im Freien, bei ausreichend unbedeckter Haut erreicht werden. Unklar ist noch, wie weit im Sommer angelegte Speicher den Bedarf in den Wintermonaten decken können, da dann die Strahlenintensität nicht für die Vitamin-D-Bildung in der Haut ausreicht.

In der NVS II wurde noch die alte Vitamin-D-Empfehlung aus dem Jahr 2000 zugrunde gelegt. Bereits diesen geringeren Wert haben 82 % der Männer und 91 % der Frauen über Lebensmittel nicht erreicht – vor allem junge Erwachsene und Senioren liegen deutlich unter der empfohlenen Zufuhr. Der Median der Vitamin-D-Zufuhr von 10 μg/Tag beträgt bei den 65- bis 80-jährigen Senioren nur etwa ein Viertel, also etwa 2,5 μg/Tag. Der mittlere Wert über alle Altersgruppen liegt bei 2,9 μg/Tag bei den Männern und 2,2 μg/Tag bei den Frauen. Die Zufuhr sagt dennoch nichts über die Serum-Vitamin-D-Spiegel aus, eine Interpretation der Daten ist daher problematisch. Als Vitamin-D-Quelle spielen vor allem Fisch, Fischerzeugnisse und Krustentiere sowie Gerichte auf Basis von Fisch eine Rolle. Weitere wichtige Vitamin-D-Lieferanten sind Fette, Eier sowie Milch, Käse und andere Milcherzeugnisse.

Unter Berücksichtigung der Sonneneinstrahlung hält das Robert Koch-Institut die Versorgung von knapp 60 % der Bevölkerung für suboptimal. Ob das jedoch negative Auswirkungen auf die Gesundheit hat, ist bisher umstritten. Sicher ist nur, dass ausreichend Vitamin D bei Senioren, die an Vitamin-D-Mangel leiden, das Risiko für Stürze und Frakturen senkt (RKI 2014).

- **Vitamin E**

Unter dem Begriff Vitamin E werden verschiedenen Tocopherole zusammengefasst. Da sie unterschiedlich wirken, wird die Aufnahme in Form der Tocopherol-Äquivalente erfasst. Mit diesen sind die Bundesbürger gut versorgt. Der mittlere Medianwert wird von beiden Geschlechtern erreicht. Männer und Frauen nehmen Vitamin E in erster Linie über Fette, alkoholfreie Getränke (Anreicherung) sowie Gerichte auf Basis von Gemüse auf.

- **Vitamin B_1**

Vitamin B_1 (Thiamin) nehmen beide Geschlechter und alle Altersgruppen deutlich mehr auf, als die Referenzwerte empfehlen. Dennoch erreichen 21 % der Männer und 32 % der Frauen die empfohlene tägliche Zufuhr nicht. Im Mittel nehmen Männer 1,6 mg/Tag und Frauen 1,2 mg/Tag auf. Die Zufuhr nimmt mit zunehmendem Alter ab. Als Hauptquellen für Vitamin B_1 dienen Männern erneut die Gruppe Fleisch, Fleischerzeugnisse und Wurstwaren sowie alkoholfreie Getränke, bei den Frauen ist die

Reihenfolge umgekehrt. An dritter und vierter Stelle folgen Brot sowie Milch, Käse und andere Milcherzeugnisse als Vitaminquelle. Der Referenzwert für Thiamin wurde 2015 geringfügig nach unten korrigiert, d. h. um 0,1–0,2 mg pro Tag (DGE et al. 2015).

▪ **Vitamin B$_2$**

Die Versorgung mit Vitamin B$_2$, dessen biologisch aktive Form das Riboflavin ist, liegt in allen Altersgruppen deutlich über der empfohlenen Zufuhr. Dennoch erreichen 20 % der Männer und 26 % der Frauen die empfohlene tägliche Zufuhr von Vitamin B$_2$ nicht. Männer nehmen im Mittel 1,9 mg/Tag auf, Frauen 1,5 mg/Tag. Die Zufuhr nimmt mit fortschreitendem Alter etwas ab. Da beide Geschlechter die größte Menge an Vitamin B$_2$ über Milch, Käse und andere Milcherzeugnisse aufnehmen, wird deutlich, dass die Versorgung mit Vitamin B$_2$ ohne Milch und Milchprodukte kritisch werden kann. An zweiter Stelle sorgen alkoholfreie Getränke für die Vitamin-B$_2$-Zufuhr. Zur Versorgung tragen zudem Fleisch, Fleischerzeugnisse und Wurstwaren, Brot sowie Obst und Obsterzeugnisse bei. Auch der Referenzwert für Riboflavin wurde aktualisiert und für bestimmte Altersgruppen um 0,1–0,3 mg/Tag verringert (DGE et al. 2015).

▪ **Niacin**

Das wasserlösliche Niacin (Nikotinsäure und Nikotinsäureamid) zählt ebenfalls zu der Gruppe der B-Vitamine, ist aber wie Vitamin D kein klassisches Vitamin, da es vom Körper auch aus der essenziellen Aminosäure Tryptophan gebildet werden kann. 60 mg Tryptophan entsprechen einem Niacin-Äquivalent. Die Zufuhr an Niacin übersteigt die empfohlene Zufuhr bei Weitem: 36 mg/Tag sind es bei den Männern, 27 mg/Tag bei den Frauen. Männer aller Altersgruppen nehmen damit im Mittel doppelt so viel Niacin auf, wie die DGE empfiehlt. Zur Niacin-Versorgung tragen vor allem Fleisch, Fleischerzeugnisse und Wurstwaren sowie alkoholfreie Getränke

bei. Der Referenzwert für Niacin wurde für bestimmte Altersgruppen um 1–3 mg pro Tag verringert (DGE et al. 2015).

▪ **Vitamin B$_6$**

Vitamin B$_6$ umfasst Pyridoxin, Pyridoxamin, Pyridoxal und deren phosphorylierte Verbindungen und ist sowohl in pflanzlichen wie tierischen Lebensmitteln enthalten. Auch bei diesem Vitamin liegt die Zufuhr von Männern und Frauen deutlich über dem empfohlenen Richtwert. Nur 12 % der Männer und 13 % der Frauen erreichen die Empfehlung nicht. Im Mittel nehmen Männer täglich 2,3 mg Vitamin B$_6$ auf, Frauen 1,8 mg. Da Vitamin B$_6$ in zahlreichen Lebensmitteln vorkommt, tragen viele Lebensmittelgruppen zur Versorgung bei. Die größten Mengen an Vitamin B$_6$ nehmen Männer und Frauen über alkoholfreie Getränke auf. Während an zweiter Stelle bei den Männern Fleisch, Fleischerzeugnisse und Wurstwaren Vitamin B$_6$ liefern, sind es bei den Frauen Obst und Obsterzeugnisse, gefolgt von Brot sowie Milch, Käse und andere Milcherzeugnisse.

▪ **Folat**

Für Supplemente und Anreicherungen kommt ausschließlich synthetische Folsäure zum Einsatz, die nahezu vollständig aufgenommen wird. Die natürlich vorkommenden Folate sind durch einen Glutamatrest schlechter verfügbar. Aufgrund der unterschiedlichen Verfügbarkeit wird die Zufuhr des Vitamins als Folsäure-Äquivalente erfasst. Der mittlere Wert liegt bei Männern bei 283 μg Folat-Äquivalenten und bei Frauen bei 252 μg pro Tag. Die Empfehlungen werden von 79 % der Männer und 86 % der Frauen unterschritten, bei den Älteren sind die Defizite noch größer. Da die Zufuhrempfehlung 2013 von 400 μg auf 300 μg Folat pro Tag reduziert wurde, fallen die in der NVS II berechneten Defizite nicht mehr so drastisch aus. Folat kommt in vielen pflanzlichen Lebensmitteln vor, vor allem in grünem Gemüse. Als Hauptlieferanten von Folat bzw. Folsäure haben sich aber aufgrund von Anreicherungen alkoholfreie Getränke erwiesen. Die weiteren Nahrungsquellen variieren zwischen den Geschlechtern deutlich. Während Brot bei den Männern auf Platz 2 rangiert, kommt es als Folatquelle bei den Frauen erst auf Platz 6, an zweiter Stelle stehen bei ihnen Gemüsegerichte und Gemüse.

■ **Vitamin B$_{12}$**

Als Vitamin B$_{12}$ (Cobalamine) werden verschiedene Verbindungen zusammengefasst, die biologisch aktiven Formen sind Methylcobalamin und Adenosylcobalamin. Bei Männern und Frauen aller Altersgruppen übersteigt der mittlere Wert die empfohlene Zufuhr. Im Mittel beträgt die Vitamin-B$_{12}$-Zufuhr bei den Männern 5,8 µg/Tag und bei den Frauen 4,0 µg/Tag, der für Erwachsene empfohlene Referenzwert liegt bei 3 µg/Tag. Lediglich 8 % der Männer, aber 26 % der Frauen nehmen zu wenig Vitamin B$_{12}$ auf, besonders viele junge Frauen unterschreiten die empfohlene Zufuhr. Die gute Versorgung der Männer liegt am hohen Verzehr der Hauptquellen für Vitamin B$_{12}$, nämlich Fleisch, Fleischerzeugnissen und Wurstwaren sowie Milch, Käse und anderen Milcherzeugnissen. Bei Frauen rangiert Fleisch an Platz 2 der Lieferanten, Milch stellt ihre Hauptquelle für Vitamin B$_{12}$ dar.

■ **Vitamin C**

Junge wie alte Frauen und Männer liegen mit ihrer Vitamin-C-Aufnahme deutlich über den Empfehlungen. Dennoch erreicht fast ein Drittel der Befragten die empfohlene tägliche Zufuhr von Vitamin C nicht. Frauen nehmen mit 134 mg/Tag etwas mehr Vitamin C auf als Männer mit 130 mg/Tag. Während der Durchführung der NVS II wurden noch 100 mg/Tag empfohlen, seit 2013 wurde der empfohlene Richtwert auf 110 mg/Tag bei männlichen Erwachsenen etwas angehoben, Frauen wird dagegen eine Zufuhr von 95 mg/Tag angeraten. Natürlicherweise kommt Vitamin C vor allem in Obst und Gemüse vor, mittlerweile sind aber viele Lebensmittel mit Vitamin C angereichert und es wird als Antioxidans vielen verarbeiteten Produkten zugegeben. Das meiste Vitamin C nehmen Männer und Frauen über Obst auf, gefolgt von alkoholfreien Getränken bei den Männern und Gemüse bei den Frauen. Auch Gerichte auf Basis von Gemüse tragen zur Vitamin-C-Versorgung bei.

Mineralstoffe

■ **Natrium**

Das Essen der Deutschen ist weiterhin deutlich zu salzig. Der mittlere Wert der Natriumzufuhr übersteigt den Schätzwert für eine angemessene Zufuhr von 550 mg Natrium pro Tag um das Vier- bis Sechsfache. Da noch immer strittig ist, in welcher Höhe zu viel Kochsalz (Natriumchlorid) tatsächlich der Gesundheit schadet, gilt derzeit eine tägliche Zufuhr von insgesamt 6 g Natriumchlorid als akzeptabel, liegt aber deutlich über der vom Körper benötigten Menge. 6 g Natriumchlorid entsprechen der Zufuhr von 2,4 g Natrium. Männer nehmen im Mittel 3,2 g Natrium täglich auf, das ist etwa das 1,2- bis 1,4-Fache der als akzeptabel geltenden Menge. Frauen liegen mit 2,4 g/Tag im vertretbaren Bereich. Das meiste Natrium bzw. Natriumchlorid wird von beiden Geschlechtern über Brot sowie Fleisch, Fleischerzeugnisse und Wurstwaren aufgenommen. Auch Milch, Käse und andere Milcherzeugnisse tragen zur Natriumzufuhr bei.

■ **Kalium**

Da Kalium in fast allen Lebensmitteln vorkommt, liegt der Median der Kaliumaufnahme bei jungen wie alten Männern und Frauen deutlich über dem empfohlenen Richtwert. Lediglich 4 % der Männer und 8 % der Frauen erreichen im Mittel die empfohlene tägliche Zufuhr von Kalium nicht, darunter sind vor allem jüngere Personen. Die wünschenswerte Zufuhr von 2 g/Tag überschreiten Männer mit 3,6 g/Tag deutlich, bei Frauen sind es 3,1 g/Tag. Alkoholfreie Getränke sind die Hauptquelle für Kalium bei beiden Geschlechtern, sonst verteilt sich die Kaliumaufnahme über alle Lebensmittelgruppen.

■ **Kalzium**
Kalzium ist das wichtigste Element für die Knochenstabilität. Als empfehlenswert gilt die tägliche Zufuhr von 1000 mg Kalzium, davon erreichen Männer im Mittel 1052 mg, bei den Frauen sind es 964 mg. Die erhobenen Werte zur Aufnahme müssen jedoch nach Altersgruppen differenziert werden: Während die mittlere Zufuhr bei den jüngeren Männern etwa der empfohlenen Kalziummenge entspricht oder darüber liegt, nimmt die Zufuhrmenge ab einem Alter von 50 Jahren kontinuierlich ab, die 65- bis 80-Jährigen nehmen deutlich zu wenig auf. Bei den Frauen erreichen 19- bis 50-Jährige die Empfehlung, deutlich schlechter versorgt sind die 14- bis 18-Jährigen sowie die 65- bis 80-Jährigen. Insgesamt nehmen 46 % der Männer und 55 % der Frauen zu wenig Kalzium auf. Die größte Menge an Kalzium nehmen sowohl Männer als auch Frauen über Milch, Käse und andere Milcherzeugnisse auf. An zweiter Stelle tragen alkoholfreie Getränke nennenswert zur Kalziumaufnahme bei.

■ **Magnesium**
Die Versorgung mit Magnesium ist gut. Lediglich weibliche Jugendliche nehmen zu wenig auf. Bei ihnen liegt auch der empfohlene Richtwert mit 350 mg/Tag höher als bei den Erwachsenen mit 310 bzw. 300 mg/Tag. Im Mittel enthält der Speiseplan der Männer 432 mg/Tag, Frauen nehmen 361 mg/Tag auf. Insgesamt bleiben 26 % der Männer und 29 % der Frauen unter den empfohlenen Zufuhrwerten, darunter vor allem ältere Menschen sowie 56 % der 14- bis 18-jährigen Frauen. Die Hauptquelle für die Magnesiumzufuhr sind alkoholfreie Getränke, da diese oft angereichert sind. An zweiter Stelle folgt Brot und an dritter Stelle Milch, Käse sowie andere Milcherzeugnisse.

■ **Eisen**
Die Zufuhrempfehlung für Eisen fällt je nach Geschlecht unterschiedlich aus. Aufgrund der monatlichen Regelblutungen mit einem Verlust an Eisen liegt die Empfehlung für Frauen bis zum Alter von 50 Jahren bei 15 mg/Tag, männlichen Jugendlichen werden 12 mg/Tag empfohlen; für alle anderen gilt die Empfehlung von 10 mg/Tag. Daraus ergeben sich sehr unterschiedliche Ergebnisse bezüglich der Bedarfsdeckung. Männer sind mit Eisen gut versorgt; in allen Altersgruppen übersteigt die Eisenzufuhr die empfohlenen Werte, im Mittel liegt sie bei 14,4 mg/Tag. Die mittlere Zufuhr bei den Frauen bis 50 Jahren liegt dagegen deutlich unter dem Richtwert; 75 % bleiben unter der wünschenswerten Menge. Besonders schlecht sieht die Versorgung bei den 14- bis 24-Jährigen aus, die lediglich die Hälfte der wünschenswerten Menge erreichen (◘ Abb. 4.2). Insgesamt nehmen 14 % der Männer und 58 % der Frauen zu wenig Eisen auf. Der Hauptlieferant für Eisen ist nicht Fleisch, sondern Brot, gefolgt von alkoholfreien Getränken. Erst an dritter Stelle steht bei Männern die Lebensmittelgruppe Fleisch, Fleischerzeugnisse und Wurstwaren. Bei den Frauen tragen Gemüse, Pilze und Hülsenfrüchte, Gerichte auf Basis von Gemüse, Obst und Obsterzeugnisse sowie Fleisch, Fleischerzeugnisse und Wurstwaren gleichermaßen zur weiteren Eisenversorgung bei.

■ **Jod**
Die Versorgung mit Jod kann nur unzulänglich beschrieben werden, da die Befragungen zum Lebensmittelverzehr nicht die Verwendung von jodiertem Speisesalz im Haushalt berücksichtigt haben, das aber wesentlich zur Jodzufuhr beiträgt. Der Einsatz von jodiertem Speisesalz in der gewerblichen Lebensmittelherstellung konnte nur annähernd geschätzt werden, da nicht bekannt war, welche Rezepturen jodiertes Speisesalz enthielten und welche nicht. Dadurch fällt die Erfassung der Jodzufuhr ohne Berück-

4

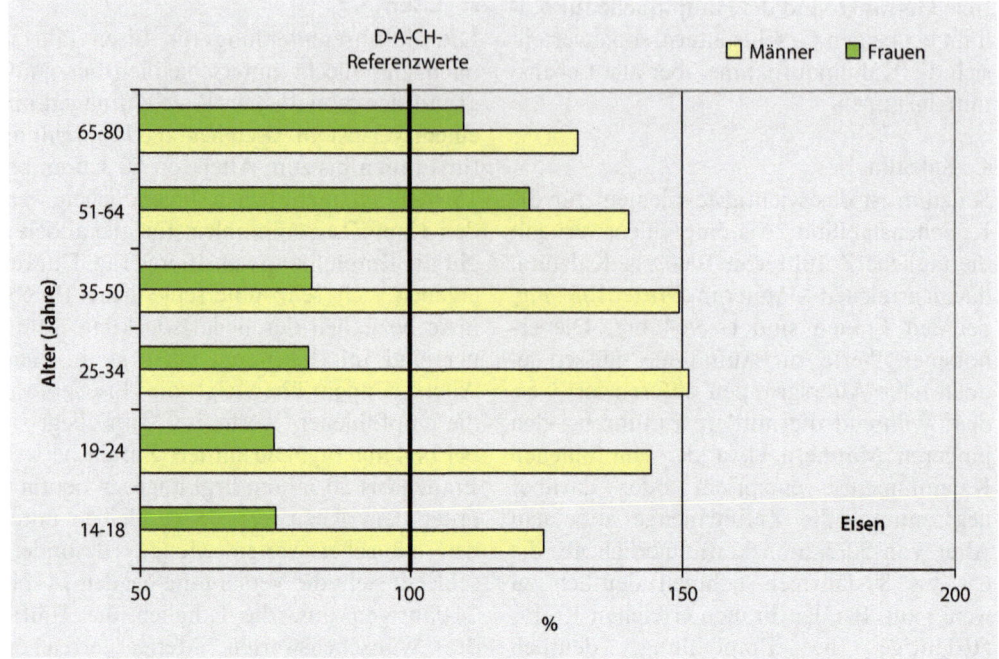

■ **Abb. 4.2**   Median der Eisenzufuhr in % der D-A-CH-Referenzwerte. (Aus: MRI 2008, NVS II, Teil 2, S. 136)

sichtigung von jodiertem Speisesalz eindeutig zu niedrig aus. Ebenfalls nicht berücksichtigt wurde die Jodierung von Tierfutter, wodurch insbesondere Milchprodukte heute deutlich zur Jodversorgung beitragen. Bei der Auswertung der NVS II wurde eine zusätzlich Berechnungsvariante erstellt, die von einer Jodsalzverwendung in allen Rezepturen und Mischungen mit Speisesalz ausgeht. Dadurch kommt es jedoch zu einer Überschätzung der Jodzufuhr. Die tatsächliche Zufuhr wird also zwischen diesen beiden Berechnungen liegen.

Die mittlere Jodzufuhr der Männer beträgt nach den vorliegenden Daten zwischen 99 und 233 μg/Tag, die der Frauen zwischen 92 und 185 μg/Tag. Nach der NVS II sind die Hauptlieferanten für Jod ohne Berücksichtigung von jodiertem Speisesalz alkoholfreie Getränke. Das führen die Experten auf den Jodgehalt des enthaltenen Wassers und die hohen Zufuhrmengen zurück. An zweiter Stelle folgen Milch, Käse und andere

Milcherzeugnisse sowie Fisch, Fischerzeugnisse und Krustentiere, wobei der Jodgehalt der Milch noch nicht berücksichtigt wurde. Dies wurde im 2012 erschienenen Ernährungsbericht korrigiert (DGE 2012).

■ **Zink**

Da Zink in vielen Lebensmitteln wie Rind-, Schweine- und Geflügelfleisch, Eiern, Milch- und Vollkornprodukten sowie Nüssen enthalten ist, liegt die mittlere Zufuhr von Zink in allen Altersgruppen über der empfohlenen Zufuhr von 10 mg/Tag für Männer und 7 mg/Tag für Frauen. Männer nehmen im Schnitt >11,6 mg/Tag und Frauen 9,1 mg/Tag auf. Dennoch erreichen 32 % der Männer und 21 % der Frauen nicht die empfohlene Zufuhr, vor allem Männer im Alter von 65–80 Jahren sowie junge und ältere Frauen. Das ist unerwartet, da die Hauptquelle für Zink Brot darstellt. Männer nehmen zudem über Fleisch, Fleischerzeugnisse und Wurstwaren gefolgt von Milch, Käse und anderen

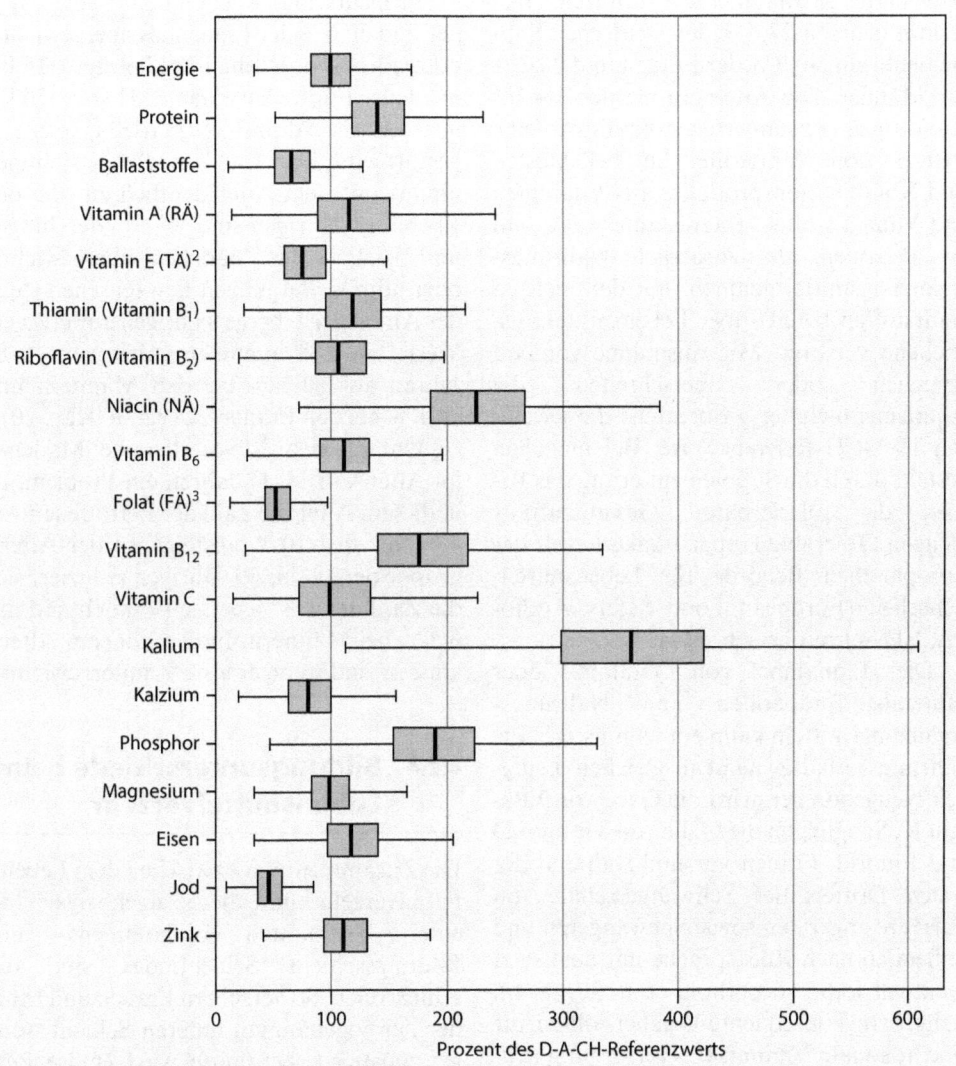

⬤ Abb. 4.3 Energie- und Nährstoffzufuhr im Vergleich zu den D-A-CH-Referenzwerten für Männer. (Aus: DGE 2012, S. 70)

[1] TÄ: Tocopherol-Äquivalente werden im BLS derzeit überwiegend auf Basis von a-Tocopherol und ohne Berücksichtigung weiterer Vitamin-E-Verbindungen berechnet.

[2] FÄ: Zur Berechnung der Folat-Äquivalente bei angereicherten Lebensmitteln wurde ein Faktor von 1,7 verwendet.

Milcherzeugnissen Zink auf, bei Frauen ist die Reihenfolge der zweit- und dritt-platzierten Lebensmittelgruppen um-gekehrt. Die prozentuale Energie- und Nährstoffzufuhr der Frauen ist denen der Männer recht ähnlich (⬤ Abb. 4.3).

Einnahme von Nahrungsergänzungsmitteln

Die NVS II hat zusätzlich zum Lebens-mittelverzehr abgefragt, wie viele Menschen zusätzliche Nährstoffe über Supplemente (Nahrungsergänzungspräparate und angereicherte Medikamente) zuführen. Insgesamt nehmen 27,6 % der Deutschen Supplemente ein, 30,9 % der Frauen und 24,2 % der Männer. Die Altersgruppe der 35- bis 50-Jährigen konsumierte am häufigsten eine Extraportion Nährstoffe. Am beliebtesten sind Kombinationsprodukte aus Vitaminen und Mineralstoffen. Interessanterweise sind die Personen, die zusätzlich Nahrungsergänzungsmittel nehmen, mit den meisten Nährstoffen bereits über Lebensmittel ausreichend versorgt. Mit Ausnahme von Jod erreichen oder überschreiten die Supplementnehmer größtenteils die jeweiligen D-A-CH-Referenzwerte. Bei manchen besteht durch die Supplementierung das Risiko, die tolerierbaren Gesamtzufuhrmengen (Tolerable Upper Intake Level) der Europäischen Behörde für Lebensmittelsicherheit (European Food Safety Authority, EFSA) zu überschreiten.

Die Einnahme von Vitamin- oder Mineralstoffpräparaten und Nahrungsergänzungsmitteln kann ein ungünstiges Ernährungsverhalten nicht ausgleichen. Lediglich Neugeborenen wird die Gabe von Vitamin K, Säuglingen die Gabe von Vitamin D und Fluorid, Frauen vor und während des ersten Drittels der Schwangerschaft von Folsäure angeraten sowie Schwangeren und Stillenden nach Rücksprache mit dem Arzt eventuell Jodid (Bechthold et al. 2012a, b). Langfristig konsequente Veganer sollten auf eine adäquate Vitamin B_{12}-Versorgung achten. Die Nährstoffzufuhr über Supplemente und Lebensmittel für Männer sind denen der Frauen recht ähnlich (◘ Abb. 4.4).

4.2.3 Body-Mass-Index der befragten Teilnehmer

Aus den anthropometrischen Messungen, die im Teil 1 der NVS II an 19.329 Personen durchgeführt wurden, ergibt sich folgendes Bild:

In Deutschland gelten 66,0 % der Männer und 50,6 % der Frauen als übergewichtig oder adipös, d. h., ihr BMI beträgt ≥ 25 kg/m². Jeder Fünfte hat einen BMI von >30 kg/m², was als Adipositas (Fettleibigkeit) eingestuft wird. Der Anteil an Übergewichtigen nimmt mit dem Alter deutlich zu. Bei den 14- bis 17-Jährigen sind 18,1 % der Jungen und 16,4 % der Mädchen übergewichtig oder adipös. Bei jungen Erwachsenen steigt der Anteil der Übergewichtigen auf etwa ein Viertel an und nimmt im Alter von 70–80 Jahren auf 84,2 % bei den Männern und 74,1 % bei den Frauen zu (vgl. ▶ Kap. 20).

Untergewicht ist vor allem bei Mädchen im Alter von 14–17 Jahren ein Problem, da in diesem Alter die Zahl der Betroffenen von 4 % auf fast 10 % ansteigt. In der Altersgruppe der 18- bis 19-Jährigen reduziert sich die Zahl auf 6,3 % bei den Frauen und auf 6,7 % bei Männern. In den höheren Altersklassen sind weniger als 1 % untergewichtig.

4.2.4 Bildungsunterschiede beim Lebensmittelverzehr

Die Zusammenhänge zwischen dem Lebensmittelverzehr und der Zugehörigkeit zu einer bestimmten Einkommens- und Bildungsschicht (Schichtindex) sind aufschlussreich. So verzehren Frauen und Männer der sogenannten unteren Schicht weniger günstige Lebensmittel wie Gemüse, Pilze und Hülsenfrüchte, Obst und Obsterzeugnisse als die sogenannte Oberschicht. Gleichzeitig kommen mehr fett- und zuckerreiche Lebensmittel wie Fleisch, insbesondere Wurstwaren und Fleischerzeugnisse, Fette (Streichfette) sowie Süßwaren auf den Tisch. Auffällig und besonders ungünstig im Hinblick auf das Risiko für Übergewicht mit allen bekannten Folgeschäden ist der drei- bis viermal höhere Konsum von zuckerreichen Limonaden in der unteren Schicht. Folgerichtig ist hier

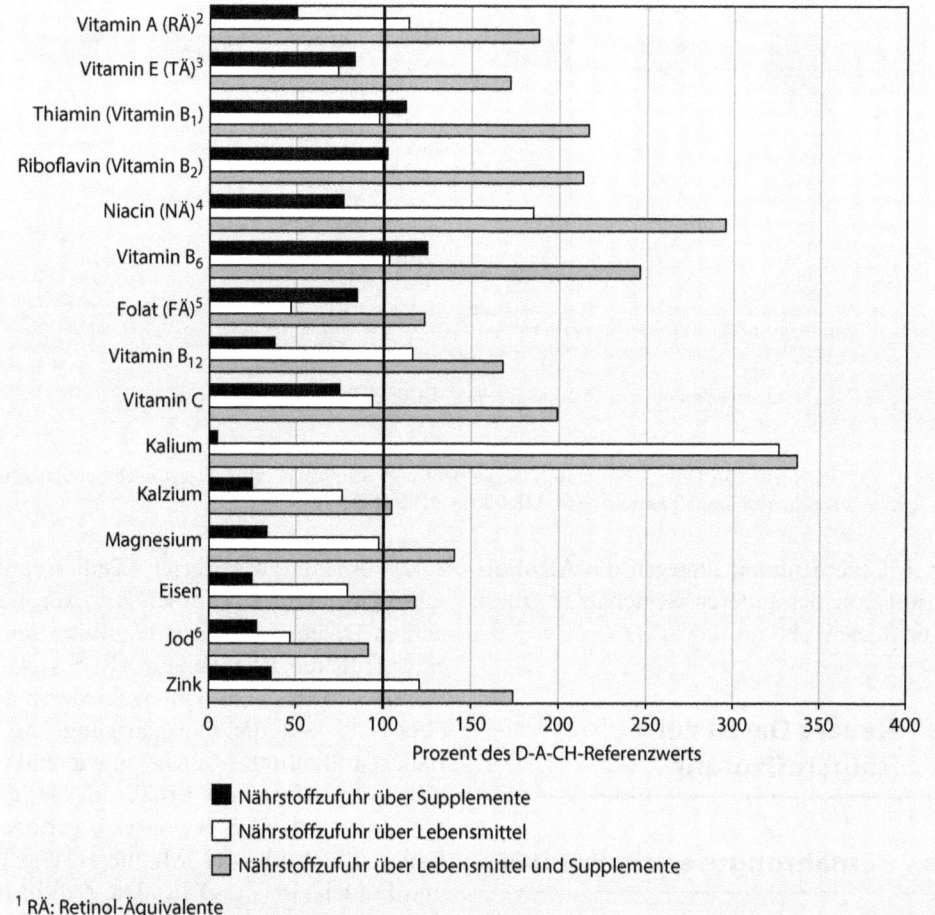

Legende:

- ■ Nährstoffzufuhr über Supplemente
- ☐ Nährstoffzufuhr über Lebensmittel
- ▨ Nährstoffzufuhr über Lebensmittel und Supplemente

[1] RÄ: Retinol-Äquivalente
[2] TÄ: Tocopherol-Äquivalente; im BLS derzeit überwiegend auf Basis von a-Tocopherol und ohne Berücksichtigung weiterer Vitamin-E-Verbindungen berechnet
[3] NÄ: Niacin-Äquivalente
[4] FÄ: Folat-Äquivalente; bei der Berechnung der Folat-Äquivalente wurde bei angereicherten Lebensmitteln und Supplementen die synthetische Folsäure mit einem Faktor von 1,7 berücksichtigt.
[5] Jodsalz und mit Jodsalz hergestellte Lebensmittel sind nicht enthalten.

◘ Abb. 4.4 Nährstoffzufuhr über Supplemente und Lebensmittel in Prozent des D-A-CH-Referenzwertes der Frauen. (Aus: DGE 2012, S. 95)

auch der Anteil von Übergewichtigen höher. Personen mit den niedrigsten Schulabschlüssen sind deutlich seltener normalgewichtig als die am besten ausgebildeten, bei den Frauen ist der Unterschied besonders groß. 66 % der Frauen mit Hochschulreife haben Normalgewicht gegenüber 33,5 % der Frauen mit Hauptschulabschluss. Bei den Männern sind 44,4 % der Hoch-

schulabsolventen normalgewichtig, aber nur 24,7 % derjenigen mit Hauptschulabschluss (◘ Abb. 4.5).

Auch das Einkommen wirkt sich auf das Körpergewicht aus: Je höher das Pro-Kopf-Nettoeinkommen ist, desto geringer fällt der BMI aus. Die Frauen der Oberschicht konsumieren, anders als erwartet, fast doppelt so viel Alkohol wie die der unteren Schicht.

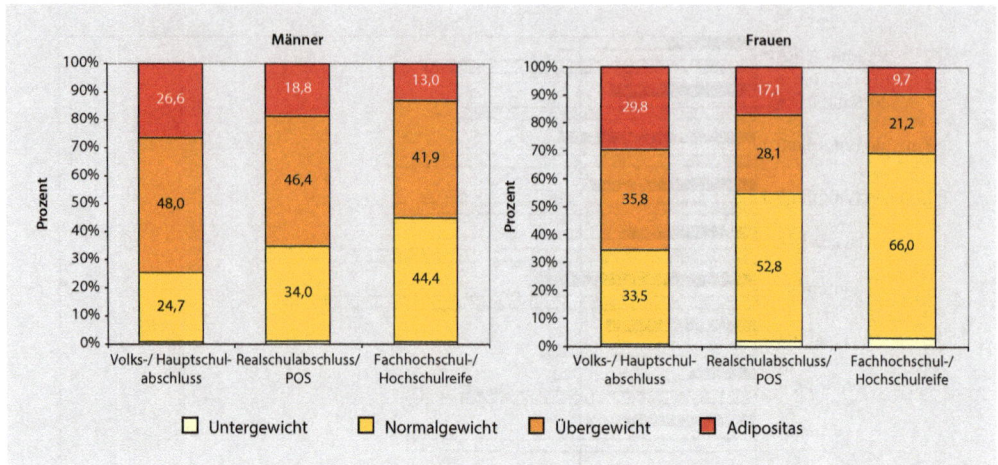

◘ Abb. 4.5 Prävalenz von Unter-, Normal-, Übergewicht und Adipositas differenziert nach Schulabschluss, Erwachsene zwischen 18 und 80 Jahren. (Aus: MRI 2008, NVS II, Teil 1, S. 89)

Bei Männern nimmt dagegen die Alkoholzufuhr von der unteren Schicht zur Oberschicht leicht ab.

4.3 Neuere Daten zur Nährstoffzufuhr

4.3.1 Ernährungsbericht der DGE

Seit 1969 erstellt die DGE alle vier Jahre den Ernährungsbericht im Auftrag der Bundesregierung. Im **12. Ernährungsbericht** finden sich Daten über den Ernährungszustand der Bevölkerung und die Qualität der Lebensmittel (DGE 2012). Anhand der Agrarstatistiken werden die Entwicklung des Lebensmittelverbrauchs und Veränderungen der Konsumgewohnheiten aufgezeigt und aus ernährungsphysiologischer Sicht bewertet. Die Angaben und Analysen zum deutschen Lebensmittelverzehr und der Nährstoffzufuhr basieren hingegen auf den Ergebnissen der beschriebenen NVS II. Dabei wurden die Verzehrdaten der beiden 24-Stunden-Recalls der NVS II auf der Basis einer aktualisierten Version des Bundeslebensmittelschlüssels (BLS-Version

3.02) erneut ausgewertet. Daher unterscheiden sich diese von den 2007 veröffentlichten Daten zur Nährstoffzufuhr, die mit einer früheren BLS-Version (BLS II.4) berechnet wurden. Die Unterschiede sind jedoch – bis auf die Jodversorgung und die Ballaststoffzufuhr – nicht gravierend. So gehen die Autoren des Ernährungsberichtes anders als die NVS II von einer geringeren Ballaststoffzufuhr für Männer (19 g/Tag) und Frauen (18 g/Tag) aus. Die Zufuhr liegt demnach deutlich unterhalb des Richtwertes von mindestens 30 g/Tag.

Die Zufuhr an Vitamin K, das in pflanzlichen und tierischen Lebensmitteln enthalten ist, wurde in der NVS II nicht erfasst. Der Ernährungsbericht zeigt, dass die Vitamin-K-Zufuhr bei den Jugendlichen und 19- bis unter 25-Jährigen am geringsten ist und über die Altersgruppen hinweg ansteigt und dann über dem Schätzwert für eine wünschenswerte Zufuhr liegt.

Ein in den vergangenen zehn Jahren rückläufiger Verbrauch zeigt sich für Roggen(-produkte), Hülsenfrüchte, Alkohol (besonders Bier und Spirituosen), Honig, Fruchtsäfte sowie Kaffee und Tee. Auch Obst zeigt einen minimal rückläufigen Verbrauch (2,2 g/Tag weniger), allerdings werden die Empfehlungen für Obst von 250 g/ Tag von vielen Personen nahezu erreicht. Insgesamt ist das Essen in den letzten Jahren etwas weniger fettreich. Zwar kann der rückläufige Verbrauch von Butter positiv gewertet werden, allerdings kommen auch pflanzliche Ölen seltener zum Einsatz. Insgesamt besteht weiterhin ein ungünstiges Verhältnis von ungesättigten zu gesättigten Fettsäuren.

Ein höherer Pro-Kopf-Verbrauch wurde dagegen bei Hartweizen bzw. Teigwaren, Reis, Schokoladenwaren, Joghurt, Käse, Mineralwasser und Erfrischungsgetränken dokumentiert. Als positive Entwicklung vermerkt der Ernährungsbericht 2012 auch den um 1,1 kg pro Kopf und Jahr angestiegenen Gemüseverbrauch. Das ist allerdings nur ein Anstieg von 3 g/Tag. Laut Agrarstatistik werden vor allem mehr Tomaten verzehrt, gefolgt von Zwiebelgemüse und Möhren sowie Blatt- und Stängelgemüse. Kohlgemüse und Kartoffeln wurden hingegen weniger nachgefragt. Der Verbrauch an Fleisch ist in den letzten Jahren zwar konstant gesunken, liegt aber bei Männern mit im Durchschnitt etwa 1 kg Fleisch pro Woche immer noch deutlich zu hoch. Besonders Geflügelfleisch liegt weiterhin im Trend.

Trotz positiver Entwicklungen in der Lebensmittelauswahl bestätigt der Ernährungsbericht 2012, dass in Deutschland zu viele tierische und zu wenige pflanzliche Lebensmittel verzehrt werden. Das Ziel muss daher weiterhin lauten, die Bevölkerung zu mehr nährstoffreichem Gemüse, Obst und ballaststoffreichen Vollkornprodukten zu motivieren. Der Verzehr von Fleisch und zuckergesüßten Getränken sollte hingegen reduziert werden.

Der **14. Ernährungsbericht 2020** der Deutschen Gesellschaft für Ernährung (DGE) enthält Trendanalysen zum Lebensmittelverzehr auf Basis der Agrarstatistik. Der gewünschte Trend zu einer pflanzen-

betonten Ernährungsweise findet kaum statt. Vielmehr zeigen sich Rückgänge beim Verbrauch von Obst, Getreide bzw. Getreideerzeugnissen und Kartoffeln. Lediglich der Pro-Kopf-Verbrauch von Gemüse steigt in den letzten Jahren. Dagegen steigt der Verzehr von Fleischwaren (v. a. Rind-, Kalb- und Geflügelfleisch) sowie Käse. Ein leichter Rückgang in dieser Warengruppe ist nur beim Schweinefleisch zu verzeichnen. Auch der Konsum von Alkohol insgesamt ist rückläufig (DGE 2020).

Die Autoren empfehlen, dass der Verbrauch tierischer Lebensmittel mehr an qualitativer Bedeutung gewinnen muss und nicht die Quantität im Vordergrund stehen sollte, um die Folgen des Konsums für die Gesundheit und vor allem auch die Umwelt zu reduzieren.

4.3.2 Lebensmittelverzehr und Nährstoffzufuhr auf Basis von 24-Stunden-Recalls

Das Max Rubner-Institut veröffentlichte 2013 eine aktualisierte Berechnung der Nährstoffzufuhr auf Basis der NVS II. Von 13.753 Teilnehmern wurden zwei 24-Stunden-Recalls mit einem speziellen Programm ausgewertet, das die International Agency for Research on Cancer (IARC) entwickelt hat. Bei dieser Erhebung werden die Teilnehmer telefonisch zu ihrem Lebensmittelverzehr in den letzten 24 h befragt. Als Basis für die Nährstoffzufuhr diente wie im Ernährungsbericht 2012 der aktualisierte BLS 3.02 (MRI 2013). Dabei zeigte sich zusammenfassend erneut, dass die Ernährung der in Deutschland lebenden Bevölkerung teilweise deutlich von den Empfehlungen der Ernährungsgesellschaften abweicht. Dennoch liegt die mittlere Zufuhr der meisten Vitamine und Mineralstoffe im Bereich der Referenzwerte.

4.3.3 NEMONIT

Das Nationale Ernährungsmonitoring (NE-MONIT) erfolgt im Auftrag des Bundesministeriums für Ernährung, Landwirtschaft und Verbraucherschutz (BMELV) und hat zum Ziel, das Ernährungsverhalten in Deutschland langfristig zu erfassen. NEMONIT basiert ebenfalls auf der NVS II, deren Datenerhebung 2007 abgeschlossen war. Seit August 2008 werden jährlich bis zu 2000 Personen zwischen 18 und 80 Jahren befragt, die bereits an der NVS II teilgenommen haben. Das ermöglicht eine fortlaufende Erfassung des Lebensmittelverzehrs und der Essgewohnheiten. Erfragt werden über telefonische Interviews regelmäßig die verzehrten Lebensmittel anhand von zwei 24-Stunden-Recalls, die Verwendung von Supplementen, das Körpergewicht und die Körpergröße (Selbstangaben), die soziodemografischen Daten sowie Informationen zum Ernährungsverhalten, zur Gesundheit und zur körperlichen Aktivität. Die Erhebungen führt ein Marktforschungsinstitut durch. Seit der NVS II hat sich die Lebensmittelzufuhr und damit auch die Nährstoffzufuhr nur geringfügig geändert.

4.3.4 ESKIMO I und II

Die Gesundheit von Kindern und Jugendlichen in Deutschland steht im Vordergrund der KiGGS-Studie des Robert Koch-Instituts. Bereits während der ersten KiGGS-Studie (Studie zur Gesundheit von Kindern und Jugendlichen in Deutschland, 2009–2012) wurde im Rahmen der ESKIMO-I-Studie das Ernährungsverhalten von 2506 Kindern und Jugendlichen im Alter von 6 bis 17 Jahren erfasst. Die Ergebnisse zeigen, dass die Kinder und Jugendlichen zu wenig pflanzliche Lebensmittel (v. a. Gemüse, Obst, Kartoffeln) verzehren. Hingegen dominieren fettreiche, tierische (v. a. Fleisch und Wurst) und zuckerreiche Lebensmittel. Die Getränkemengen bei Jugendlichen sind als ausreichend einzustufen, jedoch sind diese bei Kindern noch verbesserungswürdig. Kritisch wird angemerkt, dass der Anteil von Limonade an der Getränkemenge zu hoch ist. Diese Situation hat sich in der ESKIMO-II-Studie (2015–2017), die während der zweiten KiGGS-Studie mit den ehemaligen Studienteilnehmern durchgeführt wurde, nicht wesentlich verändert. Die Autoren merken jedoch an, dass ein Rückgang des Konsums von zuckerhaltigen Getränken und eine Zunahme des Wasserkonsums zu verzeichnen ist (Mensink et al. 2021).

4.4 Schlussbemerkungen zum Lebensmittelverzehr und zur Nährstoffaufnahme

Die deutsche Bevölkerung isst noch immer zu fettreich und nimmt zu wenige komplexe Kohlenhydrate auf. Auch das Verhältnis zwischen gesättigten und ungesättigten Fettsäuren ist ungünstig: Es werden zu viele tierische Fette aufgenommen, der Anteil an hochwertigen Pflanzenölen ist zu gering. Insbesondere Männer essen deutlich zu wenig Gemüse und Obst und zu viel Fleisch und Fleischwaren. Bei Frauen sieht die Lebensmittelauswahl etwas besser aus. Trotz des geringen Gemüseverzehrs liegt die mittlere Zufuhr der meisten Vitamine und Mineralstoffe im Bereich der Referenzwerte. Das könnte an der teilweise hohen Trinkmenge von Getränken wie Multivitaminsäften und anderen angereicherten Säften liegen, die insgesamt einen beachtlichen Beitrag zur Vitamin- und Mineralstoffzufuhr leisten. Nur die Zufuhr an Folat, Kalzium und Jod sowie bei den Frauen zusätzlich Eisen ist in bestimmten Bevölkerungsgruppen zu gering. Dagegen liegt die Aufnahme von Protein, dem Mineralstoff Kalium sowie den Vitaminen A, B_1, B_2, B_6, B_{12}

und Niacin im Bereich der empfohlenen Referenzwerte oder darüber.

Die D-A-CH-Referenzwerte enthalten für eine Reihe von Nährstoffen konkrete Empfehlungen mit erheblichen Sicherheitszuschlägen. Für weitere Nährstoffe werden Schätzwerte angegeben, die als Orientierung dienen. Für einige Nährstoffe und Ballaststoffe gelten Richtwerte mit Unter- oder Obergrenzen. Alle Referenzwerte sind als Anhaltspunkte für die Bevölkerung gedacht und nur eine Näherung des tatsächlichen Nährstoffbedarfs eines Individuums. Die NVS II zeigt, dass gerade Personen, die gut mit allen Nährstoffen versorgt sind, zusätzlich Nahrungsergänzungsmittel einnehmen. Es gibt aber bei einzelnen Nährstoffen einen recht hohen Anteil an unzureichend versorgten gesunden Erwachsenen, die durch eine verbesserte Lebensmittelauswahl die Nährstoffzufuhr korrigieren könnten, ohne auf Supplemente oder angereicherte Lebensmittel zurückzugreifen.

Die DGE hat lebensmittelbezogene Empfehlungen entwickelt, anhand deren Umsetzung eine gute Versorgung mit allen Nährstoffen gesichert ist (DGE 2015). Dazu wurden einzelne Wochenspeisepläne detailliert berechnet. Diese Empfehlungen setzt jedoch nur ein sehr geringer Teil der Bevölkerung um, am wenigsten gelingt das jungen Erwachsenen, normalgewichtigen Männern und Menschen mit niedrigem sozioökonomischem Status (Hoffmann 2015). Personen, die die Empfehlungen für den Verzehr von Obst und Gemüse umsetzen (400 bzw. 250 g/Tag), liegen bei allen Nährstoffen im Median über den Referenzwerten. Je besser die tatsächliche Lebensmittelzufuhr den lebensmittelbezogenen Empfehlungen entspricht, desto höher fällt jedoch die Energiezufuhr aus. Das zeigt, dass die Empfehlungen individuelle Faktoren wie Alter, Geschlecht und Energiebedarf noch viel stärker berücksichtigen müssten. Die Anpassung von Empfehlungen, die für die Bevölkerung gedacht sind, an den Bedarf des einzelnen Verbrauchers bleibt eine Herausforderung.

4.5 Aktuelle Ernährungstrends

Ernährungstrends entstehen aus gesundheitlichen, ökologischen, kulturellen, politischen, gesellschaftlichen und religiösen Ursachen. So ergeben sich immer wieder neue Ernährungstrends oder bereits bestehende bekommen „frischen Aufwind". Das Netzwerk NUTRITION HUB hat gemeinsam mit dem Bundeszentrum für Ernährung (BZfE) im Zeitraum von 27. Oktober bis 12. November 2021 über 100 Ernährungsexperten zu den maßgeblichen Trends im Ernährungssektor befragt.

Auf **Platz 1** rangiert ganz deutlich eine **nachhaltige und klimafreundliche Ernährung (79 %)**, in deren Fokus v. a. eine regionale und nachhaltige Lebensmittelauswahl steht. Dabei stehen vegane und vegetarische Ernährungsformen im Vordergrund. Auch die Lebensmittelzubereitung wird hinsichtlich ihrer Klimaschonung infrage gestellt. Der Verzehr biologisch erzeugter Lebensmittel fällt ebenfalls unter diesen Trend. Ein Ergebnis der YouGov-Studie aus dem Jahr 2014 zeigt bereits, dass immer mehr Deutsche Bioprodukte verzehren: 42 % geben an, gezielt ökologisch erzeugte Produkte zu kaufen. Der Anteil variiert mit dem Haushaltseinkommen; wer mehr verdient, bevorzugt auch öfter Bio-Ware. Der mit 73 % überwiegende Teil der Bevölkerung kauft allerdings die meisten Alltagsprodukte beim Discounter (YouGov Deutschland AG 2014). Dieser Trend setzt sich fort: So zeigen Ergebnisse des Öko-Barometers 2020, dass 37 % der Befragten regelmäßig Bio-Produkte kaufen (Jahr 2019: 49 %, 2018: 28 %). Der Anteil der Befragten, die häufig oder ausschließlich Bio-Lebensmittel kaufen, ist unter jüngeren Menschen (14–29 Jahren) und Menschen mit höherem Bildungsabschluss am größten. Der Kauf von Bio-Lebensmitteln (Mehrfachnennungen möglich) erfolgt in Supermärkten (90 %) gefolgt von den Discountern (68 %) sowie Wochenmärkten (61 %). Das Ziel ist, die Auswirkung auf Umwelt und Klima insgesamt zu minimieren und Ressourcen zu schonen.

Im Zusammenhang mit nachhaltiger und klimafreundlicher Ernährung ist unter dem Stichwort **Urban Gardening** oder **Urban Farming** das neue gemeinschaftliche Gärtnern (u. a. auch Anbau biologischer und pestizidfreier Lebensmittel, teilweise in Kooperation mit Landwirten, v. a. in Großstädten) als Trend entstanden. Dieser Trend betrifft jedoch nur einen geringen Teil der Gesamtbevölkerung.

Auf dem **2. Platz** rangiert die **vegane und pflanzenbetonte Ernährungsweise (49 %)**. Die Ernährung geht damit immer mehr weg vom Fleisch, hin zu einer pflanzenbasierten Ernährung. Ohne Zweifel ist die vegane Ernährung bereits ein gesellschaftlicher Trend, der nicht nur in Privathaushalten praktiziert wird, sondern der inzwischen auch in Großhaushalten stattfindet (Nutrition Hub 2022). *Vegane Ernährung* ist bereits seit Längerem ein gesellschaftlicher Trend. Der Anteil an Verbrauchern, die sich vegetarisch ernähren, hat in den letzten Jahren zugenommen, auch unter den Heranwachsenden. In der NVS II gaben nur 2,5 % der Teilnehmer an, vegetarisch zu essen, der Anteil an Frauen war mit 3,4 % etwas größer. Eine neue Studie kommt zu dem Ergebnis, dass sich 4,3 % der Bevölkerung (6,1 % der Frauen, 2,5 % der Männer) im Alter von 18–79 Jahren üblicherweise vegetarisch ernähren. Ihr Anteil ist unter den 18- bis 29-Jährigen (Frauen 9,2 %, Männer 5,0 %) und bei Frauen im Alter von 60–69 Jahren (7,3 %) am höchsten (Mensink et al. 2016). Nach einer repräsentativen Studie des Markt- und Meinungsforschungsinstitut YouGov vom Mai bis Juni 2014, in der 4080 Erwachsene ab 16 Jahren befragt wurden, leben in Deutschland gut 1 % der Bevölkerung vegan (YouGov Deutschland AG 2014). Im Jahr 2021 ernährten sich 10 % der deutschen Bevölkerung vegetarisch und 2 % vegan (BMEL 2021). Das wären mehr als 10 Mio. Menschen, die eine Ernährung ohne Fleisch und Fisch beziehungsweise gänzlich ohne tierische Produkte praktizieren.

Der Vergleich der ESKIMO-I- und ESKIMO-II-Daten zeigt, dass sich der Anteil der Vegetarier in den letzten zehn Jahren unter den Jugendlichen erhöht hat, besonders mit steigendem sozioökonomischem Status sowie weiblichen Geschlecht (Mensink et al. 2021). Unbenommen der genauen Zahlen nutzt die Lebensmittelindustrie das steigende Interesse an fleischlosen Produkten und bringt immer mehr vegane Lebensmittel auf den Markt (Ellrott 2012).

Zwischen 2018 und 2020 ist der Umsatz mit pflanzlichem Käse, Joghurt und Co. in Deutschland ▶ um 97 % gewachsen. Besonders ▶ Pflanzenmilch ist hierzulande ein echter Verkaufsschlager geworden, es ist das Alternativprodukt mit dem größten Umsatz (Jahr 2019: etwa 400 Mio. €) (Retail Scanning Data Nielsen 2021). Die Alternativprodukte sind in Bezug auf den Fett- und Salzgehalt aber oft nicht besser als konventionelle Produkte, wie eine Markterhebung ergab (VZ Hamburg 2014). Dennoch zeigen die Ergebnisse des BMEL-Ernährungsreport 2021, dass insbesondere die Befragten im Alter von 14–29 Jahren und 30–44 Jahren vegetarische und vegane Alternativen kaufen (47 vs. 38 %). Während vom Vorjahr noch Tierschutzaspekte als Kaufanreiz dienten, war es nun die Neugier, die bei 79 % der Befragten zum Kauf führte (BMEL 2021).

Die **Flexitarier** („flexible" bzw. „partielle" Vegetarier oder Veganer mit einem bewusst eingeschränkten und geringem, nachhaltigem und qualitätsorientierten Fleischkonsum) meiden Fleisch und Wurst nicht komplett, essen aber deutlich weniger davon als der typische Mischköstler. Mehr als die Hälfte der Bevölkerung in Deutschland (55 %) bezeichnete ihre Ernährungsweise als flexitarisch (BMEL 2020). Auf dem **3. Platz** der Erhebung befindet sich die **Digitale Ernährungsberatung in Prävention und Therapie (30 %)**. Dieser Trend lässt sich maßgeblich auf die Corona-Pandemie zurückführen. Die Eindämmungsmaßnahmen mit Quarantäne und Isolation implizierten die Entwicklung alternativer, digitaler Lösungen für die Ernährungskommunikation.

Auf den Folgeplätzen finden sich **Bewusstsein für gesunde Ernährung** (27 %), **personalisierte Ernährung und Biohacking** (25%), **Convenience-Essen und gesundes Essen-to-go** (22 %), **Ernährung für den Darm und Probiotika** (17 %), **Ernährungsmythen und falsche Ernährungsinformation** (15 %), **betriebliche Gesundheitsförderung** (12 %) und **Ernährungsbildung in Kita und Schule** (11 %) (Nutrition Hub 2022).

Unabhängig von dieser Platzierung der Ernährungstrends gibt es noch die aktuellen Trends „Frei-von" und „Clean-Eating".

Beim „Frei-von"-Trend werden Lebensmittel ohne bestimmte Inhaltsstoffe (z. B. laktosefrei oder glutenfrei) bevorzugt, die zwar speziell für den Verzehr bei bestimmten Erkrankungen vorgesehen sind, jedoch auch für nicht-kranke Verbraucher zunehmend als Qualitätsmerkmal für gesündere Lebensmittel stehen und daher auch ohne das Vorliegen von bestimmten Erkrankungen (z. B. Laktoseintoleranz oder Zöliakie) verzehrt werden. Statista-Daten aus dem Jahr 2020 zeigen beispielsweise, dass etwa 94 % der befragten Konsumenten mit Glutenunverträglichkeit glutenfreie Ersatzprodukte kauften. Im Vergleich dazu ernährten sich 86 % der Personen, die keine Glutenunverträglichkeit hatten, ebenfalls glutenfrei.

Beim Trend „Clean Eating" steht der Verzehr von unverarbeiteten, frischen Lebensmitteln und daraus herstellten Mahlzeiten, die keinen Zucker oder Zusatzstoffe enthalten, im Mittelpunkt. Ausgangspunk für diesen Ernährungstrend bildet die Vollwert-Ernährung, auf deren Basis das Konzept mit dem „Eat-Clean Diet Book" entwickelt wurde (Reno und Callies 2015).

Rückblickend hat die **Corona-Pandemie** mit ihren Eindämmungsmaßnahmen unsere Ernährung durcheinander gewirbelt – unabhängig von den Hamsterkäufen panischer Menschen in den Supermärkten. Unklar ist jedoch, in welcher Intensität und wie lange dieser Trend anhält. Die Studienlage ist noch nicht ausreichend, und bislang publizierte Studien weisen eine starke Heterogenität in Bezug auf das Studiendesign auf. Dementsprechend sind auch die Ergebnisse bisher sehr gegensätzlich und zeigen kein einheitliches Bild: Europäische und australische Querschnittstudien lassen bisher vermuten, dass sich die Eindämmungsmaßnahmen negativ auf das Ernährungsverhalten ausgewirkt haben. Dies wird hauptsächlich auf einen gestiegenen Süßwaren-Konsum und einer höheren Energieaufnahme zurückgeführt und zusätzlich mit einem geringerem Verzehr von Obst und Gemüse. Andere Studien zeigen gegensätzliche Ergebnisse (RKI 2020).

4.6 Ausblick

Während die Auswirkung der **Corona-Pandemie** mit ihren Eindämmungsmaßnahmen auf das Ernährungsverhalten noch nicht eindeutig geklärt sind (RKI 2020), hat sich die Pandemie positiv auf das **Kochverhalten** ausgewirkt: Für Deutschland zeigt der BMEL-Ernährungsreport 2020, dass etwa 30 % der Befragten ab 14 Jahren in der Corona-Pandemie häufiger selbst kochten als zuvor. Außerdem wurden die Mahlzeiten häufiger in der Familie gemeinsam eingenommen als vor dem Corona-Lockdown (BMEL 2020). Der BMEL-Ernährungsreport 2021 zeigt ein Anhalten des Trends, denn in Deutschland wird mehr gekocht als im vergangenen Jahr. Im Jahr 2021 gaben 52 % der Befragten an, täglich zu kochen (Jahr 2020: 39 %). Und das Kochen macht 77 % der Befragten unabhängig von Alter und Geschlecht Spaß.

Die **Zeitbudgets für Essen und Hausarbeit**, inklusive Kochen, haben sich in den letzten 20 Jahren kontinuierlich verringert. Auch der Anteil des Einkommens, der für Nahrungsmittel ausgegeben wird, hat kontinuierlich abgenommen. Als Ursachen werden der wachsende Anteil von Singlehaushalten, der steigende Anteil berufstätiger Frauen, von Alleinerziehenden sowie von Seniorenhaushalten genannt (Krüger et al. 2014). Die geringeren Zeitbudgets für diese Bereiche haben Auswirkungen auf die Essgewohnheiten. Die Zubereitung von Essen in der eigenen Küche sowie das gemeinsame Essen mit Familienmitgliedern verlieren voraussichtlich weiter an Bedeutung und können die Nährstoffversorgung negativ beeinflussen.

Die Lebensmittelindustrie reagiert längst auf den Trend und erweitert ständig das Angebot an Fertigmahlzeiten und Ein-Personen-Gerichten. Allerdings lässt die Qualität oft zu wünschen übrig: Zu viel Fett, eine ungünstige Zusammensetzung der Fettsäuren sowie zu viel Salz fördern eine ungünstige Ernährung. Auch die Nachfrage nach Außer-Haus-Essen in der Gemeinschaftsverpflegung und in Restaurants (Schnellimbiss) hat weiter zugenommen. Fast Food und Convenience-Gerichte weisen jedoch ebenfalls häufig einen zu hohen Energiegehalt sowie zu wenig Ballaststoffe, Vitamine und sekundäre Pflanzenstoffe auf. Es bleibt abzuwarten, ob sich der Trend zum vermehrten Kochen, der vermutlich durch die Eindämmungsmaßnahmen der Corona-Pandemie ausgelöst wurde, anhält oder mit Rückgang der Pandemie wieder versiegt.

Lebensmittelverschwendung durch Entsorgung von (unter Umständen noch genießbaren) Lebensmitteln, wird in der aktuellen politischen Lage und in ihren Auswirkungen auf die Ernährung weltweit, die Klima-Krise sowie durch die steigenden Energie- und Lebensmittelpreise zu einem aktuellen und brisanten Thema. Im Jahr 2020 entstanden etwa 11 Mio. Tonnen

Lebensmittelabfälle (Frischmasse inkl. Speisereste und nicht verkaufte Lebensmittel, nicht essbare Bestandteile wie Nuss- und Obstschalen, Strünke und Blätter, Kaffeesatz oder Knochen (Statistisches Bundesamt 2022). Entlang der Produktions- und Lebensmittelkette kommen demnach 0,2 Mio. Tonnen aus der Primärproduktion, 1,6 Mio. Tonnen aus der Verarbeitung und 0,8 Mio. Tonnen aus dem Handel. Bei der Außer-Haus-Verpflegung fallen 1,9 Mio. Tonnen der Abfälle an. Hinzu kommt die Mehrheit der Lebensmittelabfälle aus den Privathaushalten (6,5 Mio. Tonnen), während 1,9 Mio. Tonnen Lebensmittelabfälle in der Außer-Haus-Verpflegung (d. h. Gaststätten und Verpflegungsdienstleistungen) entstehen (Statistisches Bundesamt 2022). Es wird davon ausgegangen, dass jeder deutsche Verbraucher demnach ungefähr 78 kg Lebensmittel pro Jahr (inkl. Nuss- und Obstschalen, Kaffeesatz, Knochen, Verdorbenes) entsorgt.

Die weggeworfenen Lebensmittel sind nach einer Studie vom Bundesministerium für Ernährung und Landwirtschaft primär Obst und Gemüse (35 %) gefolgt von Zubereitetem (15 %), Brot und Backwaren (13 %), Getränken (12 %), Milchprodukten (9 %), Sonstiges (7 %), Fertigprodukten (6 %) und Fleisch, Wurst, Fisch (4 %). Häufig führen mehrere Gründe dazu, dass Lebensmittel entsorgt werden, zeigt eine GfK-Studie zu Lebensmittelabfällen in Privathaushalten. An erster Stelle steht der Verderb frischer oder zubereiteter Lebensmittel. Dies geben 81 % der Privathaushalte an. Bei 52 % der Haushalte wird ein unappetitliches oder altes Aussehen der Lebensmittel als Entsorgungsgrund angegeben. Zu viel gekochte Lebensmittel nennen 45 % der Haushalte. Eine Rolle spielen dabei auch die XXL-Packungsgrößen, deren Inhalt nicht gänzlich verzehrt wurde. Das Überschreiten des Mindesthaltbarkeitsdatums (MHD) ist für 20 % der Haushalte ein Grund, das Lebensmittel zu entsorgen (Hübsch 2021).

Oft wird nicht bedacht, dass mit den Lebensmittelabfällen nicht nur die Lebensmittel an sich verlorengehen, sondern auch die zur Herstellung aufgewendeten Ressourcen (z. B. sauberes Wasser, Düngemittel, Technik, landwirtschaftliche Nutzfläche). Außerdem werden Emissionen in die Umwelt freigesetzt. Dies trägt mit zum Klimawandel bei. Es liegt daher in der Verantwortung des einzelnen Verbrauchers, aber auch des Handels oder der Außer-Haus-Verpflegung mit einer Verhaltensänderung und gesteigerten Wertschätzung der Lebensmittel einen Beitrag zu einem ressourcenschonenden Ernährungsumfeld zu schaffen. Es bleibt zu hoffen, dass sich mit dem Trend hin zu einer nachhaltigeren und klimaschonenden Ernährungsweise auch ein Bewusstsein zur Reduktion der Lebensmittelabfälle durchsetzt.

Definitionen von Lebensmittelverlusten, Lebensmittelabfällen und Lebensmittelverschwendung (nach FAO 2013)
- **Lebensmittelverluste (Food Losses):** Lebensmittelschwund in der landwirtschaftlichen Erzeugung, der Verarbeitung und im Großhandel (v. a. Naturkatastrophen, Überproduktion, zu lange Lagerzeiten, schlechte Transport- und Lagerungsbedingungen)
- **Lebensmittelabfälle (Food Waste):** Nahrungsmittel, die ursprünglich für die Ernährung des Menschliche bestimmt waren, aber aus verschiedenen Gründen weggeworfen werden (v. a. in Privathaushalten, Gastronomie, Einzelhandel) (z. B. aufgrund falscher Lagerung, Fehlkauf, abgelaufenes MHD)
- **Lebensmittelverschwendung (Food Wastage):** Lebensmittelverluste und Lebensmittelabfälle, die durch Verderb und Verschwendung verlorengehen

4.7 Zusammenfassung

Die Auswertung der Daten zum Lebensmittelverzehr und den Essgewohnheiten der Bevölkerung in Deutschland zeigt, dass noch immer zu viel Fett und zu viel Protein sowie zu wenige komplexe Kohlenhydrate verzehrt werden. Insbesondere Männer essen deutlich zu wenig Gemüse und Obst und zu viel Fleisch und Fleischwaren. Frauen greifen zwar öfter zu Obst, essen aber auch deutlich zu wenig Gemüse. Trotz des geringen Gemüseverzehrs liegt die mittlere Zufuhr der meisten Vitamine und Mineralstoffe im Bereich der Referenzwerte. Große Teile der Bevölkerung nehmen zu wenig Folat auf, bestimmte Altersgruppen zu wenig Kalzium und Frauen bis zum Alter von 50 Jahren zu wenig Eisen. Weitere Erhebungen zum Lebensmittelverzehr zeigen keine gravierenden Veränderungen, sodass die Bevölkerung auch weiterhin die klare Botschaft erhalten sollte, mehr Gemüse, Obst und Vollkornprodukte zu verzehren und weniger Fleisch und Wurst und damit auch weniger tierische Fette. Da künftig der Außer-Haus-Verzehr vermutlich eine weiter steigende Rolle einnehmen wird, sind auch hier sehr viel stärker gesunde Angebote zu etablieren. Auch Klimabewusstsein, Ressourcenschonung und größere Wertschätzung der Lebensmittel und damit auch eine bewusste Reduzierung von Lebensmittelabfällen sollten mehr in den Fokus der Privat- und Großhaushalten rücken. Das Bewusstsein dafür wächst, allerdings momentan noch in zu geringem Umfang.

Literatur

Bechthold A, Albrecht V, Leschik-Bonnet E, Heseker H (2012a) Beurteilung der Vitaminversorgung in Deutschland. Teil 1: Daten zur Vitaminzufuhr. Ernährungs-Umschau 59:324–336

Bechthold A, Albrecht V, Leschik-Bonnet E, Heseker H (2012b) Beurteilung der Vitaminversorgung in

Deutschland. Teil 2: Kritische Vitamine und Vitaminzufuhr in besonderen Lebenssituationen. Ernährungs-Umschau 59:396–401

BMEL (Bundesministerium für Ernährung und Landwirtschaft) (2020) Deutschland, wie isst es? Der BMEL-Ernährungsreport 2020. https://www.bmel.de/SharedDocs/Downloads/DE/Broschueren/ernaehrungsreport-2020.pdf?__blob=publicationFile&v=27. Zugegriffen am 21.01.2023

BMEL (Bundesministerium für Ernährung und Landwirtschaft) Deutschland, wie isst es? Der BMEL-Ernährungsreport 2021. https://www.bmel.de/SharedDocs/Downloads/DE/Broschueren/ernaehrungsreport-2021.pdf?__blob=publicationFile&v=6. Zugegriffen am 21.01.2023

DGE (Deutsche Gesellschaft für Ernährung) (2012) 12. Ernährungsbericht 2012. DGE, Bonn

DGE (Deutsche Gesellschaft für Ernährung) (2015) Lebensmittelbezogene Ernährungsempfehlungen in Deutschland. DGE, Bonn

DGE (Deutsche Gesellschaft für Ernährung) (2020) 14. Ernährungsbericht. DGE, Bonn

DGE (Deutsche Gesellschaft für Ernährung), ÖGE (Österreichische Gesellschaft für Ernährung), SGE (Schweizerische Gesellschaft für Ernährung) (Hrsg) (2015) D-A-CH-Referenzwerte für die Nährstoffzufuhr. DGE, Bonn

DGE (Deutsche Gesellschaft für Ernährung), ÖGE (Österreichische Gesellschaft für Ernährung), SGE (Schweizerische Gesellschaft für Ernährungsforschung, Schweizerische Vereinigung für Ernährung) (Hrsg) (2000) D-A-CH-Referenzwerte für die Nährstoffzufuhr. Umschau, Frankfurt/Main

Ellrott T (2012) Aktuelle Trends im Essverhalten. Ernährung und Medizin 27:115–119

FAO (Food and Agriculture Organization) (2013). Food wastage footprint, impacts on natural resources. Summary report. Food and Agriculture Organization of the United Nations. https://www.fao.org/3/i3347e/i3347e.pdf. Zugegriffen am 21.12.2022

Hoffmann I (2015) Was wir essen, was wir essen sollten – ein Vergleich auf Basis der Nationalen Verzehrsstudie (NVS) II. Abstract, 18. aid-Forum, Bonn. https://www.aid.de/_data/files/18_aid_forum_2015_abstract_hoffmann.pdf. Zugegriffen am 28.05.2015

Hübsch H (für das Bundesministerium für Ernährung und Landwirtschaft) (2021) Systematische Erfassung des Lebensmittelabfalls der privaten Haushalte in Deutschland. Abschlussbericht. https://www.bmel.de/SharedDocs/Downloads/DE/Ernaehrung/Lebensmittelverschwendung/GfK-Analyse-2020.pdf?__blob=publicationFile&v=4. Zugegriffen am 21.01.2023

Krüger J, Schebeck L, Ellrott T (2014) Die Beschleunigung der Ernährung und die Folgen für die Gesundheit. Ernährungs-Umschau 61:M36–M42

Leitzmann C, Keller M (2020) Vegetarische und Vegane Ernährung. Ulmer, Stuttgart

Mensink GBM, Haftenberger M, Lage Barbosa C et al. (2021) Forschungsbericht: ESKIMO II – Die Ernährungsstudie als KiGGS-Modul. https://edoc.rki.de/bitstream/handle/176904/6887.2/EsKiMoII_Projektbericht.pdf?sequence=3&isAllowed=y. Zugegriffen am 11.12.2022

MRI (Max Rubner-Institut) (2008) Nationale Verzehrsstudie II. Ergebnisbericht, Teil 1 + 2. MRI, Karlsruhe

MRI (Max Rubner-Institut) (2013) Nationale Verzehrsstudie II: Lebensmittelverzehr und Nährstoffzufuhr auf Basis von 24 h-Recalls. MRI, Karlsruhe

NUTRITION HUB (2022) Trendreport Ernährung 2022. Die 10 wichtigsten Ernährungstrends. https://www.nutrition-hub.de/post/trendreport-ernaehrung-10-top-ernaehrungstrends-2022. Zugegriffen am 23.01.2023

Reno T, Callies C (2015) Das große Eat-Clean Kochbuch: Die Eat Clean Diät. Südwest, München

Retail Scanning Data Nielsen (2021) Plant-based foods in Europe: how big is the market? Smart protein plant-based food sector report by smart protein project, European Union's Horizon 2020 research and innovation programme (No 862957). https://smartproteinproject.eu/wp-content/uploads/Smart-Protein-Plant-based-Food-Sector-Report.pdf. Zugegriffen am 28.12.2022

RKI (Robert Koch-Institut) (2014) Antworten des Robert Koch-Instituts auf häufig gestellte Fragen zu Vitamin D. Stand: 27.06.2014. http://www.rki.de/SharedDocs/FAQ/Vitamin_D/Vitamin_D_FAQ-Liste.html. Zugegriffen am 28.12.2022

RKI (2020) Gesundheitsverhalten und COVID-19: Erste Erkenntnisse zur Pandemie. J Health Monit 8. https://edoc.rki.de/bitstream/handle/176904/6993/JoHM_S8_2020_Gesundheitsverhalten_COVID_19.pdf?sequence=1&isAllowed=y. Zugegriffen am 23.01.2023

Statistisches Bundesamt (2022) Lebensmittelabfälle in Deutschland im Berichtsjahr 2020 (vorläufiges Ergebnis). https://www.destatis.de/DE/Themen/Gesellschaft-Umwelt/Umwelt/Abfallwirtschaft/Tabellen/lebensmittelabfaelle.html. Zugegriffen am 01.12.2022

VZ Hamburg (Verbraucherzentrale Hamburg) (2014) Nix mit Tieren, aber gesund? Marktcheck vegane Produkte, Stand: 10.11.2014. http://www.vzhh.de/ernaehrung/334670/nix-mit-tieren-aber-gesund.aspx. Zugegriffen am 22.12.2022

YouGov Deutschland AG (2014) Wer will's schon vegan? Pressemitteilung. https://yougov.de/loesungen/reports/studien/vegan-studie/. Zugegriffen am 27.01.2022

Ausgewählte Nahrungsmittel-inhaltsstoffe

Inhaltsverzeichnis

Nahrungsmittelinhaltsstoffe – eine Einführung

Claus Leitzmann und Rainer Stange

Inhaltsverzeichnis

Einführung

Die in der Nahrung und besonders in den pflanzlichen Lebensmitteln vorhandenen Inhaltsstoffe waren bis in die Neuzeit zwar in ihrer Wirkung im Lebensmittelverbund bekannt, konnten aber erst mit der Entwicklung entsprechender Analysen und Instrumente identifiziert, charakterisiert und auf ihre spezifischen Wirkungen in systematischen Studien untersucht werden. Zu den in der Naturheilkunde wichtigsten Inhaltsstoffen der Nahrung zählen die Ballaststoffe, die sekundären Pflanzenstoffe sowie Substanzen in fermentierten Lebensmitteln. Diese werden in einzelnen Kapiteln dargestellt. Einige der weiteren Nahrungsmittelinhaltsstoffe, die in der Therapie von Krankheiten bedeutsam sind, finden sich in verschiedenen Kapiteln des Buches.

In diesem Beitrag lesen Sie über:

- die Geschichte der Entdeckung der essenziellen Nahrungsmittelinhaltsstoffe,
- die Bedeutung der bioaktiven Substanzen in Lebensmitteln,
- die besondere Stellung weiterer Nahrungsmittelinhaltsstoffe in der Therapie.

5.1   Geschichtliches

Für die Inhaltsstoffe unserer Nahrung interessierte sich bereits Galen im 2. Jahrhundert, der erste Verdauungsversuche an Schweinen durchführte und annahm, dass im Magen eine Auflösung der Nahrung in kleinere Partikel erfolgt. Paracelsus hatte Anfang des 16. Jahrhunderts noch die Vorstellung, dass ein Geist im Körper die Nahrung in gute und schlechte Bestandteile trennt. In der zweiten Hälfte des 18. Jahrhunderts erfolgte die Entdeckung einzelner chemischer Elemente wie Wasserstoff, Stickstoff, Sauerstoff und Kohlenstoff. Die Entdeckung der drei Hauptnährstoffe Kohlenhydrate, Fette und Proteine erfolgte Anfang des 19. Jahrhunderts. Im Jahr 1820 wurden die beiden Aminosäuren Glycin und Valin identifiziert,

aber die Isolierung der letzten Aminosäure, Threonin, gelang erst 1935.

Einige Mineralstoffe waren bereits bei den alten Ägyptern (Kupfer), Phöniziern (Blei) und Indern (Zinn) bekannt. Weitere wurden im 17. Jahrhundert (Phosphor, Eisen) und im 19. Jahrhundert (Kalzium, Magnesium, Natrium, Jod, Selen, Fluor) isoliert. Die Entdeckung der zahlreichen Spurenelemente erfolgte ab 1920.

Die Wirkung von Vitaminen wurde schon in der Antike erkannt, ihre Ursachen konnten jedoch erst im 20. Jahrhundert geklärt werden. Im alten Ägypten wurde Nachtblindheit mit Applikation von Leber behandelt, das zuständige Vitamin A wurde erst 1930 isoliert. Lind erkannte um 1750, dass Apfelsinen und Zitronen eine Heilung bei Skorbut bewirken, das ausschlaggebende Vitamin C wurde erst 1932 isoliert. Beriberi wurde ab 1887 durch Kleiegaben behandelt, 1926 gelang die Isolierung von Vitamin B_1 (Thiamin). Die Vitamine Riboflavin, Pyridoxin und Biotin wurden 1933 isoliert, Niacin, Vitamin B_{12} und Folsäure folgten.

Die Identifizierung der essenziellen Fettsäure Linolsäure erfolgte im Jahre 1929 und die Essenzialität der langkettigen, mehrfach ungesättigten Fettsäuren wurde 1963 nachgewiesen. Die Bedeutung der α-Linolensäure als Ausgangsmolekül der ω-3-Fettsäuren für die Struktur und Funktion der Nervenzelle wurde erst Ende der 1970er-Jahre erkannt.

5.2   Bioaktive Substanzen in Lebensmitteln

Weitere Bestandteile unserer Nahrung, die nicht zu den Nährstoffen im ursprünglichen Sinn zählen, weil sie keine Energie liefern, werden als nichtnutritive Inhaltsstoffe oder auch bioaktive Substanzen bezeichnet. Dazu zählen die sekundären Pflanzenstoffe, die Ballaststoffe sowie Substanzen in fermentierten Lebensmitteln. Diese immer noch unterschätzten Substanzen werden wegen ihrer zentralen Bedeutung in der Prävention und Therapie von Krankheiten in getrennten Kapiteln dargestellt.

Die Wirkungen der *sekundären Pflanzenstoffe* wurden in Form von Heilpflanzen, Gewürzen, Tees und anderen Pflanzen in der Naturheilkunde seit der Antike genutzt. Mit den heute zur Verfügung stehenden Analysemethoden wurde eine Vielzahl dieser organischen Moleküle identifiziert. Diese Pflanzenstoffe haben überwiegend gesundheitsfördernde Wirkungen, können aber je nach Dosierung auch gesundheitsschädigende Reaktionen auslösen. Inzwischen liegen zahlreiche epidemiologische Daten vor, die auf das umfangreiche Gesundheitspotenzial der sekundären Pflanzenstoffe beim Menschen hinweisen (▶ Kap. 6). Von den vermuteten Hunderttausenden dieser Substanzen wurde erst ein Bruchteil untersucht.

Ballaststoffe kommen nur in Pflanzen vor und hatten vor der Entstehung der Lebensmittelindustrie einen hohen Anteil an der Kost, weil die Nahrung in gering verarbeiteter und wenig raffinierter Form verzehrt wurde. Bei der ärmeren Bevölkerung in den sogenannten Entwicklungsländern gilt dies noch heute. Inzwischen reduzierte sich bei uns die Aufnahme von ballaststoffreichen Lebensmitteln wie Vollkorngetreide, Kartoffeln und Hülsenfrüchte erheblich, gleichzeitig stieg der Verbrauch ballaststoffarmer und ballaststofffreier Nahrungsmittel deutlich an. Dadurch erhöhte sich das Risiko für eine Reihe chronischer Wohlstandskrankheiten, gegen die eine höhere Ballaststoffaufnahme aufgrund ihrer unterschiedlichen physikalischen und physiologischen Wirkungen protektiv wirken kann. Ergebnisse aus aktuellen Studien unterstreichen die positiven Wirkungen der Ballaststoffe (▶ Kap. 7).

Substanzen in *fermentierten Lebensmitteln* entstehen bei der Konservierung. Diese milchsaure Vergärung hat eine positive Veränderung der Nährstoffzusammensetzung zur Folge und lässt sie gegen mikrobiologische Zersetzung resistenter werden. Außerdem verändern sich Geschmack und Geruch. In Mitteleuropa werden vor allem Sauerkraut und fermentierte Milchprodukte verzehrt. In früheren Zeiten dienten sie hier unter anderem der Sicherstellung der Vitamin-C-Versorgung in den Wintermonaten. Alle Hochkulturen, insbesondere auch die Chinesen, haben diese Methode offenbar ohne Kenntnis voneinander genutzt, um einerseits eine offensichtlich gegen Verderben sichere Lagerungsform, aber auch eher intuitiv eine Verbesserung der Inhaltsstoffe zu erzielen (▶ Kap. 8).

5.3 Weitere Nahrungsmittelinhaltsstoffe

Neben den bioaktiven Substanzen gibt es eine Reihe weiterer Nahrungsinhaltsstoffe, die eine besondere Stellung in der Therapie von Krankheiten einnehmen. Eine dieser Substanzen sind die mehrfach ungesättigten Fischölfettsäuren, die therapeutisch bei kardiovaskulären, allergischen und immunologischen Erkrankungen eingesetzt werden. Ihre Wirkungen bei Krebskrankheiten werden derzeit untersucht. In Teil VI wird ihr therapeutischer Nutzen zu den entsprechenden Erkrankungen dargelegt.

Die präventiven und therapeutischen Eigenschaften weiterer Nahrungsinhaltsstoffe hätten es verdient, einzeln dargestellt zu werden, das war aus Platzgründen nicht möglich. Von den derzeit besonders intensiv diskutierten Mengenelementen sind es Kalium, Kalzium und Magnesium sowie die Spurenelemente Eisen, Jod, Zink und Selen. Viel Beachtung erhalten gegenwärtig auch die Vitamine D und Folsäure sowie die organischen Substanzen Cholin und Taurin. Die Eigenschaften dieser Substanzen werden in entsprechenden Fachbüchern dargestellt.

5.4 Zusammenfassung

Die Geschichte der Entdeckung einer Reihe von Mineralstoffen und ihrer Wirkungen sowie die Effekte von Vitaminen und sekundären Pflanzenstoffen in Form von Pflanzen und tierischen Extrakten begann bereits in den alten Kulturen vor und in der Antike. Die Isolierung der Nährstoffe begann in der zweiten Hälfte des 18. Jahrhunderts. Ihre Identifizierung und Wirkungsweise wurde erst in der zweiten Hälfte des 20. Jahrhunderts abgeschlossen mit den Erkenntnissen der Wirkungen von Ballaststoffen und fermentierten Lebensmitteln sowie weiterer Nahrungsmittelinhaltsstoffe wie den Fischölfettsäuren in der Therapie von Mangelernährung und Krankheiten.

Weiterführende Literatur

Biesalski HK, Bischoff C, Pirlich AM, Weimann A (2025) Ernährungsmedizin, 6. Aufl. Thieme, Stuttgart

Elmadfa I. Die große GU Nährwert Kalorien Tabelle. Gräfe und Unzer, München. Tabelle, Ausgabe 2024/2025, Gräfe und Unzer, München, 2023, 128 S.

Elmadfa I, Leitzmann C (2023) Ernährung des Menschen, 7. Aufl. Ulmer, Stuttgart

Kasper H (2021) Ernährungsmedizin und Diätetik, 13. Aufl. Urban & Fischer, München

Mateyka R (2025) Leitfaden Naturheilkunde, 7. Aufl. Urban & Fischer, München

Watzl B, Leitzmann C (2005) Bioaktive Substanzen in Lebensmitteln, 3. Aufl. Hippokrates, Stuttgart

5

Sekundäre Pflanzenstoffe in Lebensmitteln

Claus Leitzmann und Bernhard Watzl

Inhaltsverzeichnis

R. Stange et al. (Hrsg.), *Ernährung und Fasten als Therapie*, https://doi.org/10.1007/978-3-662-68881-6_6

Einführung

Die Wirkungen von Heilpflanzen, Gewürzen und Tees werden in der Naturheilkunde seit der Antike genutzt. Mit der Entwicklung hochempfindlicher Analysemethoden konnte eine Vielzahl organischer Moleküle identifiziert werden, die als sekundäre Pflanzenstoffe bezeichnet werden. Diese Pflanzenstoffe können je nach Dosierung gesundheitsfördernde oder gesundheitsschädigende Wirkungen haben. Zunächst wurden diese Wirkungen in Zell- und Gewebekulturen sowie Tiermodellen untersucht. Inzwischen liegen zahlreiche epidemiologische Daten vor, die auf das umfangreiche Gesundheitspotenzial der sekundären Pflanzenstoffe beim Menschen hinweisen.

In diesem Beitrag lesen Sie über

- die Vielfalt der in Pflanzen enthaltenen protektiven Substanzen,
- Eigenschaften und Wirkungen der sekundären Pflanzenstoffe,
- Verzehrempfehlungen zur Stärkung der Widerstandskraft,
- die Vorteile und Therapie mit einer pflanzenbetonten Ernährung.

6.1 Einleitung

Lebensmittel enthalten neben Wasser und den bekannten Nährstoffen weitere Inhaltsstoffe. Diese früher teilweise ‚nichtnutritive Inhaltsstoffe' genannten Substanzen werden heute als bioaktive Substanzen bezeichnet. Hierzu zählen vor allem sekundäre Pflanzenstoffe, aber auch Ballaststoffe und Substanzen in fermentierten Lebensmitteln. Die Wirkungen der sekundären Pflanzenstoffe sind vielseitig. Entsprechend ihrer chemischen Struktur bzw. ihren Funktionen lassen sie sich in verschiedene Gruppen unterteilen (◘ Tab. 6.1).

Unser Wissen über sekundäre Pflanzenstoffe hat in den letzten Jahren deutlich zugenommen. Während früher vor allem die gesundheitsschädlichen Eigenschaften zahlreicher Substanzen bekannt waren, konnte inzwischen in zahlreichen Studien das gesundheitsfördernde Potenzial dieser Verbindungen gezeigt werden (Bohn et al. 2015; Wallace et al. 2015; Yates et al. 2021). Dabei liegen Erkenntnisse vorwiegend aus Zellkulturen und Tierexperimenten vor sowie Ergebnisse aus einer Reihe von Studien am Menschen.

6

☐ Tab. 6.1 Bioaktive Substanzen und ihre möglichen Wirkungen. (Mod. nach Watzl und Leitzmann 2005, S. 23)

Bioaktive Substanzen	A	B	C	D	E	F	G	H	I	J
Sekundäre Pflanzenstoffe										
Carotinoide	+		+		+					
Phytosterine	+							+		
Saponine	+	+			+			+		
Glukosinolate	+	+						+		
Polyphenole	+	+	+	+	+	+	+		+	
Protease-Inhibitoren	+		+					+		
Monoterpene	+									
Phytoöstrogene	+		+							
Sulfide	+	+	+	+	+	+	+	+		+
Ballaststoffe	+				+			+	+	+
Substanzen in fermentierten Lebensmitteln	+	+			+			+		

A antikanzerogen, *B* antimikrobiell, *C* antioxidativ, *D* antithrombotisch, *E* immunmodulierend, *F* entzündungshemmend, *G* blutdruckregulierend, *H* cholesterinspiegelsenkend, *I* blutglukosespiegelsenkend, *J* verdauungsfördernd

6.2 Definitionen

Bisher gibt es keine einheitliche Definition des Begriffs „sekundäre Pflanzenstoffe". In der englischsprachigen Literatur werden sie als *phytochemicals* bezeichnet. Hierbei handelt es sich um Substanzen, die im Gegensatz zu den primären Pflanzenstoffen (Kohlenhydrate, Proteine und Fette) im sekundären Stoffwechsel von Pflanzen beispielsweise als Abwehrstoffe und Wachstumsregulatoren eine Rolle spielen, nur in geringen Konzentrationen vorkommen und in der Regel pharmakologische Wirkungen ausüben. Es wird vermutet, dass mehr als 100.000 sekundäre Pflanzenstoffe in der Natur vorkommen. Allerdings wur-

den bisher weniger als 10 % der Pflanzen der Erde diesbezüglich untersucht. In der Vergangenheit wurden weitaus überwiegend toxische Pflanzenstoffe wie Blausäure und Solanin untersucht. Die schädlichen Wirkungen dieser Substanzen führten zur Bezeichnung „antinutritive Inhaltsstoffe". Heute besteht vornehmlich ein Interesse an den protektiven Wirkungen, sodass eine Neubewertung der gesundheitlichen Bedeutung erfolgte. Folgerichtig ist die wertfreie Bezeichnung „sekundäre Pflanzenstoffe" für diese Substanzen richtig. Mit einer normalen Mischkost werden täglich etwa 1,5 g sekundäre Pflanzenstoffe aufgenommen. Bei einer vegetarischen Ernährung ist die Zufuhr deutlich höher.

Im Folgenden werden die wichtigsten Gruppen der sekundären Pflanzenstoffe mit ihren bisher bekannten gesundheitsfördernden Wirkungen dargestellt. Zu den meisten sekundären Pflanzenstoffen gibt es Tausende von Veröffentlichungen, die im Internet abgerufen werden können. Im weiteren Verlauf des Textes werden nur die wichtigsten Quellen aufgeführt.

6.3 Carotinoide

Die Carotinoide lassen sich in zwei Gruppen einteilen: die sauerstofffreien Carotinoide (z. B. β-Carotin und Lycopin) sowie die sauerstoffhaltigen Oxycarotinoide, die auch als Xanthophylle bezeichnet werden. Hierzu zählen beispielsweise Zeaxanthin und Lutein. Die sauerstofffreien Carotinoide verleihen Früchten und Gemüse ihre gelbe, orange oder rote Farbe wie bei Tomaten, Aprikosen, Pfifferlingen, Orangen, Paprika und Karotten, während Xanthophylle vor allem in dunkelgrünem Gemüse wie Grünkohl oder Spinat vorkommen. Die wichtigste Aufgabe der Carotinoide besteht in der Pflanze in der Absorption und Übertragung von Lichtenergie auf Chlorophyll.

Die Carotinoide kommen in sehr vielen pflanzlichen Lebensmitteln vor (◘ Tab. 6.2). Etwa 700 verschiedene Carotinoide sind bisher bekannt. Das in der Natur am weitesten verbreitete und bekannteste unter ihnen ist das β-Carotin, aber auch Lycopin, Lutein, Zeaxanthin, β-Cryptoxanthin und α-Carotin kommen häufig vor. Während gelb-orangefarbiges Gemüse bzw. Obst vor allem α- und β-Carotin enthält, bestehen die Carotinoide von grünblättrigem Gemüse zu 60–80 % aus Xanthophyllen.

Die Konzentration der Carotinoide in Pflanzen ist sehr abhängig von verschiedenen Faktoren wie Sorte, Jahreszeit, Reifegrad, Wachstums-, Ernte- und Lagerbedingungen und kann in den unterschiedlichen Teilen einer Pflanze stark variieren. So enthalten die äußeren Blätter von Kohl über das 100-Fache an Lutein und β-Carotin als die inneren. Auch die Zubereitung hat einen Einfluss auf die Bioverfügbarkeit. Wird das Gemüse gedünstet oder wird bei der Zubereitung Fett verwendet, erhöht sich die Bioverfügbarkeit im Vergleich zu einer fettfreien Rohkost deutlich. So wird β-Carotin aus rohen Karotten zu 3–5 %, in erhitzter Form zu etwa 30 % resorbiert.

◘ **Tab. 6.2** Carotinoidgehalt ausgewählter Gemüse- und Obstarten. (Mod. nach Holden et al. 1999)

Lebensmittel	α-Carotin [mg/kg]	β-Carotin [mg/kg]	Lycopin [mg/kg]	Lutein und Zeaxanthin [mg/kg]
Aprikosen	0	26	5	0
Brokkoli (erhitzt)	0	11	0	22
Karotten (erhitzt)	41	82	0	0
Karotten	47	88	0	0
Spinat (erhitzt)	0	52	0	70
Spinat	0	56	0	119
Kopfsalat	0	13	0	26
Mangos	2	4	0	0
Tomaten	1	4	30	1

Von den etwa 700 bekannten Carotinoiden werden nur etwa 40–50 vom Menschen absorbiert und metabolisiert. In Deutschland nimmt nur etwa die Hälfte der Bevölkerung die von der DGE empfohlene Menge im Schätzwertbereich von täglich 2–4 mg β-Carotin mit der Nahrung auf.

Nur wenige der 700 bekannten Carotinoide sind als Provitamin A wirksam, die höchste Aktivität hat β-Carotin. Unabhängig davon besitzen Carotinoide auch antioxidative Eigenschaften. Neben β-Carotin hat vor allem auch Lycopin die Fähigkeit, aktiven Sauerstoff zu deaktivieren. Außerdem haben sich β-Carotin, Canthaxanthin und Astaxanthin sowie Lycopin als effektive Fänger freier Radikale erwiesen.

Carotinoide aktivieren bestimmte Gene, die die Produktion eines Proteins (Connexin) steuern, das ein Bestandteil von Zellkommunikationsstrukturen ist. Über diese Verbindungen tauschen Zellen Signale und Botenstoffe aus, die das Wachstum der Zellen regulieren. In Zellen, die durch Kanzerogene geschädigt wurden, findet dieser Signalaustausch nicht mehr statt. In Anwesenheit von α- und β-Carotin, Canthaxanthin, Lutein oder Lycopin wird die Umwandlung von vorgeschädigten Zellen in Krebszellen in der Zellkultur unterdrückt.

Diese Eigenschaft der Carotinoide könnte der Grund für ihren günstigen Einfluss in der Kanzerogenese sein, wie zahlreiche epidemiologische Untersuchungen zeigen (Woodside et al. 2015). So korrelierten in verschiedenen Studien die Carotinoidzufuhr bzw. Carotinoidkonzentration im Blut negativ mit dem Vorkommen von Krebserkrankungen von Lunge, Prostata, Speiseröhre, Gebärmutterhals, Magen und Dickdarm (Leenders et al. 2014), Brust (Aune et al. 2012; Eliassen et al. 2015) und Nacken (Leoncini et al. 2015). Auch das Risiko von Diabetes Typ 2 wird durch Carotinoide gesenkt (Jiang et al. 2021). Besonders gut dokumentiert ist diese Beziehung beim β-Carotin.

Die Ergebnisse verschiedener Interventionsstudien mit β-Carotin legen allerdings nahe, dass diese Beziehungen nicht unbedingt kausaler Art sind. Möglicherweise muss β-Carotin hierbei eher als Indikator einer obst- und gemüsereichen Ernährung angesehen werden, die insgesamt durch ihren Gehalt an sekundären Pflanzenstoffen, Vitaminen und Mineralstoffen krebspräventiv wirkt. Auch für α-Carotin, Lutein, Lycopin, Zeaxanthin und β-Cryptoxanthin liegen derartige Hinweise vor. Des Weiteren zeigen epidemiologische Studien, dass hohe Carotinoidkonzentrationen im Blut mit einem verminderten Risiko für Herz-Kreislauf-Erkrankungen (Zhang et al. 2014) sowie für Katarakt und Makuladegeneration (Liu et al. 2014; Wilson et al. 2021; Lem et al. 2021) einhergehen. Zudem stimulieren Carotinoide das Immunsystem und schützen die Haut vor Schäden durch UV-Strahlung (Gupta und Prakash 2014).

6.4 Phytosterine

Die Phytosterine (pflanzliche Sterine) sind in ihrer chemischen Struktur den tierischen Sterinen wie dem Cholesterin sehr ähnlich. Bisher wurden über 200 verschiedene Phytosterine identifiziert, darunter β-Sitosterin, Stigmasterin und Campesterin; β-Sitosterin ist das am häufigsten vorkommende Phytosterin.

Phytosterine befinden sich vorwiegend in den fetthaltigen Teilen der Pflanzen. Besonders reich an Phytosterinen sind Sonnenblumenkerne und Sesamsamen sowie natives Sojaöl, bei dessen Raffination sich der Gehalt auf etwa ein Viertel der ursprünglichen Menge reduziert (◨ Tab. 6.3). Gemüse und Obst enthalten nur geringe Mengen an Phytosterinen. Die tägliche Zufuhr an Phytosterinen mit der Nahrung liegt zwischen 100–500 mg. Etwa die Hälfte davon macht das β-Sitosterin aus. Allerdings wer-

6

◘ **Tab. 6.3** Phytosteringehalt ausgewählter Nüsse und Samen. (Mod. nach Phillips et al. 2005)

Lebensmittel	Phytosterine [mg/100 g]
Weizenkeime	413
Sesamsamen	400
Pistazien	279
Sonnenblumen-kerne	270
Kürbiskerne	265
Pinienkerne	236
Leinsamen	210
Mandeln	199
Macadamianüsse	187
Cashewnüsse	150
Erdnüsse	137
Haselnüsse	125
Walnüsse	113
Paranüsse	95

◘ **Tab. 6.4** Saponingehalt verschiedener Lebensmittel. (Mod. nach Oakenfull und Potter 1986)

Lebensmittel	Saponine [mg/kg]
Kichererbsen	50
Sojabohnen	39
Grüne Bohnen	16
Linsen	4
Spinat	6
Knoblauch	1
Haferflocken	1

den weniger als 5 % dieser Menge vom Körper absorbiert.

Phytosterine sind in der Lage, den Cholesterinspiegel, abhängig von der Ausgangshöhe, um bis zu 10 % zu senken. Diese Wirkung ist auf die Hemmung der Cholesterinresorption zurückzuführen und trägt zur Prävention von Herz-Kreislauf-Erkrankungen bei (Gylling et al. 2014; Salehi et al. 2021).

6.5 Saponine

Saponine sind sehr bitter schmeckende Substanzen, die im Wasser zu starker Schaumbildung führen. Von ihrer Struktur her sind sie sehr verschieden. Saponine werden unter anderem als Lebensmittelzusatzstoffe, z. B. als Schaumbildner in Bier, verwendet. In Deutschland sind sie als Zusatzstoffe nicht zugelassen.

In pflanzlichen Lebensmitteln sind Saponine weitverbreitet, vor allem in Hülsenfrüchten (◘ Tab. 6.4). Während beim Kochen von Kichererbsen und Linsen Saponine ins Kochwasser übergehen und es somit zu Verlusten von 2–30 % kommt, beeinflussen das Keimen und Einweichen den Saponingehalt nicht. Mit der Nahrung werden etwa 10 mg Saponine pro Tag aufgenommen. Bei Vegetariern liegt die tägliche Zufuhr je nach verzehrter Menge an Hülsenfrüchten bei 110–240 mg. Saponine werden jedoch nur in geringem Maße vom Körper absorbiert und entfalten ihre Wirkungen vorwiegend im Verdauungstrakt.

Saponine können speziell das Risiko für Kolonkrebs senken (Navarro del Hierro et al. 2018). Sie hemmen die Teilungsrate der Kolonzellen sowie das Wachstum und die Desoxyribonukleinsäuresynthese (DNA-Synthese) verschiedener Tumorzellarten. Möglicherweise beruht dieser Mechanismus auf ihrer Fähigkeit, primäre Gallensäuren und Cholesterin zu binden, sodass weniger sekundäre Gallensäuren entstehen, die mutagen wirken (Marrelli et al. 2016). Zudem stimulieren Saponine das Immunsystem und können den Cholesterinspiegel senken, da sie sowohl mit Cholesterin einen unlöslichen Komplex bilden als auch direkt hemmend auf die Resorption der primären Gallensäuren wirken. So kommt es zu einer vermehrten fäkalen Ausscheidung der primären Gallensäuren und ihrer Neusynthese aus körpereigenem Cholesterin. Außerdem weisen Saponine eine entzündungshemmende Wirkung auf (Yuan et al. 2006).

6.6 Polyphenole

Die Polyphenole umfassen verschiedene Substanzen, die auf der Struktur des Phenols basieren. In erster Linie handelt es sich um Phenolsäuren (z. B. Kaffee- und Ferulasäure, Ellagsäure) und die Flavonoide (Flavonole, Flavone, Anthozyane), aber auch die Phytoöstrogene können den Polyphenolen zugerechnet werden. Während Flavonole und Flavone Pflanzen eine gelbe Farbe geben, sind Anthozyane für eine rote, blaue und violette Färbung verantwortlich. Bei den Flavonolen ist das Quercetin vorherrschend, bei den Flavonen ist der häufigste Vertreter das Luteolin, bei den Anthozyanen ist es das Zyanidin.

6.6.1 Kaffeesäure

Die Kaffeesäure kommt im Kaffee in relativ hohen Konzentrationen vor (etwa 7 mg pro Tasse Kaffee). Verschiedene Gemüse- und Getreidearten sind reich an Phenolsäuren, die überwiegend in den Randschichten der Pflanze zu finden sind (◘ Tab. 6.5). Bedingt durch ihre Oxidationsempfindlichkeit ist der Gehalt in frisch geernteten Lebensmitteln am höchsten.

6.6.2 Flavonole

Besonders reich an Flavonolen sind Zwiebeln und Grünkohl (◘ Tab. 6.6). Flavone sind vorwiegend in Doldengewächsen (z. B. Sellerie oder Pastinak) zu finden, Anthozyane vor allem in Beerenobst (◘ Tab. 6.7). Flavonoide sind insbesondere

◘ **Tab. 6.5** Phenolsäurengehalt verschiedener Lebensmittel. (Mod. nach Watzl und Leitzmann 2005, S. 34)

Lebensmittel	Phenolsäuren [mg/kg]
Grünkohl	970–1.555
Weizen	500
Weißkohl	105
Radieschen	75–100
Weizen (Type 405)	71
Grüne Bohnen	70
Paprika	29
Nüsse	1

◘ **Tab. 6.6** Quercetingehalt verschiedener Lebensmittel. (Mod. nach Manach et al. 2004)

Lebensmittel	Quercetin [mg/100 g]
Zwiebeln	35–120
Grünkohl	30–60
Brokkoli	4–10
Lauch	3–23
Heidelbeeren	3–16
Kirschentomaten	2–20
Äpfel	2–4
Grüne Bohnen	1–5

in den äußeren Schichten der Lebensmittel enthalten. Bei den Getränken sind neben Säften vor allem Rotwein und schwarzer Tee flavonoidhaltig. Generell ist der Flavonoidgehalt in verarbeiteten Lebensmitteln durch Auswaschung der Substanzen nur etwa halb so hoch wie in frischen, unverarbeiteten Lebensmitteln.

Die Phenolsäurenzufuhr liegt bei etwa 200 mg/Tag, wobei die Kaffeesäure den weitaus größten Anteil hat. Die Flavonoidaufnahme beträgt im Mittel 50 mg/Tag, woran

◘ Tab. 6.7 Anthozyaningehalt verschiedener Lebensmittel. (Mod. nach Manach et al. 2004)

Lebensmittel	Anthozyanine [mg/100 g]
Auberginen	750
Schwarze Johannis-beeren	130–400
Brombeeren	100–400
Heidelbeeren	25–500
Rotkohl	25
Erdbeeren	15–75

Flavonole einen Anteil von etwa 10 mg/Tag haben und Anthozyanidine von etwa 3 mg/Tag. Die wichtigste Flavonoidquelle sind Obst und die daraus hergestellten Säfte sowie weitere Obstprodukte. Für Quercetin wurden in verschiedenen Untersuchungen intestinale Absorptionsraten von 24–52 % festgestellt.

Phenolsäuren wirken protektiv bezüglich Krebs an Magen, Speiseröhre, Haut und Lunge (Roleira et al. 2015). Ihr Wirkmechanismus beruht darauf, dass sie Entgiftungsenzyme induzieren, Kanzerogene binden und somit den Kontakt mit der DNA verhindern. Gleichzeitig haben sie auch ein antimikrobielles Potenzial, das vor allem im Zusammenhang mit Fruchtsäften intensiv untersucht wurde (Friedman 2014). Phenolsäuren sind zudem starke Antioxidanzien und wirken unterschiedlich stark antioxidativ, was vermutlich auch zu ihrem antikanzerogenen Potenzial beiträgt.

Flavonoide sind ebenfalls stark wirksame Antioxidanzien, auf Grund ihrer strukturellen Vielfalt weist eine Vielzahl von Flavonoiden diese Schutzwirkung auf (Ruskovska et al. 2020). Wegen dieser sowie weiterer Eigenschaften konnte inzwischen ein protektiver Einfluss von Flavonolen, Flavanolen und Flavonen auf Herz-Kreislauf-Erkrankungen gezeigt werden (Ivey et al.

2015; Parmenter et al. 2020; Micek et al. 2021). Die antioxidativen Fähigkeiten tragen auch zur antikanzerogenen Wirkung bei. In verschiedenen Untersuchungen wurden einerseits suppressive, andererseits stimulierende Wirkungen auf das Immunsystem beobachtet. Sie schwächen verschiedene Entzündungsreaktionen ab, beeinflussen den Blutdruck positiv und sind antimikrobiell wirksam (Bahramsoltani et al. 2019). Sie ersetzen teilweise die Funktionen von Vitamin C. Flavonoide können die Blutgerinnung hemmen (Hubbard et al. 2006) sowie den altersbedingten Rückgang kognitiver Fähigkeiten verzögern (Yeh et al. 2021).

Neuere Untersuchungen zeigen, dass Flavonole sowohl in der Prävention als auch in der Therapie von Herz-Kreislauf-Erkrankungen eine wichtige Rolle spielen (Wang et al. 2014; Jiang et al. 2015; Rangel-Huerta et al. 2015; Kimble et al. 2019; Micek et al. 2021). Metaanalysen zeigen, dass eine Flavonol-reiche Ernährung mit einem verringerten Risiko für Diabetes mellitus Typ 2 einhergeht (Bondonno et al. 2021; Liu et al. 2021).

6.7 Phytoöstrogene

Die Phytoöstrogene sind den menschlichen Östrogenen strukturell sehr ähnlich, ihre typische östrogene Wirksamkeit an den Geschlechtsorganen ist jedoch äußerst gering (0,1 % der Wirksamkeit der Östrogene). Zu den Phytoöstrogenen zählen die Isoflavonoide, die durch eine Rezeptormodulation wirken. Dabei zeigt Genistein eine spezifische Affinität für die α-Rezeptoren, Daidzein dagegen für die β-Rezeptoren. Zu den Phytoöstrogenen zählen auch Lignane, die auch zu den Polyphenolen gerechnet werden.

Die Isoflavonoide sind nur in wenigen Pflanzenarten zu finden wie Sojabohnen, die besonders reich an den Isoflavonoiden Genistein und Daidzein sind (◘ Tab. 6.8). Die

◘ **Tab. 6.8** Gehalt verschiedener Lebensmittel an Genistein und Daidzein. (Mod. nach Reinli und Block 1996)

Lebensmittel	Genistein [mg/kg]	Daidzein [mg/kg]
Sojabohnen	729	546
Misopaste	376	190
Tempeh	320	190
Sojabohnen-keimlinge	230	138
Sojabohnen-paste	171	159
Tofu	166	76
Sojawürstchen	139	49
Sojamilch	26	18
Sojasoße	5	8
Soja-Säuglingsmilch	3	<1

tägliche Zufuhr von Genistein/Genistin mit Sojaprodukten liegt in Japan bei 7,8–12,4 mg und somit deutlich höher als bei westlicher Kost.

Lignane sind weitverbreitet, da sie die Ausgangssubstanz für Lignin, den Bestandteil der pflanzlichen Zellwand, bilden. Vor allem Leinsamen und Vollkorngetreide sind lignanreich. Leinsamen haben die höchste Konzentration an Lignan. Frisches Gemüse liefert mit 1,4 mg/kg nur relativ wenig Lignan. Die bedeutendsten Lieferanten von Lignan in der Ernährung in den westlichen Industrieländern sind die verschiedenen Getreidearten (Tetens et al. 2013).

Phytoöstrogene können wegen ihrer Eigenschaft als Modulatoren von Östrogenrezeptoren entweder wie Östrogene oder wie Antiöstrogene wirken (Dominguez-Lopez et al. 2020). Verschiedene Humanstudien zeigen, dass Phytoöstrogene durch ihren Einfluss auf den Hormonstoffwechsel und die Hormonproduktion ein protektives

Potenzial sowohl bei Brustkrebs als auch bei Kolonkrebs haben (Leclerq und Jacquot 2014; Krizova et al. 2019). Neben vielfältigen Wirkmechanismen trägt ihr antioxidatives Potenzial auch zu ihrer Funktion als Antikanzerogen bei. Vermutlich wirken sie auch protektiv bei Herz-Kreislauf-Erkrankungen (Hu et al. 2021) und Osteoporose (Krizova et al. 2019; Dominguez-Lopez et al. 2020) und menopausalen Symptomen (Rowe und Baber 2021). Neuere Untersuchungen zeigen, dass Phytoöstrogene zeitlich begrenzt auf kognitive Funktionen wirken (Soni et al. 2014).

6.8 Protease-Inhibitoren

Protease-Inhibitoren sind Proteine, die aus 100–200 Aminosäuren bestehen. Wie der Name besagt, verringern sie die Aktivität von Enzymen, die Proteine abbauen. Diese Hemmung führt im Körper zu einer reaktiv vermehrten Enzymsynthese, was zu einem Mangel an verschiedenen Aminosäuren führen kann. Beim Menschen werden diese Enzyme nach bisherigen Untersuchungen jedoch nur in geringem Maße gehemmt. Protease-Inhibitoren werden nicht nur mit der Nahrung aufgenommen, sondern auch vom menschlichen Körper synthetisiert.

Sojabohnen enthalten fünf verschiedene Protease-Inhibitoren. Sie finden sich auch in anderen Hülsenfrüchten und Getreidearten wie Reis, Mais, Hafer und Weizen. Die Aktivität der Protease-Inhibitoren reduziert sich wesentlich durch Erhitzen und Keimen. Bei den Temperaturen, bei denen Weizen üblicherweise verarbeitet wird, verringert sich die Aktivität des Trypsin-Inhibitors auf etwa ein Fünftel.

Mit der Nahrung werden täglich etwa 300 mg Trypsin-Inhibitor aufgenommen. Durch den häufigen Verzehr von Hülsenfrüchten und Getreide kann der Gehalt an Protease-Inhibitoren bei einer vegetarischen Ernährung wesentlich höher liegen. In

Untersuchungen an Tieren wurde festgestellt, dass nur etwa 10 % der zugeführten Menge absorbiert wird.

Untersuchungen mit verschiedenen Tiermodellen zeigten, dass verschiedene Protease-Inhibitoren antikanzerogene Wirkungen bei Krebs an Leber, Magen, Darm, Kolon und Mundhöhle ausüben. Als Wirkmechanismen werden eine verminderte Verfügbarkeit von Aminosäuren, eine Hemmung von tumorspezifischen Proteasen, die an der Krebsentstehung beteiligt sind, sowie ihre antioxidative Wirkung diskutiert. Außerdem konnte ein entzündungshemmendes Potenzial festgestellt werden (Cid-Gallegos et al. 2022).

6.9 Monoterpene

Die Monoterpene spielen als Aromastoffe eine wichtige Rolle. Bekannte Beispiele sind das Menthol aus Pfefferminze, Carvon im Kümmel und Limonen aus Zitrusöl. Monoterpene kommen vor allem in verschiedenen Obstarten wie Orangen, Weintrauben und Aprikosen sowie in Gewürzen vor. Mit der Nahrung werden täglich etwa 2 mg Monoterpene aufgenommen. Limonen findet sich in Zitrusfrüchten; bei einem erhöhten Verzehr von Zitrusfrüchten oder deren Säften kann die Aufnahme von Limonen bis zu 170 mg/Tag betragen.

Tierexperimentelle Untersuchungen zeigten, dass die Monoterpene Limonen und Carvon antikanzerogene Wirkungen besitzen. Limonen führt in der Leber und im Dünndarm zur Aktivitätssteigerung der Entgiftungsenzyme, die in der Tumorprävention Bedeutung erlangen könnten (Rinaldi de Alvarenga et al. 2021).

6.10 Glukosinolate

Alle etwa 120 bekannten Glukosinolate enthalten Schwefel, unterscheiden sich chemisch aber wenig. Die eigentlichen Wirkstoffe stellen die enzymatischen Abbauprodukte Isothiozyanate, Thiozyanate und Indole dar. Sie tragen wesentlich zum typischen Geruch und Geschmack von Senf, Meerrettich und den verschiedenen Kohlarten bei. Isothiozyanate und Thiozyanate sind sogenannte goitrogene Substanzen, d. h. sie begünstigen die Entstehung einer Struma.

Die Glukosinolate sind vorwiegend in den Pflanzen der Familie der Kreuzblütler (Kruziferen) zu finden (◘ Tab. 6.9). Beim Erhitzen der Lebensmittel verringert sich der Gehalt an Glukosinolaten durch den enzymatischen Abbau und die Auslaugung in die Kochflüssigkeit um 35–60 %. Auch bei der Milchsäuregärung, wie sie bei der Herstellung von Sauerkraut stattfindet, verringert sich der Glukosinolatgehalt (Wu et al. 2021).

Mit der Nahrung werden täglich etwa 40 mg Glukosinolate aufgenommen, wobei

◘ **Tab. 6.9** Glukosinolatgehalt verschiedener Lebensmittel. (Possenti et al. 2016)

Lebensmittel	Glukosinolate [mg/100 g]
Brokkoli	328
Weißkohl	148
Grünkohl	143
Rosenkohl	142
Blumenkohl	71

Weißkohl die häufigste Quelle darstellt (ungefähr zwei Drittel der aufgenommenen Glukosinolate). Die tägliche Aufnahme an Indolverbindungen liegt bei etwa 15 mg, bei einer vegetarischen Ernährung beträgt die Zufuhr etwa 110 mg Indole pro Tag (Mithen et al. 2000).

In vielen Untersuchungen an Tieren zeigten Isothiozyanate und Thiozyanate antikanzerogene Wirkungen, beispielsweise bei Krebs von Magen, Brust, Leber und Lunge. In klinischen Studien konnte gezeigt werden, dass sie die Metabolisierung von körpereigenen Östrogenen beeinflussen (Hayes et al. 2008). Möglicherweise schützen Indole dadurch vor östrogenbezogenen Krebsarten wie Brust- und Endometriumkrebs (Dinkova-Kostova und Kostov 2012). Zudem sind Isothiozyanate und Thiozyanate auch antimikrobiell wirksam (Sikorska-Zimny und Beneduce 2021). Benzylisothiozyanat ist gegenüber Bakterien und Pilzen ein wirksames Antibiotikum.

6.11 Sulfide

Bei den Sulfiden handelt es sich um schwefelhaltige Verbindungen in Knoblauch und Bärlauch sowie anderen Liliengewächsen wie Zwiebeln, Schnittlauch, Schalotten und Lauch. Alliin liegt in einer Konzentration von 4 g/kg Knoblauch vor. Aus dem Alliin entsteht bei enzymatischer oder thermischer Zersetzung der Hauptwirkstoff des Knoblauchs, das Allicin (Borlinghaus et al. 2014). Es ist für den typischen Geruch des Knoblauchs verantwortlich. Sulfide sind auch in Kohlgewächsen zu finden. Allerdings entstehen hier keine aktiven Sulfidmetaboliten, weil das Enzym Allinase fehlt.

Die antimikrobielle Wirkung von Knoblauch bzw. der Sulfide ist schon seit Langem bekannt. Sie wurde bereits von Louis Pasteur 1858 nachgewiesen. Zudem wurde auch eine protektive Wirkung der Sulfide bei verschiedenen Krebsarten, insbesondere bei

Magenkrebs, in tierexperimentellen Untersuchungen und in Untersuchungen an Humanzellen festgestellt (Wang et al. 2022). Vermutlich tragen die antioxidativen und immunstimulierenden Fähigkeiten der Sulfide zum antikanzerogenen Potenzial bei. Außerdem beeinflussen sie die Blutgerinnung und wirken verdauungsfördernd, indem sie den Speichelfluss, die Magensaftsekretion sowie die Darmperistaltik anregen.

6.12 Weitere sekundäre Pflanzenstoffe

Zu den sekundären Pflanzenstoffen, die gesundheitsfördernde Wirkungen ausüben, zählen ebenfalls die antikanzerogen wirkenden Glukarate und Phthalide. Auch die Phytinsäure, deren ungünstige Effekte (wie die Verminderung der Resorption verschiedener Mineralstoffe durch Komplexbildung) bekannt sind, beeinflusst die Gesundheit letztlich günstig, denn sie wirkt regulierend auf den Blutglukosespiegel und antikanzerogen. Phytonzide und Phytoalexine sind antimikrobiell wirksam. Chlorophyll und Chlorophyllin haben eine tumorhemmende Wirkung, damit könnte die protektive Wirkung von grünem Gemüse teilweise erklärt werden.

6.13 Zusammenfassung

Bestimmte Pflanzeninhaltsstoffe, die früher als nichtnutritive Inhaltsstoffe angesehen wurden, werden heute als bioaktive Substanzen bezeichnet. Sie umfassen Ballaststoffe, Substanzen in fermentierten Lebensmitteln und sekundäre Pflanzenstoffe. Sekundäre Pflanzenstoffe spielen im sekundären Stoffwechsel der Pflanzen eine Rolle, etwa als Abwehrstoffe oder Wachstumsregulatoren, kommen nur in geringen Konzentrationen vor und haben in der Regel eine pharmakologische Wirkung.

Folgende sekundäre Pflanzenstoffe wurden dargestellt: Carotinoide (weitverbreitet; antioxidative Eigenschaften, Radikalfänger, beeinflussen die Zelldifferenzierung, immunmodulierend etc.), Phytosterine (besonders reich: Sonnenblumenkerne, Sesamsamen; cholesterinspiegelsenkend, antikanzerogen), Saponine (weitverbreitet, vor allem in Hülsenfrüchten; antikanzerogen, immunmodulierend, cholesterinspiegelsenkend, entzündungshemmend), Polyphenole (antikanzerogen, antimikrobiell, antioxidativ, protektiv bei Herz-Kreislauf-Erkrankungen etc.), Phytoöstrogene (Sojabohnen; Modulation der Östrogenwirkung, antikanzerogen, antioxidativ), Protease-Inhibitoren (Sojabohnen, Getreide; antikanzerogen, entzündungshemmend), Monoterpene (Obst, Gewürze; antikanzerogen), Glukosinolate (Kreuzblütler; antikanzerogen, antimikrobiell) und Sulfide (Knoblauch, Lauch, Zwiebeln etc.; antimikrobiell, antikanzerogen, antioxidativ, immunstimulierend).

Literatur

Aune D, Chan DS, Vieira AR et al (2012) Dietary compared with blood concentrations of carotenoids and breast cancer risk: a systematic review and meta-analysis of prospective studies. Am J Clin Nutr 96:356–373

Bahramsoltani R, Ebrahimi F, Farzaei MH et al (2019) Dietary polyphenols for atherosclerosis: a comprehensive review and future perspectives. Crit Rev Food Sci Nutr 59:114–132

Bohn T, McDougall J, Alegria A et al (2015) Mind the gap – deficits in our knowledge of aspects impacting the bioavailability of phytochemicals and their metabolites – a position paper focusing on carotenoids and polyphenols. Mol Nutr Food Res 59:1307–1323

Bondonno NP, Dalgaard F, Murray K et al (2021) Higher habitual flavonoid intakes are associated with a lower incidence of diabetes. J Nutr 151:3533–3542

Borlinghaus J, Albrecht F, Gruhlke MC et al (2014) Allicin: chemistry and biological properties. Molecules 19:12591–12618

Cid-Gallegos MS, Corzo-Rios LJ, Jimenez-Martinez C et al (2022) Protease inhibitors from plants as therapeutic agents – a review. Plant Foods Hum Nutr 77:20–29

Dinkova-Kostova AT, Kostov RV (2012) Glucosinolates and isothiocyanates in health and disease. Trends Mol Med 18:337–347

Dominguez-Lopez I, Yago-Arogon M, Salas-Huetos A et al (2020) Effects of dietary phytoestrogens on hormones throughout a human lifespan: a review. Nutrients 12:2456

Eliassen AH, Liao X, Rosner B et al (2015) Plasma carotenoids and risk of breast cancer over 20 y of follow-up. Am J Clin Nutr 101:1197–1205

Friedman M (2014) Antibacterial, antiviral, and antifungal properties of wines and winery byproducts in relation to their flavonoid content. J Agric Food Chem 62:6025–6042

Gupta C, Prakash D (2014) Phytonutrients as therapeutic agents. J Complement Integr Med 11:151–169

Gylling H, Plat J, Turley S et al (2014) Plant sterols and plant stanols in the management of dyslipidemia and prevention of cardiovascular diseases. Atherosclerosis 232:346–360

Hayes JD, Kelleher MO, Eggleston IM (2008) The cancer chemopreventive actions of phytochemicals derived from glucosinolates. Eur J Nutr 47(Suppl 2):73–88

Holden JM, Eldridge AL, Beecher et al (1999) Carotinoid content of U.S. foods: an update of the data base. J Food Comp Anal 12:169–196

Hu Y, Li Y, Sampson L et al (2021) Lignan intake and risk of coronary heart disease. J Am Coll Cardiol 78:666–676

Hubbard GP, Wolffram S, de Vos R et al (2006) Ingestion of onion soup high in quercetin inhibits platelet aggregation and essential components of the collagen-stimulated activation pathway in man. Brit J Nutr 96:482–488

Ivey KL, Hodgson JM, Croft KD et al (2015) Flavonoid intake and all-cause mortality. Am J Clin Nutr 101:1012–1020

Jiang W, Wei H, He B (2015) Dietary flavonoids intake and the risk of coronary heart disease: a dose-response meta-analysis of 15 prospective studies. Thromb Res 135:459–463

Jiang YW, Sun ZH, Tong WW et al (2021) Dietary intake and circulating concentrations of carotenoids and risk of type 2 diabetes: a dose-response meta-analysis of prospective observational studies. Adv Nutr 12:1723–1733

Kimble R, Keane KM, Lodge JK et al (2019) Dietary intake of anthocyanins and risk of cardiovascular disease: a systematic review and meta-analysis of prospective cohort studies. Crit Rev Food Sci Nutr 59:3032–3043

Krizova L, Dadakova K, Kasparovska J et al (2019) Isoflavones. Molecules 24:1076

Leclerq G, Jacquot Y (2014) Interactions of isoflavones and other plant derived estrogens with estrogen receptors for prevention and treatment of breast cancer – considerations concerning related efficacy and safety. J Steroid Biochem Mol Biol 139:237–244

Leenders M, Leufkens AM, Siersma PD et al (2014) Plasma and dietary carotenoids and vitamins A, C and E and risk of colon and rectal cancer in the European Prospective Investigation into Cancer and Nutrition. Int J Cancer 135:2930–2939

Lem DW, Davey PG, Gierhart DL et al (2021) A systematic review of carotenoids in the management of age-related macular degeneration. Antioxidants 10:1255

Leoncini E, Nedovic D, Panic N et al (2015) Carotenoid intake from natural sources and head and neck cancer: a systematic review and meta-analysis of epidemiological studies. Cancer Epidemiol Biomarkers Prev 24:1003–1011

Liu F, Sirisena S, Ng K (2021) Efficacy of flavonoids on biomarkers of type 2 diabetes mellitus: a systematic review and meta-analysis of randomized controlled trials. Crit Rev Food Sci Nutr:1–27 (Bandnummer 21)

Liu XH, Yu RB, Liu R et al (2014) Association between lutein and zeaxanthin status and the risk of cataract: a meta-analysis. Nutrients 6:452–465

Manach C, Scalbert A, Morand C et al (2004) Food sources and bioavailability. Am J Clin Nutr 79:727–747

Marrelli M, Conforti F, Araniti F et al (2016) Effects of saponins on lipid metabolism: a review of potential health benefits in the treatment of obesity. Molecules 21:1404

Micek A, Godos J, del Rio D et al (2021) Dietary flavonoids and cardiovascular disease: a comprehensive dose-response meta-analysis. Mol Nutr Food Res 65:2001019

Mithen RE, Dekker M, Verkerk R et al (2000) The nutritional significance, biosynthesis and bioavailability of glucosinolates in human foods. J Sc Food Agric 80:967–984

Navarro del Hierro J, Herrera T, Fornari T et al (2018) The gastrointestinal behavior of saponins and its significance for their bioavailability and bioactivities. J Funct Foods 40:484–497

Oakenfull D, Potter JD (1986) Determination of the saponin content of foods. In: Spiller GA (Hrsg) Handbook of dietary fiber in human nutrition. CRC Press, Boca Raton, S 549–560

Parmenter BH, Croft KD, Hodgson JM et al (2020) An overview and update on the epidemiology of flavonoid intake and cardiovascular disease risk. Food & Funct 11:6777–6806

Phillips KM, Ruggio DM, Ashraf-Khorassani M (2005) Phytosterol composition of nuts and seeds commonly consumed in the United States. J Agri Food Che 53:9436–9445

Possenti M, Baima S, Raffo A et al (2016) Glucosinolates in food. In: Mérillon JM, Ramawat KG (Hrsg) Glucosinolates. Reference Series in Phytochemistry. Springer International Publishing, Switzerland

Rangel-Huerta OD, Pastor-Villaescusa B, Aguilera CM et al (2015) A systematic review of the efficacy of bioactive compounds in cardiovascular disease: phenolic compounds. Nutrients 7:5177–5216

Reinli K, Block G (1996) Phytoestrogen content of foods – a compendium of literature values. Nutr Cancer 26:123–148

Rinaldi de Alvarenga JF, Genaro B, Lamesa Costa B et al (2021) Monoterpenes: current knowledge on food source, metabolism, and health effects. Crit Rev Food Sci Nutr:1–38 (Bandnummer 12)

Roleira FM, Tavares-da-Silva EJ, Varela CL et al (2015) Plant derived and dietary phenolic antioxidants: anticancer properties. Food Chem 15(183):235–258

Rowe IJ, Baber RJ (2021) The effect of phytoestrogens on menopausal health. Climacteric 24:57–63

Ruskovska T, Maksimova V, Milenkovic D (2020) Polyphenols in human nutrition: from the *in vitro* antioxidant capacity to the beneficial effects on cardiometabolic health and related interindividual variability – an overview and perspective. Brit J Nutr 123:241–254

Salehi B, Quispe C, Sharifi-Rad J et al (2021) Phytosterols: from preclinical evidence to potential applications. Front Pharmacol 11:599959

Sikorska-Zimny K, Beneduce L (2021) The glucosinolates and their bioactive derivatives in *Brassica*: a review on classification, biosynthesis and content in plant tissues, fate during and after processing, effect on the human organism and interaction with the gut microbiota. Crit Rev Food Sci Nutr 61:2544–2571

Soni M, Rahardjo TB, Soekardi R et al (2014) Phytoestrogens and cognitive function: a review. Maturitas 77:209–230

Tetens I, Turrini A, Tapanainen H, Christensen T et al (2013) Dietary intake and main sources of plant lignans in five European countries. Food Nutr Res, 57. https://doi.org/10.3402/fnr.v57i0.19805

Wallace TC, Blumberg JB, Johnson EJ, Shao A (2015) Dietary bioactives: establishing a scientific framework for recommended intakes. Adv Nutr 15:1–4

Wang X, Ouyang YY, Liu J, Zhao G et al (2014) Flavonoid intake and risk of CVD: a systematic review and meta-analysis of prospective cohort studies. Brit J Nutr 111:1–11

Wang Y, Huang P, Wu Y et al (2022) Association and mechanism of garlic consumption with gastrointestinal cancer risk: a systematic review and meta-analysis. Oncol Lett 23:125–141

Watzl B, Leitzmann C (2005) Bioaktive Substanzen in Lebensmitteln, 3. Aufl. Hippokrates, Stuttgart

Wilson LM, Tharmarajah S, Jia Y et al (2021) The effect of lutein/zeaxanthin intake on human macular pigment optical density: a systematic review and meta-analysis. Adv Nutr 12:2244–2254

Woodside JV, McGrath AJ, Lyner N et al (2015) Carotenoids and health in older people. Maturitas 80:63–68

Wu X, Huang H, Childs H et al (2021) Glucosinolates in *Brassica* vegetables: characterization and factors that influence distribution, content, and intake. Ann Rev Food Sci Technol 12:485–511

Yates AA, Dwyer JT, Erdman JW Jr et al (2021) Perspective: framework for developing recommended intakes of bioactive dietary substances. Adv Nutr 12:1087–1099

Yeh TS, Yuan C, Ascherio A et al (2021) Long-term dietary flavonoid intake and subjective cognitive decline in US men and women. Neurology 97:e1041–e1056

Yuan G, Wahlqvist ML, He G et al (2006) Natural products and anti-inflammatory activity. Asia Pac J Clin Nutr 15:143–152

Zhang PY, Xu X, Li XC (2014) Cardiovascular diseases: oxidative damage and antioxidant protection. Eur Rev Med Pharmacol Sci 18:3091–3096

6

Ballaststoffe

Andreas Hahn und Claus Leitzmann

Inhaltsverzeichnis

© Der/die Autor(en), exklusiv lizenziert an Springer-Verlag GmbH, DE, ein Teil von Springer Nature 2025
R. Stange et al. (Hrsg.), *Ernährung und Fasten als Therapie*, https://doi.org/10.1007/978-3-662-68881-6_7

Einführung

Lange Zeit war der Fokus der ernährungs- und lebensmittelwissenschaftlichen Forschung darauf gerichtet, die Grundbedürfnisse der Ernährung qualitativ und quantitativ zu definieren, um das Überleben sicherzustellen. Dahinter stand das Ziel einer ausreichenden Versorgung mit Lebensmitteln, die noch dazu hygienisch einwandfrei und toxikologisch unbedenklich sein sollten. Dies ist verständlich vor dem Hintergrund, dass die Entwicklungsgeschichte des Menschen durch ausgeprägte Phasen der Nahrungsmittelknappheit geprägt ist. Entsprechend sollten Lebensmittel auch möglichst „nahrhaft" sein und nach dem seinerzeitigen Verständnis keine Bestandteile enthalten, die hierzu nicht beitragen oder sogar unnötig belasten. Ganz besonders galt dies für unverdauliche Stoffe, im deutschen Sprachraum als **Ballaststoffe** bezeichnet, die deshalb möglichst aus den Lebensmitteln **entfernt** werden sollten.

In den 1970er-Jahren postulierten die englischen Tropenmediziner Denis P. Burkitt (1911–1993) und Hubert C. Trowell (1904–1989) ihre „Detary Fiber Hypothesis" (Burkitt et al. 1972; Burkitt und Trowell 1977; Cummings und Engineer 2018), wonach eine zu geringe Zufuhr dieser „Ballaststoffe" für die Entstehung einiger „Zivilisationskrankheiten" ursächlich sein sollte. Damit rückten erstmals Inhaltsstoffe von Lebensmitteln in den Fokus, die bis dato als überflüssig oder gar unerwünscht galten. Ihr Fehlen verursacht, anders als bei essenziellen Nährstoffen, keine unmittelbaren Mangelerscheinungen, die sich in Form von Veränderungen biochemischer und klinischer Kenngrößen manifestieren. Auch wenn die Annahmen von Burkitt und Trowell sich nicht in allen Punkten bestätigen, so ist inzwischen epidemiologisch belegt und auf physiologischer und biochemischer Ebene verstanden, dass Ballaststoffe zur langfristigen Gesundheit und zur Prävention von einigen chronisch-degenerativen Erkrankungen beitragen. Anders als ursprünglich gedacht, sind die Effekte der Ballaststoffe nicht auf den Gastrointestinaltrakt beschränkt, sondern auch systemischer Natur.

Dieser Beitrag gibt einen Überblick über folgende Aspekte von Ballaststoffen
- Definition, Einteilung und chemische Charakteristika,
- physiko-chemische und physiologische Eigenschaften,
- physiologische Effekte,
- präventive Bedeutung,
- Vorkommen,
- empfohlene Zufuhr und Versorgungssituation.

7.1 Definition

Ballaststoffe stellen eine chemisch heterogene Stoffgruppe dar, wobei es sich ganz überwiegend um Saccharide unterschiedlicher Struktur und Kettenlänge handelt (Ströhle et al. 2012a). Eine allgemein akzeptierte und verbindliche **Definition** des Begriffs Ballaststoffe (engl. **dietary fiber**) existiert bis heute nicht. Es findet sich vielmehr weltweit eine größere Zahl an Definitionen verschiedener wissenschaftlicher Gremien und Institutionen. Ihnen gemeinsam ist, dass es sich bei Ballaststoffen um **unverdauliche Lebensmittelbestandteile** handelt. Die Mehrzahl der Definitionen basiert auf einer physiologischen Charakterisierung der Ballaststoffe, während sich andere ausschließlich auf die Analysemethoden stützen. Inzwischen erfolgt die Begriffsbestimmung üblicherweise anhand der physiologischen Kriterien. Früher oft undifferenziert genutzte Begriffe wie „Nahrungsfasern", „Pflanzenfasern" oder „Rohfaser" sind uneindeutig und sollten nicht mehr verwendet werden.

In Deutschland ist die in den DGE/ÖGE-Referenzwerten (früher: D-A-CH-Referenzwerte) für die Nährstoffzufuhr verwendete Definition geläufig DGE/ÖGE 2024). Danach sind Ballaststoffe „*Bestandteile pflanzlicher Nahrung [...], die von den körpereigenen Enzymen des menschlichen Magen-Darm-Trakts nicht abgebaut werden.*" Diese Charakterisierung ist allerdings zu eng gefasst, da sie sich ausschließlich auf in Pflanzen vorkommende Inhaltsstoffe beschränkt und unberücksichtigt lässt, dass auch andere Substanzen Ballaststoffeigenschaften besitzen.

Das amerikanische Institute of Medicine (IOM) schlägt zwei sich ergänzende Definitionen vor, die darauf abzielen, derzeitige wie auch zukünftige Ballaststoffe in der Nahrung zu erfassen (Institute of Medicine 2001). Differenziert wird dabei zwischen unverdaulichen Kohlenhydraten und Lignin, die intrinsisch und intakt in Pflanzen vorkommen („dietary fiber"), sowie zugesetzten isolierten, unverdaulichen Kohlenhydraten, die positive physiologische Wirkungen auf den Menschen ausüben („added fiber"). Der Gesamtballaststoffgehalt ergibt sich aus der Summe dieser beiden Gruppen. Der Ansatz des IOM trägt der Tatsache Rechnung, dass es neben den natürlicherweise in Lebensmitteln vorkommenden Kohlenhydraten sowie Lignin und Cutin weitere von den menschlichen Verdauungsenzymen nicht hydrolysierbare Kohlenhydrate gibt, die aus Lebensmitteln durch unterschiedliche Verfahren (physikalisch, enzymatisch, chemisch) oder aber synthetisch gewonnen werden. Hierzu zählen nicht nur Polysaccharide, sondern auch Kohlenhydrate, die aus weniger als zehn Monosacchariden bestehen (z. B. Lactulose, Oligofruktosen).

⟫ Ballaststoffe sind von den menschlichen Verdauungsenzymen nicht hydrolysierbare Poly-, Oligo- und Disaccharide sowie die Nicht-Saccharide Lignin und Cutin. Die Definition erfolgt somit nicht chemisch, sondern physiologisch. Wichtigste Vertreter sind die Polysaccharide

Cellulose, Hemicellulosen, Pektin sowie resistente Stärken. Neben den in pflanzlichen Lebensmitteln natürlicherweise vorkommenden Ballaststoffen finden sich zahlreiche Verbindungen mit Ballaststoffcharakter, die mit unterschiedlichen Verfahren gewonnen und Lebensmitteln zugesetzt werden können.

Auch einige Bestandteile tierischen Ursprungs können nicht von den Verdauungsenzymen des Menschen abgebaut werden (Leitzmann und Keller 2020). Hierzu zählen beispielsweise Haare und Nägel sowie Chitin aus dem Panzer von Krustentieren. Sie werden nicht den Ballaststoffen zugerechnet und besitzen quantitativ keine Bedeutung.

7.2 Einteilung und chemische Charakteristika

In chemischer Hinsicht lassen sich Ballaststoffe in **Kohlenhydrate (Saccharide)** und **Nicht-Kohlenhydrate** unterteilen. Bei den Nicht-Kohlenhydraten besitzen lediglich Lignin sowie Cutin eine größere Bedeutung (◨ Tab. 7.1).

Die als Ballaststoff wirksamen Saccharide werden, wie auch verdaulichen Kohlenhydrate, in Di-, Oligo- und Polysaccharide eingeteilt. Wichtigste Gruppe sind die **Nicht-Stärke-Polysaccharide** (◨ Tab. 7.2), allen voran Zellulose, verschiedene Hemizellulosen und Pektin. Einzelne Ballaststoffe sind auch als Isolate oder Konzentrate im natürlichen Verbund erhältlich (z. B. Zellulose, Inulin, Flohsamenschalen, Guarkernmehl). Ballaststoffcharakter besitzen zudem **resistente Stärken**, deren Bedeutung erst in jüngerer Zeit immer deutlicher wird. Sie entstehen vor allem beim Lagern und Abkühlen stärkereicher Lebensmittel durch **Retrogradation** der Stärke, so dass beispielsweise abgekühlte Kartoffeln und Nudeln oder altbackenes Brot höhere An-

◘ Tab. 7.1 Aufbau und Vorkommen wichtiger Nicht-Kohlenhydrat-Ballaststoffe. (Modifiziert nach Ströhle et al. 2018)

Stoff-gruppe	Ver-treter	Chemischer Aufbau	Vorkommen in Lebensmitteln
Polymere unterschied-licher Struktur mit unterschiedlichen Monomeren	Lignin	– Makromolekül aus Phenyl-propanderivaten (Coniferylal-kohol, Cumarylalkohol, Syn-apylalkohol)	– Bewirkt Verholzung (lignum, lat. = Holz) der pflanzlichen Zell-wand, quantitativ ebenso be-deutend wie Cellulose
	Cutin	– Polymer aus vorwiegend un-gesättigten Hydroxyfettsäuren	– Bestandteil der wasserundurch-lässigen pflanzlichen Cuticula

7

◘ Tab. 7.2 Aufbau und Vorkommen ausgewählter Polysaccharid-Ballaststoffe. (Modifiziert nach Ströhle et al. 2018)

Stoff-gruppe	Vertreter	Chemischer Aufbau	Herkunft und Vorkommen in Lebens-mitteln (Auswahl)
Nicht-Stärke-Poly-saccharide	Zellulose	– Aufbau aus β-1,4-glykosidisch verknüpften Glukoseeinheiten – Langkettige, unverzweigte Struktur	– Faserstoff der Zellwand höherer Pflan-zen, vergesellschaft mit Hemizellulosen – Quellen: Gemüse, Leguminosen, Voll-korn, Hafer- und Weizenkleie
	Hemi-cellulosen	– Heterogene Poly-saccharide mit uneinheit-licher Struktur und variie-renden Eigenschaften – Aufbau aus Hexosen (Ga-laktose, Glukose, Man-nose), Pentosen (Arabinose, Xylose) und Uronsäuren (Glukuron- und Galaktu-ronsäure)	– Begleitfaserstoff von Zellulose in Zell-wänden höherer Zellen – Quellen: Endosperm von Weizen, Rog-gen und Gerste (Arabinoxylane) – Samenschalen des indischen Floh-samens (Psyllium) bestehen ebenfalls überwiegend aus Hemizellulosen
	Pektin	– Unverzweigtes Poly-saccharid aus 85–100 % Galakturonsäuremonome-ren mit Beimengungen von Pentosen und Hexosen – Carboxylgruppen zu 20–80 % verestert	– Gerüstsubstanz in Zellwänden von Pflanzen – Quellen: Obst und Gemüse; nicht ent-halten in Getreide
	Inulin	– Polysaccharid aus β-1,2-glykosidisch verknüpften Fruktoseeinheiten	– Reservekohlenhydrat einiger Pflanzen (Artischocke, Topinambur)
	Guar	– Mannosepolymer mit einzelnen abzweigenden Galaktosemonomeren	– Endosperm der indischen Guarbohne (Cyamopsis tetragonolobus)

◻ Tab. 7.2   (Fortsetzung)

Stoff-gruppe	Vertreter	Chemischer Aufbau	Herkunft und Vorkommen in Lebens-mitteln (Auswahl)
Resistente Stärken	Physikalisch resistente Stärke Resistente Stärkegranula Retro-gradierte Stärke	– Chemisch identisch mit Stärke (Amylose und Amylopektin)	– Physikalisch resistente Stärke: große stärkehaltige Partikel, die enzymatisch schlecht angreifbar sind; Vorkommen in grob geschrotetem Getreide – Resistente Stärkegranula: kristalline Stärkepartikel, ebenfalls schlecht hydro-lysierbar; Vorkommen in unreifen Bana-nen, Leguminosen, unerhitzten Kartoffeln – Retrogradierte Stärke: Rekristallisation von thermisch behandelter Stärke durch Austrocknung und Abkühlung; Vor-kommen in Brot sowie gekochten und an-schließend abgekühlten Kartoffeln oder Nudeln

teile an resistenter Stärke enthalten (Ströhle et al. 2018).

Retrogradation
Kochen oder Backen von Stärke führt zu deren Quellen (Verkleisterung) durch Ein-lagerung von Wasser. Bei der Retro-gradation gibt die (verkleisterte) Stärke einen Teil des physikalisch gebundenen Wassers während der Lagerung ab. Nied-rige Temperaturen beschleunigen diesen Prozess. Hierdurch wird die Stärke **unlös-lich**, es bildet sich eine **mikrokristalline Struktur**, die von den Verdauungs-enzymen nicht mehr angreifbar („resis-tent") ist. Dieser Prozess der Re-kristallisation betrifft fast ausschließlich den Amyloseanteil der Stärke (20–30 % der Gesamtstärke), wohingegen die ver-zweigtkettigen Amylopektinmoleküle das eingelagerte Wasser besser binden können.

Di- und Oligo-Saccharid-Ballaststoffe (◻ Tab. 7.3) besitzen im Allgemeinen eine quantitativ untergeordnete Rolle, ausge-nommen Oligofruktose, die als Präbiotikum (▸ Abschn. 7.4.3) Verwendung findet, sowie Laktulose, die als Laxans eingesetzt wird.

Neben den in ◻ Tab. 7.1, 7.2 und 7.3 ge-nannten Verbindungen fungieren zahlreiche weitere Substanzen aus unterschiedlichen Quellen (jeweils in Klammern) als Ballast-stoffe. Polysaccharide **aquatischen Ur-sprungs** sind beispielsweise Carrageenan (Rotalgen), Agar-Agar (Rotalgen) und Algi-nate (Braunalgen). Aus **exotischen Pflanzen** gewonnen werden u. a. Gummi arabicum (verschiedene afrikanische und arabische Akazienarten) sowie Johannisbrotkern-mehl, auch als Carobmehl bekannt (Johannisbrotkernbaum). Viele dieser Ver-bindungen, aber auch Pektin oder syntheti-sche Zellulosederivate (z. B. Methyl-zellulose, Methylethylzellulose), sind als Lebensmittelzusatzstoffe zugelassen, um die rheologischen Eigenschaften der Produkte zu modifizieren. Insgesamt kommen dabei aber vergleichsweise geringe Mengen zum Einsatz, die nicht nennenswert zur Ballast-stoffversorgung des Menschen beitragen. Häufiger verwendete **Ballaststoff-**

□ **Tab. 7.3**   Aufbau und Vorkommen ausgewählter Di- und Oligosaccharid-Ballaststoffe. (Modifiziert nach Ströhle et al. 2018)

Stoff-gruppe	Vertreter	Chemischer Aufbau	Herkunft und Vorkommen in Lebensmitteln (Auswahl)
Disaccharid-Ballaststoffe	Laktulose	Aufbau aus je einem Fruktose- und einem Galaktosemonomer; aus β-1,4-glycosidisch verknüpft	Bildung durch Isomerisierung von Lactose, hierdurch geringe Gehalte in ultrahocherhitzter sowie sterilisierter Milch Isoliert als laxierend wirkendes Kohlenhydrat
Oligo-Sacccharid-Ballaststoffe	Oligofruktose (Fruktose-oligosaccharide, FOS)	Aufbau aus β-1,2-glycosidisch verknüpften Fruktoseeinheiten (wie Inulin) mit einer Kettenlänge von 3–10 Fruktoseeinheiten	Gewonnen durch teilweise Hydrolyse von Inulin Zusatz als Prebiotikum in Lebensmitteln

7

konzentrate sind Flohsamenschalenpulver (Ballaststoffgehalt ca. 88 %), Weizenkleie (ca. 50 %) und Leinsamen (ca. 35 %).

7.3 Physiko-chemische und physiologische Eigenschaften

Die physiologischen Wirkungen von Ballaststoffen (▶ Abschn. 7.4) beruhen auf deren physikalisch-chemischen und physiologischen Eigenschaften. Bedeutsam sind dabei die Wechselwirkungen mit Wasser, die elektrische Ladung sowie die Interaktionen mit der Mikrobiota des Darms. Daraus resultieren drei wesentliche Unterscheidungsmerkmale von Ballaststoffen (Ströhle et al. 2018):
- die physikochemische Differenzierung in **lösliche und unlösliche Ballaststoffe**,
- die physiologische Unterscheidung nach **fermentierbaren und nicht fermentierbaren Ballaststoffen**, sowie
- die Einteilung nach Ladungsverhalten in **neutrale und negativ geladene Ballaststoffe.**

7.3.1 Löslichkeit

Auf Basis der Interaktionen mit Wasser lassen sich Ballaststoffe in lösliche, stark Wasser einlagernde Substanzen sowie nicht lösliche Stoffe unterteilen (□ Tab. 7.4). Erstere werden auch als Quell-, letztere als Füllstoffe bezeichnet, wenngleich diese Begrifflichkeiten aus heutiger Sicht mit Blick auf die Wirkungen nicht passend sind.
- **Wasserlösliche Ballaststoffe** wie Pektine, Beta-Glucane, Pflanzengummis und einige Hemizellulosen weisen eine ausgeprägte Wasserbindungskapazität aus (1 g Pektin bindet bis zu 60 ml Wasser). Das Wasser wird dabei adsorbiert oder in die Matrix eingeschlossen. Hierdurch sind wasserlösliche Ballaststoffe stark quellfähig und erhöhen die Viskosität von Lösungen bzw. bilden Gele. Besonders ausgeprägt ist dies u. a. bei Pektin und Guar.
- **Wasserunlösliche Ballaststoffe** (Zellulose, Lignin, resistente Stärke, ein Teil der Hemizellulosen) zeigen nur eine geringe Wasserbindung von durch-

◘ Tab. 7.4 Physikochemische und physiologische Eigenschaften ausgewählter Ballaststoffe. (Modifiziert nach Ströhle et al. 2018)

Ballaststoff	Wasserlöslich-keit	Quellfähigkeit	Viskosität/ Gelbildung	Elektrische Ladung	Fermen-tierbarkeit, %
Zellulose	–	(+)	–	Neutral	10–30
Resistente Stärken	–	+	(+)	Neutral	Ca. 100
Lignin	–	–	–	Neutral	0
Hemizellulosen	50 % +, 50 % –	++	+	Negativ	50–70
Pektin	+	+++	+++	Negativ	Ca. 100
Inulin	+	+	++	Neutral	100
Guar	+	++++	+++	Neutral	Ca. 100

Nicht gegeben, + vorhanden (Zahl der Symbole zeigt die Ausprägung an)

schnittlich 3 ml/g, wobei diese bei Cellulose (0,4 ml/g) besonders gering ausgeprägt ist. Lignin bindet gar kein Wasser.

7.3.2 Ladung

Abhängig von den jeweiligen Monomeren zeigen Ballaststoffe eine unterschiedliche **elektrische Ladung** und können in negativ geladene und neutrale Subtanzen unterteilt werden (◘ Tab. 7.4). Negative Ladungen sind überwiegend die Folge der Dissoziation der Carboxylgruppe von Uronsäuren (z. B. Galakturonsäure in Pektin). Aufgrund der Ladungen sind Ballaststoffe zur Adsorption von Kationen und zum Ionenaustausch befähigt.

7.3.3 Fermentierbarkeit

Während Ballaststoffe definitionsgemäß von den Verdauungsenzymen des Menschen nicht abgebaut werden können, dienen sie teilweise der **intestinalen Mikrobiota** (s.

Übersicht „**Intestinale Mikrobiota**") als Substrat (Cai et al. 2020). Die **Fermentierbarkeit** variiert von Stoffgruppe zu Stoffgruppe erheblich (◘ Tab. 7.4): Während wasserlösliche Ballaststoffe sowie resistente Stärken fast vollständig fermentativ genutzt werden können, sind andere nicht (Lignin, Cutin) oder nur teilweise nutzbar. Die Verwertung hängt allerdings nicht nur von der Struktur der Ballaststoffe ab, sondern auch von der Zusammensetzung der Mikrobiota. Dabei fördern einzelne Ballaststoffe das Wachstum verschiedener Bakterienpopulationen in unterschiedlichem Maße (Makki et al. 2018).

Intestinale Mikrobiota (nach Hahn et al. 2023)
Die intestinale Mikrobiota („Darmflora") ist die Gemeinschaft der Mikroorganismen im Magen-Darm-Trakt des Menschen. Die Mikrobiota stellt ein komplexes und dynamisches Ökosystem dar, das sich nach der Geburt entwickelt. Die Gesamtzahl der Mikroorganismen beträgt etwa 10^{14} und übersteigt die Zahl der Körperzellen um mehr als das Zehnfache. Bei einer Gesamtbakterienmasse von zwei

bis drei Kilogramm finden sich in diesem Lebensraum etwa 400 bis 500 Bakterienarten, wobei 30 bis 40 Arten bis zu 99 % der bakteriellen Zellmasse ausmachen. Aufgrund der unterschiedlichen Milieubedingungen variiert die Besiedlungsdichte von Abschnitt zu Abschnitt. Während die Bakteriendichte im Magen und im proximalen Dünndarm gering ist, steigt sie im Jejunum und Ileum an und erreicht im Kolon mit 10^9–10^{12} koloniebildenden Einheiten (KBE) pro ml die höchste Dichte. Anaerobe, gramnegative Stäbchenbakterien der Gattung *Bacteroides* und überwiegend grampositive *Firmicutes* bilden dort den Hauptanteil der Mikrobiota. Aerobe und fakultativ anaerobe Arten (Coliforme oder Enterokokken) machen maximal ein Prozent der Darmmikrobiota aus. Nur 0,01 % und weniger entfallen auf Arten der Gattungen *Lactobacillus*, *Clostridium*, *Staphylococcus*, *Proteus* und *Pseudomonas* sowie einige Hefen.

Die im Darm angesiedelten Mikroorganismen tragen auf verschiedenen Wegen direkt und indirekt zur menschlichen Gesundheit bei. Wesentliche Funktionen sind:

- Verdauung von unverdaulichen Nahrungsbestandteilen
- Versorgung des Darmepithels mit Energie
- Unterstützung bei der Aufrechterhaltung der mukosalen Barriere
- Förderung der Darmperistaltik
- Detoxifizierung, aber auch Toxifizierung im Darm befindlicher Substanzen
- Immunmodulation
- Kolonisationsresistenz (Verhinderung der Ansiedlung pathogener Mikroorganismen)

7.4 Physiologische Effekte der Ballaststoffe

Im Gegensatz zu „klassischen" Nährstoffen besitzen Ballaststoffe weder eine Bedeutung als Bausubstanz für den menschlichen Organismus, noch zeigen sie charakteristische biochemische Funktionen in bestimmten Stoffwechselwegen (wie z. B. Kohlenhydrate und Fette als Energiesubstrate oder viele Vitamine als Kofaktoren bei enzymatischen Reaktionen). Ihre Bedeutung beruht vielmehr einerseits auf lokalen Effekten im Magen-Darm-Trakt sowie andererseits auf systemischen Wirkungen, die sich durch die beim mikrobiellen Abbau entstehenden Fermentationsprodukte ergeben.

Bis heute sind nicht alle physiologischen Wirkungen der Ballaststoffe vollständig verstanden. Dies liegt vor allem daran, dass verschiedene Substanzgruppen aufgrund ihrer unterschiedlichen Eigenschaften differierende Effekte zeigen. Die Komplexität wird zusätzlich erhöht, weil Ballaststoffe nicht isoliert aufgenommen werden, sondern üblicherweise als Bestandteil variierender Kostformen. Entsprechend ist es schwierig, die Ballaststoffwirkung von synergistischen und antagonistischen Effekten anderer Lebensmittelbestandteile abzugrenzen. Studien mit isolierten Ballaststoffen hingegen ermöglichen umgekehrt nur näherungsweise auf die komplexe Gesamtsituation rückzuschließen.

Bei der Interpretation von Studien mit ballaststoffreicher Ernährung ist außerdem zu berücksichtigen, dass eine pflanzenorientierte Ernährungsweise mit einem hohen Anteil an Ballaststoffen im Allgemeinen auch durch eine niedrigere Energiedichte gekennzeichnet ist. Bereits so ergeben sich gesundheitliche Effekte.

7.4.1 Mundhöhle und Magen

Die Zufuhr von Ballaststoffen erfordert durch deren Faserstruktur einen erhöhten Kauaufwand. Diese bei Cellulose und Lignin besonders ausgeprägte Wirkung führt in der Mundhöhle zu zwei wesentlichen Effekten:

- **Erhöhte Speichelsekretion** und hierdurch bessere Zahnreinigung als Folge des längeren Kauens und höheren Kaudrucks
- **Verstärkte Abgabe von Bicarbonat** mit steigender Speicherproduktion und hierdurch Neutralisation zahnschädigender, bakteriell gebildeter Säuren

Im Magen erhöhen vor allem gut quellfähige Ballaststoffe die **Viskosität des Speisebreis** und erhöhen dessen Volumen. Hierdurch wird über Dehnungsrezeptoren das Sättigungsgefühl verstärkt; gleichzeitig bleibt die **Sättigungswirkung** durch eine verzögerte Magenentleerung länger erhalten.

7.4.2 Dünndarm

Wasserlösliche Ballaststoffe führen durch die Viskositätserhöhung zu einer **verlangsamten Passage** des Speisebreis durch den Dünndarm, wobei die Ausprägung des Effekts vom jeweiligen Quellvermögen abhängt. Demgegenüber können nicht wasserlösliche Ballaststoffe die Transitzeit verkürzen.

Gleichzeitig verzögern gelbildende Ballaststoffe die **enzymatische Spaltung** der Nahrungsbestandteile und verlangsamen damit die **Absorption** der Hydrolyseprodukte. Die Wirkung beruht auf einem Einschluss von Verdauungsenzymen und Lebensmittelbestandteilen in die Gelmatrix. Zusätzlich wird auch die Diffusion der Nährstoffe an die Darmmukosa verlangsamt, so dass Digestion und Absorption insgesamt länger andauern. Am bedeutsamsten ist dieser Effekt bei Kohlenhydraten, da sich die Glukoseanflutung ins Blut verzögert, so dass Blutzuckeranstieg und Insulinausschüttung geringer ausfallen (Ludwig 2002; Silva et al. 2013). Ballaststoffe vermindern somit, unabhängig von anderen Faktoren (z. B. Fettgehalt, Anwesenheit von Enzyminhibitoren), den **glykämischen Index (GI)** bzw. die glykämische Last (GL) von Lebensmitteln (s. Übersicht „Glykämischer Index und Glykämische Last"). ◘ Tab. 7.5 zeigt beispielhaft GI und GL ausgewählter Lebensmittel. Es ist darauf hinzuweisen, dass sich der tatsächliche glykämische Effekt einer Kostform nicht aus einzelnen Lebensmitteln ergibt, sondern aus deren Gesamtheit.

> **Glykämischer Index und Glykämische Last (Matissek und Hahn 2023)**
> Der **glykämische Index (GI)** erlaubt es, die Wirkung verschiedener kohlenhydrathaltiger Lebensmittel auf den Blutglukosespiegel zu vergleichen. Der GI ist ein Maß für den Anstieg des Blutglukosespiegels nach dem Verzehr eines Lebensmittels mit einem Kohlenhydratgehalt von 50 g. Dabei wird der Blutzuckerverlauf über eine bestimmte Zeit (bestimmt als Fläche unter der Blutzuckerkurve; Area Under Curve, AUC) nach der Gabe des Testlebensmittels in Beziehung gesetzt zum Blutglukoseanstieg nach der Gabe von 50 g Glukose bzw. 50 g Kohlenhydraten in Form von Weißbrot. Je höher der Wert ausfällt, umso ausgeprägter ist die glykämische Wirkung eines Lebensmittels. Der GI wird u. a. vom Ballaststoff-, Fett- und Proteingehalt eines Lebensmittels, seinem Verarbeitungsgrad und dem evtl. Vorhandensein von Enzyminhibitoren bestimmt. Der Polymerisationsgrad der enthaltenen verdaulichen Kohlenhydrate (z. B. Glukose vs. Maltodextrin vs. Stärke) spielt hingegen bei den meisten Kohlenhydraten eine

◘ **Tab. 7.5** Beispiele für den glykämischen Index (GI) und die glykämische Last (GL) von Lebensmitteln. (Matissek und Hahn 2023, modifiziert nach Atkinson et al. 2008)

Lebensmittel	GI	Übliche Portionsgröße (g)	Verwertbare Kohlenhydratmenge (g/Portion)	GL
Cornflakes	81	30	25	30
Wassermelonen	80	120	6	5
Weizenbrot, weiß	74	30	12	9
Roggenbrot mit (80 % intakten) ganzen Körnern	41	30	12	5
Bananen	47	120	24	11
Äpfel, Golden Delicious	39	120	16	6

Die Daten zeigen beispielhaft, dass Lebensmittel mit ähnlichem GI aufgrund der unterschiedlichen Kohlenhydratanteile in einer Portion eine deutlich abweichende GL aufweisen (z. B. Cornflakes vs. Wassermelone). Zudem können. je nach Zusammensetzung des Lebensmittels, bei vergleichbarem Kohlenhydratgehalt deutliche Unterschiede in GI und GL resultieren (z. B. Weißbrot vs. Roggenvollkornbrot).

untergeordnete Rolle, da die Hydrolyse schnell und effizient erfolgt.

Da der Kohlenhydratgehalt einzelner Lebensmitten stark differiert, können verschiedene Lebensmittel aufgrund der unterschiedlichen Verzehrmengen nicht direkt verglichen werden. Hierzu wird deshalb die **glykämische Last (GL)** herangezogen. Sie berücksichtigt zusätzlich die mit einem Lebensmittel verzehrte Kohlenhydratmenge und ergibt sich als Produkt aus dem GI eines Lebensmittels und der Kohlenhydratmenge in 100 g.

Negativ geladene Ballaststoffe sind zur **Adsorption von Kationen** befähigt, die somit nicht mehr frei vorliegen und der Absorption entzogen werden. In der Vergangenheit wurde häufig hieraus gefolgert, dass sich negative Effekte auf die Bilanz von insbesondere Kalzium, Eisen und Zink ergeben. Tatsächlich allerdings scheinen fermentierbare Ballaststoffe die **Bioverfügbarkeit** dieser Mineralstoffe eher zu verbessern. Da mit einer ballaststoffreichen Ernährung gleichzeitig meist mehr Mineralstoffe aufgenommen werden, besitzt die potenzielle Absorptionshemmung nur eine geringe praktische Bedeutung. Bekannt ist allerdings, dass Phytinsäure als Begleitstoff von Ballaststoffen die Absorption von Zink deutlich vermindern kann. Daher werden die Empfehlungen zur wünschenswerten Zinkzufuhr im deutschsprachigen Raum inzwischen nach der Phytataufnahme mit der Nahrung differenziert. Eine hohe Phytatzufuhr (Ernährung mit hohem Anteil an Vollkornprodukten und Hülsenfrüchten) sollte danach mit einer erhöhten Aufnahme an Zink einhergehen.

❯ **Arzneimitteleinnahme berücksichtigen!**
Ballaststoffe vermögen die Absorption einiger Arzneistoffe zu vermindern und somit deren Pharmakokinetik zu beeinflussen. Dies betrifft u. a. Metformin, Glibenclamin (Glyburid), Levothyroxin, Warfarin, Penicillin, Carbamazepin und trizyklische Antidepressiva wie Desipra-

min oder Doxepin. Wenn in der Gebrauchsinformation so angegeben, sollten diese Substanzen immer zeitlich versetzt zu einer ballaststoffrechen Mahlzeit eingenommen werden.

Einige Ballaststoffe, insbesondere stark quellenden Substanzen, aber auch Lignin, vermögen **Gallensäure** effektiv zu binden und deren fäkale Exkretion zu steigern. Da hierdurch Gallensäuren dem enterohepatischen Kreislauf entzogen werden, ist ihre Neusynthese aus Cholesterol erforderlich. In der Folge sinken LDL- und Gesamtcholesterolspiegel.

7.4.3 Dickdarm

Beschaffenheit und Volumen des Stuhles hängen wesentlich von Menge und Art der aufgenommenen Ballaststoffe ab. Das Stuhlvolumen kann dabei auf unterschiedlichem Weg beeinflusst werden: Nicht wasserlösliche und schlecht fermentierbare Ballaststoffe, insbesondere Lignin und Zellulose, erhöhen direkt das Stuhlvolumen. Sie führen gleichzeitig zur Bildung eines harten, wasserarmen Stuhls. Demgegenüber steigern lösliche, gut fermentierbare Ballaststoffe das Stuhlvolumen über eine Vermehrung der intestinalen Bakterienmasse; gleichzeitig führen sie zu einer weicheren, wasserreichen Stuhlbeschaffenheit. Eine besonders ausgeprägte Zunahme des Stuhlgewichtes bewirken Getreidevollkornprodukte sowie Kleie. Infolge der Volumenzunahme erhöht sich die Darmperistaltik und die Darmpassage wird beschleunigt, wodurch die Verweildauer des Stuhls in Kolon sowie Rektum sinkt. Es kommt zur früheren Auslösung eines **Defäkationsreizes** und einem leichteren Absetzen der Fäzes.

Die bei der mikrobiellen Fermentation entstehenden **kurzkettigen Fettsäuren** senken den pH-Wert im Darmlumen. Hierdurch wird das Wachstum von pathogenen Mikroorganismen und Fäulniskeimen gehemmt. Reduziert werden gleichermaßen die bakterielle Umwandlung primärer Gallensäuren in mutagene sekundäre Gallensäuren sowie die Reduktion aromatischer und heterozyklischer Nitroverbindungen zu kanzerogenen Aminen (Cai et al. 2020).

Ballaststoffe vs. Präbiotika (nach Hahn et al. 2023)

Ursprünglich wurden unter Präbiotika nicht verdauliche Bestandteile von Lebensmitteln verstanden, die selektiv das Wachstum von intestinalen Mikroorganismen der Gattungen *Lactobacillus* und *Bifidobacterium* fördern und dadurch einen gesundheitlichen Vorteil bieten sollen (Carlson et al. 2018). Als typische Vertreter galten Fruktoseoligosaccharide und Inulin. Nach dieser Begriffsbestimmung handelt es sich somit um bestimmte Ballaststoffe mit einer spezifischen Wirkung auf definierte Mikroorganismen.

Inzwischen liegt eine umfassendere Definition der International Scientific Association for Probiotics and Prebiotics (ISAPP) vor. Ein Präbiotikum ist danach *„ein Substrat, das von Wirtsmikroorganismen selektiv verwertet wird und einen gesundheitlichen Nutzen verleiht"*. Diese Definition erweitert das Konzept auf mögliche Effekte von Nicht-

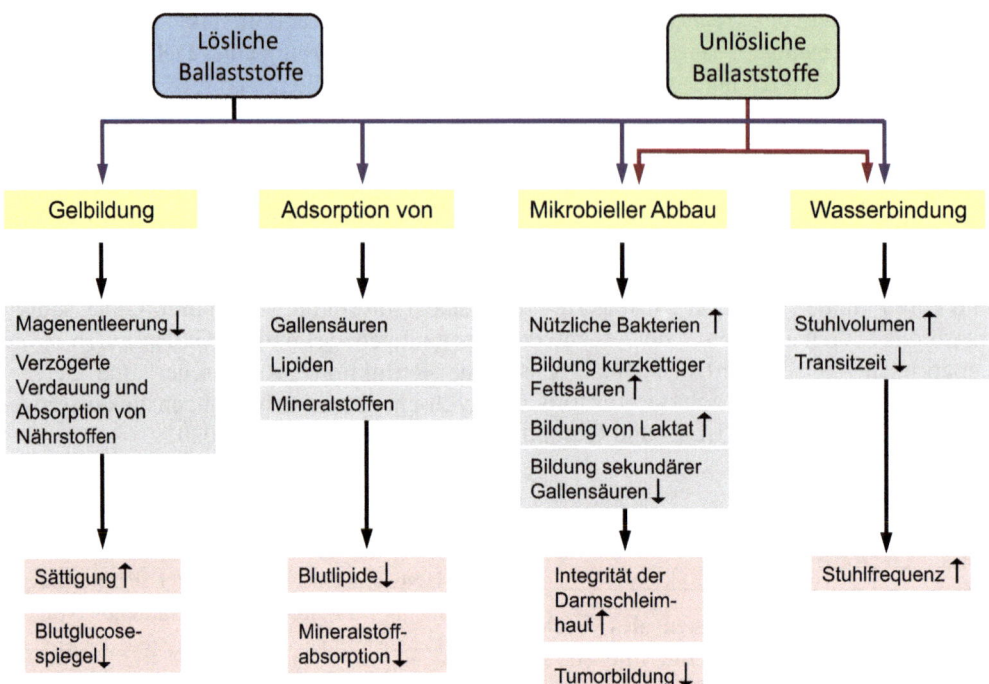

◻ Abb. 7.1 Wesentliche Wirkungen von Ballast-stoffen im Gastrointestinaltrakt (vereinfacht und modifiziert nach Ströhle et al. 2012a, 2018; Matissek und Hahn 2023); ↑: *erhöht/verstärkt*; ↓: *senkt/vermindert*; ausgehend von den physiko-chemischen Eigenschaften Ballaststoffe (*zweite Spalte*) ergeben sich unmittelbare Wirkungen (*dritte Spalte*), die gesundheitlichen Konsequenzen nach sich ziehen (*vierte Spalte*)

Kohlenhydraten sowie auf Wirkungen auf andere Bakteriengattungen (z. B. Faecalbacterium und Eubacterium). Außerdem sind begrifflich nun auch Wirkungen außerhalb des Gastrointestinaltraktes, z. B. auf Haut und Vagina, miterfasst.

◻ Abb. 7.1 fasst die wesentlichen gastrointestinalen Wirkungen der Ballaststoffe zusammen.

„Mikrobiotagerechte" Ballaststoffe (nach Hahn et al. 2023)
Die intestinale Mikrobiota zeigt eine hohe Individualität. Deshalb ist es bislang nicht möglich, eine „wünschenswerte" Zusammensetzung zu definieren. Bekannt ist allerdings, dass einige

Bakterienarten aufgrund ihres erhöhten Vorkommens eine Sonderstellung einnehmen. Dadurch lassen sich beim Menschen drei verschiedene **Enterotypen** differenzieren, die jeweils durch relativ hohe Anteile einer einzigen Gattung gekennzeichnet sind: *Bacteroides* (B-Typ), *Prevotella* (P-Typ) und *Ruminococcus* (R-Typ). Das Vorkommen verschiedener Enterotypen trägt vermutlich zu Unterschieden in der Prädisposition für einige ernährungsassoziierte Krankheiten bei.

So findet man den **P-Typ** vor allem bei Menschen, die viel komplexe Kohlenhydrate und Ballaststoffe zu sich nehmen. In Entwicklungsländern ist der P-Typ häufiger zu finden als in Industrieländern mit typischer „Western Diet". Funktionell zeichnet sich der P-Typ durch ein erhöhtes Vorkommen bakterieller Hydrolasen aus, die die Fermentation von Ballaststoffen begünstigen, sowie durch ein geringes lipolytisches und proteolytisches Fermentationspotenzial.

Bei einer typischen „Western Diet", also einer fettreichen und ballaststoffarmen Ernährungsweise, dominiert der **B-Typ** Er ist durch eine erhöhte saccharolytische und proteolytische Aktivität charakterisiert und weist außerdem eine geringere Diversität des Mikrobioms auf. Dies deutet darauf hin, dass dieser Enterotyp weniger widerstandsfähig und anfälliger für Störungen durch z. B. Antibiotika ist.

Der **R-Typ** ist der seltenste Enterotyp und bislang wenig erforscht. Dominierende Mikroorganismen sind *Ruminoscocus* sowie *Firmicutes*-Arten, die sich durch eine hohe proteolytische Fermentationsfähigkeit auszeichnen.

Studien deuten inzwischen darauf hin, dass aufgrund der unterschiedlichen mikrobiellen Besiedlung jeweils bestimmte Ballaststoffe geeigneter sind als andere, um das Wachstum erwünschter Keine zu fördern. Möglicherweise ist somit eine **an die Enterotypen angepasste Ballaststoffauswahl** sinnvoll, wobei die Datenlage derzeit noch limitiert ist.

7.4.4 Systemische Effekte

Die Wirkung von Ballaststoffen ist nicht auf den Gastrointestinaltrakt beschränkt. Die bei der mikrobiellen Fermentation gebildeten **kurzkettigen Fettsäuren** können im Dickdarm effizient absorbiert werden. Dabei dient Butyrat den Schleimhautzellen noch vor der Glukose als wichtigstes **Energiesubstrat** und verbessert deren Integrität und Funktion. Hierdurch wird auch die **Schleimhautbarriere** gestärkt und Entzündungen entgegen-

gewirkt. Acetat und Propionat gelangen über das Portalblut zur Leber (Propionat) bzw. weiter zur Muskulatur (Acetat) und werden dort zur Energiegewinnung herangezogen. Propionat ist zudem in der Lage, die körpereigene **Cholesterolbiosynthese** zu hemmen und damit den Cholesterolspiegel zu senken (Koh et al. 2016).

Ballaststoffe tragen über die Verwertung der kurzkettigen Fettsäuren zur **Energieversorgung** bei. Der physiologische Brennwert beträgt im Durchschnitt etwa 8 KJ/g (2 kcal/g) und ist angesichts der Verzehrmenge **unerheblich**, so dass er üblicherweise unberücksichtigt bleibt.

7.5 Präventive Bedeutung von Ballaststoffen

Seit der von Burkitt und Trowell postulierten „Dietary Fiber Hypothesis" wird diskutiert, ob und in welchem Umfang Ballaststoffe zur Prävention von chronisch-degenerativen Erkrankungen beitragen. Lagen anfangs keine validen Daten hierzu vor, so existieren mittlerweile nicht nur zahlreiche epidemiologische Einzelstudien, sondern auch Übersichten und Metaanalysen. Dabei wird deutlich, dass eine sehr differenzierte Betrachtung erforderlich ist. Kurzgefasst lässt sich die Datenlage derzeit wie nachfolgend dargestellt zusammenfassen. Aus Gründen des Umfangs wird dabei auf eine Darstellung der zugrunde liegenden Mechanismen verzichtet. Für weitergehende Ausführungen sei auf die Literatur verwiesen (Slavin 2008; Anderson et al. 2009; Ströhle et al. 2012b; Hartley et al. 2016; Ströhle et al. 2018; Hahn et al. 2023), eine Evidenzbewertung findet sich bei Hauner (2011).

Adipositas Querschnitts- und prospektive Kohortenstudien zeigen überwiegend eine inverse Beziehung zwischen Ballaststoffaufnahme und Adipositas. Eine hohe Ballaststoffzufuhr war dabei mit einem um etwa 30 % reduzierten Adipositasrisiko verbunden. Auch Interventionsstudien zur Adipositasprävention sowie vor allem Studien zur Gewichtsreduktion weisen in die gleiche Richtung. Besonders effektiv tragen lösliche Ballaststoffe wie Inulin, Fruktoseoligosaccharide sowie aquatische Polysaccharide (z. B. Agar-Agar) zu einem Gewichtsverlust bei.

> Zusammenfassend ist derzeit davon auszugehen, dass eine erhöhte Ballaststoffaufnahme mit **wahrscheinlicher Evidenz** das Adipositasrisiko reduziert.

Diabetes mellitus Typ 2 Zahlreiche Querschnitts- und Kohortenstudien belegen eine negative Assoziation zwischen Ballaststoffaufnahme und Diabetes-Typ-2-Risiko. Während hierbei ein klarer Zusammenhang mit der Aufnahme von Getreideballaststoffen besteht, sind solche Zusammenhänge bei der Aufnahme von Ballaststoffen über Obst und Gemüse nicht gesichert. Insgesamt zeigte eine hohe Ballaststoffzufuhr in Beobachtungsstudien ein um 15 % reduziertes Diabetesrisiko, wobei jede Steigerung der Ballaststoffaufnahme um 10 g/d das Risiko um 9 % senkte.

> Insgesamt senkt eine hohe Zufuhr von Ballaststoffen aus Getreide mit **wahrscheinlicher Evidenz** das Risiko für Typ-2-Diabetes

Herz-Kreislauf-Erkrankungen Basierend auf Beobachtungsstudien konnte ermittelt werden, dass Personen mit der höchsten Ballaststoffzufuhr ein um 22–29 % vermindertes Morbiditäts- und ein um 23–24 % reduziertes Mortalitätsrisiko gegenüber Personen mit einem niedrigen Ballaststoffverzehr aufweisen. Die ausgeprägteste Risikominderung ergibt sich durch Ballaststoffe aus Getreide und Gemüse. Jede Steigerung der Gesamtballaststoffaufnahme um 7 g/d reduziert nach den vorliegenden Daten das

Risiko für koronare Herzerkrankungen um 13 %, das für Schlaganfälle um 7 %

> Unter Evidenzgesichtspunkten ergibt sich folgende Situation: Eine erhöhte Gesamtballaststoffaufnahme, wie auch von löslichen und unlöslichen Ballaststoffen, senkt **wahrscheinlich** das kardiovaskuläre Risiko. Für Obst- und Getreideballaststoffe wird ein solcher Effekt als **möglich** erachtet.

Kolorektale Karzinome Die bisherigen Daten legen einen Risikosenkung von 12–17 % bei einem hohen Konsum von Ballaststoffen im Vergleich zu einer niedrigen Ballaststoffaufnahme nahe. Eine Steigerung der Ballaststoffzufuhr um 10 g pro Tag geht mit einer Risikosenkung um 10 % einher, wobei Getreideballaststoffe den ausgeprägtesten Effekt ausüben. Die Ballaststoffaufnahme über Gemüse und Obst stand in Studien in keinem Zusammenhang mit dem Erkrankungsrisiko.

> Ballaststoffe insgesamt (Gesamtzufuhr) senken mit **möglicher** Evidenz das Risiko für kolorektale Karzinome. Für Getreideballaststoffe gilt dies mit **wahrscheinlicher** Evidenz.

7.6 Vorkommen in Lebensmitteln

Ballaststoffe werden fast ausschließlich über pflanzliche Lebensmittel aufgenommen (◘ Tab. 7.6). Hinzu kommen ggf. geringe Mengen als Bestandteil industriell gefertigter Produkte mit Verdickungs- und Geliermitteln sowie Ballaststoffkonzentrate (Weizenkleie, Leinsamen, Flohsamenschalen u. a.). Bei der Verwendung solcher Produkte ist unbedingt auf eine ausreichende Flüssigkeitszufuhr zu achten.

Die Ballaststoffgehalte verschiedener Lebensmittel unterliegen Schwankungen, u.

◘ Tab. 7.6 Ballaststoffgehalte ausgewählter Lebensmittel. (Zitiert nach Ströhle et al. 2018)

Lebensmittel	Gesamtballaststoffgehalt (g/100 g)	Wasserlösliche Ballaststoffe (g/100 g)	Wasserunlösliche Ballaststoffe (g/100 g)
Weizen, ganzes Korn	13,3	2,9	10,4
Weizenmehl, Typ 405	4,0	1,7	1,9
Weißbrot	2,7	k.A.	k.A.
Roggenvollkornbrot	8,7	k.A.	k.A.
Linsen, Samen trocken	17,0	1,6	15,4
Erbsen, Samen trocken	16,6	5,1	11,5
Bohnen, weiß, gegart	7,5	k.A.	k.A.
Mandeln	15,2	k.A.	k.A.
Erdnüsse	11,4	k.A.	k.A.
Haselnüsse	8,2	0,4	7,8
Karotten	3,6	1,7	1,9
Brokkoli	3,0	1,3	1,7
Blumenkohl	2,9	0,5	2,4
Kartoffeln	2,1	0,9	1,2
Birnen	3,3	0,6	2,7
Äpfel	2,0	0,5	1,5

k.A. = keine Angabe

a. abhängig von Sorte, Reifung und Lagerung. Zu berücksichtigen ist außerdem, dass in der Vergangenheit verschiedene analytische Verfahren zur Bestimmung des Ballaststoffgehalts eingesetzt wurden. Auf chemischen Verfahren basierende Analysen liefern allerdings niedrigere Werte als die inzwischen üblichen enzymatischen Methoden, bei denen eine In-vitro-Verdauung vorgenommen wird und damit die physiologischen Gegebenheiten nachgestellt werden (Elmadfa und Leitzmann 2023).

Aufgrund der unterschiedlichen Eigenschaften und Wirkungen verschiedener Ballaststoffe ist eine vielfältige Auswahl an ballaststoffhaltigen Lebensmitteln mit unterschiedlichen Bestandteilen anzustreben. So bestehen beispielsweise erhebliche Unterschiede in der Ballaststoffzusammensetzung in Gemüse und Obst einerseits und der in Vollkornprodukten sowie Hülsenfrüchten andererseits: Während erstere größere Anteile an löslichen und quellfähigen Substanzen enthalten, finden sich in letzteren vorwiegend unlösliche Ballaststoffe (Zellulose und einige Hemizellulosen).

7.7 Empfohlene Zufuhr und Versorgungssituation

Die Empfehlungen für eine angemessene Ballaststoffzufuhr verschiedener Gremien variieren. Im deutschsprachigen Raum wird in den DGE/ÖGE-Referenzwerten eine Zufuhr von mindestens 30 g pro Tag empfohlen, entsprechend 16 g/1000 kcal bei Männern und 12,5 g/1000 kcal bei Frauen. Die Europäische Behörde für Lebensmittelsicherheit (EFSA) schlägt eine Zufuhr von 25 g/d für Erwachsene vor.

Die tatsächliche Ballaststoffaufnahme in Deutschland beträgt nach Daten der Nationalen Verzehrsstudie II bei Jungen und Männern im Alter von 14–80 Jahren im Median bei 24,8 g täglich, bei Frauen bei 23,1 g pro Tag. Am niedrigsten liegt sie bei beiden Geschlechtern bei Jugendlichen zwischen 14 und 18 Jahren sowie jungen Erwachsenen von 19–24 Jahren. Insgesamt erreichen 68 % der Männer und 75 % der Frauen nicht die mindestens anzustrebende Zufuhr an Ballaststoffen.

Die Ballaststoffzufuhr hängt verständlicherweise vom Gesamternährungsmuster und der daraus resultierenden Lebensmittelauswahl ab. So führen Vegetarier mit bis zu 40 g Ballaststoffen täglich deutlich mehr Ballaststoffe zu als sich omnivor ernährende Personen (Leitzmann und Keller 2020). Die Umsetzung einer ballaststoffreichen Ernährung in die Praxis kann durch einige generelle Empfehlungen erleichtert werden (s. Übersicht „**Empfehlungen zur Steigerung der Ballaststoffaufnahme**").

Empfehlungen zur Steigerung der Ballaststoffaufnahme (modifiziert nach Ströhle et al. 2018)

Grundsätzlich empfiehlt sich eine **sukzessive Steigerung der Ballaststoffzufuhr** um die Compliance zu verbessern und bei einer Ernährungsumstellung mögliche anfängliche Probleme (z. B. Flatulenz, Durchfall, Verstopfung infolge unzureichender **Flüssigkeitsaufnahme**) zu vermeiden.

- Schrittweiser Austausch von Auszugsmehlprodukten durch Vollkornvarianten
- Gemüse, auch in Form von unerhitzter Rohkost (z. B. Möhrensalat, Blattsalate mit Möhrenstreifen und Paprikawürfeln und/oder Sonnenblumenkernen)
- Mehrmals wöchentlich Hülsenfrüchte (z. B. Linsen, Kichererbsen)
- Ersatz von Süßwaren und anderen Snacks durch Nüsse (etwa 25 g täglich)
- (Partieller) Austausch von Fleischwaren durch pflanzliche Alternativen, z. B. Hülsenfrüchte (s. o.) oder Sojaprodukte. Achtung: Vegetarische und vegane Ersatzprodukte („Würstchen", „Schinken", „Aufschnitt") sind allenfalls bedingt als Fleischersatz empfehlenswert.

Literatur

Anderson JW, Baird P, Davis RH Jr (2009) Health benefits of dietary fiber. Nutr Rev 67:188–205

Atkinson FS, Foster-Powell K, Brand-Miller JC (2008) International tables of glycemic index and glycemic load values. Diabetes Care 31:2281–2283

Burkitt DP, Trowell HC (1977) Dietary fibre and western diseases. Ir Med J 70:272–277. https://pubmed.ncbi.nlm.nih.gov/893060/

Burkitt DP, Walker ARP, Painter NS (1972) Effect of dietary fiber on stools and transit-times, and its role in the causation of disease. Lancet 2:1408–1411

Cai Y, Folkerts J, Folkerts G et al (2020) Microbiota-dependent and -independent effects of dietary fiber on human health. Br J Pharmacol 177:1363–1381

Carlson JL, Erickson JM, Lloyd BB, Slavin JL (2018) Health effects and sources of prebiotic dietary fiber. Curr Dev Nutr 2:nzy005

Cummings JH, Engineer A (2018) Denis Burkitt and the origins of the dietary fibre hypothesis. Nutr Res Rev 31:1–15

Deutsche Gesellschaft für Ernährung (DGE), Österreichische Gesellschaft für Ernährung (ÖGE) (Hrsg.) (2024): Referenzwerte für die Nährstoffzufuhr, 2. Aufl., 8. Ausg., Bonn

Elmadfa I, Leitzmann C (2023) Ernährung des Menschen, 7. Aufl. Ulmer, Stuttgart

Hahn A, Ströhle A, Wolters M (2023) Ernährung – Physiologische Grundlagen, Prävention, Therapie, 4. Aufl. Wissenschaftliche Verlagsgesellschaft, Stuttgart

Hartley L, May MD, Loveman E (2016) Dietary fibre for the primary prevention of cardiovascular disease. Cochrane Database Syst Rev 01:CD011472

Hauner H (2011) Zusammenfassung der Ergebnisse der Leitlinie zur Kohlenhydratzufuhr. In: Deutsche Gesellschaft für Ernährung (Hrsg) Evidenzbasierte Leitlinie. Kohlenhydratzufuhr und Prävention ausgewählter ernährungsmitbedingter Krankheiten, S 158–161

Institute of Medicine (US) Panel on the Definition of Dietary Fiber and the Standing Committee on the Scientific Evaluation of Dietary Reference Intakes (2001) Dietary reference intakes proposed definition of dietary fiber. The National Academies Press, Washington, DC

Koh A, De Vadder F, Kovatcheva-Datchary P, Bäckhed F (2016) From dietary fiber to host physiology: short-chain fatty acids as key bacterial metabolites. Cell 165:1332–1345

Leitzmann C, Keller M (2020) Vegetarische und vegane Ernährung, 4. Aufl. Ulmer, Stuttgart

Ludwig DS (2002) The glycemic index: physiological mechanisms relating to obesity, diabetes and cardiovascular disease. JAMA 287:2414–2423

Makki K, Deehan EC, Walter J, Bäckhed F (2018) The impact of dietary fiber on gut microbiota in host health and disease. Cell Host Microbe 23:705–715

Mattissek R, Hahn A (2023) Lebensmittelchemie, 10. Aufl. Springer, Berlin/Heidelberg

Silva FM, Kramer CK, de Almeida JC et al (2013) Fiber intake and glycemic control in patients with type 2 diabetes mellitus: a systematic review with meta-analysis of randomized controlled trials. Nutr Rev 71:790–801

Slavin JL (2008) Position of the American Dietetic Association: health implications of dietary fiber. J Am Diet Assoc 108:1716–1731

Ströhle A, Wolters M, Hahn A (2012a) Gesundheitliche Effekte von Ballaststoffen. Ein Update. Teil 1: Von der Struktur zur Funktion. Dtsch Apoth Ztg 152(31):3780–3788

Ströhle A, Wolters M, Hahn A (2012b) Gesundheitliche Effekte von Ballaststoffen. Ein Update. Teil 2: Systemische Effekte und Präventionspotenzial. Dtsch Apoth Ztg 152(32):3000–3011

Ströhle A, Wolters M, Hahn A (2018) Präventives Potenzial von Ballaststoffen – Ernährungsphysiologie und Epidemiologie. Akt Ernahrmed 43:179–200

Substanzen in fermentierten Lebensmitteln

Claus Leitzmann

Inhaltsverzeichnis

© Der/die Autor(en), exklusiv lizenziert an Springer-Verlag GmbH, DE, ein Teil von Springer Nature 2025
R. Stange et al. (Hrsg.), *Ernährung und Fasten als Therapie*, https://doi.org/10.1007/978-3-662-68881-6_8

Einführung

Die Fermentation zählt zu den ältesten Konservierungsverfahren. Dabei werden Lebensmittel einer milchsauren Vergärung ausgesetzt, die zu einer Veränderung der Nährstoffzusammensetzung führt. Neben Geschmack und Geruch ändern sich dadurch auch ernährungsphysiologisch bedeutsame Parameter. In Mitteleuropa sind vor allem fermentierte Milchprodukte (Joghurt) und Sauerkraut von Bedeutung.

In diesem Beitrag lesen Sie über

- die Veränderungen, die bei der Fermentation in Lebensmitteln ablaufen,
- die physiologischen Wirkungen fermentierter Milchprodukte, Sojaprodukte und Sauerkraut und der darin enthaltenen Substanzen,
- den Einfluss fermentierter Produkte auf die Mikroflora,
- die therapeutische Wirkung fermentierter Lebensmittel bei Infektionen des Gastrointestinaltrakts und der Vagina,
- mögliche antikanzerogene Wirkungen von Substanzen in fermentierten Lebensmitteln.

8.1   Einleitung

Fermentierte Lebensmittel sind seit fast 10.000 Jahren Teil der menschlichen Ernährung, und ihre Vielfalt ist im 21. Jahrhundert beträchtlich. Die gesundheitlichen Vorteile fermentierter Lebensmittel wurden intensiv untersucht. Die milchsaure Vergärung (Fermentation) zählt zu den ältesten Konservierungsverfahren. Bei der Fermentation von Lebensmitteln wird unter anderem ihre Nährstoffzusammensetzung verändert. Dabei wird als Endprodukt des Kohlenhydratabbaus Milchsäure gebildet. An diesem sehr komplexen Geschehen sind verschiedene Mikroorganismen beteiligt. Hauptursachen für die konservierende Wirkung der Fermentation sind die Reduktion des pH-Wertes sowie der Abbau leicht verfügbarer Kohlenhydrate durch die Milchsäurebakterien. Das ursprüngliche Lebensmittel verändert im Verlauf der Fermentation sowohl seinen Geruch und Geschmack als auch den ernährungsphysiologischen Wert. So kann sich die Bioverfügbarkeit einzelner Nährstoffe verbessern; beispielsweise ist der Mineralstoff Kalzium aus fermentierter Milch besonders gut verfügbar (Liu et al. 2022a).

Fermentierte Produkte sind durch die Säureproduktion haltbarer als die Ausgangsprodukte. Durch die Fermentation werden zudem antinutritive Stoffe wie Cyanidine, Proteaseinhibitoren oder Oxalsäure teilweise abgebaut.

Weltweit werden besonders Milch, Gemüse, besonders Kohl, Hülsenfrüchte und Getreide sowie Fleisch und Fisch, aber auch weitere Lebensmittel fermentiert. Bei den heute in Mitteleuropa üblichen Verzehrgewohnheiten werden fast ausschließlich Milchprodukte in fermentierter Form konsumiert; bei den pflanzlichen Lebensmitteln besitzt nur noch das Sauerkraut eine Bedeutung. In Asien haben fermentierte Sojaprodukte eine lange Tradition.

Die Präferenz für fermentierte Milchprodukte spiegelt sich auch in der Anzahl der wissenschaftlichen Untersuchungen wider. Derzeit liegt der Forschungsschwerpunkt nicht mehr auf verbesserten Eigenschaften des ursprünglichen Lebensmittels sowie seiner saisonunabhängig sicheren Verfügbarkeit, sondern auf seinen mikrobiologischen Bestandteilen, die möglicherweise probiotische Wirkungen haben können. Diese sollen sich auf die Dichte und Stoffwechselaktivität für den Organismus günstiger Bakterienstämme im Darm in einer Form auswirken, dass sich eine für die Gesunderhaltung förderliche Zusammensetzung der Darmflora entwickelt. Zudem zeigen Stoffwechselendprodukte der im Darm ankommenden Milchsäurebakterien bei zahlreichen Erkrankungen einen günstigen Einfluss. Probiotika sind grundsätzlich alle Produkte wie Nahrungsmittel, Pharmaka und Vakzine, die vermehrungsfähige

Mikroorganismen enthalten und das gesamte intestinale mikrobiologische Milieu, das sogenannte Mikrobiom, so beeinflussen können, dass positive Effekte auf den Organismus entstehen.

Die in Milchprodukten verwendeten probiotischen Stämme gehören hauptsächlich den Gattungen *Lactobacillus* und *Bifidobacterium* an. Sie wurden überwiegend aus der Darmflora des Menschen isoliert und überleben die Magen-Darm-Passage besser als die klassischen Joghurtbakterien. Probiotische Keime werden fermentierten Milchprodukten erst nach der Fermentation zugegeben. Sie variieren bezüglich der gewählten Subspezies, Keimdichten und Überlebenschancen sehr stark von Produkt zu Produkt. Daher sind auch die nachweisbaren Effekte auf die Gesundheit sehr unterschiedlich. Die systematischen Reviews zu probiotischen Nahrungsmitteln blieben im Unterschied zu einzelnen ausgewählten Studien (▶ Abschn. 8.3) möglicherweise deshalb eher enttäuschend. Grundsätzlich gilt dies auch für probiotische Pharmaka, die in Studien mit einem noch größeren Keimspektrum und deren Einzeldosen untersucht wurden.

Derzeit werden in PubMed 36.336 Veröffentlichungen zum Thema „fermentierte Lebensmittel" gelistet (Januar 2023). Im Folgenden werden die aktuellen Erkenntnisse beispielhaft dargestellt.

8.2 Veränderungen von Milch während der Fermentation

Milchsäurebakterien nutzen die Nährstoffe der Milch für ihr Wachstum, sodass es zu einer Veränderung der Nährstoffzusammensetzung kommt. Sie verwerten als primäre Energiequelle Laktose, die intrazellulär zu Glukose und Galaktose gespalten wird. Aus Glukose entsteht die Milchsäure, welche für viele der charakteristischen Merkmale von fermentierten Lebensmitteln verantwortlich

ist. Die Galaktose wird für die Synthese von Oligosacchariden, Glykoproteinen und Glykolipiden verwertet. Proteasen der Milchsäurebakterien bauen Proteine zu freien Aminosäuren ab, die für die Geschmacksbildung in fermentierten Milchprodukten von Bedeutung sind. Die Mikronährstoffe bleiben bei der Fermentation von Milchprodukten weitgehend erhalten (Souci et al. 2016).

8.3 Wirkungen fermentierter Produkte

Dem Joghurt werden seit Jahrhunderten gesundheitsfördernde Wirkungen nachgesagt. Der russische Forscher und Nobelpreisträger Ilja Iljitsch Metchnikoff (1845–1916) beispielsweise führte die hohe Lebenserwartung der Bulgaren auf den Verzehr fermentierter Milchprodukte zurück. Er vermutete, dass Milchsäurebakterien unerwünschte Fäulnisbakterien im Darm unter Kontrolle halten. Mittlerweile liegen Daten aus zahlreichen wissenschaftlichen Untersuchungen über die prophylaktischen und therapeutischen Wirkungen von Milchsäurebakterien und fermentierten Milchprodukten vor (Baruah et al. 2022; Leeuwendaal et al. 2022; Rul et al. 2022).

8.3.1 Einfluss auf die Laktoseintoleranz

Eine Laktoseintoleranz führt nach dem Verzehr von Milch zu gastrointestinalen Beschwerden. Die Ursache ist im Allgemeinen ein Mangel an bzw. eine verminderte Aktivität des Enzyms Laktase (β-Galaktosidase) in der Bürstensaummembran des Dünndarmepithels. Ungespalten kann nur etwa 1 % der Laktose im Dünndarm resorbiert werden, sodass sie bei einer Laktoseintoleranz fast vollständig in tiefere Darmabschnitte gelangt und dort durch die Mikroflora metabolisiert wird. Die dabei entstehenden Metaboliten erhöhen den osmotischen Druck im Dickdarm und führen zu einem massiven Wassereinstrom, der zu Durchfall und anderen Verdauungsproblemen wie Blähungen und Resorptionsstörungen führt.

Laktose ist übrigens das wichtigste Kohlenhydrat in der Muttermilch. Es wird unabhängig von der Ernährung der Mutter in den Milchdrüsen produziert. Neben der Bereitstellung von Energie ist es die einzige Quelle für Nahrungsgalaktose, die für die Synthese von Oligosacchariden, Glykoproteinen und Glykolipiden notwendig ist. Die Laktose begünstigt die Absorption und Retention von Kalzium, Magnesium und Zink. Ihre Verdauung durch Laktase und die anschließende Resorption erfolgt im Dünndarm. Das Ernährungsmanagement einer Intoleranz sollte immer das Stillen erhalten (Toca et al. 2022).

Bei Personen mit entsprechender genetischer Veranlagung kommt es vom Kindes- bis zum Erwachsenenalter zu einer stetigen Abnahme der Laktaseaktivität. Etwa 75 % der Weltbevölkerung sind im Erwachsenenalter von einem Laktasemangel betroffen, wobei die ethnische Herkunft für entscheidende Unterschiede in der Prävalenz verantwortlich ist. Erwachsene sind in Afrika zu 60–80 %, in Saudi Arabien zu etwa 10 % (Alzahrani et al. 2022), in Teilen Asiens bis zu 100 % betroffen; in Skandinavien tritt die Laktoseintoleranz dagegen nur bei etwa 2 % der Bevölkerung auf, in Süditalien sind es bis zu 70 % (Vandenplas 2015), in Deutschland gelten zwischen 15 und 20 % der Erwachsenen als laktoseintolerant. Ein Grund für den weltweit in residenten Populationen erkennbar sehr starken Gradienten ist eine natürliche Selektion, da etwa in Europa die Migration der Menschheit nördlich der Alpen mittels Viehwirtschaft nur durch Laktosetoleranz möglich war. Ein genetisch bedingter, bereits bei der Geburt vorliegender Laktasemangel kommt extrem selten vor und ist unerkannt mit schwersten Folgen verbunden, da die menschliche Muttermilch mit etwa 8,5 g pro 100 ml das Nährmittel mit dem höchsten Laktosegehalt überhaupt darstellt und demzufolge rasch eine schwere Malabsorption eintritt.

Menschen mit Laktoseintoleranz vertragen fermentierte Lebensmittel, insbesondere Joghurt, relativ gut, obwohl bei der Fermentation nur bis zu 30 % der in der Milch vorhandenen Laktose abgebaut wird. In Ländern mit verbreitetem Laktasemangel wird Milch traditionell lediglich in fermentierter Form verzehrt.

Eine gewisse Adaptation kann durch die regelmäßige Aufnahme von Laktose herbeigeführt werden. So sind bei laktoseintoleranten Menschen die Symptome nach einem Laktosetoleranztest deutlich geringer ausgeprägt, wenn in den Tagen zuvor Milch und Milchprodukte verzehrt wurden. Bei einem Vergleich von unerhitztem und erhitztem Joghurt zeigte sich ebenfalls, dass der regelmäßige Konsum bei der Verträglichkeit eine Rolle spielt. Während unerhitzter Joghurt stets gleich gut vertragen wurde, verbesserte sich nach 15 Tagen regelmäßigen Konsums von erhitztem Joghurt dessen Verträglichkeit. Der regelmäßige Verzehr von kleinen Mengen Laktose könnte sich für Menschen mit Laktoseintoleranz daher insgesamt positiv auswirken (Savaiano 2014).

Verantwortlich für die positiven Wirkungen fermentierter, unerhitzter Produkte auf die Laktoseintoleranz sind die mit aufgenommenen lebenden Milchsäurebakterien. Insbesondere Joghurtbakterien enthalten intrazellulär hohe Mengen des Enzyms β-Galaktosidase, welches im Dünndarm die Laktose hydrolysiert. Zusätzlich begünstigt Joghurt eine hohe Überlebensrate der Milchsäurebakterien bei der Passage durch den Magen. Erst im Dünndarm kommt es durch die Einwirkung von Gallensalzen zur gesteigerten Durchlässigkeit der Bakterienwand, wodurch die eigentliche Laktoseverdauung stattfinden kann. Eine Verminderung der Intoleranzsymptome nach dem Verzehr von unerhitztem Joghurt im Vergleich zu pasteurisiertem Joghurt oder Milch konnte in einer Reihe von Studien nachgewiesen werden. Eine Übersichtsstudie beschreibt eine bessere Verträglichkeit fermentierter Produkte wie Joghurt im Vergleich zu fermentierter Laktose, der probiotische Stämme zugesetzt wurden (Vandenplas 2015).

Darüber hinaus beeinflusst die Konsistenz des fermentierten Milchprodukts dessen Transitzeit durch den Magen-Darm-Trakt. Der gastrointestinale Transit von Joghurt ist gegenüber Milch verlangsamt, dadurch wird das Ausmaß der In-vivo-Laktoseverdauung durch die bakterielle β-Galaktosidase erhöht und eine Stimulation der Restlaktaseaktivität im Dünndarm hervorgerufen. Dies scheint für die verbesserte Verträglichkeit von Joghurt gegenüber Milch von Bedeutung zu sein, da Joghurtprodukte, die sich sowohl im Laktosegehalt als auch in den Bakterienkulturen unterschieden, von laktasedefizienten Erwachsenen gleich gut vertragen wurden (Savaiano 2014).

Die höchste Wirksamkeit hinsichtlich der Verminderung der Intoleranzsymptome wurde bisher nach dem Konsum von unerhitztem Joghurt festgestellt, wenn er mit den als Starterkulturen üblichen Stämmen *Lactobacillus bulgaricus* und *Streptococcus thermophilus* fermentiert wurde (Savaiano 2014). Dieses beruht auf deren spezifisch hoher β-Galaktosidase-Aktivität, die im fertigen Produkt erhalten bleibt, sowie der geringen Gallensäureresistenz, die zur Enzymfreisetzung im Dünndarm führt.

Neben dieser β-Galaktosidase-Aktivität und der Gallensäuresensitivität von Milchsäurebakterien scheint auch die Verfügbarkeit der β-Galaktosidase Einfluss auf die Verbesserung der Intoleranzsymptome zu nehmen. Auch bei einem Reizdarmsyndrom zeigt sich durch verschiedene Joghurtkulturen, die in kommerziellen Joghurtzubereitungen sowie in unterschiedlichen Probiotika vorkommen, eine Reduktion der

Beschwerden. Allerdings weist die S3-Leitlinie darauf hin, dass allgemeingültige Aussagen wegen der sehr unterschiedlichen Ausprägung des Krankheitsbildes nicht getroffen werden können (Layer et al. 2021).

Auch bei Obstipation könnten fermentierte Milchprodukte hilfreich sein. Eine Metaanalyse kommt zu dem Schluss, dass probiotischen Keime die Transitzeit, Stuhlfrequenz und Stuhlkonsistenz verbessern. Die einzelnen probiotischen Stämme sind dabei sehr unterschiedlich wirksam (Dimidi et al. 2014). Laktoseintoleranz und Verstopfung sind bei Kindern weit verbreitet, dabei wird Verstopfung normalerweise nicht mit Laktoseintoleranz in Verbindung gebracht. Aber in etwa 30 % der Fälle kann Verstopfung ein Symptom einer Laktoseintoleranz sein (Leszkowicz et al. 2022).

Der Verzehr von Eiscreme, die hohe oder niedrige Konzentrationen von *Bifidobacterium bifidum 900791* enthält, verbesserte die Laktosetoleranz bei hypolaktasischen Personen, aber nicht die Laktosetoleranz im Vergleich zum Placebo (Aguilera et al. 2021).

8.3.2 Einfluss auf den Cholesterinspiegel

Beobachtungen an den Massai, einer in Kenia und Tansania lebenden ethnischen Gruppe, ergaben erste Hinweise auf einen Zusammenhang zwischen dem Verzehr fermentierter Milchprodukte und einem niedrigen Serumcholesterinspiegel. Der sehr hohe Verzehr fermentierter Milch war von einem niedrigen Cholesterinspiegel begleitet (St-Onge et al. 2000). Studien ergaben, dass die cholesterinsenkende Aktivität fermentierter Milchprodukte sehr stark vom Stamm der eingesetzten Milchsäurebakterien abhängig ist. Für die Senkung des Serumcholesterinspiegels werden verschiedene Mechanismen verantwortlich gemacht. Die Ergebnisse stammen meist aus Laborstudien. Untersuchungen haben unter anderem folgende Fähigkeiten der Milchsäurebakterien nachgewiesen:

Wirkmechanismen der Serumcholesterinspiegelsenkung durch Milchsäurebakterien
- Cholesterinassimilation
- Dekonjugation von Gallensäuren
- Cholesterinbindung
- Bildung von Metaboliten, die die hepatische Cholesterinsynthese hemmen

Die *Cholesterinassimilation* erfolgt durch einen direkten Abbau des mit der Nahrung aufgenommenen Cholesterins durch Milchsäurebakterien. *In vitro* entfernten bestimmte Stämme von *Lactobacillus* und *Bifidobacterium* unter Anwesenheit von Gallensäuren Cholesterin aus dem Wachstumsmedium (Liong und Shah 2005). Das cholesterinsenkende Potenzial von Milchsäurebakterien, die aus koreanischer fermentierter Sojabohnenpaste isoliert wurden, konnte bestätigt werden. Lebende, ruhende und tote Zellen aller Bakterien reduzierten stammabhängig Cholesterin in flüssigen Medien. Probiotische Bakterien könnten sichere cholesterinsenkende Kandidaten zur Vorbeugung oder Behandlung von Hypercholesterinämie sein (Daliri et al. 2022). Fermentierte Sojaprodukte enthalten viele funktionelle und bioaktive Substanzen wie bioaktive Peptide, ungesättigte Fettsäuren, freie Soja-Isoflavone, Vitamine und Mineralstoffe, die ernährungsphysiologisch und gesundheitlich vorteilhaft sind (Liu et al. 2022b).

Einige Milchsäurebakterien sezernieren eine Gallensäurehydrolase, die die *Dekonjugation von Gallensäuren* katalysiert (Liong und Shah 2005; Ishimwe et al. 2015). Dadurch werden möglicherweise weniger Gallensäuren reabsorbiert. Kommt dieser Mechanismus im oberen Intestinaltrakt zum Tragen, greift die verminderte Reabsorption der Gallensäuren in den enterohepatischen Kreislauf der Gallensäuren ein und macht eine vermehrte De-novo-Synthese von Gallensäuren aus endogenem Cholesterin erforderlich. Als Mechanismen der Cholesterinsenkung kommt ein Reihe von Aktivitäten infrage, wie die Dekonjugation von Galle über Gallensalz-Hydrolase-Aktivität, Bindung von Cholesterin an die probiotische Zelloberfläche und Einbau in ihre Zellmembran, Produktion von kurzkettigen Fettsäuren aus Oligosacchariden, Kopräzipitation von Cholesterin mit dekonjugierter Galle und Cholesterinumwandlung zu Coprostanol. Zur Diskussion stehen auch hypocholesterinämische Wirkungen auf die Ergebnisse von Human- und Tierversuchen, häufig verwendete Probiotika und Synbiotika mit Wirkung auf die Regulierung des Serumcholesterins, Arten von Gallensalzhydrolasegenen und Substratspezifitäten (Ishimwe et al. 2015).

Eine weitere Cholesterinspiegelsenkung durch Milchsäurebakterien könnte auch durch eine *Cholesterinadsorption* erfolgen. Nach Untersuchungen von Liong und Shah (2005) ist neben einer Assimilation auch eine Bindung von Cholesterin an die Bakterienzellwand ein Mechanismus, der für die cholesterinsenkenden Eigenschaften von Laktobazillen *in vitro* verantwortlich ist. Auch die von günstigen Keimen der Mikroflora bei der Fermentation sezernierten Enzyme könnten direkt an der Cholesterinsenkung beteiligt sein.

8.3.3 Einfluss auf die Mikroflora

Die wichtige Rolle des Mikrobioms für Gesundheit und Krankheiten wird seit ihrer Entdeckung durch zahlreiche Studien bestätigt. Abhängig von den lokalisierten Regionen kann die Mikrobiota in Darm-, Mund-, Atemwegs- und Hautmikrobiota eingeteilt werden. Die mikrobiellen Gemeinschaften stehen in Symbiose mit dem Wirt, tragen zur Homöostase bei und regulieren die Immunfunktion. Eine Mikrobiota-Dysbiose kann jedoch zu einer Dysregulation von Körperfunktionen und zu Krankheiten führen, wie Herz-Kreislauf-Erkrankungen, Krebs, Atemwegs- und Hauterkrankungen. Das Mikrobiom hängt mit der Gesundheit oder Pathogenese des Wirts zusammen. Dabei spielen die Kolonisationsresistenz, die Immunmodulation sowie die Darm-Hirn-Achse eine Rolle. Die Modulation der Immunantwort des Wirts und die Induktion chronischer Entzündungen sind miteinander verbunden. Wichtig sind die klinischen Ansätze, um das Mikrobiom zur Behandlung von Krankheiten zu nutzen und wie eine Mikrobiommodulation durch eine fäkale mikrobielle Transplantation gelingen kann (Hou et al. 2022).

Der menschliche Verdauungstrakt enthält etwa 10^{14} Mikroorganismen, die sich aus mindestens 1000 Spezies zusammensetzen. Unter diesen Spezies finden sich auch bestimmte Laktobazillen, die verschiedene protektive Wirkungen im Verdauungstrakt ausüben, einschließlich einer antimikrobiellen Wirkung gegenüber unerwünschten Mikroorganismen, der sogenannten Kolonisationsresistenz.

Die *Kolonisationsresistenz* bezeichnet die Eigenschaft von Mikroorganismen, durch verschiedene antagonistische Wirkungen das Anhaften und die Vermehrung unphysiologischer Mikroorganismen auf dem Darmepithel zu erschweren. Die Mechanismen der Kolonisationsresistenz sind gegenwärtig kaum bekannt. Vermutlich spielt die Konkurrenz um Epithelkontaktstellen sowie um Substrate bzw. Nährstoffe im Dickdarm eine ebenso wichtige Rolle wie die Produktion von Bakteriozinen und anderen anti-

mikrobiell wirksamen Substanzen wie Acidolin, Lactocidin, Bacteriocin, Lactobacillin und Lactobrevin. Antimikrobielle Wirkungen von Milchsäurebakterien konnten gegenüber einer Reihe unerwünschter pathogener Darmbakterien wie *Staphylococcus aureus*, *Salmonella typhimurium*, *Clostridium perfringens*, *Escherichia coli*, *Vibrio spp.* und *Shigella spp.* gezeigt werden (Servin 2004).

Beim Abbau der Kohlenhydrate werden von Milchsäurebakterien die organischen Säuren Milchsäure und Essigsäure gebildet. Diese vermögen zahlreiche, auch gramnegative Bakterien im Wachstum zu unterdrücken. In einer vergleichenden Untersuchung zeigte sich *in vitro*, dass unter anderem die Milchsäureproduktion entscheidend für die inhibitorische Wirkung verschiedener Laktobazillenstämme gegenüber *Clostridium difficile* war (Naaber et al. 2004). Die organischen Säuren und kurzkettigen Fettsäuren beeinflussen auch die Milieubedingungen im Dickdarm (pH-Wert, Redoxpotenzial), wodurch das Wachstum erwünschter Mikroorganismen gefördert wird. Bereits eine pH-Wert-Änderung kann eine Inhibierung des Wachstums vieler pathogener Bakterien bewirken.

Milchsäurebakterien wirken unter anderem auch aufgrund ihrer Wasserstoffperoxidsynthese (H_2O_2-Synthese) antimikrobiell. Laktobazilllen, die mehr H_2O_2 produzieren, wiesen eine stärkere antagonistische Wirkung gegenüber *Clostridium difficile* auf als andere Stämme (Naaber et al. 2004). Aus H_2O_2 können Hydroxylradikale entstehen, die starke oxidative Eigenschaften besitzen und zytotoxisch wirken. Unter dem Einfluss der aus Milch stammenden Laktoperoxidase bildet H_2O_2 zusammen mit dem endogen gebildeten bzw. aus der Nahrung stammenden Thiozyanat weitere toxische, antimikrobiell wirksame Oxidationsprodukte. Auch freie Gallensäuren wirken antimikrobiell.

> Ausschlaggebend für die Wirkung von Milchsäurebakterien ist ihre Überlebensrate im Gastrointestinaltrakt. Sie müssen sich nicht erst im Dickdarm ansiedeln, um die beschriebenen antimikrobiellen Wirkungen auszuüben. Die regelmäßige, orale Zufuhr von Milchsäurebakterien in Form von fermentierten Lebensmitteln reicht aus, um temporär deren protektive Wirkungen zu nutzen.

Die Überlebensrate von Milchsäurebakterien im oberen Verdauungstrakt scheint unter anderem von der Pufferkapazität des fermentierten Lebensmittels gegenüber der Magensäure abhängig zu sein. Joghurt besitzt eine besonders hohe Pufferkapazität. Untersuchungen zur Überlebensrate von Bifidobakterien im Magen-Darm-Trakt ergaben, dass etwa 80 % der oral aufgenommenen Bakterien die Magenpassage überstehen und bis zu 30 % der zugeführten Bakterien in den Fäzes wiedergefunden werden (Picard et al. 2005). Die Überlebensrate verschiedener Bakterienstämme scheint sich dabei zu unterscheiden, in Abhängigkeit von deren Resistenz gegenüber Säuren, Gallensalzen und Enzymen.

8.3.4 Einfluss auf die Atemwege

Probiotika wie lebende Mikroorganismen können eine positive physiologische Wirkung haben, wenn sie in angemessenen Mengen verabreicht werden. Einige Studien zeigen, dass probiotische Stämme Infektionen der Atemwege verhindern können. Daten aus 23 Studien mit insgesamt 6950 Teilnehmern, darunter Kinder (im Alter von einem Monat bis 11 Jahren), Erwachsene (Durchschnittsalter 37,3) und ältere Menschen (Durchschnittsalter 84,6 Jahre) zeigten, dass *Lactobacillus plantarum* HEAL9, *Lactobacillus paracasei* nach mehr als drei Monaten die Anzahl der Teilnehmer mit der Diagnose (mindestens ein Ereignis) reduzieren können. Es zeigte sich, dass Probiotika

bei der Vorbeugung von akuten Infektionen der oberen Atemwege besser waren als Placebo oder keine Behandlung (Zhao et al. 2022).

8.4 Therapeutische Wirkungen bei gastrointestinalen Entzündungen und Infektionen

Die therapeutischen Wirkungen von Milchsäurebakterien bzw. fermentierten Milchprodukten konnten bei der Behandlung von **Darmentzündungen** und **Durchfällen** nachgewiesen werden. So verkürzte der Verzehr von Joghurt bzw. die Aufnahme von *Lactobacillus rhamnosus GG* in mehreren kontrollierten Studien die Dauer einer akuten Gastroenteritis bei Kindern. Bei hospitalsierten Säuglingen und Kleinkindern wurde durch die Zugabe von *Bifidobacterium bifidum* und *Streptococcus thermophilus* zur Formula-Diät sowohl die Inzidenz akuter Durchfallerkrankungen als auch die Rotavirusausscheidung gesenkt (Picard et al. 2005). Gestillte Säuglinge haben aufgrund ihrer Bifidusflora einen höheren Gehalt an Essigsäure in den Fäzes als mit adaptierter Kuhmilch ernährte Säuglinge. Essigsäure wirkt stärker inhibierend auf gramnegative Bakterien als Milchsäure.

In mehreren kontrollierten Studien wirkte sich die Verabreichung von probiotischen Milchsäurebakterien zudem prophylaktisch auf die Entstehung von antibiotikaassoziierten Durchfallerkrankungen aus. Unter alleiniger Antibiotikatherapie kam es signifikant häufiger zu Diarrhö als bei gleichzeitiger Verabreichung von *Bifidobacterium-longum*-Joghurt. Zudem ergaben sich Hinweise, dass die mit einer Antibiotikatherapie assoziierte Veränderung der intestinalen Mikroflora eingedämmt werden konnte (Picard et al. 2005). Auch Laktobazillen konnten einer antibiotikaassoziierten Besiedlung mit dem Pathogen

Clostridium difficile entgegenwirken. Die Wirksamkeit der verschiedenen Stämme unterscheidet sich erheblich. Hohe Evidenz zeigte *Lactobacillus rhamnosus GG* in der Vorbeugung einer antibiotikaassoziierten Durchfallerkrankung; in der Behandlung einer akuten Diarrhö ließ sich ebenfalls ein Effekt von *Lactobacillus rhamnosus GG* mit hoher Evidenz belegen (Guandalini 2011).

Fermentierte Sojabohnen-Lebensmittel (FSL) wurden aufgrund des Vorhandenseins verschiedener funktioneller Inhaltsstoffe, einschließlich aktiver Isoflavone und Peptide, zusammen mit essenziellen Mikronährstoffen ausgiebig untersucht. Der Fermentationsprozess ist verantwortlich für die Anreicherung verschiedener bioaktiver Substanzen in fermentierten Lebensmitteln auf Sojabasis und den Ausschluss einiger Anti-Nährstofffaktoren, die überwiegend in rohen Sojabohnen zu finden sind. Neuere Erkenntnisse deuten darauf hin, dass FSL ein starkes therapeutisches Potenzial gegen Entzündungen und damit verbundene pathologische Komplikationen besitzen. Darüber hinaus zeigten klinische Untersuchungen, dass Menschen, die gewohnheitsmäßig fermentierte Sojaprodukte konsumieren, eine geringere Prävalenz chronischer entzündlicher Erkrankungen aufweisen (Das et al. 2022).

Die entzündungshemmenden und immunmodulatorischen Funktionen fermentierter pflanzlicher Lebensmittel, sind weitgehend auf ihren hohen Gehalt an Antioxidantien und Milchsäure produzierenden Bakterien zurückzuführen. Sie tragen zur Aufrechterhaltung einer gesunden Zusammensetzung der Darmmikrobiota und zur Verbesserung der lokalen und systemischen Immunität bei. Außerdem sind antioxidative Verbindungen an mehreren funktionellen Eigenschaften fermentierter Pflanzenprodukte beteiligt, indem sie freie Radikale neutralisieren, antioxidative Enzymaktivitäten regulieren, oxidativen Stress reduzieren, Entzündungsreaktionen lindern und die Leistung des Immunsystems verbessern.

Daher können diese Produkte vor chronisch entzündlichen Erkrankungen schützen, die als weltweit führende Todesursache bekannt sind (Shahbazi et al. 2021).

Eine Reihe von Untersuchungen deutet an, dass die orale und vaginale Applikation von Milchsäurebakterien auf **Infektionen der Vagina** mit dem Pilz *Candida albicans* Einfluss nehmen kann. Insbesondere *Lactobacillus acidophilus, Lactobacillus rhamnosus GR-1* und *Lactobacillus fermentum RC-14* erwiesen sich als wirksam in der Prophylaxe von Candida-Infektionen. Der Wirkmechanismus bei oraler Applikation besteht vermutlich darin, dass über eine direkte Kolonisation der Vagina mit Laktobazillen aus dem Gastrointestinaltrakt eine Inhibierung von *Candida albicans* erfolgt. Allerdings wiesen viele der durchgeführten Studien erhebliche methodische Mängel auf, sodass bezüglich einer möglichen Wirksamkeit von Milchsäurebakterien in der Prävention von Infektionen mit *Candida albicans* derzeit keine gesicherten Aussagen möglich sind (Borges et al. 2014; Mollazadeh-Narestan et al. 2022).

Physiologisch aktive Substanzen in fermentierten Sojabohnen-Lebensmitteln haben in den letzten Jahrzehnten große Aufmerksamkeit erfahren. Phenolische Verbindungen, niedermolekulare Peptide, Melanoidine, Furanone und 3-Hydroxyanthranilsäure sind die antioxidativen Bestandteile, die überwiegend in fermentierten Sojabohnen-Lebensmitteln vorkommen. Angiotensin-I-Converting-Enzym-hemmende Peptide und γ-Aminobuttersäure, die aus fermentierten Soja-Nahrungsmitteln isoliert wurden, bieten eine potenzielle Selektivität für die Therapie von **Bluthochdruck**. Zu den potenziell entzündungshemmenden bioaktiven Komponenten in fermentierten Sojabohnen-Nahrungsmitteln zählen γ-Linolensäure, Buttersäure, Sojasaucen-Polysaccharide, 2S-Albumin und Isoflavon-Glykone. Deoxynojirimycin, Genistein und Betain, die alle eine hohe Aktivität gegen α-Glucosidase besitzen.

Darüber hinaus enthalten fermentierte Sojabohnen-Lebensmittel neuroprotektive Bestandteile, darunter Indolalkaloide, Nattokinase, Arbutin und Isoflavon-Vitamin B_{12}. Nattokinase korreliert stark mit antioxidativer Aktivität. Und ein hoher Menachinon-7-Spiegel ist mit dem Schutz vor neurodegenerativen Erkrankungen verbunden (Qiao et al. 2022).

Der Verzehr von Joghurt kann auch die Gesundheit von Menschen mit **Übergewicht** verbessern. Adipositas wird oft von chronischen, leichten Entzündungen begleitet, die durch Fettgewebe und den Darm aufrechterhalten werden. Im Darm können eine mit Fettleibigkeit verbundene Dysregulation der Mikrobiota und eine beeinträchtigte Darmbarrierefunktion die Endotoxinexposition erhöhen. Die Barrierefunktion des Darms kann durch Krankheitserreger, entzündliche Zytokine, Endocannabinoide, Ernährung, Bewegung und Magen-Darm-Peptide beeinträchtigt werden. Der Verzehr von Joghurt kann die Darmgesundheit verbessern und chronische Entzündungen reduzieren, indem er die angeborene und adaptive Immunantwort, die Darmbarrierefunktion, die Lipidprofile und den Appetit regelt (Pei et al. 2017).

Auch in Bezug auf die Therapie und Prävention bakterieller **Infektionen des Urogenitaltrakts** werden Laktobazillen diskutiert. In einigen Untersuchungen erwiesen sich Laktobazillen in der Therapie dieser Infektionen als wirksam (Mastromarino et al. 2013; Marcotte et al. 2019).

Erschwerter Vergleich der Versuchsergebnisse

Die Wirksamkeit von Milchsäurebakterien in den verschiedenen Studien beruht auf der Anwendung ausgewählter Stämme und einer definierten Zahl vitaler Bakterien. Im Allgemeinen ist dem Verbraucher jedoch nicht bekannt, welche Milchsäurebakteriengehalte in einem Jo-

ghurt vorhanden sind. Erhitzte Joghurts mit abgetöteten Milchsäurebakterien bzw. mit niedriger Milchsäurebakterienzahl sind wirkungslos. Selten wurden in den Studien zur antimikrobiellen Wirkung von Milchsäurebakterien standardisierte Milchsäurebakterien bzw. fermentierte Milchprodukte mit einem definierten Bakterienstamm und genauer Bakterienkonzentration eingesetzt, wodurch ein Vergleich der Versuchsergebnisse erschwert ist. Trotzdem dürfte der regelmäßige Konsum von Milchsäurebakterien und fermentierten Milchprodukten eine Bedeutung bei der Therapie von intestinalen Infektionen haben. Zahlreiche Studien zeigen jedoch, dass für probiotische Effekte die kontinuierliche Aufnahme einer Mindestkeimzahl von Bedeutung ist. Als Mindestmengen gelten 10^6–10^9 lebende Keime pro Gramm Lebensmittel (Hahn et al. 2016).

8.5 Einflüsse auf Krebserkrankungen

In der Erfahrungsheilkunde werden milchsauer vergorene Lebensmittel seit vielen Jahrzehnten zur Therapie von Krebs eingesetzt (Eichholtz 1975). Die große Zahl der Veröffentlichungen zeigt die Bedeutung dieser Maßnahme (Matsumoto et al. 2007).

Es gibt eine Reihe möglicher antikanzerogener Mechanismen zum Einfluss fermentierter Lebensmittel auf das Krebsgeschehen.

Mögliche Mechanismen der antikanzerogenen Wirkung von Milchsäurebakterien

- Aktivierung des Immunsystems und dadurch Aktivierung der Tumorabwehr

- Senkung des pH-Wertes im Darm
- Hemmung der fäkalen Enzyme, die an der Aktivierung von Pro-karzinogenen beteiligt sind
- Bindung und dadurch Inaktivierung von mutagenen Substanzen im Darm
- Verhinderung von DNA-Schäden, die zu Mutationen in kritischen Genen führen können

■ **Aktivierung des Immunsystems und Aktivierung der Tumorabwehr**

Am Menschen konnte der immun-stimulierende Effekt fermentierter Milch-produkte ebenfalls gezeigt werden. Bei ge-sunden Freiwilligen war die unspezifische Immunfunktion unter einer Kost, die frei von fermentierten Lebensmitteln war, einge-schränkt. Die Verabreichung von kon-ventionellem und probiotischem Joghurt normalisierte die Immunantwort. Meyer et al. (2006) verglichen die Wirkung von konventionellem und probiotischem Joghurt auf die zelluläre Immunantwort von gesun-den Personen. Beide Joghurtprodukte hat-ten eine vergleichbare stimulierende Wir-kung auf die zelluläre Immunantwort. Bei einer weiteren Untersuchung von kon-ventionellem und probiotischem Joghurt zeigte sich, dass auch die Zytokinproduk-tion der Blutzellen nach *Ex-vivo*-Stimulation durch den Verzehr beider Joghurtprodukte angeregt wurde (Meyer et al. 2007).

■ **Senkung des pH-Wertes im Darm**

Mit der Ernährung kann durch Senkung des pH-Wertes im Darm die Zahl der Milch-säurebakterien beeinflusst werden. Studien am Menschen haben gezeigt, dass Personen, die regelmäßig Joghurt verzehren, signi-fikant mehr *Laktobazillen* und weniger *Enterobakterien* im Stuhl aufweisen als Per-sonen, die keinen Joghurt verzehren (Alvaro et al. 2007).

Zusätzlich bewirkt die Aufnahme aus-gewählter Kohlenhydrate, die unverdaut in das Kolon gelangen, einen Anstieg der Milchsäurebakterien im Kolon (Kelly 2008; Meyer und Stasse-Wolthuis 2009). Dabei handelt es sich speziell um natürlich vor-kommende oder synthetisch hergestellte Oligosaccharide, die auch als Prebiotika (Präbiotika) bezeichnet werden. Der bifido-gene Effekt von Inulin und Oligofruktose – also die Fähigkeit dieser Prebiotika, das Wachstum von Bifidobakterien zu stimulie-ren – konnte in mehreren Studien nachge-wiesen werden. Zudem kam es teilweise zur Verringerung anderer Keime wie *Bacteroi-des, Clostridium* und *Fusobacterium* (Kelly 2008).

❯ Insgesamt führt die gleichzeitige Auf-nahme lebender Milchsäurebakterien und nichtverdaulicher Kohlenhydrate zu einer erhöhten Fermentationstätigkeit im Kolon. Durch die Stoffwechseltätig-keit der Bakterien werden vermehrt kurzkettige Fettsäuren in das Darm-lumen abgegeben, die den pH-Wert des Darminhalts senken. Ein niedriger pH-Wert im Stuhl wird als ein Inhibitor der Kolonkarzinogenese angesehen.

■ **Hemmung der fäkalen Enzyme**

Der Einfluss der Aufnahme von Milchsäure-bakterien und fermentierten Milch-produkten auf **bakterielle Enzymaktivitäten** im Darm wird mit der Kolonkarzinogenese in Verbindung gebracht. An der Menge endogen gebildeter Kanzerogene aus Pro-kanzerogenen sind möglicherweise die En-zyme β-Glucuronidase, β-Glucosidase und Urease beteiligt. Die Enzymaktivitäten kön-nen im Stuhl gemessen werden und sind eine indirekte Messmethode, um die im Darm vorherrschenden Bakterien zu ermitteln. Die Aktivität dieser Enzyme und somit die Entstehung von Dickdarmkrebs kann durch die Ernährungsweise beeinflusst werden. Milchsäurebakterien sind in diesem Zusam-menhang offenbar von großer Bedeutung. Die orale Aufnahme von Laktobazillen und Propionibakterien führte beim Menschen zu einer Abnahme der Aktivität dieser Enzyme im Stuhl. Um den Effekt aufrechtzuerhalten, war eine kontinuierliche Gabe der Milchsäurebakterien erforderlich (Hatakka et al. 2008; Xing et al. 2022).

- **Bindung und Inaktivierung von mutagenen Substanzen im Darm**

Die Elimination verschiedener mutagener Substanzen im Verdauungstrakt erfolgt durch Bakterien. Nitrit, das mit verschiedenen Lebensmitteln in den Körper gelangt, kann im Magen-Darm-Trakt zu kanzerogenen Nitrosaminen umgewandelt werden. Verschiedene *Lactobacillus-acidophilus*-Stämme sind in der Lage, der Nitrosaminbildung Nitrit zu entziehen, indem sie es zellulär aufnehmen.

In einer Untersuchung am Menschen konnte die Mutagenität der Fäzes, die mittels HPLC (High Pressure Liquid Chromatography) und eines speziellen Mutagenitätstests gemessen wurde, durch den Verzehr eines probiotischen Joghurts im Vergleich zu Placebo signifikant gesenkt werden. Die Untersucher führen die antimutagene Wirkung des Joghurts unter anderem auf die von den Bifidobakterien produzierte Substanz Spermidin zurück (Matsumoto und Benno 2004).

Die sekundären Gallensäuren, die durch bakteriellen Abbau von primären Gallensäuren durch Darmbakterien entstehen, sowie ihre Derivate werden für die Tumorauslösung mitverantwortlich gemacht (McGarr et al. 2005). Sekundäre Gallensäuren machen 95 % der im Kolon vorhandenen Gallensäuren aus und wirken zytotoxisch auf das Mukosaepithel, wodurch eine kompensatorisch gesteigerte Proliferation induziert werden kann. Laktobazillen können die Umwandlungsrate von primären zu sekundären Gallensäuren vermindern. Die verringerte Aktivität der fäkalen Glykocholsäurehydrolase nach oraler Zufuhr von Laktobazillen reduziert die Bildung freier unkonjugierter Gallensäuren. Bei Patienten mit kolorektalem Adenom wurde eine fast dreimal so hohe Konzentration unkonjugierter Desoxycholsäure im Serum im Vergleich zu Gesunden ermittelt; deren Beteiligung bei der Kolonkarzinogenese wird als sehr wahrscheinlich angesehen (McGarr et al. 2005).

Heterozyklische Amine, wie sie beim Braten von Fleisch entstehen, werden als potenzieller Risikofaktor für Kolonkrebs angesehen. Bakterienstämme aus fermentierten Lebensmitteln konnten heterozyklische Amine *in vitro* binden, wobei der pH-Wert einen entscheidenden Faktor der Bindungskapazität darstellte. Mit zunehmender Konzentration an Trypsin und Gallensäuren wurde jedoch die Bindung der heterozyklischen Amine vermindert. Die Zellwand der Milchsäurebakterien scheint für die Bindung der Mutagene verantwortlich zu sein. In einer Studie am Menschen konnte gezeigt werden, dass die Aufnahme von heterozyklischen Aminen in Form von gebratenem Fleisch (zweimal täglich für drei Tage) die Mutagenität in Fäzes und Urin erhöht, wohingegen die Gabe von *Lactobacillus acidophilus* (zusätzlich zum Fleisch) die Mutagenität signifikant senkte. Vermutlich beruht die veränderte Ausscheidung von Mutagenen darauf, dass Mutagene durch *Lactobacillus acidophilus* im Darm gebunden wurden, wodurch sie nicht mehr in Kontakt mit den Darmepithelzellen treten konnten (Wollowski et al. 2001).

- **Verhinderung von DNA-Schäden**

Die Kolonkarzinogenese läuft in einem Mehrstufenprozess ab. Erst die Akkumulation von Mutationen in bestimmten Onkogenen und Tumor-Suppressor-Genen führen zur Krebsinitiation. DNA-Schäden können zu Mutationen in den entsprechenden Genen führen. Es wird vermutet, dass Fermentationsprodukte an der Schutzwirkung im Darm beteiligt sind, da verschiedene Metabolite von Milchsäure- und Darmbakterien *in vitro* DNA-Schäden in Dickdarmzellen der Ratte verhindern konnten (Wollowski et al. 2001; Liong 2008).

❯ Zusammenfassend finden sich verschiedene, vor allem experimentelle Hinweise darauf, dass fermentierte Milchprodukte und bestimmte Milchsäurebakterienstämme auf Mechanismen der Krebsentstehung einwirken können. Möglicherweise können sie demnach zu einer Senkung des Risikos für Kolonkrebs und andere Krebsarten beitragen.

■ **Studien zum Verzehr von fermentierten Milchprodukten und Krebserkrankungen**
Eine repräsentative Langzeitstudie ermittelte eine inverse Assoziation zwischen dem Verzehr fermentierter Milchprodukte und der Inzidenz von Blasenkrebs. Personen, die mindestens zwei Portionen Joghurt oder Sauermilch pro Tag verzehrten, hatten ein signifikant geringeres Blasenkrebsrisiko als Personen, die keine fermentierten Milchprodukte verzehrten (Larsson et al. 2008).

In anderen epidemiologischen Untersuchungen ergaben sich demgegenüber Hinweise auf eine mögliche Erhöhung des Risikos verschiedener Krebsarten (Leukämie, Prostatakrebs) durch den vermehrten Verzehr von Milchprodukten (Matsumoto et al. 2007; Kurahashi et al. 2008).

Eine große Metaanalyse konnte zeigen, dass der Konsum von Milch und Milchprodukten in Abhängigkeit von der Menge und der Art der Milchprodukte invers mit der Entstehung von Brustkrebs assoziiert ist. Eine Subgruppe zeigte ein reduziertes Brustkrebsrisiko durch den Verzehr von fettreduzierten Milchprodukten oder Joghurt, dieser Effekt blieb bei anderen Milchprodukten aus. Bei Asiaten war ein hoher Verzehr an Milchprodukten mit einem reduzierten Risiko für Brustkrebs verbunden (Zang et al. 2015).

Bifidobakterien, die natürlicherweise in der dominanten Mikrobiota des Dickdarms vorkommen, machen bis zu 25 % der kultivierbaren Fäkalbakterien bei Erwachsenen und 80 % bei Säuglingen aus. Als probiotische Mittel wurden Bifidobakterien

auf ihre Wirksamkeit bei der Vorbeugung und Behandlung eines breiten Spektrums von tierischen und/oder menschlichen Magen-Darm-Erkrankungen, wie z. B. Dickdarmpassagestörungen, Darminfektionen und Dickdarmadenomen und -krebs, untersucht. Bifidobakterien sind in der Lage, infektiösen Durchfall durch ihre Wirkung auf das Immunsystem und die Resistenz gegen die Ansiedlung von Krankheitserregern zu verhindern oder zu lindern. Es gibt einige experimentelle Beweise dafür, dass bestimmte Bifidobakterien den Wirt tatsächlich vor der karzinogenen Aktivität der Darmflora schützen können (Ayeni et al. 2019).

Der Konsum von Milchprodukten im Erwachsenenalter beeinflusst das Krebsrisiko, der Zusammenhang zwischen der Milchaufnahme im frühen Leben und dem späteren Krebsrisiko blieb bisher unklar. In einer Metaanalyse von Beobachtungsstudien wurde unter Verwendung der gesamten Milchaufnahme festgestellt, dass der Milchkonsum in der Kindheit und Jugend möglicherweise nicht mit dem Risiko für Brust-, Prostata- und Darmkrebs im späteren Leben verbunden ist (Gil et al. 2022).

Verschiedene Arten von Bakterien, die in den fermentierten Produkten vorhanden sind, führen zu einer Reduzierung der Heliobacter-pylori-Infektion im Magen-Darm-Trakt. Mikroben, die in fermentierten Lebensmitteln aktiv sind, reduzieren Entzündungen und verbessern die histologischen Bedingungen von Geschwüren, die durch H. pylori verursacht werden. *Bacteriae Lactobacillus*, die sich in fermentierten Produkten befanden, zeigten beim Test hemmende Wirkungen, verringerten die Infektionsdichte und den Schleimabbau, die Senkung des pH-Werts im Darm, Verbesserung der immunologischen Reaktionen sowie Abfangen freier Radikale. Fermentierte Lebensmittel haben viele modulierende Wirkungen, die bei der Bekämpfung und Heilung von Magengeschwüren helfen (Vijayasarathy et al. 2022).

Die teilweise widersprüchlichen Ergebnisse aus epidemiologischen Studien hinsichtlich der protektiven Wirkung von Milchsäurenbakterien bzw. von fermentierten Milchprodukten auf Krebs konnten noch nicht geklärt werden. Gründe könnten in der Produktvielfalt fermentierter Milchprodukte und der damit verbundenen Aufnahme unterschiedlicher Stämme liegen, die sich möglicherweise in ihren protektiven Eigenschaften so unterscheiden, dass eine klare Korrelation nicht ersichtlich wird.

8.5.1 Immunmodulierende Wirkungen bei atopischen Erkrankungen

Ein weiterer Hinweis auf die immunmodulierende Wirkung von Milchsäurebakterien ist der Befund, dass sich die Gabe von Milchsäurebakterien bei Kleinkindern positiv auf die Entwicklung des Immunsystems auswirkte und teilweise präventiv auf die Entstehung einer atopischen Dermatitis wirkt.

Der Verzehr von Kefir auf Symptome des Darms bei gesunden Probanden mit atopischer Dermatitis zeigt eine signifikante Verbesserung auf funktionelle Verstopfung, Intensität der Bauchschmerzen und Blähungen. Die Existenz einer Beziehung zwischen der Verbesserung der Hautparameter und der Verbesserung des Darms nach dem Konsum von Kefir zeigt, dass es sich um einen potenziellen Modulator der Darm-Haut-Achse sowohl bei gesunden als auch bei atopischen Personen handelt (Alves et al. 2022). Eine Metaanalyse der Cochrane Collaboration ergab eine moderate Rolle von Probiotika in der Prävention von atopischer Dermatitis und Immunglobulin-E-assoziierter (IgE-assoziierter) atopischer Dermatitis bei Säuglingen (Pelucchi et al. 2012).

In einer norwegischen Studie führten die Gabe von Probiotika ab der 36. Schwangerschaftswoche und die Zufuhr von Milch mit probiotischen Keimen in der Stillzeit dazu, dass die Neugeborenen in den ersten zwei Lebensjahren deutlich seltener an Neurodermitis erkrankten (Dotterud et al. 2010).

In einer koreanischen Studie konnte gezeigt werden, dass eine hohe Aufnahme von dort typischen fermentierten Produkten mit einem verringerten Risiko für das Auftreten einer atopischen Dermatitis bei Erwachsenen assoziiert ist (Park und Bae 2016).

Eine weitere Übersichtsarbeit bescheinigt Pro- und Prebiotika überzeugend Effekte hinsichtlich der verringerten Inzidenz von atopischer Dermatitis bei Kleinkindern. Ob sie auch in der Behandlung der Erkrankung helfen, bleibt jedoch unklar (Baquerizo Nole et al. 2014). Auch hier ist weitere Forschung erforderlich.

8.5.2 Anorexia nervosa

Anorexia nervosa ist eine schwere psychiatrische Erkrankung mit hoher Morbiditäts- und Mortalitätsrate. Das menschliche Darmmikrobiom wird zunehmend für seine vorgeschlagene Rolle bei der gastrointestinalen, metabolischen, immunologischen und psychischen Gesundheit anerkannt, die alle bei Personen mit Anorexia nervosa beeinträchtigt sein können. Der Einsatz von fermentierten Lebensmitteln, die lebende Bakterien, bakterielle Metaboliten, Präbiotika und Energie liefern, wurde bisher kaum diskutiert. Die Rolle des Darmmikrobioms in der Krankheitspathologie bei Anorexia nervosa konzentriert sich insbesondere auf das therapeutische Potenzial fermentierter Lebensmittel, die hier als empfohlene Ergänzung zu den aktuellen Ernährungsbehandlungsprotokollen vorgeschlagen werden und weitere Untersuchungen rechtfertigen (Rocks et al. 2021).

8.6 Zusammenfassung

Die Fermentation wird schon von alters her zur Konservierung von Lebensmitteln eingesetzt. Dabei ändern sich infolge der milchsauren Vergärung Geschmack und Geruch der Lebensmittel ebenso wie ihr ernährungsphysiologischer Wert. Die konservierende Wirkung beruht auf einer Verringerung des pH-Wertes sowie dem Abbau leicht verfügbarer Kohlenhydrate durch die Milchsäurebakterien. In Mitteleuropa werden hauptsächlich fermentierte Milchprodukte (Joghurt) und Sauerkraut verzehrt, jedoch werden – weltweit gesehen – auch weitere Gemüse, Hülsenfrüchte, Getreide, Fleisch und Fisch fermentiert.

Die Fermentation von Milch führt zum teilweisen Abbau der Laktose. Die so erhaltenen Nahrungsmittel werden dann auch von Menschen mit Laktoseintoleranz gut vertragen und können zur Deckung des Kalziumbedarfs genutzt werden. Ein weiterer Abbau der Laktose wird zudem durch die Enzyme der mit aufgenommenen lebenden Milchsäurebakterien ermöglicht. Die lebenden Milchsäurebakterien wirken darüber hinaus cholesterinspiegelsenkend, unter anderem durch direkten Abbau des mit der Nahrung aufgenommenen Cholesterins. Milchsäurebakterien wirken antimikrobiell gegenüber etlichen pathogenen Darmbakterien.

Die beobachteten Wirkungen können therapeutisch genutzt werden, etwa bei der Behandlung gastrointestinaler Entzündungen und Infektionen. Auch Infektionen der Vagina werden durch Milchsäurebakterien bzw. den Verzehr von Joghurt positiv beeinflusst. Diskutiert wird ferner die antikanzerogene Wirkung milchsauer vergorener Lebensmittel, etwa durch die beobachtete Modulation der Immunantwort. Die gleichzeitige Aufnahme von Milchsäurebakterien und unverdaulichen Kohlenhydraten führt zu einer vermehrten Stoffwechseltätigkeit der Bakterien mit vermehrter Freisetzung kurzkettiger Fettsäuren in das Darmlumen. Die damit verbundene pH-Wert-Senkung wirkt vermutlich ebenfalls protektiv gegen Krebs. Weitere Wirkmechanismen werden diskutiert.

Literatur

Aguilera G, Cárcamo C, Soto-Alarcón S, Gotteland M (2021) Improvement in lactose tolerance in hypolactasic subjects consuming ice creams with high or low concentrations of Bifidobacterium bifidum 900791. Foods 10:2468

Alvaro E, Andrieux C, Rochet V et al (2007) Composition and metabolism of the intestinal microbiota in consumers and non-consumers of yogurt. Brit J Nutr 97:126–133

Alves E, Gregório J, Rijo P et al (2022) Kefir and the gut-skin axis. Int J Environ Res Public Health 19:13791

Alzahrani MA, AlGhrab SK, Althwabi MY (2022) Awareness of lactose intolerance disorder in Saudi Arabia population. J Family Med Prim Care 11:3118–3124

Ayeni AO, Ruppitsch W, Ayeni FA et al (2019) Characterization of bacteria in Nigerian yogurt as promising alternative to antibiotics in gastrointestinal infections. J Diet Supp 16:141–151

Baquerizo Nole KL, Yim E, Keri JE (2014) Probiotics and prebiotics in dermatology. J Am Acad Dermatol 71:814–821

Baruah R, Ray M, Halami PM (2022) Preventive and therapeutic aspects of fermented foods. J Appl Microbiol 132:476–3489

Borges S, Silva J, Teixeira P (2014) Review: the role of lactobacilli and probiotics in maintaining vaginal Health. Arch Gynecol Obstet 289:479–489

Daliri EB, Kim Y, Do Y (2022) In vitro and in vivo cholesterol reducing ability and safety of probiotic candidates isolated from Korean fermented soya beans. Probiotics Antimicrob Proteins 14:87–98

Das D, Sarkar S, Borsingh Wann S et al (2022) Current perspectives on the anti-inflammatory potential of fermented soy foods. Food Res Int 152:110922

Dimidi E, Christodoulides S, Fragkos KC et al (2014) The effect of probiotics on functional constipation in adults: a systematic review and meta-analysis of randomized controlled trials. Am J Clin Nutr 100:1075–1084

Dotterud CK, Storrø O, Johnsen R, Øien T (2010) Probiotics in pregnant women to prevent allergic disease: a randomized, double-blind trial. Brit J Dermatol 163:616–623

Eichholtz F (1975) Die biologische Milchsäure und ihre Entstehung in vegetabilischem Material. Eden Stiftung, Bad Soden

Gil H, Chen QY, Khil J et al (2022) Milk intake in early life and later cancer risk: a meta-analysis. Nutrients 14:1233

Guandalini S (2011) Probiotics for prevention and treatment of diarrhea. J Clin Gastroenterol 45(Suppl):S149–S153

Hahn A, Ströhle A, Wolters M (2016) Ernährung. Physiologische Grundlagen, Prävention, Therapie. Wissenschaftliche Verlagsgesellschaft, Stuttgart

Hatakka K, Holma R, El-Nezami H et al (2008) The influence of Lactobacillus rhamnosus LC705 together with Propionibacterium freudenreichii ssp. shermanii JS on potentially carcinogenic bacterial activity in human colon. Int J Food Microbiol 128:406–410

Hou K, Wu ZX, Chen XY et al (2022) Microbiota in health and diseases. Signal Transduct Target Ther 7:135

Ishimwe N, Daliri EB, Lee BH et al (2015) The perspective on cholesterol-lowering mechanisms of probiotics. Mol Nutr Food Res 59:94–105

Kelly G (2008) Inulin-type prebiotics-a review: part 1. Altern Med Rev 13:315–329

Kurahashi N, Inoue M, Iwasaki M et al (2008) Dairy product, saturated fatty acid, and calcium intake and prostate cancer in a prospective cohort of Japanese men. Cancer Epidemiol Biomarkers Prev 17:930–937

Larsson SC, Andersson SO, Johansson JE et al (2008) Cultured milk, yogurt, and dairy intake in relation to bladder cancer risk in a prospective study of Swedish women and men. Am J Clin Nutr 88:1083–1087

Layer P, Andresen V, Allescher H et al (2021) Update S3-Leitlinie Reizdarmsyndrom: Definition, Pathophysiologie, Diagnostik und Therapie. Z Gastroenterol 59:1323–1415

Leeuwendaal NK, Stanton C, O'Toole PW, Beresford TP (2022) Fermented foods, health and the gut microbiome. Nutrients 14:1527

Leszkowicz J, Plata-Nazar K, Szlagatys-Sidorkiewicz A (2022) Can lactose intolerance be a cause of constipation? A narrative review. Nutrients 14:1785

Liong MT (2008) Review: roles of probiotics and prebiotics in colon cancer prevention: postulated mechanisms and in-vivo evidence. Int J Mol Sci 9:854–863

Liong MT, Shah NP (2005) Acid and bile tolerance and cholesterol removal ability of lactobacilli strains. J Dairy Sci 88:55–66

Liu G, Guo B, Luo M et al (2022a) A comprehensive review on preparation, structure-activities relationship, and calcium bioavailability of casein phosphopeptides. Crit Rev Food Sci Nutr 64(4):1–19

Liu L, Chen X, Hao L et al (2022b) Traditional fermented soybean products: processing, flavor formation, nutritional and biological activities. Review. Crit Rev Food Sci Nutr 62:1971–1989

Marcotte H, Larsson PG, Andersen KK et al (2019) An exploratory pilot study evaluating the supplementation of standard antibiotic therapy with probiotic lactobacilli in south African women with bacterial vaginosis. BMC Infect Dis 19:8242019

Mastromarino P, Vitali B, Mosca L (2013) Bacterial vaginosis: a review on clinical trials with probiotics. New Microbiogica 36:229–238

Matsumoto M, Benno Y (2004) Consumption of Bifidobacterium lactis LKM512 yogurt reduces gut mutagenicity by increasing gut polyamine contents in healthy adult subjects. Mutat Res 568:147–153

Matsumoto M, Ishikawa S, Nakamura Y et al (2007) Consumption of dairy products and cancer risks. J Epidemiol 17:38–44

McGarr SE, Ridlon JM, Hylemon PB (2005) Diet, anaerobic bacterial metabolism, and colon cancer: a review of the literature. J Clin Gastroenterol 39:98–109

Meyer AL, Micksche M, Herbacek I et al (2006) Daily intake of probiotic as well as conventional yogurt has a stimulating effect on cellular immunity in young healthy women. Ann Nutr Metab 50:282–289

Meyer AL, Elmadfa I, Herbacek I et al (2007) Probiotic, as well as conventional yogurt, can enhance the stimulated production of proinflammatory cytokines. J Hum Nutr Diet 20:590–598

Meyer D, Stasse-Wolthuis M (2009) The bifidogenic effect of inulin and oligofructose and its consequences for gut health. Eur J Clin Nutr 63(11):1277–1289

Mollazadeh-Narestan Z, Yavarikia P, Homayouni-Rad A (2022) Comparing the effect of probiotic and fluconazole on treatment and recurrence of vulvovaginal candidiasis: a triple-blinded randomized controlled trial. Probiotics Antimicrob Proteins 5:1–11

Naaber P, Smidt I, Stsepetova J et al (2004) Inhibition of Clostridium difficile strains by intestinal Lactobacillus species. J Med Microbiol 53(Pt 6):551–554

Park S, Bae JH (2016) Fermented food intake is associated with a reduced likelihood of atopic dermatitis in an adult population (Korean National Health and Nutrition Examination Survey 2012–2013). Nutr Res 36:125–133

Pei R, Martin DA, DiMarco DM, Bolling BW (2017) Evidence for the effects of yogurt on gut health and obesity. Review. Crit Rev Food Sci Nutr 57:1569–1583

Pelucchi C, Chatenoud L, Turati F et al (2012) Probiotics supplementation during pregnancy or infancy for the prevention of atopic dermatitis: a meta-analysis. Epidemiology 23:402–414

Picard C, Fioramonti J, Francois A (2005) Review article: bifidobacteria as probiotic agents – physiological effects and clinical benefits. Aliment Pharmacol Ther 22:495–512

Qiao Y, Zhang K, Zhang Z et al (2022) Fermented soybean foods: a review of their functional components, mechanism of action and factors influencing their health benefits. Food Res Int 158:111575

Rocks T, West M, Hockey M et al (2021) Possible use of fermented foods in rehabilitation of anorexia nervosa: the gut microbiota as a modulator. Prog Neuropsychopharmacol Biol Psychiatry 107:110201

Rul F, Béra-Maillet C, Champomier-Vergès MC et al (2022) Underlying evidence for the health benefits of fermented foods in humans. Food Funct 13:4804–4824

Savaiano DA (2014) Lactose digestion from yogurt: mechanism and relevance123. J Clin Nutr 99(Suppl):1251S–1255S

Servin AL (2004) Antagonistic activities of lactobacilli and bifidobacteria against microbial pathogens. FEMS Microbiol Rev 28:405–440

Shahbazi R, Sharifzad F, Bagheri R et al (2021) Anti-inflammatory and immunomodulatory properties of fermented plant foods. Nutrients 13:1516

Souci SW, Fachmann W, Kraut H (2016) Die Zusammensetzung der Lebensmittel-Nährwert-Tabellen. Wissenschaftliche Verlagsgesellschaft, Stuttgart

St-Onge MP, Farnworth ER, Jones PJ (2000) Consumption of fermented and nonfermented dairy products: effects on cholesterol concentrations and metabolism. Am J Clin Nutr 71:674–681

Toca MDC, Fernández A, Orsi M et al (2022) Lactose intolerance: myths and facts. An update. Arch Argent Pediatr 120:59–66

Vandenplas Y (2015) Review article: lactose intolerance. Asia Pac J Clin Nutr 24(Suppl. 1):S9–S13

Vijayasarathy S, Gayathri P, Suneetha V (2022) Fermented foods and their afbating role in gastric ulcers. J Am Nutr Assoc 41:826–830

Wollowski I, Rechkemmer G, Pool-Zobel BL (2001) Protective role of probiotics and prebiotics in colon cancer. Am J Clin Nutr 73(2 Suppl):451S–455S

Xing C, Du Y, Duan T et al (2022) Interaction between microbiota and immunity and its implication in colorectal cancer. Front Immunol 13:963819

Zang J, Shen M, Du S et al (2015) The association between dairy intake and breast cancer in Western and Asian populations: a systematic review and meta-analysis. J Breast Cancer 18(4):313–322

Zhao Y, Dong BR, Hao Q (2022) Probiotics for preventing acute upper respiratory tract infections. Cochrane Database Syst Rev 8:CD006895

Zeitgemäße, medizinisch und ökologisch zu empfehlende Kostformen

Inhaltsverzeichnis

Vollwert-Ernährung – eine naturheilkundliche Ernährungsweise

Claus Leitzmann

Inhaltsverzeichnis

R. Stange et al. (Hrsg.), *Ernährung und Fasten als Therapie*, https://doi.org/10.1007/978-3-662-68881-6_9

Einführung

Die Vollwert-Ernährung ist als eine Dauer-kostform konzipiert und daher in der Prävention, aber auch in der Therapie diverser Erkrankungen einsetzbar. Neben Hintergrundinformationen zu Besonderheiten, Ansprüchen und Zielen wird die Bedeutung der Vollwert-Ernährung als Naturheilverfahren dargestellt. Hinweise zur Begleitung von Patienten bei der Umstellung und zur praktischen Durchführung dieser Ernährungsweise werden gegeben.

In diesem Beitrag lesen Sie

- auf welchen Grundlagen die Vollwert-Ernährung beruht,
- warum Vollwert-Ernährung eine naturheilkundliche Form gesunderhaltender Ernährung ist,
- welche konkreten praxisnahen Empfehlungen zur Vollwert-Ernährung gegeben werden,
- inwieweit die Vollwert-Ernährung als Präventions- und Therapiemaßnahme Bedeutung hat.

9.1 Entwicklung und Definition der Vollwert-Ernährung

Die Vollwert-Ernährung als ganzheitliche Ernährungs- und Lebensweise basiert auf den Erkenntnissen von Hippokrates und Pythagoras. Das heutige Konzept der Vollwert-Ernährung wurde primär von Maximilian O. Bircher-Benner (1989) und Werner Kollath (1977) geprägt. Sie verwendeten den Begriff „Vollwert der Nahrung". Weitere Pioniere verschiedener Varianten der Vollwertkost waren Are Waerland (1951), Max Otto Bruker (1985) und Helmut Anemueller (1993).

Die wissenschaftliche Auseinandersetzung mit der ernährungsreformerischen bzw. naturheilkundlichen Vollwert-Lehre in der Tradition dieser Pioniere begann Mitte der 1970er-Jahre am Institut für Ernährungswissenschaft der Universität Gießen. Das Gießener Konzept der Vollwert-Ernährung nach von Koerber, Männle und Leitzmann (2012) ähnelt in ihren Empfehlungen zum Lebensmittelverzehr den Vollwertkostformen dieser Wegbereiter, das Grundkonzept wurde aber durch neue wissenschaftliche Erkenntnisse ergänzt. Eine sehr ausführliche geschichtliche Aufzeichnung der Vollwert-Ernährung findet sich bei Melzer (2003).

Heute ist die Vollwert-Ernährung neben dem Vegetarismus (Leitzmann 2012; Leitzmann und Keller 2020) und Veganismus (Leitzmann 2018) eine der wichtigsten einer Reihe von überwiegend oder komplett pflanzlichen Ernährungsformen (Keller et al. 2026). In der Gießener Vollwert-Ernährungsstudie wurden die Auswirkungen dieser Kostform mit Langzeit-Vollwert-Köstlerinnen untersucht (Aalderink et al. 1994).

Die unterschiedlichen Begriffe, die im Zusammenhang mit der Vollwertkost verwendet werden, sind für den Verbraucher verwirrend, da die Bezeichnungen im allgemeinen Sprachgebrauch synonym verwendet werden. Die Bezeichnungen *Vollwertkost, vollwertige Kost* , *Vollwertlehre* und *Vollwert-Ernährung* wurden von den jeweiligen Begründern eingeführt. Vollwert-Ernährung impliziert, dass die Lebensmittel durch eine möglichst geringe Verarbeitung noch den vollen Wert der natürlicherweise vorhandenen Inhaltsstoffe aufweisen.

Die Definition der Vollwert-Ernährung zeigt, dass es sich bei dieser Kostform um ein ganzheitliches Konzept handelt, das den Ansprüchen zeitgemäß und nachhaltig zu sein, gerecht wird.

9

Definition der Vollwert-Ernährung (von Koerber et al. 2012)

„Vollwert-Ernährung ist eine überwiegend pflanzliche (lakto-vegetabile) Ernährungsweise, bei der gering verarbeitete Lebensmittel bevorzugt werden. Gesundheitlich wertvolle, frische Lebensmittel werden zu genussvollen und bekömmlichen Speisen zubereitet. Die hauptsächlich verwendeten Lebensmittel sind Gemüse und Obst, Vollkornprodukte, Kartoffeln, Hülsenfrüchte sowie Milch und Milchprodukte, daneben können auch geringe Mengen an Fleisch, Fisch und Eiern enthalten sein. Je nach Verträglichkeit sollte etwa die Hälfte der Nahrungsmenge aus unerhitzter Frischkost bestehen. Inzwischen gibt es auch vegetarische und vegane Varianten der Vollwert-Ernährung.

Zusätzlich zur Gesundheitsverträglichkeit werden im Sinne der Nachhaltigkeit auch die Umwelt-, Wirtschafts- und Sozialverträglichkeit des Ernährungssystems berücksichtigt. Das bedeutet unter anderem, dass Erzeugnisse aus ökologischer Landwirtschaft sowie regionale und saisonale Produkte verwendet werden. Weiterhin wird auf umweltverträglich verpackte Erzeugnisse geachtet. Außerdem werden Lebensmittel aus fairem Handel mit sog. Entwicklungsländern verwendet.

Mit Vollwert-Ernährung sollen eine hohe Lebensqualität – besonders Gesundheit –, Schonung der Umwelt, faire Wirtschaftsbeziehungen, soziale Gerechtigkeit und Verbindung von Genuss und Verantwortung weltweit gefördert werden."

9.2 Vollwert-Ernährung – eine zeitgemäße und nachhaltige Ernährungsweise

Die Vollwert-Ernährung ist eine überwiegend lakto-vegetabil ausgerichtete Ernährungsweise, bei der der Verzehr gering verarbeiteter Lebensmittel bevorzugt wird. Sie ist als Dauerkost geeignet und fördert langfristig die Gesundheit des Menschen (von Koerber et al. 2012). Somit ist die Vollwert-Ernährung nicht nur als Therapieform für die Behandlung oder Begleitung von Erkrankungen empfehlenswert, sondern gilt als zeitgemäße und nachhaltige Ernährungsweise für alle gesunden Erwachsenen. Für Schwangere, Stillende, Säuglinge, Kinder und Kranke ist sie mit geringen Abwandlungen ebenfalls geeignet. Durch den hohen Ballaststoff- und Rohkostanteil ist die Vollwert-Ernährung in der Umstellungsphase für Menschen mit eingeschränkter Verdauungskraft nicht immer sofort verträglich. Deshalb wird ein schrittweiser Übergang über einen längeren Zeitraum und eine individuell verträgliche Menge der genannten Kostanteile angeraten.

Als Dauerernährung ist die Vollwert-Ernährung von medizinischem Interesse, da sie sich sowohl für die Prävention als auch für die Behandlung ernährungsbedingter Erkrankungen bewährt hat.

Die Forderung von Werner Kollath *„Lasst unsere Nahrung so natürlich wie möglich"* ist Grundlage der Vollwert-Ernährung (Kollath 1977). Denn Lebensmittel, die möglichst wenig verarbeitet sind, besitzen noch den vollen Wert der natürlicherweise vorhandenen Inhaltsstoffe und werden deshalb als „vollwertig" bezeichnet. Aber nicht nur die einzelnen Lebensmittel sind vollwertig, sondern die gesamte Ernährung nach diesem Konzept ist vollwertig, da es eine Nährstoffzufuhr beinhaltet, die im Sinne der Empfehlungen der deutschsprachigen Gesellschaften für Ernährung für den Menschen bedarfsgerecht zusammengesetzt ist (DGE et al. 2015).

Als *zeitgemäß* kann die Vollwert-Ernährung in vielfacher Hinsicht gelten – im Einzelnen, weil sie

- durch ihre bedarfsgerechte Zusammensetzung die Gesundheit der Menschen fördert,
- durch die Auswahl frischer, vorwiegend unverarbeiteter pflanzlicher Lebensmittel vielseitig und überzeugend im Geschmack ist,
- bei der Konzeption auf ihre praktische und ökonomische Durchführbarkeit geachtet wurde,
- sie mit Anliegen aus den Bereichen Ökologie und Sozialwesen vereinbar und damit auch *nachhaltig* ist.

9.3 Besonderheiten der Vollwert-Ernährung

In der Ernährungswissenschaft werden überwiegend ernährungsphysiologische und hygienisch-toxikologische Aspekte beachtet.

Die Vollwert-Ernährung unterscheidet sich von dieser üblichen Denkart, indem der Einfluss der Umwelt auf Mensch und Lebensmittel mittelbar und unmittelbar einbezogen wird. Des Weiteren werden die Wechselbeziehungen zwischen Ernährungsweise und gesellschaftlichen und globalen Zusammenhängen berücksichtigt. Diese Zusammenhänge werden mit dem Begriff des *Ernährungssystems* erfasst.

Das Ernährungssystem umfasst die Gesamtheit aller an der Lebensmittelversorgung beteiligten und sie beeinflussenden Teilbereiche. Einbezogen werden Erzeugung, Lagerung, Verarbeitung, Vermarktung (einschließlich Transport), Zubereitung und Verzehr der Lebensmittel sowie die Entsorgung des Verpackungsmülls und der organischen Reste. Durch die enge Verknüpfung der verschiedenen Teilbereiche kommt es bei jeder Handlung zu Rück- und Nebenwirkungen auf das Gesamtsystem, die es zu erkennen und bei nachteiligen Auswirkungen zu vermeiden gilt.

Somit nimmt die Konzeption der Vollwert-Ernährung Bezug auf den einzelnen Menschen, gleichzeitig jedoch auch auf die Umwelt und Gesellschaft. Die Verantwortung des Menschen in gesundheitlicher, sozialer, ökologischer und ökonomischer Beziehung ist gleichrangig berücksichtigt. Auf dieser Basis werden die Dimensionen, Ansprüche und Ziele der Vollwert-Ernährung benannt (◘ Tab. 9.1).

◘ **Tab. 9.1**   Dimensionen, Ansprüche und Ziele der Vollwert-Ernährung. (Mod. nach von Koerber et al. 2012, S. 7)

Dimensionen	Ansprüche an das Ernährungssystem	Weltweite Ziele
Individuum bzw. Gesundheit (gesundheitliche Dimension)	Gesundheitsverträglichkeit	Hohe Lebensqualität, besonders Gesundheit
Gesellschaft (soziale Dimension)	Sozialverträglichkeit	Soziale Gerechtigkeit
Umwelt (ökologische Dimension)	Umweltverträglichkeit	Schonung der Umwelt
Wirtschaft (ökonomische Dimension)	Wirtschaftsverträglichkeit	Faire Wirtschaftsbeziehungen Verbindung von Genuss und Verantwortung

Auf der Basis dieser Konzeption der Vollwert-Ernährung erfolgt eine Bewertung von Lebensmitteln, die über die allgemein übliche Denkweise der Genuss-, Gesundheits- und Eignungswerte hinausgeht, ohne dass diese Aspekte vernachlässigt werden. In der Vollwert-Ernährung werden auch die psychologischen, kulturellen und politischen Werte von Lebensmitteln berücksichtigt. Dieser ganzheitliche Ansatz fördert ein verantwortungsvolles Umweltbewusstsein und eine emotionale Teilnahme an globalen Zusammenhängen sowie ein Verständnis für die hohe Bedeutung der Nahrung im Sinne der Systemtheorie.

Somit wird der Anspruch erhoben, dass die Vollwert-Ernährung sowohl gesundheitsverträglich als auch sozial-, umwelt- und wirtschaftsverträglich ist. Dabei zielt ihre Konzeption auf die Förderung von hoher Lebensqualität – besonders Gesundheit, sozialer Gerechtigkeit, Schonung der Umwelt sowie fairen Wirtschaftsbeziehungen weltweit.

Um den vielseitigen Anforderungen möglichst gerecht zu werden, berücksichtigt die Konzeption der Vollwert-Ernährung die dargestellten komplexen Beziehungen bei den Empfehlungen für den Einkauf und die Zubereitung von Lebensmitteln.

9.4 Die Vollwert-Ernährung und Werner Kollath

Die Konzeption der Vollwert-Ernährung wurde im Rahmen der Diskussion um eine gesunde, zeitgemäße und nachhaltige Ernährung an der Universität Gießen entwickelt. Sie knüpft an Bestrebungen der wissenschaftlichen Reformbewegung an. Basis der Vollwert-Ernährung sind die Untersuchungen und Schriften von Werner Kollath (1977).

Werner Kollath (1892–1970) war Arzt und von 1932–1945 Professor für Hygiene und Bakteriologie an den Universitäten Breslau und Rostock. Er entwickelte auf der Basis langjähriger Fütterungsversuche mit Ratten eine neuartige Ernährungslehre, durch die die bisherige rein chemisch-analytische Betrachtungsweise der Ernährung ersetzt werden sollte. Dabei sollten nicht Einzelfragen gelöst, sondern ein umfassendes theoretisches Konzept erarbeitet werden. Es stand in der Tradition der neuartigen Vitaminlehre der 1920er-Jahre, öffnete sich jedoch zugleich dem Menschen als gesellschaftlichem und genussorientiertem Wesen. Auf diese Weise versuchte Kollath, naturwissenschaftliche Erkenntnisse und kulturbedingtes menschliches Handeln zusammenzuführen und aufeinander zu beziehen.

In den Jahren vor dem Zweiten Weltkrieg zählte Kollath zu den bedeutendsten deutschen Ernährungswissenschaftlern. Da er von seiner positivistischen Denkweise und Methodik her stark naturwissenschaftlich ausgerichtet war, hob er sich deutlich von den Lebensreformern seiner Zeit ab. Umso erstaunlicher ist es, dass seine Theorien heute in die Tradition der Lebensreform eingeordnet werden, aber im Bewusstsein der meisten Ärzte bis heute wenig verankert sind.

Kollath verharrte nicht allein in der theoretischen Betrachtung der Ernährung. Er setzte seine Erkenntnisse auch in eingängige Sinnsprüche um, von denen viele heute noch bekannt sind. Zum Beispiel:

- Esst nach Jahreszeiten.
- Das fette Schwein dürfte genauso wenig gesund sein wie der fette Mensch.
- Chronischer Missbrauch ist schlimmer als die einmalige Sünde.
- Wir lächeln oft über Erklärungen, die man vor 100 Jahren gab. Wie wird man in 100 Jahren über uns lachen.

Im Gegensatz zu der sich zu Kollaths Lebzeiten etablierenden Ernährungsberatung und Ernährungslehre, die auf einer grundsätzlichen Beschäftigung mit Nährstoffen und der bausteinhaften Zusammensetzung der Nahrung basiert, konnten dem Laien sowie Mittlerpersonen komplizierte Inhalte in einfacher Sprache nahegebracht werden. Übrigens geht ein bis heute bekanntes Müsli auf Werner Kollath zurück, das Kollath-Frühstück, ein deutsches Pendant zum Schweizer Bircher-Müsli.

Die Denkweise Kollaths traf insbesondere in den 1950er-Jahren auf heftige Kritik. Seit dieser Zeit wurde er in eine Außenseiterrolle abgedrängt, zumal führende Vertreter der DGE sich strikt gegen ihn stellten. Doch gerade im letzten Jahrzehnt hat auch die DGE viele grundsätzliche Ideen seiner Lehre teilweise in die eigenen Empfehlungen übernommen (z. B. Verzehr von Vollkornprodukten, Frischkost und Rohkost; integrale Funktion von Lebensmitteln; ökologische Aspekte der Ernährung).

Danach werden in der Vollwert-Ernährung Lebensmittel unter anderem nach ihrem Verarbeitungsgrad in Wertstufen eingeteilt. Während Kollath von sechs Stufen ausging, unterscheidet die Vollwert-Ernährung heute vier Wertstufen. Außerdem gehen für die Vollwert-Ernährung weitere Kriterien in die Bewertung mit ein, neben den ernährungsphysiologischen auch soziale, ökologische und ökonomische Aspekte.

Für die Gesundheit ist eine sinnvoll zusammengestellte, also bedarfsgerechte Ernährung eine wichtige Voraussetzung. Wissenschaftlich fundierte Richtlinien hierfür werden von der DGE regelmäßig veröffentlicht (DGE et al. 2015). Diese werden auch von der Vollwert-Ernährung erfüllt, die darauf abzielt, gesundheitsfördernd und krankheitspräventiv zu wirken.

> **Gesundheitliche Ziele der Vollwert-Ernährung (mod. nach von Koerber et al. 2012)**
> - Sicherung einer optimalen körperlichen und geistigen Entwicklung und Leistungsfähigkeit
> - Optimierung der körpereigenen Abwehrkräfte
> - Vorbeugung von ernährungsabhängigen Erkrankungen

Für die Gesundheitsverträglichkeit der Vollwert-Ernährung ist insbesondere ihre ernährungsphysiologische Qualität von Bedeutung (◘ Tab. 9.2). Diese wird durch das Verhältnis und die Zusammensetzung von Kohlenhydraten, Protein und Fett sowie durch den Gehalt an wertgebenden Inhaltsstoffen bestimmt. Dazu zählen die essenziellen oder unentbehrlichen, also lebens- und zufuhrnotwendigen Nährstoffe wie Vitamine und Mineralstoffe, acht Aminosäuren sowie die Linolsäure und α-Linolensäure.

Außerdem gibt es eine Vielzahl von Nahrungsinhaltsstoffen, die nicht zu den Nährstoffen zählen, die jedoch ebenfalls an der Förderung von Gesundheit und Leistungsfähigkeit beteiligt sind wie die sekundären Pflanzenstoffe (▶ Kap. 6) und die Ballaststoffe (▶ Kap. 7). Diese beiden Stoffgruppen werden zusammen mit Substanzen in fermentierten Lebensmitteln (▶ Kap. 8) als bioaktive Substanzen bezeichnet, da sie im Körper Wirkstoffcharakter entfalten. In den vergangenen Jahren wurde ihnen deshalb zunehmend wissenschaftliche Beachtung geschenkt. Zu den bioaktiven Substan-

◘ **Tab. 9.2**   Ernährungsphysiologische Qualität von Lebensmitteln. (Mod. nach von Koerber et al. 2012, S. 41)

Wertgebende Merkmale	Wertmindernde Merkmale
Gehalt essenzieller Nährstoffe	Gehalt natürlicher Schadstoffe (biogene Substanzen)
Gehalt gesundheitsfördernder Inhaltsstoffe (bioaktive Substanzen)	Gehalt an Stoffen durch unsachgemäße Lagerung oder Verarbeitung
Dichte essenzieller Inhaltsstoffe (Nährstoffdichte)	Vorkommen pathogener Mikroorganismen und deren Toxine
Gehalt an Hauptnährstoffen	Gehalt an Rückständen
Energiegehalt	Gehalt an Umweltkontaminanten
Energiedichte	Gehalt an Lebensmittelzusatzstoffen
Sättigungswirkung	
Bekömmlichkeit (Verträglichkeit)	
Verdaulichkeit und Bioverfügbarkeit	
Reife und Frische	

zen zählen beispielsweise pflanzliche Farb- und Aromastoffe, Saponine, Phytosterine und Flavonoide (Watzl und Leitzmann 2005).

Auch der Gehalt der Nahrung an wertmindernden Inhaltsstoffen wie Fremd- oder Schadstoffen und pathogenen Keimen ist bedeutsam. Weitere wichtige Kriterien sind der Reife- und Frischegrad der Lebensmittel, die Bekömmlichkeit und Verdaulichkeit der Speisen, ihre Sättigungswirkung sowie die Bioverfügbarkeit der Nahrungsbestandteile.

Diese ernährungsphysiologischen Kriterien werden in der Konzeption der Vollwert-Ernährung berücksichtigt.

9.5 Ernährungskonzept der Vollwert-Ernährung

Aus dem dargestellten Anspruch der Vollwert-Ernährung, ein schlüssiges Ernährungskonzept zu bieten, ergeben sich als konkrete Umsetzungen bestimmte Grundsätze (Übersicht „Grundsätze der Vollwert-

Ernährung"). Sie lassen sich den Forderungen nach Gesundheits-, Umwelt- und Sozialverträglichkeit zuordnen, greifen jedoch gleichzeitig fließend ineinander. Die ersten drei Grundsätze beziehen sich überwiegend auf die Gesundheitsverträglichkeit der Ernährung, die Grundsätze 4–6 besonders auf die ökologische Verträglichkeit, während beim Grundsatz 7 die Sozialverträglichkeit im Vordergrund steht. Die Wirtschaftsverträglichkeit findet sich in allen Grundsätzen. Diese Grundsätze der Vollwert-Ernährung stellen den Rahmen dar, in dem sich die Empfehlungen zur Lebensmittelauswahl bewegen.

> **Grundsätze der Vollwert-Ernährung (mod. nach von Koerber et al. 2012, S. 110)**
> 1. Genussvolle und bekömmliche Speisen
> 2. Bevorzugung pflanzlicher Lebensmittel (überwiegend lakto-vegetabile Ernährungsweise)

3. Bevorzugung gering verarbeiteter Lebensmittel – reichlich Frischkost
4. Ökologisch erzeugte Lebensmittel
5. Regionale und saisonale Erzeugnisse
6. Umweltverträglich verpackte Produkte
7. Fair gehandelte Lebensmittel

Um den Verbrauchern einfache, also möglichst leicht nachvollziehbare Entscheidungshilfen und Handlungsempfehlungen anzubieten, wurden zusammengefasste Empfehlungen zur Lebensmittelauswahl entwickelt. Sie beziehen sich auf Lebensmittel und Lebensmittelgruppen ohne umfassende Produktinformationen und analytische Wertangaben. Die Empfehlungen beschränken sich außerdem nicht nur auf die Lebensmittelauswahl, sondern berücksichtigen auch die Verarbeitung und Zubereitung im Haushalt. Die Empfehlungen zur Lebensmittelauswahl sind praxisnah, leicht nachvollziehbar und direkt umsetzbar.

Die Vollwert-Ernährung: Empfehlungen zur Lebensmittelauswahl (mod. nach von Koerber et al. 2012, S. 227f.)

- Gemüse und Obst reichlich verzehren, etwa die Hälfte davon als unerhitzte Frischkost (je nach Vorliebe, Bekömmlichkeit und Jahreszeit ein bis zwei Drittel; auch in milchsaurer Form)
- Getreide und Getreideprodukte aus Vollkorn bevorzugen und Nicht-Vollkornprodukte, d. h. Produkte aus Auszugsmehlen oder nur teilweise ausgemahlenen Mehlen, nur selten verwenden
- Kartoffeln möglichst als Pellkartoffeln essen
- Hülsenfrüchte in den Speiseplan einbeziehen
- Nüsse, Ölsamen und Ölfrüchte in roher oder gerösteter Form verzehren

- Die Gesamtfettaufnahme einschränken und qualitativ hochwertige Fette und Öle verwenden, wie z. B. kalt gepresste, nicht raffinierte Speiseöle, Butter oder ungehärtete Pflanzenmargarinen mit hohem Anteil an Kaltpressöl.
- Vorzugsmilch, pasteurisierte Vollmilch oder Milchprodukte ohne Zutaten bevorzugen.
- Fleisch, Fisch und Eier, wenn überhaupt gewünscht, nur gelegentlich verzehren.
- Ungechlortes Trinkwasser, kontrolliertes Quellwasser, natürliches Mineralwasser oder ungesüßte Kräuter- und Früchtetees zum Durstlöschen bevorzugen.
- Gewürze und Kräuter reichlich zur Geschmacksverfeinerung verwenden, Salz dagegen sparsam einsetzen (wenn, dann als jodiertes Salz).
- Süßen mit frischem, süßem Obst, nicht wärmegeschädigtem Honig oder ungeschwefeltem, eingeweichtem Trockenobst o. Ä. (jeweils nur in geringen Mengen und in nicht konzentrierter Form), dagegen isolierte Zucker und Süßstoffe sowie damit hergestellte Produkte meiden.
- Möglichst ausschließlich Erzeugnisse aus anerkannt ökologischer Landwirtschaft verwenden; es sollten Lebensmittel regionaler Herkunft und entsprechend der Jahreszeit bevorzugt werden.

Zur besseren Übersicht und als Hilfe für die Verbraucher bei der Lebensmittelauswahl dient die Orientierungstabelle für die Vollwert-Ernährung, in der die Lebensmittel in vier Wertstufen unter Einbeziehung der genannten Ansprüche eingeteilt sind (◨ Tab. 9.3). Vorrangiges Einteilungskriterium ist die ernährungsphysiologische Qualität bzw. der Verarbeitungsgrad. Damit

■ **Tab. 9.3** Orientierungstabelle für die Vollwert-Ernährung – Empfehlungen für die Lebensmittelauswahl gesunder Erwachsener. (Mod. nach Männle et al. 2007)

Wertstufen	1 – Sehr empfehlenswert	2 – Sehr Empfehlenswert	3 – Weniger empfehlenswert	4 – Nicht empfehlenswert
Verarbeitungs-grad	Nicht/gering ver-arbeitete Lebens-mittel (unerhitzt)	Mäßig verarbeitete Lebensmittel (vor allem erhitzt)	Stark verarbeitete Lebensmittel (vor allem konserviert)	Übertrieben ver-arbeitete Lebensmittel und Isolate/Präparate
Mengen-empfehlung	Etwa die Hälfte der Nahrungs-menge	Etwa die Hälfte der Nahrungs-menge	Nur selten ver-zehren	Möglichst meiden
Gemüse/Obst	Frischgemüse	Erhitztes Gemüse (auch milchsau-res)	Gemüsekonserven (z. B. Tomaten in Dosen)	Nahrungsergänzungs-mittel (z. B. Vitamin-, Mineralstoff-, Ballast-stoffpräparate)
	Milchsaures Ge-müse (z. B. Frischkost-Sauerkraut)	Erhitztes Obst	Obstkonserven (z. B. Kirschen in Gläsern)	Tiefkühlfertig-gerichte
	Frischobst	Tiefkühlgemüse*		
		Tiefkühlobst		
Getreide	Gekeimtes Ge-treide	Vollkornprodukte (z. B. Vollkorn-brot, -nudeln, -flo-cken, -feinback-waren)	Nicht-Vollkorn-produkte (z. B. Weißbrot, Graubrot, weiße Nudeln, Corn-flakes, Auszugsmehl-Feinbackwaren)	Getreidestärke (z. B. Maisstärke)
	Vollkornschrot, (z. B. Frischkorn-müsli)	Vollkorngerichte	Geschälter (wei-ßer) Reis	
	Frisch gequetschte Flocken			
Kartoffeln		Gegarte Kartof-feln (möglichst Pellkartoffeln)	Fertigprodukte (z. B. Püree-, Knödelmischung, Chips)	Kartoffelstärke
			Pommes Frites	
Hülsenfrüchte		Gekeimte, blan-chierte Hülsen-früchte	„Sojamilch"	„Sojafleisch"
		Erhitzte Hülsen-früchte	Tofu	Sojaprotein
		Fertigprodukte (z. B. Bratlings-mischung)		Sojalezithin

(Fortsetzung)

◼ **Tab. 9.3**   (Fortsetzung)

Wertstufen	1 – Sehr empfehlenswert	2 – Sehr Empfehlenswert	3 – Weniger empfehlenswert	4 – Nicht empfehlenswert
Nüsse/Fette/Öle	Nüsse*	Geröstete Nüsse*	Gesalzene Nüsse	Nuss-(Nougat-)Creme
	Mandeln*	Nussmuse*	Extrahierte, raffinierte Fette und Öle	Gehärtete Fette (z. B. die meisten Margarinen, Frittierfette)
	Ölsamen* (z. B. Sonnenblumenkerne, Sesam)	Native, kalt gepresste Öle*	Ungehärtete Pflanzenmargarinen	Fett-Ersatzstoffe
	Ölfrüchte* (z. B. Oliven)	Ungehärtete Pflanzenmargarinen mit hohem Anteil an nativen, kaltgepressten Ölen*	Kokosfett	
		Butter*	Butterschmalz	
Milch/Milchprodukte	Vorzugsmilch	Pasteurisierte Vollmilch	H-Milch(-produkte)	Sterilmilch, Kondensmilch
		Milchprodukte (ohne Zutaten)	Milchprodukte (mit Zutaten)	Milchpulver, Milchzucker
		Käse* (ohne Zusatzstoffe)	Käse (mit Zusatzstoffen)	Milch-, Molkenprotein
				Milch- und Käse-Imitate
				Schmelzkäse
Fleisch/Fisch/Eier		Fleisch* (bis 2-mal/Woche)	Fleischwaren, -konserven	Innereien
		Fisch* (bis 1-mal/Woche)	Wurstwaren, -konserven	Ei-Pulver
		Eier* (bis 2 Stück/Woche)	Fischwaren, -konserven	Flüssig-Ei
Getränke	Ungechlortes Trinkwasser	Kräuter-, Früchtetees	Tafelwasser	Limonaden, Cola-Getränke
	Kontrolliertes Quellwasser	Verdünnte Fruchtsäfte	Fruchtnektare	Fruchtsaftgetränke
	Natürliches Mineralwasser	Verdünnte Gemüsesäfte	Kakao	Instantgetränke (z. B. Tee, Kakao)
		Getreidekaffee*	Bohnenkaffee, schwarzer Tee	Sportlergetränke, Energy-Drinks
			Bier, Wein	Spirituosen

9

◪ Tab. 9.3 (Fortsetzung)

Wertstufen	1 – Sehr empfehlenswert	2 – Sehr Empfehlenswert	3 – Weniger empfehlenswert	4 – Nicht empfehlenswert
Gewürze/ Kräuter/Salz	Ganze oder frisch gemahlene Gewürze	Gemahlene Gewürze	Kräutersalz	Aromastoffe (natürliche, naturidentische, künstliche)
	Frische Kräuter	Getrocknete Kräuter	Meersalz	Geschmacksverstärker (z. B. Glutamat)
		Jodiertes Meer- und Kochsalz*	Kochsalz	
Süßungsmittel	Frisches, süßes Obst	Honig* (nicht wärmegeschädigt, verdünnt)	Honig (wärmegeschädigt)	Süßwaren, Süßigkeiten
		Trockenobst* (ungeschwefelt, eingeweicht)	Trockenobst (geschwefelt)	Isolierte Zucker (z. B. Haushalts- und brauner Zucker)
			Dicksäfte (z. B. aus Äpfeln, Agaven)	Zuckeraustauschstoffe (z. B. Sorbit)
			Sirup (z. B. aus Ahorn, Zuckerrüben)	Süßstoffe
			Vollrübenzucker, Vollrohrzucker	

*mäßig zu verwenden

Einteilungskriterien für die Lebensmittel in dieser Tabelle sind gesundheitliche/ernährungsphysiologische sowie ökologische, wirtschaftliche und soziale Aspekte. Von besonderer Bedeutung sind Art und Ausmaß der Lebensmittelverarbeitung, da mit zunehmender Verarbeitung in der Regel die Nährstoffdichte sinkt und die ökologischen Nachteile zunehmen. Die Übergänge zwischen den Spalten sind teilweise fließend

Die Nahrung sollte etwa je zur Hälfte aus der 1. und 2. Spalte ausgewählt werden. Lebensmittel aus Spalte 3 sollten nur selten verzehrt, aus Spalte 4 möglichst gemieden werden. Ein Stern (*) bedeutet, dass diese Lebensmittel mäßig verwendet werden sollten; diese mengenmäßige Einschränkung ist in den Spalten 3 und 4 durch die Überschrift gegeben und darum nicht nochmals vermerkt. Weiter oben aufgeführte pflanzliche Lebensmittel sollten gegenüber tierischen Lebensmitteln bevorzugt werden

Es sollten möglichst ausschließlich Erzeugnisse aus anerkannt ökologischer Landwirtschaft verwendet werden, diese sind günstiger einzustufen als konventionell erzeugte Lebensmittel, außerdem sollten der Jahreszeit entsprechende Erzeugnisse regionaler Herkunft bevorzugt werden

Lebensmittel, die besonders schadstoffbelastet sind, sollten gemieden werden; ebenso Nahrungsmittel, die Zusatzstoffe enthalten oder mit isolierten Nährstoffen (außer Jod) angereichert sind, des Weiteren Produkte, die unter Anwendung von Gentechnik hergestellt sind, sowie unnötig verpackte Lebensmittel wird dem Zusammenhang Rechnung getragen, dass der Nährstoffgehalt in der Regel in hohem Maße vom Verarbeitungsgrad der Nahrung abhängt. Außerdem wurden soziale, ökologische und wirtschaftliche Aspekte bei der Einteilung der Lebensmittel beachtet, die in einzelnen Fällen die Zuordnung verändern oder den Ausschlag für teilweise fließende Übergänge zwischen den Spalten geben.

Für die Vollwert-Ernährung wird empfohlen, Gemüse und Obst sowie Vollkornprodukte in den Vordergrund zu stellen, also Produkte aus keimfähigen (gemahlenen, geschroteten oder gekeimten) Getreidekörnern. Das Getreide sollte aus anerkannt ökologischer Landwirtschaft stammen.

Zu den Vollkornprodukten zählen Frischkornprodukte (z. B. Frischkornmüsli) aus unerhitztem Vollkorn (frisch geschrotet oder gequetscht und eingeweicht – oder auch gekeimt) mit frischem Obst und Milch(-produkten), eventuell statt Obst auch mit Gemüse und Kräutern; ebenso Gerichte aus erhitztem Vollkorn, beispielsweise als Aufläufe, Bratlinge oder gekocht als ganze Körner. Zudem werden empfohlen: Vollkornbrote und Vollkornbrötchen verschiedener Sorten und andere Produkte aus vollem Korn, beispielsweise Vollkornnudeln, Vollkornflocken, Vollkorn-Feinbackwaren und Vollkorngrieß. Weniger empfehlenswert sind Nicht-Vollkornprodukte aus Auszugsmehlen oder nur teilweise ausgemahlenen Mehlen. Dazu zählen Weißbrot, weiße Brötchen, Graubrot, Mischbrot und Toastbrot (sofern es sich nicht um Vollkorntoast handelt), geschälter (weißer) Reis, auch Parboiled-Reis und Graupen. Ebenfalls weniger empfehlenswert sind andere Produkte aus Auszugsmehlen oder teilweise ausgemahlenen Mehlen wie Nudeln, Cornflakes, Feinbackwaren und Grieß. In der Vollwert-Ernährung nicht empfehlenswert sind isolierte Produkte wie Getreidestärke (z. B. in Pudding) und Ballaststoffpräparate (z. B. Kleie).

Der Grund für diese Empfehlungen liegt hauptsächlich in der drastischen Wertminderung bei der Herstellung von hellen Mehltypen durch Verluste an Vitaminen, Mineralstoffen, Ballaststoffen und sekundären Pflanzenstoffen.

9.6 Praktische Durchführung

Als Hilfestellung für die praktische Durchführung der Vollwert-Ernährung gibt es außerdem einige allgemeine Empfehlungen, die konkret auf das *Essverhalten* eingehen.

So wird beispielsweise empfohlen, die unerhitzte vor der erhitzten Nahrung zu verzehren. Auf diese Weise wird aufgrund des hohen Ballaststoffgehalts von unerhitzter Frischkost bereits eine gewisse Sättigung erreicht. Durch gründliches Kauen sollte ein reger Speichelfluss hervorgerufen werden, damit die Mahlzeiten gut bekömmlich sind und verdaulich werden. Menschen mit Kauproblemen wird angeraten, die unerhitzte Frischkost in fein geriebener oder pürierter Form zu verzehren. Zudem sollte für den Verzehr der Speisen ausreichend Zeit zur Verfügung stehen. Auf diese Weise werden eine intensivere sinnliche Wahrnehmung und eine bewusste Zuwendung zur Nahrung hergestellt. Dies ist als Teil einer Esskultur für den Einzelnen und für die Gesellschaft bedeutsam. Weiterführende Hinweise können dem Werk *Vollwert-Ernährung – Konzeption einer zeitgemäßen und nachhaltigen Ernährungsweise* (von Koerber et al. 2012) entnommen werden.

9.7 Die Vollwert-Ernährung – ein Naturheilverfahren

Obwohl die Vollwert-Ernährung primär der Prävention dient, erfüllt sie Bedingungen, die an Ernährungstherapieformen gestellt werden. So enthält sie beispielsweise analog der Reduktionskost als Therapiemaßnahme bei *Adipositas* (▶ Kap. 20) nur geringe Mengen an Fett, das in seiner Zusammensetzung physiologisch günstig ist. Ebenso ist die Vollwert-Ernährung eine purinarme Kost und stimmt darin mit der Ernährungstherapie bei *Hyperurikämie* (▶ Kap. 24) überein. Weitere Beispiele zeigen, welche gesundheitsfördernden Maßnahmen durch den Verzehr von überwiegend pflanzlichen oder von tierischen Lebensmitteln erfüllt werden (◘ Tab. 9.4). Außerdem wird verdeutlicht, dass die genannten Forderungen auch Bestandteil der Ernährungstherapie bei verschiedenen Erkrankungen sind.

Es wird deutlich, dass die Vollwert-Ernährung einen therapeutischen Wert besitzt – eine Ernährungsumstellung kann zu positiven Ergebnissen im Heilungsprozess verschiedener Krankheiten beitragen.

Die Vollwert-Ernährung erhebt nicht den Anspruch, dass Krankheiten allein durch eine Umstellung der Ernährung geheilt werden können. Es steht außer Frage, dass für gezielte therapeutische Maßnahmen bei Erkrankungen eine weitergehende Diagnose der Ursachen und Einflüsse notwendig ist. Dennoch besteht eine eindeutige inverse Beziehung zwischen der Häufigkeit von ernährungsabhängigen Krankheiten und einer Ernährungsweise, die vielseitig, ausgewogen und bezüglich der essenziellen Nährstoffe bedarfsdeckend ist (DGE et al. 2015). Die Vollwert-Ernährung kann demnach zur Prävention von Erkrankungen bei-

◘ **Tab. 9.4** Gesundheitsförderung, Behandlung und Prävention ausgewählter Erkrankungen durch tierische und pflanzliche Lebensmittel

Forderungen zur Förderung der Gesundheit (Auswahl)	Erkrankungen (Auswahl)	Wird erfüllt durch den Verzehr von	
		pflanzlichen Lebensmitteln	tierischen Lebensmitteln
Senkung der Gesamtfettzufuhr	Arteriosklerose, Adipositas, Hypertonie	+	–
Senkung der Gesamtproteinaufnahme	Adipositas, Hyperurikämie	+	–
Steigerung der Aufnahme von komplexen Kohlenhydraten	Diabetes mellitus, Adipositas	+	–
Steigerung der Ballaststoffzufuhr	Adipositas, Obstipation, (Krebs)	+	–
Verbesserung des Verhältnisses von essenziellen Nährstoffen zu Nahrungsenergie	Diabetes mellitus, Adipositas	+	–
Sicherung der Vitaminzufuhr	Arteriosklerose	+	+
Senkung der Purinaufnahme	Hyperurikämie	+	
Senkung der Cholesterinzufuhr	Arteriosklerose, Fettstoffwechselstörungen	+	–
Steigerung der Zufuhr von essenziellen Fettsäuren	Arteriosklerose, Fettstoffwechselstörungen	+	+ (fetter Salzwasserfisch)
Sicherung der Zufuhr von sekundären Pflanzenstoffen	Arteriosklerose, Krebs	+	–

tragen, da sie ein wichtiges Element einer gesunden Lebensweise darstellt (von Koerber et al. 2012).

Der Zusammenhang zwischen Ernährung und Krankheiten weckte in den vergangenen Jahren bei verschiedenen Zivilisationskrankheiten allgemeines Interesse. Die in diesem Zusammenhang beobachteten positiven Effekte sind primär auf die in der Vollwert-Ernährung prominent vertretenen Anteile von Gemüse und Obst (Riccardi et al. 2022; Shah und Iyengar 2022) sowie Rohkost (▶ Kap. 13) und die darin enthaltenen Ballaststoffe (Zitvogel et al. 2022) und sekundären Pflanzenstoffe (Cid-Gallegos et al. 2022; Krizova et al. 2019) zurückzuführen. Sehr gut untersucht sind die Wirkungen von Vollkornprodukten (Wu et al. 2015), ein zentrales Merkmal der Vollwert-Ernährung. Da Vollkornprodukte ein ausgewogenes Verhältnis fast aller Nährstoffe aufweisen, ist eine Empfehlung zu ihrem Verzehr besonders für die Prävention aber auch zur Therapie geboten.

Inzwischen gibt es gerade in den letzten Jahren eine große Anzahl von Studien, die zeigen, dass eine überwiegend pflanzliche Ernährung, wie die Vollwert-Ernährung, sich bei einer ganzen Reihe von Krankheiten bewährt, beispielsweise bei Arthrose (Wei und Dai 2022), Asthma (Williams et al. 2022), Diabetes (Bondonno et al. 2021; Liu et al. 2021; ▶ Kap. 22), Herz-Kreislauf-Erkrankungen (Hu et al. 2021; Micek et al. 2021; ▶ Kap. 23), Krebs (Wang et al. 2022; ▶ Kap. 25) Makuladegeneration (Lem et al. 2021; Wilson et al. 2021) und metabolischem Syndrom (Nguyen et al. 2022). Das Gleiche gilt bei Morbus Alzheimer (Ticinesi et al. 2022), Schwangerschaft (Marshall et al. 2022), Wechseljahren (Rowe und Baber 2021) und für das Mikrobiom (Sikorska-Zimny und Beneduce 2021). Die führenden internationalen Organisationen veröffentlichten ebenfalls eine Reihe von Schriften zu den Vorteilen des Verzehrs pflanzlicher Ernährung.

9.8 Die Umstellung auf Vollwert-Ernährung

Da die Vollwert-Ernährung bei der Prävention und Therapie von Erkrankungen eine Rolle spielt, ist eine Umstellung von der gewohnten Kost empfehlenswert. Die praktische Anwendung der Vollwert-Ernährung ist kein wissenschaftliches Problem, sondern in erster Linie eine Informations-, Motivations- und Verhaltensfrage. Bei den Betroffenen muss das Bewusstsein gefördert werden, dass jeder Einzelne für seine Gesundheit mit verantwortlich ist und entsprechende Schritte zu seiner Gesunderhaltung unternehmen kann und sollte. Personen, denen aufgrund eines gewissen Leidensdrucks angeraten wird, auf Vollwert-Ernährung umzustellen, könnten besonders motiviert sein. Praktische Informationen mit Rezepten finden sich in inzwischen in vielen Kochbüchern (z. B. Leitzmann und Million 2003).

Zusätzlich zu der Herausforderung, der sich jeder Einzelne stellen sollte, sind wirtschaftliche und (gesundheits)politische Maßnahmen erforderlich. So sollten auch durch Mediziner und sonstige naturheilkundlich tätige Personen die unabhängige gesundheitliche Aufklärung und die Gesundheitsförderung im Interesse des Einzelnen und der Allgemeinheit unterstützt und gestärkt werden.

> Ernährungsumstellungen als Therapiemaßnahmen bieten die Möglichkeit, den Patienten ihre Mündigkeit zu belassen und sie gleichzeitig zur Eigeninitiative anzuregen. Dies wird dadurch unterstützt, dass Ergebnisse unmittelbar körperlich erfahren werden.

Ernährungsfachkräfte, Ärzte und Heilpraktiker haben dabei die Aufgabe, im täglichen Umgang mit Patienten Hilfestellungen und Begleitung bei der Umstellung auf Vollwert-Ernährung anzubieten. Dazu ist es notwendig, sich mit den Grundsätzen und Empfehlungen auseinanderzusetzen. Ganz bewusst werden für die Vollwert-Ernährung keine Verbote ausgesprochen, um dem Einzelnen die Verantwortung für sein Verhalten nicht abzunehmen. Gelegentliche Abweichungen führen im Allgemeinen nicht zu Gesundheitsschäden, wichtig ist die prinzipielle Berücksichtigung der Empfehlungen – jeglicher Dogmatismus ist unangebracht. Individuelle Präferenzen und Unverträglichkeiten können und sollten berücksichtigt werden. So wird ein einfacher und praktikabler Einstieg in die Vollwert-Ernährung ermöglicht.

Für eine Umstellung von der gewohnten Kost auf Vollwert-Ernährung sollte genug Zeit, gegebenenfalls mehrere Monate, zur Verfügung stehen. Zu Beginn kann eine Fastenzeit, beispielsweise eine Fastenwoche, die Umstellung erleichtern, da anschließend weniger Bekömmlichkeitsprobleme auftreten. Begleitend zur Vollwert-Ernährung ist auf ausreichende Bewegung zu achten. Da Ernährungsveränderungen im Krankheitsfall besondere Belastungen darstellen und medikamentöse Behandlungen beeinflussen können, sollten Patienten während der gesamten Umstellungsphase von ihrem Therapeuten begleitet werden.

Es empfiehlt sich, die gewohnte Kost nach und nach umzustellen und sich so schrittweise der Vollwert-Ernährung anzunähern. Mit einer Erhöhung des Anteils an Salaten aus Gemüse oder Obst könnte begonnen werden. Als nächster Schritt bietet sich dann eine Verminderung der Gesamtfettaufnahme (auf etwa 70–80 g/Tag) an, gefolgt von einer Erhöhung des Anteils an Vollkornprodukten. Gleichzeitig sollte der Verzehr von isolierten Zuckern und damit hergestellten Produkten vermindert werden. Der nächste Schritt wäre dann eine Verringerung des Anteils an tierischen Lebensmitteln. Erst wenn diese Schritte erfolgreich vollzogen sind, kann eine Frischkornmahlzeit in den Speiseplan einbezogen werden.

9.9 Die aktuelle Entwicklung der Vollwert-Ernährung

Seit Beginn des 21. Jahrhunderts wurde die Konzeption der zeitgemäßen und nachhaltigen Vollwert-Ernährung im internationalen Kontext im Projekt der „New Nutrition Science" weiter entwickelt (Leitzmann und Cannon 2005; Leitzmann 2006; Cannon und Leitzmann 2022). Weitere neue Entwicklungen, in der sich die meisten Elemente der Vollwert-Ernährung finden, sind Clean Eating (Reno und Callies 2015) und der EAT-Lancet-Bericht (Willett et al. 2019).

Das Projekt „New Nutrition Science" hat eine neue umfassende Definition der Ernährungswissenschaft erarbeitet, die möglichst alle Aspekte und Dimensionen einbezieht, die mit Ernährung in Wechselwirkung stehen. Das Ergebnis wurde als die „Giessen Declaration" verabschiedet. Diese erweiterte Definition wurde notwendig, um die Ernährungswissenschaft in die Lage zu versetzen, zur Lösung der Probleme im 21. Jahrhundert beizutragen. Die Kernpunkte der neuen Definition bestätigen die traditionelle Rolle der Ernährungswissenschaft als biologische Disziplin, die sich mit den Nahrungssystemen, Essen und Trinken sowie den darin enthaltenen Inhaltsstoffen befasst. Neu ist die Einbeziehung der Wechselwirkungen mit und zwischen allen relevanten biologischen, gesellschaftlichen und ökologischen Systemen.

Das übergreifende Prinzip der New Nutrition Science ist ethischer Natur, das auch von Mitverantwortung, Nachhaltigkeit, Menschenrechten sowie Kenntnissen der Evolution, Geschichte und Ökologie geleitet werden sollte. So wird die Ernährungswissenschaft zur Grundlage für die Nahrungs- und Ernährungspolitik und ermöglicht die Identifizierung, Schaffung, Bewahrung und den Schutz rationaler, nachhaltiger sowie gerechter regionaler, nationaler und globaler Nahrungssysteme, um die Gesundheit, das Wohlergehen und die Unversehrtheit der Menschheit sowie der biologischen und physikalischen Welten zu erhalten (Leitzmann und Cannon 2005; Cannon und Leitzmann 2022).

Beim Trend „Clean Eating" ist die Vollwert-Ernährung quasi Ausgangspunkt für diese Ernährungsform, denn der Verzehr von unverarbeiteten, frischen Lebensmitteln und daraus hergestellten Mahlzeiten, die wenig Zucker und keine Zusatzstoffe enthalten, steht im Mittelpunkt. Auf dieser Basis entwickelte die kanadische Ernährungstherapeutin Tosca Reno ihr Konzept (Reno und Callies 2015). Tosca Reno ist ein kanadisches Fitness-Model und eine Ernährungsberaterin, die in ihrem Eat-Clean Diet Book erstmals das Clean-Eating-Konzept 2007 veröffentlichte. Über Hollywood-Stars, amerikanische Talk-Shows und soziale Netzwerke ist die neue Ernährungsform auch bei uns angekommen.

Beim Clean Eating geht es um eine dauerhafte Ernährungsform, bei der für ein fittes und gesundes Körpergefühl bewusst Fast Food, Fertigprodukte und Süßigkeiten vermieden werden. Statt industriell hergestellter Convenience-Produkte gibt es möglichst naturbelassene und frisch verarbeitete Lebensmittel. Eine Faustregel lautet: Stehen Fremdwörter oder mehr als fünf Inhaltsstoffe auf der Zutatenliste, ist das Produkt wahrscheinlich nicht clean. Daher werden hauptsächlich frisches Gemüse und Obst, Vollkornprodukte und Hülsenfrüchte, aber auch Nüsse, Samen und Pseudogetreide wie Quinoa verwendet. Die genaue Auslegung der Ernährung kann dabei ganz unterschiedlich ausfallen. Manche Menschen meiden komplett Getreide, andere tierische Produkte. Generell geht es auch darum, sich und seinem Körper etwas Gutes zu tun. Wie das im Einzelnen aussieht, bleibt jedem selbst überlassen.

Im EAT-Lancet-Bericht werden die Produktion und den Verzehr unserer Lebensmittel und wie sie die Gesundheit der Menschen sowie unseren Planeten beeinflussen

bewertet. Bekanntermaßen sind die ernährungsbedingten Krankheiten weit verbreitet und die Lebensmittelproduktion verursacht einen großen Teil von Treibhausgasemissionen, etwa 70 % der Frischwassernutzung und den Verlust biologischer Vielfalt. Die Herausforderung besteht darin, eine bedarfsgerechte Versorgung einer wachsenden Weltbevölkerung mit einer gesunden Ernährung aus nachhaltiger Lebensmittelproduktion zu gestalten.

Expertinnen und Experten aus den Bereichen Gesundheit, Landwirtschaft, Politikwissenschaft und Umweltverträglichkeit aus 16 Ländern haben evidenzbasierte, globale Ziele für eine gesunde Ernährung und nachhaltige Lebensmittelproduktion entwickelt. Die Eat-Lancet-Kommission hat hierzu Anfang 2019 den Bericht Planetary Health Diet veröffentlicht. Der Bericht fokussiert auf zwei Endpunkte des Ernährungssystems: Verbrauch (gesunde Ernährung) und Produktion (nachhaltige Lebensmittelproduktion). Er soll dazu beitragen, sowohl die UN Sustainable Development Goals als auch die im Pariser Klimaabkommen festgelegten Ziele zu erreichen. Hierzu werden vier Bereiche näher beschrieben und durch wissenschaftliche Daten belegt.

Bereich 1 beinhaltet die Definition einer gesunden Ernährung nach Lebensmittelkomponenten, Zufuhrempfehlungen und Herkunft. Die Kernpunkte sind sehr ähnlich wie bei der Vollwert-Ernährung: vornehmlich pflanzenbasierte Proteinquellen, Fett überwiegend in Form ungesättigter Fettsäuren aus pflanzlichen Quellen, Kohlenhydrate hauptsächlich aus Vollkornprodukten, eine geringe Zufuhr von Weißmehlprodukten und zugesetztem Zucker, fünf Portionen Gemüse und Obst pro Tag sowie eine moderate Menge an Fisch und Geflügel und wenig rotes Fleisch und verarbeitete Fleischprodukte. Diese Empfehlungen sollen Raum für Flexibilität für die Lebensmittelvielfalt, landwirtschaftliche Systeme, kulturelle Traditionen und individuelle Präferenzen lassen.

Bereich 2 behandelt die nachhaltige Lebensmittelproduktion. Ziele sind eine Dekarbonisierung in der gesamten Lebensmittelwertschöpfungskette, radikale Verbesserung der Effizienz von Nährstoffverwendung auf Systemebene (einschließlich ländlicher und städtischer Gebiete) und Recycling von Stickstoff und Phosphor, Vermeidung eines weiteren Verlustes von Biodiversität („Null-Verlust") und eine Halbierung der Lebensmittelverschwendung.

Bereich 3 zeigt die Umwelteffekte von Lebensmitteln auf und stellt Szenarien vor, die dazu beitragen sollen, eine gesunde Ernährung aus nachhaltigen Lebensmittelsystemen zu generieren.

Bereich 4 umfasst fünf Strategien, die eine nachhaltige Transformation von Lebensmittelsystemen ermöglichen sollen.

Zusammenfassend macht der Bericht deutlich, dass ein verändertes Lebensmittelsystem die in Zukunft zu erwartenden 10 Mrd. Menschen gesund ernähren kann. Diese Food-Transformation wird aber nur möglich sein, wenn sich die Lebensmittelproduktion verändert. So müssen die Ernährung gesünder und die Verluste und Verschwendung von Lebensmitteln deutlich reduziert werden. Gleichzeitig muss die Lebensmittelproduktion im Sinne der Nachhaltigkeit ökologisch gestaltet werden (Willett et al. 2019).

9.10   Zusammenfassung

Im Rahmen der Ernährungstherapie nimmt die Vollwert-Ernährung einen besonderen Stellenwert ein, da sie sowohl auf den Erkenntnissen der Ernährungswissenschaft als auch denjenigen der Erfahrungsheilkunde basiert. Sie erhebt den Anspruch, sowohl gesundheits- als auch sozial-, umwelt- und wirtschaftsverträglich zu sein. Die Vollwert-Ernährung ist überwiegend ovo-lakto-vegetabil ausgerichtet. Es wird auf Naturbelassenheit der Lebensmittel geachtet und

empfohlen, etwa die Hälfte der Nahrung als Frischkost zu verzehren. Die Vollwert-Ernährung kann auch in der Präventivmedizin eine wichtige Rolle spielen. Risiken für diverse Erkrankungen können nach Umstellung von gewohnter Kost auf Vollwert-Ernährung gesenkt werden. Für die therapeutische Begleitung von Patienten bei einer Umstellung und Durchführung der Vollwert-Ernährung werden Empfehlungen und Anleitungen gegeben.

Literatur

Aalderink J, Hoffmann I, Groeneveld M et al (1994) Ergebnisse der Gießener Vollwert-Ernährungs-Studie. Lebensmittelverzehr und Nährstoffaufnahme von Vollwertköstlerinnen und Mischköstlerinnen. Ernähr-Umschau 41:328–335

Anemueller H (1993) Das Grundsystem: Leitfaden der Ernährungstherapie mit vollwertiger Ernährung, 4. Aufl. Hippokrates, Stuttgart

Bircher-Benner M (1989) Mein Testament – Vom Werden des neuen Arztes. Bircher-Benner Verlag, Bad Homburg

Bondonno NP, Dalgaard F, Murray K et al (2021) Higher habitual flavonoid intakes are associated with a lower incidence of diabetes. J Nutr 151:3533–3542

Bruker MO (1985) Unsere Nahrung – unser Schicksal. Lahnstein. emu-Verlag, Lahnstein

Cannon G, Leitzmann C (2022) Food and nutrition science – the new paradigm. Asia Pac J Clin Nutr 31(1):1–15

Cid-Gallegos MS, Corzo-Rios LJ, Jimenez-Martinez C et al (2022) Protease inhibitors from plants as therapeutic agents – a review. Plant Foods Hum Nutr 77:20–29

DGE (Deutsche Gesellschaft für Ernährung), ÖGE (Österreichische Gesellschaft für Ernährung), SGE (Schweizerische Gesellschaft für Ernährung) (Hrsg) (2015) D-A-CH-Referenzwerte für die Nährstoffzufuhr. DGE, Bonn

Hu Y, Li Y, Sampson L et al (2021) Lignan intake and risk of coronary heart disease. J Am Coll Cardiol 78:666–676

Keller M, Hahn A, Leitzmann C (2026) Alternative Ernährungsformen. Ulmer, Stuttgart

von Koerber K, Männle T, Leitzmann C (2012) Vollwert-Ernährung. Konzeption einer zeitgemäßen und nachhaltigen Ernährungsweise, 11. Aufl. Haug, Stuttgart

Kollath W (1977) Die Ordnung unserer Nahrung, 6. Aufl. Hippokrates, Stuttgart

Krizova L, Dadakova K, Kasparovska J et al (2019) Isoflavones. Molecules 24:1076

Leitzmann C (2006) Die Gießener Erklärung zum Projekt „Die Neue Ernährungswissenschaft". Ernähr-Umschau 53(2):40–43

Leitzmann C (2012) Vegetarismus – Grundlagen, Vorteile, Risiken, 4. Aufl. CH Beck, München

Leitzmann C (2018) Veganismus – Grundlagen, Vorteile, Risiken. CH Beck, München

Leitzmann C, Cannon G (2005) The new nutrition science project. Public Health Nutr 8(6A):667–804

Leitzmann C, Keller M (2020) Vegetarische und vegane Ernährung, 4. Aufl. Ulmer, Stuttgart

Leitzmann C, Million H (2003) Vollwertküche für Genießer. Bassermann, München

Lem DW, Davey PG, Gierhart DL et al (2021) A systematic review of carotenoids in the management of age-related macular degeneration. Antioxidants 10:1255

Liu F, Sirisena S, Ng K (2021) Efficacy of flavonoids on biomarkers of type 2 diabetes mellitus: a systematic review and meta-analysis of randomized controlled trials. Crit Rev Food Sci Nutr 29:1–27

Männle T, von Koerber K, Leitzmann C et al (2007) Orientierungstabelle für die Vollwert-Ernährung, Orientierung für die Lebensmittelauswahl gesunder Erwachsener, 5. Aufl. UGB, Wettenberg

Marshall NE, Abrams B, Barbour LA et al (2022) The importance of nutrition in pregnancy and lactation: lifelong consequences. Am J Obstet Gynecol 226:607–632

Melzer J (2003) Vollwerternährung: Diätetik, Naturheilkunde, Nationalsozialismus, sozialer Anspruch. Franz Steiner, Stuttgart

Micek A, Godos J, del Rio D et al (2021) Dietary flavonoids and cardiovascular disease: a comprehensive dose-response meta-analysis. Mol Nutr Food Res 65:2001019

Nguyen HD, Oh H, Kim MS (2022) Higher intakes of fruits, vegetables, and multiple individual nutrients is associated with a lower risk of metabolic syndrome among adults with comorbidities. Nutr Res 99:1–12

Reno T, Callies C (2015) Das große Eat-Clean Kochbuch: Die Eat Clean Diät. Südwest, München

Riccardi G, Giosuè A, Calabrese I, Vaccaro O (2022) Dietary recommendations for prevention of atherosclerosis. Cardiovasc Res 118:1188–1204

Rowe IJ, Baber RJ (2021) The effect of phytoestrogens on menopausal health. Climacteric 24:57–63

Shah UA, Iyengar NM (2022) Plant-based and ketogenic diets as diverging paths to address cancer. JAMA Oncol 8:1201–1208

Sikorska-Zimny K, Beneduce L (2021) The glucosinolates and their bioactive derivatives in Brassica: a review on classification, biosynthesis and content in plant tissues, fate during and after processing, effect on the human organism and interaction with the gut microbiota. Crit Rev Food Sci Nutr 61:2544–2571

Spencer CN, McQuade JL, Gopalakrishnan V et al (2021) Dietary fiber and probiotics influence the gut microbiome and melanoma immunotherapy response. Science 374(6575):1632–1640. https://doi.org/10.1126/science.aaz7015. Epub 2021 Dec 23. PMID: 34941392; PMCID: PMC8970537

Ticinesi A, Mancabelli L, Carnevali L et al (2022) Interaction between diet and microbiota in the üathophysiology of Alzheimer's Disease: focus on polyphenols and dietary fibers. J Alzheimers Dis 86:961–982

Waerland A, Waerland E (1951) Waerland-Kost für Gesunde, Kranke, Kleinkinder, Säuglinge. Waerland, Hamburg

Wang Y, Huang P, Wu Y et al (2022) Association and mechanism of garlic consumption with gastrointestinal cancer risk: a systematic review and meta-analysis. Oncology Lett 23:125–141

Watzl B, Leitzmann C (2005) Bioaktive Substanzen in Lebensmitteln, 3. Aufl. Hippokrates, Stuttgart

Wei N, Dai Z (2022) The role of nutrition in osteoarthritis. Clin Geriatr Med 38:303–322

Willett W et al (2019) Food in the Anthropocene: the EAT-Lancet Commission on healthy diets from sustainable food systems. Lancet 393(10170):447–492

Williams EJ, Berthon BS, Stoodley I et al (2022) Nutrition in asthma. Semin Respir Crit Care Med 43:646–661

Wilson LM, Tharmarajah S, Jia Y et al (2021) The effect of lutein/zeaxanthin intake on human macular pigment optical density: a systematic review and meta-analysis. Adv Nutr 12:2244–2254

Wu H, Flint AJ, Qi Q et al (2015) Association between dietary whole grain intake and risk of mortality: two large prospective studies in US men and women. JAMA Intern Med 175:373–384

Zitvogel L, Derosa L, Kroemer G (2022) Modulation of cancer immunotherapy by dietary fibers and over-the-counter probiotics. Cell Metab 34:350–352

9

Vegetarische und vegane Ernährung

Claus Leitzmann und Markus Keller

Inhaltsverzeichnis

Einführung

Es gibt eine Vielzahl vegetarischer Ernährungsformen, zwischen denen bei der Bewertung ihrer Tauglichkeit als Naturheilverfahren genau unterschieden werden muss. Eine Reihe wissenschaftlicher Studien zeigt, dass der Lakto-Ovo-Vegetarismus und die vegane Ernährung als Dauerkostform sowie für die Prävention und Therapie verschiedener Krankheiten geeignet sind. Im vorliegenden Kapitel wird dargestellt, wie die verschiedenen Varianten vegetarischer Ernährungsformen in der Praxis erfolgreich durchgeführt werden können.

In diesem Beitrag lesen Sie

- die Beschreibungen der verschiedenen Ausprägungen des Vegetarismus,
- eine Darstellung des naturheilkundlichen Potenzials vegetarischer Kostformen,
- praktische Anweisungen zur langfristigen Durchführung vegetarischer Kostformen,
- eine Bewertung der Bedeutung vegetarischer Kostformen zur Prävention und Therapie.

10.1 Grundsätzliches

Vegetarische Kostformen sind die wichtigsten alternativen Ernährungsweisen, die erfolgreich in der Prävention und Therapie verschiedener Krankheiten eingesetzt werden können; sie zählen aus diesen Gründen zu den Naturheilverfahren. Grundlegende Gedanken zu dieser Thematik finden sich im ▶ Abschn. 9.7 zur Vollwert-Ernährung (▶ Tab. 9.4). Hier soll nochmals unterstrichen werden, dass die Bedeutung vegetarischer Kostformen in ihrer Langzeitwirkung besteht und dass neben dem therapeutischen Potenzial besonders auch präventive Wirkungen erzielt werden können (Segovia-Siapco und Sabaté 2019; Key et al. 2022). Außerdem wird es für viele Menschen immer wichtiger, dass neben den gesundheitlichen auch ökologische, ethische und soziale Anliegen in Ernährung, Medizin und anderen

Lebensbereichen berücksichtigt werden. Vegetarische Kostformen wirken sich fast immer in allen vier genannten Bereichen positiv aus (von Koerber et al. 2012; Willett et al. 2019; Leitzmann und Keller 2020).

10.1.1 Begriffsbestimmung und Definitionen

Der Begriff Vegetarismus wurde erstmals um 1850 erwähnt, obwohl vegetarische Gemeinschaften bereits in der Antike bekannt waren. Der Terminus Vegetarier leitet sich wahrscheinlich nicht, wie oft vermutet, vom lateinischen Wort *vegetare* (beleben) bzw. *vegetus* (frisch, lebendig, belebt) ab, sondern vom englischen Adjektiv *vegetable* (pflanzlich) (Davis 2011). Bei lakto-ovo-vegetarischer Ernährung werden neben pflanzlichen Lebensmitteln auch Produkte verzehrt, die von lebenden Tieren stammen wie Eier, Milch und Honig. In diesem Sinne bezeichnete Pythagoras (Philosoph, Griechenland, um 570–500 v. Chr.), der Begründer des ethischen Vegetarismus, diese Ernährungsweise als fleischlose Kost (▶ Kap. 1).

Der Vegetarismus ist keine homogene Ernährungsform, sondern besteht in der Praxis aus einer Reihe von Varianten, die sich neben der Auswahl der Lebensmittel auch in den zugrunde liegenden Motiven unterscheiden. So sind viele der sogenannten alternativen Ernährungsformen vegetarisch geprägt (Keller et al. 2024), obwohl sich deren Anhänger aus ihrem Selbstverständnis heraus nicht immer als Vegetarier bezeichnen (Leitzmann 2015; Leitzmann und Behrendt 2015; Leitzmann und Keller 2020).

Zur Einteilung der verschiedenen Ernährungsformen dienen am zweckmäßigsten die Lebensmittel, die verzehrt bzw. gemieden werden. In allen vegetarischen Ernährungsformen wird der Verzehr von Produkten von getöteten Tieren vermieden. Die Einbeziehung von Lebensmitteln, die von lebenden

◘ Tab. 10.1 Formen vegetarischer Ernährung. (Mod. nach Leitzmann und Keller 2020)

Bezeichnung	Meiden von*
Ovo-Vegetarier	Fleisch, Fisch und Milch
Lakto-Vegetarier	Fleisch, Fisch und Eiern
Lakto-Ovo-Vegetarier	Fleisch und Fisch
Veganer	Allen vom Tier stammenden Lebensmittel (Fleisch, Fisch, Milch, Eier, Honig)

* Bei allen Lebensmitteln werden auch die jeweils daraus hergestellten Produkte gemieden

Tieren stammen, unterscheidet die Hauptformen des Vegetarismus (◘ Tab. 10.1).

Lakto-Ovo-Vegetarier stellen die weitaus größte Gruppe dar, die Veganer machen inzwischen mehr als 10 % der Vegetarier aus (Leitzmann und Keller). Veganer praktizieren die vegetarische Lebensweise am konsequentesten und werden vereinzelt (und veraltet) auch als strenge, strikte oder konsequente Vegetarier bezeichnet. Vegan lebende Menschen verwenden meist auch keine von Tieren stammenden Gebrauchsgegenstände, Konsumgüter oder Rohstoffe wie Leder, Wolle, Federn, Daunen, Seide, Perlen, Hornprodukte, Gelatine etc. (Leitzmann 2012). Die Bezeichnung „vegan" entstand aus dem Kreis der Vegan Society in Großbritannien im Jahre 1944 aus den drei Anfangs- und zwei Endbuchstaben des englischen Begriffs *vegetarian*.

Die meisten Rohköstler bilden eine besondere Gruppe unter den Veganern, die ausschließlich unerhitzte pflanzliche Kost verzehren. Gewisse Rohköstler wiederum, so auch jene, die versuchen, sich von ihrem Instinkt bei der Nahrungsauswahl leiten zu lassen, essen auch rohes Fleisch, rohen Fisch und teilweise Insekten; diese Menschen zählen nicht zu den Veganern (▸ Kap. 13).

Als „Pudding-Vegetarier" werden Personen bezeichnet, die verschiedenen vegetarischen Ernährungsformen anhängen, aber eine ungünstige Auswahl und Zubereitung ihrer Kost praktizieren, die nicht einer vielseitigen, nährstoffreichen und damit gesunderhaltenden Ernährungsweise entspricht. Es werden überwiegend stark verarbeitete Produkte verzehrt, die meist eine hohe Energiedichte, aber unzureichende Mengen an Vitaminen, Mineralstoffen, Ballaststoffen sowie sekundären Pflanzenstoffen enthalten, sodass latente oder sogar ausgeprägte Mangelzustände eintreten können. Es ist diese Gruppe der Vegetarier, die dem Vegetarismus einen aus gesundheitlicher Sicht schlechten Ruf eingebracht hat. Untersuchungen deuten jedoch darauf hin, dass diese Untergruppe der Vegetarier eher klein sein dürfte (Leitzmann und Keller 2020). Allerdings ist der Ruf der Vegetarier komplex und die Ursachen hierfür auch. Deshalb sollte differenziert werden, denn einerseits gibt es viele Vegetarier/Veganer, die sich vollwertig ernähren ohne Supplemente einzunehmen, andererseits gibt es Vegetarier/Veganer, die viele stärker verarbeitete Produkte konsumieren und Supplemente einnehmen.

10.1.2 Beweggründe für eine vegetarische Lebensweise

Eine vegetarische Ernährung ist, von Ausnahmen abgesehen (Religion, ärztliche Verordnung), eine bewusste Entscheidung ihrer „Anhänger", weder Fleisch noch Fisch und daraus hergestellte Produkte zu verzehren. Für Veganer betrifft es alle Produkte von Tieren. Diese Entscheidung ist fast immer eingebettet in den gesamten Lebensstil, der ein Hinterfragen in vielen anderen Lebensbereichen zur Folge hat. Die Beschäftigung mit körperlicher, geistiger und seelischer Gesunderhaltung führt unter anderem dazu, dass der Konsum von Alkohol, Nikotin, koffeinhaltigen Getränken und Drogen in manchen Populationen von Vegetariern und Veganern weit unter dem Bevölkerungsdurchschnitt liegt. Körperliche Aktivität, verschiedene Entspannungsmethoden wie autogenes Training sowie Meditationstechniken wie Yoga spielen dagegen eine größere Rolle (Leitzmann 2012).

Die verschiedenen Ausprägungen der vegetarischen Ernährungsweise lassen bereits erkennen, dass es den „typischen Vegetarier" nicht gibt. Die Beweggründe zur Entscheidung für diesen Lebensstil, die auf Erfahrungen, Erwartungen, Lebensumständen und individuellen Anliegen basieren, sind sehr vielseitig (◘ Tab. 10.2). Die Motive von Vegetariern und Veganern sind nicht immer dauerhaft fixiert, sondern können sich mit der Zeit ändern, und die Ernährungs-

◘ Tab. 10.2 Motive für eine vegetarische oder vegane Ernährung. (Mod. nach Leitzmann und Keller)

Motive	Wesentliche Aspekte
Ethisch/religiös	Töten als Unrecht/Sünde
	Fleischverzehr als religiöses Tabu
	Lebensrecht für Tiere
	Mitgefühl für Tiere
	Ablehnung der Massentierhaltung Ablehnung des Speziesismus
	Ablehnung der Tiertötung als Beitrag zur Gewaltfreiheit in der Welt
	Ablehnung des Verzehrs tierischer Nahrung als Beitrag zur Lösung des Welthungerproblems
Ästhetisch	Abneigung gegen den Anblick toter Tiere
	Ekel vor Fleisch
	Höherer kulinarischer Genuss vegetarischer und veganer Gerichte
Spirituell	Freisetzung geistiger Kräfte
	Unterstützung von meditativen Übungen und Yoga
	Verminderung des Geschlechtstriebes (bei hypokalorischer Ernährung)
Sozial	Erziehung
	Gewohnheit
	Gruppeneinflüsse
Gesundheitlich	Allgemeine Gesunderhaltung (undifferenziert)
	Körpergewichtsabnahme
	Prophylaxe bestimmter Erkrankungen
	Heilung bestimmter Erkrankungen
	Steigerung der körperlichen Leistung
	Steigerung der geistigen Leistungsfähigkeit

⬛ **Tab. 10.2** (Fortsetzung)	
Motive	**Wesentliche Aspekte**
Kosmetisch	Körpergewichtsabnahme
	Beseitigung von Hautunreinheiten
Hygienisch-toxikologisch	Bessere Küchenhygiene in vegetarischen und veganen Küchen
	Verminderung der Schadstoffaufnahme
Ökonomisch	Begrenzte finanzielle Möglichkeiten in armen Ländern
Sozial	Ablehnung tierischer Nahrung als Beitrag zur Lösung des Welthungerproblems
Ökologisch	Verminderung der durch Massentierhaltung bedingten Umweltbelastungen

umstellung erfolgt oft schrittweise. Es zeigt sich, dass in westlichen Ländern die häufigsten Motive für eine vegetarische oder vegane Ernährung ethischer, gesundheitlicher und ökologischer Art sind.

Zu weiteren potenziellen Gründen zählen die nicht artgerechte Haltung und Fütterung in der Massentierhaltung sowie der problematische Transport und die unsachgemäße Schlachtung bzw. (besonders bei veganer Ernährung) die grundsätzliche Ablehnung dieser Praktiken und der Tiernutzung an sich. Auch die zahlreichen Skandale mit Lebensmitteln tierischer Herkunft haben den Vegetarismus in den letzten Jahrzehnten und den Veganismus in den letzten Jahren gefördert. Diese unterschiedlichen Beweggründe bergen potenzielle Risiken einer vegetarischen und veganen Ernährung, denn es ist zu erwarten, dass Mangelversorgung häufiger bei den ethisch motivierten und weniger bei den gesundheitlich orientierten Vegetariern und Veganern auftritt.

10.2 Historische Entwicklung des Vegetarismus

Die sehr frühen Vorfahren des Menschen ernährten sich etwa 50 Mio. Jahre lang vermutlich überwiegend pflanzlich, ergänzt durch Insekten. Eine zunehmender Verzehr von Fleisch zeigte sich wahrscheinlich erst vor etwa 2,5 Mio. Jahren mit der Entstehung der Gattung *Homo*, wobei über diese enorm lange Zeitspanne sehr unterschiedliche Ernährungsmuster vorkamen, unter anderem auch hauptsächlich pflanzliche (Pontzer und Wood 2021).Für viele vorgeschichtliche Populationen wäre daher die Bezeichnung „Sammler und Jäger" sicherlich passender als „Jäger und Sammler".

Der Grundstein für eine vegetarische Lebensweise aus ethischen Erwägungen wurde in der Antike gelegt. Im 6. Jahrhundert v. Chr. waren es die Orphiker, die eine fleischlose Kost praktizierten und den Verzehr alles „Beseelten" vermieden. Im gleichen Jahrhundert wurde der Verzehr von Fleisch von *Pythagoras* abgelehnt. Die vegetarische Ernährungsweise wurde bis zum Ende des 19. Jahrhunderts auch als Pythagoräismus bezeichnet und fand seit der Zeit von Pythagoras bis heute viele prominente Anhänger (⬛ Tab. 10.3).

Um die Wende vom 18. zum 19. Jahrhundert erfasste der Vegetarismus in Europa und den USA erstmals eine breitere Öffentlichkeit. *Samuel Hahnemann* (Arzt, Deutschland, 1755–1843), *Christoph Wilhelm Hufeland* (Arzt, Deutschland, 1762–1836) und *Vinzenz Prießnitz* (Naturheilkundiger, Deutschland, 1799–1851) übernahmen eine Vorreiterrolle für eine naturgemäße Lebens- und Heilweise, in der Vegetarismus eine zentrale Rolle einnahm.

◘ Tab. 10.3   Prominente Vegetarier. (Mod. nach Leitzmann und Keller 2020)

Prominente Vegetarier	Beruf, Geburtsland	Lebenszeit
Pythagoras	Philosoph, Griechenland	570–500 v. Chr.
Empedokles	Philosoph, Griechenland	483–420 v. Chr.
Seneca	Philosoph, Italien	5 v.–65 n. Chr.
Plutarch	Philosoph, Griechenland	46–120 n. Chr.
Porphyrios	Philosoph, Griechenland	233–304 n. Chr.
Leonardo da Vinci	Maler und Erfinder, Italien	1452–1519
François-Marie Arouet, genannt Voltaire	Schriftsteller, Frankreich	1694–1778
William Lambe	Arzt, England	1765–1847
Arthur Schopenhauer	Philosoph, Deutschland	1788–1860
Percy Bysshe Shelley	Schriftsteller, England	1792–1822
Gustav Struve	Politiker, Deutschland	1805–1870
Leo Tolstoi	Dichter, Russland	1828–1910
Wilhelm Busch	Dichter, Deutschland	1832–1908
Bertha von Suttner	Schriftstellerin, Österreich	1843–1914
Thomas Alva Edison	Erfinder, USA	1847–1931
John Harvey Kellogg	Arzt, USA	1852–1943
George Bernhard Shaw	Schriftsteller, Irland	1856–1950
Mohandas „Mahatma" Gandhi	Freiheitskämpfer, Indien	1869–1948
Elly Ney	Musikerin, Deutschland	1882–1968
Franz Kafka	Schriftsteller, Deutschland	1883–1924
Isaac Bashevis Singer	Schriftsteller, Polen	1904–1991
Yehudi Menuhin	Musiker, USA	1916–1999
Barbara Rütting	Schauspielerin, Deutschland	1927–2020
Jane Goodall	Verhaltensforscherin, England	1934–2025
Eugen Drewermann	Theologe, Deutschland	*1940
Paul McCartney	Musiker, Großbritannien	*1942
Reinhard Mey	Musiker, Deutschland	*1942
Kim Basinger	Schauspielerin, USA	*1953
Nina Hagen	Musikerin, Deutschland	*1955
Bryan Adams	Musiker, Kanada	*1959
Carl Lewis	Sportler, USA	*1961

Für weitere meist jüngere Prominente siehe aktuelle Listen im Internet

10

Auch die gegen Ende des 19. Jahrhunderts folgende Lebensreformbewegung, die sich unter anderem auf *Jean-Jacques Rousseau* (Philosoph, Frankreich, 1712–1778) als lange verstorbenen geistigen Vater berief, propagierte eine überwiegend vegetarische Lebensweise.

Im Jahre 1867 gründete *Eduard Wilhelm Baltzer* (Theologe und Schriftsteller, Deutschland, 1814–1887) den ersten vegetarischen Verein in Deutschland. Die erste vegetarische Gaststätte wurde 1871, vermutlich unter Mitwirken von Richard Wagner (Komponist, Deutschland, 1813–1883), in Bayreuth eröffnet, das erste Reformhaus entstand 1887 in Berlin. Im Jahre 1908 wurde die Internationale Vegetarier-Union in Dresden gegründet.

In der weiteren Entwicklung des Vegetarismus spielten *Ellen White* (Adventistin, USA, 1827–1915), *John Harvey Kellogg* (Arzt, USA, 1853–1943) und *Max Bircher-Benner* (Arzt, Schweiz, 1867–1939) eine entscheidende Rolle. Der Vegetarierbund Deutschland, 1892 in Leipzig gegründet, und 2017 umbenannt in ProVeg, zählt heute über 10.000 Mitglieder, das ist ein verschwindend kleiner Teil der geschätzten nahezu 8 Mio. Vegetarier in Deutschland (Leitzmann und Keller 2020). Inzwischen gibt es mehrere vegane Gesellschaften.

10.3 Ernährungsphysiologische Bewertung vegetarischer und veganer Kostformen

Wissenschaftliche Untersuchungen haben gezeigt, dass eine gut geplante vegetarische Ernährung geeignet ist, alle essenziellen Nähr- und Wirkstoffe in bedarfsgerechter Menge zuzuführen (Melina et al. 2016). Allerdings sind für bestimmte Mikronährstoffe (besonders Vitamin B_{12}) Supplemente empfehlenswert (Melina et al. 2016). Um den Nutzen und etwaige Risiken objektiv beurteilen zu können, muss aus ernährungsphysiologischer und medizinischer Sicht geprüft werden, ob und in welchem Umfang eine vegetarische oder vegane Ernährung – wie übrigens jede andere Kostform – folgende Aspekte erfüllt (Leitzmann 2005; Elmadfa und Leitzmann 2023):

- Sicherstellung der Nährstoffversorgung
- Erhaltung bzw. Verbesserung der Gesundheit
- Vermeidung unerwünschter Nebeneffekte
- Eignung für alle Lebensphasen und Bevölkerungsgruppen
- Vorteile (bzw. keine Nachteile) in ihren Auswirkungen auf Gesundheit und Wohlbefinden gegenüber anderen Kostformen

Wichtigste Grundlage für eine ausreichende Nährstoffversorgung ist der Nährstoffbedarf, d. h. diejenigen Mengen an Nährstoffen, die aus objektivierbaren, naturwissenschaftlichen Gründen für die Aufrechterhaltung aller Körperfunktionen des Organismus und somit für optimale Gesundheit und Leistungsfähigkeit benötigt werden. Der Nährstoffbedarf kann mit verschiedenen biochemischen, immunologischen und physiologischen Methoden überprüft und gemessen werden. Offizielle Referenzwerte für die Nährstoffzufuhr enthalten meist großzügige Sicherheitszuschläge, sodass eine gewisse Unterschreitung dieser Empfehlungen nicht zwangsläufig eine Mangelversorgung bedeutet (DGE et al. 2015).

Nach dem derzeitigen Erkenntnisstand wird zur optimalen Nährstoffversorgung sowie zur Prävention ernährungsabhängiger Erkrankungen folgende Lebensmittelauswahl empfohlen:

- Überwiegender Verzehr pflanzlicher Lebensmittel
- Tierische Produkte in geringen Mengen
- Geringer Verzehr von Auszugsmehlprodukten und raffinierten Produkten
- Fett überwiegend in Form einfach und mehrfach ungesättigter Fettsäuren
- Alkohol, wenn überhaupt, in geringen Mengen

- Geringer Verzehr von geräucherten, gepökelten und scharf gebratenen Nahrungsmitteln

Diese Empfehlungen werden mit vollwertigen vegetarischen Kostformen zumeist besser erfüllt als mit der durchschnittlichen Mischkost. So überschreitet die Nahrungsenergieaufnahme bei vegetarischer und veganer Kost selten die Empfehlungen (und der hohe Ballaststoffgehalt überschreitet meist den Richtwert von mindestens 30 g/ Tag). Diese Kombination erweist sich als günstig bezüglich der Vermeidung von Übergewicht und der damit im Zusammenhang stehenden ernährungsabhängigen Erkrankungen (Segovia-Siapco und Sabaté 2019).

10.3.1 Energieliefernde Nährstoffe

Auch Veganer können ihren Nahrungsenergiebedarf problemlos decken, es kommt aber auch vor, dass bei veganer Ernährung die Energiezufuhr zu niedrig ist mit der Folge, dass Nahrungs- und Körperproteine für die Energiegewinnung herangezogen werden. Während des Wachstums und in der Schwangerschaft und Stillzeit sollte eine vegane Ernährung nur bei guter Sachkenntnis praktiziert werden (Baroni et al. 2018).

❯ Die Zufuhr der energieliefernden Makronährstoffe (Proteine, Kohlenhydrate, Fette) unterscheidet sich zwischen den vegetarischen und den nicht vegetarischen Ernährungsformen deutlich.

Kohlenhydrate werden von Vegetariern und Veganern in größerer Menge zugeführt als von Nicht-Vegetariern. Veganer nehmen durchschnittlich am meisten Kohlenhydrate und, wegen eines oft hohen Obstverzehrs, diese auch mehr in Form von Monosacchariden auf. In manchen Kohorten erreichen nur Vegetarier und vor allem Veganer die offiziell empfohlene Kohlenhydratzufuhr von 50–60 Energieprozent (DGE et al. 2015; Davey et al. 2003).

Ballaststoffe werden durch den hohen Verzehr pflanzlicher Lebensmittel, besonders Produkte aus Vollkorngetreide, Hülsenfrüchte, Nüsse, Gemüse und Obst, bei Vegetariern und Veganern in überdurchschnittlicher Höhe zugeführt. Die empfohlene Menge von mindestens 30 g/Tag (DGE et al. 2015) wird erreicht oder überschritten (Rizzo et al. 2013). Bei einer (sehr) hohen Zufuhr müssen potenzielle unerwünschte Wirkungen bedacht werden wie die mögliche Verminderung der Absorption von Kalzium, Eisen, Magnesium und Zink.

Die Fettzufuhr liegt bei Vegetariern im Durchschnitt leicht niedriger als bei Nicht-Vegetariern. Nur die Veganer liegen meist im Bereich der offiziellen Empfehlungen von 25–30 Energieprozent (DGE et al. 2015; Davey et al. 2003; Rizzo et al. 2013). Die Cholesterinzufuhr ist deutlich niedriger als im Bevölkerungsdurchschnitt, Veganer nehmen praktisch kein Cholesterin auf.

Protein wird von Vegetariern und besonders Veganern in niedrigerer Menge zugeführt als von Fleischessern, wobei die Proteinzufuhr bei Vegetariern und Veganern in den industrialisierten Ländern die Empfehlungen von 10–15 Energieprozent (DGE et al. 2015) meist überschreitet (Davey et al. 2003; Rizzo et al. 2013). Bei einer abwechslungsreichen vegetarischen und veganen Ernährung ist die Proteinzufuhr problemlos gewährleistet, auch wenn die biologische Wertigkeit einzelner pflanzlicher Proteine niedriger ist als die einzelner tierischer Proteine. Die Proteine verschiedener pflanzlicher (oder tierischer) Lebensmittel in der Ernährung führen durch Ergänzungseffekte zu einer Aufwertung und damit zu etwa gleicher Wertigkeit wie einzelne tierische Proteine (Rizzo et al. 2013).

In Bezug auf die essenzielle Fettsäure alpha-Linolensäure (kurzkettige ω-3-Fettsäure) wird eine regelmäßige Zufuhr pflanzlicher Quellen empfohlen (Leinöl, Rapsöl, Hanfsamenöl, Walnüsse). Ob darüber hinaus, besonders bei veganer Ernährung, eine Supplementierung mit den langkettigen ω-3-Fettsäuren Eicosapentaensäure (EPA) und Docosahexaensäure (DHA), beispielsweise aus Mikroalgenöl, gesundheitlich vorteilhaft ist, muss weiter erforscht werden (Koeder und Perez-Cueto 2022).

10.3.2 Vitamine, Mineralstoffe, Spurenelemente

Von den Mikronährstoffen bzw. nicht-energieliefernden Nährstoffen (Vitamine, Mineralstoffe) werden lediglich jene angesprochen, bei denen für Vegetarier und Veganer potenzielle Versorgungsmängel bekannt sind oder diskutiert werden.

Vitamin B_{12}

Vitamin B_{12} (Cobalamin) kommt fast ausschließlich in tierischen Lebensmitteln vor (Leitzmann 2012), sodass bei Lakto-Ovo-Vegetariern in Abhängigkeit von den von ihnen konsumierten tierischen Lebensmitteln grundsätzlich eine ausreichende Versorgung vorliegen kann, nicht jedoch bei Veganern (Waldmann et al. 2004a), die deutlich weniger als 1 µg/Tag aufnehmen, sofern sie keine Supplemente und/oder angereicherte Lebensmittel verzehren. Die Zufuhrempfehlung im deutschsprachigen Raum liegt bei 4 µg/Tag (Ströhle et al. 2019; DGE et al. 2015).

Besonders vor und während der Schwangerschaft sowie in der Stillzeit ist eine unzureichende Versorgung mit Vitamin B_{12} problematisch. Säuglinge verfügen nur über einen geringen Vitamin-B_{12}-Speicher (Casella et al. 2005). Bei gestillten Kindern von sich vegan ernährenden Müttern, die keine Vitamin B_{12}-Supplemente nahmen, wurden deshalb schwere Mangelerscheinungen beobachtet (Lücke et al. 2007).

Klinische Mangelzeichen treten nach einer Phase der Unterversorgung aufgrund der hohen Reservekapazität dieses Vitamins bei Erwachsenen auf, die bis zu mehreren Jahren betragen kann. Vegane Kost ist reich an Folsäure, deshalb ist bei gleichzeitig niedriger Vitamin-B_{12}-Zufuhr, wegen der funktionalen Verbindung beider Vitamine, die Entwicklung einer Vitamin B_{12}-bedingten Anämie verzögert. Indessen schreiten die durch Vitamin-B_{12}-Mangel bedingten neurologischen Veränderungen weiter voran, sodass beim Auftreten einer Anämie bereits schwere irreversible Schädigungen des zentralen Nervensystems vorhanden sein können (Gilsing et al. 2010). Bei veganer Ernährung wird daher immer, aber insbesondere vor und während der Schwangerschaft und der Stillzeit, eine Supplementierung mit Vitamin B_{12} empfohlen (Melina et al. 2016).

Es gibt pflanzliche Lebensmittel, die unter gewissen Umständen zur Vitamin-B_{12}-Versorgung beitragen können, wie fermentierte Produkte (z. B. Sauerkraut, Tempeh) sowie bestimmte Algen, Hefen und Wurzelgemüse. Allerdings kommt in diesen Lebensmitteln echtes Vitamin B_{12} (im Gegensatz zu im Menschen inaktiven Vitamin B_{12}-Analoga) meistens nur in minimalen Mengen vor; sie können daher nicht als verlässliche Vitamin B_{12}-Quellen angesehen werden. Außerdem beeinträchtigen die manchmal in diesen Lebensmitteln vorhandenen inaktiven Vitamin B_{12}-Analoga die Absorption von echtem Vitamin B_{12} (Leitzmann und Keller; Pawlak et al. 2016).

Der mit Vitamin B_{12} in Zusammenhang stehende und im Blut zirkulierende Metabolit Homocystein gilt als eigenständiger Risikofaktor für Herz-Kreislauf-Erkrankungen. Die Serumkonzentrationen liegen bei Vegetariern und Veganern, die keine Vitamin-B_{12}-Supplemente einnehmen, meist höher als bei Fleischessern und können bei Veganern bedenkliche Größenordnungen erreichen (Waldmann et al. 2004a). Verantwortlich ist die limitierte Umwandlung von Homocystein zu Methionin, bedingt durch eine unzureichende Vitamin-B_{12}-Versorgung. Das heißt, hohe Homocysteinwerte entstehen hier aufgrund einer Unterversorgung mit Vitamin B_{12}.

Kalzium

Die Kalziumzufuhr kann bei veganer oder vegetarischer Ernährung, bei der nur wenig Milchprodukte verzehrt werden, deutlich niedriger liegen als bei einer üblichen Mischkosternährung. Eine ausreichende Kalziumversorgung ist u. a. wichtig für die Gesunderhaltung der Knochen und kann darüber hinaus wahrscheinlich das Risiko für Darmkrebs reduzieren. Zu den nicht-tierischen Kalziumquellen mit guter Bioverfügbarkeit zählen besonders mit Kalzium angereicherte Getränke (z. B. pflanzliche Milchalternativen, Orangensaft), bestimmte oxalatarme Blattgemüse wie Pak-Choi, Grünkohl, Rübstiel, Chinakohl und Brokkoli (nicht aber Spinat oder Mangold), mit Kalzium hergestellter Tofu sowie kalziumreiche Mineralwässer (Koeder und Perez-Cueto 2022).

Vitamin D

Vitamin D wird, wie für die Gesamtbevölkerung, bei Lakto-Ovo-Vegetariern nicht in ausreichender Menge zugeführt. Bei Veganern und besonders bei vegan ernährten Kindern ist Vitamin D ein kritischer Nährstoff, weil die empfohlene Zufuhr meist nicht erreicht wird (Appleby et al. 2007; Crowe et al. 2011; Craig et al. 2021). Insbesondere Säuglinge, die von Veganerinnen länger als sechs Monate ausschließlich gestillt werden, haben ohne Vitamin-D-Supplementierung ein hohes Risiko einer Rachitis. Für schwangere und stillende Vegetarierinnen und Veganerinnen, die sich nicht ausreichend im Freien aufhalten, wird ebenfalls eine Supplementierung empfohlen. Wenn die Sonnenbestrahlung nicht adäquat erfolgen kann (besonders in den sonnenarmen Monaten zwischen Oktober und März) und die Vitamin-D-Zufuhr über Eier,

Milchprodukte und/oder angereicherte Lebensmittel nicht gewährleistet ist, wird ein Vitamin-D-Supplement empfohlen (Melina et al. 2016).

Da Vitamin D fast nur in tierischen Produkten, besonders in Fisch, Innereien und Eiern enthalten ist, sollten sich Veganer (im Frühling, Sommer und Herbst) viel im Freien aufhalten, um die Eigensynthese von Vitamin D zu ermöglichen. Dies gilt grundsätzlich für praktische alle Ernährungsformen. Auch bei nachgewiesenem Mangel sollte nach ärztlicher Absprache ein entsprechend höher dosiertes Supplement eingenommen werden.

Eisen

Eisen wird von Vegetariern und Veganern grundsätzlich in ähnlich ausreichenden Mengen wie von Fleischessern zugeführt. Tatsächlich haben Veganer meist sogar die höchste Eisenzufuhr im Vergleich zu Vegetariern und Fleischessern (Cade et al. 2004; Craig et al. 2021). Allerdings ist die Eisenresorption ein sehr komplexer Vorgang, der besser aus einer intraluminalen Häm-Bindung des Eisens erfolgen kann, die im Pflanzenreich nicht vorkommt. Deshalb ist der resorbierte Anteil aus pflanzlichen Lebensmitteln deutlich geringer als aus tierischen. Außerdem enthalten pflanzliche Lebensmittel Substanzen, die die Resorption des Eisens vermindern können; andererseits gibt es eine Anzahl von Faktoren, die sich günstig auf die Eisenresorption auswirken (◘ Tab. 10.4). Der Eisenstatus von Vegetariern und Veganern kann deshalb ganz normal sein, aber nach einigen Studien weisen insbesondere Frauen, die kein rotes Fleisch verzehren, niedrigere Serumferritinspiegel, das heißt verringerte Eisenspeicher auf (Weikert et al. 2020). Bei Männern kommt ein Eisenmangel nur selten vor.

Die Eisenversorgung bei vegetarisch und vegan ernährten Kleinkindern wird kritisch diskutiert. Hierbei ist die potenziell geringere Bioverfügbarkeit von Eisen aus pflanzlichen Lebensmitteln ausschlag-

◧ Tab. 10.4 Der Einfluss von Nahrungsfaktoren auf die Eisenverfügbarkeit. (Mod. nach Leitzmann und Keller 2020)

In der Nahrung vorhandene Faktoren	Endogene Faktoren
Förderung der Eisenverfügbarkeit	
Ascorbinsäure (Vitamin C)	Unzureichend gefüllte Eisenspeicher
Zitronensäure	Gesteigerte Bildung von roten Blutkörperchen
Nahrungsproteine	Gesteigerter Eisenbedarf (Wachstum, Schwangerschaft)
Aminosäuren (Lysin, Methionin, Cystein)	Magensäure
Milchsäure	
Fruktose (möglicherweise)	
Hemmung der Eisenverfügbarkeit	
Oxalate (Spinat, Rhabarber, Kakao)	Gefüllte Eisenspeicher
Phytinsäure (alle pflanzlichen Samen wie Getreide, Hülsenfrüchte, Nüsse, Ölsamen; Kleie)	Infektionen
Karbonate	Entzündungen
Kalzium, Phosphat	Mangel an Magensäure
Tannine, Polyphenole (schwarzer Tee, Kaffee, Hirse, Spinat, Rotwein)	
Ballaststoffe (nicht Cellulose)	
Proteinmangel in der Nahrung	
Exzessive Zufuhr anderer Metallionen: Kadmium, Kobalt, Kupfer, Mangan, Blei, Zink	

gebend. Allerdings zeigen neuere Studien aus Deutschland bei vegetarisch und vegan ernährten Kindern kein höheres Risiko für Eisenmangel als bei Mischkost (Alexy et al. 2021).

Bezüglich der Infektionskrankheiten sowie der Entstehung radikalassoziierter Erkrankungen wie Herzinfarkt, Arteriosklerose und Krebs werden Normwerte der Eisenspeicher im unteren Bereich inzwischen als potenziell günstig bewertet (Zhang et al. 2021; Waldmann et al. 2004b).

Zur Verbesserung des Eisenstatus können Vegetarier und Veganer eisenhaltige Lebensmittel wie Produkte aus Vollkorngetreide, Hülsenfrüchte und Nüsse gleichzeitig mit Vitamin-C-haltigen Lebensmitteln verzehren, weil dadurch die Eisenresorption verbessert werden kann.

Zur Bestimmung der Eisenversorgung kann die Bestimmung von Hämoglobin (Hb) im Blut und Ferritin als repräsentative Marker des gesamten Eisenspeichers empfohlen werden. Eine Durchführung der Bestimmung wird bei Verdacht auf Eisenmangel besonders bei Frauen im Menstruationsalter empfohlen. Neben der Bestimmung von Ferritin und Hb kann zusätzlich auch der lösliche Transferrinrezeptor bestimmt werden.

Zink

Zink wird ähnlich wie Eisen von Vegetariern in etwa gleichen Mengen zugeführt (Cade et al. 2004; Craig et al. 2021), die Resorption ist aus pflanzlichen Lebensmitteln generell etwas geringer als aus tierischen Produkten, aber nicht so ausgeprägt unterschiedlich wie beim Eisen (de Bartoli und Cozzolino 2009; Craig et al. 2021). Bei vegetarisch und vegan ernährten Kindern kann Zink ein kritischer Nährstoff sein, da ein höherer Bedarf während des Wachstums vorliegt, auch wenn eine gewisse Fähigkeit zur Verbesserung der Resorption vorhanden ist (Craig et al. 2021). Dennoch zeigte sich bei erwachsenen Veganern deutlich häufiger ein niedriger Zinkstatus als bei Vegetariern und Mischköstlern.

Geeignete Zinkquellen für Vegetarier sind Hülsenfrüchte, Produkte aus Vollkorngetreide, Samen, Nüsse, Eier und Käse. Die Broterstellung mit Hefe oder Sauerteig, schwefelhaltige Aminosäuren (in Knoblauch, Zwiebeln etc.) sowie organische Säuren (wie bei Eisen) verbessern die Resorption (Craig et al. 2021).

Selen

Die Selenzufuhr vegetarisch und vegan ernährter Gruppen ist in Regionen mit selenarmen Böden (wie Zentraleuropa und Keshan in China) niedriger als bei Fleischessern (Weikert et al. 2020). Die klinische Relevanz hiervon muss weiter erforscht werden (Hoeflich et al. 2010).

Neben Hülsenfrüchten und Getreide kann der höhere Selengehalt von Nüssen, besonders Paranüssen, zur Versorgung bei einer vegetarischen und veganen Ernährung beitragen, wobei Paranüsse aufgrund der radioaktiven Belastung nur in geringen Mengen verzehrt werden sollten (Koeder und Perez-Cueto 2022).

Jod

Jod gilt in Deutschland trotz des weitreichenden Einsatzes von Jodsalz weiterhin als kritischer Nährstoff; dies gilt unabhängig von der Ernährungsform. Neben Milchprodukten, die aufgrund von Futtermittelanreicherung und der Verwendung jodhaltiger Reinigungsmittel eine Hauptquelle für Jod darstellen, sind Jodsalz, Meeresalgen (wie Nori) sowie Jod-Supplemente eine verlässliche Quelle (Koeder und Perez-Cueto 2022).

10.4   Gesundheitszustand von Vegetariern und Veganern

An der Häufigkeit des Auftretens verschiedener ernährungsbedingter Erkrankungen lässt sich der Gesundheitszustand von Vegetariern und Veganern be-

werten. Dabei muss bedacht werden, dass nicht nur die Ernährung, sondern weitere Lebensstilfaktoren einen Einfluss auf die Gesundheit ausüben. So spielen genetische Aspekte, Umweltbedingungen, körperliche Aktivität, Konsum von Suchtmitteln und Stress einen entscheidenden Einfluss (Leitzmann und Keller 2020). Einigkeit besteht aber dahingehend, dass die Ernährung einer der wichtigsten Faktoren ist. Mortalitätsanalysen zeigen zwar, dass Vegetarier und Veganer im Vergleich zur Allgemeinbevölkerung keine statistisch signifikant niedrigere Sterblichkeitsrate aufweisen als vergleichbare Mischköstler (Segovia-Siapco und Sabaté 2019; Key et al. 2022; Ohrlich et al. 2013). Ihr Risiko für verschiedene ernährungsassoziierte Erkrankungen ist jedoch teilweise *deutlich* niedriger (Leitzmann und Keller 2020).

Die wichtigsten ernährungsabhängigen Krankheiten sollen im Folgenden kurz dargestellt werden. Positive Wirkungen vegetarischer und veganer Kost werden auch bei weiteren Erkrankungen diskutiert, für welche die Datenlage aber nicht eindeutig ist. Hierzu zählen Nierenerkrankungen, Blinddarmentzündung, Demenz, grauer Star und Divertikulose (Segovia-Siapco und Sabaté 2019; ADA und DOC 2009).

10.4.1   Übergewicht

Übergewicht ist eines der am weitesten verbreiteten Gesundheitsprobleme weltweit und betrifft über die Hälfte der erwachsenen Bevölkerung in Wohlstandsgesellschaften (▶ Kap. 20). Übergewicht gilt als entscheidender Risikofaktor für eine Reihe weiterer Krankheiten, die weiter unten aufgeführt sind.

Vegetarier und Veganer leiden deutlich seltener an Übergewicht als Mischköstler. Dies ist primär auf die vegetarische bzw. vegane Kost zurückzuführen, die weniger Gesamtfett sowie einen hohen Anteil an Ballaststoffen und damit eine niedrigere

Nahrungsenergiedichte aufweist. Eine vegetarische oder vegane Kost mit vollwertigen Lebensmitteln kann daher nicht nur die Entstehung von Übergewicht verhindern, sondern auch eine geeignete therapeutische Maßnahme darstellen, um Übergewicht abzubauen, wie einige Interventionsstudien dokumentieren (Barnard et al. 2022).

10.4.2 Arteriosklerose, Herz-Kreislauf-Erkrankungen

Arteriosklerose und Herz-Kreislauf-Erkrankungen stehen mit einem Anteil von knapp 50 % an allen Todesursachen an der Spitze der Sterbestatistiken. Eine entscheidende Ursache dafür sind Blutfettwerte außerhalb der Norm (Dyslipoproteinämien), die bei Vegetariern und Veganern hingegen günstiger sind als bei Fleischessern. Niedrigere Cholesterinwerte, besonders geringere LDL-Cholesterin- und Nicht-HDL-Cholesterinkonzentrationen, reduzieren das Risiko arteriosklerotischer Prozesse. Im Allgemeinen haben Vegetarier und Veganer niedrigere Gesamt- und LDL-Cholesterinwerte (Key et al. 2022).

Im Vergleich zu fleischhaltiger Kost enthält eine vegetarische oder vegane Kost meist weniger gesättigte Fettsäuren und dabei mehr ungesättigte Fettsäuren und Ballaststoffe (Waldmann et al. 2005). Eine vegetarische Ernährung kann das Risiko für Herzinfarkt möglicherweise um ein Viertel verringern (Key et al. 2022). Allerdings könnte das Risiko für Schlaganfall (besonders hämorrhagischen Schlaganfall) bei vegetarischer Ernährung erhöht sein. Eine potenzielle Ursache hierfür ist eine schlechte Versorgung mit Vitamin B_{12} (bei fehlender Supplementierung) (Key et al. 2022).

10.4.3 Hypertonie

Hypertonie gilt als primärer Risikofaktor für die Entstehung von kardiovaskulären Erkrankungen und betrifft etwa 30 % der Bevölkerung in Deutschland (▶ Kap. 23). Vegetarier und Veganer haben meist niedrigere systolische und diastolische Blutdruckwerte als Mischköstler (Pettersen et al. 2012) und ein geringeres Risiko für Hypertonie (Segovia-Siapco und Sabaté 2019). Die höhere Zufuhr von Ballaststoffen, pflanzlichem Protein, Kalium, Magnesium und sekundären Pflanzenstoffen mit vegetarischer oder veganer Kost wirken einem Blutdruckanstieg entgegen (Leitzmann und Keller 2020).

10.4.4 Diabetes mellitus

Diabetes mellitus ist eine weitverbreitete Stoffwechselkrankheit, von der in Deutschland fast 10 % der Bevölkerung betroffen sind (▶ Kap. 22). Diabetes mellitus Typ 2 tritt häufig gemeinsam mit weiteren Stoffwechselstörungen als metabolisches Syndrom auf.

Der Diabetes mellitus Typ 2 ist durch eine vegetarische oder vegane Ernährung relativ günstig zu beeinflussen, sowohl in Prävention als auch in der Therapie (Tonstad et al. 2013; Sabaté und Wien 2015). Ballaststoffreiche Lebensmittel, insbesondere Vollkornprodukte, führen zu einer gleichmäßigen Freisetzung von Glukose aus dem Abbau der Stärke, sodass sich Blutzuckerspitzen und folgende Insulinspitzen besser vermeiden lassen. Eine hohe Ballaststoffaufnahme sorgt zusätzlich für eine verzögerte Glukoseresorption (Kahleova und Pelikanova 2015).

Unter Vegetariern und Veganern ist Diabetes mellitus Typ 2 weniger verbreitet als bei der Durchschnittsbevölkerung, ihr Risiko ist gegenüber Fleischessern um etwa 40 % reduziert. Eine wesentliche Ursache dafür ist das geringere Vorkommen von Übergewicht (Segovia-Siapco und Sabaté 2019; Key et al. 2022). Unter den Lebensmittel spielen vor allem Produkte aus Vollkorngetreide sowie das Meiden von rotem Fleisch und Fleischprodukten eine entscheidende Rolle (Leitzmann und Keller 2020).

10.4.5 Osteoporose

Osteoporose ist eine systemische Knochenkrankheit, die vor allem bei Frauen nach der Menopause auftritt und die durch einen zunehmenden Verlust an Knochensubstanz gekennzeichnet ist. Etwa 3 % der deutschen Bevölkerung sind von Osteoporose betroffen (bei den Über-65-Jährigen mehr als 20 % der Frauen und mehr als 5 % der Männer). Eine ausreichende Kalzium- und Vitamin-D-Versorgung während der Jahre des Knochenwachstums sind die entscheidende Vorsorgemaßnahmen, die aber auch während der gesamten Lebenszeit weitergeführt werden sollten. Die gegenwärtige Studienlage zeigt teilweise eine höheres Risiko für Knochenbrüche bei vegetarischer und besonders bei veganer Ernährung. Mitursachen hierfür sind ein geringeres (!) Körpergewicht und eine geringere Zufuhr an Protein und Kalzium sowie wahrscheinlich die schlechtere Versorgung mit Vitamin D und Vitamin B_{12} (Tong et al. 2020). Die Studienlage unterstreicht die Wichtigkeit dieser Vitamine bei vegetarischer und besonders veganer Ernährung auch für die Knochengesundheit.

10.4.6 Karies

Zahnkaries tritt bei fast allen Menschen auf, allerdings hat infolge der intensiven Aufklärungsmaßnahmen in den letzten Jahren die Häufigkeit von Karies bei uns deutlich abgenommen. Von den Zuckern weist Saccharose das höchste kariogene Potenzial auf, gefolgt von Glukose und Fruktose. Honig besteht fast ausschließlich aus Invertzucker (Glukose und Fruktose) und ist aufgrund seiner Klebrigkeit bedeutsam für die Entstehung von kariösen Läsionen. Komplexe Kohlenhydrate wie Stärke sind weniger kariogen, da sie durch die Mikroorganismen der Mundflora praktisch nicht abbaubar sind.

Anders als bei den meisten ernährungsabhängigen Krankheiten hat eine vegetarische oder vegane Ernährung keinen protektiven Einfluss auf die Entstehung von Zahnkaries. Zwar verzehren Vegetarier und Veganer teilweise geringere Mengen an Süßigkeiten, dafür aber mehr Honig (Vegetarier), Obst, Trockenfrüchte, Fruchtschnitten, Fruchtsäfte usw., die teilweise erhebliche Mengen an Zucker enthalten, der ein Wachstum von säurebildenden und somit zahnschädigenden Mikroorganismen fördert.

10.4.7 Krebserkrankungen

Krebs stellt nach Erkrankungen des Herz-Kreislauf-Systems die zweithäufigste Todesursache in Industrieländern dar. Tumore des Kolons (Dickdarm und Mastdarm) zählen bei Frauen und Männern zu den häufigsten Krebsformen (► Kap. 25).

Wie keine andere Krankheit ist Krebs multikausal bedingt. Zahlreiche endogene Faktoren wie genetische Disposition und

Alter sowie exogene Faktoren wie Wasser, Luftverschmutzung, Ernährung, Konsum von Alkohol, Tabak und Medikamenten, Strahlenbelastung und berufliche Exposition können einen Einfluss auf die Entstehung von bösartigen Tumoren haben, sodass die gesamten Lebensumstände bei der Diagnose einbezogen werden müssen. Die meisten dieser Faktoren könnten gezielt beeinflusst werden, besonders der Tabakkonsum und die Ernährung. Allerdings wird heute der Einfluss der Ernährung als Ursache der Krebsentstehung aufgrund der vorliegenden Daten deutlich zurückhaltender diskutiert als in der Vergangenheit. Metaanalysen kamen zu dem Ergebnis, dass Ernährungsfaktoren vor allem bei Darm-, Lungen- und Brustkrebs (mit einem Anteil von 9–16 %) beteiligt sind. Zum Vergleich: Auf das Rauchen sind etwa 19 % aller Krebsneuerkrankungen zurückzuführen (bei Lungenkrebs über 80 %).

Zu den Risikofaktoren für die Entstehung von Dickdarmkrebs zählen ein hoher Verzehr von rotem Fleisch und besonders verarbeiteten Fleischwaren (Wurstwaren, Rauchfleisch), ein hoher Alkoholkonsum sowie eine ballaststoffarme Kost. Als protektiv wird eine kalziumreiche Ernährung angesehen, aber auch ein höherer Konsum von Produkten aus Vollkorngetreide und ballaststoffreichen Lebensmitteln.

Die Studienlage zeigt ein niedrigeres Risiko für Dickdarmkrebs bei Fischessern (nicht jedoch bei Vegetariern und Veganern) (Segovia-Siapco und Sabaté 2019). In Bezug auf das Gesamtkrebsrisiko wurde besonders bei veganer Ernährung ein niedrigeres Risiko beobachtet (zwischen 16 und 19 %) (Segovia-Siapco und Sabaté 2019).

Eine vegetarische und vegane Ernährung ist in der Regel reich an antikanzerogenen Substanzen wie Ballaststoffen, sekundären Pflanzenstoffen, antioxidativen Vitaminen und Milchsäurebakterien, die alle aus krebs-

protektiver Sicht empfohlen werden (Leitzmann und Keller 2020).

> **Gesundheitsfördernde Wirkungen von sekundären Pflanzenstoffen (mod. nach Watzl und Leitzmann 2005, S. 18)**
> - antikanzerogen
> - antioxidativ
> - antimikrobiell
> - antithrombotisch
> - entzündungshemmend
> - immunmodulierend
> - blutdruckregulierend
> - cholesterinspiegelsenkend
> - blutglukoseregulierend
> - verdauungsfördernd

10.4.8 Hyperurikämie

Es ist bekannt, dass primär regelmäßiger Fleischverzehr zu einer Hyperurikämie und als Folge, bei entsprechender genetischer Veranlagung, zu Gicht führt (▶ Kap. 24). Darüber hinaus tragen auch der in manchen Populationen von Vegetariern und Veganern geringere Alkoholkonsum, die größere körperliche Aktivität und das seltener vorhandene Übergewicht zu einer geringen Prävalenz der Hyperurikämie im Vergleich zu Fleischkonsumenten bei (Leitzmann und Keller 2020 ; Jakše et al. 2019; Chiu et al. 2020). Allerdings wurden bei Veganern teilweise die durchschnittlich höchsten Harnsäurewerte (jedoch im Normbereich) gemessen. Eine Ursache hierfür könnte der höhere Konsum von Sojaprodukten, die niedrigere Kalziumzufuhr sowie das Meiden von Milchprodukten, die den Harnsäurespiegel senken, sein.

10.4.9 Rheuma

Erkrankungen des rheumatischen Formenkreises werden in vielen Fällen positiv durch eine (pflanzliche) Rohkosternährung beeinflusst. Zu diesem Thema liegt eine ganze Reihe von klinischen Studien vor (▶ Kap. 13). Inzwischen gibt es Veröffentlichungen zur Prävention und Therapie des rheumatischen Formenkreises, die der vegetarischen und veganen Ernährung eine besondere Rolle zusprechen (z. B. Müller et al. 2001; Hu et al. 2014; Alwarith et al. 2019).

10.5   Schlussbemerkungen

Die Empfehlungen zur Auswahl und Zubereitung von Lebensmitteln, die zur Senkung der Risiken für die verschiedenen ernährungsabhängigen Krankheiten gegeben werden, sind dem Lakto-Ovo-Vegetarismus sehr ähnlich und mit dieser Ernährungsform fast optimal zu erfüllen. Auch die anderen Formen des Vegetarismus kommen dem Anspruch einer aus medizinischer Sicht optimalen Nahrungswahl sehr nahe, wenn dabei eine vollwertige, abwechslungsreiche Ernährung (▶ Kap. 9) praktiziert und eine ausreichende Versorgung mit kritischen Mikronährstoffen sichergestellt wird. Da viele Vegetarier und Veganer zwar meist besser ernährt sind als die Durchschnittsbevölkerung, aber nicht ausreichend über eine vollwertige Ernährung sowie relevante kritische Mikronährstoffe informiert sind, kann auch diese Gruppe von professioneller Ernährungsberatung durch entsprechend geschulte Fachkräfte profitieren (▶ Kap. 3).

Immer mehr junge Menschen entscheiden sich für die vegetarische bzw. vegane Ernährung, da mit dieser Ernährungsweise gleichzeitig ökologische, ethische und soziale Anliegen verwirklicht werden können. Vegetarier und Veganer sind seltener von bestimmten Krankheiten betroffen und wenn überhaupt, dann werden sie meist deutlich später als die Durchschnittsbevölkerung krank, sodass diese Ernährungsformen insgesamt als gesünder zu bewerten sind.

10.6   Zusammenfassung

Bei vegetarischer oder veganer Ernährung kann zwischen mannigfachen Formen dieser vornehmlich pflanzlichen Kostformen unterschieden werden, je nachdem, ob lediglich Produkte von getöteten Tieren oder sämtliche von Tieren stammenden Lebensmittel gemieden werden. Beim Lakto-Ovo-Vegetarismus werden neben pflanzlicher Kost auch Milch und Eier sowie daraus hergestellte Produkte verzehrt, beim Ovo-Vegetarismus auch Eier(produkte) und beim Lakto-Vegetarismus auch Milch(produkte). Veganer meiden alle vom Tier stammenden Lebensmittel, wobei sich die Ablehnung meist auch auf andere tierische Produkte wie Leder, Wolle, Seide, Perlen etc. erstreckt. Unterschiedlich wie die Ausprägungen dieser Ernährungsweise sind auch die zugrunde liegenden Motive, die sich im Laufe der letzten Jahrzehnte deutlich verschoben haben. So wurden im 20. Jhdt. weitaus überwiegend gesundheitliche Gründe angegeben. Inzwischen sind sowohl für Lakto-Ovo-Vegetarier als auch Veganer ethisch-moralische Überlegungen die Hauptmotivation. Gesundheitliche Gründe werden, mit einigem Abstand, am zweithäufigsten als Hauptgrund genannt, während ökologische Anliegen und weitere Motive deutlich seltener den wichtigsten Beweggrund darstellen. Meist liegt jedoch eine Kombination der verschiedenen Motive vor. Philosophische Bewegungen, die den Verzehr von Tieren und ihren Produkten kritisch bewerten bzw. verbieten, lassen sich bis in die Antike zurückverfolgen, nicht nur in Europa, sondern insbesondere auch im asiatischen Raum (z. B. Hinduismus, Buddhismus).

Eine abwechslungsreiche vegetarische Ernährungsform bietet beispielsweise der Lakto-Ovo-Vegetarismus. Er eignet sich aus ernährungsphysiologischer Sicht fast problemlos zur vollständigen Bedarfsdeckung im Rahmen einer vollwertigen Ernährung. Bei lakto-ovo-vegetarischer und besonders veganer Ernährung sind jedoch die oben genannten Mikronährstoffe zu berücksichtigen, um sicherzustellen, dass eine adäquate Versorgung gewährleistet ist. Insbesondere in der Schwangerschaft und Stillzeit und für Kinder ist diese Ernährungsweise nur zu empfehlen, wenn die Ernährung gut geplant wird und eine entsprechende Supplementierung (vor allem mit Vitamin B_{12}) vorgenommen wird.

Gut geplante lakto-ovo-vegetarische und vegane Ernährungsweisen, mit Betonung vollwertiger Lebensmittel, können als präventiv für eine ganze Reihe wichtiger Erkrankungen gelten wie Übergewicht, Hypertonie, Herz-Kreislauf-Erkrankungen, Diabetes mellitus Typ 2, Krebs und Gicht. Für diese Krankheiten eignet sich eine vegetarische Ernährung auch als unterstützende Maßnahme.

Literatur

ADA (American Dietetic Association), DOC (Dietetics of Canada) (2009) Position of the ADA and DOC: vegetarian diets. J Am Diet Ass 109(7):1266–1282

Alexy U, Fischer M, Weder S et al (2021) Nutrient intake and status of German children and adolescents consuming vegetarian, vegan or omnivore diets: results of the VeChi Youth Study. Nutrients 13(5):1707

Alwarith J, Kahleova H, Rembert E et al (2019) Nutrition interventions in rheumatoid arthritis: the potential use of plant-based diets. Front Nutr. PMID: 31552259 PMCID: PMC6746966

Appleby P, Roddam A, Allen N et al (2007) Comparative fracture risk in vegetarians and non-vegetarians in EPIC-Oxford. Eur J Clin Nutr 61(12):1400–1406

Barnard ND, Alwarith J, Rembert E et al (2022) A mediterranean diet and low-fat vegan diet to improve body weight and cardiometabolic risk factors. J Am Nutr Assoc 41(2):127–139

Baroni L, Goggi S, Battaglino R et al (2018) Vegan nutrition for mothers and children: practical tools for healthcare providers. Nutrients 11(1):5

de Bartoli MC, Cozzolino SM (2009) Zinc and selenium nutritional status in vegetarians. Biol Trace Elem Res 127(3):228–233

Cade JE, Burley VJ, Greenwood DC (2004) The UK Women's Cohort Study: comparison of vegetarians, fish-eaters and meat-eaters. Publ Health Nutr 7(7):871–878

Casella EB, Valente M, de Navarro JM et al (2005) Vitamin B_{12} deficiency in infancy as a cause of developmental regression. Brain Dev 27(8):592–594

Chiu T, Liu CH, Chang CC et al (2020) Vegetarian diet and risk of gout in two separate prospective cohort studies. Clin Nutr 39(3):837–844

Craig WJ, Mangels AR, Fresán U et al (2021) The safe and effective use of plant-based diets with guidelines for health professionals. Nutrients 13(11):4144

Crowe FL, Steur M, Allen NE et al (2011) Plasma concentrations of 25-hydroxyvitamin D in meat eaters, fish eaters, vegetarians and vegans: results from the EPIC-Oxford study. Public Health Nutr 14(2):340–346

Davey GK, Spencer EA, Appleby PN et al (2003) EPIC–Oxford: lifestyle characteristics and nutrient intakes in a cohort of 33 883 meat-eaters and 31 546 non meat-eaters in the UK. Publ Health Nutr 6(3):259–268

DGE (Deutsche Gesellschaft für Ernährung), ÖGE (Österreichische Gesellschaft für Ernährung), SGE (Schweizerische Gesellschaft für Ernährung) (Hrsg) (2015) D-A-CH-Referenzwerte für die Nährstoffzufuhr. DGE, Bonn

Elmadfa I, Leitzmann C (2023) Ernährung des Menschen, 7. Aufl. Ulmer, Stuttgart

Gilsing AM, Crowe FL, Lloyd-Wright Z et al (2010) Serum concentrations of vitamin B_{12} and folate in British male omnivores, vegetarians and vegans: results from a cross-sectional analysis of the EPIC-Oxford cohort study. Eur J Clin Nutr 64(9):933–939

Hoeflich J, Hollenbach B, Behrends T et al (2010) The choice of biomarkers determines the selenium status in young German vegans and vegetarians. Br J Nutr 104:1601–1604

Hu Y, Costenbader KH, Gao X et al (2014) Sugar-sweetened soda consumption and risk of developing rheumatoid arthritis in women. Am J Clin Nutr 100(3):959–967

Jakše B, Jakše B, Pajek M, Pajek J (2019) Uric acid and plant-based nutrition. Nutrients 11:1736

Kahleova H, Pelikanova T (2015) Vegetarian diets in the prevention and treatment of type 2 diabetes. J Am Coll Nutr 34(5):448–582

Keller M, Leitzmann C, Hahn A (2024) Alternative Ernährungsformen, 3. Aufl. Hippokrates, Stuttgart

Key TJ, Papier K, Tong TYN (2022) Plant-based diets and long-term health: findings from the EPIC-Oxford study. Proc Nutr Soc 81(2):190–198

Koeder C, Perez-Cueto FJA (2022) Vegan nutrition: a preliminary guide for health professionals. Crit Rev Food Sci Nutr 8:1–38

Koerber K, Männle T, Leitzmann C (2012) Vollwert-Ernährung. Konzeption einer zeitgemäßen und nachhaltigen Ernährungsweise, 11. Aufl. Haug, Stuttgart

Leitzmann C (2005) Vegetarian diets: what are the advantages? In: Elmadfa I (Hrsg) Forum Nutrition 57: Diet diversification and health promotion. Karger, Basel, S 147–156

Leitzmann C (2012) Vegetarismus – Grundlagen, Vorteile, Risiken. Beck, München

Leitzmann C (2015) Vegetarismus/Vegetarismus – was dafür spricht. Schweizer Z Ernährungsmed 12:15–19

Leitzmann C, Behrendt I (2015) Vegane Ernährung. Erfahrungsheilkunde 64:76–83

Leitzmann C, Keller M (2020) Vegetarische und vegane Ernährung, 4. Aufl. Ulmer, Stuttgart

Lücke T, Korenke G, Poggenburg I et al (2007) Mütterlicher Vitamin-B$_{12}$-Mangel: Ursache neurologischer Symptomatik im Säuglingsalter. Z Geburtshilfe Neonatol 211:157–161

Melina V, Craig W, Levin S (2016) Position of the academy of nutrition and dietetics: vegetarian diets. J Acad Nutr Diet 116:1970–1980

Müller H, de Toledo FW, Resch KL (2001) Fasting followed by vegetarian diet in patients with rheumatoid arthritis: a systematic review. Scand J Rheumatol 30(1):1–10

Ohrlich MJ, Singh PN, Sabaté J et al (2013) Vegetarian dietary patterns and mortality in Adventist Health Study-2. JAMA Intern Med 173(13):1230–1238

Pawlak R, Lester SE, Babatunde T (2016) The prevalence of cobalamin deficiency among vegetarians assessed by serum vitamin B12: a review of literature. Eur J Clin Nutr 70(7):866

Pettersen BJ, Anousheh R, Fan J et al (2012) Vegetarian diets and blood pressure among white subjects: results from the Adventist Health Study-2 (AHS-2). Public Health Nutr 15(10):1909–1916

Rizzo NS, Jaceldo-Siegl K, Sabate J, Fraser GE (2013) Nutrient profiles of vegetarian and non-vegetarian dietary patterns. J Acad Nutr Diet 113(12):1610–1619

Sabaté J, Wien M (2015) A perspective on vegetarian dietary patterns and risk of metabolic syndrome. Br J Nutr 113(2S):136–143

Segovia-Siapco G, Sabaté J (2019) Health and sustainability outcomes of vegetarian dietary patterns: a revisit of the EPIC-Oxford and the Adventist Health Study-2 cohorts. Eur J Clin Nutr 72:60–70

Ströhle A, Richter M, González-Gross M et al (2019) The revised D-A-CH-Reference values for the intake of vitamin B12: prevention of deficiency and beyond. Mol Nutr Food Res 63(6):e1801178

Tong TYN, Appleby PN, Armstrong MEG et al (2020) Vegetarian and vegan diets and risks of total and site-specific fractures: results from the prospective EPIC-Oxford study. BMC Med 18:353

Tonstad S, Stewart K, Oda K et al (2013) Vegetarian diets and incidence of diabetes in the Adventist Health Study-2. Nutr Metab Cardiovasc Dis 23(4):292–299

Waldmann A, Koschizke JW, Hahn A et al (2004a) Homocystein and cobalamin status of German vegans. Publ Health Nutr 7(3):467–472

Waldmann A, Koschizke JW, Leitzmann C et al (2004b) Dietary iron intake and iron status of German female vegans. Ann Nutr Met 48(2):103–108

Waldmann A, Koschizke JW, Leitzmann C et al (2005) German Vegan Study: diet, life-style factors and cardiovascular risk profile. Ann Nutr Metab 49(6):366–372

Watzl B, Leitzmann C (2005) Bioaktive Substanzen in Lebensmitteln, 3. Aufl. Hippokrates, Stuttgart

Weikert C, Trefflich I, Menzel J et al (2020) Vitamin and mineral status in a vegan diet. Dtsch Ärztebl Int 117:575–582

Willett W, Jrockström J, Loken B et al (2019) Food in the Anthropocene: the EAT-Lancet Commission on healthy diets from sustainable food systems. Lancet 393:447–492

Zhang GWCB, Xing Y, Shao B (2021) Serum ferritin and the risk of metabolic syndrome: a systematic review and dose-response meta-analysis of cross-sectional studies. Biomed Environ Sci 34(8):623–631

10

Mediterrane Ernährung

Andreas Michalsen

Inhaltsverzeichnis

© Der/die Autor(en), exklusiv lizenziert an Springer-Verlag GmbH, DE, ein Teil von Springer Nature 2025
R. Stange et al. (Hrsg.), *Ernährung und Fasten als Therapie*, https://doi.org/10.1007/978-3-662-68881-6_11

Einführung

Seit der ersten wissenschaftlichen Studie zu den gesundheitlichen Auswirkungen einer mediterranen Ernährung belegen zahlreiche Untersuchungen mit hoher Evidenz die positiven Effekte dieser Kostform. Sie ist definiert durch hohe Frischkostanteile, den Verzehr von Vollkorngetreideprodukten und andere Aspekte, wie sie auch bei der Vollwert-Ernährung empfohlen werden.

Nach einem bereits im Jahr 2000 getroffenen Konsens zum Inhalt einer mediterranen Ernährung wurde sehr früh ebenfalls über historische, ethnische, ökologische und soziale Aspekte dieser Ernährung diskutiert, die in ihren Grundzügen von Angehörigen verschiedenster Völker, Nationalitäten, Religionen und sozialen Schichten konsumiert wird. Dabei wurden vergleichbar der Entwicklung der Vollwertkost im deutschsprachigen Raum (▶ Kap. 2 und 9) schon sehr früh auch Kriterien der Nachhaltigkeit berücksichtigt.

In diesem Beitrag lesen Sie über
- die wesentlichen Studienergebnisse seit 1980 zur mediterranen Kost,
- die Bedeutung des Traditionellen in der mediterranen Kost,
- die Hauptcharakteristika mediterraner Ernährung,
- die Rolle der Kofaktoren Alkohol, „Siesta" und Ernährungskinetik für die Wirkung dieser Kostform.

11.1   Studienlage

11.1.1   „Sieben-Länder-Studie"

Die erste wissenschaftliche Erkenntnis über die gesundheitsfördernde Wirkung der traditionellen Mittelmeerkost oder mediterranen Ernährung geht auf die sogenannte Sieben-Länder-Studie aus den 1970er-Jahren zurück (Keys 1980). Im Ländervergleich mit anderen Nationen fiel damals eine äußerst geringe Häufigkeit von Herz-Kreislauf-

Erkrankungen auf der griechischen Insel Kreta im Vergleich zu anderen Ländern auf. Danach starben in den 1980er-Jahren in den USA fast 40-mal mehr Menschen an Erkrankungen der Herzkranzgefäße als auf Kreta.

Der Unterschied in der kardiovaskulären Morbidität und Mortalität konnte jedoch nicht wie erwartet auf klassische Risikofaktoren und vor allem nicht auf einen geringen Fettanteil in der Nahrung zurückgeführt werden. Im Gegenteil, die kretische Ernährung zu dieser Zeit musste als sehr fettreich eingestuft werden (Renaud et al. 1995). Allerdings zeigte sich ein Muster in der Analyse der Fettzufuhr, das sich vom Fettprofil der als risikoreich befundenen „Western Diet" deutlich unterschied: Die mediterrane Kost war infolge des reichlichen Verzehrs von Olivenöl, Blattgemüse, Saaten und Nüssen und Fisch durch einen hohen Anteil von einfach ungesättigten Fettsäuren (mono-unsaturated fatty acids, MUFA) und von mehrfach ungesättigten ω-3-Fettsäuren (poly-unsaturated fatty acids, n-3-PUFA) geprägt, die Western Diet hingegen durch einen höheren Anteil gesättigter Fette aus Nahrungsmitteln tierischer Herkunft.

11.1.2   Lyon Diet Heart Study

Mit der Veröffentlichung der Lyon Diet Heart Study (LDHS) konnte in den 1990er-Jahren erstmals Evidenz aus randomisierten kontrollierten Studien für den Nutzen der Mittelmeerkost vorgelegt werden (de Lorgeril et al. 1994, 1999). Bei dieser Studie wurden Patienten nach einem überlebten Herzinfarkt in zwei Gruppen randomisiert:
- Gruppe 1 erhielt eine konventionelle Ernährungsempfehlung nach damaligem kardiologischem Standard.
- Gruppe 2 erhielt mehrere Ernährungsberatungen und Gruppenschulungen hinsichtlich der traditionellen mediterranen Kost und zudem kostenfrei im gesamten Studienzeitraum eine Rapsölmargarine

mit hohen Anteilen von pflanzlichen n-3-PUFA (α-Linolensäure).

Die Lyon-Studie musste nach vier Jahren aus ethischen Erwägungen abgebrochen werden. Zu diesem Zeitpunkt zeigte sich in der mediterran ernährten Gruppe eine hochsignifikant erniedrigte kardiovaskuläre Ereignisrate. Weitere Auswertungen ergaben auch eine geringere Inzidenz an neu aufgetretenen Krebserkrankungen (de Lorgeril et al. 1998). Das Ausmaß der Risikoabsenkung durch die mediterrane Ernährung übertraf den Wirksamkeitsgrad damaliger medikamentöser Ansätze der Tertiärprophylaxe bei koronarer Herzerkrankung.

Bemerkenswerterweise zeigte sich auch, dass die Risikoabsenkung nicht im Zusammenhang mit Veränderungen klassischer Risikofaktoren wie der Höhe des LDL- oder HDL-Cholesterinspiegels oder des BMI in Zusammenhang stand. Wenig beachtet wurde in der internationalen Rezeption der Lyon-Studie, dass durch die Rapsölzugabe insbesondere die pflanzliche α-Linolensäure und nicht die längerkettigen n-3-PUFA des Fischöls augmentiert wurden. In der weiterführenden statistischen Analyse der Lyon-Studie zeigte sich, dass die Blutkonzentrationen der α-Linolensäure am deutlichsten mit der Risikoabsenkung korrelierten (de Lorgeril et al. 1998). Unklar blieb allerdings die Rolle der MUFA.

11.1.3 PREDIMED-Studie

In diese bisher größte klinische Studie (*Prevención con Dieta Mediterránea*, PREDIMED) zum Thema mediterrane Ernährung wurden 7447 Spanier mit einer Risikokonstellation für kardiovaskuläre Erkrankungen dreiarmig randomisiert: In zwei Armen bestand die gleiche Auflage zu einer mediterranen Ernährung mit fünf der üblichen sieben Komponenten, die beiden Arme unterschieden sich darüber hinaus aber durch unterschiedliche Empfehlungen

zum verstärkten Gebrauch von entweder Extra-Virgin-Olivenöl (mindestens 4 Teelöffel/Tag bzw. 50 g/Tag zusätzlich zum Kochkonsum, aus Studienmitteln gestellt) oder Nüssen (täglich 15 g Walnüsse, 7 g Haselnüsse, 7 g Mandeln). In der Kontrollgruppe sollte dagegen nur ein niedriger Fettgehalt beachtet werden (Estruch et al. 2013; ▶ Kap. 22). Für beide Interventionsgruppen ließ sich eine signifikante Absenkung des kombinierten primären Endpunktes (Myokardinfarkt, Apoplex, kardiovaskulärer Tod) um etwa 30 % gegenüber der Kontrollgruppe verzeichnen, vor allem wegen der Verminderung der Schlaganfälle, weniger wegen der kardialen Ereignisse. Der sekundäre Parameter Gesamtsterblichkeit lag von Beginn an kontinuierlich nur für die Gruppe niedriger, die Extra-Virgin-Olivenöl konsumierte (am Ende 19 % Reduktion gegenüber Kontrolle), während die anderen beiden sich nicht wesentlich unterschieden (am Ende 5 % Reduktion für die Nussgruppe).

Diese Studie weist daneben auf eine ganze Reihe anderer gesundheitlicher Vorteile einer so konzipierten mediterranen Ernährung hin:

In einer Untergruppe von 1139 Patienten mit besonders hohem Risiko konnte die für die alimentäre Aufnahme repräsentative Ausscheidung von Polyphenolen im Urin bei Einschluss und nach einem Jahr zusammen mit zahlreichen inflammatorischen Markern, insbesondere VCAM-1 (vascular cell adhesion molecule-1), TNF-α (Tumornekrosefaktor-α), Interleukin-6, gemessen werden. Es ergab sich eine dosisabhängige und für mehrere Marker konkordante Reduktion (Medina-Remón et al. 2017).

Die Adhärenz der teilnehmenden Patienten zu den Empfehlungen wurde nach einem und nach vier Jahren ausführlich analysiert: Der Prädiktor für eine niedrige Adhärenz war eine größere Anzahl von kardiovaskulären Risikomarkern, insbesondere manifester Typ-2-Diabetes, erhöhter Bauchumfang, geringe physische Aktivität, schlechte Adhärenz zu Ernährungs-empfehlungen schon bei der Aufnahme (Downer et al. 2016). Auch schnitten Patienten aus Zentren mit einer kleinen Zahl zu betreuenden Patienten schlechter ab. Die Autoren schließen daraus unter anderem, dass solche Studien vorzugsweise in sehr erfahrenen und motivierten Zentren durchgeführt werden sollten, auch wenn dafür weniger zur Verfügung ständen.

Insgesamt belegt die PREDIMED-Studie den erheblichen Nutzen einer mediterranen Ernährung auf die kardiovaskuläre Gesundheit. Anzumerken ist aber, dass im Olivenölarm eine erhebliche Menge von Olivenöl verzehrt wurde, Patienten also aktiv zum reichlichen Verzehr aufgefordert werden sollten.

11.1.4 Weitere Studien

Die Ergebnisse der Lyon-Studie wurden in einer weiteren randomisierten kontrollierten Studie, der Indo-Mediterranean Heart Study, repliziert (Singh et al. 2002). Jedoch wurde diese Studie methodisch stark kritisiert und Teile der Ergebnisse und Methodik sehr kritisch diskutiert.

Weitere Evidenz für die gesundheitsfördernden Wirkungen der mediterranen Kost konnte in den folgenden Jahren konsistent sowohl mittels Daten aus epidemiologischen Studien als auch aus randomisierten Studien aufgezeigt werden. Im Jahr 2003 wurde eine Studie veröffentlicht, in der die aktuellen Ernährungsgewohnheiten in Griechenland und anderen Ländern zur Sterblichkeit und zu Herzerkrankungen in Bezug gesetzt wurden. Dabei wurde festgestellt, dass ausgeprägte Mittelmeerkost die Lebenserwartung verlängert, und zwar bei einem 60-jährigen Mann statistisch um ein Jahr (Trichopoulou et al. 1995, 2003).

Eine Vielzahl anderer epidemiologischer Studien belegte im weiteren Verlauf, dass die traditionelle Mittelmeerkost und auch einzelne typische Merkmale dieser Kost-form – wie der reichliche Verzehr von Hülsenfrüchten, Nüssen, Fisch und Vollkorngetreideprodukten und der geringe Verzehr von Fleisch – mit einer geringeren Erkrankungshäufigkeit für Herz-Kreislauf-Erkrankungen, Diabetes mellitus Typ 2, Adipositas, Alzheimer-Demenz, einzelner Krebserkrankungen, Depression sowie Autoimmunerkrankungen einhergehen (Trichopoulou et al. 2000; Martinez-Gonzalez et al. 2002, 2008; Scarmeas et al. 2009; García-Casares et al. 2021). Für die Wirksamkeit der Prävention kardiovaskulärer Erkrankungen liegt inzwischen Evidenz aus Metaanalysen vor (Sebastian et al. 2024).

- **Mediterrane Ernährung und das metabolische Syndrom**

Die Wirksamkeit der mediterranen Ernährung bei Patienten mit metabolischem Syndrom und/oder Fettstoffwechselstörungen konnte inzwischen auch in randomisierten kontrollierten Studien belegt werden. In einer Studie wurden Patienten mit metabolischem Syndrom randomisiert entweder einem Ernährungsprogramm mit mediterraner Kost oder einer konventionellen Ernährungsgruppe zugeteilt. Nach zwei Jahren bestand nur noch bei weniger als 40 % der mediterran Ernährten ein metabolisches Syndrom, während sich die Kontrollgruppe nur marginal verbesserte (Esposito et al. 2004). Entsprechend fand sich eine Verbesserung zahlreicher Risikofaktoren des metabolischen Syndroms. In den Laborwerten zeigte sich zudem eine Absenkung wichtiger Parameter entzündlicher Aktivität, einschließlich des hochsensitiven CRP (C-reaktives Protein).

Die randomisierte DIRECT Plus untersuchte rezent, ob eine mediterrane Diät mit Anreicherung von Polyphenolen und Reduktion des Fleischverzehrs weitere additive Effekte im Vergleich zu konventioneller Ernährung oder standard-mediterraner Ernährung bei Patienten mit metabolischem Syndrom aufweist. Die Gruppe mit polyphenolreichen Nahrungsmitteln erzielte dabei die stärkste Reduktion von Gewicht, viszeralem Fett und kardiovaskulären Risikomarkern. Zudem zeigte sich hier ein günstiger Effekt auf die epigenetisch bestimmte biogische Alterung sowie auf die Inflammation (Zelicha et al. 2022). Dieser antiinflammatorische Aspekt der Mittelmeerkost wurde in weiteren Studien (Estruch et al. 2006) und zudem im Bereich der klinischen Rheumatologie beobachtet. Hier konnte in inzwischen zwei randomisierten kontrollierten Studien gezeigt werden, dass die mediterrane Ernährung zu einer Reduzierung der Krankheitsaktivität bei Patienten mit rheumatoider Arthritis führt (u. a. Skoldstam et al. 2003).

Sowohl in der Studie von Esposito et al. (2004) als auch in einer Studie aus Skandinavien (Jula et al. 2002) konnte deutlich gezeigt werden, dass mit einer mediterranen Ernährung sowie einer gegebenen guten Compliance auch Verbesserungen hinsichtlich der Fettstoffwechselparameter zu erzielen sind.

Dass die Mittelmeerernährung auch eine geeignete Maßnahme für die Gewichtsreduktion Adipöser ist, belegen inzwischen ebenso Daten aus kontrollierte Studien. In einer Studie aus Israel (Shai et al. 2008) wurden Adipöse in drei Gruppen randomisiert: Gruppe 1 erhielt eine Standardberatung zu fettreduzierter Kost, Gruppe 2 eine mediterrane Ernährung und Gruppe 3 eine sogenannte Low-Carbohydrate-Diät (modifizierte Atkins-, Low-Carb-Diät). In der Endauswertung nach zwei Jahren hatten die Teilnehmer an der Low-Carb-Diät und der mediterranen Ernährung das meiste Körpergewicht verloren. Verbesserungen im Zuckerstoffwechsel und hinsichtlich des Risikos für ein metabolisches Syndrom waren am deutlichsten bei der mediterranen Ernährung zu sehen.

Auch zwei weitere randomisierte Studien und eine Metaanalyse konnten inzwischen die gute Wirksamkeit der mediterranen Ernährung bei Diabetes mellitus belegen (Esposito et al. 2015).

Ein Cochrane Review zum Thema der generellen gesundheitlichen Wirkung der mediterranen Ernährung konnte auf Basis von elf abgeschlossenen Studien und einer randomisierten kontrollierten Studie insgesamt 52.044 randomisierte Patienten analysieren (Rees et al. 2013). Es wurde auch die Nurses' Health Study eingeschlossen, die sich selbst nicht als Studie zur mediterranen Kost definiert, aber wegen der Fetteinschränkung und der Empfehlung zu mehr Obst und Gemüse häufiger hier subsumiert wurde (▶ Kap. 22). Insgesamt kamen Rees et al. (2013) zu dem Schluss, dass sich kleine Verbesserungen bezüglich des Gesamtcholesterins (gepoolt −0,16 mmol/l) und LDL-Cholesterins (−0,07 mmol/l) sowie des systolischen und diastolischen Blutdrucks als Risikomarker zeigen.

Zu beachten ist, dass in diesem Cochrane Review die PREDIMED-Studie nicht eingeschlossen war, weil die Intervention in der Kontrollgruppe mit der Empfehlung, den Gesamtfettkonsum ungeachtet der Fettqualität unter 20 % zu senken, nicht „minimal" war.

■ **Mediterrane Ernährung und Krebserkrankungen**

Bereits im Lyon Diet Heart Study (de Lorgeril et al. 1994, 1999) wurde als Nebenbefund eine reduzierte Krebsinzidenz in der Experimentalgruppe berichtet und damit auf die mögliche krebspräventive Wirkung hingewiesen. Ein systematischer Review konnte 20 Kohorten- und zwei Fallkontrollstudien metaanalysieren, die das Risiko, eine Krebserkrankung zu erleiden, in Abhängigkeit von der Adhärenz zu einer mediterranen Ernährung untersucht hatten. Es ergab sich insbesondere für kolorektale Tumoren (Risk Ratio 0,86) und aerodigestive (insbesondere HNO, Ösophagus, Magen) Krebsarten (Risk Ratio 0,44) eine relevante Reduktion des Risikos. Es wurde eine Gesamtrisikoreduktion mit einer Risk Ratio von 0,9 errechnet (Schwingshackl und Hoffmann 2014).

Damit kann die mediterrane Ernährung für die Prävention von Krebserkrankungen empfohlen werden, wenngleich die Risikoreduktionen gegenüber kardiovaskulären und metabolischen Erkrankungen deutlich geringer ausfallen.

> Insgesamt liegt eine sehr gute Evidenz für die Wirksamkeit der mediterranen Ernährung in der Therapie der koronaren Herzerkrankung, des Diabetes mellitus Typ 2, des metabolischen Syndroms und der entzündlichen rheumatischen Erkrankungen vor. Vielversprechende Evidenz zeigt sich für die Prävention von Krebserkrankungen und Alzheimer-Demenz und die unterstützende Therapie der Depression.

11.2 Aspekte der Tradition und der Vollwertigkeit in der mediterranen Ernährung

Die gesundheitsfördernden Wirkungen der mediterranen Ernährung beziehen sich strikt auf das Konzept der traditionellen Ernährungsform. Diese ist definiert durch hohe Frischkostanteile, den reichlichen Verzehr von Vollkorngetreideprodukten und andere Charakteristika – also durch Aspekte, wie sie auch bei der Vollwert-Ernährung nach Leitzmann gefordert werden (▶ Kap. 9). Insofern kann eine mediterrane Vollwert-Ernährung als ein geeignetes und synergistisches Ernährungskonzept betrachtet werden.

Die Mittelmeerkost als Ernährungskonzept bietet den Vorteil, dass der Terminus „Mittelmeer" in Nordeuropa und in den USA für die meisten Menschen deutlich positiv besetzt ist. Unglücklich ist hingegen die aktuelle Entwicklung, wie sie neue epidemiologische Studien eindeutig belegen:

Die klassischen Regionen des Mittelmeerraumes haben sich inzwischen stark von ihrer traditionellen Kostform entfernt. Insbesondere Griechenland, Spanien und Süditalien weisen zunehmend ungünstige Ernährungsprofile auf und zeigen entsprechend einen dramatisch wachsenden Anstieg der Häufigkeit von Herz-Kreislauf-Erkrankungen, Adipositas und metabolischem Syndrom. Eine Hinwendung zum mediterranen Ernährungsform findet sich im Gegensatz dazu vor allem in den skandinavischen Ländern.

Deshalb ist in der wissenschaftlichen Diskussion ebenso wie in der Kommunikation mit den Patienten darauf zu achten, dass vom *traditionellen Konzept* der mediterranen Ernährung gesprochen wird. Zudem ist darauf hinzuweisen, dass eine Fragmentierung des mediterranen Ernährungsprinzips in einzelne postulierte „Superfoods" nicht sinnvoll ist, wenngleich gerade nach den Daten der PREDIMED-Studie der reichliche Verzehr von nativem Olivenöl und Nüssen uneingeschränkt empfohlen werden kann. So liegen für den regelmäßigen Verzehr von Nüssen oder Olivenöl inzwischen auch eine aktuelle Metaanalyse vor, die eine signifikante kardiovaskuläre Risikoreduktion ausweist (Aune et al. 2016).

Eine Vielzahl von Studien kann inzwischen für einzelne charakteristische Nahrungsmittel der mediterranen Ernährung günstige medizinische Wirkungen aufzeigen. Beispiele sind die Verbesserung der Gefäßendothelfunktion durch Walnüsse, die Reduktion des LDL-Cholesterinspiegels durch Mandeln, die Senkung des arteriellen Blutdrucks durch Olivenöl oder die antientzündliche Wirkung von Tomaten. Jedoch gilt es hier zu beachten, dass die komplexen und wichtigen Interaktionen von Nahrungsbestandteilen hierbei außer Acht gelassen werden. Darüber hinaus kann ein ganzheitliches Ernährungskonzept den Patienten grundsätzlich besser vermittelt werden als separate Regeln zu einzelnen Nahrungsmitteln oder Nahrungsmittelkomponenten. Zu beachten ist weiterhin, dass der Verzehr von Fisch oder Wein in der populären Meinung zum gesundheitlichen Nutzen der Mittelmeerkost einen großen Stellenwert hat, diese Komponenten aber in der Mehrzahl der vorliegenden Studien keine Bedeutung für die Wirksamkeit hatten.

Charakteristika der mediterranen Ernährung
- Bevorzugung pflanzlicher Lebensmittel (Gemüse, Obst, vollwertige Getreide, Hülsenfrüchte, Nüsse und Samen, Kräuter)
- Reichlicher Verzehr von frischen, teilweise roh oder gering verarbeiteten Lebensmitteln, dabei Vermeidung von Zusatzstoffen und gentechnisch veränderten Lebensmitteln
- Bevorzugung von Ölen mit einem günstigen Verhältnis von einfach ungesättigten zu gesättigten Fetten als Hauptfettquelle, z. B. Olivenöl, Rapsöl, Leinöl und Walnussöl
- Geringer/mäßiger Verzehr von Fisch, Geflügel und fettarmen Milchprodukten
- Geringer Verzehr von Fleisch, Eiern und Produkten mit hohem Anteil an gesättigten Fetten
- Geringer Verzehr von Süßwaren und leicht verdaulichen Kohlenhydraten
- Genussvolle Zubereitung der Speisen und deren bewusster Konsum unter Einbeziehung sozialer und kommunikativer Aspekte
- Verwendung von Lebensmitteln möglichst aus ökologischem Anbau sowie nach saisonalen und regionalen Gesichtspunkten

Hierzu wurde ein Konsenspapier veröffentlicht (Donini et al. 2016).

11.3 Kofaktoren der mediterranen Ernährung

Eine mögliche wichtige Rolle des Verzehrs von Rotwein oder Weißwein für die Erklärung der medizinisch günstigen Wirkungen der Mittelmeerkost wird immer wieder von der Laienpresse aufgenommen, aber auch wissenschaftlich diskutiert. Inzwischen konnten große Metaanalysen belegen, dass der Konsum von Alkohol in jedweder Form in der Summe gesundheitliche Nachteile mit sich bringt. Bei Wein wird eine geringe kardiovaskuläre Schutzwirkung durch erhöhte Risiken für Krebs überdeckt.

Die Rolle der **Siesta** als mögliche gesundheitsfördernde Variable im Gesamtkonzept der traditionellen mediterranen Ernährung kann derzeit wissenschaftlich nicht abschließend bewertet werden. Daten aus epidemiologischen Studien belegten eine eindeutige Risikoreduktion bei Menschen in Mittelmeerländern, die eine regelmäßige Siesta pflegen (Naska et al. 2007). Umgekehrt ist eine sehr lange mittägliche Schlafdauer und die oft damit zusammenhängende spätabendliche Einnahme des Abendessens mit gesundheitlichen Nachteilen verbunden, insbesondere auch mit dem Risiko für ein metabolisches Syndrom. Zu beachten ist allerdings, dass in den randomisierten Studien zur mediterranen Ernährung, die eindeutig eine positive Wirkung belegten, die Siesta nicht Bestandteil der Intervention war. Ob durch eine Siesta ein additiver Effekt möglich ist, bleibt in weiteren Studien zu zeigen.

In diesem Kontext sollte auch beachtet werden, dass die **Kinetik der Ernährungszufuhr** von Bedeutung für den medizinischen Effekt einer Ernährung ist. Eine Reihe von Studien zeigte, dass langsames Essen gegenüber schnellem Essen mit einem geringeren Risiko für ein metabolisches Syndrom und kardiovaskuläre Erkrankungen assoziiert ist. In klinisch-experimentellen Studien konnte belegt werde, dass langsames Essen und längeres Kauen zu stärkerer Ausschüttung von GLP-1 sowie viszeraler Durchblutung, Verdauungsqualität und Thermogenese führen.

Vieles spricht dafür, „Slow Food" und „Siesta" als medizinisch günstige Kofaktoren des Konzepts der traditionellen mediterranen Ernährung in der ernährungsmedizinischen Implementierung mit zu berücksichtigen. Dass dies allerdings gesellschaftlich durchsetzbar ist, darf bezweifelt werden, da eine gegenteilige Entwicklung seit Jahren zu beobachten ist.

11.4 Zusammenfassung

Zahlreiche Studien belegen mit hoher Evidenz die Wirksamkeit der mediterranen Ernährung bei der Prävention und Therapie von koronarer Herzerkrankung, Diabetes mellitus Typ 2, Adipositas, metabolischem Syndrom und entzündlich-rheumatischen Erkrankungen sowie Depressionen. Auch hinsichtlich präventiver Wirkungen gegenüber malignen Neoplasien und Alzheimer-Demenz zeigt sich eine vielversprechende Evidenz. Dabei ist zu beachten, dass sich das Ernährungsverhalten in den Ursprungsländern dieser Kostform in den vergangenen Jahrzehnten stark verändert hat, es also entscheidend ist, auf die *traditionelle* Ausprägung mediterraner Ernährung hinzuweisen. Die Charakteristika der mediterranen Kost zeigen in vielerlei Hinsicht Parallelen zur Vollwert-Ernährung nach Leitzmann. „Slow Food" und „Siesta" sollten als gesundheitsfördernde Kofaktoren in den ärztlichen Empfehlungen Berücksichtigung finden.

Literatur

Aune D, Keum N, Giovannucci E et al (2016) Nut consumption and risk of cardiovascular disease, total cancer, all-cause and cause-specific mortality: a systematic review and dose-response meta-analysis of prospective studies. BMC Med 14(1):207

Donini LM, Dernini S, Lairon D et al (2016) Consensus proposal for nutritional indicators to assess the sustainability of a healthy diet: the mediterranean diet as a case study. Front Nutr 3:37

Downer MK, Gea A, Stampfer M et al (2016) Predictors of short- and long-term adherence with a Mediterranean-type diet intervention: the PREDIMED randomized trial. Intern J Behav Nutr Phys Act 13:67

Esposito K, Marfella R, Ciotola M et al (2004) Effect of a mediterranean-style diet on endothelial dysfunction and markers of vascular inflammation in the metabolic syndrome: a randomized trial. JAMA 292:1440–1446

Esposito K, Maiorino MI, Bellastella G et al (2015) A journey into a Mediterranean diet and type 2 diabetes: a systematic review with meta-analyses. BMJ Open 5(8):e008222

Estruch R, Martinez-Gonzalez MA, Corella D et al (2006) Effects of a Mediterranean-style diet on cardiovascular risk factors: a randomized trial. Ann Intern Med 145:1–11

Estruch R, Ros E, Salas-Salvado J et al (2013) Primary prevention of cardiovascular disease with a Mediterranean diet. New Engl J Med 368(14):1279–1290

García-Casares N, Gallego Fuentes P, Barbancho MÁ et al (2021) Alzheimer's disease, mild cognitive impairment and Mediterranean diet. A systematic review and dose-response meta-analysis. J Clin Med 10(20):4642

Jula A, Marniemi J, Huupponen R et al (2002) Effetcs of diet and simvastatin on serum lipids, insulin, and antioxidants in hypercholesterolemic men. JAMA 287:598–605

Keys AB (1980) Seven countries: a multivariate analysis of death and coronary heart disease. Harvard University Press, Cambridge

de Lorgeril M, Renaud S, Mamelle N et al (1994) Mediterranean alpha-linolenic acid-rich diet in secondary prevention of coronary heart disease. Lancet 343:1454–1459

de Lorgeril M, Salen P, Martin JL et al (1998) Mediterranean dietary pattern in a randomized trial: prolonged survival and possible reduced cancer rate. Arch Intern Med 158:1181–1187

de Lorgeril M, Salen P, Martin JL et al (1999) Mediterranean diet, traditional risk factors, and the rate of cardiovascular complications after myocardial infarction: final report of the Lyon Diet Heart Study. Circulation 99:779–785

Martinez-Gonzalez MA, Fernandez-Jarne E, Serrano-Martinez M et al (2002) Mediterranean diet and reduction in the risk of a first acute myocardial infarction: an operational healthy dietary score. Eur J Nutr 41:153–160

Martinez-Gonzalez MA, de la Fuente-Arrillaga C, Nunez-Cordoba JM et al (2008) Adherence to Mediterranean diet and risk of developing diabetes: prospective cohort study. BMJ 336:1348–1351

Medina-Remón A, Casas R, Tressserra-Rimbau A et al (2017) PREDIMED Study Investigators. Polyphenol intake from a Mediterranean diet decreases inflammatory biomarkers related to atherosclerosis: a substudy of the PREDIMED trial. Br J Clin Pharmacol 83(1):114–128

Naska A, Oikonomou E, Trichopoulou A et al (2007) Siesta in healthy adults and coronary mortality in the general population. Arch Intern Med 167:296–301

Rees K, Hartley L, Flowers N et al (2013) 'Mediterranean' dietary pattern for the primary prevention of cardiovascular disease. Cochrane Database (8):CD009825

Renaud S, de Lorgeril M, Delaye J et al (1995) Cretan Mediterranean diet for prevention of coronary heart disease. Am J Clin Nutr 61:1360S–1367S

Scarmeas N, Stern Y, Mayeux R et al (2009) Mediterranean diet and mild cognitive impairment. Arch Neurol 66:216–225

Schwingshackl L, Hoffmann G (2014) Adherence to Mediterranean diet and risk of cancer: a systematic review and meta-analysis of observational studies. Int J Cancer 135(8):1884–1897

Sebastian SA, Padda I, Johal G (2024) Long-term impact of mediterranean diet on cardiovascular disease prevention: a systematic review and meta-analysis of randomized controlled trials. Curr Probl Cardiol 49(5):102509

Shai I, Schwarzfuchs D, Henkin Y et al (2008) Weight loss with a low-carbohydrate, Mediterranean, or low-fat diet. N Engl J Med 359:229–241

Singh RB, Dubnov G, Niaz MA et al (2002) Effect of an Indo-Mediterranean diet on progression of coronary artery disease in high risk patients: a randomised single-blind trial. Lancet 360:1455–1461

Skoldstam L, Hagfors L, Johansson G (2003) An experimental study of a Mediterranean diet intervention for patiPents with rheumatoid arthritis. Ann Rheum Dis 62:208–214

Trichopoulou A, Kouris-Blazos A, Wahlqvist ML et al (1995) Diet and overall survival in elderly people. BMJ 311:1457–1460

Trichopoulou A, Lagiou P, Kuper H et al (2000) Cancer and Mediterranean dietary traditions. Cancer Epidemiol Biomarkers Prev 9:869–873

Trichopoulou A, Costacou T, Barmia C et al (2003) Adherence to a mediterranean diet and survival in a greek population. N Engl J Med 348:2599–2608

Zelicha H et al (2022) BMC Medicine 2022(27):327

Teilweise umstrittene Kostformen

Inhaltsverzeichnis

Ketogene Ernährung

Lina Samira Bahr und Anja Mähler

Inhaltsverzeichnis

Einführung

Von den drei Makronährstoffen in unserer Ernährung sind nur Kohlenhydrate nicht essenziell. Bei deutlicher Einschränkung der Kohlenhydratzufuhr wird ein physiologischer Prozess in Gang gesetzt, der zur Bildung von Ketonkörpern aus Fetten führt, die sogenannte Ketogenese. Im Gegensatz zum Fasten geschieht dies im Rahmen einer ketogenen Diät (KD) nicht ausschließlich aus körpereigenen Fettreserven, sondern auch aus zugeführten Nahrungsfetten (Beispielmahlzeit in ◖ Abb. 12.1). Bereits vor etwa 100 Jahren wurde erkannt, dass eine KD wie das Fasten eine Ketose induziert, aber langfristiger, z. B. zur Therapie von therapierefraktärer Epilepsie und Diabetes Typ 2, eingesetzt werden kann.

In diesem Beitrag lesen Sie über

— die Entstehung der KD und was sie ausmacht,

— die vermuteten Wirkweisen, Formen und aktuellen Anwendungsgebiete der KD,

— Aspekte der praktischen Umsetzung in der Ernährungstherapie,

— Messung und Beurteilung von Keton-Werten,

— sowie Compliance, Risiken, Kontraindikationen und kritische Aspekte.

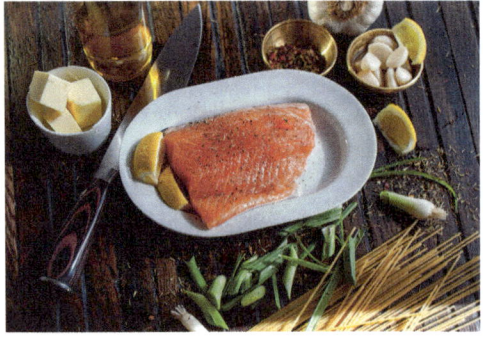

◖ **Abb. 12.1** Darstellung einer ketogenen Mahlzeit

12.1 Einleitung

Die KD ist eine fettreiche, kohlenhydratarme Ernährung, die im Gegensatz zu anderen Diäten zu einer radikalen Umstellung der Gesamtstoffwechsellage führt. Aufgrund der stark verminderten Aufnahme von Kohlenhydraten (< 50 g/Tag) kommt es in der Leber zur Bildung von Ketonkörpern, die von fast allen Geweben alternativ zur Glukose zur Energiegewinnung genutzt werden können. Eine Konzentration des Ketonkörpers β-Hydroxybutyrat (OHB) > 0,5 mmol/l im Blut bezeichnet man als Ketose. Fasten, kohlenhydratarme Ernährung und sportliche Aktivität können eine **physiologische Ketose** induzieren, die eine evolutionär konservierte Überlebensstrategie für längere Nahrungskarenzen darstellt. Bei Insulinmangel wie bei Diabetes Typ 1 und Spätstadien von Diabetes Typ 2 kann es zu einer pathologischen Ketoazidose (entgleiste Ketonwerte von bis zu 25 mmol/l) kommen, die einen medizinischen Notfall darstellt und von der physiologischen Ketose bei normaler Insulinsekretion und -wirkung abgegrenzt werden muss.

Während einer ketogenen Diät kann der Körper seinen Energiebedarf über die zugeführte Nahrung nicht mehr ausreichend decken. Zunächst werden die Glykogenspeicher der Muskeln und Leber entleert. Dies ist notwendig, da es rein glykolytische Gewebe gibt, wie Erythrozyten und das Nierenmark. Auch für das Gehirn ist Glukose obligat. Obwohl dieses nur 2 % unseres Körpergewichts ausmacht, braucht es 20 % der zugeführten Energie, um unter anderem die rapiden Geschwindigkeiten der synaptischen Reizweiterleitung aufrechtzuerhalten. Der Glukosebedarf des Gehirns sinkt während der ketotischen Stoffwechsellage von ca. 130 g auf 40 g am Tag, während der

Großteil nun durch Ketonkörper gedeckt wird. Die KD ahmt Effekte des Fastens nach, ermöglicht von diesen langfristig zu profitieren, ohne einer dauerhaften Kalorienrestriktion ausgesetzt zu sein, bei gleichzeitiger Zufuhr essenzieller Makro- und Mikronährstoffe (Bahr et al. 2018).

Die KD ist eine viel und kontrovers diskutierte Ernährungsweise. Während Verfechter sie als natürlich und so alt wie die Menschheitsgeschichte propagieren, betrachten Kritiker sie als nicht schmackhaft, schwer durchzuhalten und unter Umständen sogar gefährlich. Unbestritten ist, dass das wissenschaftliche Interesse an der KD in den letzten Jahren exponenziell angestiegen ist, sichtbar durch über 600 Pub-Med-gelistete Publikationen/Jahr in den Jahren 2020–2022. Darauf basierend sollte es möglich sein, den Nutzen der KD auf der Grundlage wissenschaftlicher Daten zu bewerten. Zur gleichen Zeit haben Mainstream-Medien die Wissenschaft – wie so oft – überholt, erkennbar an 8,8 Mio. Treffern für die Google Suchanfrage „health benefits of ketogenic diet" (28.07.2023).

Was aber ist an den zahlreichen Health-Claims dran? Sollte die KD der Anwendung bei therapierefraktärer Epilepsie und angeborenen Stoffwechseldefekten vorbehalten sein? Oder ist sie eine Antwort auf die Adipositasepidemie und den Vormarsch neurodegenerativer Erkrankungen? Kann sie als begleitende Therapie von Krebserkrankungen nützlich sein? Oder gar die Performance von Leistungssportlern steigern?

12.2 Geschichtliche Aspekte

Vor der Entwicklung moderner landwirtschaftlicher Praktiken konsumierten unsere **Vorfahren** für hunderttausende von Jahren nur sehr wenige Kohlenhydrate. Einige Jäger- und Viehzuchtkulturen überlebten auf diese Weise bis in moderne Zeiten, z. B.

kanadische Inuit, nordamerikanische Indianer und afrikanische Massai (Volek und Phinney 2011).

Eine umfangreiche Darstellung der Geschichte der KD im Kontext der **Epilepsie** findet sich in Wheless (2008). Der erste Bericht über die Wirksamkeit von Fasten bei Epilepsie geht wohl auf Hippokrates zurück und ist ca. 2500 Jahre alt. Auch 500 Jahre später finden sich Hinweise darauf in biblischen Texten. In der Moderne wurde ebenfalls zunächst intermittierendes Fasten als therapeutisches Mittel gegen Epilepsie eingesetzt, zuerst 1911 von den französischen Ärzten Guelpa und Marie (Guelpa und Marie 1911). Im Jahr 1921 wurden gleich zwei entscheidende Beobachtungen gemacht, die den Grundstein für die KD als Therapie der Epilepsie legten. Dr. Woodyatt (Chicago) beschrieb, dass es in Gesunden sowohl durch Fasten als auch durch kohlenhydratarme, fettreiche Ernährung zur Bildung von Ketonkörpern kommt (Woodyatt 1921). Dr. Wilder (Mayo-Klinik) fand, dass eine fettreiche, ketogene Ernährung ebenfalls antikonvulsiv wirkt, aber länger angewendet werden kann als Fasten. Er prägte den Begriff der ketogenen Diät (Wilder 1921).

Einen weitreichenden Bekanntheitsgrad erlangte die KD durch die **Atkins-Diät**, die in 1960er-Jahren durch den amerikanischen Kardiologen Robert C. Atkins entwickelt wurde. Sie richtet sich primär an Erwachsene mit Adipositas, Diabetes Typ 2 und metabolischem Syndrom. Populär wurde sie vor allem durch ihren deutlich gewichtsreduzierenden Effekt ohne relevante Hungergefühle. Inzwischen gibt es eine überzeugende Evidenz für eine stärkere Gewichtsreduktion im Vergleich zu anderen Diäten sowie der Verbesserung einiger kardiovaskulärer Risikoparameter, obwohl hohe Abbruchraten die Aussagekraft wissenschaftlicher Untersuchungen einschränken (Tahreem et al. 2022). Allerdings gibt es auch gesundheitliche Risiken, weswegen eine Atkins-Diät nicht auf eigene Faust durchgeführt werden sollte.

In modifizierter Form – **modifizierte Atkins-Diät** (MAD) – wird sie heute auch im Bereich der Epilepsie angewendet, insbesondere bei Erwachsenen. Sie ist aufgrund des geringeren Fettanteils (60–65 %) schmackhafter, führt allerdings auch zu einer schwächer ausgeprägten Ketose (Neuropädiatrie 2021).

Während sich wissenschaftliche Studien und die klinische Anwendung aktuell auf die Bereiche Adipositas, Diabetes Typ 2, metabolisches Syndrom, Epilepsie, neurodegenerative Erkrankungen und Krebs fokussieren und beharrlich Daten sammeln, haben die Mainstream-Medien einen ganz anderen Hype produziert – KD zur Gewichtsabnahme und Steigerung der sportlichen oder kognitiven Leistungsfähigkeit bei Gesunden.

12.3 Vermutete Wirkmechanismen

Für die neurodegenerativen Erkrankungen Alzheimer-Krankheit (AD), multiple Sklerose (MS), Parkinson-Krankheit (PD) und Epilepsie wird eine zerebrale Unterversorgung durch Glukose als Hauptenergiequelle vermutet. Die Bereitstellung einer alternativen Energiequelle mit Ketonkörpern könnte diese Unterversorgung kompensieren – es wurde gezeigt, dass mit Zunahme der Plasma-Ketose, auch deren zerebrale Verwertung ansteigt sowie die Verwertung von Glukose abnimmt (LaManna et al. 2009). Zudem ist bei AD die zerebrale Ketonkörperaufnahme im Vergleich zu Gesunden unverändert, während die Glukoseaufnahme pathologisch verringert ist (Croteau et al. 2018; Cunnane et al. 2016).

Die westliche Ernährung ist kohlenhydratreich und führt zu einer Aufnahme von v. a. kurzkettigen Zuckern. Kurzfristige Effekte sind die Entstehung von Blutzuckerspitzen sowie eine damit einhergehende erhöhte Insulinausschüttung, welche wiederum oft mit niedrigschwelliger chronischer Entzündung einhergeht. Mit der Reduktion der Kohlenhydrataufnahme werden oft kompensatorisch mehr unverarbeitete Lebensmittel aufgenommen, u. a. mehr Ballaststoffe, Eiweiße und Fette, somit steigt der Blutzucker weniger schnell an, was sich regulierend auf die Insulinausschüttung auswirkt.

Fraglich ist, ob die (Höhe der) Ketose nicht nur die richtige Durchführung der KD reflektiert – es werden zahlreiche Mechanismen neben der Ketose als potenzielle Wirkmechanismen diskutiert, zusammengefasst in ❏ Abb. 12.2. Eine **monokausale Wirkung** – hinsichtlich antiepileptogener oder antientzündlicher Effekte, vermittelt ausschließlich via Ketonkörper – erscheint nach heutiger Sicht unwahrscheinlich (Greene et al. 2003), auch wenn Ketonkörpern zahlreiche zyto-, neuro- und mitoprotektive Eigenschaften zugeschrieben werden (❏ Abb. 12.2). Effekte der KD werden zusätzlich vermutlich durch eine Änderung des Essverhaltens (Reduktion des Sättigungshormons Leptin) sowie durch die individuell veränderte Nährstoffzusammensetzung (z. B. Erhöhung der Ballaststoffzufuhr) vermittelt (Paoli et al. 2019). Dies kann wiederum einen entscheidenden Einfluss auf die Blutfette, das Darmmikrobiom, und die Integrität der Darmbarriere haben und sich vorteilhaft auf zahlreiche *Health Outcomes* auswirken (❏ Abb. 12.2). Das Darmmikrobiom spielt höchstwahrscheinlich in der Vermittlung von antiepileptogenen KD-Effekten eine relevante Rolle (Olson et al. 2018).

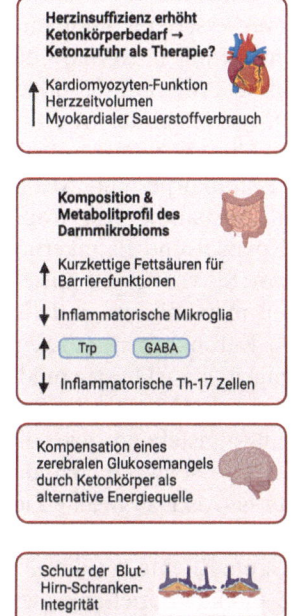
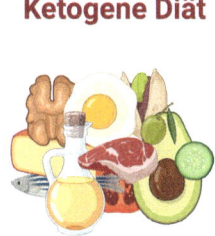
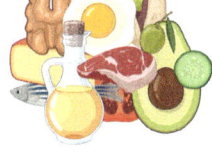
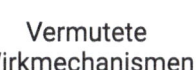
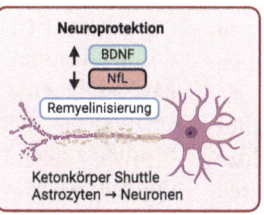
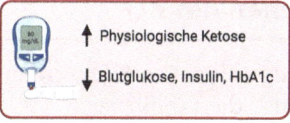
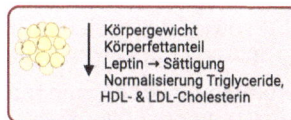
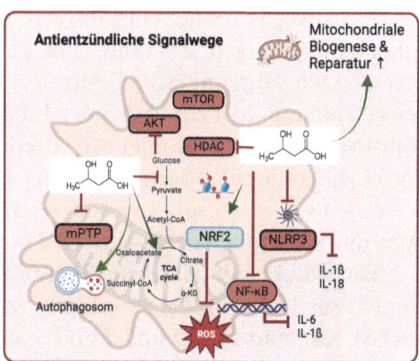

■ **Abb. 12.2** Vermutete Wirkmechanismen der KD: Der Anstieg des Ketonkörperspiegels im Plasma (Ketose) geht mit verringerten Blutglukose- und Insulinspiegeln sowie einer erhöhten zerebralen Verfügbarkeit von Ketonkörpern v. a. ß-Hydroxybutyrat (OHB) einher, welche den bei neurodegenerativen Erkrankungen prävalenten zentralen Glukose-Hypometabolismus kompensieren könnte. Im Tierversuch zeigen Ketonkörper zahlreiche neuroprotektive Eigenschaften, u. a. durch die verbesserte Bereitstellung von Energie, Schutz der Blut-Hirn-Schranken-Integrität, Remyelinisierung via Oligodendrozyten-Integrität, Expression von brain derived neurotrophic factor (BDNF) und verbesserte Versorgung der Neuronen durch Astrozyten. In klinischen Studien zeigte sich eine verminderte Neurodegeneration durch Verringerung des Biomarkers Neurofilament light chain (NfL). Zudem werden durch OHB zahlreiche protektive Signalwege aktiviert, z. B. durch Hemmung des pro-inflammatorischen Transkriptionsfaktors NF-kB und des NLRP3-Inflammasomes, was wiederum zur Reduktion assoziierter Zytokine führt. Weitere zellschützende Mechanismen sind die Modulation von Autophagosomen, auf epigenetischer Ebene die Inhibition von Histon-Deacetylasen (HDAC) und die Aktivierung des Transkriptionsfaktors Nrf2 (anti-oxidative Genexpression). Über die verringerte Insulin-Ausschüttung werden AKT und der mammalian target of rapamycin (mTOR) Signalweg beeinflusst, welcher bei Epilepsie hyperreaktiv zu sein scheint. Ketonkörper fördern auch die mitochondriale Biogenese, steigern die ATP-Produktion und schützen Mitochondrien durch Reduktion von reaktiven Sauerstoffspezies (ROS) und verminderter Apoptose durch Schließung von mitochondrialen Transitionsporen (mPTP). Die KD verändert auch die Zusammensetzung des Darmmikrobioms und beeinflusst damit die Produktion mikrobieller Stoffwechselprodukte. Vermehrt gebildete kurzkettige Fettsäuren wie Butyrat und Propionat schützen die Darmschleimhaut und haben antiinflammatorische Funktionen, z. B. hemmen sie pro-inflammatorische Mikroglia. Das Darmmikrobiom bildet Gamma-Aminobuttersäure (GABA), ein potenziell antiepileptogener Wirkmechanismus der KD. Relevant ist auch die KD-vermittelte, mikrobielle Modulation des Tryptophan-(Trp)Stoffwechsels, in welchem immunmodulatorische und mitoprotektive Tryptophan-Metabolite gebildet werden. KD-initiierte Veränderungen des Darmmikrobioms scheinen auch pro-inflammatorische Th-17-Zellen zu vermindern. Klinisch führt eine KD zu einer relevanten Reduktion von Körpergewicht und Körperfett, was oft mit verminderten Leptinspiegeln und mit einem erhöhten Sättigungsgefühl einhergeht. Bei bestehenden kardiometabolischen Risikofaktoren werden verbesserte Blutfettwerte beobachtet. Bei Herzinsuffizienz wurde ein positiver Einfluss durch OHB auf die Kardiomyozytenfunktion, das Herzzeitvolumen und den Sauerstoffverbrauch gezeigt. Neben der Ketose kann auch die im Rahmen einer KD erhöhte Zufuhr von mehrfach ungesättigten Fetten und/oder Ballaststoffen neuroprotektiv wirken und eine durch Ballaststoffe verminderte Blutglukose sowie Blutfettwerte können ebenfalls das Darmmikrobiom modulieren. Abbildung mit ► Biorender.com

12.4 Formen der KD

Neben der traditionellen KD werden liberalere Formen – die modifizierte Atkins-Diät (MAD), die Niedriger-glykämischer-Index-Diät (LGIT) sowie die Behandlung mit mittelkettigen Fettsäuren (MCT) eingesetzt. Alle KD-Varianten bewirken eine (milde bis ausgeprägte) Verschiebung des Energiestoffwechsels, weg von einem insulinvermittelten, glukoseabhängigen Zustand, hin zu einer verstärkten Nutzung von Fetten zur Energiegewinnung. Mit zunehmender Liberalität hinsichtlich der Kohlenhydratreduktion sinkt die antiepileptogene Wirkung in Studien, jedoch verbessert sich die Verträglichkeit und Compliance (◘ Abb. 12.3).

Die **MAD** gilt als erste liberale Alternative zur KD – im Gegensatz zur traditionellen KD sind MAD und LGIT nicht reglementiert hinsichtlich Kalorien- und Proteinaufnahme. Studien zeigen nur einen geringen Wirksamkeitsunterschied hinsichtlich epileptischer Anfallsreduktion, beim Vergleich einer strengen KD mit einer liberaleren MAD – bei verbesserter Compliance und weniger Nebenwirkungen, weshalb die MAD immer breitere Anwendung findet (Poorshiri et al. 2021). Neben der traditionellen KD zielt auch die **MCT-Diät** auf die Bereitstellung von Ketonkörpern ab. MCT-Fette kommen mit Ausnahme von tropischen Fetten wie Kokosöl und Palmkernöl in der Natur nicht vor. Sie werden als mittelkettige Fette schnell metabolisiert und für die Produktion von Ketonkörpern verwendet. Für Erkrankungen wie AD oder milde kognitive Einschränkung (MCI), die eine komplexe Ernährungsumstellung wie die der traditionellen KD erschweren, ist die MCT-Diät eine Alternative. Das gleiche Ziel verfolgt die Idee der Gabe von **Ketonestern**. Studien zeigen relevante Effekte auf die Kognition sowie eine direkte Beziehung zwischen der Höhe der Ketonkörper und der Verbesserung kognitiver Outcomes durch die Gabe von MCT oder Ketonestern (Henderson et al. 2009; Fortier et al. 2021; Reger

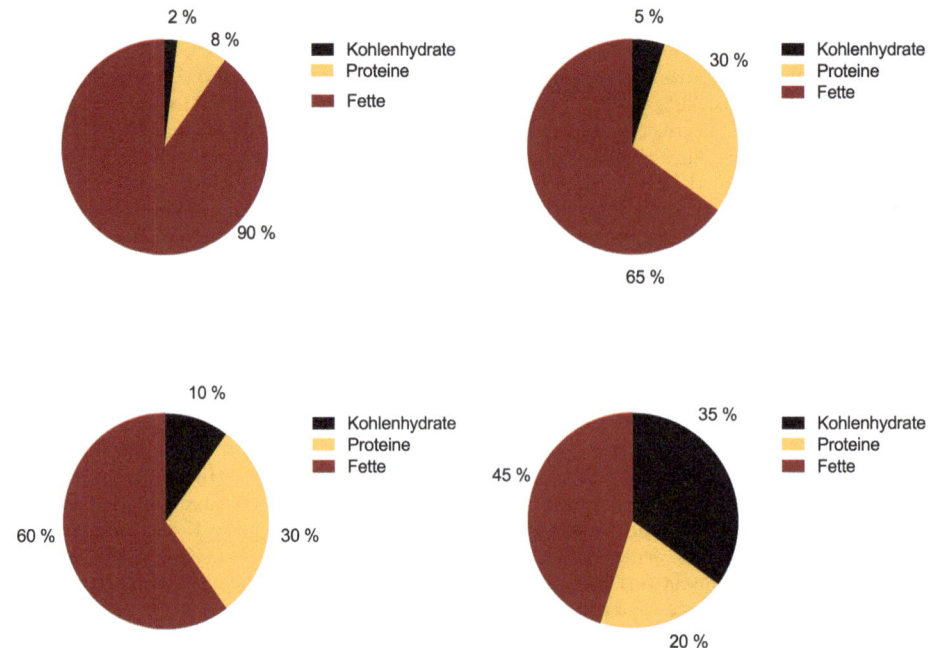

◘ **Abb. 12.3**   Varianten der ketogenen Diät mit unterschiedlicher Liberalität der Kohlenhydratrestriktion

et al. 2004) bei AD und MCI. Je nach Krankheitsbild gibt es große Unterschiede in der Anwendung: während in Epilepsie-Studien der Energiebedarf über 40–60 % durch MCT-Fette gedeckt wird, um eine relevante Anfallsreduktion zu erreichen (Neal et al. 2009), reichen in Studien zur Verbesserung der Kognition MCT-Drinks als Supplementation aus (Reger et al. 2004; Fortier et al. 2021).

Die **LGIT-Diät** ist weniger restriktiv in der Gesamtkohlenhydratmenge und zielt eher auf die Blutzuckerwirkung eines Lebensmittels ab. Indikator hierfür ist der glykämische Index (GI): Der GI beschreibt die postprandiale, den Blutzucker erhöhende Wirkung eines Lebensmittels verglichen mit Traubenzucker, der mit einem GI von 100 den Blutzucker am schnellsten/stärksten erhöht. Das Ziel ist es, Lebensmittel mit einem GI < 50 zu verzehren und so den Blutzucker stabil zu halten. Der Fokus auf den GI erlaubt in Studien eine Erhöhung der Gesamtkohlenhydratzufuhr auf bis zu 60 g/Tag bzw. 10 %. Vor allem Lebensmittel mit langkettigen Kohlenhydraten wie Ballaststoffe, Fleisch und Fette haben niedrige GIs. Ballaststoffreiche Lebensmittel dienen zudem als Substrat für Darmbakterien, die daraus kurzkettige Fettsäuren produzieren. Darüber hinaus fördern sie ein schnelleres Auftreten von Sättigungsgefühl und können zur Senkung des Cholesterinspiegels beitragen. Diese positiven Effekte können synergistischen Einfluss auf multifaktorielle Erkrankungen wie das metabolische Syndrom haben.

12.5 Anwendungsgebiete

Die vorgestellten Anwendungsgebiete sind innerhalb ihrer medizinischen Kategorie nach dem Grad der vorhandenen Evidenz geordnet.

12.5.1 Neurologie

Neurometabolische Erkrankungen Für die seltenen angeborenen Störungen des Metabolismus, **GLUT1-Defekt** und **Pyruvatdehydrogenase-Mangel**, ist die KD die Therapie der Wahl. Hier kann Glukose nicht in GLUT-1-abhängige Gewebe, v. a. über die Blut-Hirn-Schranke aufgenommen (GLUT1-Defekt) oder verwertet werden (Pyruvatdehydrogenase-Mangel). Ketonkörper, welche über den Monocarboxylat-Transporter über die Blut-Hirn-Schranke ins Gehirn gelangen, können hier als alternative Energiequelle den zerebralen Stoffwechsel aufrechterhalten bzw. den Mangel an Pyruvatdehydrogenase umgehen (Klepper und Leiendecker 2011). Beide Erkrankungen können Ursache für Epilepsie im Kindesalter sein.

Epilepsie Die Anwendung der KD im Rahmen einer pädiatrischen **Epilepsie** (unterschiedlicher Ätiologie) ist eine anerkannte alternative Behandlungsform, die bei therapierefraktärer Epilepsie indiziert ist. Zahlreiche methodisch hochwertige Übersichtsarbeiten zeigen eine eindeutige Wirksamkeit, entsprechend einer Anfallsreduktion von 50–90 %. Neueste Übersichtsarbeiten bestätigen, dass sowohl eine traditionelle KD, eine MAD als auch LGIT effektiver sind als medikamentöse Therapien ohne begleitende Ernährungsintervention (Devi et al. 2023), sich jedoch in ihrer Wirksamkeit untereinander leicht unterscheiden (Sondhi et al. 2020). Die Wirksamkeit nimmt mit dem Grad der Liberalität eher ab (wobei einige Studien wiederrum eine höhere Wirksamkeit der LGIT vs. MAD zeigen), jedoch treten auch weniger unerwünschte Auswirkungen auf, was wiederum die Anwendungsbereitschaft erhöht. Interessanterweise zeigen Daten, dass eine Ketose nicht zwingend für das Erreichen von Anfallsfreiheit ist (Muzykewicz et al. 2009). Zudem muss eine KD nicht lebenslang durchgeführt werden, oft reicht eine Dauer von zwei bis drei Jahren aus. Danach kann die KD langsam ausgeschlichen werden und die Anfallsfreiheit bleibt in der Regel erhalten (Klepper und Leiendecker 2011). Aus diesen Gründen wird die Frage nach der passenden KD-Variante in dieser Indikation wohl in Zukunft eher eine individuell zu beantwortende sein.

Alzheimer-Krankheit (AD) und milde kognitive Einschränkung (MCI), multiple Sklerose (MS), Parkinson-Krankheit (PD) Die KD hat sich als wirksam in Tiermodellen verschiedener neurodegenerativer Krankheiten wie **AD, MS** und **PD** gezeigt.

In **AD** und **MCI** zeigen klinische Studien eine gute Anwendbarkeit und Wirksamkeit für die Supplementierung von MCT und Ketonestern (Bohnen et al. 2023; Fortier et al. 2021; Reger et al. 2004), sowie für die Durchführung einer KD selbst (Phillips et al. 2021). Bei AD zeigten sich hier Erfolge v. a. für APOε4-negative Patienten. Die Verwendung des Ketonesters AC-1202 erlaubte die Durchführung einer methodisch hochwertigen doppel-blinden randomisierten Placebo-kontrollierten Studie (RCT) und diese gehört damit zu den wichtigsten Studien, welche ketogene Interventionen untersuchten. Der Ketonester AC-1202 war wirksam hinsichtlich kognitiver Verbesserungen (Henderson et al. 2009). Jedoch konnte der modifizierte Ketonester AC-1204 in einer Folgestudie diese Resultate nicht bestätigen, was wahrscheinlich seiner limitierten Bioverfügbarkeit und der daraus resultierten geringer ausgeprägten Ketose zuzuschreiben ist (AC-1202 induzierte Ketose: 0,36–0,39 mmol/l vs. AC-1204 induzierte Ketose 0,11–0,27 mmol/l) (Henderson et al. 2009, 2020). Auch die 30-tägige Gabe von 17 g/Tag eines MCT-Präparats konnte kürzlich im Rahmen einer doppelblinden RCT

positive Effekte auf die Kognition bei APOε4-negativen AD-Patienten bewirken (Xu et al. 2020). Ein aktueller Review stuft die Evidenzlage für die Wirksamkeit von KD-Varianten bei APOε4-negativen AD und MCI-Patienten als *wahrscheinlich wirksam* ein (Bohnen et al. 2023).

Studien zur Wirksamkeit der KD bei **MS** zeigen einen verbesserten Ernährungszustand (Blutfette, BMI und Körperzusammensetzung), Reduktion von Entzündungsmarkern wie Leptin, klinisch verbesserte Fatigue, körperliche Funktion und Lebensqualität (Bahr 2022; Brenton et al. 2019, 2022) sowie verminderte Neurodegeneration (Bock et al. 2021) – jedoch sind diese Daten derzeit noch mit Vorsicht zu interpretieren aufgrund von methodischen Limitationen wie fehlende Kontrollgruppen (Brenton et al. 2019, 2022), fehlerhafter Durchführung einer KD (Benlloch et al. 2019), zu kleinen Fallzahlen (Lee et al. 2021) sowie fehlenden Validierungsstudien.

Jedoch: Für die bei MS prävalenten und gleichzeitig schwer therapierbaren neuropsychiatrischen Symptome *kognitive Einschränkung* bzw. *verminderte kognitive Leistungsfähigkeit* könnte die KD hilfreich sein, so zeigen erste Daten (Bahr 2022). Zudem sind Zusammenhänge zwischen einem ungesunden Ernährungszustand einschließlich Insulinresistenz, Hyperlipidämie, hohem Körperfettanteil und -gewicht mit MS-Risiko, Krankheitsprogression und klinischen Symptomen in Studien gezeigt worden (Almramhi et al. 2022; Oliveira et al. 2014; Vandebergh et al. 2022; Zhornitsky et al. 2016), weshalb eine komplementäre Ernährungstherapie immer wieder diskutiert wird. Weitere RCT werden Aufschluss geben (Bahr et al. 2020). Fraglich ist, ob eine liberale LGIT-Diät hier nicht bereits ausreichend ist, da v. a. Symptome der kognitiven Einschränkung in verschiedenen Studien mit hohen Blutfetten und/oder -glukose assoziiert waren (Anda-

12

loro et al. 2022; Bahr 2022; Siddiqui et al. 2023) und eine LGIT-Diät bereits risikoarm sowie effizient den Ernährungszustand verbessern kann.

Ähnlich in den Anfängen ist die Studienlage zur **PD**. Eine RCT zeigte verbesserte nicht-motorische Symptome durch eine achtwöchige KD (Phillips et al. 2018). Diese nicht-motorischen Symptome umfassen Schmerzen, Fatigue, Tagesschläfrigkeit und kognitive Beeinträchtigungen und gehören zu den Symptomen, die am wenigsten auf das Standardtherapeutikum L-Dopa ansprechen, weshalb eine Verbesserung hier sehr wünschenswert ist. Eine weitere kontrollierte Studie bestätigt verbesserte Kognition bei PD-Patienten im Rahmen einer ketogenen Ernährungsintervention (Krikorian et al. 2019). Zudem konnte ein Ketonester-Getränk in einer kleinen RCT die Ausdauerleistung erstmalig bei PD verbessern (Norwitz et al. 2020).

Für **MS** und **PD** könnte auf Basis der aktuellen Datenlage, bei Ausschluss von Kontraindikationen und dem gleichzeitigen Auftreten eines kardiometabolisch auffälligen Ernährungszustands sowie therapierefraktären kognitiven (und anderen nicht-motorischen) Symptomen, die fachgerechte Anleitung einer liberalen KD individuell-explorativ als komplementäre Ernährungstherapie nach dem Off-label-Prinzip ausprobiert werden.

Gegenstand zukünftiger Forschung wird zunehmend die Rolle des Darmmikrobioms sein, dessen Zusammensetzung die KD maßgeblich beeinflussen. Vor allem das Potenzial zur Bildung kurzkettiger Fettsäuren scheint verstärkt zu sein, welche eine Rolle bei **AD, MS** und **PD** spielen könnten (Chen et al. 2022; Duscha et al. 2020; Nagpal et al. 2019). Dies könnte Überlegungen zur Gabe von sogenannten *Postbiotika* zur Folge haben (Duscha et al. 2020), die potenziell mit KD/KD-Supplementen synergistisch wirken (Cavaleri und Bashar 2018).

12.5.2 Metabolische und kardiovaskuläre Erkrankungen

Metabolisches Syndrom, Diabetes, Adipositas Die KD wird für **kardiometabolische Erkrankungen** als multifaktoriell wirksame Präventionsmaßnahme und potenzielle Behandlungsoption beschrieben (Dyńka et al. 2023). Gerade bei hohem BMI, Hyperglykämie und Hyperlipidämie zeigt sich die KD als wirksam, diese Parameter effizient zu senken. In einer **Prädiabetes-** und **Diabetes-Typ-2**-Kohorte senkte eine KD das Gewicht, Triglyzeride und den Blutzucker, erhöhte jedoch das LDL-Cholesterin (Gardner et al. 2022). Effekte auf das LDL-Cholesterin zeigen sich heterogen: Während sich lineare Beziehungen zwischen prozentualem Anteil der Kohlenhydrate in der KD (bei einer Reduktion von 65 auf 10 %) mit Körpergewicht, Blutglucose, HbA1c, Triglyzeriden und systolischem Blutdruck bei **Diabetes Typ 2** zeigen, ist die Beziehung mit LDL- und Gesamtcholesterin U-förmig, mit der stärksten LDL-Cholesterin-Reduktion bei einem Kohlenhydratanteil von 40 % in einem 50 Studien umfassenden, systematischen Review (Jayedi et al. 2022). Interessanterweise zeigt eine KD mit mediterranem Fokus wiederum positive Auswirkungen auf das LDL-Cholesterin in einer Kohorte mit Übergewicht und (Prä)Diabetes (Ivan et al. 2022). Dies betont die Relevanz der Nährstoffzusammensetzung einer KD mit Präferenz von pflanzlichen Fetten, weißem Fleisch, Fisch sowie Cholesterin-senkenden Ballaststoffen.

Bei **normalgewichtigen** gesunden Frauen zeigte die KD sogar unerwünschte Effekte und führte bei leichter Gewichtsabnahme zu einer Erhöhung des LDL-Cholesterins (Baumann et al. 2013; Burén et al. 2021). Positive Auswirkungen einer KD auf den Blutdruck zeigten sich laut mehreren Übersichtsarbeiten (Dyńka et al. 2023; Jayedi et al. 2022; Castellana et al. 2020) bei Patienten mit bestehenden kardiometabolischen Risikofaktoren.

Große Metaanalysen schlussfolgern somit zurecht, dass KD-Varianten sicher eingesetzt werden können, um verschiedene bereits bestehende **kardiometabolische Risikofaktoren** zu behandeln (Chiavaroli et al. 2021; Choi et al. 2020). Aufgrund der vereinfachten Durchführbarkeit, weniger Nebenwirkungen sowie der in Studien gezeigte U-förmigen Zusammenhänge zwischen LDL-Cholesterin und Kohlenhydratrestriktion, ist der liberalen LGIT-Diät hier Vorrang zu geben, wobei die Nährstoffzusammensetzung sich an einer mediterranen Diät orientieren sollte. Die LGIT-Diät führt zwar nicht zwingend zu einer relevanten Ketose, diese ist jedoch für kardiometabolische Verbesserungen auch nicht notwendig.

Herzinsuffizienz Neben oben beschriebenen positiven indirekten Effekten einer KD auf die Herz-Kreislauf-Gesundheit, die über die Senkung von Blutfetten, Blutdruck und Körpergewicht erzielt werden können, gibt es potenziell direkte Effekte. Das Herz greift im Rahmen der metabolischen Stressabwehr in Zuständen von insuffizienter Versorgung vermehrt auf Ketonkörper als Energiequelle zurück (Horton et al. 2019). Dies führte zu ersten Überlegungen, ob eine vermehrte Bereitstellung von Ketonkörpern als zusätzliche Behandlungsoption dienen könnte.

Erste Daten bei Patienten mit **Herzinsuffizienz mit reduzierter Ejektionsfraktion** zeigen eine dosisabhängige Verbesserung des Herzzeitvolumens nach der Infusion von OHB, interessanterweise bereits bei niedrigen OHB-Konzentrationen um 0,7 mmol/l. Des Weiteren zeigte sich die linksventrikuläre Ejektionsfraktion sowie der Sauerstoffverbrauch nach einer OHB-Infusion erhöht (Nielsen et al. 2019).

Die Bedeutung des Metabolismus wird zusätzlich durch Studien bestärkt, die durch Inhibition des Glukosetransporters SGLT2 eine Reduktion des Blutzuckers und Erhöhung der Ketogenese bewirken, was sich positiv auf Patienten mit Herzinsuffizienz auswirkte, auch wenn diese nicht unter Diabetes litten (McMurray et al. 2019).

Auch wenn diese ersten Daten durchaus spannend sind, lassen sie bisher keine allgemeingültigen Schlussfolgerungen zu.

12.5.3 Forschungsdefizite

Die grundsätzliche Herausforderung der Ernährungsforschung betrifft auch Studien zu ketogenen Diäten. Oft fehlt es an ausreichender monetärer Förderung. Dies hat nicht selten **methodische Mängel zur Folge, wie unkontrollierte Studiendesigns, kurze Interventionszeiträume und heterogene Studienpopulationen**. Hinzu kommt, dass Diäten nicht verblindet werden können, wodurch sich selbst bei randomisiert-kontrollierten Studien Placebo- und Nocebo-Effekte nicht ausschließen lassen – Risiken, die bei kurzen Interventionen, Fragebogen-basierten Endpunkten und Cross-over-Designs weiter erhöht werden. Umso wichtiger ist die Messung von objektivierbaren primären Endpunkten (MRT, EKG, PET, Biomarker), auch wenn diese kostenintensiver und invasiver sein mögen.

Eine weitere grundsätzliche Herausforderung aller Ernährungsstudien ist die Überprüfung der Compliance. Hier können mobile Apps helfen, die Nahrungsaufnahme effizienter zu verfolgen sowie Keton-Sensoren (Zhang et al. 2021), die im Interstitium kontinuierlich die Ketose messen und in real-time auf mobile Apps übertragen. Die Anwendung solcher Sensoren würde auch den Ansprüchen personalisierter Medizin entgegenkommen, da sie die genaue individuelle Nachverfolgung der Ketose-Antwort im Zusammenhang mit der Nahrungsaufnahme erlauben, die wahrscheinlich wie die Blutzuckerantwort maßgeblich durch individuelle Faktoren mitbestimmt wird (Zeevi et al. 2015). Interventionen mit MCT oder Ketonestern erlauben zudem standardisierte Bedingungen, Verblindung sowie Rückschlüsse auf eventuelle monokausale Dosis-Wirkung-Beziehungen.

12.6 Praktische Aspekte

12.6.1 Beratung

Im Folgenden beschreiben wir unsere Beratungspraxis einer **modifizierten ketogenen Diät** (mKD) für Erwachsene, wie wir sie für Personen mit MS im Rahmen von klinischen Studien (Bahr et al. 2020) und im ambulanten Kontext durchführen. Dabei haben die einzelnen Makronährstoffe folgende Anteile an der Gesamtenergieaufnahme: 5 % Kohlenhydrate, 75 % Fette, 20 % Proteine.

Die mKD bedeutet einen starken Einschnitt in die gewohnte Lebensmittelauswahl der meisten Menschen. Sie sollte bevorzugt Personen angeboten werden, die bereits eine natürliche Präferenz in diese Richtung haben. Der zeitliche Horizont sollte bereits zu Beginn auf mindestens sechs bis zwölf Monate festgesetzt werden. Weiterhin sollte bedacht werden, dass diese Ernährungsform in der Regel teurer ist als eine durchschnittliche. Weiterhin kommen Kosten für die Ketonmessung hinzu, die in den meisten Fällen nicht von den gesetzlichen Krankenkassen übernommen werden.

Für die einführende Beratung sollten **drei einstündige Termine** im Abstand von vier Wochen vereinbart werden. Nach erfolgreicher Einführung erfolgen alle sechs bis zwölf Monate Verlaufstermine inklusive Laborkontrollen.

1. **Beratung:** Inhalt des ersten Beratungsgesprächs ist eine allgemeine Einführung, Maßnahmen zur Kohlenhydratreduktion und die selbstständige Ketonmessung. In den ersten vier Wochen sollte die Kohlenhydratzufuhr auf 20 g/Tag beschränkt werden. Dies kann in den ersten ca. 14 Tagen zu Unverträglichkeitserscheinungen führen, die manchmal als „Ketogrippe" bezeichnet werden. Ursächlich ist wahrscheinlich ein verminderter Glukosespiegel bei noch nicht stabil etablierter Ketose. Auch könnte ein vermehrter Salzbedarf aufgrund erhöhter Diurese eine Rolle spielen (Volek und Phinney 2011). Nach dem Abklingen dieser Symptome sollte begonnen werden, alle ein bis zwei Tage mittags und/oder abends die OHB-Konzentration in einem Blutstropfen zu messen. Kohlenhydrataufnahme und OHB-Konzentrationen sollten notiert und zum nächsten Beratungsgespräch mitgebracht werden. Die Ausgabe eines Koch- bzw. Rezeptbuchs sowie die Empfehlung einschlägiger Apps zur leichteren Verfolgung der aufgenommenen Nährstoffrelationen sind hilfreich.

2. **Beratung:** Im zweiten Beratungsgespräch wird zunächst besprochen, ob eine relevante Ketose (OHB > 0,5 mmol/l) stabil erreicht werden konnte. In diesem Fall kann die Kohlenhydratzufuhr nun wöchentlich um 5 g/Tag gesteigert werden, solange die Ketose stabil bleibt. Je nach Aktivitätslevel und körperlicher Konstitution können Kohlenhydratzufuhren von 30–40 g/Tag erreicht werden. In dieser Zeit ist eine engmaschigere Ketonmessung angeraten, gerade wenn neue kohlenhydrathaltige Lebensmittel ausprobiert werden. Es sollten die Zusammenhänge zum glykämischen Index (GI) und der glykämischen Last (GL) vermittelt und geeignete Referenztabellen vorgeschlagen werden. Orientierungswerte sind ein GI < 50 und

eine GL < 6. Sollte keine relevante Ketose erreicht worden sein, ist es sinnvoll die Fettzufuhr zu erfragen. Bei einem Kalorienbedarf von 1800 kcal/Tag müssen 150 g Fett aufgenommen werden, um damit 75 % der Energieaufnahme zu decken. Es sollte darauf geachtet werden, dass das Verhältnis gesättigter, einfach ungesättigter und mehrfach ungesättigter Fette weiterhin 1:1:1 beträgt, vor allem, um einer Hypercholesterinämie vorzubeugen.

3. **Beratung:** Im dritten Beratungsgespräch sollte die Bedeutung der Proteine in der mKD besprochen werden. Diese sollte im Bereich von 1,5–2,0 g/kg Körpergewicht liegen. Überschüssige Proteine werden in der Leber in Glukose umgewandelt, was den Blutzuckerspiegel ansteigen lässt und so die Ketose stören kann. Sollte es trotz der erhöhten Fettzufuhr und Berücksichtigung von GI und GL weiterhin nicht zu einer stabilen Ketose gekommen sein, sollte die Menge der Proteinzufuhr betrachtet werden. Weiterhin kann eine erste Laborkontrolle zur Verträglichkeit der Ernährungsumstellung erfolgen. Auch das Thema „Cheat-Days" sollte vor Entlassung in die Daueranwendung adressiert werden. Wir empfehlen das feste Einplanen regelmäßiger Cheat-Days, z. B. ein bis zwei pro Monat, um die Langzeit-Compliance zu verbessern. Nach Erreichen einer stabilen Ketose kann nach und nach auf die Ketonmessung verzichtet werden. Im Laufe der Zeit nehmen die meisten Personen wahr, wann sie sich in der Ketose befinden und wann nicht. Nach Cheat-Days oder anderen Diätfehlern können Messungen jedoch weiterhin sinnvoll sein.

4. **Beratung:** Folgetermine, vor allem auch zur Laborkontrolle, können alle sechs Monate erfolgen. Erfahrungsgemäß ist die Inanspruchnahme dieser Folgetermine gering, was die Vermutung nahelegt, dass die Ernährungsweise selten langfristig durchgeführt wird.

12.6.2 Messung von Ketonkörperwerten

Die Einschätzung der Ketose sollte mithilfe handelsüblicher **Glukometer**, die gleichzeitig OHB messen können, in einem Blutstropfen aus einer Fingerbeere erfolgen. Alle dafür benötigten Materialien sind im Handel frei erhältlich. Auch wenn die Sticks zur Ketonmessung nicht preisgünstig sind und die Nutzung eines Fingerstickgerätes etwas Überwindung kostet, ist diese Art der Ketonmessung nach wie vor die Methode der Wahl.

Eine günstigere und leicht anwendbare Methode ist die semiquantitative Beurteilung von Acetoacetat mittels **Urinteststreifen**. Diese wird allerdings aufgrund der Zeitverzögerung, Interferenz mit bestimmten Medikamenten und möglichen Ablesefehlern vor allem für Diabetiker nicht empfohlen (Nguyen et al. 2022). Für gesunde Erwachsene wurde vorgeschlagen, Urinketone im ersten Morgenurin und/oder spät am Abend mit maximalem Abstand zur letzten Mahlzeit zu messen. Während des Tages nimmt die Rate an falsch-negativen Messungen deutlich zu, da es zu einer Interferenz mit ketogenen Mahlzeiten und körperlicher Aktivität kommt (Urbain und Bertz 2016). Zudem wandelt die Muskulatur nach einigen Wochen Ketose Acetoacetat in OHB um, was wiederrum zu falsch-negativen Werten führen kann (Volek und Phinney 2011).

Weiterhin ist eine Reihe von Geräten auf dem Markt, die Aceton in der **Atemluft** messen. Diesen fehlt allerdings größtenteils der Nachweis der Wirksamkeit im menschlichen Atem bzw. der Anwendbarkeit im Rahmen der KD (Alkedeh und Priefer 2021).

Ein Meilenstein auf diesem Gebiet wird sicherlich die Einführung **kontinuierlicher Ketonsensoren** sein, die aktuell für die Anwendung im Bereich Diabetes entwickelt und getestet werden. 2021 wurde die erste Studie an gesunden Personen veröffentlicht, in der die interstitielle OHB-Konzentration über einen Zeitraum von 14 Tagen verlässlich in einem Bereich von 0–8 mmol/l gemessen werden konnte (Alva et al. 2021). Es ist davon auszugehen, dass bis zur Markteinführung noch einige Zeit vergehen wird und erste Produkte zunächst Forschungszwecken sowie Menschen mit Diabetes und anderen relevanten Erkrankungen vorbehalten sein werden.

12.6.3 Beurteilung von Ketonkörperwerten

Die Beurteilung der Ketose im Rahmen einer KD erfolgt bevorzugt über den mengenmäßig bedeutsamsten Ketonkörper im Blut – dem OHB (◘ Tab. 12.1).

12.6.4 Compliance und Strategien zu Verbesserung der Compliance

Adhärenzraten aus den Kontexten Epilepsie und MS schwanken deutlich je nach Art und Dauer der KD zwischen 38 und 95 %, mit einer deutlichen Abnahme über die Zeit (Brenton et al. 2019; Ye et al. 2015; Zarnow-

◘ Tab. 12.1 Einordung von β-Hydroxybutyrat Konzentrationen. (Harvey et al. 2019)

ß-Hydroxybutyrat (mmol/l)	Beurteilung
0,1–0,4	Basale Werte
0,5–5,0	Nahrungsinduzierte Ketose
1,0–4,0	2–3 Tage Fasten
7,0–9,0	17–24 Tage Fasten
1,0–2,0	Postbelastungsketose
3,8–25,0	Diabetische Ketoazidose

ska 2020). Wir erzielten in unserer Studie zu mKD bei MS eine Adhärenz von 70 % über neun und 56 % über 18 Monate (*unpublizierte Daten*, Bahr et al. 2020).

Nach einer gewissen Eingewöhnungsphase fühlen sich viele Menschen mit einer mKD gut. Hunger – vor allem Heißhungerattacken – verschwinden und die Leistungsfähigkeit kann sogar gesteigert werden. Dies fördert die Motivation erheblich. Auch die häufig damit einhergehende Gewichtsreduktion wird zumeist positiv erlebt. Die Lebensmittelauswahl kann durch die inzwischen verfügbare Vielzahl von kohlenhydratarmen Ersatzprodukten variabel gestaltet werden. Dennoch stellt die verminderte Teilhabemöglichkeit an gemeinsamen Mahlzeiten (Familie, Arbeitskontext, Restaurant, Feiern) sowie die eingeschränkte Verfügbarkeit/Umsetzbarkeit auf Reisen eine große Herausforderung dar. Diesem Problem kann gut durch gelegentliche Cheat-Days oder geplante, kurzzeitige Unterbrechungen der KD begegnet werden, wie sie in Anwendungsgebieten außerhalb der Epilepsie durchaus vertretbar ist.

12.6.5 Unerwünschte Wirkungen und Risiken

Verglichen mit allen anderen Ernährungsformen stellt die KD den stärksten Eingriff in den menschlichen Stoffwechsel dar. Sie sollte deshalb nur ärztlich und ernährungstherapeutisch begleitet durchgeführt werden. Wird sie vegetarisch betont mit einer Betonung auf pflanzliche Fette durchgeführt, führt sie nicht zu einer Verschlechterung der Blutfettwerte (Bahr 2022). Diese Form der KD kann bedarfsgerecht durchgeführt werden und bedarf demnach keiner Mikronährstoffsupplementation. Von einer veganen Version sollte aufgrund eines wahrscheinlichen Mikronährstoffmangels hingegen abgeraten werden. Zur Vorbeugung von Obstipation und Nierensteinen sollte stets auf eine ausreichende Trinkmenge geachtet werden. Da eine KD besonders in den ersten Wochen bis Monaten zu einem deutlichen Gewichtsverlust führen kann, sollte sie günstigstenfalls nicht von untergewichtigen Personen durchgeführt werden.

12.6.6 Ärztliche Begleituntersuchungen und Kontraindikationen

Vor der Initiierung sollten verschiedene Laborwerte kontrolliert werden, die sich aus den aktuellen Leitlinien der Gesellschaft für Neuropädiatrie (S1-Leitline 022/021) ableiten (◻ Tab. 12.2) und in unserer Beratungspraxis

für Personen mit MS im Rahmen von klinischen Studien (Bahr et al. 2020) und im ambulanten Kontext Anwendung finden. Aus diesen Untersuchungen ergeben sich bereits Kontraindikationen, v. a. bei Auffälligkeiten der Elektrolyte, Blutfette, Blutzucker, Leber-/ Nierenfunktion und Bildgebungen. Die KD sollte u. a. nicht durchgeführt werden bei Carnitinstoffwechselstörungen, Hyperinsulinismus, Pyruvatcarboxylase-Mangel, Porphyrie, Keto- und Glukoneogenesedefekten sowie Fettsäureoxidationsstörungen. Eine vollständige Liste von Kontraindikationen sowie die pädiatrische Mindestdiagnostik findet sich in den genannten Leitlinien (S1-Leitline 022/021).

◻ **Tab. 12.2** Mindestdiagnostik bei der Anwendung ketogener Diäten, orientiert an der S1-Leitlinie 022/021 der Gesellschaft für Neuropädiatrie

Parameter	Initial	Einleitungsphase und Entlassung	Verlaufskontrolle
Blutzucker	×	×	×
OHB	×	×	×
Elektrolyte		×	
Großes Blutbild	×		×
Kleines Blutbild	×		×
GPT, GOT, GGT	×		×
Harnsäure, Harnstoff, GFR	×		×
Gesamtcholesterin, LDL- und HDL-Cholesterin, Triglyzeride	×		×
Urinstatus mit pH und Urinketonen	×	x	(×)
Ca-/Kreatininquotient			
EKG	×		(×)

OHB: ß-Hydroxybutyrate; (×): optional

12.7 Kritische Aspekte

12.7.1 Propagierung bei Gesunden: Verbesserung von körperlicher und kognitiver Performance

Die KD zeigt **keinen klaren gesundheitlichen Nutzen bei Gesunden**, sondern kann sogar einen unerwünschten Anstieg von Blutfetten verursachen (Baumann et al. 2013; Burén et al. 2021). Mehrere systematische Übersichtsarbeiten zeigen zudem keinen Nutzen für die Steigerung der körperlichen Leistungsfähigkeit (Wang et al. 2022; Cao et al. 2021). Im Gegenteil zeigen einzelne Studien sogar nachteilige Effekte einer KD auf die sportliche Leistung, v. a. bei Hochintensitätsaktivitäten, die eine schnelle anaerobe Energiebereitstellung – und somit eine ausreichende Verfügbarkeit von Glukose – erfordern (Wroble et al. 2019).

Auch die Anwendung v. a. von geringen Dosen MCT-Öl zur Verbesserung der kognitiven Leistungsfähigkeit wird diskutiert. Eine Verbesserung der kognitiven Leistungsfähigkeit durch tägliche MCT-Supplementation von 12–18 g nach zwei bis drei Wochen Anwendung wurde in einer verblindeten RCT tatsächlich bei jungen gesunden Erwachsenen gezeigt (Ashton et al. 2021), während eine weitere RCT keine Effekte für ältere Gesunde verzeichnete (hier war die Studiendauer mit 14 Tagen jedoch möglicherweise zu kurz) (O'Neill et al. 2019). Aufgrund der oben genannten Risiken einer KD bei Gesunden käme für das Ziel der Verbesserung der kognitiven Performance eher die alleinige MCT-Supplementation infrage. Jedoch: Die Folgen einer MCT-Supplementation bei normaler Ernährung zur Verbesserung von kognitiven Fähigkeiten sind noch nicht ausreichend untersucht. Weitere Studien müssen abgewartet werden, schlussfolgert ein aktueller Review (Shcherbakova et al. 2022).

12.7.2 Propagierung bei malignen Erkrankungen

Der in den 1920ern beschriebene Warburg-Effekt (Warburg 1956) bezeichnet die Eigenschaft teilungsfreudiger maligner Zellen, Glukose im Rahmen von aerober Glykolyse als primäre Energiequelle heranzuziehen. Diese Eigenschaft wird für die Fluordesoxyglukose-PET genutzt, die zur Bildgebung und Stadieneinteilung einiger solider Tumoren zum Einsatz kommt (Strowd III und Grossman 2015). Tatsächlich häuft sich das Glykolyseprodukt Lactat in malignen Zellen an. Eine Studie konnte zudem in vivo zeigen, dass eine KD bei Patienten mit Plattenepithelkarzinomen im Kopf- und Halsbereich die Lactat-Konzentration im Tumorgewebe senkt, was dafür spricht, dass eine KD-initiierte geringere Blutzucker-Konzentration die Verfügbarkeit von Glukose im Tumor vermindern kann (Schroeder et al. 2013). Dies legt nahe, über diätetische Kohlenhydratreduktion die Glukosezufuhr und damit die Glykolyseaktivität zu reduzieren und so malignen Zellen die Energie zur Teilung zu entziehen. Jedoch muss bedacht werden, dass die Glukosehomöostase einer strengen Regulation unterliegt, die eine basale Glukosezufuhr via Glykogenolyse und Glukoneogenese zu verschiedenen Zellen kontinuierlich gewährleistet.

Zudem verfügen z. B. Gliomzellen über metabolische Anpassungsstrategien, wie die Umstellung auf Fettsäuren und möglicherweise sogar Ketonkörper zur Energieversorgung (Strickland und Stoll 2017). Andererseits wird argumentiert, dass v. a. Hyperglykämie und eine dementsprechend hohe Insulinsekretion Zelldifferenzierung und Angiogenese induzieren, weshalb eine Reduktion der systemisch zirkulierenden Glukosekonzentration nützlich sein könne. Weiterhin wird diskutiert, ob eine KD die Sensitivität maligner Zellen gegenüber einer Strahlentherapie verbessern kann (Zahra et al. 2017).

Bis dato konnten jedoch lediglich Tierstudien relevante Effekte der KD, wie eine verlängerte Überlebenszeit, reduziertes Tumorgewicht und -volumen, bei verschiedenen malignen Erkrankungen zeigen (Li et al. 2021).

Humanstudien in diesem Bereich sind ethisch heikel und demnach spärlich, heterogen, klein und schwierig zu interpretieren. Bisher zeigen sie vor allem die Machbarkeit der KD und positive Auswirkungen auf den Ernährungszustand. Lediglich eine 2021 veröffentlichte RCT zeigt ein reduziertes Tumorwachstum verglichen zur Kontrollgruppe (Khodabakhshi et al. 2021) sowie eine weitere RCT derselben Autorin eine höhere Gesamtüberlebensrate von Brustkrebspatientinnen in der MCT-KD-Gruppe (Khodabakhshi et al. 2020). Reproduzierbare einschlägige Wirksamkeitsnachweise fehlen aktuell noch (Römer et al. 2021; Yang et al. 2021).

12.8 Zusammenfassung

Insgesamt zeigt sich – bei gegebener Indikation – ein ausgewogenes Risiko-Nutzen-Verhältnis zugunsten der KD. Sie kann bei verschiedenen Krankheitsbildern sowohl präventiv als auch therapeutisch eingesetzt werden und wird in liberaler Form von einer breiten Patientenklientel gut angenommen und vertragen. Dennoch ist die KD eine stoffwechselwirksame Therapie und sollte deshalb evidenzbasierten Indikationen oder individuell-explorativen Heilversuchen bei sonstigem Therapieversagen vorbehalten sein. Sie sollte stets von Fachpersonal angeleitet und unter Berücksichtigung krankheitsspezifischer Risiken und Nebenwirkungen durchgeführt werden.

Literatur

Alkedeh O, Priefer R (2021) The ketogenic diet: breath acetone sensing technology. Biosensors (Basel) 11(1). https://doi.org/10.3390/bios11010026

Almramhi MM, Storm CS, Kia DA, Coneys R, Chhatwal BK, Wood NW (2022) The role of body fat in multiple sclerosis susceptibility and severity: a Mendelian randomisation study. Mult Scler 28(11):1673–1684. https://doi.org/10.1177/135245 85221092644. Epub 2022 May 14

Alva S, Castorino K, Cho H, Ou J (2021) Feasibility of continuous ketone monitoring in subcutaneous tissue using a ketone sensor. J Diabetes Sci Technol 15(4):768–774. https://doi.org/10.1177/1932296821 1008185

Andaloro A, Russo M, Pastura C, Sessa E, Calatozzo P, Maggio MG, Bramanti P (2022) Is there a correlation between dyslipidemia and cognitive impairment in patients with multiple sclerosis? Int J Neurosci 132(2):201–206. https://doi.org/10.1080/00207454.2020.1807980. Epub 2020 Aug 19

Ashton JS, Roberts JW, Wakefield CJ, Page RM, MacLaren DPM, Marwood S, Malone JJ (2021) The effects of medium chain triglyceride (MCT) supplementation using a C_8:C_{10} ratio of 30:70 on cognitive performance in healthy young adults. Physiol Behav 229:113252. https://doi.org/10.1016/j.physbeh.2020.113252. Epub 2020 Nov 18

Bahr LS (2022) Effects of fasting and a ketogenic diet on neuropsychiatric outcomes in multiple sclerosis patients – a randomized controlled trial. Dissertation. https://doi.org/10.17169/refubium-35614

Bahr LS, Bellmann-Strobl J, Michalsen A (2018) Die ketogene Diät – was sie kann, wie sie wirkt und wie sie gelingt. Zkm 10(02):22–29. https://doi.org/10.1055/a-0584-5311

Bahr LS, Bock M, Liebscher D, Bellmann-Strobl J, Franz L, Prüß A, Schumann D, Piper SK, Kessler CS, Steckhan N, Michalsen A, Paul F, Mähler A (2020) Ketogenic diet and fasting diet as Nutritional Approaches in Multiple Sclerosis (NAMS): protocol of a randomized controlled study. Trials 21(1):3. https://doi.org/10.1186/s13063-019-3928-9

Baumann M, Espeland MZ, Kværner AS, Bogsrud MP, Retterstøl K (2013) Lipidprofil ved lavkarbokosthold hos friske [Lipid profile of healthy persons with low-carbohydrate diet]. Tidsskr Nor Laegeforen 133(11):1193–1196. Norwegian. https://doi.org/10.4045/tidsskr.12.0034

Benlloch M, López-Rodríguez MM, Cuerda-Ballester M, Drehmer E, Carrera S, Ceron JJ, Tvarijonaviciute A, Chirivella J, Fernández-García D, de la Rubia Ortí JE (2019) Satiating effect of a ketogenic diet and its impact on muscle improvement and oxidation state in multiple sclerosis patients. Nutrients 11(5):1156. https://doi.org/10.3390/nu11051156. PMID: 31126118; PMCID: PMC6566517

Bock M, Steffen F, Zipp F, Bittner S (2021) Impact of dietary intervention on serum neurofilament light chain in multiple sclerosis. Neurol Neuroimmunol Neuroinflamm 9(1):e1102. https://doi.org/10.1212/NXI.0000000000001102. PMID: 34764215; PMCID: PMC8587737

Bohnen JLB, Albin RL, Bohnen NI (2023) Ketogenic interventions in mild cognitive impairment, Alzheimer's disease, and Parkinson's disease: a systematic review and critical appraisal. Front Neurol (14):1123290. https://doi.org/10.3389/fneur.2023.1123290. PMID: 36846143; PMCID: PMC9947355

Brenton JN, Banwell B, Bergqvist AGC, Lehner-Gulotta D, Gampper L, Leytham E, Coleman R, Goldman MD (2019) Pilot study of a ketogenic diet in relapsing-remitting MS. Neurol Neuroimmunol Neuroinflamm 6(4):e565. https://doi.org/10.1212/NXI.0000000000000565

Brenton JN, Lehner-Gulotta D, Woolbright E, Banwell B, Bergqvist AGC, Chen S, Coleman R, Conaway M, Goldman MD (2022) Phase II study of ketogenic diets in relapsing multiple sclerosis: safety, tolerability and potential clinical benefits. J Neurol Neurosurg Psychiatry 93(6):637–644. https://doi.org/10.1136/jnnp-2022-329074. Epub 2022 Apr 13. PMID: 35418509; PMCID: PMC9350909

Burén J, Ericsson M, Damasceno NRT, Sjödin A (2021) A ketogenic low-carbohydrate high-fat diet increases LDL cholesterol in healthy, young, normal-weight women: a randomized controlled feeding trial. Nutrients 13(3):814. https://doi.org/10.3390/nu13030814. PMID: 33801247; PMCID: PMC8001988

Cao J, Lei S, Wang X, Cheng S (2021) The effect of a ketogenic low-carbohydrate, high-fat diet on aerobic capacity and exercise performance in endurance athletes: a systematic review and meta-analysis. Nutrients 13(8):2896. https://doi.org/10.3390/nu13082896. PMID: 34445057; PMCID: PMC8400555

Castellana M, Conte E, Cignarelli A, Perrini S, Giustina A, Giovanella L, Giorgino F, Trimboli P (2020 Mar) Efficacy and safety of very low calorie ketogenic diet (VLCKD) in patients with overweight and obesity: a systematic review and meta-analysis. Rev Endocr Metab Disord 21(1):5–16. https://doi.org/10.1007/s11154-019-09514-y

Cavaleri F, Bashar E (2018) Potential synergies of β-hydroxybutyrate and butyrate on the modulation of metabolism, inflammation, cognition, and general health. J Nutr Metab (2018):7195760. https://doi.org/10.1155/2018/7195760. PMID: 29805804; PMCID: PMC5902005

Chen SJ, Chen CC, Liao HY, Lin YT, Wu YW, Liou JM, Wu MS, Kuo CH, Lin CH (2022) Association of fecal and plasma levels of short-chain fatty acids with gut microbiota and clinical severity in patients with Parkinson disease. Neurology 98(8):e848–e858. https://doi.org/10.1212/WNL.0000000000013225. Epub 2022 Jan 7. PMID: 34996879; PMCID: PMC8883514

Chiavaroli L, Lee D, Ahmed A, Cheung A, Khan TA, Blanco S, Mejia MA, Jenkins DJA, Livesey G, Wolever TMS, Rahelić D, Kahleová H, Salas-Salvadó J, Kendall CWC, Sievenpiper JL (2021) Effect of low glycaemic index or load dietary patterns on glycaemic control and cardiometabolic risk factors in diabetes: systematic review and meta-analysis of randomised controlled trials. BMJ 374:n1651. https://doi.org/10.1136/bmj.n1651. Erratum in: BMJ. 2021 Aug 26;374:n2114. PMID: 34348965; PMCID: PMC8336013

Choi YJ, Jeon SM, Shin S (2020) Impact of a ketogenic diet on metabolic parameters in patients with obesity or overweight and with or without type 2 diabetes: a meta-analysis of randomized controlled trials. Nutrients 12(7):2005. https://doi.org/10.3390/nu12072005. PMID: 32640608; PMCID: PMC7400909

Croteau E, Castellano CA, Fortier M, Bocti C, Fulop T, Paquet N, Cunnane SC (2018) A cross-sectional comparison of brain glucose and ketone metabolism in cognitively healthy older adults, mild cognitive impairment and early Alzheimer's disease. Exp Gerontol 107:18–26. https://doi.org/10.1016/j.exger.2017.07.004. Epub 2017 Jul 12

Cunnane SC, Courchesne-Loyer A, St-Pierre V, Vandenberghe C, Pierotti T, Fortier M, Croteau E, Castellano CA (2016) Can ketones compensate for deteriorating brain glucose uptake during aging? Implications for the risk and treatment of Alzheimer's disease. Ann N Y Acad Sci 1367(1):12–20. https://doi.org/10.1111/nyas.12999. Epub 2016 Jan 14

Devi N, Madaan P, Kandoth N, Bansal D, Sahu JK (2023) Efficacy and safety of dietary therapies for childhood drug-resistant epilepsy: a systematic review and network meta-analysis. JAMA Pediatr 177(3):258–266. https://doi.org/10.1001/jamapediatrics.2022.5648

Duscha A, Gisevius B, Hirschberg S, Yissachar N, Stangl GI, Dawin E, Bader V, Haase S, Kaisler J, David C, Schneider R, Troisi R, Zent D, Hegelmaier T, Dokalis N, Gerstein S, Del Mare-Roumani S, Amidror S, Staszewski O, Poschmann

12

G, Stühler K, Hirche F, Balogh A, Kempa S, Träger P, Zaiss MM, Holm JB, Massa MG, Nielsen HB, Faissner A, Lukas C, Gatermann SG, Scholz M, Przuntek H, Prinz M, Forslund SK, Winklhofer KF, Müller DN, Linker RA, Gold R, Haghikia A (2020) Propionic acid shapes the multiple sclerosis disease course by an immunomodulatory mechanism. Cell 180(6):1067–1080.e16. https://doi.org/10.1016/j.cell.2020.02.035. Epub 2020 Mar 10

Dyńka D, Kowalcze K, Charuta A, Paziewska A (2023) The ketogenic diet and cardiovascular diseases. Nutrients 15(15):3368. https://doi.org/10.3390/nu15153368. PMID: 37571305; PMCID: PMC10421332

Fortier M, Castellano CA, St-Pierre V, Myette-Côté É, Langlois F, Roy M, Morin MC, Bocti C, Fulop T, Godin JP, Delannoy C, Cuenoud B, Cunnane SC (2021) A ketogenic drink improves cognition in mild cognitive impairment: results of a 6-month RCT. Alzheimers Dement 17(3):543–552. https://doi.org/10.1002/alz.12206. Epub 2020 Oct 26. PMID: 33103819; PMCID: PMC8048678

Gardner CD, Landry MJ, Perelman D, Petlura C, Durand LR, Aronica L, Crimarco A, Cunanan KM, Chang A, Dant CC, Robinson JL, Kim SH (2022) Effect of a ketogenic diet versus Mediterranean diet on glycated hemoglobin in individuals with prediabetes and type 2 diabetes mellitus: the interventional Keto-Med randomized crossover trial. Am J Clin Nutr 116(3):640–652. https://doi.org/10.1093/ajcn/nqac154. Erratum in: Am J Clin Nutr. 2022 Dec 19;116(6):1904. PMID: 35641199; PMCID: PMC9437985

Gesellschaft für Neuropädiatrie. AWMF Leitlinien Register. S1-Leitlinie Ketogene Diäten – Ketogene Ernährungstherapien (KET). Nr 022/021. AWMF online. 4.1. Stand 30.11.2021

Greene AE, Todorova MT, Seyfried TN (2003) Perspectives on the metabolic management of epilepsy through dietary reduction of glucose and elevation of ketone bodies. J Neurochem 86(3):529–537. https://doi.org/10.1046/j.1471-4159.2003.01862.x

Guelpa G, Marie A (1911) La lutte contre l'e'pilepsie par la de' sintoxication et par la re'e'ducation alimentaire. Rev Ther Medico-Chirurgicale 78:8–13

Harvey KL, Holcomb LE, Kolwicz SC Jr (2019) Ketogenic diets and exercise performance. Nutrients 11(10). https://doi.org/10.3390/nu11102296

Henderson ST, Vogel JL, Barr LJ, Garvin F, Jones JJ, Costantini LC (2009) Study of the ketogenic agent AC-1202 in mild to moderate Alzheimer's disease: a randomized, double-blind, placebo-controlled, multicenter trial. Nutr Metab (Lond)

6:31. https://doi.org/10.1186/1743-7075-6-31. PMID: 19664276; PMCID: PMC2731764

Henderson ST, Morimoto BH, Cummings JL, Farlow MR, Walker J (2020) A placebo-controlled, parallel-group, randomized clinical trial of AC-1204 in mild-to-moderate Alzheimer's disease. J Alzheimers Dis 75(2):547–557. https://doi.org/10.3233/JAD-191302

Horton JL, Davidson MT, Kurishima C, Vega RB, Powers JC, Matsuura TR, Petucci C, Lewandowski ED, Crawford PA, Muoio DM, Recchia FA, Kelly DP (2019) The failing heart utilizes 3-hydroxybutyrate as a metabolic stress defense. JCI Insight 4(4):e124079. https://doi.org/10.1172/jci.insight.124079. PMID: 30668551; PMCID: PMC6478419

Ivan CR, Messina A, Cibelli G, Messina G, Polito R, Losavio F, Torre E, Monda V, Monda M, Quiete S, Casula E, Napoli N, Defeudis G (2022) Italian ketogenic Mediterranean diet in overweight and obese patients with prediabetes or type 2 diabetes. Nutrients 14(20):4361. https://doi.org/10.3390/nu14204361. PMID: 36297044; PMCID: PMC9610411

Jayedi A, Zeraattalab-Motlagh S, Jabbarzadeh B, Hosseini Y, Jibril AT, Shahinfar H, Mirrafiei A, Hosseini F, Bidar SS (2022) Dose-dependent effect of carbohydrate restriction for type 2 diabetes management: a systematic review and dose-response meta-analysis of randomized controlled trials. Am J Clin Nutr 116(1):40–56. https://doi.org/10.1093/ajcn/nqac066

Khodabakhshi A, Akbari ME, Mirzaei HR, MehradMajd H, Kalamian M, Davoodi SH (2020) Feasibility, safety, and beneficial effects of MCT-based ketogenic diet for breast cancer treatment: a randomized controlled trial study. Nutr Cancer 72(4):627–634. https://doi.org/10.1080/01635581.2019.1650942. Epub 2019 Sep 9

Khodabakhshi A, Akbari ME, Mirzaei HR, Seyfried TN, Kalamian M, Davoodi SH (2021) Effects of Ketogenic metabolic therapy on patients with breast cancer: a randomized controlled clinical trial. Clin Nutr 40(3):751–758. https://doi.org/10.1016/j.clnu.2020.06.028. Epub 2020 Jul 3

Klepper J, Leiendecker B (2011) Ketogene Diät bei refraktärer Epilepsie im Kindesalter. Monatsschr Kinderheilkd 739. https://doi.org/10.1007/s00112-011-2396-4

Krikorian R, Shidler MD, Summer SS, Sullivan PG, Duker AP, Isaacson RS, Espay AJ (2019) Nutritional ketosis for mild cognitive impairment in Parkinson's disease: a controlled pilot trial. Clin Park Relat Disord 1:41–47. https://doi.

org/10.1016/j.prdoa.2019.07.006. PMID: 34316598; PMCID: PMC8288565

LaManna JC, Salem N, Puchowicz M, Erokwu B, Koppaka S, Flask C, Lee Z (2009) Ketones suppress brain glucose consumption. Adv Exp Med Biol 645:301–306. https://doi.org/10.1007/978-0-387-85998-9_45. PMID: 19227486; PMCID: PMC2874681

Lee JE, Titcomb TJ, Bisht B, Rubenstein LM, Louison R, Wahls TL (2021) A modified MCT-based ketogenic diet increases plasma β-hydroxybutyrate but has less effect on fatigue and quality of life in people with multiple sclerosis compared to a modified paleolithic diet: a waitlist-controlled, randomized pilot study. J Am Coll Nutr 40(1):13–25. https://doi.org/10.1080/07315724.2020.1734988. Epub 2020 Mar 26

Li J, Zhang H, Dai Z (2021) Cancer treatment with the ketogenic diet: a systematic review and meta-analysis of animal studies. Front Nutr 8:594408. https://doi.org/10.3389/fnut.2021.594408. PMID: 34179051; PMCID: PMC8219874

McMurray JJV, Solomon SD, Inzucchi SE, Køber L, Kosiborod MN, Martinez FA, Ponikowski P, Sabatine MS, Anand IS, Bělohlávek J, Böhm M, Chiang CE, Chopra VK, de Boer RA, Desai AS, Diez M, Drozdz J, Dukát A, Ge J, Howlett JG, Katova T, Kitakaze M, Ljungman CEA, Merkely B, Nicolau JC, O'Meara E, Petrie MC, Vinh PN, Schou M, Tereshchenko S, Verma S, Held C, DeMets DL, Docherty KF, Jhund PS, Bengtsson O, Sjöstrand M, Langkilde AM, DAPA-HF Trial Committees and Investigators (2019) Dapagliflozin in patients with heart failure and reduced ejection fraction. N Engl J Med 381(21):1995–2008. https://doi.org/10.1056/NEJMoa1911303. Epub 2019 Sep 19

Muzykewicz DA, Lyczkowski DA, Memon N, Conant KD, Pfeifer HH, Thiele EA (2009) Efficacy, safety, and tolerability of the low glycemic index treatment in pediatric epilepsy. Epilepsia 50:1118–1126. https://doi.org/10.1111/j.1528-1167.2008.01959.x

Nagpal R, Neth BJ, Wang S, Craft S, Yadav H (2019) Modified Mediterranean-ketogenic diet modulates gut microbiome and short-chain fatty acids in association with Alzheimer's disease markers in subjects with mild cognitive impairment. EBioMedicine 47:529–542. https://doi.org/10.1016/j.ebiom.2019.08.032. Epub 2019 Aug 30. PMID: 31477562; PMCID: PMC6796564

Neal EG, Chaffe H, Schwartz RH, Lawson MS, Edwards N, Fitzsimmons G, Whitney A, Cross JH (2009) A randomized trial of classical and medium-chain triglyceride ketogenic diets in the treatment of childhood epilepsy. Epilepsia 50:1109–1117. https://doi.org/10.1111/j.1528-1167.2008.01870.x

Neuropädiatrie, Leitlinien der Gesellschaft für (2021) „Ketogene Ernährungstherapien (KET)." AWMF online – Das Portal der wissenschaftlichen Medizin Nr. 022/021

Nguyen KT, Xu NY, Zhang JY, Shang T, Basu A, Bergenstal RM, Castorino K, Chen KY, Kerr D, Koliwad SK, Laffel LM, Mathioudakis N, Midyett LK, Miller JD, Nichols JH, Pasquel FJ, Prahalad P, Prausnitz MR, Seley JJ, Sherr JL, Spanakis EK, Umpierrez GE, Wallia A, Klonoff DC (2022) Continuous ketone monitoring consensus report 2021. J Diabetes Sci Technol 16(3):689–715. https://doi.org/10.1177/19322968211042656

Nielsen R, Møller N, Gormsen LC, Tolbod LP, Hansson NH, Sorensen J, Harms HJ, Frøkiær J, Eiskjaer H, Jespersen NR, Mellemkjaer S, Lassen TR, Pryds K, Bøtker HE, Wiggers H (2019) Cardiovascular effects of treatment with the ketone body 3-hydroxybutyrate in chronic heart failure patients. Circulation 139(18):2129–2141. https://doi.org/10.1161/CIRCULATIONAHA.118.036459. PMID: 30884964; PMCID: PMC6493702

Norwitz NG, Dearlove DJ, Lu M, Clarke K, Dawes H, Hu MT (2020) A ketone ester drink enhances endurance exercise performance in Parkinson's disease. Front Neurosci 14:584130. https://doi.org/10.3389/fnins.2020.584130. PMID: 33100965; PMCID: PMC7556340

Oliveira SR, Simão AN, Kallaur AP, de Almeida ER, Morimoto HK, Lopes J, Dichi I, Kaimen-Maciel DR, Reiche EM (2014) Disability in patients with multiple sclerosis: influence of insulin resistance, adiposity, and oxidative stress. Nutrition 30(3):268–273. https://doi.org/10.1016/j.nut.2013.08.001

Olson CA, Vuong HE, Yano JM, Liang QY, Nusbaum DJ, Hsiao EY (2018) The gut microbiota mediates the anti-seizure effects of the ketogenic diet. Cell 173(7):1728–1741.e13. https://doi.org/10.1016/j.cell.2018.04.027. Epub 2018 May 24. Erratum in: Cell. 2018 Jul 12;174(2):497. PMID: 29804833; PMCID: PMC6003870

O'Neill BV, Dodds CM, Miller SR, Gupta A, Lawrence P, Bullman J, Chen C, Dewit O, Kumar S, Dustagheer M, Price J, Shabbir S, Nathan PJ (2019) The effects of GSK2981710, a medium-chain triglyceride, on cognitive function in healthy older participants: a randomised, placebo-controlled study. Hum Psychopharmacol 34(3):e2694. https://doi.org/10.1002/hup.2694

Paoli A, Mancin L, Bianco A, Thomas E, Mota JF, Piccini F (2019) Ketogenic diet and microbiota: friends or enemies? Genes 10:534. https://doi.org/10.3390/genes10070534

Phillips MCL, Murtagh DKJ, Gilbertson LJ, Asztely FJS, Lynch CDP (2018) Low-fat versus ketogenic diet in Parkinson's disease: a pilot randomized controlled trial. Mov Disord 33(8):1306–1314.

https://doi.org/10.1002/mds.27390. Epub 2018 Aug 11. Mov Disord. 2019 Jan; 34(1):157. PMID: 30098269; PMCID: PMC6175383

Phillips MCL, Deprez LM, Mortimer GMN, Murtagh DKJ, McCoy S, Mylchreest R, Gilbertson LJ, Clark KM, Simpson PV, McManus EJ, Oh JE, Yadavaraj S, King VM, Pillai A, Romero-Ferrando B, Brinkhuis M, Copeland BM, Samad S, Liao S, Schepel JAC (2021) Randomized crossover trial of a modified ketogenic diet in Alzheimer's disease. Alzheimers Res Ther 13(1):51. https://doi.org/10.1186/s13195-021-00783-x. PMID: 33622392; PMCID: PMC7901512

Poorshiri B, Barzegar M, Tahmasebi S, Shiva S, Raeisi S, Ebadi Z (2021) The efficacy comparison of classic ketogenic diet and modified Atkins diet in children with refractory epilepsy: a clinical trial. Acta Neurol Belg 121(2):483–487. https://doi.org/10.1007/s13760-019-01225-0. Epub 2019 Nov 1

Reger MA, Henderson ST, Hale C, Cholerton B, Baker LD, Watson GS, Hyde K, Chapman D, Craft S (2004) Effects of beta-hydroxybutyrate on cognition in memory-impaired adults. Neurobiol Aging 25(3):311–314. https://doi.org/10.1016/S0197-4580(03)00087-3

Römer M, Dörfler J, Huebner J (2021) The use of ketogenic diets in cancer patients: a systematic review. Clin Exp Med 21(4):501–536. https://doi.org/10.1007/s10238-021-00710-2. Epub 2021 Apr 3. PMID: 33813635; PMCID: PMC8505380

Schroeder U, Himpe B, Pries R, Vonthein R, Nitsch S, Wollenberg B (2013) Decline of lactate in tumor tissue after ketogenic diet: in vivo microdialysis study in patients with head and neck cancer. Nutr Cancer 65(6):843–849. https://doi.org/10.1080/01635581.2013.804579

Shcherbakova K, Schwarz A, Apryatin S, Karpenko M, Trofimov A (2022) Supplementation of regular diet with medium-chain triglycerides for procognitive effects: a narrative review. Front Nutr 9:934497. https://doi.org/10.3389/fnut.2022.934497. PMID: 35911092; PMCID: PMC9334743

Siddiqui K, Browne RW, Benedict RHB, Jakimovski D, Weinstock-Guttman B, Zivadinov R, Ramanathan M (2023) Cholesterol pathway biomarkers are associated with neuropsychological measures in multiple sclerosis. Mult Scler Relat Disord 69:104374. https://doi.org/10.1016/j.msard.2022.104374. Epub 2022 Oct 31

Sondhi V, Agarwala A, Pandey RM, Chakrabarty B, Jauhari P, Lodha R, Toteja GS, Sharma S, Paul VK, Kossoff E, Gulati S (2020) Efficacy of ketogenic diet, modified Atkins diet, and low glycemic index therapy diet among children with drug-resistant epilepsy: a randomized clinical trial. JAMA Pediatr 174(10):944–951. https://doi.

org/10.1001/jamapediatrics.2020.2282. PMID: 32761191; PMCID: PMC7400196

Strickland M, Stoll EA (2017) Metabolic reprogramming in glioma. Front Cell Dev Biol 5:43

Strowd RE III, Grossman SA (2015) The role of glucose modulation and dietary supplementation in patients with central nervous system tumors. Curr Treat Options Oncol 16(8):36. https://doi.org/10.1007/s11864-015-0356-2. PMID: 26143267; PMCID: PMC4856006

Tahreem A, Rakha A, Rabail R, Nazir A, Socol CT, Maerescu CM, Aadil RM (2022) Fad Diets: Facts and Fiction. Front Nutr 9:960922. https://doi.org/10.3389/fnut.2022.960922. PMID: 35866077; PMCID: PMC9294402

Urbain P, Bertz H (2016) Monitoring for compliance with a ketogenic diet: what is the best time of day to test for urinary ketosis? Nutr Metab (Lond) 13:77. https://doi.org/10.1186/s12986-016-0136-4

Vandebergh M, Becelaere S, CHARGE Inflammation Working Group, Dubois B, Goris A (2022) Body mass index, interleukin-6 signaling and multiple sclerosis: a mendelian randomization study. Front Immunol 13:834644. https://doi.org/10.3389/fimmu.2022.834644. PMID: 35386698; PMCID: PMC8978959

Volek JS, Phinney SD (2011) The art and science of low carbohydrate living. Beyond Obesity, LLC,

Wang Y, Zhou K, Wang V, Bao D, Zhou J (2022) The effects of concurrent training combined with low-carbohydrate high-fat ketogenic diet on body composition and aerobic performance: a systematic review and meta-analysis. Int J Environ Res Public Health 19(18):11542. https://doi.org/10.3390/ijerph191811542. PMID: 36141816; PMCID: PMC9517144

Warburg O (1956) On the origins of cancer. Science 123(3191):309–314

Wheless JW (2008) History of the ketogenic diet. Epilepsia 49(Suppl 8):3–5. https://doi.org/10.1111/j.1528-1167.2008.01821.x

Wilder RM (1921) High fat diets in epilepsy. Mayo Clin Bull (2):308

Woodyatt RT (1921) Objects and method of diet adjustment in diabetics. Arch Intern Med 28:125–141

Wroble KA, Trott MN, Schweitzer GG, Rahman RS, Kelly PV, Weiss EP (2019) Low-carbohydrate, ketogenic diet impairs anaerobic exercise performance in exercise-trained women and men: a randomized-sequence crossover trial. J Sports Med Phys Fitness 59(4):600–607. https://doi.org/10.23736/S0022-4707.18.08318-4. Epub 2018 Apr 4

Xu Q, Zhang Y, Zhang X, Liu L, Zhou B, Mo R, Li Y, Li H, Li F, Tao Y, Liu Y, Xue C (2020) Medium-chain triglycerides improved cognition and lipid metabolomics in mild to moderate Alzheimer's disease patients with APOE4$^{-/-}$: a double-blind, randomized, placebo-controlled crossover trial.

12

Clin Nutr 39(7):2092–2105. https://doi.org/10.1016/j.clnu.2019.10.017. Epub 2019 Oct 22

Yang YF, Mattamel PB, Joseph T, Huang J, Chen Q, Akinwunmi BO, Zhang CJP, Ming WK (2021) Efficacy of low-carbohydrate ketogenic diet as an adjuvant cancer therapy: a systematic review and meta-analysis of randomized controlled trials. Nutrients 13(5):1388. https://doi.org/10.3390/nu13051388. PMID: 33918992; PMCID: PMC8142992

Ye F, Li XJ, Jiang WL, Sun HB, Liu J (2015) Efficacy of and patient compliance with a ketogenic diet in adults with intractable epilepsy: a meta-analysis. J Clin Neurol 11(1):26–31. https://doi.org/10.3988/jcn.2015.11.1.26

Zahra A, Fath MA, Opat E, Mapuskar KA, Bhatia SK, Ma DC, Rodman SN III, Snyders TP, Chenard CA, Eichenberger-Gilmore JM, Bodeker KL, Ahmann L, Smith BJ, Vollstedt SA, Brown HA, Hejleh TA, Clamon GH, Berg DJ, Szweda LI, Spitz DR, Buatti JM, Allen BG (2017) Consuming a ketogenic diet while receiving radiation and chemotherapy for locally advanced lung cancer and pancreatic cancer: the University of Iowa experience of two phase 1 clinical trials. Radiat Res 187(6):743–754. https://doi.org/10.1667/RR14668.1. Epub 2017 Apr 24. PMID: 28437190; PMCID: PMC5510645

Zarnowska IM (2020) Therapeutic use of the ketogenic diet in refractory epilepsy: what we know and what still needs to be learned. Nutrients 12(9). https://doi.org/10.3390/nu12092616

Zeevi D, Korem T, Zmora N, Israeli D, Rothschild D, Weinberger A, Ben-Yacov O, Lador D, Avnit-Sagi T, Lotan-Pompan M, Suez J, Mahdi JA, Matot E, Malka G, Kosower N, Rein M, Zilberman-Schapira G, Dohnalová L, Pevsner-Fischer M, Bikovsky R, Halpern Z, Elinav E, Segal E (2015) Personalized nutrition by prediction of glycemic responses. Cell 163(5):1079–1094. https://doi.org/10.1016/j.cell.2015.11.001

Zhang JY, Shang T, Koliwad SK, Klonoff DC (2021) Continuous ketone monitoring: a new paradigm for physiologic monitoring. J Diabetes Sci Technol 15(4):775–780. https://doi.org/10.1177/19322968211009860. Epub 2021 Apr 9. PMID: 33834884; PMCID: PMC8258504

Zhornitsky S, McKay KA, Metz LM, Teunissen CE, Rangachari M (2016) Cholesterol and markers of cholesterol turnover in multiple sclerosis: relationship with disease outcomes. Mult Scler Relat Disord 5:53–65. https://doi.org/10.1016/j.msard.2015.10.005. Epub 2015 Oct 19

Rohkost

Edmund Semler

Inhaltsverzeichnis

R. Stange et al. (Hrsg.), *Ernährung und Fasten als Therapie*, https://doi.org/10.1007/978-3-662-68881-6_13

Einführung

Die Rohkost zählt in Deutschland zu den wenigen alternativen Ernährungsformen mit langer Tradition und beständigem Anhängerkreis. Ihre Faszination übt sie für viele Menschen durch ihre Weltanschauung des Naturismus aus, der nicht nur körperliches sondern auch seelisches Wohlergehen verspricht. Ungeachtet dessen liegt ihre medizinisch außerordentlich wichtige und bislang unterschätzte Bedeutung darin, als temporäre (strenge) Rohkost-Diät den Verlauf von chronischen Krankheiten günstig beeinflussen zu können.

In diesem Beitrag lesen Sie über

- Definitionen der Rohkost-Ernährung und Rohkost-Diät,
- weltanschauliche Grundlage der Rohkost-Ernährung („Naturismus"),
- die Entwicklung der Rohkostbewegung im 20. Jahrhundert bis hin zur „Rohvolution" im 21. Jahrhundert,
- verschiedenen Rohkostformen und ihren Besonderheiten,
- die Bedeutung der Rohkost als Therapie und die damit verbundenen Indikationen,
- die Wirkmechanismen unerhitzter Nahrung,
- die Bedeutung und Risiken der Rohkost-Ernährung als alternative Ernährungsform.

13.1 Einleitung

Der Lebens- und besonders der Ernährungsstil des modernen Menschen gilt heute als größter Risikofaktor für das Entstehen chronischer Krankheiten. Das tägliche Essen und Trinken des durchschnittlichen Bundesbürgers führt zuverlässig zu Übergewicht, zu beeinträchtigter Lebensqualität, zu schweren Leiden und zum frühzeitigen Tod. Traditionelle Esskulturen haben begonnen, sich im Zuge der Industrialisierung global aufzulösen, was besonders ab der zweiten Hälfte des 20. Jahrhunderts zu einer länderübergreifenden Uniformierung des Essens und des Geschmacks geführt hat (Semler 2013). Zu einem ersten Gegensteuern dieser Entwicklung kam es bereits Ende des 19. Jahrhunderts im Rahmen der Lebensreformbewegung. Durch die gedankliche Fokussierung auf die Naturbelassenheit von Lebensmitteln entstanden vegetarische Ernährungskonzepte, mit welchen auch unerhitzte, rohe Nahrung wie Obst und Gemüse aufgewertet wurde. Für verschiedene Autoren führte das Credo „Zurück zur Natur!" radikal zu Ende gedacht zur ursprünglichsten Ernährungsweise des Menschen überhaupt, nämlich zur Rohkost.

13.2 Definitionen der „Rohkost-Ernährung" und der „Rohkost-Diät"

Zur Rohkost zählt im weiteren Sinn jedes frische, unerhitzte Lebensmittel pflanzlicher und tierischer Herkunft. Im engeren Sinn ist nur pflanzliche Rohkost gemeint, also eine vegane Variante, bei welcher – je nach Autor – die Schwerpunkte auf Obst, Gemüse, Wildkräuter, Getreide, Nüsse oder Sprossen gelegt werden. Gemeinsam ist allen als Dauerernährung konzipierten Rohkostformen das konsequente Ablehnen gekochter Nahrung oder zumindest eine starke Bevorzugung von Rohkost im Rahmen einer vollwertigen Ernährung. Die verschiedenen Formen der Rohkost-Ernährung unterscheiden sich in der empfohlenen Menge roher Nahrung (70–100 Gewichtsprozent) und im Anteil an tierischen Lebensmitteln. Rohe Nahrung wird als „lebendige Nahrung" (living food) bezeichnet, während auf mehr als 42 °C erhitzte oder durch Kochen veränderte

13

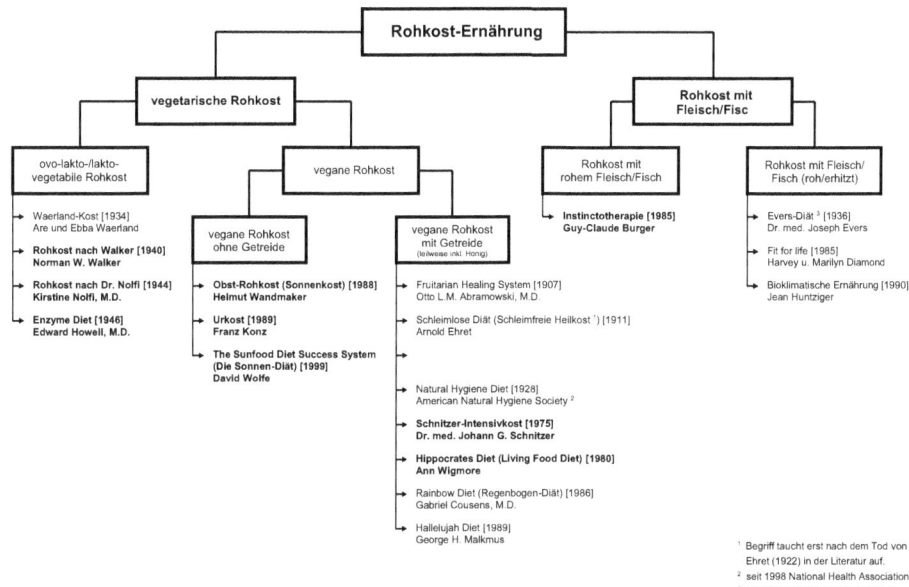

■ Abb. 13.1　Übersicht der wichtigsten Rohkostformen (100 %ige Rohkostformen sind fett markiert. In eckigen Klammern: Jahr der ersten Veröffentlichung). (Nach Semler 2006, S. 10 f.)

Nahrung als „tot" oder „denaturiert" gilt. Folglich zählen auch Honig, kaltgepresste Pflanzenöle, Trockenfrüchte, kaltgeräucherte Erzeugnisse (Fleisch/Fisch) sowie essig- und milchsaures Gemüse zur Rohkost (■ Abb. 13.1).

Zahlreiche mit Rohkost arbeitende Ärzte haben eine stark betonte oder ausschließliche Rohkost-Ernährung nur zu therapeutischen Zwecken eingesetzt und empfohlen. Zwecks Abgrenzung zur Rohkost als alternative Ernährungsform bietet es sich an, die als Therapie angewandten Rohkostformen als „Rohkost-Diät" zu bezeichnen. Darunter ist eine vollwertige, lakto-vegetabile Kostform zu verstehen, deren Rohkostanteil zwischen 50 und 100 Gewichtsprozent liegt. Sie besteht vorrangig oder ausschließlich aus rohem Gemüse, Obst, Nüssen, geringen Mengen an rohem Getreide, frischen Kräutern, kaltgepressten Pflanzenölen und eventuell Rohmilch. Je nach Krankheitszustand dürfen auch gedünstetes Gemüse, Kartoffeln und Vollkornbrot verzehrt werden.

Daraus ergeben sich zwei grundlegende Aspekte in der Bewertung der Rohkost, nämlich in ihrer Bedeutung als alternative Ernährungsform für den Gesunden („Rohkost-Ernährung") oder als temporäre Heilkost für den Patienten („Rohkost-Diät") (Semler 2006).

13.3 Naturismus als weltanschauliche Grundlage der Rohkost-Ernährung

Der Großteil der Bücher zum Thema Rohkost offenbart eine auffällig ablehnende Haltung gegenüber naturwissenschaftlichen Erkenntnissen und schulmedizinischen Behandlungen sowie einen Zwang zur Verabsolutierung. Diese Eigentümlichkeit der Rohkost-Bücher liegt in der Weltanschauung des überzeugten Rohköstlers begründet, dem „Naturismus". Dabei geht es im Gegensatz zur Naturwissenschaft nicht um Erkenntnisse, sondern um Bekenntnisse. Aus einem Grundgefühl der Ehrfurcht vor der Natur und dem Leben wird das unberührt Natürliche als das Höchste und Vollkommene angesehen und befürwortet, während alles davon Abweichende abgelehnt und verurteilt wird; frei nach der Maxime: *„Orientiere Dich in allem voll und ganz an der Natur und ihren Gesetzen, und Du wirst gesund und glücklich leben!"*

Daraus resultiert auch das zentrale Dogma der Rohkost-Philosophie, dass nämlich gekochte Nahrung den Körper vergifte, während rohe Nahrung ihn entgifte. Die übersteigerte Fixierung des Rohköstlers auf gesunde Lebensmittel und die fast schon religiöse Verehrung der Natur erwecken den Eindruck, dass für so manchen Rohköstler das Roh-Essen zu einem sehr bedeutsamen symbolischen Akt geworden ist, ja zu einer sinnstiftenden Konstante im Leben, welche der Findung und Stabilisierung der Identität dienen soll (Wirz 1993).

13.4 Historie der Rohkost: Traditionelle und moderne Rohkostbewegung

Von Pythagoras (582–550 v.Chr.) ist überliefert, dass er seinen Anhängern zwecks spiritueller Weiterentwicklung empfohlen hat, ausschließlich ungekochte Nahrung zu essen und nur Wasser zu trinken. Dies verhelfe dem Körper zur Gesundheit und dem Geist zur Schärfe. Im 19. Jahrhundert machten im deutschsprachigen Raum viele Laien und Ärzte die Erfahrung, dass Rohkost-Diät zur Linderung und Heilung von Krankheiten

führen kann. Diese Erkenntnis um die Bedeutung der Rohkost als Therapeutikum führte im Kontext der aufkeimenden Lebensreformbewegung und der sich anbahnenden großen Krise der Schulmedizin zur Entstehung der ersten großen Rohkostbewegung, der traditionellen Rohkostbewegung der 1920er- und 1930er-Jahre.

In Deutschland sind diesbezüglich an erster Stelle die beiden Brüder Adolf Just (1859–1936) und Rudolf Just (1877–1948) und deren 1896 gegründete Heilanstalt „Jungborn" im Harz zu nennen. Dort wurden bis zum Zweiten Weltkrieg Tausende Patienten mit einer ausgereiften Methode des Heilfastens und anschließender Rohkost-Diät behandelt. Der Jungborn war das weltweit erste große Zentrum für Heilfasten („Jungborn-Fasten") sowie für Rohkosttherapie und Vollwert-Ernährung (Semler 2020). In Österreich war es der heute kaum mehr bekannte Arzt Reinhold Schwartz (1880–1967), der in seinem 1922 in Altheim in Oberösterreich eröffneten „Naturheilsanatorium Dr. Schwartz" mehr als 7000 Patienten mit Heilfasten und Rohkost-Diät therapierte und in vielen Artikeln und Vorträgen davon berichtete (Semler 2019a).

Der Schweizer Arzt Max Bircher-Benner (1867–1939) teilte im Jahre 1900 erstmals seine spektakulären Erfolge mit Rohkostbehandlung mit. Diese veranlassten ihn dazu, die heilenden Wirkungen der Rohkost-Diät bei verschiedenen Krankheiten systematisch zu beobachten und zu erforschen. Seine Erfahrungen und Erkenntnisse in seiner Züricher Klinik „Lebendige Kraft" an mehr als 10.000 Kranken sind in vielen Veröffentlichungen dokumentiert. Es ist besonders dem Engagement von Bircher-Benner zu verdanken, dass sich die medizinisch-wissenschaftliche Forschung in Deutschland Mitte der 1920er-Jahre intensiv mit den physiologischen und therapeutischen Wirkungen roher Nahrung beschäftigte.

Auch die Berichte aus der Münchener Chirurgischen Klinik über Heilerfolge mit Rohkost-Diät bei der damals als unheilbar geltenden Hauttuberkulose (Lupus vulgaris) haben hier eine Rolle gespielt. Der weltberühmte Chirurg Ferdinand Sauerbruch (1875–1951) hatte von Erfolgen bei Lupus mit der „Gerson-Diät" erfahren und nahm dies zum Anlass, die therapeutischen Wirkungen dieser von Max Gerson (1881–1959) entwickelten Kostform im großen Stil zu überprüfen. Die Wirksamkeit der Gerson-Diät wurde im großen Stil bestätigt.

In Dresden kam es von 1934 bis 1943 zu einer wohl einzigartigen Gemeinschaftsarbeit zwischen Naturheilkunde und Schulmedizin. Dabei wurden unter der Leitung von Alfred Brauchle (1898–1964) und Louis Grote (1886–1960) Tausende Kranke erfolgreich mit Heilfasten, Rohkost, Rohsäften und Vollwertkost behandelt.

Die vielen Ärzte der traditionellen Rohkostbewegung setzten strenge Rohkost nur als Therapie ein, passten die Höhe des Rohkostanteils immer dem jeweiligen individuellen Zustand sowie der Psyche des Patienten an und ließen vorab oftmals ein Heilfasten durchführen. Als Dauerernährung rieten sie in der Regel zu einer vollwertigen Ernährung mit einem Rohkostanteil von 50 %, wie er auch in der Vollwert-Ernährung empfohlen wird (Koerber et al. 2012). Gleichwohl gab es damals auch schon einzelne Rohkostvertreter, die im deutschsprachigen Raum und in den USA ohne Sachkenntnis in fanatischer Manier reine Rohkost als ideale Kost des Menschen propagierten. Der Zweite Weltkrieg hat dieser Rohkostbewegung ein jähes Ende bereitet und viel wertvolles empirisches Wissen um die Rohkosttherapie geriet schnell in Vergessenheit (Semler 2006).

In den 1980er- und 1990er-Jahren erschienen vermehrt Rohkost-Bücher, in welchen versucht wird, reine Rohkost-Ernährung als optimale Dauerernährung des Menschen darzustellen. Dabei wird sich sehr selektiv der Wissenschaft bedient, sofern die Interpretation bestimmter Studienergebnisse ins vorgefasste Konzept zu passen scheint. Auffallend in dieser modernen Rohkostbewegung ist, dass es sich bei den Autoren überwiegend um medizinische und naturwissenschaftliche Laien handelt und kaum um Ärzte oder Naturwissenschaftler. Prägende Rohkostvertreter für den deutschsprachigen Raum waren Harvey Diamond (*1945) und Marilyn Diamond (*1944) mit dem Millionenseller „Fit for life", Helmut Wandmaker (1916–2007), Franz Konz (1926–2013) sowie Guy Claude Burger (*1934) (◼ Tab. 13.1 und 13.2).

□ Tab. 13.1 Rohkostformen mit einem Rohkostanteil von mind. 70 %. (Nach Semler 2006, S. 12)

Rohkostform	Begründer	Nahrungsmittelauswahl	Besonderheiten
Fruitarian Healing System	Otto Abramowski, M.D., Australien	Obst, Nüsse, Gemüse, Getreide (roh, gekocht), Obstsäfte, Trockenfrüchte, gedünstetes Gemüse u. Obst, Honig	Nach 19 Uhr nichts mehr essen, kein Frühstück, zwei Mahlzeiten täglich
Schleimlose Diät	Arnold Ehret Deutschland	Obst, Gemüse, Salate, Pflanzenöle, Trockenfrüchte, Schwarz- u. Weißbrot geröstet, Kartoffeln gebraten, gedünstetes Gemüse	„Schleimarme" Präparate in der Übergangszeit, ausgedehntes Fasten mit Obstsäften
Evers-Diät	Dr. med. Joseph Evers, Deutschland	Obst, Wurzeln, Rohmilch, Haferflocken, Eier, Schinken, Speck, Vollkornbrot, Gemüse, Nüsse, Honig, gekeimtes Getreide, Butter, Kartoffeln, Blattsalate, Quarkkäse, Fleisch/Fisch gebraten, Wein, Bier	Gekeimtes Getreide täglich, Nahrungsmittel möglichst unverarbeitet essen, bis zu 1 l Rohmilch täglich
Waerlandkost	Are u. Ebba Waerland, Deutschland/ Schweden	Gemüse, Blattsalate, Wurzeln, Getreide (roh, gekocht), Wildkräuter, Sauer-, Buttermilch, Vollkornbrot, Obst, Kartoffeln, Trockenfrüchte, Zwiebeln, Weizenkeime	Excelsior (Kartoffelwasser/Gemüsebrühe mit Leinsamen u. Weizenkleie). Kruska (gekochtes Getreidegericht), als Zwischenmahlzeit nur Obst
Natural Hygiene Diet	American Natural Hygiene Society USA	Obst, Gemüse (roh, gedünstet), Kartoffeln, Hülsenfrüchte, Nüsse, Samen, Getreide erhitzt (Reis, Hirse, Hafer, usw.), Gemüse-, Obstsäfte	Keine Pflanzenöle, food combining, destilliertes Trinkwasser, Vitamin B$_{12}$-Supplemente
Fit for life	Harvey und Marilyn, Diamond, USA	Obst, Obst- und Gemüsesäfte, Salate, Nüsse, Vollkornbrot, Kartoffeln, gedünstetes Gemüse, Hülsenfrüchte, Fleisch, Fisch, Huhn, Eier, Milchprodukte	Obst vormittags allein auf leeren Magen essen, food combining, destilliertes Trinkwasser, Körperzyklen (vormittags Reinigungszyklus)
Rainbow Diet	Gabriel Cousens, M.D, USA	Obst, rohes Gemüse, Samen, Nüsse, gekeimtes Getreide, Sprossen, Weizengras, Kräuter, Gewürze, Hülsenfrüchte, gedünstetes Gemüse	Einfluss der Farben auf das Bewusstsein, Dosha-Konstitution, food combining
Hallelujah Diet	George Malkmus, USA	Gemüse, Obst, Gemüsesäfte, Nüsse, Kartoffeln, gedünstetes Gemüse, Trockenfrüchte, Samen, Salate, Vollkornbrot, Tofu, Bohnen, Olivenöl, gekochtes Getreide (Reis, Hirse, usw.), Leinsamenöl, Butter, Honig	Gerstengraspulver 3-mal täglich, destilliertes Trinkwasser, food combining, reichlich Gemüsesaft (v. a. Möhrensaft), Vitamin B$_{12}$-Supplemente
Bioklimatische Ernährung	Jean Huntziger, Frankreich	Gemüse, Obst, Nüsse, Pflanzenöle, Wildkräuter, Algen, Getreide, Vollkornbrot, Eier, Kartoffeln, Hülsenfrüchte, Fleisch/Fisch (1-bis 2-mal/Monat)	Grüne Tonerde u. zwei Mahlzeiten täglich, im Winter sehr wenig Obst, stets mehr Gemüse als Obst

13

◘ Tab. 13.2 Rohkostformen mit einem Rohkostanteil von 100 %. (Nach Semler 2006, S. 13)

Rohkostform	Begründer	Nahrungsmittelauswahl	Besonderheiten
Urgesetz der natürlichen Ernährung	Walter Sommer, Deutschland	Gemüse, Obst, Trockenfrüchte, Wildkräuter, Gewürzkräuter, Honig, Nüsse, Pflanzenöle, Blattsalate, Getreide (gekeimt, geflockt)	Leinsaat (gemahlen), Rezepte aufwendig mit vielen Zutaten, 3 Mahlzeiten täglich
Rohkost nach Walker	Norman W. Walker, USA	Gemüse, Gemüsesäfte, Obst, Salate, Honig, Hüttenkäse, Eigelb, Nüsse, Butter, Olivenöl, Algen	Reichlich Gemüsesäfte (v. a. Möhrensaft), food combining, destilliertes Trinkwasser
Rohkost nach Dr. Nolfi	Kirstine Nolfi, M.D., Dänemark	Gemüse, Obst, Nüsse, Wurzeln, Rohmilch, Getreide (eingeweicht, gekeimt), Honig, gekeimte Erbsen, Knoblauch	Nahrungsmittel so wenig wie möglich zubereiten u. mischen, drei Mahlzeiten täglich
Enzyme Diet	Edward Howell, M.D., USA	Rohmilch, Obst, gekeimtes Getreide, gekeimte Samen, Oliven, Gemüse, Honig, Butter, Eigelb, Rohmilchkäse	Enzymgehalt der Nahrung, Enzym-Inhibitoren in Nüssen, Getreide u. Hülsenfrüchten abbauen
Schnitzer-Intensivkost	Dr. med. Johann Georg Schnitzer, Deutschland	Getreide (geschrotet, gekeimt), Gemüse, Blattsalate, Nüsse, Obstessig, Gewürzkräuter, Pflanzenöle, gekeimte Hülsenfrüchte, Blütenpollen, Obst	Getreide als Hauptnahrungsmittel, Obst als „unschädliches Genussmittel"
Hippocrates Diet	Ann Wigmore, USA	Gemüse, Blattsalate, Gemüsesäfte, Weizengras, Nüsse und Samen, gekeimtes Getreide, Obst, Sprossen (z. B. Sonnenblumen), Algen	Rejuvelac (Getränk aus dem Einweichwasser gegorener Weizenkörner), Weizengrassaft
Instinctotherapie	Guy-Claude Burger, Frankreich	Obst, Gemüse, Nüsse, Honig, Pilze, Eier, Fleisch, Fisch, Algen, Krabben, Muscheln, Wildkräuter, Oliven	Instinktive Nahrungsmittelauswahl, *Cassia fistula* zur Entgiftung, tropische Früchte
Obst-Rohkost nach Wandmaker	Helmut Wandmaker, Deutschland	Obst, Gemüse, Nüsse, Trockenfrüchte	Obst als Hauptnahrungsmittel (75 %), Vitamin- und Mineralstoffsupplemente
Urkost	Franz Konz, Deutschland	Gemüse, Wildkräuter, Obst, Nüsse, Trockenfrüchte, Salatkräuter, Gras, Samen, Champignons	Wildkräuter als wichtige Nahrung (20 %), tropische Früchte, mehrere Mahlzeiten täglich
The Sunfood Diet Success System	David Wolfe, USA	Gemüse, Obst, Wildkräuter, Gewürze, Trockenfrüchte, Pflanzenöle, Algen, Nüsse	Reichlich Gemüse- und Obstsäfte, destilliertes Trinkwasser, hybride Nahrung abgelehnt

13.5   „Rohvolution"

Als die moderne Rohkostbewegung in den 2000er-Jahren in Deutschland deutlich nachließ, wurde sie durch den stark aufkommenden Trend zum Veganismus und verschiedene Impulse aus den USA („American way of raw") neu belebt (z. B. Kirk 2011; Raba et al. 2019; Rohark 2013; Sandjon 2013; Soria et al. 2008; Wignall 2013, 2015). Diese jüngste Rohkostbewegung verwendet in Deutschland den Begriff „Rohvolution". Seit 2008 finden in Deutschland in verschiedenen Städten wie Speyer, Berlin, München und Münster als „Rohvolution" bezeichnete Vitalkostmessen statt. Dabei dreht sich an einem Wochenende bei Ausstellern sowie in Vorträgen und Workshops alles um das zentrale Thema „vegane Rohkost" und eine ethisch vertretbare und ökologische Lebensweise. Diese Szene ist von neuen Gesichtern sowie anderer Rhetorik und gemäßigterer Zugangsweise geprägt, womit versucht wird, sich vom verstaubten, fanatischen Image der Rohkostbewegung der 1980er- und 1990er-Jahre zu befreien. Ein zentrales Anliegen ist es, zu zeigen, wie aus rohen Lebensmitteln durch kreative Zubereitungstechniken optisch ansprechende und geschmackvolle vegane Gerichte hergestellt werden können (z. B. Côte und Gallant 2016; Denk 2017; Knufmann 2014; Sandjon 2015). Zudem weisen manche Autoren darauf hin, dass eine einseitige strenge Rohkost-Ernährung (v. a. zu hoher Obstanteil) gesundheitsschädigend sein kann und dass der Erfolg einer Umstellung auf Rohkost von vielen Faktoren (z. B. Konstitutionstyp) abhängt. Letztlich müsse jeder für sich selbst die individuell richtige Rohkostvariante herausfinden. Theoretisch-wissenschaftliche Erörterungen spielen eine untergeordnete Rolle. Die Distanzierung zum Dogmatismus und Fanatismus gelingt nicht immer und folglich werden weiterhin diverse Rohkost-Mythen und damit verbundene Weltverbesserungsideologien bzw. Heilsbotschaften („Naturismus") verbreitet (z. B. Carrillo-Bucarams 2017; Côte und Gallant 2016; Delias 2013; Fischer 2017; Sandjon 2013).

13.6   Indikationen für Rohkost-Diät

Bircher-Benner bezeichnete die pflanzliche Rohkost nach jahrelangen therapeutischen Erfahrungen als „Heilnahrung par excellence" (Bircher-Benner 1928). Zahlreiche Ärzte im deutschsprachigen Raum konnten sich im 20. Jahrhundert durch eigene Anwendung bei ihren Patienten von der therapeutischen Wirksamkeit der Rohkost-Diät überzeugen und veröffentlichten ihre Ergebnisse in medizinischen Fachzeitschriften. In der Regel wurde die Rohkostbehandlung nach Bircher-Benner eingesetzt (Abb. 13.2 und 13.3). Diese ermöglicht eine differenzierte Vorgehensweise. D.h. die Höhe des Rohkostanteils und die Dauer der Rohkost-Diät können an die Schwere der Erkrankung und an die Psyche des Patienten angepasst werden. Bemerkenswert ist, dass in vielen Krankheitsfällen bereits ein Rohkostanteil von 50 % im Rahmen einer vollwertigen, vegetarischen Kost zum therapeutischen Erfolg führte. Eine Auswertung des umfangreich dokumentierten Erfahrungswissens der letzten 120 Jahre ergibt ein breites Indikationsfeld für die therapeutische Anwendung der Rohkost-Diät (Tab. 13.3). Es fällt auf, dass diese Indikationsliste für Rohkosttherapie mit jener für das Heilfasten nach Buchinger nahezu identisch ist. Dies legt den Schluss nahe, dass Rohkost und Fasten ähnliche heilungsfördernde Wirkungen im Körper entfalten.

Die Rohkost-Diät führt besonders bei Hautkrankheiten und bei rheumatischen Erkrankungen zu exzellenten Erfolgen. Dies bestätigt auch das Lebenswerk zweier deutscher Ärzte eindrucksvoll. So dokumentierte der Dermatologe Sigwald Bommer

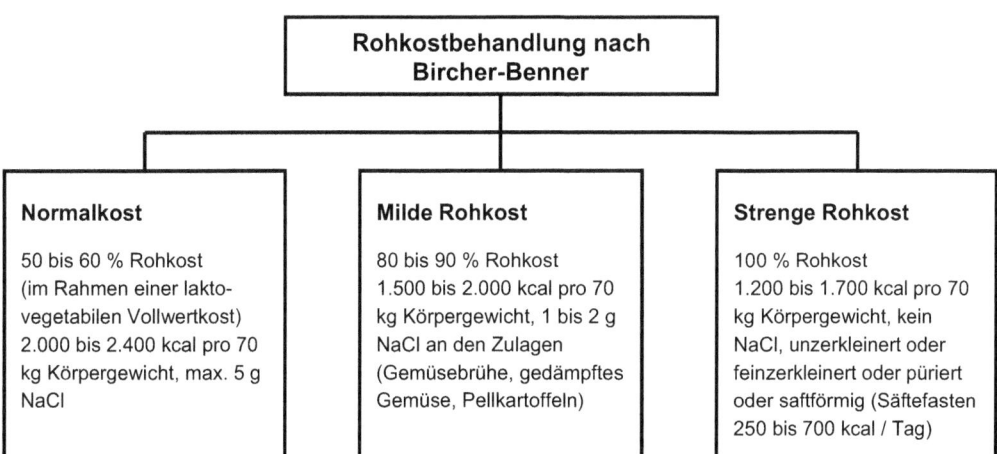

Abb. 13.2 Rohkostbehandlung nach Bircher-Benner

Strenger Rohkosttag nach Bircher-Benner	
Frühstück	
Apfel-Diätspeise (Bircher-Müesli)	150 - 200 g
Nüsse aller Art	20 - 30 g
Früchte	100 - 200 g
evtl. Hagebuttentee	1 Tasse
Mittagessen	
Früchte oder Früchtekaltschale	150 - 250 g
Grüner Salat	50 - 100 g
Rohgemüseplatte	100 - 150 g
Nüsse aller Art	ca. 20 g
evtl. 1 Glas unvergorener Apfel- oder Traubenwein	
Abendessen	
wie Frühstück	

Abb. 13.3 Strenge Rohkost nach Bircher-Benner

(1893–1963) in vielen Publikationen, dass sämtliche Hautkrankheiten durch rohkostreiche Ernährungstherapie gebessert bzw. geheilt werden können (Semler 2006). Und der Überlinger Fastenarzt Hellmut Lützner (1928–2020) zeigte Ähnliches für rheumatische Krankheiten, bei denen er Heilfasten kombiniert mit Rohkost-Diät als die Therapie der Wahl erkannte und schätzen lernte (Lützner 2009; Semler 2015, 2019b). Laut Lützner sind Heilfasten und Rohkost-Diät intensivdiätetische Maßnahmen, wobei Rohkost als „Halbfasten" die therapeutischen Effekte einer vorgeschalteten Fastentherapie zu vertiefen vermag (Lützner et al. 2024).

◘ Tab. 13.3 Indikationen für Rohkost-Diät

Rheumatische Erkrankungen	
Hautkrankheiten	Ekzem, Psoriasis, Urtikaria, akute Dermatitiden, usw.
Übergewicht und Adipositas	
Herz-Kreislauf-Erkrankungen	Hypertonie, Herzerkrankungen, Arteriosklerose, usw.
Diabetes mellitus Typ 2	Inkl. Folgeschäden wie Gangrän, Furunkulose, usw.
Nierenerkrankungen	Akute und chronische Nierenentzündung
Multiple Sklerose	Vor allem im Frühstadium
Leber- und Gallenerkrankungen	
Magen-Darm-Krankheiten	Gastritis, Obstipation, Enterokolitis, Durchfall, usw.
Allergische Erkrankungen	
Asthma bronchiale	
Kopfschmerzen und Migräne	
Grüner Star	
Nervöse Störungen	
Neuralgien	
Mandelentzündung	
Morbus Basedow	
Vegetative Störungen im Klimakterium	
Fieberhafte Zustände	
Spastische und atonische Durchblutungsstörungen	

2006). Seitdem wurden zur Rohkost nur sehr wenige Arbeiten publiziert (z. B. Abraham et al. 2022; Leischik und Spelsberg 2014; Link und Jacobsen 2008), deren Ergebnisse nichts an den Erkenntnissen und Schlussfolgerungen von 2006 ändern. Das erstaunliche medizinische Desinteresse an der Rohkost als Therapie liegt heute zum einen an der in vielen Rohkost-Büchern praktizierten Propaganda, mit der Wissenschaftler und Ärzte nicht in Zusammenhang gebracht werden möchten. Zum anderen lässt sich mit Gemüse, Obst, Nüssen und Co. nicht das große Geld verdienen. Hinzu kommt, dass viele Mediziner die Vorstellung, allein mit „Grünzeug" den Verlauf schwerer Erkrankungen günstig beeinflussen zu können, als zu banal und aufgrund der langsam eintretenden Wirkungen als zu wenig attraktiv bzw. spektakulär empfinden.

Bircher-Benner weist auf einen weiteren entscheidenden Aspekt der Ernährungstherapie hin, der gut erklärt, warum die Ernährungsmedizin bis heute unter Ärzten nicht durchgängig den Stellenwert erlangt hat, den sie verdient: *„Ein Arzt, der selber nach altem Brauch »gut isst und trinkt«, der die Korrektur der Ernährung nie an seinem eigenen Leibe erlebte, der niemals die Besiegung des Zwanges versuchte, den das Tun der Masse auf den Einzelnen ausübt, der eine Rohkostkur nach dem Hörensagen verordnen will, wird jene Induktion, deren der Kranke zur diätetischen Umstellung bedarf, nicht auszuüben vermögen. Das Erleben gibt jedem Worte einen andern Klang und eine besondere Kraft; ohne Erleben fehlen Klang und Kraft"* (Bircher-Benner 1934).

13.7 Wissenschaft und Rohkost

Der wissenschaftliche Kenntnisstand zur Bedeutung der Rohkost als Dauerernährung und als Therapie wurde in einer 2006 vorgelegten Dissertation umfangreich dokumentiert und zusammengefasst (Semler

13.8 Wirkmechanismen der Rohkost

Eine Fülle an Studien zeigt, dass ein reichlicher Verzehr von Gemüse, Obst und Nüssen das Risiko für verschiedene Zivilisationskrankheiten erheblich zu senken vermag.

Viele reichlich dokumentierte, präventiv-medizinisch wirksame Prinzipien pflanzlicher Nahrung (Leitzmann und Keller 2020) spielen sicher auch eine Rolle, wenn es um deren therapeutische Wirkung geht. Der wichtigste Wirkmechanismus der Ernährungstherapie liegt im hippokratischen Heilprinzip des Weglassens und damit in der Beseitigung jeder Art von Ernährungsfehlern. Das Weglassen muss temporär oftmals umso radikaler erfolgen, je schwerer das Leiden ist. Aus wissenschaftlicher Sicht ist mittlerweile klar, dass die gesundheits- wie auch heilungsfördernde Wirkung pflanzlicher Lebensmittel in ihrer Komplexität unmöglich auf einzelne Substanzen zurückgeführt, geschweige denn damit verstanden und erklärt werden kann (Scrinis 2013).

Das von David Jacobs 2001 erstmals publizierte Konzept der „food synergy" geht davon aus, dass die Inhaltsstoffe in einem Lebensmittel koordiniert, d. h. aufeinander abgestimmt sind und nur in ihrer intakten Gesamtheit optimal additive und synergistische Effekte entfalten können. Demzufolge basiert das positive Wirkprinzip einer vollwertigen, pflanzenbetonten Kost auf dem Zusammenwirken aller darin natürlich gegebenen Nahrungsinhaltsstoffe. Damit sind vorrangig sekundäre Pflanzenstoffe wie Polyphenole, Anthocyane oder Carotinoide gemeint, die teilweise auch hitzelabil sind (Watzl und Leitzmann 2005), aber natürlich auch Vitamine und Ballaststoffe. Der Einfluss verschiedener Garverfahren auf den Gehalt von sekundären Pflanzenstoffen ist bislang wenig erforscht. So wirkt sich Dämpfen bei Gemüse günstig auf den resorbierbaren Anteil von Phenolen und Glucosinolaten aus, während das zu deutlich mehr Auslaugverlusten führende Kochen einen positiven Effekt auf den resorbierbaren Anteil von Carotinoiden zeigt (Palermo et al. 2014). Im Konzept der Food-Synergie wird auch die Pufferwirkung von Lebensmitteln betont, wobei es durch eine intakte Food-Matrix zu einer langsameren Freisetzung und einer teilweise ge-

ringeren Bioverfügbarkeit von Nährstoffen kommt. Das präventive und therapeutische Potenzial pflanzlicher Nahrung geht umso mehr verloren, je mehr in das natürliche, komplexe Gefüge eines Lebensmittels durch Verarbeitungsschritte eingegriffen wird (Jacobs et al. 2009). Darauf weisen auch Studien hin, in welchen der günstige Einfluss des Verzehrs von gekochtem und rohem Gemüse auf den Blutdruck und auf das Risiko für kardiovaskuläre Erkrankungen untersucht wurde. In beiden Fällen zeigt rohes Gemüse eine stärkere Schutzwirkung als gekochtes Gemüse (Chan et al. 2014; Feng et al. 2022).

Für den Einfluss einer pflanzenbetonten Ernährung in ihrer Gesamtheit auf krankhafte Prozesse gibt es zahlreiche Hinweise. Die größte Bedeutung dürfte die Rohkost wohl in ihrer entzündungshemmenden Wirkung sowie im günstigen Einfluss auf den Säure-Basen-Haushalt und die Darmflora haben. Zudem wirkt sie günstig auf den Hormonhaushalt, den Antioxidanzienstatus und das Immunsystem. Durch die Einlagerung von Carotinoiden in die Haut verzögert sie auch die Hautalterung und sorgt für eine attraktivere Erscheinung (Semler 2014). Die Konsistenz roher Nahrung erfordert intensiveres Kauen als bei gekochter Nahrung, was zu einer Normalisierung des Hunger-Sättigungs-Mechanismus beitragen kann und somit bei der Gewichtsreduktion hilft (Zhou et al. 2014). Erfahrene Rohkost-Ärzte bezeichnen die Rohkost deshalb als „ideale Entfettungsdiät" (Eimer 1934; Semler 2006).

13.9 Auswirkungen der Rohkost-Ernährung

Die langfristigen Auswirkungen strenger Rohkost-Ernährung sind wissenschaftlich kaum erforscht und können mithilfe bislang vorliegender Daten und aufgrund der vielfältigen und sehr unterschiedlichen Rohkostformen nicht bewertet werden (Raba et al. 2019). Insofern sind die oftmals von wissenschaftlicher Seite vorgebrachten Urteile und Kritiken als reine Spekulationen einzustufen. Bemerkenswert ist, dass im Rahmen der traditionellen Rohkostbewegung viele Studien mit Rohkost (inkl. Milch und Milchprodukte, Getreide) durchgeführt wurden, die gezeigt haben, dass damit prinzipiell eine Deckung des Protein- und Energiebedarfs möglich ist. Viele moderne Rohkostformen scheitern aufgrund ihrer einseitigen Zusammensetzung (v. a. zu hoher Obstanteil, restriktive Lebensmittelauswahl) bereits an diesen beiden wichtigen Messpunkten und ziehen langfristig möglicherweise auch eine unzureichende Zufuhr von Eisen, Zink, Jod, Kalzium und Vitamin B_{12} nach sich.

Es gibt nur sehr wenige Menschen, die eine strenge Rohkost-Ernährung in unseren Breiten über einen längeren Zeitraum von zehn oder gar 20 Jahren konsequent praktizieren. In der Regel verfliegt die Euphorie der ersten Monate bzw. Jahre relativ schnell und es wird zu einer Ernährung zurückgekehrt, die dann nicht selten erheblich von der als Ideal angepriesenen Rohkost-Ernährung abweicht. Selbst in wärmeren Klimaregionen mit saisonal besserem Rohkostangebot im Jahresverlauf verabschieden sich die allermeisten Rohköstler spätestens nach ein paar Jahren von der Rohkost (Patenaude 2011). Eine Untersuchung an Langzeit-Rohköstlern (über zehn Jahre, mehr als 90 % Rohkost) in Deutschland hat gezeigt, dass es gewisse Menschen gibt, die offensichtlich über die Jahre ihre individuell angepasste Rohkost-Ernährung herausfinden und langfristig praktizieren können und dabei auch uneingeschränkte Leistungsfähigkeit, keine der üblichen Rohköstlerprobleme (übersteigerte Kälteempfindlichkeit, erosive Zahnschäden, etc.) und ein normales Körpergewicht aufweisen. Solche Fälle sind aber die große Ausnahme.

Konstitutionstyp, Verdauungskraft, Bewegungsverhalten und besonders die Psyche sind alles Faktoren, die hier eine große Rolle spielen (Semler 2008). Entscheidend dürfte auch sein, wie sehr beim Einzelnen die Tendenz zum „Emotionalen Essen" ausgeprägt ist. Erfahrungsgemäß funktioniert strenge Rohkost-Ernährung auf Dauer nur bei ausgeglichenen Charakteren, die nicht zur regelmäßigen Zweckentfremdung des Essens neigen. Der Einsatz des Essens als Stimmungsverbesserer, als Beruhigungsoder Entspannungsmittel wird vom Gros der Menschen mit rohen Lebensmitteln bei Weitem nicht so effektiv bzw. befriedigend erlebt wie mit gekochter, gebackener, gesalzener, gerösteter oder anderweitig verarbeiteter Nahrung. Es ist bekannt, dass Rohköstlerkreise stark von sogenannten Rückfällen geprägt sind, in welchen überzeugte Rohköstler nach Phasen des konsequenten Verzichts auf gekochte Nahrung anfallsartig und mit schlechtem Gewissen große Mengen an „denaturierter Nahrung" wie Pellkartoffeln, Brot, Käse, Kuchen, Pizza oder Ähnliches verzehren.

Die zentrale These vieler Rohkostvertreter bezüglich der Gesundheitsschädlichkeit von gekochter Nahrung hat keinen einzigen wissenschaftlichen Anhaltspunkt. Diverse Argumentationslinien rund um die Verdauungsleukozytose, um Nahrungsenzyme oder um Maillard-Produkte verlaufen im Nichts, wenn diese mit wissenschaftlichen Studienergebnissen abgeglichen werden. Daher gibt es keinen wissenschaftlichen Hinweis dafür, dass der Verzehr von gekochter Nahrung in irgendeiner Weise die Gesundheit des Menschen schädigt (Semler 2006; Elmadfa und Leitzmann 2023). Zudem steht diese These im krassen Widerspruch zum reichlich dokumentierten Befund vieler Völker, die bei traditionellen Ernährungsformen exzellente Gesundheit aufwiesen (Price 2016).

13.10   Zusammenfassung

Der Anhängerkreis strenger Rohkost-Ernährung in Deutschland ist seit über 120 Jahren überschaubar klein und wird es auch bleiben. Auch in den USA gibt es kaum Menschen, die sich jahrzehntelang ausschließlich von veganer Rohkost ernähren. Der langfristige Erfolg einer strengen Rohkost-Ernährung ist von vielen Faktoren abhängig, von welchen erfahrungsgemäß Konstitutionstyp, Psyche, Klima und Zusammensetzung der jeweiligen Rohkostform am wichtigsten sind. Aus gesundheitlicher Sicht gibt es jedoch kein vernünftiges Argument für eine derartige Ernährungsweise. Deshalb und aufgrund der sehr geringen Compliance verdient die strenge Rohkost als alternative Ernährungsform aus wissenschaftlicher Sicht keine Beachtung. Dass durch die jüngste Rohkostbewegung in Deutschland, der „Rohvolution", vermehrt Menschen mit Rohkost sympathisieren, ist grundsätzlich zu begrüßen, solange dies beim Einzelnen zum bewussteren Essverhalten in Richtung einer pflanzenbetonten Ernährung bzw. zu einem erhöhten Verzehr roher Nahrung (v. a. Gemüse) führt und nicht in den Rohkost-Fanatismus abdriftet.

Der hippokratische Ansatz, unsere Nahrung als Heilmittel anzusehen, wird durch die jahrzehntelange Praxis vieler Rohkost-Ärzte eindrucksvoll bestätigt, die bei vielen Zivilisationskrankheiten mit Ernährungstherapie bessernde bis heilende Wirkungen erzielen konnten. Im Krankheitsfall kann es notwendig sein, für einen gewissen Zeitraum eine strenge Rohkost-Diät zu praktizieren, im Idealfall kombiniert mit Buchinger-Heilfasten. Dies gilt besonders für hartnäckige Hauterkrankungen und schweres Rheuma. Strenge Rohkost im Anschluss an Heilfasten vermag deren therapeutischen Effekte zu vertiefen und zu stabilisieren und sollte danach in eine pflanzenbetonte Vollwert-Ernährung mit einem individuell angepassten und jahreszeitlich abhängigen Rohkostanteil von 30 bis 60 % übergehen.

Literatur

Abraham K, Trefflich I, Gauch F, Weikert C (2022) Nutritional intake and biomarker status in strict raw food eaters. Nutrients 14:1725

Bircher-Benner M (1928) Ungeahnte Wirkungen falscher und richtiger Ernährung. Wendepunkt, Zürich

Bircher-Benner M (1934) Rohkostkuren und ihre Indikationen. Therapie der Gegenwart 75:337–341, 438–444, 489–495

Carrillo-Bucarams K (2017) The fully raw diet. Unimedica, Kandern

Chan Q, Stamler J, Brown IJ et al (2014) Relation of raw and cooked vegetable consumption to blood pressure: the INTERMAP Study. J Human Hyperten 28:353–359

Côte D, Gallant M (2016) Rohessenz. NeunZehn, Berlin

Delias M (2013) Die Heilnahrung nach den sieben Wertigkeitsstufen der Rohkost. Wurzel, Röthenbach

Denk P (2017) Raw Super Foods. Mein einfacher Start in die gesunde Rohkost. Löwenzahn, Innsbruck

Eimer K (1934) Rohkost als Ernährungs- und Diätproblem. Sitzber Ges Bef Ges Naturwiss 69:1–24

Elmadfa I, Leitzmann C (2023) Die Ernährung des Menschen, 7. Aufl. Ulmer, Stuttgart

Feng Q, Kim JH, Omiyale W et al (2022) Raw and cooked vegetable consumption and risk of cardiovascular disease: a study of 400,000 adults in UK biobank. Front Nutr 1:1–9

Fischer A (2017) Das große Rohkost-Buch, 4. Aufl. Windpferd, Oberstdorf

Jacobs DR, Gross MD, Tapsell LD (2009) Food synergy: an operational concept for understanding nutrition. Am J Clin Nutr 89:1543S–1548S

Kirk M (2011) Live raw. Skyhorse, New York

Knufmann K (2014) Raw! Christian, München

Koerber von K, Männle T, Leitzmann C (2012) Vollwert-Ernährung – Konzeption einer zeitgemäßen und nachhaltigen Ernährung, 11. Aufl. Haug, Stuttgart

Leischik R, Spelsberg N (2014) Case report: vegan triple-ironman (raw vegetables/fruits). Case Rep Cardiol 2014:317246

Leitzmann C, Keller M (2020) Vegetarische und vegane Ernährung, 4. Aufl. Ulmer, Stuttgart

Link LB, Jacobsen JS (2008) Factors affecting adherence to a raw vegan diet. Compl Ther Clin Pract 14:53–59

Lützner H (2009) Fasten und Ernährungstherapie. 40 Jahre Erfahrung. BoD, Norderstedt

Lützner H, Semler E, Chiappa A (2024) Wie neugeboren durch Fasten. Gräfe und Unzer, München

Palermo M, Pellegrini N, Fogliano V (2014) The effect of cooking on the phytochemical content of vegetables. J Sci Food Agri 94:1057–1070

Patenaude F (2011) Raw food controversies. Raw Vegan, Montreal

Price W (2016) Nutrition and physical degeneration, 8. Aufl. PRICE-POTTENGER, Broadway

Raba DN, Ianco T, Bordean DM et al (2019) Pros and cons of raw vegan diet. Adv Res Life Sci 3:46–51

Rohark S (2013) Die Rohkost-Revolution, 6. Aufl. Roh-Ark-Verlag, Ostrau

Sandjon CF (2013) Rohvolution. Gräfe und Unzer, München

Sandjon CF (2015) Rohkost für Einsteiger. Gräfe und Unzer, München

Scrinis G (2013) Nutritionism. The science and politics of dietary advice. Columbia University Press, New York

Semler E (2006) Rohkost: Historische, therapeutische und theoretische Aspekte einer alternativen Ernährungsform. Dissertation, Universität Gießen,

Semler E (2008) Rohkost-Ernährung. Eine Untersuchung von Langzeit-Rohköstlern. Ernähr-Umschau 55:280–289

Semler E (2013) Ernährung als Prophylaktikum und Heilmittel bei Typ-2-Diabetes. Z Komplementärmed 5:10–16

Semler E (2014) Schöne Haut kommt von innen. UGB-Forum 31:193–196

Semler E (2015) Vegetarische Ernährung und Fasten bei rheumatischen Erkrankungen. In: VFED e.V.: Die richtige Ernährung bei entzündlichem Rheuma und Gicht. VFED, Aachen, S 41–47

Semler E (2019a) Auf den Spuren der österreichischen Fastenbewegung. Fastenbote 1:18–21

Semler E (2019b) Mit Herz und Verstand. Verzicht üben – Essen und genießen lernen – Krankheiten heilen. Zitate von Dr. med. Hellmut Lützner. Selbstverlag, Engelhartstetten

Semler E (2020) Das Fasten für Gesunde aus historischer Sicht. Fastenbote 1:5–9

Soria C, Davis B, Melina V (2008) The raw revolution diet. Book Publishing Company, Summertown

Watzl B, Leitzmann C (2005) Bioaktive Substanzen in Lebensmitteln, 3. Aufl. Hippokrates, Stuttgart

Wignall J (2013) Going raw. Hans-Nietsch, Emmendingen

Wignall J (2015) Raw detox! Hans-Nietsch, Emmendingen

Wirz A (1993) Die Moral auf dem Teller. Chronos, Zürich

Zhou B, Yamanaka-Okumura H, Seki S et al (2014) What influences appetite more: eating approaches or cooking methods? J Med Investig 61: 118–126

13

Weitere Pflanzen-betonte Ernährungsformen

Markus Keller und Claus Leitzmann

Inhaltsverzeichnis

Einführung

Neben dem Vegetarismus waren in frühen asiatischen Hochkulturen und der Antike weitere Pflanzen-betonte Ernährungsformen bekannt, die auch heute noch teilweise praktiziert werden. Ab Ende des 19. bis ins 20. Jahrhundert entwickelten sich außer der Vollwert-Ernährung eine Vielzahl verschiedener Ernährungsweisen, die vornehmlich aus der Lebensreformbewegung entstanden sind. Als Motive finden sich neben gesundheitlichen Anliegen religiöse Philosophien sowie bestimmte Weltanschauungen, aber auch naturwissenschaftliche Hintergründe. Das Interesse an Pflanzen-betonten Ernährungsformen nimmt derzeit wieder deutlich zu. Die Gründe dafür sind vielseitig wie die Skepsis gegenüber der industriellen Lebensmittelproduktion, der Anstieg chronischer Erkrankungen, Unzufriedenheit mit dem technisierten Gesundheitssystem und die Belastung der Umwelt. Aus ganzheitlicher Sicht beinhalten Pflanzen-betonte Ernährungsformen sowohl entscheidende ernährungsphysiologische Vorteile als auch potenzielle Risiken, die bei entsprechender Kenntnis jedoch weitgehend vermieden werden können.

In diesem Beitrag lesen Sie

- welche weiteren Pflanzen-betonten Ernährungsgewohnheiten praktiziert werden,
- über die Besonderheiten der verschiedenen Pflanzen-betonten Ernährungsformen,
- über die Gründe für das Interesse an Pflanzen-betonten Ernährungsgewohnheiten,
- über die potenziellen Vorteile und Risiken Pflanzen-betonter Ernährungsformen.

14.1 Definitionen

Bisher fehlt eine allgemeine Definition für Pflanzen-betonte Ernährungsformen, die in der Vergangenheit als alternative Ernährungsweisen bezeichnet wurden. Gemeinsam ist diesen Kostformen, dass sie von der jeweils gesellschaftlich überwiegenden Ernährungsform teilweise deutlich abweichen. Sie haben in der kulturellen Entwicklung der menschlichen Gesellschaft schon immer eine gewisse Rolle gespielt. Zudem folgen sie einer bestimmten Konzeption, aus der sich die Empfehlungen zur Lebensmittelauswahl ableiten. Sie sind im eigenen Selbstverständnis lebenslang praktizierbar, da sie in den meisten Fällen bei vielseitiger Lebensmittelauswahl eine ausreichende Nährstoffzufuhr für Erwachsene, allerdings nicht immer für Kinder, in manchen Fällen auch nicht für Schwangere ermöglichen. Pflanzen-betonte Ernährungsformen unterscheiden sich von den vielen Diäten und Ernährungskonzepten (die teilweise nur kurzfristig praktiziert werden können und sollten) wie Reduktionsdiäten, Formuladiäten, Ernährungskuren, modische Ernährungsformen und den verschiedene Varianten des Fastens.

Die heute praktizierten Pflanzenbetonten Ernährungsformen haben sich entweder in frühen asiatischen Kulturen und der Antike entwickelt oder stammen aus dem Ende des 19. sowie dem 20. Jahrhundert. Sie sind oft Teil einer Gesamtphilosophie oder eines Medizinsystems mit manchmal komplexen Ernährungsempfehlungen. Derzeit werden auch Pflanzen-betonte Ernährungsformen praktiziert, die auf naturwissenschaftlicher Argumentation basieren, wie die Paleo Diet. Trotz unterschiedlicher Begründungen weisen viele Pflanzen-betonte Ernährungsformen grundsätzliche Gemeinsamkeiten auf, z. B. die Bevorzugung von regionalen und saisonalen Lebensmitteln sowie schonende Zubereitungsmethoden. Gemeinsamkeiten bestehen auch in der Ablehnung bestimmter Verfahren wie eine starke Lebensmittelverarbeitung, der Einsatz von Zusatz- und Aromastoffen sowie Gentechnik, Bestrahlung und Mikrowellennutzung.

Im Folgenden werden einige der heute noch wichtigen Pflanzen-betonten Ernährungsformen in historischer Reihenfolge dargestellt. Nur für einzelne liegen wissenschaftliche Studien mit belastbaren Daten vor.

14.2 Ernährung im Ayurveda

14.2.1 Einleitung

Ayurveda ist die traditionelle Gesundheits- und Heilkunde aus Indien, die sich nach indischer Vorstellung mehr als 5000 Jahre bis in die alte vedische Hochkultur zurückverfolgen lässt. Diese Ernährungsweise ist sehr individuell auf den einzelnen Menschen abgestimmt, abhängig von Konstitutionstyp, Lebensalter, Tätigkeit, Gesundheitsstatus, Umgebung usw. Der Mensch wird dieser Anschauung zufolge von drei biologischen Prinzipien, den sogenannten Doshas, durchdrungen: Vata, Pitta und Kapha. Die individuelle Ausprägung der Doshas bestimmt den Konstitutionstyp, wobei meist ein oder zwei Doshas dominieren. Ein Ungleichgewicht im Dosha-Verhältnis führt zu Störungen und Krankheiten. Die Nahrung wirkt als Informationsträger und soll u. a. über die sechs Geschmacksrichtungen auf die Doshas und damit das Körper-Seele-Geist-Gefüges des Menschen einwirken.

14.2.2 Lebensmittelauswahl

- **Reichlich verzehren:** pflanzliche Lebensmittel wie Gemüse und Blattsalate, Obst, Vollkornreis und andere Vollgetreide, Hülsenfrüchte, Milchprodukte (inkl. Ghee, reines Butterfett), Nüsse und Samen; in Maßen: Öle und Fette, natürliche Süßungsmittel wie Ahornsirup und Honig

- **Wenig konsumieren:** Fleisch, Wurst, Fisch und Ei sowie Konserven, und aufgewärmte Speisen
- **Möglichst meiden:** Alkohol, kohlensäurehaltige Getränke, Schokolade, denaturierte Lebensmittel, Speisereste, (eis) gekühlte Speisen und Getränke

Allerdings ist zu beachten, dass diese Empfehlungen immer an den jeweiligen Konstitutionstyp angepasst werden. Beispielsweise sollten Vata-Typen Gemüse möglichst nicht roh, sondern immer gegart essen. Für Pitta-Typen wird süßes, aber kein saures Obst empfohlen. Kapha-Typen hingegen sollten sowohl süßes als auch saures Obst meiden und dafür adstringierendes Obst bevorzugen.

Als Besonderheit im Ayurveda gilt außerdem, dass nur das und so viel gegessen wird, was auch verdaut werden kann; hier spielt das „Verdauungsfeuer" Agni eine wichtige Rolle. Die Ernährung muss ausgewogen sein, um Körper, Seele und Geist optimal zu ernähren. Die verwendeten Lebensmittel sollten natürlich gewachsen und reif sein, und das Essen sollte alle sechs Geschmacksrichtungen enthalten (süß, sauer, salzig, scharf, bitter und herb). Wichtig ist auch die Art der Zubereitung der Kost und unter welchen Umständen, mit welcher Geisteshaltung sowie zu welcher Tages- und Jahreszeit Essen zu sich genommen wird.

14.2.3 Bewertung

Die Ernährung im Ayurveda ist als vollwertige und in der überwiegenden Praxis lakto-vegetarische Ernährungsweise zur Deckung des Nährstoffbedarfs als Dauerkost geeignet. Engpässe könnte es, in Abhängigkeit von der verzehrten Menge an Milchprodukten, bei der Zufuhr von Vitamin B_{12} und Kalzium geben. Auch die Jodzufuhr ist beim Meiden von Meeresfisch eher (zu) niedrig. Die zugrunde liegenden Theorien sind ernährungswissenschaftlich oft nicht belegbar. In ihrer praktischen Ausgestaltung entspricht die Ernährungsweise weitgehend den heutigen Empfehlungen der Ernährungswissenschaft.

14.3 Ernährung in der traditionellen chinesischen Medizin

14.3.1 Einleitung

Den Begriff „traditionelle chinesische Medizin" (TCM) gibt es erst seit etwa den 1950er-Jahren, die Wurzeln dieser ganzheitlichen Gesundheits- und Heilkunde liegen jedoch im Daoismus und können mehr als 2000 Jahre zurückverfolgt werden. Es gilt das Prinzip des dynamischen Gegensatzpaars Yin und Yang, aus dessen Spannungsfeld die universelle Urkraft „Qi" (gesprochen „tschi") entsteht. Das Qi in der Nahrung ist die Grundlage für die Ergänzung des körpereigenen Qi. Gesundheit bedeutet ein ausgewogenes Verhältnis von Qi, bei Krankheit liegt ein Ungleichgewicht vor. Die Lebensmittelauswahl wird individuell auf jeden Menschen abgestimmt, abhängig von Gesundheitszustand, Tages- und Jahreszeit, Umgebung usw. Die Nahrung soll thermische Qualitäten besitzen (heiß, warm, neutral, kühl und kalt). Dieses energetische Temperaturverhalten (nicht zu verwechseln mit der physikalischen Temperatur) gibt Aufschluss über die energetische Wirkung eines Nahrungsmittels im Körper und wird vor allem in der Therapie gezielt eingesetzt.

14.3.2 Lebensmittelauswahl

- **Reichlich verzehren:** erhitztes Vollgetreide, gegartes Gemüse, Hülsenfrüchte, Nüsse und Samen
- **Wenig konsumieren:** Rohkost, Obst, Öle und Fette (pflanzliche bevorzugen), Fleisch, Fisch und Milchprodukte sowie kalte, heiße und scharfe Nahrung
- **Möglichst Meiden:** Garen in der Mikrowelle, tiefgekühlte sowie stark verarbeitete Lebensmittel, Zucker, Süßstoffe, Zusatzstoffe, Innereien

Grundsätzlich sollte nur dann gegessen werden, wenn man hungrig ist bzw. eine aufgenommene Mahlzeit vollständig verdaut ist. Ein typisches Charakteristikum in der TCM besteht in der differenzierten Lebensmittelauswahl nach Konstitution bzw. individuellem Krankheitsbild, die eine auf die individuelle Situation zugeschnittene Ernährungsweise beachtet. Idealerweise werden drei, mindestens aber zwei Hauptmahlzeiten warm verzehrt. Für die tägliche Ernährung sollte Nahrung mit ausgewogenem Temperaturverhalten bevorzugt werden, also energetisch neutrale, warme und kühle Nahrungsmittel. Thermisch und energetisch kalte Lebensmittel wie Rohkost und kalte Getränke sowie heiße Lebensmittel sollten nur in Maßen verzehrt werden.

14.3.3 Bewertung

Die Ernährung in der TCM ist je nach Konstitutionstyp sehr variabel und stark pflanzlich orientiert. Zudem werden frische, gering verarbeitete Lebensmittel bevorzugt. Bei vielseitiger Lebensmittelauswahl kann der Bedarf der meisten Nährstoffe gedeckt werden. Beim weitgehenden Meiden von Fleisch, Fisch und Milchprodukten kann es jedoch zu Engpässen bei Vitamin B_{12}, Kalzium und Jod kommen. Wenn auf eine ausreichende Zufuhr dieser Nährstoffe geachtet wird, ist die Ernährung in der TCM als Dauerkost geeignet.

14.4 Makrobiotik nach Acuff

14.4.1 Einleitung

Die Makrobiotik (makros = groß, bios = Leben) ist eine ganzheitliche Lebensweise, die zu einem gesunden langen Leben führen soll. Ihre Wurzeln gehen möglicherweise bis in die Antike zurück. Als Begründer der neuzeitlichen Makrobiotik gilt der Philosoph Georges Ohsawa (Japan 1893–1966), der der Ernährung eine entscheidende Rolle für die Gesundheit zuschrieb. Seine extrem einseitige Ernährungsweise mit einem sehr hohen Getreideanteil wird von Fachleuten als gefährlich abgelehnt. Mishio Kushi (Japan, 1926–2014) modifizierte die Empfehlungen Ohsawas zur Lebensmittelauswahl. Seine immer noch relativ einseitige Ernährungsweise führte zur Fehlernährung bei makrobiotischen Kindern in den Niederlanden; deshalb wird seine Ernährungsweise von Ernährungsexperten ebenfalls abgelehnt. Steven Acuff (USA, geb. 1945) erweiterte die weitgehend vegane makrobiotische Ernährung um Eier und fettreichen Fisch und wies auf die notwendige Beachtung kritischer Nährstoffe, wie Vitamin B_{12} und Vitamin D, hin. Seine Interpretation der Makrobiotik wird heute weitgehend akzeptiert.

Grundlage der makrobiotischen Lebens- und Ernährungsweise ist das aus dem chinesischen Daoismus stammende Yin-Yang-Prinzip. Es beschreibt die zwei universellen dynamischen Energien, die sich gegenseitig ergänzen und den gesamten Kosmos durchdringen. Eine ausgewogene Ernährung soll ein Gleichgewicht zwischen diesen beiden Polen herstellen. Sind Yin und Yang nicht im Gleichgewicht, komme es zu Krankheit. Demnach werden alle Lebensmittel, aber auch Zubereitungsverfahren, in Yin und Yang eingeteilt. Da die Makrobiotik als „Weg der Mitte" für jeden Menschen eine unterschiedliche Bedeutung hat, kann jeder seinen eigenen makrobiotischen Weg gestalten.

14.4.2 Lebensmittelauswahl nach Acuff

- **Reichlich verzehren:** Vollgetreide, gegartes Gemüse und Hülsenfrüchte sowie in Maßen Nüsse, Samen und Meeresalgen
- **Wenig konsumieren:** Obst, Rohkost, pflanzliche Fette und Öle, Eier, fettreicher Fisch, Sauermilchprodukte, Nachtschattengewächse
- **Möglichst meiden:** Fleisch, Zucker, Milch, Kaffee, schwarzer Tee, Alkohol, scharfe Gewürze, Zusatzstoffe, Konserven, Tiefkühlkost

Auch wenn spezielle (ursprünglich asiatische) Lebensmittel wie Miso, Tempeh oder Meeresalgen eine gewisse Rolle spielen, legt die moderne Form der makrobiotischen Ernährung großen Wert auf die Regionalität der Lebensmittel. Entsprechend sollte die Ernährung auch an die jeweilige Lebensregion des Menschen angepasst werden. Zudem solle der Mensch trotz der bedeutenden Rolle der Ernährung nicht Lebensfreude, Spaß an körperlicher Bewegung und harmonische Beziehungen zu anderen Menschen vernachlässigen.

14.4.3 Bewertung der Makrobiotik nach Acuff

Acuff empfiehlt möglichst gering verarbeitete, überwiegend pflanzliche Lebensmittel. Die makrobiotische Ernährung nach Acuff ist bei breiter Lebensmittelauswahl und entsprechendem Ernährungswissen prinzipiell als Dauerkost geeignet. Aufgrund des Meidens von Milchprodukten sollte ausreichend auf alternative Kalziumquellen geachtet werden. Die Versorgung mit Vitamin B_{12} hängt davon ab, ob ausreichende Mengen an Eier und Fisch verzehrt werden.

Die makrobiotische Ernährung nach Ohsawa und Kushi ist aufgrund der eingeschränkten Lebensmittelauswahl und potenziell negativer Gesundheitswirkungen nicht nur bei Risikogruppen abzulehnen.

14.5 Anthroposophische Ernährung

14.5.1 Einleitung

Der Philosoph Rudolf Steiner (Österreich, 1861–1925) begründete die Anthroposophie als eine ganzheitliche Philosophie der „Weisheit vom Menschen". Die Anthroposophie will einen systematischen Zugang zur „übersinnlichen Welt" erreichen, und die anthroposophische Ernährung versteht sich als geisteswissenschaftliche Erweiterung der naturwissenschaftlichen Ernährungslehre.

Nach Steiner setzt sich der Mensch aus vier sogenannten Wesensgliedern (physischer Leib, Ätherleib, Astralleib, Ich) zusammen. Kosmische und individuelle Rhythmen sowie die vier Temperamente (Choleriker, Sanguiniker, Phlegmatiker und Melancholiker) werden beachtet. Der Dreigliederung der Pflanze in Wurzel, Blatt/Stängel und Blüte/Frucht/Samen werden Kopf, Brustbereich und Bauchraum des Menschen zugeordnet. Der 1924 von Steiner ins Leben gerufene biologisch-dynamische Landbau arbeitet auf anthroposophischer Grundlage. Die Lebensmittel aus diesem Landbau werden als Demeter-Lebensmittel im Handel angeboten. Sie sind nach anthroposophischer Auffassung besonders reich an „ätherischen Bildekräften". Heute wird die anthroposophische Ernährungslehre vor allem durch die Ernährungswissenschaftlerin Petra Kühne (Deutschland, geb. 1953) vertreten.

14.5.2 Lebensmittelauswahl

- **Reichlich verzehren:** Vollgetreide, Pseudogetreide, stärkereiche Knollen, Hülsenfrüchte, Gemüse und Obst; in Maßen: Nüsse und Samen, Milchprodukte; ein Viertel bis ein Drittel der Verzehrmenge als Rohkost
- **Wenig konsumieren:** Fleisch, Fisch und Eier; Nachtschattengewächse (v. a. Kartoffeln), natürliche Süßungsmittel
- **Möglichst meiden:** koffein- und alkoholhaltige Genussmittel

Die Ernährungswissenschaft und die Medizin werden von der Anthroposophie dahingehend kritisiert, dass in der Wissenschaft bisher nur die stoffliche Ebene (wie Nährstoffe) bewertet wird, es fehle die ganzheitliche Sicht, die auch seelische und geistige Einflüsse berücksichtigt. Außerdem würden Ernährungsempfehlungen zu sehr vereinheitlicht, die individuellen Bedürfnisse blieben überwiegend unberücksichtigt. Im Vordergrund der anthroposophischen Ernährungslehre steht die ganzheitliche Qualität der Lebensmittel, die sich aus Biologie, Anbau, Verarbeitung und Zubereitung ergibt. Anhand der Temperamente soll die individuell geeignete Nahrung gefunden werden. Auch den Nährstoffen werden bestimmte Bedeutungen beigemessen, die sich auf körperlicher, seelischer und geistiger Ebene auswirken.

14.5.3 Bewertung

Die philosophische Betrachtungsweise der Anthroposophie (Bildekräfte, Dreigliederung, Temperamente etc.) ist aus naturwissenschaftlicher Sicht nicht nachvollziehbar. Die Bevorzugung einer überwiegend lakto-vegetarischen, vollwertigen Ernährung entspricht den heutigen präventivmedizinischen Empfehlungen. Positiv ist der hohe Rohkostanteil zu werten, der reichlich hitzeempfindliche Vitamine und sekundäre Pflanzenstoffe liefert. Wie bei anderen vegetarischen Kostformen sollte auf eine ausreichende Zufuhr von Vitamin B_{12}, Jod und langkettigen ω-3-Fettsäuren geachtet werden.

14.6 Paleo-Diet/Steinzeiternährung

14.6.1 Einleitung

Das Konzept der „Steinzeiternährung" weist eine mehr als 70-jährige Geschichte auf, erste Publikationen erschienen in den 1950er-Jahren. Der Mediziner S. Boyd Eaton und der Anthropologe Melvin Konner veröffentlichten 1985 einen Fachartikel zur *paleolithic nutrition* und gelten seitdem gelten als Begründer der modernen Paleo-Bewegung. Kernelement dieses Konzeptes bildet die Anpassungsthese. Sie geht davon aus, dass die Ernährungsweise der Menschen aus der Altsteinzeit (vor etwa 2,5 Mio. bis vor 10 000 Jahren) auch für den heutigen Menschen optimal sei, weil sich dessen Stoffwechsel über sehr lange Zeiträume an das damalige Nahrungsangebot angepasst und seine Genetik seit dieser Zeit keine nennenswerten Veränderungen erfahren habe.

14.6.2 Lebensmittelauswahl

- **Reichlich verzehren:** Obst, Gemüse, Nüsse, Samen, mageres Wildfleisch, Fisch und Meeresfrüchte
- **Wenig konsumieren:** pflanzliche Öle und Fette
- **Möglichst meiden:** Getreide, Hülsenfrüchte und Milchprodukte, Zucker, Süßstoffe, Fertiggerichte, verarbeitete Lebensmittel, „Junk Food", Alkohol, Kaffee

Als Beleg für potenziell präventive Effekte der Paleo-Ernährung wird oft auf den Gesundheitszustand rezenter Jäger- und Sammlerkulturen verwiesen. So seien bei diesen sich traditionell ernährenden Naturvölkern, die in der heutigen Zeit charakteristischen Zivilisationskrankheiten wie Übergewicht oder Bluthochdruck unbekannt. Tatsächlich weist das Nahrungsspektrum bisher untersuchter, heute noch lebender Kulturen, abhängig von jahreszeitlichen und lokalen Gegebenheiten, eine große Bandbreite (Anteile pflanzlicher Nahrung 0–90 %, Anteile tierischer Nahrung 10–100 %) auf. Zudem kann die tatsächliche Ernährungsweise der Altsteinzeit nur ansatzweise rekonstruiert werden. Neben der „steinzeitlichen" Lebensmittelauswahl dürfte die Bevorzugung gering verarbeiteter Lebensmittel als entscheidender Faktor für die in Studien teilweise beobachteten gesundheitlichen Effekte, vor allem in Bezug auf Stoffwechselerkrankungen, verantwortlich sein.

14.6.3 Bewertung

Insgesamt ist die moderne Paleo-Ernährung als Dauerkost geeignet; sie ist proteinreich, mit geringen bis moderaten Kohlenhydratanteilen, und weist eine hohe Nährstoffdichte für die meisten Mikronährstoffe auf. Kritisch könnte aufgrund des Meidens von Milchprodukten die Kalziumversorgung sein. Interventionsstudien zeigen, dass die Paleo-Ernährung für Patienten mit metabolischem Syndrom eine mögliche diätetische Option darstellt.

14.7 Vitalstoffreiche Vollwertkost nach Bruker

14.7.1 Einleitung

Die Vollwertkost nach Max Otto Bruker (1909–2001) lehnt sich eng an die Lehren von Werner Kollath (1892–1970) an. Unterschieden wird zwischen Lebensmitteln (naturbelassen oder nur mechanisch und/oder fermentativ verändert), die zur Erhaltung der Gesundheit unerlässlich sind, und „toten" Nahrungsmitteln (erhitzt, konserviert oder anderweitig behandelt), die zur Gesunderhaltung nicht ausreichen. Den „biologischen Wert" der Lebensmittel bestimmen die Vitalstoffe (Vitamine, Mineralstoffe, Ballaststoffe, Enzyme, ungesättigte Fettsäuren und natürlicherweise in den Lebensmitteln vorkommende Aromastoffe). Auszugsmehle, „Fabrikzucker" und „Fabrikfette" verursachen die ernährungsbedingten Zivilisationskrankheiten. „Fabrikzucker" gelten als Vitamin-B_1-Räuber.

14.7.2 Lebensmittelauswahl

- **Reichlich verzehren:** Vollgetreide und Frischkost (Gemüse und Obst); einmal pro Tag Frischkornbrei aus drei Esslöffeln unerhitztem, keimfähigem Vollgetreide (oder Getreidekeimlinge), frischem Obst, Sahne, Nüssen und Zitronensaft
- **Wenig konsumieren:** naturbelassene Öle und Fette, tierisches Protein (Fleisch,

Wurst, Fisch, Eier, Rohmilch und Rohmilchprodukte)
- **Möglichst meiden:** isolierte Zucker, Auszugsmehle, raffinierte Fette (inkl. Margarine), andere stark verarbeitete Lebensmittel (z. B. Konserven); teilweise auch Säfte, gekochtes Obst und Trockenfrüchte

Mindestens ein Drittel der täglichen Nahrung sollte in Form von unerhitzter Frischkost verzehrt werden. Eine vollwertige Ernährung sorge für eine ausreichende Versorgung mit allen lebensnotwendigen Vitaminen, einschließlich Vitamin B_{12}. Auch bei vollwertiger veganer Ernährung wird keine Notwendigkeit einer Vitamin-B_{12}-Supplementierung gesehen. Eine Verwendung von Jodsalz wird ebenfalls abgelehnt.

Säuglinge, die nicht gestillt werden können, erhalten nach Bruker eine Frischkornmilch aus gemahlenem Vollkorngetreide (Weizen bzw. Gerste, Hafer, Naturreis oder eine Mischung verschiedener Getreidearten), das mit Leitungswasser 5–8 h eingeweicht wird. Nach Zugabe von Rohmilch und gegebenenfalls Honig wird sie auf Trinktemperatur erwärmt; bei schlechter Verträglichkeit kann auf eine Mandelmilch umgestellt werden. Diese Art der Säuglingsernährung kann das Nährstoffprofil der Muttermilch jedoch nicht ersetzen und ist daher abzulehnen.

14.7.3 Bewertung

Die Begründungen Brukers für seine Ernährungsempfehlungen sind teilweise umstritten und es fehlen teilweise wissenschaftliche Grundlagen. So kann Krebs nicht durch die Vollwertkost geheilt werden und Zucker ist kein „Vitamin-B_1-Räuber". Die Empfehlungen für die Säuglingsernährung sind gesundheitlich bedenklich. Abgesehen davon ermöglichen die Empfehlungen zur Lebensmittelauswahl eine weitgehend bedarfsgerechte Dauerkost, wobei die Jodzufuhr aufgrund der Ablehnung von Jodsalz eher marginal sein dürfte. Als in der Praxis lakto-vegetabile Ernährungsweise hängt die ausreichende Versorgung mit Vitamin B$_{12}$ von der verzehrten Menge an Milchprodukten und Eiern ab.

14.8 Schlussbemerkungen

Im 20. Jahrhundert entstanden noch weitere Pflanzen-betonte Ernährungsformen, die teilweise auf eine gewisse Anhängerschaft verweisen können oder konnten. Erwähnenswert ist unter anderem die rohkostreiche, lakto-vegetabile *Waerland-Kost*, die durch das sogenannte Kruska bekannt ist, ein Brei aus verschiedenen geschroteten und gequollenen Getreiden. Die *Hay'sche Trennkost* als pflanzenbasierte vollwertige Mischkost nimmt eine weitgehende Trennung von protein- und kohlenhydratreichen Lebensmitteln innerhalb einer Mahlzeit vor und strebt ein Gleichgewicht im Säure-Basen-Haushalt an (empfohlen werden 75 % basenbildende und 25 % säurebildende Lebensmittel). Die rohkoststreiche, überwiegend pflanzliche *Evers-Diät* konnte laut ihrem Begründer Joseph Evers Erfolge bei der Behandlung von Patienten mit multipler Sklerose vorweisen (allerdings liegen keine wissenschaftlichen Belege dafür vor). Die *Schnitzer-Kost* legt Wert auf natürliche, „lebendige" Nahrung und stellt sich im Idealfall als vegane Rohkost-Ernährung dar. Einzelheiten dieser Ernährungsweisen können dem Standardwerk von Keller et al. (2024) zum Thema Pflanzen-betonte Ernährungsformen entnommen werden.

14.9 Zusammenfassung

Gegenüber Pflanzen-betonten Ernährungsformen bestehen immer noch erhebliche Vorurteile. Diese beruhen unter anderem

darauf, dass Außenstehende die meist ganzheitlichen Konzepte nicht nachvollziehen können. Abgesehen von den sehr strengen oder einseitigen Ernährungsweisen führen Pflanzen-betonte Ernährungsformen, wenn sie richtig praktiziert werden und auf die Zufuhr kritischer Nährstoffe geachtet wird, nicht zu Mangelzuständen. Menschen, die sich für eine Pflanzen-betonte Ernährungsformen entscheiden, haben sich zumeist gründlich mit Ernährungsfragen befasst. Pflanzen-betonte Ernährungsformen sind in vielen Fällen besser geeignet, um ernährungsmitbedingten Krankheiten vorzubeugen als die übliche Durchschnittskost, und haben sich in der Therapie verschiedener Erkrankungen als hilfreich erwiesen. Außerdem können sie zu einer naturverbundenen und nachhaltigen Lebensweise beitragen.

Weiterführende Literatur

Acuff S (2004) Das makrobiotische Gesundheitsbuch, 9. Aufl. Goldmann, München

Alm JS, Swartz J, Lilja G et al (1999) Atopy in children of families with an anthroposophic lifestyle. Lancet 353(9163):1485–1488

Alm JS, Swartz J, Björkstén B, Engstrand L et al (2002) An anthroposophic lifestyle and intestinal microflora in infancy. Pediatr Allergy Immunol 13:402–411

Bruker MO (1966) Die Fettsucht – eine Vitalstoffmangelkrankheit. Der Naturarzt 88:413–416

Bruker MO (2021) Unsere Nahrung – unser Schicksal, 52. Aufl. emu-Verlag, Lahnstein

Dagnelie PC, van Staveren WA (1994) Macrobiotic nutrition and child health: results of a population-based, mixed-longitudinal study in The Netherlands. Am J Clin Nutr 59(Suppl):1178S–1196S

Deng Z (2009) TCM diet therapy for bronchial asthma. J Tradit Chin Med 29:209–210

DeVries A (1952) Primitive man and his food. Chandler Book Company, London

Eaton SB, Konner M (1985) Paleolithic nutrition. A consideration of its nature and current implications. N Engl J Med 312:283–289

Engelhardt U, Hempen CH (2006) Chinesische Diätetik. Grundlagen und praktische Anwendung, 3. Aufl. Urban und Fischer, München

Gordon A, Buch Z, Baute V, Coeytaux R (2019) Use of Ayurveda in the treatment of type 2 diabetes mellitus. Glob Adv Health Med 8:216495611 9861094

Gupta A, Agarwal NK, Byadgi PS (2014) Clinical assessment of dietary interventions and lifestyle modifications in Madhumeha (type-2 diabetes mellitus). Ayu 35(4):391–397

Gupta SN, Stapelfeldt E (2019) Ayurveda-Medizin, 3. Aufl. Thieme, Stuttgart

Gutjahr I, Jung M (Hrsg) (2014) Vegan, vegetarisch, vollwertig? Zur aktuellen Debatte. emu Verlag, Lahnstein

Kastner J (2003) Propädeutik der chinesischen Diätetik, 2. Aufl. Hippokrates, Stuttgart

Keller M, Hahn A, Leitzmann C (2024) Alternative Ernährungsformen. Ulmer, Stuttgart

Kessler CS, Pinders L, Michalsen A, Cramer H (2015) Ayurvedic interventions for osteoarthritis: a systematic review and meta-analysis. Rheumatol Int 35(2):211–232

Kessler CS, Eisenmann C, Oberzaucher F et al (2017) Ayurvedic versus conventional dietary and lifestyle counseling for mothers with burnout-syndrome: a randomized controlled pilot study including a qualitative evaluation. Complement Ther Med 34:57–65

Kollath W (2013) Die Ordnung unserer Nahrung, 17. Aufl. Haug, Stuttgart

Kühne P (1993) Ernährungssprechstunde. Grundlagen einer gesunden Ernährung. Urachhaus, Stuttgart

Kühne P (2014) Anthroposophische Ernährung II. Mineralstoffe und Spurenelemente. Arbeitskreis für Ernährungsforschung, Bad Vilbel

Kühne P (2022) Anthroposophische Ernährung. Lebensmittel und Qualität, 3. Aufl. Arbeitskreis für Ernährungsforschung, Bad Vilbel

Kushi M, Kushi A (2006) Das große Buch der makrobiotischen Ernährung und Lebensweise, 6. Aufl. Ost-West-Verlag, Völklingen

Lad V (2020) Lehrbuch des Ayurveda. Die Grundprinzipien, Bd 1, 4. Aufl. Narayana, Kandern

Lerman RH (2010) The macrobiotic diet in chronic disease. Nutr Clin Pract 25:621–626

Manohar R, Kessler CS (2016) Ayurveda's contributions to vegetarian nutrition in medicine. Forsch Komplementmed 23(2):89–94

Ohsawa G (2004) Lebensführer Makrobiotik-Handbuch, 3. Aufl. Mahajiva, Holthausen

Osterdahl M, Kocturk T, Koochek A, Wandell PE (2008) Effects of a short-term intervention with a paleolithic diet in healthy volunteers. Eur J Clin Nutr 62:682–685

Pitt CE (2016) Cutting through the Paleo hype: the evidence for the Palaeolithic diet. Aust Fam Physician 45(1):35–38

Renzenbrink U (1988) Ernährungskunde aus anthroposophischer Erkenntnis, 3. Aufl. Geering, Dornach

Rosenhauer von Löwensprung S (2012) Erfolgsrezept Anthroposophische Medizin. Deutsche Heilpraktiker Zeitschrift 7(1):18–21

Schiele K (2007a) Traditionelle Chinesische Ernährung. Teil 1: Hintergründe und Prinzipien. Ernähr-Umschau 54(1):4–7

Schiele K (2007b) Traditionelle Chinesische Ernährung. Teil 2: Nahrungsauswahl und ernährungsphysiologische Bewertung. Ernähr-Umschau 54(2):60–63

Schrott E, Schachinger W (Hrsg) (2016) Ayurveda – Grundlagen und Anwendungen, 3. Aufl. Trias, Stuttgart

Semler E (2006) Rohkost: Historische, therapeutische und theoretische Aspekte einer alternativen Ernährungsform [Dissertation]. Universität Gießen, Gießen

Stenius F, Swartz J, Lilja G et al (2011) Lifestyle factors and sensitization in children – the ALADDIN birth cohort. Allergy 66(10):1330–1338

Ströhle A, Hahn A (2006a) Evolutionäre Ernährungswissenschaft und steinzeitliche' Ernährungsempfehlungen – Stein der alimentären Weisheit oder Stein des Anstoßes? Teil 1: Konzept, Begründung und paläoanthropologische Befunde. Ernähr-Umschau 53(1):10–16

Ströhle A, Hahn A (2006b) Evolutionäre Ernährungswissenschaft und ,steinzeitliche' Ernährungsempfehlungen – Stein der alimentären Weisheit oder Stein des Anstoßes? Teil 2: Ethnographische Befunde und ernährungswissenschaftliche Implikationen. Ernähr-Umschau 53(2):52–58

Ströhle A, Hahn A (2015) Essen wie in der Steinzeit – Darwin als ultimativer Ernährungsratgeber Teil 4: Fragen der Evolutionsgenetik und präventivmedizinisches Potenzial der Paläodiät. Schweiz Z Ernährungsmed 2:1–7

Ströhle A, Löser C, Behrendt I, Leitzmann C, Hahn A (2016a) Alternative Ernährungsformen Teil 1: Allgemeine Aspekte und vegetarische Kostformen. Aktuel Ernährungsmed 41:47–65

Ströhle A, Behrendt I, Behrendt P, Hahn A (2016b) Alternative Ernährungsformen Teil 2: Die Paleo-Ernährung – Naturgeschichte trifft moderne Stoffwechselforschung. Aktuel Ernährungsmed 41:120–138

Fasten

Inhaltsverzeichnis

Fasten-Einführung

Andreas Michalsen

Inhaltsverzeichnis

Fasten mit seinen verschiedenen praktischen Formen und Umsetzungen hat seine Ursprünge sowohl in religiösen und kulturspezifischen Traditionen als auch in der globalen traditionellen Medizin. Als medizinische Methode kann Fasten sowohl der Ernährungsmedizin als auch der Naturheilkunde und der integrativen Medizin zugeordnet werden. In seiner medizinischen Entwicklung ist das Fasten ein herausragendes Beispiel für eine Translation aus der medizinischen Empirie und Tradition in die moderne Wissenschaft und evidenzbasierte Medizin.

15.1   Geschichte des Fastens

Medizinhistorisch finden sich konsistent Verweise auf den Einsatz des Fastens als Therapie in der antiken griechischen und römischen Medizin, aber auch der traditionell indischen und arabischen Medizin. Ab dem 19. Jahrhundert waren für die Verbreitung und zunehmende Popularität des Fastens diverse Ärztepersönlichkeiten prägend, die auf empirischem Fundament Fastentechniken entwickelten und diese mit großem Erfolg in der Praxis einsetzten. Bekannte Fastenärzte im deutschsprachigen Raum waren Riedlin, Buchinger, Mayr, Lahmann und Schroth. Etwa in den 1980er-Jahren des letzten Jahrhunderts gewann das Fasten zunehmend die Aufmerksamkeit von renommierten experimentellen Wissenschaftlern. Dies stand in Zusammenhang mit den sich stark entwickelnden Forschungsgebiet der Altersmedizin und Langlebigkeits-(„Longevity")Forschung. Hierbei zeigte sich, dass kalorische Restriktion, entweder in Form von dauerhafter Nahrungsreduktion oder mittels periodischer bzw. intermittierender Fastentechniken, die wirkstärkste Intervention in der Biologie darstellt, um die wesentlichen Signalwege und Mechanismen für Inflammation, Zellalterung chronische Erkrankungen günstig zu beeinflussen.

15.2   Fasten in der Gegenwart

Auf der anderen Seite ist die medizinische Versorgung der letzten Jahrzehnte immer mehr davon geprägt, dass chronische und altersassoziierte Erkrankungen die häufigsten Behandlungsanlässe bilden und Fehl- und Überernährung diese Erkrankungen maßgeblich mitverursacht oder zumindest negativ beeinflusst. Dazu zählen vor allem kardiovaskuläre Erkrankungen, chronische entzündliche Erkrankungen wie rheumatoide Arthritis oder chronische Darmentzündungen, Diabetes mellitus Typ 2, Fettleber, degenerative neurologische Erkrankungen sowie einige Krebserkrankungen (u. a. kolorektale Tumoren, Prostatakarzinom, Mammakarzinom) (Di Francesco et al. 2018). Konsekutiv wurde in der experimentellen Forschung der letzten Jahre nachgewiesen, dass kalorische Restriktion oder Fastenperioden und Protokolle diesen Erkrankungen vorbeugen können, bzw. bei bereits manifester Erkrankung diese bessern kann (Longo und Mattson 2014; Longo et al. 2021). Darüber hinaus gilt kalorische Restriktion als die biologisch wirksamste Methode biologisches Altern zu verzögern. In der Praxis ist eine kalorische Restriktion jedoch für die meisten Menschen schwer umsetzbar, dementsprechend ist die Compliance eingeschränkt. Demgegenüber gelten verschiedene Formen des Fastens inzwischen als die leichter und alltagsnah umsetzbaren Formen der kalorischen Restriktion.

15.3   Formen des Fastens

Mittels einer internationalen Consensus Konferenz wurden inzwischen die verschiedenen bestehenden Formen des Fastens definiert und klassifiziert (Koppold et al. 2024). Grundsätzlich werden dabei das prolongierte längere Fasten im deutschsprachigen Raum als Heilfasten bezeichnet, vom intermittierenden Fasten, auch als Intervallfasten bezeichnet, unterschieden.

Für das Intervallfasten belegen neuere Metaanalysen zur häufigsten angewandten Form, dem Time-restricted eating (z. B. 16:8) eine moderate Wirkung auf das Gewicht bei bestehendem Übergewicht (3–5 % Gewichtsabnahme in drei Monaten), eine moderate Blutdrucksenkung, Verbesserung der diabetischen Stoffwechsellage sowie günstige Wirkungen auf die Schlafqualität (Sun et al. 2024).

In den folgenden Kapiteln folgt eine Fokussierung auf die prolongierten Fastenformen, das Heilfasten und die fastingmimicking diet, da diese vor allem klinisch relevante Effekte erwirken.

Bekannte traditionelle Formen des Heilfastens sind das Saftfasten nach Buchinger, das Fasten nach F. X. Mayr sowie das Schleimfasten. Die Ärztegesellschaft für Heilfasten und Ernährung (ÄGHE) hat im Jahr 2013 in einem Konsensusverfahren das am häufigsten eingesetzte mehrtägige (Heil)Fasten nach Buchinger wie folgt definiert: „Das Fasten ist der freiwillige Verzicht auf feste Nahrung und Genussmittel für begrenzte Zeit. Bei richtig durchgeführtem Fasten besteht gute Leistungsfähigkeit ohne Hungergefühl" (Wilhelmi de Toledo et al. 2013). Beim F.-X.-Mayr-Fasten, in der Vergangenheit auch Milch-Semmel-Diät genannt, ist der Verzicht auf feste Nahrung nicht durchgängig: ein tägliches, ausführliches Kautraining mit trockenem Brot soll helfen, längeres Kauen und Achtsamkeit zu verbessern. Bei diesen klassischen Fastenformen wird bewusst keine Nulldiät durchgeführt um Muskelabbau zu vermeiden, die tägliche Energiezufuhr liegt zwischen 200–400 kcal.

Eine jüngere Form des prolongierten Fastens ist die fasting-mimicking diet (FMD), im deutschsprachigen Raum als Scheinfasten bezeichnet. Unter den führenden Experimentalwissenschaftlern im Bereich Fasten und kalorische Restriktion war es der aus Italien stammende US-Wissenschaftler Valter Longo, der systematisch die ernährungsphysiologischen Details des Fastens untersuchte. In seinen Experimenten modellierte er nicht nur die Kalorienzahl, sondern differenzierte auch zwischen der Reduktion der Aufnahme von Kohlenhydraten und Zucker, Proteinen und Fetten und der Fastenphysiologie. In konsekutiven Studien arbeitete er heraus, dass ein relevanter Teil der günstigen Fastenwirkungen auf der Reduktion bzw. dem Weglassen von Proteinen und Zuckern beruht. Bei den Proteinen waren es insbesondere die in Fleisch, Eiern und Milch enthaltene Aminosäure Methionin und die verzweigtkettigen Aminosäuren, die bei reduzierter Zufuhr entzündungshemmend und, über die mTor Reduktion, zellprotektiv und lebensverlängernd wirkten und zelluläre Reparaturvorgänge begünstigten (Longo und Anderson 2022). Darauf aufbauend entwickelte Longo die FMD, die mehr Kalorien als die klassischen europäischen Fastenmethoden erlaubte, dabei aber vegan und zuckerarm formuliert wurde. Durch die spezifische Zusammensetzung konnte er auch bei einer höheren täglichen Kalorienzufuhr von 600 und 800 Kalorien einen Großteil der Effekte des Heilfastens erwirken (Wei et al. 2017). Auf der anderen Seite war die FMD einfacher in der Umsetzung und Akzeptanz und erlaubte den Verzicht auf eine engmaschige ärztliche Betreuung sowie darmreinigende Maßnahmen. Ein weiterer Unterschied lag in der zeitlichen Abfolge von Fastenphasen. Bei den klassischen Fastenmethoden wird meist empfohlen einmal jährlich sieben bis 14 Tage zu fasten. Die FMD sieht fünftägige Fastenzyklen vor, die je nach Indikation und Stoffwechselausgangslage mehrmals jährlich oder auch monatlich wiederholt werden. Beim Einsatz in der Onkologie werden die FMD-Phasen auf zwei bis drei Tage verkürzt.

Bezüglich der zugrunde liegenden Wirkmechanismen und klinischen Indikationen sind Heilfasten und Scheinfasten im Wesentlichen vergleichbar. Das Heilfasten erzielt vermutlich noch etwas stärkere Effekte auf die Darmschleimhaut, die Produktion von Ketonkörpern sowie die mentale Umstimmung. Auf der anderen Seite ist das Scheinfasten im Alltag leichter durchführbar.

15.4 Wirkmechanismen des Fastens

Die Wirkmechanismen des Heilfastens und der FMD sind durch umfangreiche Forschung weitgehend aufgeklärt. Grundsätzlich ist es naheliegend, dass der menschliche Körper in seiner evolutionären Entwicklung auf Phasen des Fastens bzw. Hungerns gut vorbereitet ist und diese physiologisch bewältigen kann. Abwechselnde Phasen des kurzzeitigen Nahrungsüberangebotes und des Hungerns waren vermutlich der Regelfall im Leben des Frühmenschen. Entsprechend haben sich die genetische Ausstattung und der Körpermetabolismus gut darauf eingestellt. Im Gegensatz dazu ist anzunehmen, dass die derzeit häufig praktizierte dauerhafte und reichliche Nahrungszufuhr eher physiologisch herausfordernd ist und den Körper in mannigfaltigen Stoffwechselvorgängen überfordert.

Die Adaptation an Hunger- bzw. Fastenphasen ist somit ein biologisches Grundprinzip, die zugrunde liegenden Mechanismen sind evolutionär konserviert. Sie treten bei allen Spezies auf, von der Hefezelle, Fruchtfliege über Würmer bis hin zu Nagern, Vögeln und Säugetieren. Experimentell ließ sich immer weiter darstellen, dass bei temporärem Nahrungsmangel eine präzise orchestrierte Kaskade von molekularen, zellulären und organbezogenen Umsteuerungen in Gang gesetzt wird. Das Grundprinzip ist, dass der Körper durch den Abbau von Fettreserven seinen energetischen Bedarf deckt. Essenziell ist der sogenannte metabolic switch vom Glukosestoffwechsel zum Ketonkörperstoffwechsel. Dieser beinhaltet zuerst das Leeren der Gly-cogenspeicher der Leber und Muskeln, gefolgt vom Übergang zur Lipolyse. Eine minimale Gluconeogenese findet statt, insbesondere um Erythrozyten zu versorgen, die restlichen Gewebe stellen auf den Verbrauch von Ketonkörpern um. Spätestens am zweiten Fastentag kommt es zu einem deutlichen Anstieg der Ketonkörperbildung, da vor allem das Gehirn und die Muskeln auf diesen Ersatzbrennstoff angewiesen sind. Klinisch ist die Ketose am säuerlichen Atem durch den Ketonkörper Aceton bemerkbar.

Die Einleitung des metabolic switch erfolgt über Signalwege, die vor allem mit Sensing und Steuerung der Nährstoffaufnahme und Verdauung zusammenhängen. Im Vordergrund stehen Insulin und Insulin growth factor-1 (IGF-1), die stark auf Zucker und Protein reagieren, AMPK, das durch Zucker, und mTor, das durch Proteinaufnahme induziert wird. Fasten in seinen unterschiedlichen Formen führt dann zu einer metabolisch günstigen Absenkung von Insulin, IGf-1 und mTor sowie Anhebung von AMPK. Physiologisch resultiert eine Verbesserung der Insulinsensitivität, Abbau von Viszeralfett, Entzündungshemmung, Bildung neuer Stammzellen und – über die Zwischenstufe der Produktion von sogenannten Sirtuinen – eine gesteigerte DNA-Reparatur sowie Zellreinigung über die Autophagie (Di Francesco et al. 2018; Michalsen und Li 2013) .

Die Autophagie, ein Prozess, für dessen Beschreibung 2016 der Nobelpreis verliehen wurde, bezeichnet die Fähigkeit von Zellen, funktionsunfähige und gealterte Zellorganellen und Proteine enzymatisch zu degradieren und hiermit sowohl eine Zellreinigung als auch eine Energiegewinnung zu erzielen. Hierbei werden die abzubauenden Zellbestandteile von einer Doppelmembran umschlossen, anschließend lysosomal zersetzt und die Fragmente der Neuverwertung zugeführt. Die aus dem Abbau freigesetzte Energie nutzt die Zelle während der Fastenperiode. Nach derzeitigem Kenntnisstand ist Fasten der stärkste physiologische Autophagie-Induktor, gefolgt von Sport, ausreichend Schlaf sowie einzelnen Nährstoffen (z. B. Spermidin). Zusammenfassend wirkt Fasten vor allem auf die Achsen der kardiovaskulären und metabolischen Protektion, der Antiinflammation sowie der Zellreinigung und Regeneration ein.

Im Folgenden werden Praxis, Wirkmechanismen und Indikationsgebiete des Fastens in drei Beiträgen zusammengefasst. Den Beginn macht der Beitrag von Hellmut Lützner. Lützner war einer der Pioniere der Fastenmedizin in Deutschland und hat sowohl das klinische als auch ambulante Fasten stark geprägt. Der Beitrag wurde bis auf wenige Korrekturen im Wesentlichen unverändert aus der vorherigen Auflage übernommen. Er ist als Dokumentation einer äußerst umfangreichen ärztlichen Erfahrung für die Praxis unverändert wertvoll, aber in einem medizinhistorischen Kontext auch als Ausdruck des Geistes der frühen Phase der modernen Fastenmedizin zu sehen.

Es folgt darauf die Darstellung der einzelnen Indikationsgebiete des Fastens und deren Evidenzgrundlage durch Koppold, Hanslian, Lischka und Lischka. Darüber hinaus werden dort wesentliche praktisch- klinische Aspekte des Fastens ausgeführt. Schließlich geht Bracht auf das Intervallfasten ein.

15.5 Psychische Wirkung des Fastens

Nicht unerwähnt bleiben sollte, dass Fasten nicht nur auf körperlicher Ebene starke Wirkungen bewirkt. Nicht zuletzt sind auch Verhaltensänderungen durch die Fastenerfahrung und psychische Faktoren wesentlich für den nachhaltigen Erfolg des Fastens

in seiner klinischen Anwendung. Nach einer Umstellungsphase von 24 bis 48 h führt Fasten meist zu einer Stimmungsverbesserung und gesteigerten Wachheit bis hin zur „Fasteneuphorie". Neurobiologisch sind eine vermehrte zentrale Serotoninverfügbarkeit sowie eine Ausschüttung von Endorphinen und Endocannabinoiden beschrieben (Fond et al. 2013). In einer evolutionären Sichtweise ist es plausibel, dass die Chancen erfolgreicher Futtersuche bei Nahrungsmangel durch eine mentale und emotionale Aktivierung gesteigert werden kann. Die Erfahrung von Selbstwirksamkeit und Selbstgenügsamkeit, die im Fasten häufig erlebt wird, ist wesentlich im subjektiven Erleben vieler Fastender. Die Sensibilisierung von Geschmacks- und Geruchssinn, die Durchbrechung von ungesunden Ernährungsgewohnheiten sowie die Verbesserung der Stimmung hinterlassen oftmals einen nachhaltigen Eindruck und unterstützen eine nachfolgende Lebensstilmodifikation hin zu einem gesünderen Verhalten.

Die nächsten Jahre werden weitere relevante Forschungsergebnisse zum Fasten bereithalten und so einer weiteren differenzierte Anwendung und Implementierung des Fastens in die medizinische Versorgung den Weg bereiten.

Literatur

Di Francesco A et al (2018) A time to fast. Science 362(6416):770–775

Fond G et al (2013) Fasting in mood disorders: neurobiology and effectiveness. A review of the literature. Psychiatry Res 209(3):253–258

Koppold DA, Breinlinger C, Hanslian E et al (2024 Aug 6) International consensus on fasting terminology. Cell Metab 36(8):1779–1794

Longo VD, Anderson RM (2022) Nutrition, longevity and disease: from molecular mechanisms to interventions. Cell 185(9):1455–1470

Longo VD, Mattson MP (2014) Fasting: molecular mechanisms and clinical applications. Cell Metab 19(2):181–192

Longo VD et al (2021 Jan) Intermittent and periodic fasting, longevity and disease. Nat Aging 1(1):47–59

Michalsen A, Li C (2013) Fasting therapy for treating and preventing disease – current state of evidence. Forsch Komplementmed 20(6):444–453

Sun ML, Yao W, Wang XY et al (2024) Intermittent fasting and health outcomes: an umbrella review of systematic reviews and meta-analyses of ran-domised controlled trials. EClinicalMedicine 70:102519

de Toledo W et al (2013) Fasting therapy – an expert panel update of the 2002 consensus guidelines. Forsch Komplementmed 20(6):434–443

Wei M et al (2017) Fasting-mimicking diet and markers/risk factors for aging, diabetes, cancer, and cardiovascular disease. Sci Transl Med 9(377):eaai8700

15

Fasten als Erlebnis, medizinische Prävention und Therapie – Grundlagen und Methodik

Hellmut Lützner

Inhaltsverzeichnis

Hellmut Lützner ist vor der Überarbeitung dieses Werkes verstorben. In Anerkennung und Ehrung seiner Verdienste um das Fasten ist dieses Kapitel nahezu unverändert aus der 2. Auflage übernommen.

Einführung

Überleben aus gespeicherter Nahrung ist ein physiologisches Grundprinzip, das überall in der Natur anzutreffen ist. Der Mensch setzt diese Fähigkeit zum Fasten aus verschiedenen Gründen freiwillig ein; es entwickelten sich Fastenkulturen. So wird Fasten seit alters her auch therapeutisch genutzt. Inwiefern sich das Fasten vom Hungern unterscheidet und welche Erfahrungen mit der prophylaktischen und therapeutischen Anwendung bis heute gesammelt wurden, wird in diesem Kapitel dargestellt.

In diesem Beitrag lesen Sie über
- die geschichtlichen Wurzeln des Fastens,
- den derzeitigen Stellenwert des Fastens in Prävention und Therapie,
- die Form, wie Fasten als Heilmittel bei chronischen und akuten Erkrankungen eingesetzt werden kann,
- die zu beachtenden absoluten und relativen Kontraindikationen.

16.1 Einleitung

Essen und Nichtessen, Ernährung von außen und „von innen", Nahrungsaufnahme und Leben aus gespeicherter Nahrung müssen als eine Einheit gesehen werden, die sich im rhythmischen Wechsel vollzieht wie der Wechsel zwischen Tag und Nacht. Jeder gesunde Mensch verfügt über die Fähigkeit, einige Tage ohne Nahrungszufuhr zu leben, ohne Hunger zu haben oder schwach zu werden. Diese Fähigkeit allerdings muss von jedem entdeckt, erworben werden, denn sie ist zwar genetisch angelegt, aber beim heutigen Menschen nur noch latent vorhanden. Die Erfahrung des Fastens führt zu einem Erleben, das nicht identisch mit Hungern ist, sondern mit Sattsein durch Versorgung aus körpereigenen Nahrungsdepots. Diese Erfahrung schließt in der Regel Leistungsfähigkeit und Wohlbefinden ein.

Somit kann das Erlebnis des Fastens überzeugend sein und zur Wiederholung ermutigen. Dieses Wissen fügt sich in den eigenen Erfahrungsschatz ein. Rational ist es nur bedingt vermittelbar. Dennoch ist es notwendig, den Begriff „Fasten" eindeutig zu definieren und Bedingungen aufzuzeigen, unter denen es erfolgreich durchgeführt werden kann.

Definition des Fastens

Diesem Beitrag liegt die von der *Ärztegesellschaft Heilfasten und Ernährung* entwickelte Definition des Fastens zugrunde, die die folgenden vier Aspekte umfasst:
- Vollständiger Verzicht auf Nahrung und Genussmittel für begrenzte Zeit (fünf Tage bis fünf Wochen), anschließend gestufter Kostaufbau (Lützner 2001)
- Reichliche Flüssigkeitszufuhr
- Sorge für regelmäßige Darmentleerung
- Ausreichend Bewegung im Wechsel mit Ruhe

16.2 Geschichtlicher Überblick und Stellung des Fastens heute

Die Fähigkeit, aus gespeicherter Nahrung zu leben, ist eine physiologische Grundbedingung für das Überleben von Tier und Mensch. Ganze Populationen überleben Zeiten extremer Nahrungsknappheit, indem sie auf die Körperspeicher für Energie- und Nährstoffe zurückgreifen.

Im Unterschied zu diesem erzwungenen Hungern kennt der Mensch das freiwillige Fasten. „Es ist so alt wie die Völker der Erde […] und so finden wir auch immer die zwei Formen des Fastens: das Heilfasten und das kultische oder religiöse Fasten" (Buchinger 2005, S. 13). Beide Formen gehen ineinander

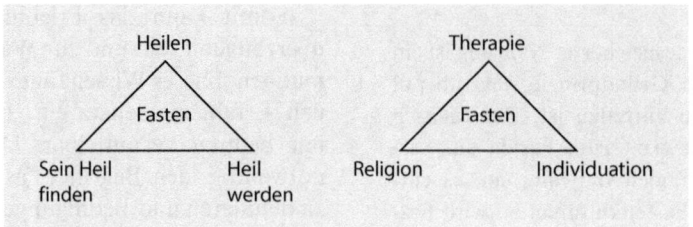

⬢ Abb. 16.1   Dimensionen des Fastens

über, weil ärztliche und priesterliche Vollmachten in einer Hand lagen.

Die großen Religionsstifter und Gesetzgeber wie Moses, die ägyptischen Pharaonen, Buddha, Christus und Mohammed fasteten bis zu 40 Tage, bevor sie Grundgesetze des Lebens verkündeten. Anhand der Religionsgeschichte des Judentums, des Islam und der Christenheit von der Urkirche über die „alten Kirchenväter" bis ins Mittelalter lässt sich die Mehrdimensionalität des Fastens über Jahrhunderte hinweg verfolgen (Buchinger 1935). Sie soll durch zwei Darstellungen skizziert werden, (⬢ Abb. 16.1).

Im Alten Testament wird eine soziale Dimension des Fastens genannt, die vom heiligen Augustinus wiederholt wird: „Fasten, Beten und Almosen geben" (Matthäus 6), das bedeutet: Besinnung auf sich und den religiösen Urgrund, dann die Hinwendung zum Anderen, den Bedürftigen.

Die Wurzeln religiösen oder kultischen Fastens sind auch heute noch lebendig, wenn auch in abgeschwächter Form: als „Fastenzeit" vor Ostern (katholische Kirche) und als „sieben Wochen ohne" (evangelische Kirche). Als partieller Konsumverzicht gelten das „Fasten" am Freitag mit einem Verzicht auf Fleisch, der wöchentliche Fastentag in der jüdischen Kultur sowie der Ramadan des Islam. Bei Letzterem gilt über 40 Tage strenger Verzicht auf Nahrung und Flüssigkeit am Tage; nach Einsetzen der Dunkelheit wird in sehr unterschiedlichem Ausmaß gegessen und getrunken. Strenges Fasten wird in christlichen Klöstern praktiziert, und in kirchlichen Bildungseinrichtungen werden in zunehmendem Maße Fastenwochen nach unserer Definition angeboten.

Darüber hinaus kennen wir das politisch motivierte Fasten. Gandhi setzte es zur Befreiung Indiens von der englischen Kolonialmacht als Druckmittel ein, baskische und kurdische Gruppen zur Durchsetzung ethnischer Ziele.

16.2.1 Die medizinischen Wurzeln des Fastens

Hippokrates (um 460–370 v. Chr.) und Galenus (um 129–216 n. Chr.) beschrieben Fasten als heilwirksam. In den folgenden Jahrhunderten sind bis zum 16. Jahrhundert Informationen von Ärzten über das Fasten kaum zu finden – es scheint als Heilmittel vergessen zu sein. Im 17. und 18. Jahrhundert gibt es diätische Strategien, die auch ein Fasten enthalten. Erst im 19. Jahrhundert beginnt die Renaissance des medizinischen Fastens mit Wunderlich in Leipzig (1848), Tanner in den USA mit seinem Selbstversuch eines 40-Tage-Fastens (1880), der wissenschaftlich begleitet wurde, und mit Dewey (1885), der als erster Fastenarzt in den USA gelten kann, und sicher auch mit dem Laien Schroth (1829) in Böhmen, dessen „Schroth-Kur" sich heute noch bewährt.

Moeller, Riedlin, Buchinger und andere waren praxisnahe Fastenärzte in der ersten Hälfte unseres Jahrhunderts in Deutschland. Auf sie geht das methodisch ausgereifte Fasten zurück. Moeller in Dresden und Buchinger in Witzenhausen gründeten die ersten Fastensanatorien. Buchinger kann mit seinem Buch *Das Heilfasten* (1. Aufl. 1935) als der Mentor des ganzheitlich verstandenen Fastens gesehen werden; sein Standardwerk ist seitdem bis heute (Reprint, 24. Aufl. 2005) im Buchhandel zu finden – Bekenntnis und Erfahrung eines großen Arztes.

Unabhängig von ihm und zehn Jahre früher wurde Mayr in Böhmen, später auch in Wien, als Diagnostiker und Diätetiker bekannt; für ihn war ein *Teefasten* von sieben bis zehn Tagen der wirksamste Auftakt zur Milch-Semmel-Kur, welche ihn berühmt gemacht hat. In Wien schien dieser zweite Teil eher praktikabel zu sein als das „zu strenge" Fasten; so wurde der wichtige erste Teil, das Teefasten, weggelassen und mit der Zeit vergessen.

Erfahrungsmedizin und wissenschaftliche Erforschung des Phänomens Nahrungslosigkeit gingen getrennte Wege (◘ Abb. 16.2). Ein beispielhafter Dialog zwischen beiden Disziplinen fand durch Grothe und Brauchle 1934 in Dresden statt, wobei das klinische Fasten im Rahmen klassischer Naturheilverfahren kritisch betrachtet wurde. Aus dieser Schule ging Krauß (1909–1992) hervor, der strenge Diätetik und Fasten als Inhalte seiner Professur für Physiotherapie an der Medizinischen Fakultät Charité der Humboldt-Universität

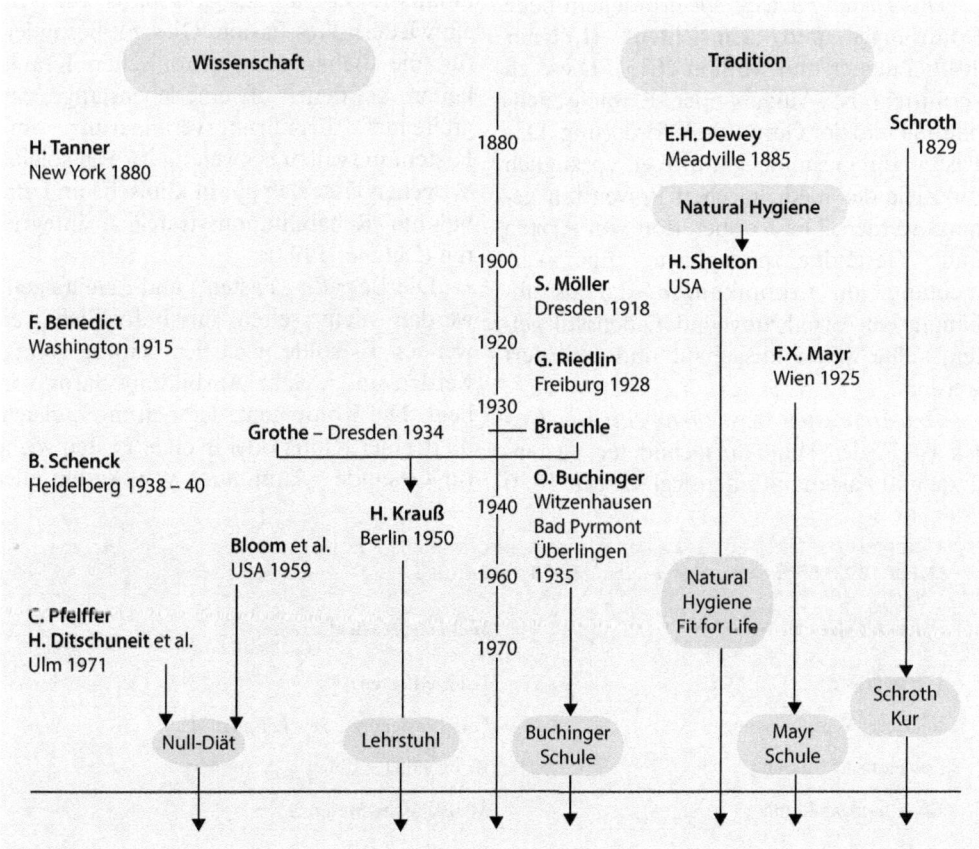

◘ **Abb. 16.2** Geschichte des medizinischen Fastens. Daten: Jahr der Hauptpublikation. (Mod. nach Wilhelmi de Toledo und Klepzig 1994)

in Berlin (1966–1972) auch in die universitäre Medizin einführte.

16.2.2 Die Stellung des Fastens heute

Das selbstständige und freiwillige Fasten Gesunder wurde aus präventiv-gesundheitlichen und/oder religiösen Motiven schon immer durchgeführt. In den letzten 40 Jahren ist es jedoch zu einer beachtlichen Fastenbewegung mit der Tendenz „Gesundheit in Eigenverantwortung" gekommen, die ärztlicherseits nur begrüßt werden kann. Es ist vor diesem Hintergrund ratsam, beim Fasten *zwei Formen* zu unterscheiden (◘ Tab. 16.1).

Das *Fasten für Gesunde* ermöglicht neue Erfahrungen und „Einsichten" (Lützner 2017; Lützner und Million 2015). Diese zu vermitteln ist Aufgabe der Erwachsenenbildung und der Gesundheitsförderung. Das Fasten für Gesunde kann aber vorzüglich für Ziele der medizinischen Prävention genutzt werden. Die Kooperation von Ärzten und Gesundheitspädagogen zur Vermeidung von Erkrankungen, die als abhängig von Ernährung und Lebensstil gelten, sollte weiter ausgebaut und gefördert werden.

Das *Heilfasten* bzw. *therapeutische Fasten* ist in der Hand ausgebildeter Fastenärzte und Fastenärztinnen (vgl. ◘ Tab. 16.4)

eine medizinische Methode zur Behandlung von Krankheiten. Aus den Fastensanatorien und Diätkurheimen „im Lande" sind heute Spezialkliniken für Fasten- und Ernährungstherapie geworden, die meist von Internisten geleitet werden und sowohl moderne diagnostische Möglichkeiten als auch ein breites Spektrum klassischer Naturheilverfahren aufweisen.

Die Fastentherapie gilt als ein in sich abgerundetes Verfahren; dieses fordert andere Kenntnisse als die Ernährungstherapie. Fasten- und Ernährungstherapie aber werden sich dabei immer gegenseitig bedingen. Fasten stellt den idealen Einstieg in eine Ernährungsumstellung dar. Eine vollwertige Ernährung schafft über die Wiederauffüllung der Speicher mit allen Nahrungsinhaltsstoffen die Ausgangsbasis auch für ein wiederholtes Fasten. Dies gilt besonders für die Behandlung chronischer Krankheiten, bei denen oft eine lebenslange, eingreifende Ernährungsveränderung mit Fastenintervallen notwendig ist. Ein solches Vorgehen lässt sich gut in klinische und ambulante Rehabilitationsstrategien integrieren (Lützner 1993).

Die Begriffe „Fasten" und „Heilfasten" werden nicht selten missbräuchlich verwendet. Es sollte nach der Leitung gefragt werden und welche Ausbildung dafür vorliegt. Die Kompetenz der Leitung – gleich, ob in einer Klinik oder in einer Fastenwoche für Gesunde – kann auch von Ärzten oder

16

◘ **Tab. 16.1**   Formen des Fastens und ihre Charakteristika

Fasten für Gesunde	Heilfasten/Fastentherapie
Kurzzeitfasten	Langzeitfasten
In eigener Verantwortung	Unter fastenärztlicher Leitung
Gesundheitsförderung	Krankenbehandlung
Erwachsenenbildung	Medizinische Methode
Zu Hause/in den Ferien	Fastenklinik
Nahezu keine Kosten	Kosten stationärer Behandlung

Erwachsenenpädagogen nur durch ausreichende Selbsterfahrung und eine spezielle Ausbildung (vgl. ◘ Tab. 16.4) erworben werden.

16.2.3 Die Position des Fastens innerhalb der Ernährungstherapie

Diätetik im naturheilkundlichen Sinne ist mehr als „nur Diät". Ihr ganzheitlicher Anspruch gründet sich auf die alte griechische Wurzel ärztlichen Denkens. Es empfiehlt sich, die *diaita* (griechisch: Lebensweise) des Hippokrates dreigestuft zu sehen (◘ Tab. 16.2).

Zu den intensivdiätetischen Maßnahmen zählen:

- *Fasten* als strengste Form einer Diätetik mit den Varianten
- Wasserfasten, „Null-Diät", Teefasten
- Molkefasten
- Saftfasten nach Heun
- Fasten nach Buchinger, die Kombination von Tee, Gemüsebrühe, Saft und Wasser
- Verwandte *strenge* Diätformen
- Rohkost/Frischkost nach Bircher-Benner
- Mayr-Kur, deren erste Stufe ein Teefasten vorsieht, dann Milch-Semmel-Diät
- Schroth-Kur, gekennzeichnet durch Trocken- und Trinktage

Allen Formen gemeinsam ist der Verzicht. Der Nahrungsverzicht bewirkt katabole Stoffwechselvorgänge, also eine Betonung von Abbau und Ausscheidung. Der Umbau von Körpersubstanz wird intensiviert. Alle Methoden fördern die Ausscheidung von Stoffwechselendprodukten – durch eine hohe Trinkmenge, durch Einläufe, Bitter- oder Glaubersalz oder durch Schwitzpackungen. Alle sehen einen stufenweisen Übergang zur Ernährung vor.

Unter „Fasten" wird im Folgenden vorwiegend das *Buchinger-Fasten* verstanden; dies entspricht meiner 40-jährigen Erfahrung in Dresden, Berlin und Überlingen (Lützner 2016) und den Erkenntnissen, die überwiegend in der *Ärztegesellschaft Heilfasten und Ernährung* (▶ Abschn. 16.7, K1) zusammengetragen wurden. Die anderen Fastenformen sind entweder integrale Bestandteile des Buchinger-Fastens oder werden als Varianten bei bestimmten Krankheitsfällen eingesetzt, z. B. die Molke bei Obstipation oder Frischsäfte nach Heun bei der onkologischen Nachsorge. Die strengen Diätformen werden entweder als Alternative zum Fasten oder als Nachfastendiät eingesetzt. Andernorts sind sie jedoch eigenständige Verfahren, z. B. die Mayr-Kur (vorwiegend in Österreich) und die Schroth-Kur (in Oberstaufen/Allgäu). Auf sie wird hier nicht eingegangen, obwohl es viele Gemeinsamkeiten gibt.

◘ **Tab. 16.2** Stufen der hippokratischen *diaita*

Diätetik	Naturheilkundliche Therapieform
diaita – Diätetik im weitesten Sinne	Ordnungstherapie
Diätetik im eigentlichen Sinne	Ernährungstherapie
Intensivdiätetik	Fastentherapie, strenge Diäten

16.2.4 Die Position des Fastens innerhalb der klassischen Naturheilverfahren

Fasten kann als eine naturgemäße Therapie bezeichnet werden, da es mit Mitteln und im Sinne der Natur stattfindet und der Natur des Menschen entspricht. Innerhalb der klassischen Naturheilverfahren kommt dem Fasten eine zentrale Stellung zu. Fasten als künstlichen Eingriff in die Natur des Menschen misszuverstehen hieße, seine physiologische Bedeutung nicht zu kennen. Am häufigsten wird Fasten mit Hungern verwechselt – jeder, der gefastet hat, weiß jedoch, dass diese beiden Begriffe nicht identisch sind.

16.2.5 Ganzheitlichkeit als Bedingung

Es ist immer der ganze Mensch mit seinen körperlich-seelisch-geistigen Bezügen, der vor dem Arzt steht: Der ganzheitliche Anspruch naturheilkundlicher Therapie ist zur Führung von Fastenden Bedingung und gleichzeitig die Garantie für das Gelingen einer eingreifenden Fastentherapie.

Bewegung ist ein unverzichtbares Element in einem naturheilkundlichen Verständnis des Fastenprozesses, das sich von alltäglichen Bewegungen über geführte Wanderungen bis zur Krankengymnastik mit vielen Methoden erstrecken kann (Atem- und Lösungstherapie, Yoga, autogenes Training, Feldenkrais, Körper- und Leistungserfahrung im Gelände). Dabei soll das Interesse an einem geistig-seelischen als auch am körperlichen Erleben geweckt werden. *Massage-*, *Hydro-*, *Kneipp-* und *Klimatherapie* können ebenso wie die *Phytotherapie* vorzüglich mit dem Fasten kombiniert werden.

Die *personotrope Dimension* der Fastentherapie stellt sie auch als ein psychosomatisches Verfahren dar. Fasten kann nicht gegen Widerstand verordnet werden. Der freiwillige Verzicht auf Nahrung, Genussmittel und – soweit vertretbar – auch auf Medikamente mag als herbe Unterbrechung eingefahrener Konsumgewohnheiten gewertet werden. Die Patientenrolle soll noch mehr zugunsten eines partnerschaftlichen Verhältnisses zwischen Arzt und Fastendem verändert werden. Als ärztliche Aufgaben werden Information, Motivation und Führung wichtig (im Sinne der griechischen Sprachwurzel *therapeuein* = dienen, pflegen, führen, leiten, begleiten).

Das *Gespräch*, einzeln oder in der Gruppe, bildet dabei den Mittelpunkt ärztlich-diätetischen Handelns. Ziele sind sowohl ein kräftiger Impuls zur Veränderung des Lebensstils als auch eine Verstärkung des Selbstwertgefühls – beides Faktoren, die zu Hause und am Arbeitsplatz für eine Langzeitdiätetik vonnöten sind. Wohl alle Erfahrenen sind sich einig, dass die ernährungsabhängigen Erkrankungen – z. B. das metabolische Syndrom mit seinen (kostenträchtigen) Spätfolgen – kausal nur durch eine langfristige Veränderung des Lebensstils zu behandeln sind (Lützner 1982a, b; Hauner 1995).

Die *Kooperation* mit nichtärztlichen medizinischen Berufen ist für die Fastenklinik selbstverständlich, nicht jedoch für den Hausarzt, der ambulante Fastengruppen organisieren möchte. Er ist auf Kooperation mit freiberuflich tätigen Fastenleitern, Bewegungstherapeuten und Ernährungsberatern angewiesen.

16.2.6 Fasten und naturwissenschaftlich orientierte Medizin

Die „Null-Diät", ein Wasserfasten („Null Kalorien") mit Substitution von Vitaminen und Mineralien, später auch Protein – wurde in den 1970er-Jahren an der Universität Ulm erforscht und praktiziert (Ditschuneit und Wechsler 1981); sie fand damals weite Verbreitung in der Adipositastherapie in Krankenhäusern. Nach einer gewissen Blüte verlor sie ihre Beliebtheit: Einerseits kam es bei nicht ausreichend weitergebildeten Anwendern zu therapeutischen Fehlern, andererseits fehlte der oben beschriebene ganzheitliche Therapieansatz, wie er für das Fasten notwendig ist. Trotzdem bleibt es das große Verdienst der Ulmer Schule, die wesentlichen Erkenntnisse zu den Grundlagen der Physiologie des totalen Nahrungsverzichts beigetragen zu haben.

Es muss festgestellt werden, dass ein therapeutisches Fasten lediglich im Rahmen der naturheilkundlich bzw. physiotherapeutisch orientierten Kliniken der Berliner Universitäten Eingang in die universitäre Medizin gefunden hat, obwohl die Behandlungserfolge kasuistisch seit Buchinger, also seit gut 80 Jahren, berichtet werden. Auffällig mag in diesem Zusammenhang sein, dass auch die großen wissenschaftlichen Studien nicht in Universitätskliniken durchgeführt wurden, sondern in Kooperation mit ihnen in außerhalb gelegenen Fastenkliniken (Rheumastudien, Linköping, Lindahl und Myrnerts 1978; Lindberg 1979; Sköldstam 1986 sowie Kjeldsen-Krach et al. 1991; Reha-Studie Heidelberg, Beck et al. 1982).

Eine *Fastenklinik* ist nicht nur durch ernährungstherapeutische Spezialisten geprägt, sondern durch ihr naturheilkundlich orientiertes Mitarbeiterteam, eine Küche eigener Art und durch ein Wohnumfeld („Ambiente"), das den speziellen Bedürfnissen des Fastenden gerecht wird. Ihre notwendigen Bedingungen sind genau definiert (Lützner 1993).

16.3 Anwendungsgebiete/Indikationen

Im Folgenden wird ein Überblick über die Anwendungsgebiete des Fastens in Prävention und Rehabilitation gegeben. Im fließenden Übergang zu Letzterer widmet sich das ▶ Kap. 17 der Praxis klinischer Indikationen und ihrer bisherigen Erforschung. Die Auftrennung der Indikationen nach dem Gesundheitszustand des Fastenden lässt erkennen, dass Fasten sehr viele Ansatzpunkte hat.

16.3.1 Fasten für Gesunde

Motivationen zum diesem erstmals 1976 formulierten Konzept des „Fasten für Gesunde" stellen dar:

- Erlebnis des vollständigen Nahrungsverzichts ohne Hunger
- Konfrontation mit den Konsumgebräuchen unserer Zeit
- Impuls zur Veränderung des Lebensstils: Genussmittelverzicht, Lösung aus Gewohnheitsmustern, Ernährungsveränderung, Bewegungsverhalten
- Reinigung des Körpers: Entschlackung, Entgiftung und Gewichtsabnahme
- „Innere Kosmetik", Verlangsamung von Alterungsvorgängen
- Anregung von Kreativität und geistiger Leistung
- Religiöse und meditative Aspekte

Aus der Bewegung „Fasten für Gesunde" entwickelte sich die Erkenntnis, dass hier ein Modell für die eigenverantwortliche Gesundheitsförderung vorliegt, das in gleicher Form als bewusste und gelenkte Prävention übernommen werden kann. Dies geschieht in Zusammenarbeit mit Ärzten, Ökotrophologen, Gesundheitspädagogen und Bildungseinrichtungen. Die meisten Krankenkassen in Deutschland übernehmen einen Anteil der Teilnehmergebühren und fördern damit präventive Maßnahmen, wozu sie auch gesetzlich verpflichtet sind.

„Fasten für Gesunde" findet zunehmend Verbreitung in der Bevölkerung. In Deutschland allein wird es – jährlich! – von schätzungsweise 2–3 Mio. Bürgern und Bürgerinnen als Kurzzeitfasten von fünf bis sieben Tagen durchgeführt. Sie handeln in eigener Verantwortung, angeleitet durch Ratgeber in Buchform oder durch ausgebildete Fastenleiter/innen (▶ Abschn. 16.7, K2). Diese bemühen sich, methodisch richtig durch eine „Fastenwoche für Gesunde" zu führen – am Wohnort oder in den Ferien, nicht selten in Kooperation mit einem diätetisch tätigen Arzt. Dieser muss Fasten in der Kurzform selbst erlebt haben, um indizieren oder führen zu können (▶ Abschn. 16.7, K3). Besonders als Auftakt zu einer Ernährungs- und Verhaltensänderung hat es sich bewährt, wie eine Langzeitstudie an 300 Probanden zeigt (Grohmann 1986).

16.3.2 Prävention und Rehabilitation

Ein deutlich akzentuiertes Aufgabenfeld liegt in Form ärztlich geleiteter Prävention und Rehabilitation vor. Eingesetzt wird Fasten
- zur Prophylaxe von Herz-Kreislauf-Erkrankungen durch Beeinflussung von Risikofaktoren: Adipositas, Hypercholesterinämie/-triglyzeridämie, Hypertonie, Fettleber, Diabetes mellitus Typ 2, Rauchen sowie durch Verbesserung der kardiopulmonalen Leistung,
- im Rahmen von Nachsorge- und Rehabilitationsstrategien,
- bei familiärer Krankheitsbelastung,
- zur Prävention sogenannter Alterskrankheiten (z. B. Arthrosen, Altersdepression, Herzinsuffizienz, Demenz) sowie
- zur Stressbewältigung.

Fastenkliniken konnten diese Einsatzgebiete schon immer abdecken. Vermehrt könnte die Methode als kardiovaskuläre Prävention und Rehabilitation auf niedergelassene Ärzte zukommen, wenn klinische Prävention und Rehabilitation gesetzlich eingeschränkt werden sollten. Für diese Aufgabe aber müssen sie vorbereitet sein, z. B. durch das „Ärztliche Diplom Fasten und Ernährung", das die einzige

wissenschaftlich-ärztliche Fachgesellschaft zu diesem Thema in Deutschland vergibt (▶ Abschn. 16.7, K1).

16.4 Wirtschaftliche Aspekte

Eine Kosten-Nutzen-Analyse des Fastens im Vergleich zu anderen Verfahren ist schwierig und wurde niemals durchgeführt. Im Jahr 1993 lagen die Kosten für ernährungsabhängige Krankheiten bereits zwischen 83,5 und 102 Mrd. D-Mark/Jahr (Bundesministerium für Gesundheit 1993), im Jahr 2003 etwa 120 Mrd. € (Bundesgesundheitsblatt 2003)! Auch in Zukunft dürfte die Frage nach kostengünstigen und effizienten Behandlungsstrategien immer dringender werden.

Anhand eines *Einzelfalles* können mögliche Einsparungen aufgezeigt werden: Ein 43-jähriger Mann mit therapieresistenten Fußsohlenulzera bei diabetischer Mikroangiopathie weist lange Zeiten der Arbeitsunfähigkeit auf (Lützner 1986). Dreimal gelingen Abheilung und volle Arbeitsfähigkeit durch klinisch-stationäre Fastentherapie und Ernährungskorrektur; die Behandlungskosten betragen ca. 6000 € in vier Jahren. Drei Rezidive mit Entgleisung des Stoffwechsels bedürfen langer klinisch-stationärer Behandlungen, sie ergeben keine Abheilung mit konventionellen Mitteln; die Kosten nach Angabe der Krankenkasse belaufen sich auf etwa 35.000 € im gleichen Zeitraum.

Beim Vergleich beider Summen möge der hohe diagnostisch-technische Aufwand auf der einen und der pädagogisch-psychologische Aufwand auf der anderen Seite gewertet werden. Wahrscheinlich ist, dass weder die hohe therapeutische Potenz des Fastens noch seine Erlebnisfunktion durch „Medizin" oder durch Erwachsenenpädagogik allein hätten ersetzt werden können.

16

■ **Fasten: eine kostengünstige Therapie-form?**

Effektivitätsstudien haben gezeigt, dass der Erfolg eines mindestens 21-tägigen Heilfastens auch nach zwei Jahren noch im Hinblick auf Verhaltensänderung und Stoffwechselparameter als signifikant nachweisbar war (Lützner 1982b, Reha-Studie Baden). Die Arbeitsunfähigkeitszeiten gingen von 57,7 (zwei Jahre vor dem Fasten) auf 54,3 Tage zurück, obwohl die Patienten zwei Jahre älter geworden waren. Die vorher eingenommene Langzeitmedikation konnte im Beobachtungszeitraum um rund 80 % gesenkt werden.

16.5 Kontraindikationen und Komplikationen

Die in ◘ Tab. 16.3 aufgeführten Kontraindikationen sind ebenso sorgfältig zu beachten wie in jeder anderen medizinischen Disziplin.

Der Erwerb von Kenntnissen in der Fastentherapie hat hier eine weitreichende Bedeutung (◘ Tab. 16.4).

Gesunde untergewichtige Menschen sind durchaus fähig zu fasten und sie verspüren keinen Hunger, obwohl Körpergewichtsreserven zur Energiebedarfsdeckung fehlen. Kommt eine stärker ausgeprägte Fasteneuphorie hinzu, kann es geraten sein, das Fasten durch Verordnung abzubrechen – gelegentlich gegen den primären Wunsch des Patienten, „noch weiter zu entschlacken". Hier muss die Einsicht vermittelt werden, dass dies auf Kosten wertvoller Substanz (z. B. der Muskulatur) geschähe und deshalb nicht sinnvoll sein kann.

Viel stärker gilt dies bei kachektischen Patienten; bei ihnen sind zudem die verringerte Entgiftungsleistung und die erhöhte katabole Tendenz bedenklich.

In Spätphasen chronischer Erkrankungen sind körpereigene Regulationsmöglichkeiten so weit eingeengt und durch Medikamente wie etwa Kortison oft ver-

---

◘ Tab. 16.3 Kontraindikationen für das Fasten

	Kontraindikationen
Absolute Kontraindikationen	Konsumierende Erkrankungen (aktive Tuberkulose, fortgeschrittene HIV-Infektion oder bösartige Erkrankung)
	Erschöpfungszustände, postoperative Mangelsituationen, Anorexia nervosa
	Spätphasen chronischer Erkrankungen
	Aktive Psychosen
	Schwangerschaft und Stillzeit
Relative Kontraindikationen	Fehlende Gewichtsreserve
	Immobilität (körperlich und geistig-seelisch)
	Depressionen (Major Depression)
	Fortgeschrittene koronare Herzkrankheit
	Antikoagulation mit Marcumar o. a. (nur unter strenger klinischer Kontrolle möglich)
	Rezidivierendes Ulcus ventriculi et/ut duodeni
	Kortison- oder andere immunsupprimierende Therapie

◻ Tab. 16.4　Qualifikationsmöglichkeiten*

Qualifikation	Ausbildung
Fastenarzt/ärztin	Mindestens 1 Jahr Mitarbeit in einer anerkannten Fastenklinik, Selbsterfahrung im Fasten, nach Vollapprobation und ärztlicher Erfahrung
Fastenschwester	1 Jahr Tätigkeit in anerkannter Fastenklinik, Selbsterfahrung im Fasten, Grundlage: ausgebildete und erfahrene Krankenschwester
Fasteninformierte/r Arzt/Ärztin	Einwöchiges Intensiv-Seminar „Fasten und Naturheilverfahren im Selbsterlebnis" (▶ Abschn. 16.7, K3; anerkannt für Weiterbildung „Naturheilverfahren")
Ärztliches Diplom „Fasten und Ernährung"	Vierstufige Weiterbildung mit Hospitation in einer Fastenklinik, kombinierbar mit Zusatzbezeichnung „Naturheilverfahren"(▶ Abschn. 16.7, K1, K3)
Fastenleiter/in	Dreiwöchige Weiterbildung in Fasten und Ernährung, Selbsterfahrung Fasten, Erfahrung in der Erwachsenenbildung; für Grundberufe wie Lehrer, Sozialpädagogen, Psychologen, Ökotrophologen, Ernährungsberater, medizinische Berufe (▶ Abschn. 16.7, K1)
	Ärztliche Fortbildung ein- bis zweimal jährlich durch „Ärztegesellschaft Heilfasten und Ernährung" (▶ Abschn. 16.7, K1)

* Es handelt sich hierbei um Weiterbildungen durch ärztliche Gesellschaften, die von den Landesärztekammern nicht anerkannt sind

ändert, dass die Aussicht auf eine positive Wendung des Verlaufs gering und das Wagnis eines Fastens selten zu verantworten ist.

Autistische oder hysterische Psychosen sowie die Anorexia nervosa verbieten das Fasten wegen ihrer selbstzerstörerischen Tendenzen und der Psycholabilität, während selbst stärkere Depressionen und die Schizophrenie unter psychiatrischer Begleitung günstig verlaufen können. Eine aktuelle psychische Belastung bedarf der psychotherapeutischen Zusatzbehandlung und besonderer Geborgenheit; sie ist keine absolute Kontraindikation.

Schwangerschaft und Stillzeit bleiben (trotz denkbarer Vorteile für die Mutter, z. B. bei Gestosen) so lange Kontraindikationen, bis der Verdacht einer möglichen Schädigung des Fötus und des Kleinkindes durch im Körper gespeicherte fettlösliche und proteingebundene Toxine, die durch Blut und Milch übertragen werden können, nicht widerlegt worden ist. Auch im Hinblick auf die heute häufig anzutreffende unausgewogene Ernährungslage zahlreicher Erwachsener wären Mangelzustände für den Föten zu befürchten.

Zahngranulome sind deshalb gefährlich, weil durch die stark resorptive Tendenz des Fastens ruhende Beherdungen in aktuelle Streuungen von Bakterientoxinen in die Blutbahn und damit in die Organe übergehen können.

▪ Medikamentöse Therapie beim Fasten

Viele Medikamente wirken im Fasten anders – in der Regel stärker. Das bedeutet: Fasten selbst ergänzt die Wirkung der Medikamente, allerdings auf anderen Wegen. Es bedarf der fastengerechten Dosissteuerung.

Hypoglykämika und Antihypertensiva, insbesondere β-Blocker, sollten in der Dosierung durch den kundigen Fastenarzt schon in den ersten Fastentagen stufenweise vermindert oder abgesetzt werden. Das heute kaum noch gebräuchliche Digitalis erfährt nach wenigen Fastentagen eine Wirkungssteigerung und kann rasch die Toxizitätsgrenze erreichen. Antikoagulanzien erfahren eine fastentypische Wirkungsverstärkung und können Blutungen verursachen (Fahrner 1991). Phytotherapeutika wirken im Fasten gefahrloser.

16.6 Zusammenfassung

Der freiwillige Nahrungsverzicht („Fasten") erfordert Bedingungen, unter denen die Erfahrung einer ungewöhnlichen Grenzsituation sowohl Gesunden als auch Kranken mit hoher Sicherheit gelingt.

Fastentherapie enthält den Nahrungsverzicht in Verbindung mit ganzheitlicher Therapie im Sinne klassisch-naturheilkundlichen Denkens. Jahrzehntelange klinische Erfahrung ließ das Konzept zu einer im Bereich der naturheilkundlichen Diätetik standardisierten Therapie reifen, die gelehrt werden kann. Die Fastentherapie zählt zu den großen Heilmitteln der Naturheilverfahren. Ihre Effizienz wurde in zwei wissenschaftlich begleiteten Langzeitstudien dargestellt. Sie gehört zu den Grundlagen der Therapie chronischer ernährungsabhängiger Krankheiten und der Rehabilitationsmedizin.

16.7 Anhang: Adressen

K1 Ärztegesellschaft Heilfasten und Ernährung e. V. (ÄGHE)

Wilhelm-Beck-Str. 27
D 88662 Überlingen
Tel.: + 49 7551 807825
Fax: +49 7551 807806
E-Mail: info@aerztegesellschaftheilfasten.de
▶ www.aerztegesellschaftheilfasten.de
K2 Berufsverband Fasten und Ernährung e. V.
Hermine Gronau
Müllersgasse 5

D-71364 Winnenden
Tel.: +49 7195 179560
Fax: +49 7195 179760
E-Mail: kontakt@bv-fasten-ernaehrung. de
▶ www.bv-fasten-ernaehrung.de
Deutsche Fastenakademie e. V. (dfa)
Ulrike Haveraaen
Grabengasse 40d
D-61350 Bad Homburg
Tel.: +49 6172 8984722
▶ www.fastenakademie.de
K3 Verband für Unabhängige Gesundheitsberatung e. V. (UGB)
Sandusweg 3
D-35435 Wettenberg/Gießen
Tel.: +49 641 80896-0
Fax: +49 641 80896-50
E-Mail: info@ugb.de
▶ www.ugb.de

▪ **Weiterbildungsmodule für die Zusatzbezeichnung 'Naturheilverfahren' „Heilfasten/Naturheilverfahren im Selbsterlebnis"**

K4 Zentralverband der Ärzte für Naturheilverfahren und Regulationsmedizin e. V.
Am Promenadenplatz 1
D-72250 Freudenstadt
Tel.: +49 7441 91858-0
Fax: +49 7441 91858-22
E-Mail: info@zaen.de
▶ www.zaen.org
Bei den genannten Adressen können Ausbildungsunterlagen angefordert werden. Weitere Informationen im Internet unter:
▶ www.fastenfuergesunde.de. Fragen und Beratung über alle Qualifikationsmöglichkeiten auch an den Autor des Kapitels (Autorenverzeichnis des Buches, H. Lützner).

Weiterführende Literatur

Adam O (1992) Gibt es eine Rheumadiät? Therapeutikon 9:402–408

Beck M, Eissenhauer W, Löffler H (1982) Rehabilitation heute. Die Reha-Studie Baden. Braun, Karlsruhe

Bircher-Benner MO (1992) Ordnungsgesetze des Lebens. Bircher-Benner Verlag, Bad Homburg

Borovnyak U (2009) Fasten. Auszeit für Körper, Geist und Seele. Gräfe & Unzer, München

Buchinger O (1935) Das Heilfasten. Hippokrates, Stuttgart

Buchinger O (2005) Das Heilfasten, 24. Aufl. Hippokrates, Stuttgart

Bundesgesundheitsblatt (2003) Bonn

Bundesministerium für Gesundheit (Hrsg) (1993) Ernährungsabhängige Krankheiten und ihre Kosten. Schriftenreihe des BMG, Bd 27. Bundesministerium für Gesundheit, Baden-Baden

Ditschuneit H, Wechsler JE (1981) Das modifizierte Fasten. Witzstrock, Baden-Baden

Fahrner H (1991) Fasten als Therapie, 2. Aufl. Hippokrates, Stuttgart

Grohmann U (1986) Ernährungsumstellung nach Teilnahme an Ernährungskursen. Diplomarbeit, Universität Gießen, Institut für Ernährungswissenschaften, Gießen

Hafström L, Ringertz B, Gyllenhammer H et al (1988) Effects of fasting on disease activity, neutrophil function, fatty acid composition and leucotriene biosynthesis in patients with rheumatoid arthritis. Arthritis and Rheumatism 31(5):585–592

Hauner H (1995) Das metabolische Syndrom. Diabetes und Stoffwechsel 4:229–232

Heine H (1990) Aufbau und Funktion der Grundsubstanz. In: Pischinger A (Hrsg) Das System der Grundregulation. Haug, Heidelberg, S 13–88

Kjeldsen-Krach J, Haugen M, Borchgrevink C et al (1991) Controlled trial of fasting and one year vegetarian diet in rheumatoid arthritis. Lancet 338:899–902

Klepzig H (2000) Otto Buchinger. Ein Leben für das Heilfasten. Gessler, Friedrichshafen

Krauß H (1980) Leitfaden der physikalisch-diätetischen Therapie. Thieme, Stuttgart

Lindahl Ö, Myrnerts R (1978) Treatment of rheumatoid arthritis with a dietary regimen. Biologisk Medicine, Linköping/Schweden

Lindberg E (1979) Alimentary factors in rheumatoid arthritis, Bd 2. Biologisk Medicine, Linköping/Schweden

Lützner H (1982a) Stellenwert der einzelnen Therapien im Rehabilitationsplan einer Stoffwechselklinik. In: Beck M, Eissenhauer W, Löffler H (Hrsg) Rehabilitation heute. Die Reha-Studie Baden. Braun, Karlsruhe, S 115–120

Lützner H (1982b) Nachsorge bei ernährungsbedingten Stoffwechselkrankheiten. In: Beck M, Eissenhauer W, Löffler H (Hrsg) Rehabilitation heute. Die Reha-Studie Baden. Braun, Karlsruhe, S 121–124

Lützner H (1986) Diätetische Therapie der Mikroangiopathien. Ärztezeitschr f Naturheilverf 6:413–416

Lützner H (1990) Intensivdiätetik des chronisch Immunkranken. Therapeutikon 4:94–108

Lützner H (1991) Rheuma und Ernährung. Bundesgesundheitsblatt 3:122–125

Lützner H (1993) Aktive Diätetik. Hippokrates, Stuttgart

Lützner H (1995) Erlebnisbetonte Impulse zur Veränderung des Konsumverhaltens in der diätetischen Behandlung des metabolischen Syndroms. Akt Ernähr Med 20:232–235

Lützner H (2001) Fasten und Intensiv-Diätetik. In: Schmiedel V, Leitzmann C, Lützner H, Heine H (Hrsg) Ernährungsmedizin in der Naturheilkunde. Urban & Fischer, Jena, S 185–224

Lützner H (2016) Fasten- und Ernährungstherapie – 40 Jahre Erfahrung. Books on Demand, Norderstedt

Lützner H (2017) Wie neugeboren durch Fasten, 38. Aufl. Gräfe & Unzer, München

Lützner H, Million H (2015) Richtig essen nach dem Fasten, 15. Aufl. Gräfe & Unzer, München

Pischinger A (1990) Das System der Grundregulation. Haug, Heidelberg

Schenk EG (1938) Das Fasten in Theorie, Geschichte und Praxis der Ernährungsbehandlung. Hippokrates, Stuttgart

Schubmann R, Zwingmann C, Grabani I et al (1997) Erlebnisqualität stationärer Rehabilitation bei Patienten mit Adipositas. Mitteilungsblatt des VdR. Deutsche Rentenversicherung, Frankfurt

Sköldstam L (1986) Fasting and vegan diet in rheumatoid arthritis. Scand J Rheumatol 15(2):219–221

Walach H, Linsenmann E, Reisenegger I (1994) Wirksamkeit einer komplementär-medizinischen stationären Behandlung der atopischen Dermatitis – Ergebnisse einer katamnestischen Fragebogenstudie. Forsch Komplementärmed 1:216–224

Watzl B, Leitzmann C (2005) Bioaktive Substanzen in Lebensmitteln, 3. Aufl. Hippokrates, Stuttgart

Wilhelmi de Toledo F, Klepzig H (1994) Kurze Geschichte des Fastens. Ärztezeitschr f Naturheilverf 4:250–258

Wirth A (2000) Adipositas – Epidemiologie, Ätiologie, Folgekrankheiten, Therapie, 2. Aufl. Springer, Heidelberg

16

Wirth A, Hauner H (Hrsg) (2007) Das metabolische Syndrom. Urban & Vogel, München

Zabel W (1950) Das Fasten. Hippokrates, Stuttgart

Vertiefende Literatur

Buchinger O Jr, Buchinger A (1991) Das heilende Fasten. Jopp, Wiesbaden

Leitzmann C, Müller C, Michel P et al (Hrsg) (2001) Ernährung in Prävention und Therapie. Hippokrates, Stuttgart

Wilhelmi de Toledo F (2003) Buchinger-Heilfasten. Ein Erlebnis für Körper und Geist. Trias, Stuttgart

Praxishilfen/Patientenratgeber

Adam O (1994) Diät und Rat bei Rheuma und Osteoporose. Hädecke, Weil der Stadt

Hopfenzitz P, Lützner H (2008) Fasten – Meditationsprogramm. Gräfe & Unzer, München

Lischka E, Lischka N (2005) Lebenslust durch Fasten. Dr. Lischka, Bad Brückenau

Lützner H (2017) Wie neugeboren durch Fasten, 38. Aufl. Gräfe & Unzer, München

Lützner H, Million H (2015) Richtig essen nach dem Fasten, 15. Aufl. Gräfe & Unzer, München

Madani M, Lützner H (2002) Meine erfolgreiche Rheumadiät, 5. Aufl. Pretzfeld, Selbstverlag. (Marlis Madani, Waldstr. 23, 91362 Pretzfeld)

Fasten als Therapie – Indikationen und klinische Ergebnisse

Daniela Koppold, Etienne Hanslian,
Eva Lischka und Norbert Lischka

Inhaltsverzeichnis

Einführung

In Deutschland hat das Fasten eine lange Tradition. Viele der Pioniere des therapeutischen Fastens kommen aus dem deutschsprachigen Raum. Die derzeitig vorliegenden wissenschaftlichen Daten lassen erkennen, dass therapeutisches Fasten als eine effektive und kostengünstige supportive Behandlungsmöglichkeit bei einer Vielzahl von Beschwerden in Prävention und Therapie Anwendung finden kann. Das Fasten als naturheilkundliche Methode entspricht auch dem Wunsch vieler Patient*innen nach natürlichen Behandlungsmethoden, der sich in einer repräsentativen Umfrage in Deutschland klar darstellt (Jeitler et al. 2024).

In diesem Beitrag lesen Sie

- bei welchen Erkrankungen Fasten indiziert ist,
- welche Kontraindikationen für das Fasten bestehen und
- welche Sicherheitsaspekte beachtet werden sollten.

17.1 Problematik und Perspektiven

Das Fasten bringt tiefgreifende Veränderungen des Stoffwechsels mit sich. Auf der zellulären Ebene wird die Aktivität von zentralen Stoffwechselpfaden gedrosselt, während die Autophagie angeregt und Reparaturmechanismen stimuliert werden. Auf der Ebene der Organe passen vor allem Leber und Darm ihre Funktion an, und Gehirn, Muskulatur und Kreislauf stellen sich auf die neue Stoffwechselsituation ein. Diese Veränderungen bergen großes therapeutisches Potenzial, jedoch auch mögliche Risiken. Dies ist insbesondere dann der Fall, wenn Medikamente eingenommen werden, die durch die Änderung von Darmpassage, Leberaktivität, Plasmaproteinbindung und Ausscheidung in ihrer Wirkung verstärkt oder abgeschwächt werden können.

Die Ärztegesellschaft für Heilfasten und Ernährung stellt auf ihrer Website immer die aktuellen Leitlinien zur Fastentherapie bereit (▶ https://aerztegesellschaft-heilfasten.de/informationsdienst/leitlinien-zur-fastentherapie/). Diese Leitlinien enthalten Empfehlungen zu optimalen Rahmenbedingungen und bewährte Indikationen. Die Fastentherapie erfordert die aktive Mitarbeit der Patienten und kann deshalb nicht einfach verordnet werden. Entscheidend für Indikationsstellung und Verlaufsbeobachtung ist auch die ärztliche Erfahrung im Fasten. Fastenmethode und Fastendauer müssen individuell abgestimmt und der jeweiligen Konstitution angepasst werden.

17.2 Metabolische Erkrankungen: metabolisches Syndrom mit viszeraler Adipositas, Diabetes mellitus Typ 2, Dyslipoproteinämie, Fettleber

Im Gegensatz zum subkutanen Fett werden im viszeralen Fettgewebe eine Vielzahl von Botenstoffen gebildet, die zwar notwendig sind, jedoch im Übermaß zu Krankheiten führen können. So kann beispielsweise eine erhöhte Aktivität des Renin-Angiotensin-Systems zu arterieller Hypertonie führen. Eine Zunahme der viszeralen Adipositas führt zudem zu einer erhöhten Konzentration von Fettsäuren, die die Signalübertragung von Insulin stören und somit Insulinresistenz sowie Diabetes mellitus Typ 2 begünstigen können. Zu große, absterbende Fettzellen ziehen für ihre Entsorgung Immunzellen an, die proinflammatorische Botenstoffe wie Interleukine und Tumornekrosefaktor α (TNF-α) produzieren. An vielen Erkrankungen ist diese sogenannte stille Entzündung (silent inflammation) beteiligt. Außerdem wird die Produktion von Adiponektin, das die Gefäße vor Schäden schützt und den Metabolismus von Glukose und Lipiden reguliert, durch die Vermehrung von viszeralem Fett verringert (Lempesis und Georgakopoulou 2023).

Fasten kann durch die Reduktion von viszeralem Fett regulierend auf Blutdruck, Lipide und Hormone wirken, die Immunabwehr stärken und entzündungshemmende Effekte haben. Es eignet sich daher als ergänzende Behandlungsmethode, um positive Effekte auf metabolische Störungen wie Hyperlipoproteinämie, Bluthochdruck und Diabetes mellitus Typ 2 zu erzielen und dadurch das Risiko von Atherosklerose und Herzerkrankungen zu mindern. Wenn Fasten mit einem Übergang zu einem gesunden Lebensstil einhergeht, der regelmäßige körperliche Aktivität und eine vollwertige, pflanzenbasierte Ernährung umfasst, können die positiven Auswirkungen langfristig aufrechterhalten werden (Lithell et al. 1983; Göhler et al. 2000; Li et al. 2013; Michalsen und Li 2013; Wilhelmi de Toledo et al. 2019; Grundler et al. 2021; Scharf et al. 2022). Unkontrollierte klinische Studien zu Wasser- und Trockenfasten zeigten deutliche Verbesserungen der Insulinsensitivität, gemessen anhand des HOMA-IR (Homeostatic Model Assessment of Insulin Resistance). Darüber hinaus wurden signifikante Gewichtsreduktionen, eine Absenkung des Body-Mass- Index (BMI) sowie eine Verminderung des Bauchumfangs dokumentiert I (Scharf et al. 2022; Papagiannopoulos-Vatopaidinos et al. 2025). In einer ambulanten Studie an 30 Patienten führte ein einwöchiges Buchinger-Fasten zu einem ausgeprägten Absinken von Triglyzeriden, LDL-Cholesterin, Insulin und Leptin. Darüber hinaus wurde ein klinisch relevanter Abfall des Blutdrucks und der Herzfrequenz beobachtet, während gleichzeitig die Adiponektinkonzentrationen im Serum anstiegen (Li et al. 2013).

In einer nicht-randomisierten Studie fasteten 952 Patienten während eines 14-tägigen Klinikaufenthaltes eine Woche, 873 Patienten erhielten eine normokalorische vegetarische Diät. Bei in beiden Gruppen gleichem Gesundheitstraining und naturheilkundlicher Behandlung zeigte sich bei einer Nachbefragung nach drei und sechs Monaten, dass die Fastenden ihren Lebensstil wesentlich nachhaltiger bezüglich Ernährung, Bewegung und Entspannungsmethoden positiv verändert hatten (Michalsen et al. 2002).

Die klinische Erfahrung zeigt, dass Fasten oft dazu anregt, den Lebensstil zu optimieren. Der Geruchs- und Geschmackssinn scheint sensibler zu werden und erleichtert damit Änderungen der Essgewohnheiten. Generell hat sich bei den meisten Patienten ein zweimaliges Fasten pro Jahr zur Prävention und Therapie chronischer Erkrankungen bewährt. Unterstützend wirken können intensive Ernährungsberatung, Kochkurse und persönliches Training während eines stationären Aufenthalts.

17.2.1 Diabetes Mellitus Typ 2

Prolongiertes Fasten kann zu einer Normalisierung des Nüchternblutzuckers und einer deutlichen Senkung des HbA1c-Werts führen (Wilhelmi de Toledo et al. 2019). Studien zeigen, dass durch gesteigerte Insulinsensitivität und Veränderungen in den Hormonspiegeln, wie eine Verringerung von IGF-1 und Leptin sowie eine Erhöhung von Adiponektin, regelmäßige Phasen des therapeutischen Fastens in Kombination mit einer vollwertigen, pflanzenbasierten Ernährung und regelmäßiger körperlicher Aktivität langfristig die Blutzuckerkontrolle bei Typ-2-Diabetes verbessern können (Lithell et al. 1983; Stange et al. 2013). Eine weitere Studie zeigte, dass durch eine kalorienreduzierte Diät von 600 kcal/Tag über acht Wochen der Prozess der zunehmenden Insulinresistenz und abnehmenden β-Zell-Funktion des Pankreas umkehrbar ist, wobei Blutzuckerwerte, HbA1c und Insulinsensitivität sich nachhaltig verbesserten und die β-Zellen sich regenerierten (Lim et al. 2011). In einer früheren Studie wurde bei adipösen diabetischen Frauen schon nach drei Fastentagen eine Verbesserung der Glukoseregulation festgestellt (Watts und DiGirolamo 1990). Eine Beobachtungsstudie mit 25 Patienten, die Buchinger-Fasten durchführten, konnte eine signifikante Verbesserung der Insulinsensitivität durch den HOMA-Index dokumentieren (Stange 2006). Oft kann nach längerem Fasten die antidiabetische Medikation reduziert werden (Li et al. 2017).

17.2.2 Fettleber (Steatosis hepatis)

Die pandemische Ausbreitung der nicht-alkoholischen Fettlebererkrankung (NAFLD) ist eine der Hauptursachen für chronische Hepatitis, Leberzirrhose und hepatozelluläres Karzinom. Sie trägt zudem wesentlich zur Entstehung kardiometabolischer Erkrankungen wie Diabetes mellitus Typ 2 bei. Ein Hauptrisikofaktor ist die westlich geprägte Ernährung, die sich durch eine hohe Aufnahme von tierischem Eiweiß, gesättigten Fetten und Transfetten auszeichnet, wie sie häufig in verarbeiteten Lebensmitteln, Fast Food und frittierten Speisen vorkommen. Auch ein hoher Zuckerkonsum, insbesondere von hoch fruktosehaltigem Maissirup in gesüßten Getränken, Snacks und vielen anderen verarbeiteten Lebensmitteln, fördert die Entwicklung der Fettleber. Lebensmittel mit hohem Gehalt an raffinierten Kohlenhydraten wie Weißbrot und Gebäck sind ebenfalls problematisch, da sie schnell zu Glukose abgebaut werden und einen schnellen Anstieg des Blutzuckerspiegels bewirken, was die Fetteinlagerung in der Leber fördern kann. Übermäßige Kalorienaufnahme, die

zu Gewichtszunahme führt, ist ein weiterer wichtiger Risikofaktor für NAFLD (Jensen et al. 2018; Alferink et al. 2019; Berná und Romero-Gomez 2020; Huang et al. 2021; Coronati et al. 2022). Eine im Jahr 2019 durchgeführte prospektive Beobachtungsstudie zeigte, dass therapeutisches Fasten über einen Zeitraum von mindestens sechs Tagen die Steatosis hepatis bei Personen mit Diabetes sowie bei gesunden Personen verringert, wobei Personen mit Diabetes besonders stark profitieren. Dies zeigte sich unter anderem an einer signifikanten Reduktion des Fettleber-Indexes (FLI), einem Indikator für das Risiko einer nicht-alkoholischen Fettleber. Der FLI stützt sich auf Kriterien wie Alter, Body-Mass-Index, Taillenumfang sowie die Nüchternwerte von Triglyceriden und Gamma-Glutamyl-Transpeptidase. Insbesondere Teilnehmende mit einem anfänglich hohen FLI und erhöhten Werten von Glutamat-Oxalacetat-Transaminase sowie Cholesterin profitieren erheblich. Längeres Fasten, mit signifikantem Gewichtsverlust und deutlicher Reduzierung des Taillenumfangs, führte zu einer bedeutenden Verbesserung des FLI. Es wurde berechnet, dass jeder zusätzliche Fastentag die Möglichkeit eine schwerwiegende Fettleber um eine Risikokategorie zu senken, um 40 % erhöht (Drinda et al. 2019). In einer neueren Studie konnte bei übergewichtigen Teilnehmern mithilfe von drei aufeinanderfolgenden Scheinfastenzyklen, die jeweils fünf Tage pro Monat dauerten, eine Reduktion des Leberfetts um fast 50 % erreicht werden (Brandhorst et al. 2024). Regelmäßiges Fasten, kombiniert mit einer vollwertigen, pflanzenbasierten Ernährung, die reich an Obst, Gemüse und Vollkornprodukten ist, kann dazu beitragen, das Ausmaß sowie das Risiko für eine Fettleber zu senken.

17.3 Kardiovaskuläre Erkrankungen

17.3.1 Arterielle Hypertonie

Die blutdruckregulierende Wirkung des therapeutischen Fastens ist durch umfangreiche Evidenz aus Beobachtungs- und klinischen Studien mittlerweile gut belegt. Fasten kann unkontrolliert hohen Blutdruck effektiv senken und sogar zu einer Reduktion der Dauermedikation führen. (Goldhamer et al. 2002; Li et al. 2013; Wilhelmi de Toledo et al. 2019).

Die größte Beobachtungsstudie zum therapeutischen Fasten bislang zeigt, dass Fasten sowohl den systolischen als auch den diastolischen Blutdruck deutlich reduzieren kann. Einige Teilnehmer konnten während des Fastens sogar ganz auf ihre Blutdruckmedikation verzichten. Zudem wurde festgestellt, dass die Reduktion des Blutdrucks bei höheren Ausgangswerten ausgeprägter ist, während Individuen mit anfangs sehr niedrigem Blutdruck während des Fastens einen Anstieg erfahren, was eine hormetische Reaktion nahelegt (Wilhelmi de Toledo et al. 2019; Grundler et al. 2020). Auch frühere experimentelle Forschung und einige klinische, überwiegend unkontrollierte Beobachtungsstudien, beschrieben bereits den blutdruckregulierenden Effekt des Fastens (Schwartz und Seeley 1997; Goldhamer et al. 2001; Müller et al. 2001).

In einer Studie mit 68 Patienten mit Grenzwerthypertonie, die 10–14 Tage reines Wasserfasten durchführten, betrug die durchschnittliche systolische bzw. diastolische Blutdruckreduktion 20 bzw. 7 mmHg (Goldhamer et al. 2002). In einer weiteren unkontrollierten Studie derselben Forschergruppe wurden 174 Patienten mit verschiedenen Stadien von Hypertonie 10–11 Fastentage unter stationären Bedingungen medizinisch überwacht. Das Fasten führte zu einer durchschnittlichen Blutdruck-

reduktion von 37 mmHg systolisch bzw. 13 mmHg diastolisch, bei Patienten mit Hypertonie Stadium 3 (European Society of Hypertension, ESH) sogar zu einer durchschnittlichen Reduktion von 60 bzw. 17 mmHg. Durch die zusätzliche Förderung positiver Veränderungen im Lebensstil konnten einige Patienten ihre blutdrucksenkenden Medikamente erfolgreich absetzen (Goldhamer et al. 2001).

Die blutdruckregulierenden Mechanismen des Fastens sind noch nicht vollständig verstanden. Es scheint, dass sie nicht allein auf einen Gewichtsverlust und eine verminderte Salzaufnahme zurückzuführen sind. Fasten aktiviert molekulare und hormonelle Signalwege, die durch eine gesteigerte Natriurese und Diurese zur Blutdruckregulation beitragen. Diese Natriurese wird durch fastenbedingte Erhöhungen der Blutspiegel von Aldosteron, Glukagon und natriuretischen Peptiden gefördert (Heyman et al. 2020). Neben der diuretischen Wirkung könnte eine Abnahme der Katecholamine nach einem anfänglichen Anstieg ebenfalls zur Blutdrucksenkung beitragen (Göhler et al. 2000).

Nach dem Kostaufbau erfolgt meistens ein Blutdruckanstieg, zumeist bleiben die Werte jedoch noch Wochen bis einige Monate unter den prätherapeutischen Werten, abhängig auch von Ernährungs- und anderen Lebensstilgewohnheiten. Die Aufrechterhaltung eines gesünderen Lebensstils nach dem Fasten, einschließlich einer vollwertigen Ernährungsweise, kann dazu beitragen, den Blutdruck langfristig zu kontrollieren (Michalsen und Li 2013; Grundler et al. 2020; Maifeld et al. 2021). Zu den Ernährungsformen, die mit einer Verbesserung der Blutdruckregulation in Verbindung gebracht werden, gehören die DASH-Diät (DASH: Dietary Approach to Stop Hypertension), die traditionelle Mittelmeerdiät sowie eine vollwertige pflanzenbasierte Ernährung (Pettersen et al. 2012; Yokoyama et al. 2014; Lee et al. 2020). Darüber hinaus kann der Gewichtsverlust bei Übergewichtigen durch eine gesündere Ernährung zu einem anhaltenden antihypertensiven Effekt beitragen (Müller et al. 2001; Michalsen et al. 2005).

Insgesamt sprechen sowohl die vorliegenden Studienergebnisse als auch die klinische Erfahrung dafür, dass Fasten ein wichtiger unterstützender Ansatz in der Behandlung von Bluthochdruck sein kann. Weitere Studien sind jedoch notwendig, um die Langzeiteffekte und die genauen Wirkmechanismen zu klären.

17.3.2 Koronare Herzkrankheit

Eine epidemiologische Querschnittsstudie bei Patienten, die sich einer Koronarangiografie unterziehen mussten, zeigte, dass routinemäßig periodisch durchgeführtes Fasten mit einem geringeren Risiko für koronare Herzkrankheit verbunden war (Horne et al. 2008).

Experimentelle Forschung konnte zudem nachweisen, dass Kalorienreduktion und Fasten altersbedingte Veränderungen am Herzen und an den Gefäßen verringern können. Dies ist nicht auf das geringere Körpergewicht zurückzuführen, sondern auf zelluläre Mechanismen, die direkt mit dem Fasten zusammenhängen. Darüber hinaus reduziert Fasten die Anzahl der Zelluntergänge im Periinfarktbereich bei experimenteller Ischämie und verbessert die ischämische Vorkonditionierung (Varela et al. 2002).

Eine Absenkung der Herzfrequenz ist eine allgemeine empirische Beobachtung bei Patienten, die länger fasten, also über die anfängliche Aktivierung der Hypothalamus-Hypophysen-Nebennierenrinden-Achse hinaus. Dementsprechend wurde nachgewiesen, dass ein dreiwöchiges Fasten bei metabolischen Patienten einen geringeren Anstieg von bewegungsinduzierten Katecholaminen zur Folge hat (Göhler et al. 2000).

17.4 Chronisch entzündliche Erkrankungen und Autoimmunerkrankungen

17.4.1 Rheumatoide Arthritis

Die Rheumatoide Arthritis ist eine chronische Autoimmunerkrankung, die hauptsächlich die Gelenke betrifft und Schmerzen, Entzündungen und letztendlich Gelenkzerstörung verursacht. Zahlreiche Studien fanden eine günstige Auswirkung des Fastens sowohl auf die Krankheitssymptome als auch auf Entzündungsparameter (Sköldstam et al. 1979; Udén et al. 1983; Hafström et al. 1988; Hartmann et al. 2022). Die Symptomverbesserung kann dabei bis zu mehrere Monate nach dem Fasten anhalten, insbesondere wenn im Anschluss auf eine vollwertige pflanzenbasierte Ernährung umgestellt wird (Kjeldsen-Kragh et al. 1991; Muller et al. 2001).

In einer randomisiert-kontrollierten Studie führte die Hälfte der Teilnehmenden zu Beginn ein sieben- bis zehntägiges Fasten durch, gefolgt von einer zunächst veganen, nach drei Monaten sukzessive individuell angepasst erweiterten, überwiegend vegetarischen Ernährung. Die Fastenden zeigten während einer einjährigen Beobachtungsphase eine anhaltende Besserung ihrer Krankheitsaktivität sowie weiterer klinischer und laborchemischer Parameter (Kjeldsen-Kragh et al. 1991). Eine Folgeuntersuchung zeigte, dass bestimmte Patientengruppen die positiven Effekte über einen Zeitraum von mehr als zwei Jahren aufrechterhalten konnten (Kjeldsen-Kragh et al. 1994). Eine systematische Übersicht, die Ergebnisse von kontrollierten Studien, die Follow-up-Daten von mindestens drei Monaten aufwiesen, zusammentrug, zeigte ebenfalls einen klinisch relevanten Effekt des Fastens (Muller et al. 2001). Eine weitere randomisierte kontrollierte Studie fand heraus, dass sowohl Fasten, gefolgt von einer pflanzenbasierten Ernährung, als auch eine Ernährung gemäß den Empfehlungen der Deutschen Gesellschaft für Ernährung (DGE) die Funktionalität verbessern und die Krankheitsaktivität bei Patienten mit rheumatoider Arthritis reduzieren können. Die Patienten, die gefastet hatten, zeigten diese Verbesserungen bereits nach einer Woche, während die Kontrollgruppe vergleichbare Effekte erst nach drei Monaten erreichte (Hartmann et al. 2022).

17.4.2 Multiple Sklerose (MS)

Multiple Sklerose ist eine chronische Autoimmunerkrankung des zentralen Nervensystems. Die schützenden Myelinscheiden der Nervenfasern werden von einem überreaktiven Immunsystem angegriffen, was zu Symptomen wie Erschöpfung, Muskelschwäche sowie Problemen bei der Koordination und dem Gleichgewicht führen kann.

Erste kleinere Studien sowie die klinische Erfahrung legen nahe, dass Fasten als ergänzende Methode zu den bisherigen Behandlungsansätzen bei MS in Betracht gezogen werden könnte. Eine explorative Analyse einer Untergruppe einer randomisierten kontrollierten Studie deutete darauf hin, dass längere Fastenphasen, kombiniert mit einer pflanzenbasierten Ernährung und Intervallfasten, eine mögliche Strategie zur längerfristigen Verbesserung der Lebensqualität und Symptomatik bei MS-Patienten darstellen könnten. Die Patienten berichteten über eine Verringerung körperlicher Erschöpfung, gesteigerte kognitive Leistungsfähigkeit und auch leichte depressive Symptome konnten gelindert werden (Bahr 2022). Eine weitere Studie zeigte an einem Tiermodell, dass Fasten Marker für Entzündungen und oxidativen Stress im Gehirn senken und die Remyelinisierung von Nervenfasern unterstützen konnte. Dies führte zu einer signifikanten Reduzie-

rung von Autoimmunreaktionen und klinischen Symptomen. In derselben Studie wurde eine kleine Gruppe von MS-Patienten durch ein siebentägiges Fasten begleitet, wobei von den Teilnehmenden eine Symptomreduktion und Verbesserung der Lebensqualität beschrieben wurden (Choi et al. 2016).

17.5 Chronische Schmerzerkrankungen

Eine allgemein schmerzreduzierende Wirkung des Fastens wird klinisch häufig gesehen. In einer großen Beobachtungsstudie an stationären Patienten mit verschiedenen chronischen Erkrankungen wurden Fastenpatienten mit Patienten mit einer normkalorischen Ernährung verglichen. Die Fastenpatienten zeigten eine höhere Zufriedenheit bezüglich ihres Behandlungserfolgs und eine stärkere Verbesserung ihrer chronischen Schmerzen, die bei der Mehrheit der Patienten die Hauptbeschwerde ausmachte. Auch hielten sich die Fastenpatienten in den Verlaufskontrollen sowohl nach drei als auch nach sechs Monaten nach dem Klinikaufenthalt strikter an die empfohlenen Lebensstilmodifikation (Michalsen et al. 2005). In einer kleinen kontrollierten klinischen Studie, die die neuroendokrinen Mechanismen des Fastens bei Patienten mit unspezifischen chronischen Schmerzen untersuchte, wurde ein schmerzlindernder Effekt bei der Mehrheit der Patienten beschrieben, begleitet von neuroendokrinen Reaktionen, die möglicherweise das Stressniveau bei Patienten mit chronischen Schmerzen regulieren (Michalsen et al. 2003b). Darüber hinaus scheint Fasten über einen Zeitraum von sieben bis 20 Tagen nicht nur Schmerzen zu lindern, sondern auch zu einer deutlichen Stimmungsverbesserung zu führen. Dies ist besonders vorteilhaft für Patienten mit chronischen Schmerzen, da diese häufig auch unter Depressionen und Angstzuständen leiden (Michalsen 2010). In einer kontrollierten Studie wurde die Wirkung des Fastens auf die Stimmung und die Interaktion von neuroendokriner Aktivierung und Leptindepletion bei chronischen Schmerzpatienten untersucht. Von 55 Studienteilnehmern fasteten 36 Teilnehmer acht Tage lang (300 kcal pro Tag), während 19 Teilnehmer eine gut verträgliche niedrigkalorische Diät erhielten. Es wurden täglich die Stimmung durch visuelle Analogskala, das Gewicht und der Plasmaspiegel von Kortisol und Leptin gemessen. Der Gewichtsverlust betrug bei den Fastenden 4,8 kg, bei der niedrigkalorischen Diät 1,6 kg. Die täglich registrierte Stimmung stieg nach fünf Fastentagen deutlich an, was aber nicht mit dem Gewichtsverlust, der Leptindepletion oder dem Kortisolanstieg korrelierte (Michalsen et al. 2006). Diese Befunde – zusammen mit der Evidenz stimmungsverbessernder Effekte – unterstützen die Ansicht, dass Fasten ein vielversprechender Behandlungsansatz bei chronischen Schmerzerkrankungen sein kann. Ob weitere beschriebenen Effekte des Fastens, wie die Erhöhung von Serotonin (Michalsen 2010) und eine positive Veränderung des Mikrobioms (Maifeld et al. 2021), eine zusätzliche Rolle bei der Linderung der Symptome spielen, ist bislang noch nicht geklärt.

17.5.1 **Arthrose**

In der Klinik berichten die Patienten oft schon nach wenigen Tagen von einer deutlichen Schmerzreduktion. Insbesondere die stark übergewichtigen Patienten, die unter Arthroseschmerzen leiden, profitieren von Fastenphasen. Eine Beobachtungsstudie an Teilnehmenden mit Knie- und Hüftarthrose zeigte eine Schmerzreduktion und Verbesserung der Gelenkfunktion, die bis zu einem Jahr nach der Intervention nachgewiesen werden konnte. Zusätzlich berichteten die Patienten von einer signifikanten Verbesse-

rung der Lebensqualität (Koppold et al. 2023). Auch eine unkontrollierte Pilotstudie an 30 Patienten zeigte eine gestiegene Lebensqualität mit einer signifikanten Verbesserung von Schmerz, Gesundheitszustand und Gelenkfunktion, welche auch in der Nachbeobachtungszeit über vier und zwölf Wochen nach dem Fasten anhielt. Zudem kam es zu einem signifikanten Gewichtsverlust mit einer Verringerung von BMI und Taillenumfang (Schmidt et al. 2010).

Als Mechanismus zur Entstehung der Beschwerden scheinen bei Arthrose chronische, niedriggradige Entzündungsprozesse eine Rolle zu spielen (Thijssen et al. 2015). Zudem wurde sowohl in experimentellen als auch in klinischen Studien gezeigt, dass oxidative Prozesse die Entstehung und den Verlauf von Arthrose negativ beeinflussen können (Ertürk et al. 2017; Song et al. 2021). Verschiedene gesunde Ernährungsweisen haben bei Menschen mit Arthrose zu einer Linderung der Symptome geführt, was unter anderem auf ihre antioxidativen Wirkungen zurückgeführt wird (Wei und Dai 2022). Wie bereits erwähnt, hat Fasten sowohl in Tier- als auch in Humanstudien entzündungshemmende und antioxidative Effekte gezeigt (Kjeldsen-Kragh et al. 1995; Di Francesco et al. 2018; Papagiannopoulos-Vatopaidinos et al. 2020; Hartmann et al. 2022; Oudmaijer et al. 2022). Es wird vermutet, dass zelluläre Reaktionsmuster wie Autophagie, Mitophagie und die Aktivierung von Sirtuinen sowie systemische hormonelle und stoffwechselbedingte Reaktionen auf Nahrungsmangel diese Wirkungen vermitteln (Di Francesco et al. 2018; Hofer et al. 2022).

Neben der erwähnten chronischen, niedriggradigen Entzündung, die mit einem erhöhten Anteil an viszeralem Fett einhergeht, spielen offenbar auch der Cholesterinstoffwechsel (Papathanasiou et al. 2021; Song et al. 2021) und bestimmte Botenstoffe, sogenannte Adipokine (Andersson et al. 2022; Hofer et al. 2022), eine entscheidende Rolle bei der Krankheitsentwicklung, da sie den Abbau von Knorpelgewebe fördern können. In diesem Zusammenhang könnte der positive Einfluss des Fastens auf den Fettstoffwechsel unterstützend wirken (Gabriel et al. 2022). Zudem kann Fasten insbesondere in den Gelenken der unteren Extremitäten auch durch eine verringerte mechanische Belastung aufgrund des Gewichtsverlusts zu einer Schmerzlinderung beitragen (Di Francesco et al. 2018). Doch selbst bei Menschen mit einem normalen Körpergewicht scheinen Stoffwechselfaktoren mit dem Schweregrad der Erkrankung verbunden zu sein (Andersson et al. 2022).

Um die positiven Effekte langfristig zu erhalten, sollte therapeutisches Fasten auch immer eine edukative Komponenten zu gesunder Ernährung beinhalten. So kann die Symptomverbesserung durch eine traditionelle mediterrane Ernährung, die ebenfalls für ihre entzündungshemmenden Eigenschaften bekannt ist, auch längerfristig aufrechterhalten werden (Morales-Ivorra et al. 2018; Koppold et al. 2023).

17.5.2 Fibromyalgie

In einer nicht-randomisierten kontrollierten Studie wurde eine günstige Wirkung des Fastens gegenüber der Standardbehandlung bei Fibromyalgie gezeigt (Michalsen et al. 2013). Eine neuere Beobachtungsstudie mit 176 Patienten zeigte, dass verlängertes therapeutisches Fasten, eingebettet in eine multimodale stationäre Behandlung, bei Patienten mit Fibromyalgie-Syndrom zu einer signifikanten Verbesserung der Lebensqualität, Schmerzreduktion und krankheitsspezifischen Funktionsparametern führte (Koppold et al. 2024).

17.5.3 Migräne

Die Datenlage zu Migräne ist noch recht dünn. Allerdings konnte eine größere unkontrollierte retrospektive Studie eine deut-liche Reduktion der Migräne- und Kopfschmerzhäufigkeit zeigen. Es wurden 400 Fastenverläufe von Patienten mit chronischer Migräne ausgewertet, die in einer spezialisierten und sehr erfahrenen Fastenklinik Fastentherapien zwischen 14 und 21 Tagen durchliefen. Die Mehrzahl der Patienten hatte ab dem dritten Fastentag keine Beschwerden mehr. 94 % waren für mindestens ein halbes Jahr von Kopfschmerzen befreit, über diese Zeit hinaus waren 67 % beschwerdefrei (Lipecki 1990). Um die oft sehr heftigen Anfangsbeschwerden zu lindern, haben sich in der klinischen Praxis Einläufe und – je nach rascher Verfügbarkeit und Erfahrung – Kopflymphdrainage, Akupunktur und Neuraltherapie bewährt. Patienten mit ausgeprägter chronischer Migräne wird geraten, eine Fastentherapie nur unter vollstationären Bedingungen einzugehen.

17.6 Weitere Indikationen

In den Leitlinien der Fastentherapie (Wilhelmi de Toledo et al. 2013) als auch in der empirischen Praxis ist das Fasten eine Behandlungsoption für weitere Erkrankungen wie Reizdarm, Nahrungsmittelunverträglichkeiten, Hauterkrankungen wie Urtikaria und Neurodermitis sowie rezidivierende Infektionen. Neben der Aufrechterhaltung grundlegender Zellfunktionen scheint die durch Fasten induzierte Autophagie auch die angeborene Immunabwehr gegenüber Virus infektionen zu stärken (Papagiannopoulos-Vatopaidinos et al. 2020; Gassen et al. 2021). Darüber hinaus stellen Erkrankungen mit T2-Lymphozytenaktivierung häufige empirische Indikationen für eine Fastentherapie dar, beispielsweise Asthma, chronisch entzündliche Darmerkrankungen, multiple Sklerose und Allergien (Wilhelmi de Toledo et al. 2013). Bis jetzt sind für diese klinisch erprobten Indikationen nur vorläufige Daten aus prospektiven Studien oder keine Studiendaten verfügbar. Günstige Effekte bei Reizdarm werden von einer japanischen Arbeitsgruppe berichtet (Kanazawa und Fukudo 2006). Eine experimentelle Studie zum FX Mayr-Fasten zeigte, dass Kalorienrestriktion die Reparatur von DNA-Schäden verbessern kann und Fasten somit ein potenzieller Ansatz zur Förderung von Genomstabilität und gesundem Altern sein könnte (Matt et al. 2016).

Bezüglich des intestinalen Mikrobioms zeigte eine Studie Hinweise auf Zunahme der Diversität und Vermehrung von Schleimbildnern und Produzenten von kurzkettigen Fettsäuren, die die Mukosa ernähren (Remely et al. 2015).

17.6.1 Stimmungsschwankungen und reaktive Depressionen

Während des Fastens erhöht sich der Spiegel des Brain-Derived Neurotrophic Factor (BDNF), eines Proteins, das das Wachstum und Überleben von Neuronen im Gehirn fördert. Niedrige BDNF-Spiegel werden mit Depressionen und anderen Stimmungsstörungen in Verbindung gebracht (Lin und Huang 2020). Fasten könnte potenziell positive Effekte auf die psychische Gesundheit haben, indem es die Stimmung verbessert, Angst und Stress reduziert, emotionale Stabilität fördert und möglicherweise leichte Depressionen lindert (Fond et al. 2013; Li et al. 2013; Longo und Mattson 2014; Berthelot et al. 2021). Eine randomisierte kontrollierte Studie bei Patienten mit metabolischem Syndrom ergab, dass die Kombination von Fasten mit Lebensstilmodifikationen kurzfristige stimmungsverbessernde Effekte hatte, insbesondere eine Verringerung von Depressionen und Müdigkeit, im Vergleich zu jenen, die nur Lebensstiländerungen vornahmen. Beide Gruppen berichteten von positiven Veränderungen in der Lebensqualität und in psychologischen Faktoren wie Selbstwirksamkeit und Achtsamkeit, wobei viele dieser Vorteile bis zum 24-wöchigen Nachuntersuchungstermin anhielten (Jeitler et al. 2022). In klinischen Studien ist Fasten häufig begleitet von einer erhöhten Wachsamkeit und Stimmungsverbesserung, einer Steigerung des subjektiven Wohlbefindens und manchmal sogar einem Gefühl der Euphorie (Michalsen et al. 2002, 2006, 2009, 2010; Roky et al. 2004; Hussin et al. 2013). Zudem hat sich gezeigt, dass Fasten die Produktion von Ketonkörpern erhöht, die neuroprotektive Effekte besitzen und sowohl die kognitive Funktion als auch die Stimmung verbessern können (Gasior et al. 2006). Weiterhin könnten stimmungsaufhellende endogene Substanzen wie Serotonin und Endorphine sowie ein gesteigertes Selbstbewusstsein und Achtsamkeit eine Rolle in der einzigartigen Erfahrung des freiwilligen Verzichts spielen (Michalsen 2010; Ring et al. 2022).

Eine kleine offene Pilotstudie deutet darauf hin, dass Fasten möglicherweise präventive Effekte auf Schlafstörungen und Tagesmüdigkeit haben könnte, was zu einer Verbesserung der Gehirnfunktion und der Leistungsfähigkeit am Tag führen könnte, mit gesteigerter Konzentration, Energie und emotionaler Ausgeglichenheit (Michalsen et al. 2003a).

Prinzipiell kann die Fastenerfahrung die Motivation zur nachhaltigen Lebensstiloptimierung bewirken. Die meisten Fastenden erfahren eine Klarheit des Geistes, haben ein Gefühl, die Vergangenheit ruhen lassen zu können, und entwickeln somit eine positive Haltung gegenüber ihrer Zukunft (Wilhelmi de Toledo et al. 2013). Die durch das Fasten hervorgerufenen neuroendokrinen Antworten könnten gegebenenfalls die Motivation zu einer Verhaltensänderung unterstützen (Michalsen et al. 2003b). In einer Beobachtungsstudie an stationären Patienten mit unterschiedlichen Diagnosen (meist Schmerz- und rheumatische Erkrankungen) induzierte das Fasten günstige Effekte bezüglich der Lebensstilverbesserung mit einem konsequenteren Beibehalten von Ernährungsempfehlungen, Bewegungstraining und Entspannungsübungen (Michalsen et al. 2005). Dies steht im Zusammenhang mit der Stimmungsaufhellung im Fasten.

Trotz der stimmungsaufhellenden Wirkungen des Fastens ist es kontraindiziert bei Personen mit schwerer Depression, da es empirisch in bestimmten Fällen zu einer Verschlechterung der Symptome führen kann, insbesondere in den ersten Tagen des Fastens. Ebenso ist es bei psychiatrischen Patienten kontraindiziert, insbesondere bei Pathologien, die mit einer übermäßigen Kontrolle über Körperfunktionen wie Ernährung, Essverhalten und Gewicht einhergehen.

17.6.2 Onkologische Erkrankungen

Während die Inzidenz onkologischer Erkrankungen weiterhin steigt, wurden im therapeutischen Bereich große Fortschritte erzielt. Chemo-, Radio- und Immuntherapien gehen, trotz ihrer immer besseren Verträglichkeit, dennoch oft mit deutlichen kurz-, mittel- und langfristigen Nebenwirkungen einher. Diese können die Lebensqualität Betroffener deutlich einschränken. Das Fasten könnte bei einigen Tumorentitäten eine mögliche supportive Maßnahme darstellen, um die Lebensqualität unter Chemotherapie zu verbessern. Darüber hinaus wird in den letzten Jahren zunehmend untersucht, ob es auch synergistisch zu verschiedenen onkologischen Therapien wirken und die Effektivität z. B. von Chemotherapien verbessern könnte.

Die experimentelle Datenlage zu kurzen Fastenphasen begleitend zur Chemotherapie ist inzwischen relativ umfangreich. Nachdem in den USA durch das Team von Prof. Longo erstmalig das Konzept der „differenziellen Stressresistenz" beschrieben wurde (Raffaghello et al. 2008), war das Interesse der Grundlagenforschung für das Thema

geweckt. In einfachen Worten beschreibt dieses Konzept die Fähigkeit gesunder Zellen unter akuter Kalorienrestriktion in einen geschützteren Modus zu Wechseln (d. h. stressresistenter zu werden). Dem entgegengesetzt haben viele Tumorzellen diese Fähigkeit nicht in diesem Maße und werden entsprechend bei der Chemotherapie mehr geschädigt („differenzielle Stresssensitivierung"). Darüber hinaus reduziert kurzzeitiges Fasten die Serumkonzentrationen für IGF-1 (insulin-like growth factor 1), einen wichtigen Botenstoff der Kanzerogenese (Lee et al. 2012). In ihren Arbeiten konnte die Arbeitsgruppe um Prof. Longo die günstigen Effekte des Fastens begleitend zu Chemotherapien in Zell- und Tierversuchen deutlich demonstrieren. So schützte beispielsweise 48- bis 60-stündiges Fasten Mäuse vor den unerwünschten Wirkungen von Etoposid (Raffaghello et al. 2008). Außerdem konnten Zyklen von Fasten die Effektivität von Medikamenten gegen etablierte Melanom-, Gliom- und Brustkrebszelllinien verstärken (Lee et al. 2012).

Vor diesen Grundlagenpublikationen wurde das Fasten für viele Jahrzehnte nicht als eine Behandlungsoption bei Krebserkrankungen angesehen. Diese Zurückhaltung war vor allem darin begründet, dass bei Tumorerkrankten eine Gewichtsreduktion prognostisch nachteilig sein kann (Tu et al. 2022). Dieser Punkt sollte auch weiterhin Berücksichtigung finden, weswegen nur kurze Fastenphasen unter regelmäßiger Gewichtskontrolle stattfinden sollten. In diesem Sinn muss das Fasten bei onkologisch Erkrankten mit besonderem Fingerspitzengefühl und ausreichender ärztlicher Fastenerfahrung begleitet werden.

Bisher wurden hierzu einige wenige klinische Studien vor allem bei Brustkrebspatientinnen publiziert, deren Ergebnisse im Weiteren skizziert werden sollen. Meist wurde in diesen Studien begleitend zur Chemotherapie ein kurzes Fasten (Short-

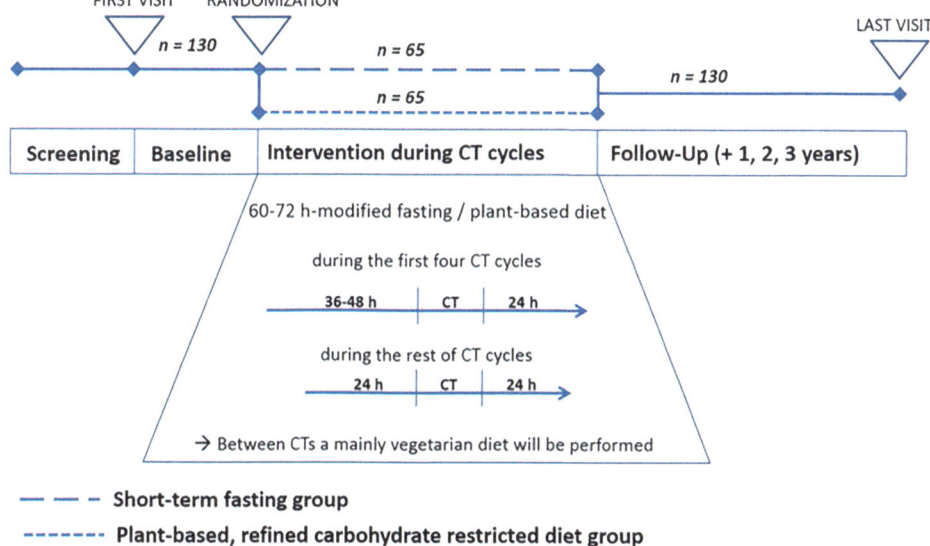

☐ Abb. 17.1   Fasten begleitend zur Chemotherapie

term fasting, STF) angewandt oder ein Scheinfasten (Fasting-mimicking diet, FMD). Ein Beispiel des Schemas, was an der Charité Universitätsmedizin Berlin bei Brustkrebspatientinnen eingesetzt wurde, findet sich in ☐ Abb. 17.1.

Die Studienergebnisse zeigten bisher eine gute Verträglichkeit sowie eine mögliche Reduktion von hämatologischer Toxizität sowie Übelkeit, Erbrechen, Kopfschmerzen, Stomatitis, Erschöpfung und Schwäche (Safdie et al. 2009; de Groot et al. 2015, 2019; Bauersfeld et al. 2018). Zusätzlich wurde in einer der Studien eine Reduktion der DNA-Schäden in peripheren Immunzellen bei Fastenden dokumentiert (de Groot et al. 2015). Neben der Besserung der Lebensqualität können solche Verbesserungen auch dazu beitragen, dass die Chemotherapie entsprechend dem Behandlungsplan fortgeführt werden kann, was ein wichtiger prognostischer Parameter ist (Zorn et al. 2020).

Zusammenfassend hat das Fasten als supportive Therapiemaßnahme bei Chemotherapie eine gute experimentelle Datenlage aufzuweisen. Klinisch besteht trotz erster vielversprechender Ergebnisse noch erheblicher Forschungsbedarf. Es sollten verschiedene Tumorentitäten untersucht werden, sowie möglichst auch neuere onkologische Therapiemethoden einbezogen werden, wie zum Beispiel zielgerichtete Tumortherapie und Immuntherapien.

17.7 Sicherheitsaspekte und Kontraindikationen

Alle bisherigen Studien zum längeren Fasten deuten darauf hin, dass die bisher etablierten Fastenarten sicher durchführbar und verträglich sind. Trotzdem gibt es, wie bei jedem medizinischen Verfahren, einige Kontraindikationen zu beachten. In ☐ Tab. 17.1 findet sich eine Übersicht über die wichtigsten absoluten und relativen Kontraindikationen. Bei Letzteren sollte ein längeres Fasten nur dann in Erwägung gezogen werden, wenn entsprechend starke Indikationen vorliegen. Außerdem sollte dann eine engmaschige medizinische Begleitung folgen, um möglichen Komplikationen wirksam vorzubeugen und unerwünschte

◻ Tab. 17.1   Absolute und relative Kontraindikationen für längeres Fasten

Absolute Kontraindikationen	Relative Kontraindikationen
– Katabole Zustände (z. B. Kachexie/Sarkopenie/ Gebrechlichkeit) – Schwangerschaft/Stillzeit/Kindesalter/ Wachstumsphase – Fortgeschrittene Leberinsuffizienz – (Symptomatische) Gallensteinerkrankung – Kürzlich erfolgte Gichtattacke – Anamnestische oder aktuelle Essstörung (Anorexie, Bulimie, Binge-Eating, ggf. auch ausgeprägte Orthorexie) – Fortgeschrittene zerebrovaskuläre Insuffizienz/ Demenzerkrankung – Psychische Erkrankung, welche bewusste Zustimmung zum Fasten oder Einhalten des Fastens nicht durchgängig möglich macht (z. B. Suchterkrankungen, akute manische Erkrankung etc.)	– Untergewicht (BMI < 18,5 kg/m²) – Starkes Übergewicht (Cave, ggf. Essstörung!> 45 kg/m²) – Konsumierende Erkrankungen (z. B. fortgeschrittene onkologische Erkrankungen) – Diabetes mellitus Typ 1 – Fortgeschrittene koronare Herzkrankheit – Arthritis urica in der Anamnese – Retinaablösung – Chronisch entzündliche Darmerkrankungen – Erschöpfungszustände – Anämie – Schwere psychische Erkrankungen (z. B. schwere Depression) – Unklare Datenlage bei fortgeschrittener Niereninsuffizienz sowie gastralen/duodenalen Ulzera

Wirkungen frühzeitig zu erkennen und abzumildern. Bei bestimmten Erkrankungen gilt es außerdem, konkrete Anpassungen der Fastenmethodik vorzunehmen. So sollte zum Beispiel bei chronisch entzündlichen Darmerkrankungen auf starke Abführmaßnahmen verzichtet werden, und bei bekannten Gallensteinen sollte bei der Wiedereinführung der normalen Kost der Verzehr von Proteinen und Fettsäuren viel langsamer erfolgen als sonst. Bei Erschöpfungszuständen sollten die Länge und die Intensität des Fastens gut dosiert werden. Gegebenenfalls muss hier das Fasten auch vorzeitig beendet werden, wenn die Erschöpfung zunimmt oder beständige Hungergefühle auch noch nach dem dritten Tag bestehen. Bei symptomatischer Gicht in der Anamnese kann drei Wochen vor Fastenbeginn prophylaktisch harnsäuresenkende Medikation gegeben werden, um einem Gichtanfall während des Fastens vorzubeugen. Bei geriatrischen Patient*innen wird, wenn überhaupt, eher modifiziertes Fasten oder Scheinfasten angewandt, um Proteinabbau und damit möglicherweise einhergehende Gebrechlichkeit zu verhindern.

Medikamentenanpassungen beim Fasten Die tiefgreifenden physiologischen und biochemischen Veränderungen im Organismus während des Fastens können natürlich auch Auswirkungen auf Pharmakokinetik und Pharmakodynamik von eingenommenen Substanzen haben. Außerdem können die therapeutischen Wirkungen des Fastens synergistische Effekte zur Medikation der Patienten aufweisen. Daher müssen bestimmte Medikamente vor Beginn des Fastens oder währenddessen angepasst werden. Unter anderem zählen Antihypertensiva und Diuretika sowie Antidiabetika dazu sowie Medikamente mit geringer therapeutischer Breite. Eine Übersicht über die wichtigsten anzupassenden Medikamentengruppen gibt ◻ Tab. 17.2.

◘ Tab. 17.2 Medikamente, die beim längeren Fasten pausiert oder angepasst werden sollten (inkl. Begründung)

Handlungsempfehlung	Medikament	Details & Begründung
Pausieren während Fasten Nach Fasten wieder nach Bedarf ansetzen/eindosieren	Orale Antidiabetika (Sulfonylharnstoffe, Glifozine, Biguanide, Glitazone, Gliptine)	Hypoglykämierisiko, außerdem kein Zusatznutzen unter Fasten erwiesen
	Inkretinmimetika	Hypoglykämierisiko
	Bolus-Insulin	Typ-2-Diabetes-mellitus: Absetzen Typ-1-Diabetes-mellitus: Engmaschige Anpassung an Glukose-Tagesprofil
	Diuretika	Gefahr von Elektrolytstörungen (besonders Hyponatriämie)
Reduktion zu Fastenbeginn Während Fasten ggf. weitere Reduktion/Pausierung Nach Fasten wieder nach Bedarf ansetzen/eindosieren	Antihypertensiva	Blutdruckreduktion durch Fasten innerhalb der ersten drei Tage zu erwarten, deshalb initiale Reduktion und dann Anpassung im Verlauf
	Basisinsulin	Typ-2-Diabetes-mellitus: Initial Reduktion, dann im Verlauf Anpassung an Glukose-Tagesprofil/Absetzen Typ-1-Diabetes-mellitus: initial Reduktion, dann im Verlauf Anpassung an Glukose-Tagesprofil, meist ist ein Absetzen jedoch auch im Verlauf nicht indiziert, da minimaler Glukosemetabolismus immer vorhanden!
	Kumarine	Aufgrund der Reduktion der oralen Aufnahme von Vitamin K im Fasten, initiale Dosisreduktion und dann Monitoring mit ggf. weiterer Reduktion während des Fastens
Engmaschiges Serum-Monitoring und gegebenenfalls Anpassung	Medikamente mit geringer therapeutischer Breite (z. B. Antikonvulsiva, Lithium)	Aufgrund veränderter Serumproteinbindung im Fasten mögliche Änderung des wirksamen Spiegels
Anpassung der Fastenverpflegung empfohlen	NSAR/Kortikoide	Im Falle, dass die Medikation nicht abgesetzt werden kann während des Fastens, sollte die Fastenverpflegung, zur Reduktion des Risikos von Magenbeschwerden und Ulzera, von (v. a. sauren) Säften auf (warmen) Hafer-, Lein-, und/oder Reissud umgestellt werden
Aufklärung notwendig	Orale Kontrazeptiva	Reduzierte Wirkung aufgrund von Veränderungen des Leberstoffwechsels während des Fastens – zur Sicherheit zusätzliche mechanische Kontrazeptiva einsetzen

17.8 Unerwünschte Wirkungen

Längeres Fasten ist im Allgemeinen eine sichere Maßnahme, vorausgesetzt, dass die Kontraindikationen (s. o.) beachtet werden und eine qualifizierte medizinische Begleitung verfügbar ist. Im Verlauf können bisweilen unerwünschte Wirkungen auftreten. Diese sind meist mild, sollten jedoch trotzdem gut begleitet werden, damit das Fasten eine gute Erfahrung wird, die dadurch leichter wiederholt werden kann. Ernsthafte unerwünschte Wirkungen sind selten, sollten im Verdachtsfall jedoch zügig ausgeschlossen werden.

Bisher gibt es hauptsächlich zwei größere Studien, welche unerwünschte Wirkungen längerer Fastenperioden dokumentiert haben. Die eine gibt Daten von 1422 Patient*innen einer deutschen Fastenklinik wieder (Laurens et al. 2021), die andere beschreibt unerwünschte Wirkungen bei 652 Patient*innen unter reinem Wasserfasten in einer stationären Einrichtung in den USA (Finnell et al. 2018). Die wenigen schwerwiegenden Komplikationen aus beiden Studien können hauptsächlich unter den Stichworten Elektrolytverschiebungen und Dehydrierung zusammengefasst werden. So mussten in der Kurklinik ein Patient/eine Patientin zur Natriumsubstitution, ein anderer/eine andere zur Flüssigkeitssubstitution ins nahegelegene Krankenhaus verlegt werden. Bei den Wasserfastenden kam es auch in einem Fall zur Hyponatriämie. Außerdem wurde bei Letzteren auch ein Fall einer ventrikulären Arrhythmie beschrieben.

Unter beiden Arten des Fastens kam es zu einigen milderen unerwünschten Wirkungen, wobei die Häufigkeit derselben beim Wasserfasten etwas höher war. Insgesamt wurde häufiger über Kopfschmerzen oder auch Migräneanfälle in den ersten zwei bis drei Tagen geklagt, außerdem über Palpitationen, Bauchschmerzen, Verdauungsstörungen, Übelkeit und Schlafstörungen.

Seltener wurde von Durchfällen, Blähungen, weiteren abdominellen Beschwerden, Rückenschmerzen, präsynkopalen Zuständen oder Erschöpfungsgefühl berichtet. Außerhalb dieser Studiendaten gibt es auch vereinzelte empirische Berichte zu Gichtanfällen während des Fastens oder Gallenkoliken nach dem Fasten, insbesondere in Fällen, wo Kontraindikationen nicht beachtet wurden.

17.9 Zusammenfassung

Längeres Fasten hat sich bei vielen – vor allem chronischen – Erkrankungen als wirksame und nebenwirkungsarme Maßnahme für Prävention und Therapie erwiesen. So können sich bereits nach kurzer Zeit viele chronische Beschwerden aus dem metabolischen, kardiovaskulären, inflammatorischen oder autoimmunen Formenkreis bessern. Außerdem könnten bis zu einem bestimmten Grad psychische und hormonelle Beschwerden gelindert werden. Entscheidend für einen Erfolg ist die richtige Methodik in der Vorbereitung, Durchführung und Nachsorge des Fastens. Das bedeutet, dass neben begleitenden Maßnahmen wie Entlastungstagen zu Anfang und Ende der Fastenzeit, und währenddessen Bewegung, Ausscheidung und psychisch-seelischer Betreuung, bei bestimmten Erkrankungen auch eine ärztliche Begleitung und Medikamentenanpassung notwendig ist. Für optimale Ergebnisse sollte das Fasten nicht zu spät in der Entwicklung der Krankheit beginnen, und die Dauer muss der Krankheitsschwere und der Gesamtkonstitution der Erkrankten angepasst werden.

Literatur

Alferink LJ, Kiefte-de Jong JC, Erler NS, Veldt BJ, Schoufour JD, de Knegt RJ, Ikram MA, Metselaar HJ, Janssen H, Franco OH, Darwish Murad

S (2019) Association of dietary macronutrient composition and non-alcoholic fatty liver disease in an ageing population: the Rotterdam Study. Gut 68(6):1088–1098

Andersson M, Haglund E, Aili K, Bremander A, Bergman S (2022) Associations between metabolic factors and radiographic knee osteoarthritis in early disease – a cross-sectional study of individuals with knee pain. BMC Musculoskeletal Disorders 23(1):938

Bahr LS (2022) Effects of fasting and a ketogenic diet on neuropsychiatric outcomes in multiple sclerosis patients – a randomized controlled trial. C. U., Berlin

Bauersfeld SP, Kessler CS, Wischnewsky M, Jaensch A, Steckhan N, Stange R, Kunz B, Brückner B, Sehouli J, Michalsen A (2018) The effects of short-term fasting on quality of life and tolerance to chemotherapy in patients with breast and ovarian cancer: a randomized cross-over pilot study. BMC Cancer 18(1):476

Berná G, Romero-Gomez M (2020) The role of nutrition in non-alcoholic fatty liver disease: pathophysiology and management. Liver Int 40(Suppl 1):102–108

Berthelot E, Etchecopar-Etchart D, Thellier D, Lancon C, Boyer L, Fond G. (2021) Fasting Interventions for Stress, Anxiety and Depressive Symptoms: A Systematic Review and Meta-Analysis. Nutrients 13(11):3947. Published 2021 Nov 5. https://doi.org/10.3390/nu13113947

Brandhorst S, Levine ME, Wei M, Shelehchi M, Morgan TE, Nayak KS, Dorff T, Hong K, Crimmins EM, Cohen P, Longo VD (2024) Fasting-mimicking diet causes hepatic and blood markers changes indicating reduced biological age and disease risk. Nat Commun 15(1):1309

Choi IY, Piccio L, Childress P, Bollman B, Ghosh A, Brandhorst S, Suarez J, Michalsen A, Cross AH, Morgan TE, Wei M, Paul F, Bock M, Longo VD (2016) A diet mimicking fasting promotes regeneration and reduces autoimmunity and multiple sclerosis symptoms. Cell Rep 15(10):2136–2146

Coronati M, Baratta F, Pastori D, Ferro D, Angelico F, Del Ben M. (2022) Added Fructose in Non-Alcoholic Fatty Liver Disease and in Metabolic Syndrome: A Narrative Review. Nutrients 14(6):1127. Published 2022 Mar 8. https://doi.org/10.3390/nu14061127

Di Francesco A, Di Germanio C, Bernier M, de Cabo R (2018) A time to fast. Science 362(6416):770–775

Drinda S, Grundler F, Neumann T, et al. (2019) Effects of Periodic Fasting on Fatty Liver Index-A Prospective Observational Study. Nutrients 11(11):2601. Published 2019 Oct 30. https://doi.org/10.3390/nu11112601

Ertürk C, Altay MA, Bilge A, Çelik H (2017) Is there a relationship between serum ox-LDL, oxidative stress, and PON1 in knee osteoarthritis? Clin Rheumatol 36(12):2775–2780

Fond G, Macgregor A, Leboyer M, Michalsen A (2013) Fasting in mood disorders: neurobiology and effectiveness. A review of the literature. Psychiatry Res 209(3):253–258

Gabriel S, Ncube M, Zeiler E, Thompson N, Karlsen MC, Goldman DM, Glavas Z, Beauchesne A, Scharf E, Goldhamer AC, Myers TR (2022) A six-week follow-up study on the sustained effects of prolonged water-only fasting and refeeding on markers of cardiometabolic risk. Nutrients 14(20)

Gasior M, Rogawski MA, Hartman AL (2006) Neuroprotective and disease-modifying effects of the ketogenic diet. Behav Pharmacol 17(5–6):431–439

Gassen NC, Papies J, Bajaj T, et al (2021) SARS-CoV-2-mediated dysregulation of metabolism and autophagy uncovers host-targeting antivirals. Nat Commun 12(1):3818. Published 2021 Jun 21 https://doi.org/10.1038/s41467-021-24007-w.

Göhler L, Hahnemann T, Michael N, Oehme P, Steglich HD, Conradi E, Grune T, Siems WG (2000) Reduction of plasma catecholamines in humans during clinically controlled severe underfeeding. Prev Med 30(2):95–102

Goldhamer A, Lisle D, Parpia B, Anderson SV, Campbell TC (2001) Medically supervised water-only fasting in the treatment of hypertension. J Manipulative Physiol Ther 24(5):335–339

Goldhamer AC, Lisle DJ, Sultana P, Anderson SV, Parpia B, Hughes B, Campbell TC (2002) Medically supervised water-only fasting in the treatment of borderline hypertension. J Altern Complement Med 8(5):643–650

de Groot S, Vreeswijk MP, Welters MJ, Gravesteijn G, Boei JJ, Jochems A, Houtsma D, Putter H, van der Hoeven JJ, Nortier JW, Pijl H, Kroep JR (2015) The effects of short-term fasting on tolerance to (neo) adjuvant chemotherapy in HER2-negative breast cancer patients: a randomized pilot study. BMC Cancer 15:652

de Groot S, Pijl H, van der Hoeven JJM, Kroep JR (2019) Effects of short-term fasting on cancer treatment. J Exp Clin Cancer Res 38(1):209

Grundler F, Mesnage R, Michalsen A, Wilhelmi de Toledo F (2020) Blood pressure changes in 1610 subjects with and without antihypertensive medication during long-term fasting. J Am Heart Assoc 9(23):e018649

Grundler F, Plonné D, Mesnage R, Müller D, Sirtori CR, Ruscica M, Wilhelmi de Toledo F (2021) Long-term fasting improves lipoprotein-associated atherogenic risk in humans. Eur J Nutr 60(7):4031–4044

Hafström I, Ringertz B, Gyllenhammar H, Palmblad J, Harms-Ringdahl M (1988) Effects of fasting on disease activity, neutrophil function, fatty acid composition, and leukotriene biosynthesis in patients with rheumatoid arthritis. Arthritis Rheum 31(5):585–592

Hartmann AM, Dell'Oro M, Spoo M, Fischer JM, Steckhan N, Jeitler M, Häupl T, Kandil FI, Michalsen A, Koppold-Liebscher DA, Kessler CS (2022) To eat or not to eat-an exploratory randomized controlled trial on fasting and plant-based diet in rheumatoid arthritis (NutriFast-Study). Front Nutr 9:1030380

Heyman SN, Bursztyn M, Szalat A, Muszkat M, Abassi Z (2020) Fasting-induced natriuresis and SGLT: a new hypothesis for an old enigma. Front Endocrinol (Lausanne) 11:217

Hofer SJ, Carmona-Gutierrez D, Mueller MI, Madeo F (2022) The ups and downs of caloric restriction and fasting: from molecular effects to clinical application. EMBO Mol Med 14(1):e14418

Horne BD, May HT, Anderson JL, Kfoury AG, Bailey BM, McClure BS, Renlund DG, Lappé DL, Carlquist JF, Fisher PW, Pearson RR, Bair TL, Adams TD, Muhlestein JB (2008) Usefulness of routine periodic fasting to lower risk of coronary artery disease in patients undergoing coronary angiography. Am J Cardiol 102(7):814–819

Huang DQ, El-Serag HB, Loomba R (2021) Global epidemiology of NAFLD-related HCC: trends, predictions, risk factors and prevention. Nat Rev Gastroenterol Hepatol 18(4):223–238

Hussin NM, Shahar S, Teng NI, Ngah WZ, Das SK (2013) Efficacy of fasting and calorie restriction (FCR) on mood and depression among ageing men. J Nutr Health Aging 17(8):674–680

Jeitler M, Lauche R, Hohmann C, et al. (2022) A Randomized Controlled Trial of Fasting and Lifestyle Modification in Patients with Metabolic Syndrome: Effects on Patient-Reported Outcomes. Nutrients 14(17):3559. Published 2022 Aug 29. https://doi.org/10.3390/nu14173559

Jeitler M, Ortiz M, Brinkhaus B, Sigl M, Hoffmann R, Trübner M, Michalsen A, Wischnewsky M, Kessler CS (2024) Use and acceptance of traditional, complementary and integrative medicine in Germany-an online representative cross-sectional study. Front Med (Lausanne) 11:1372924

Jensen T, Abdelmalek MF, Sullivan S, Nadeau KJ, Green M, Roncal C, Nakagawa T, Kuwabara M, Sato Y, Kang DH, Tolan DR, Sanchez-Lozada LG, Rosen HR, Lanaspa MA, Diehl AM, Johnson RJ (2018) Fructose and sugar: a major mediator of non-alcoholic fatty liver disease. J Hepatol 68(5):1063–1075

Kanazawa M, Fukudo S (2006) Effects of fasting therapy on irritable bowel syndrome. Int J Behav Med 13(3):214–220

Kjeldsen-Kragh J, Haugen M, Borchgrevink CF, Laerum E, Eek M, Mowinkel P, Hovi K, Førre O (1991) Controlled trial of fasting and one-year vegetarian diet in rheumatoid arthritis. Lancet 338(8772):899–902

Kjeldsen-Kragh J, Haugen M, Borchgrevink CF, Førre O (1994) Vegetarian diet for patients with rheumatoid arthritis – status: two years after introduction of the diet. Clin Rheumatol 13(3):475–482

Kjeldsen-Kragh J, Mellbye OJ, Haugen M, Mollnes TE, Hammer HB, Sioud M, Førre O (1995) Changes in laboratory variables in rheumatoid arthritis patients during a trial of fasting and one-year vegetarian diet. Scand J Rheumatol 24(2):85–93

Koppold DA, Kandil FI, Güttler O, Müller A, Steckhan N, Meiß S, Breinlinger C, Nelle E, Hartmann AM, Jeitler M, Hanslian E, Fischer JM, Michalsen A, Kessler CS (2023) Effects of Prolonged Fasting during Inpatient Multimodal Treatment on Pain and Functional Parameters in Knee and Hip Osteoarthritis: A Prospective Exploratory Observational Study. Nutrients 15(12):2695. Published 2023 Jun 9. https://doi.org/10.3390/nu15122695

Koppold DA, Kandil FI, Müller A, Güttler O, Steckhan N, Meiss S, Breinlinger C, Nelle E, Rajput Khokhar A, Jeitler M, Hanslian E, Fischer JM, Michalsen A, Kessler CS (2024) Effects of prolonged medical fasting during an inpatient, multimodal, nature-based treatment on pain, physical function, and psychometric parameters in patients with Fibromyalgia: an observational study. Nutrients 16(7):1059

Koppold-Liebscher D, Kessler CS, Steckhan N, et al. Short-term fasting accompanying chemotherapy as a supportive therapy in gynecological cancer: protocol for a multicenter randomized controlled clinical trial. Trials. 2020;21(1):854. Published 2020 Oct 15. https://doi.org/10.1186/s13063-020-04700-9

Lee C, Raffaghello L, Longo VD (2012) Starvation, detoxification, and multidrug resistance in cancer therapy. Drug Resist Updat 15(1–2):114–122

Lee KW, Loh HC, Ching SM, Devaraj NK, Hoo FK. (2020) Effects of Vegetarian Diets on Blood Pressure Lowering: A Systematic Review with Meta-Analysis and Trial Sequential Analysis. Nutrients 12(6):1604. Published 2020 May 29. https://doi.org/10.3390/nu12061604

Lempesis IG, Georgakopoulou VE (2023) Physiopathological mechanisms related to inflammation in obesity and type 2 diabetes mellitus. World J Exp Med 13(3):7–16

Li C, Ostermann T, Hardt M, Ludtke R, Broecker-Preuss M, Dobos G, Michalsen A (2013) Metabolic and psychological response to 7-day fasting in obese patients with and without metabolic syndrome. Forsch Komplementmed 20(6):413–420

Li C, Sadraie B, Steckhan N, Kessler C, Stange R, Jeitler M, Michalsen A (2017) Effects of a one-week fasting therapy in patients with type-2 diabetes mellitus and metabolic syndrome – a randomized controlled explorative study. Exp Clin Endocrinol Diabetes 125(9):618–624

Lim EL, Hollingsworth KG, Aribisala BS, Chen MJ, Mathers JC, Taylor R (2011) Reversal of type 2 diabetes: normalisation of beta cell function in association with decreased pancreas and liver triacylglycerol. Diabetologia 54(10):2506–2514

Lin CC, Huang TL (2020) Brain-derived neurotrophic factor and mental disorders. Biomed J 43(2):134–142

Lipecki R (1990) Klinische Studie zur Effizienz einer kombinierten Heilfastenbehandlung als Migränetherapie. Dissertation, Medizinische Fakultät der Universität Würzburg, Würzburg, S 1–53

Lithell H, Vessby B, Hellsing K, Ljunghall K, Höglund NJ, Werner I, Bruce A (1983) Changes in metabolism during a fasting period and a subsequent vegetarian diet with particular reference to glucose metabolism. Ups J Med Sci 88(2):109–119

Longo VD, Mattson MP (2014) Fasting: molecular mechanisms and clinical applications. Cell Metab 19(2):181–192

Maifeld A, Bartolomaeus H, Löber U, Avery EG, Steckhan N, Markó L, Wilck N, Hamad I, Šušnjar U, Mähler A, Hohmann C, Chen CY, Cramer H, Dobos G, Lesker TR, Strowig T, Dechend R, Bzdok D, Kleinewietfeld M, Michalsen A, Müller DN, Forslund SK (2021) Fasting alters the gut microbiome reducing blood pressure and body weight in metabolic syndrome patients. Nat Commun 12(1):1970

Matt K, Burger K, Gebhard D, Bergemann J (2016) Influence of calorie reduction on DNA repair capacity of human peripheral blood mononuclear cells. Mech Ageing Dev 154:24–29. https://doi.org/10.1016/j.mad.2016.02.008

Michalsen A (2010) Prolonged fasting as a method of mood enhancement in chronic pain syndromes: a review of clinical evidence and mechanisms. Curr Pain Headache Rep 14(2):80–87

Michalsen A, Li C (2013) Fasting therapy for treating and preventing disease – current state of evidence. Forsch Komplementmed 20(6):444–453

Michalsen A, Weidenhammer W, Melchart D, Langhorst J, Saha J, Dobos G (2002) Short-term therapeutic fasting in the treatment of chronic pain and fatigue syndromes--well-being and side effects with and without mineral supplements. Forsch Komplementarmed Klass Naturheilkd 9(4):221–227

Michalsen A, Schlegel F, Rodenbeck A, Lüdtke R, Huether G, Teschler H, Dobos GJ (2003a) Effects of short-term modified fasting on sleep patterns and daytime vigilance in non-obese subjects: results of a pilot study. Ann Nutr Metab 47(5):194–200

Michalsen A, Schneider S, Rodenbeck A, Ludtke R, Huether G, Dobos GJ (2003b) The short-term effects of fasting on the neuroendocrine system in patients with chronic pain syndromes. Nutr Neurosci 6(1):11–18

Michalsen A, Hoffmann B, Moebus S, Backer M, Langhorst J, Dobos GJ (2005) Incorporation of fasting therapy in an integrative medicine ward: evaluation of outcome, safety, and effects on lifestyle adherence in a large prospective cohort study. J Altern Complement Med 11(4):601–607

Michalsen A, Kuhlmann MK, Lüdtke R, Bäcker M, Langhorst J, Dobos GJ (2006) Prolonged fasting in patients with chronic pain syndromes leads to late mood-enhancement not related to weight loss and fasting-induced leptin depletion. Nutr Neurosci 9(5–6):195–200

Michalsen A, Frey UH, Merse S, Siffert W, Dobos GJ (2009) Hunger and mood during extended fasting are dependent on the GNB3 C825T polymorphism. Ann Nutr Metab 54(3):184–188

Michalsen A, Li C, Kaiser K, Lüdtke R, Meier L, Stange R, Kessler C (2013) In-patient treatment of fibromyalgia: a controlled nonrandomized comparison of conventional medicine versus integrative medicine including fasting therapy. Evid Based Complement Alternat Med 2013:908610

Morales-Ivorra I, Romera-Baures M, Roman-Viñas B, Serra-Majem L. (2018) Osteoarthritis and the Mediterranean Diet: A Systematic Review. Nutrients 10(8):1030. Published 2018 Aug 7. https://doi.org/10.3390/nu10081030

Muller H, de Toledo FW, Resch KL (2001) Fasting followed by vegetarian diet in patients with rheumatoid arthritis: a systematic review. Scand J Rheumatol 30(1):1–10

Müller H, Wilhelmi de Toledo F, Schuck P, Resch KL (2001) Blutdrucksenkung durch Fasten bei adipösen und nichtadipösen Hypertonikern. Perfusion 14:108–112

Oudmaijer CAJ, Minnee RC, Pol RA, van den Boogaard WMC, Komninos DSJ, van de Wetering J, van Heugten MH, Hoorn EJ, Sanders JSF, Hoeijmakers JHJ, Vermeij WP, JNM IJ (2022) Fasting before living-kidney donation: effect on donor well-being and postoperative recovery: study protocol of a multicenter randomized controlled trial. Trials 23(1):18

Papathanasiou I, Anastasopoulou L, Tsezou A (2021) Cholesterol metabolism related genes in osteoarthritis. Bone 152:116076

Papagiannopoulos-Vatopaidinos IE, Papagiannopoulou MI, Dotsika EN (2025) Hypoglycemia compensation mechanisms in dry fasting. Metabol Open 26:100363. Published. https://doi.org/10.1016/j.metop.2025.100363

Papagiannopoulos-Vatopaidinos IE, Papagiannopoulou M, Sideris V (2020) Dry Fasting Physiology: Responses to Hypovolemia and Hypertonicity. Physiologie des Trockenfastens: Reaktionen zu Hypovolämie und Hypertonizität. Complement Med Res 27(4):242-251. https://doi.org/10.1159/000505201

Pettersen BJ, Anousheh R, Fan J, Jaceldo-Siegl K, Fraser GE (2012) Vegetarian diets and blood pressure among white subjects: results from the Adventist Health Study-2 (AHS-2). Public Health Nutr 15(10):1909–1916

Raffaghello L, Lee C, Safdie FM, Wei M, Madia F, Bianchi G, Longo VD (2008) Starvation-dependent differential stress resistance protects normal but not cancer cells against high-dose chemotherapy. Proc Natl Acad Sci U S A 105(24):8215–8220

Remely M, Hippe B, Geretschlaeger I, Stegmayer S, Hoefinger I, Haslberger A (2015) Increased gut microbiota diversity and abundance of Faecalibacterium prausnitzii and Akkermansia after fasting: a pilot study. Wien Klin Wochenschr 127(9–10):394–398

Ring RM, Eisenmann C, Kandil FI, et al. (2022) Mental and Behavioural Responses to Bahá'í Fasting: Looking behind the Scenes of a Religiously Motivated Intermittent Fast Using a Mixed Methods Approach. Nutrients 14(5):1038. Published 2022 Feb 28. https://doi.org/10.3390/nu14051038

Roky R, Houti I, Moussamih S, Qotbi S, Aadil N (2004) Physiological and chronobiological changes during Ramadan intermittent fasting. Ann Nutr Metab 48(3):296–303

Safdie FM, Dorff T, Quinn D, Fontana L, Wei M, Lee C, Cohen P, Longo VD (2009) Fasting and cancer treatment in humans: a case series report. Aging (Albany NY) 1(12):988–1007

Scharf E, Zeiler E, Ncube M, et al. (2022) The Effects of Prolonged Water-Only Fasting and Refeeding on Markers of Cardiometabolic Risk. Nutrients 14(6):1183. Published 2022 Mar 11. https://doi.org/10.3390/nu14061183

Schmidt S, Stange R, Lischka E, Kiehntopf M, Deufel T, Loth D, Uhlemann C (2010) Uncontrolled clinical study of the efficacy of ambulant fasting in patients with osteoarthritis. Forsch Komplementmed 17(2):87–94

Schwartz MW, Seeley RJ (1997) Seminars in medicine of the Beth Israel Deaconess Medical Center. Neuroendocrine responses to starvation and weight loss. N Engl J Med 336(25):1802–1811

Sköldstam L, Larsson L, Lindström FD (1979) Effect of fasting and lactovegetarian diet on rheumatoid arthritis. Scand J Rheumatol 8(4):249–255

Song Y, Liu J, Zhao K, Gao L, Zhao J (2021) Cholesterol-induced toxicity: an integrated view of the role of cholesterol in multiple diseases. Cell Metab 33(10):1911–1925

Stange R (2006) Fasting therapy improves insulin resistance (HOMA-IR) in patients with the metabolic syndrome. In: Abstract: North American Research Conference on Complementary and Integrative Medicine. Edmonton

Stange R, Pflugbeil C, Michalsen A, Uehleke B (2013) Therapeutic fasting in patients with metabolic syndrome and impaired insulin resistance. Forsch Komplementmed 20(6):421–426

Thijssen E, van Caam A, van der Kraan PM (2015) Obesity and osteoarthritis, more than just wear and tear: pivotal roles for inflamed adipose tissue and dyslipidaemia in obesity-induced osteoarthritis. Rheumatology (Oxford) 54(4):588–600

Tu H, McQuade JL, Davies MA, Huang M, Xie K, Ye Y, Chow WH, Rodriguez A, Wu X (2022) Body mass index and survival after cancer diagnosis: a pan-cancer cohort study of 114 430 patients with cancer. Innovation (Camb) 3(6):100344

Udén AM, Trang L, Venizelos N, Palmblad J (1983) Neutrophil functions and clinical performance after total fasting in patients with rheumatoid arthritis. Ann Rheum Dis 42(1):45–51

Varela A, Marina Prendes MG, Testoni G, Vázquez N, Astudilla C, Cerruti S, Savino EA (2002) Influence of fasting on the effects of ischemic preconditioning in the ischemic-reperfused rat heart. Arch Physiol Biochem 110(3):189–196

Watts NB, DiGirolamo M (1990) Carbohydrate tolerance improves with fasting in obese subjects with noninsulin-dependent (type II) diabetes. Am J Med Sci 299(4):250–256

Wei N, Dai Z (2022) The role of nutrition in osteoarthritis: a literature review. Clin Geriatr Med 38(2):303–322

Wilhelmi de Toledo F, Buchinger A, Burggrabe H, Hölz G, Kuhn C, Lischka E, Lischka N, Lützner H, May W, Ritzmann-Widderich M, Stange R, Wessel A, Boschmann M, Peper E, Michalsen A (2013) Fasting therapy – an expert panel update of the 2002 consensus guidelines. Forsch Komplementmed 20(6):434–443

Wilhelmi de Toledo F, Grundler F, Bergouignan A, Drinda S, Michalsen A (2019) Safety, health improvement and well-being during a 4 to 21-day fasting period in an observational study including 1422 subjects. PLoS One 14(1):e0209353

17

Wilhelmi de Toledo F, Grundler F, Bergouignan A, Drinda S, Michalsen A. Safety, health improvement and wellbeing during a 4 to 21-day fasting period in an observational study including 1422 subjects. PLoS One. 2019;14(1):e0209353. Published 2019 Jan 2. https://doi.org/10.1371/journal.pone.0209353

Yokoyama Y, Nishimura K, Barnard ND, Takegami M, Watanabe M, Sekikawa A, Okamura T, Miyamoto Y (2014) Vegetarian diets and blood pressure: a meta-analysis. JAMA Intern Med 174(4):577–587

Zorn S, Ehret J, Schäuble R, Rautenberg B, Ihorst G, Bertz H, Urbain P, Raynor A (2020) Impact of modified short-term fasting and its combination with a fasting supportive diet during chemotherapy on the incidence and severity of chemotherapy-induced toxicities in cancer patients – a controlled cross-over pilot study. BMC Cancer 20(1):578

Intervallfasten

Petra Bracht und Andrea Ciro Chiappa

Inhaltsverzeichnis

Einführung

Das Intervallfasten, auch intermittierendes Fasten genannt, bei dem täglich oder wöchentlich zeitweise auf Nahrung verzichtet wird, ist eine weitverbreitete Strategie zur Rhythmisierung der Ernährung. Es besitzt gesundheitsfördernde Effekte und trägt somit zur Prävention und Therapie von chronischen Krankheiten – insbesondere Übergewicht und altersbedingte Krankheiten – bei. Diese positiven Auswirkungen können teilweise durch die Synchronisierung der Nahrungsaufnahme mit unserem zirkadianen Rhythmus erklärt werden. Gegenwärtig ist die zeitlich begrenzte Ernährung (Time Restricted Eating, TRE) eine beliebte Ernährungsstrategie, bei der die Nahrungszufuhr auf ein bestimmtes Zeitfenster beschränkt wird, ohne dass eine Beschränkung der Nahrungsenergie oder eine Änderung der Nahrungszusammensetzung vorgeschrieben ist. Dabei bleibt die Frage offen, welche Intervallfastenmethode die wirksamste Strategie zur Senkung kardiovaskulärer und metabolischer Erkrankungen ist.

Die Essgewohnheiten werden immer vielfältiger. Typische Frühstücks-, Mittags- und Abendmahlzeiten sind nur noch schwer zu unterscheiden, da das Auslassen von Mahlzeiten und das Naschen von Snacks immer häufiger vorkommen. Solche Essgewohnheiten können negative Auswirkungen auf Gesundheitsmarker haben.

Das Intervallfasten, auch intermittierendes Fasten genannt, bei dem täglich – oder wöchentlich zeitweise auf Nahrung verzichtet wird, ist eine weitverbreitete Strategie zur Periodisierung der Ernährung. Es hat gesundheitsfördernde Effekte und kann daher die Prävention und Therapie von chronischen Krankheiten – insbesondere Übergewicht und altersbedingte Krankheiten – unterstützen. Die wissenschaftlichen Ergebnisse basieren auf Tiermodellstudien, aber auch zunehmend auf Humanstudien.

In diesem Beitrag lesen Sie
- warum Intervallfasten der menschlichen Natur entspricht,
- welche positiven Effekte das Intervallfasten auf zellulärer, biochemischer und physiologischer Ebene hat,
- bei welchen Krankheiten das Intervallfasten präventiv oder kurativ wirken kann,
- wichtige Hinweise über die Umsetzung in die Praxis.

18.1 Einleitung

Unregelmäßiges Essen und Trinken, oft kombiniert mit tageweisen Hungerphasen, haben den Stoffwechsel des Menschen während der Evolution geprägt. Der Mensch ist daher genetisch an die Abwechslung von Hunger- und Essensphasen in kurzen Zeitintervallen angepasst (Longo und Mattson 2014). Die Fähigkeit, auch bei längeren Esspausen leistungsfähig zu bleiben, erscheint angesichts oft nur saisonal erfolgreicher Sammler und Jäger sowie bei Ernteausfällen plausibel.

Eine kaum überblickbare Anzahl tierexperimenteller Studien und zunehmend Humanstudien zeigen, dass stundenweises tägliches oder tageweise wöchentliches Intervallfasten zahlreiche gesundheitsfördernde und therapeutische Effekte initiiert (Di Francesco et al. 2018).

Bereits der amerikanische Arzt Edward Dewey beschreibt 1900 „Durch die Empfehlung des Morgenfastens erzielte ich zu meiner großen Genugtuung ohne Ausnahme gute Resultate" (Dewey 1900) und der Schweizer Arzt Friedrich von Segesser unterschied das intermittierende Fasten vom kontinuierlichen Fasten (von Segesser 1914). Ethnologische und anthropologische Quellen legen nahe, dass nahezu alle Kulturen rituelles Teil- oder Vollfasten vollzogen (Heun 1972).

Unterschiedliche Formen des Intermittierenden Fastens sind aus diversen Strö-

18

mungen publik geworden. Aus der aufstrebenden Langlebigkeitsforschung mit Caloric-Restriction-Formen stieg das Interesse verträglichere Alternativen zu untersuchen. Brustkrebszentren waren auf der Suche nach einfach zu schulenden und durchführbaren Abnehmkonzepten. Die Bodybuilding-Szene entdeckte Intervallfasten als gesunde Methode der Entwässerung und Entfettung bei gleichzeitigem Muskelmasseerhalt.

18.1.1 Definition und häufig praktizierte Intervallfastenformen

Typische, ein- bis mehrwöchige Fastenkuren werden als Langzeitfasten oder kontinuierliches Fasten bezeichnet. Im Gegensatz dazu werden für intermittierende Fastenformen oft die Begriffe Intervallfasten, Teilzeitfasten oder Kurzzeitfasten verwendet.

Eine einheitliche Definition ist den Autoren nicht bekannt. Intermittierend fasten heißt, dass Zeitabschnitte ohne Nahrungsaufnahme den Phasen mit normaler Ernährung folgen. Nach Edmund Semler kann es auch als „tägliches oder periodisches Mini-Fasten" bezeichnet werden (Semler 2006).

Intervallfastenformen, bei denen täglich bis zu 20 h gefastet wird, werden in der Literatur als „Time-Restricted Eating (TRE)" bezeichnet. Einzelne oder mehrere ganze Fastentage im Wochenverlauf werden als periodisches oder alternierendes Fasten „Alternate Day Fasting" bezeichnet (◘ Tab. 18.1).

18.1.2 Metabolische und physiologische Effekte

Unter Fastenbedingungen werden rund 1200 Gene, vor allem stoffwechselaktive

◘ **Tab. 18.1** Intervallfasten – bekannte Methoden im Überblick. (Mod. nach Stange 2017)

Täglich kürzere oder längere Fastenstunden: Fasten im Stundentakt (Time Restricted Eating)	Methode/Vertreter
Ramadan > 30 Tage essen und trinken nach Sonnenuntergang	Fastenmonat der Muslime
12:12 bis 16:8 > 12 bis 16 Fastenstunden	Typgerechtes Intervallfasten nach Konstitution (Ralf Moll, Ernährungswissenschaftler)
16:8 > 16 Fastenstunden, 8 h essen	Die 8-Stunden-Diät, Leangains (Martin Berkhan, Bodybuilder aus Schweden), Dinner-Cancelling (Abendfasten, „Abendessen wie ein Bettler"), Morgenfasten (Edward Dewey, Arzt USA)
20:4 > 20 Fastenstunden, 4 h essen	Warrior Diet (Ori Hofmekler, Sportler USA)
23:1 > 23 Fastenstunden, 1 h essen	One Meal A Day (OMAD Diet)
Ein oder mehrere Fastentage in der Woche: Fasten im Wochentakt/Periodic Fasting	
6:1 > 6 Esstage, 1 Fastentag	Die 6:1-Diät (Tillmann Friedrich, Arzt, und Nadja Nollau)
5:2 > 5 Esstage, 2 Fastentage (ca. 500–600 kcal am Tag)	The Fast Diet (Michael Mosley, engl. Arzt und Journalist), 2-Day Diet (Michelle Harvie, engl. Ernährungswissenschaftlerin)
1:1 > Esstage und Fastentage wechseln sich ab	Every Other Day Diet (Krista Varady, Ernährungswissenschaftlerin USA), 50:50-Alternate-Day Diet (James B. Johnson, Arzt USA), 10-in-2-Konzept (Bernhard Ludwig, Kabarettist Österreich)

Gene und solche, die das Immunsystem steuern, aktiviert (Panda 2019). Entsprechend zahlreich sind die bisher bekannten Effekte auf Zell-, Hormon- und Organebene.

Auswahl metabolischer und physiologischer unterschiedlicher Intervallfastenformen Bereits einzelne Fastentage können zu einer Verringerung der Insulin- und Leptinspiegel, zu erhöhten Ketonspiegeln und zu einer Verringerung proinflammatorischer Zytokine und Marker für oxidativen Stress führen.

- Die Leberzellen reagieren auf das Fasten mit einer geringeren Fettakkumulation, einer erhöhten Insulinempfindlichkeit und physiologischer Ketogenese.
- Im Darm werden Entzündungsmarker durch Intervallfasten reduziert und die Mikrobiomdiversität erhöht.
- Im Herz-Kreislauf-System kann eine Senkung des Blutdrucks, die Verringerung der Ruheherzfrequenz und die Erhöhung der Herzfrequenzvariabilität (verbesserte kardiovaskuläre Stressanpassung) gemessen werden.
- Körperliches Training im nüchternen Zustand kann das Muskelwachstum und die Ausdauer verbessern.
- Unterschiedliche IF-Formen konnten bei adipösen Frauen eine Senkung des Entzündungsmarkers C-reaktives Protein erzielen (Wang et al. 2020). Bei gesunden Probanden führten 12 Monate TRE kombiniert mit Ausdauertraining im Vergleich zu einer Kontrollgruppe zur Senkung der Interleukine IL-6 und IL 1β sowie Tumornekrosefaktor-α (TNF-α) (Moro et al. 2021).

Unter chronischer Restriktion der Nahrungsenergie sowie fünftägigem Fasten wird eine Gruppe von Enzymen aktiv – die Sirtuine –, die Zellen vor oxidativem Stress schützen können, an der Autophagie und der DNA-Reparatur beteiligt sind und auf zellulärer Ebene lebensverlängernd wirken

können (Fontana und Partridge 2015; Lilja et al. 2021). Ob intermittierendes Fasten zu ähnlichen Ergebnissen führt, werden zukünftige Studien belegen müssen.

Besondere Aufmerksamkeit erhielten die Erkenntnisse des Nobelpreisträgers Yoshinori Ohsumi über akzelerierte Autophagieprozesse durch eine Reduktion der Nahrungsenergiezufuhr. Die zelluläre Autophagie, bei der geschädigtes, nicht mehr funktionsfähiges Zellmaterial abgebaut und ausgeschieden oder für den Aufbau neuer Substanz wiederverwendet wird, ist ein Schlüsselmechanismus für die menschliche Gesundheit, für dessen Aufklärung 2016 der Nobelpreis für Medizin verliehen wurde (Ohsumi 2014; Rubinszteil und Frake 2016). Die präklinische Forschung zeigt, dass die Autophagie ein modifizierbarer Prozess ist, der altersbedingte Krankheiten beim Menschen verhindern könnte. Allerdings sind bisher klinische Daten selten, was mitunter an Problemen bei der In-vivo-Messung der menschlichen Autophagie liegt (Sargeant und Bensalem 2021). Der genaue Zeitpunkt, an dem die Autophagie ihre volle Wirkung entfaltet, ist wissenschaftlich noch nicht geklärt. Bei normalgewichtigen Probanden kann eine verstärkte Autophagie nach 14–16 Fastenstunden nachgewiesen werden (Stekovic et al. 2019). Das TRE von 8–14 Uhr konnte Sirt-, Autophagy- und mTOR-Gene aktivieren (Jamshed et al. 2019).

Auf das Darmmikrobiom bezogen könnte Intervallfasten sowie kontinuierliches Fasten die Darmgesundheit fördern und damit das Immunsystem positiv modulieren, weil die Biodiversität der Darmmikroben zunimmt, denn gesundheitsfördernde Bakterien vermehren sich, während eher belastende dezimiert werden (Zeb et al. 2020; Lilja et al. 2021). Kombiniert mit einer pflanzenbetonten und gering verarbeiteten Lebensmittelauswahl in den Essensphasen und einem gesunden Lebensstil könnten weitergehende Gesundheitseffekte (z. B. verringerte kardiovaskuläre Risikofaktoren) erwartet werden (David et al. 2014; Maifeld et al. 2021; Lilja et al. 2021).

Ein gewünschter Stoffwechseleffekt unterschiedlicher Intervallfastenkonzepte zielt meist auf die Bildung von Ketonkörper ab.

Der gesunde Mensch gewinnt in der Regel nach 12–14 Fastenstunden die Energie aus einer gesteigerten Fettverbrennung und stellt von einem glukosebasierten auf einen fettbasierten ketogenen Stoffwechsel

um. Dieser „Stoffwechsel" in die Ketogenese wird auch metabolic switch genannt (◘ Abb. 18.1)

Studien an Menschen haben gezeigt, dass Intervallfasten die Kognition (Lernen und Gedächtnis) verbessern kann. Alterungs- und Entzündungsprozesse werden bei Langzeitfasten und dauerhafter Restriktion der Nahrungsenergie gedrosselt, durch Absinken des Wachstumshormonspiegels (IGF-1) sowie durch Hemmung des mTOR-

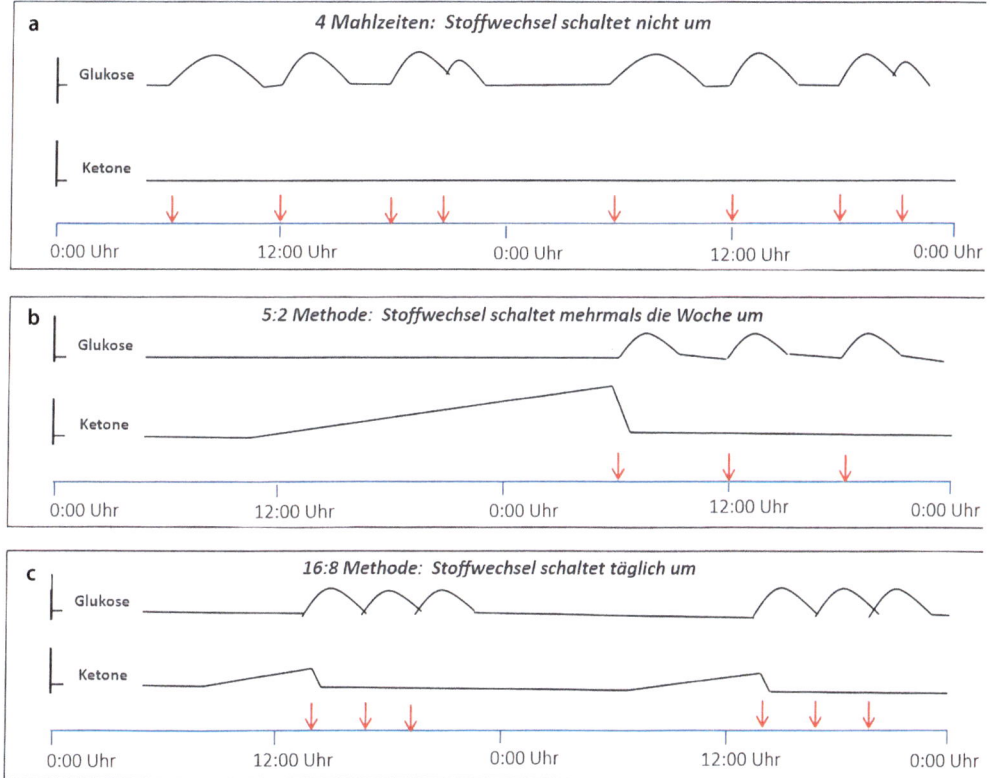

◘ Abb. 18.1 Glukose- und Ketonspiegelprofile über 48 h bei Personen mit einem typischen Essverhalten und zwei verschiedenen IF-Essverhalten (mod. nach Anton et al. 2018). (**a**) Bei Personen, die täglich drei Mahlzeiten plus Zwischenmahlzeiten zu sich nehmen, wird der Stoffwechselschalter nie „umgelegt", und ihre Ketonwerte bleiben sehr niedrig, und die Fläche unter der Kurve für die Glukosespiegel ist im Vergleich zu Personen mit einem IF-Ernährungsmuster hoch. (**b**) In diesem Beispiel hat die Person am ersten Tag komplett gefastet und am darauffolgenden Tag drei separate Mahlzeiten eingenommen. Am Fasten-

tag sind die Ketonkörper allmählich erhöht und die Glukosewerte bleiben niedrig, während die Ketonkörper am Essenstag niedrig bleiben und die Glukosewerte während und mehrere Stunden nach der Mahlzeit erhöht sind. (**c**) In diesem Beispiel nimmt die Person ihre gesamte Nahrung innerhalb eines Zeitfensters von sechs Stunden pro Tag zu sich. Der Stoffwechselschalter wird also nach zwölf Stunden Fasten eingeschaltet und bleibt jeden Tag für etwa sechs Stunden eingeschaltet, bis nach etwa 18 h Fasten Nahrung aufgenommen wird

Signalwegs, gepaart mit der Aktivierung von Sirtuinen und AMP-aktivierter Proteinkinase (Longo et al. 2021). Ob die gleichen Effekte beim Intervallfasten auftreten, müssen zukünftige Forschungen zeigen.

18.1.3 Chronobiologische Aspekte

Die moderne Umwelt mit Belastungen wie künstlichem Licht, Schichtarbeit und allgegenwärtiger Verfügbarkeit von Lebensmitteln prädisponiert den Menschen für eine zirkadiane Dysregulierung und Dysmetabolismus. Das zirkadiane Zeitsystem steuert die täglichen biologischen Rhythmen und synchronisiert Physiologie und Verhalten mit der zeitlichen Welt. Externe Zeitreize, sog. chronobiologische Taktgeber, wie der Hell-Dunkel-Zyklus und der Zeitpunkt der Nahrungsaufnahme liefern tägliche Signale für die Steuerung der zentralen zirkadianen Hauptuhr im suprachiasmatischen Kern des Hypothalamus (SCN) bzw. für Stoffwechselrhythmen in peripheren Geweben. Die Chrono-Ernährung ist ein aufstrebendes Gebiet, das auf der Beziehung zwischen zeitlichen Ernährungsmustern, zirkadianen Rhythmen und Stoffwechselgesundheit aufbaut (Johnston et al. 2016).

Sowohl aus der Tier- als auch aus der Humanforschung gibt es Belege für die nachteiligen Auswirkungen einer Störung des Tagesrhythmus auf den Stoffwechsel. Umgekehrt gibt es immer mehr Belege dafür, dass eine Ausrichtung der Nahrungsaufnahme auf Tageszeiten, in denen die zirkadianen Rhythmen der Stoffwechselprozesse für die Ernährung optimiert sind – das Essen nach der inneren Uhr –, die Stoffwechselgesundheit verbessern kann (Longo und Panda 2016).

Erkenntnisse aus Interventionsstudien beim Menschen, in denen die metabolischen Auswirkungen einer morgendlichen im Vergleich zu einer abendlichen Energieaufnahme untersucht wurden, zeigen Vorteile der morgendlichen Mahlzeit (Ruddick-Collins et al. 2018; Fleischer et al. 2022; Stutz et al. 2024). Dabei ist zu beachten, dass individuelle Unterschiede im Chronotyp – ob jemand eher ein Frühtyp („Lerche") oder ein Spättyp („Eule") ist – die optimalen Essenszeiten beeinflussen können.

Die bisherigen Erkenntnisse deuten darauf hin, dass die Chrono-Ernährung ein zugänglicher Ansatz zur Verbesserung der Gesundheit der Bevölkerung und wirksame Strategien für bestimmte Bevölkerungsgruppen, insbesondere für Stoffwechselkrankheiten wie Typ-2-Diabetes, sein könnte. So könnten Interventionen im Bereich der Chrono-Ernährung, wie die zeitlich begrenzte Ernährung, therapeutische Anwendung bei Personen mit Stoffwechselkrankheiten und bei Risikopersonen finden und in der Allgemeinbevölkerung gesundheitliche Vorteile bringen (Flanagan et al. 2021).

Die zentrale zirkadiane Uhr von Säugetieren im suprachiasmatischen Nukleus (SCN) steuert den Tagesrhythmus vieler physiologischer Prozesse und des Verhaltens. Wie andere Hirnregionen wird auch die Funktion des SCN durch das Altern beeinträchtigt, mit ebenso vielfältigen und weitreichenden Folgen für Gesundheit und Wohlbefinden wie der Einfluss des SCN selbst. Vielversprechende Chronotherapien könnten altersbedingte Krankheiten reduzieren und gesundes Altern fördern (Buijink und Michel 2021; Roth et al. 2023).

Zusammenfassend lassen sich eine ganze Reihe von Schlüssen aus den biologischen Effekten und potenziellen gesundheitlichen Wirkungen von Intervallfasten ziehen (◘ Abb. 18.2).

18

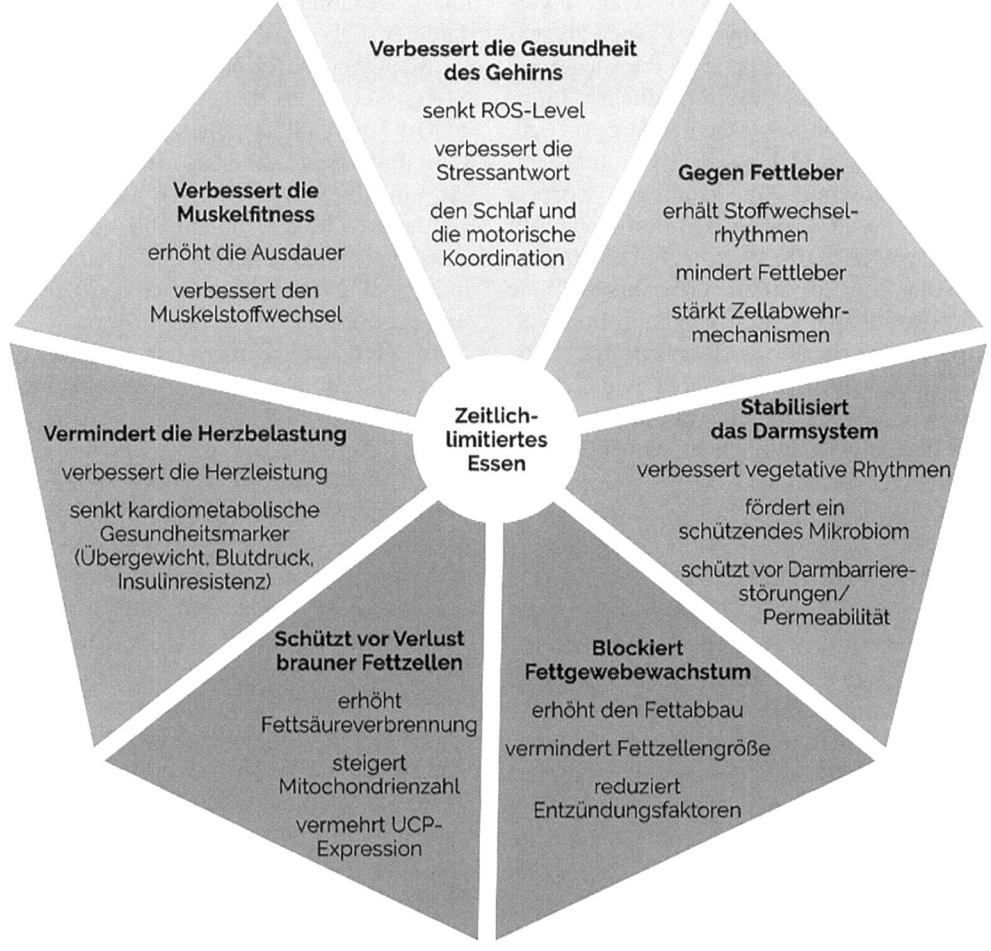

Verbessert die Gesundheit des Gehirns

senkt ROS-Level

verbessert die Stressantwort

den Schlaf und die motorische Koordination

Verbessert die Muskelfitness

erhöht die Ausdauer

verbessert den Muskelstoffwechsel

Gegen Fettleber

erhält Stoffwechsel-rhythmen

mindert Fettleber

stärkt Zellabwehr-mechanismen

Zeitlich-limitiertes Essen

Vermindert die Herzbelastung

verbessert die Herzleistung

senkt kardiometabolische Gesundheitsmarker (Übergewicht, Blutdruck, Insulinresistenz)

Stabilisiert das Darmsystem

verbessert vegetative Rhythmen

fördert ein schützendes Mikrobiom

schützt vor Darmbarriere-störungen/ Permeabilität

Schützt vor Verlust brauner Fettzellen

erhöht Fettsäureverbrennung

steigert Mitochondrienzahl

vermehrt UCP-Expression

Blockiert Fettgewebewachstum

erhöht den Fettabbau

vermindert Fettzellengröße

reduziert Entzündungsfaktoren

◘ **Abb. 18.2** Übersicht der belegten gesundheitlichen Effekte von intermittierendem Fasten auf die Organsysteme (mod. nach Chaix et al. 2019). *ROS* = freie Radikale/oxidativer Stress. ROS spielen bei der Zellalterung eine bedeutende Rolle. Dauerhaft niedrige ROS-Spiegel können die Lebensspanne verlängern. *UCP* = Uncoupling Protein (Entkopplungsprotein) steigert die Aktivität von sehr stoffwechselaktivem, braunem Fettgewebe. (Chaix et al. 2019; de Cabo und Mattson 2019)

18.2 Präventive und therapeutische Effekte

Aufgrund der aufgezählten Effekte können Intervallfastenprogramme in der Prävention und Therapie von altersbedingten, metabolischen, kardiovaskulären sowie chronisch-entzündlichen Krankheiten eine wichtige Rolle spielen (Di Francesco et al. 2018).

18.2.1 Übergewicht und Adipositas

Der Körperfettabbau ist für die Prävention und Therapie von übergewichtsbedingten Folgeerkrankungen, vorzeitiger Alterung und verkürzter Lebenserwartung entscheidend. Insbesondere eine hohe Viszeralfettmasse mit Leber- und Pankreasverfettung birgt signifikante Gesundheitsgefahren.

Um das Rückfallrisiko von Mammakarzinom betroffener, adipöser Frauen zu senken, wurde bereits seit 2005 die Sicherheit und Wirksamkeit unterschiedlicher Intervallfastenregime untersucht (Varady et al. 2013; Harvie und Howell 2016). Intervallfastenprogramme können effektiv Körperfettabbau und Gewichtsreduktion erzielen (Antoni et al. 2018; Welton et al. 2020; Domaszewski et al. 2020). Gewichtsabnahme und Fettabbau erweisen sich beim Intervallfasten als ebenso erfolgreich wie eine kontinuierliche Diät (Schübel et al. 2018). Die Compliance bei Intervallfasten scheint gegenüber herkömmlichen Abnehmdiäten größer (Rynders et al. 2019).

18.2.2 Insulinresistenz und Typ-2-Diabetes

Diabetes Typ-2 ist mit einer überschüssigen Körperfettmasse und Organverfettung streng assoziiert (▶ Kap. 22). Durch Intervallfasten lässt sich Fettgewebe abbauen und somit eine Verbesserung der Insulinresistenz erreichen (▶ Abschn. 18.2.1). Sowohl in der Prävention (Cienfuegos et al. 2021) als auch Therapie von Diabetes Typ-2 erweisen sich TRE-Programme als wirksame und leicht umsetzbare Therapieoptionen (Hutchison et al. 2019). Eine Übersicht randomisierter, klinischer Studien findet sich bei Morales-Suarez-Varela et al. (2021).

18.2.3 Herz-Kreislauf-Erkrankungen

Die Auswirkungen spezifischer Essgewohnheiten auf die kardiometabolische Gesundheit durch unregelmäßige Essgewohnheiten sind weniger günstig für die Erreichung eines gesunden kardiometabolischen Profils. Aber eine bewusste Ernährung, bei der auf den Zeitpunkt und die Häufigkeit der Ess-

anlässe geachtet wird, könnte zu einem gesünderen Lebensstil und zum Management kardiometabolischer Risikofaktoren führen (St-Onge et al. 2017).

Mit Intervallfasten lassen sich Übergewicht und das krankheitsfördernde Viszeralfett reduzieren, während sich die Werte für Blutdruck, Cholesterin und Blutzucker normalisieren (Klempel et al. 2012; Kunduraci und Ozbek 2020; Wilkinson et al. 2020; Varady et al. 2021).

Im Herz-Kreislauf-System konnten gesunde Probanden nach zwölf Monaten Intervallfasten (TRE) in Kombination mit einem Ausdauertraining Entzündungsmarker sowie kardiometabolische Risikofaktoren senken. In der randomisierten Studie besserten sich im Gegensatz zur Kontrollgruppe mit Ausdauertraining die Parameter BMI, Körperfett, IGF-1, Insulin, Cholesterin, LDL und HDL (Moro et al. 2021).

Eine placebo-kontrollierten Doppelblindstudie mit übergewichtigen Probanden zeigte nach 12 Wochen 5:2 Intervallfasten und einer alkalisierenden Supplementation eine höhere Gewichts- und Fettmasseabnahme sowie aerobe Leistungsfähigkeit (Hottenrott et al. 2020).

18.2.4 Nichtalkoholische Fettleber

Patienten mit einer nichtalkoholischen Fettlebererkrankung (NAFLD) haben ein erhöhtes Risiko für Herz-Kreislauf-Erkrankungen, Diabetes Typ 2 und chronische Nierenerkrankungen. Die weltweit zunehmende Prävalenz der Krankheit ist besorgniserregend (Levene und Goldin 2012; Miele und Targher 2015). Die Gewichtsabnahme durch Änderung des Lebensstils ist der Eckpfeiler der Therapie der NAFLD.

In einer Metaanalyse wurden insgesamt sechs Studien (Ramadan, TRE, Alternate-day fasting) mit NAFLD einbezogen. Es zeigten sich bei den Intervallfastengruppen signifikante Verbesserungen bei Körpergewicht, BMI, Alanin-Aminotransferase (ALT) und Aspartat-Transaminase (AST). Während sich bei den Triglyceriden, dem Gesamtcholesterin und anderen Stoffwechselparametern keine signifikanten Unterschiede zeigten. Die Autoren schlussfolgern, dass intermittierendes Fasten vorteilhaft für das Gewichtsmanagement und die Verbesserung der Leberenzymwerte ist (Yin et al. 2021).

18.2.5 Krebserkrankungen

Die vielfältigen negativen Auswirkungen der Adipositas auf die Krebserkrankung sind erheblich und von großer klinischer Bedeutung. Bei Patienten mit neu diagnostiziertem Krebs verschlechtert die Adipositas die Prognose, da sie das Risiko eines Rückfalls erhöht und die Überlebensrate verringert. Strategien zur Gewichtskontrolle können sowohl für die Prävention als auch für die Verbesserung der Krebsresultate von Nutzen sein.

Eine Übersicht aktueller klinischer Studien zeigt, dass Restriktion der Nahrungsenergie und Kurzzeitfasten die Effektivität von chemotherapeutischen Krebstherapien steigern und Nebenwirkungen reduzieren kann (Brandhorst und Longo 2016; Bauersfeld et al. 2018).

Auch intermittierendes Fasten (TRE) hat sich im Rahmen einer Chemotherapie in präklinischen Modellen als vielversprechend erwiesen und zu einer Verringerung von Erbrechen, Durchfall und sichtbaren Beschwerden sowie zu einer verbesserten Insulinempfindlichkeit und Wirksamkeit der chemotherapeutischen Behandlung geführt. Mehrere kurzfristige, randomisierte klinische Studien zu TRE zeigen günstige Auswirkungen auf die Verringerung von Krebsrisikofaktoren (Gabel et al. 2021).

Während des (Intervall)fastens können offenbar gesunde Zellen, nicht aber Krebszellen ihre DNA-Schäden reparieren, zudem steigern sich die Autophagie und die Apoptose von Tumorzellen, während sich die Menge zytotoxischer T-Zellen (CD8-Lymphozyten) erhöht, die Tumorzellen angreifen (Sadeghian et al. 2020). Gesunde Zellen begeben sich während des Fastens in einen Passivzustand, fahren die Zellteilung und den Wachstumsfaktor IGF-1 herunter, während Krebszellen stoffwechsel- und teilungsaktiv und damit empfänglich für eine Krebstherapie bleiben (Lee et al. 2012).

In Fastenzeiten wird weniger Insulin und weniger des insulinähnlichen Wachstumsfaktors 1 (IGF-1) produziert, der wachstumsfördernd auf Körperzellen wirkt und im Zusammenhang mit Zellalterung und der Entstehung von Krebs steht (Longo und Buono 2018; Kasprzak 2021). Während des Intervallfastens werden zudem verschiedene Proteine hochreguliert, die u. a. bei der Tumorsuppression und der DNA-Reparatur eine Schlüsselrolle spielen (Mindikoglu et al. 2020).

Eine Rhythmisierung der Nahrungsaufnahme könnte sich auch auf auch die Prävention der Tumorgenese vorteilhaft auswirken (Sulli et al. 2019). Die Verringerung der Krebsinzidenz sowie Ergebnisse in der Allgemeinbevölkerung müssen noch in Langzeitstudien zu TRE untersucht werden. Bisher wurden nur wenige Studien in Krebspopulationen durchgeführt, aber in einer Reihe von Studien werden die Auswirkungen von TRE auf die Krebsbiologie und das Wiederauftreten von Krebs untersucht. Die Einfachheit, Durchführbarkeit und die günstigen Stoffwechselverbesserungen, die TRE bei fettleibigen Männern und Frauen hervorrufen, könnten bei fettleibigen Krebspatienten und Krebsüberlebenden von Nutzen sein; die klinische Umsetzung von TRE in der Krebspopulation muss jedoch noch eingehender untersucht werden (Das und Webster 2022).

Studien am Menschen sind bisher nur in kleiner Zahl verfügbar. Periodisches Fasten hat das Potenzial, die Wirksamkeit der Chemotherapie zu verbessern sowie behandlungsbedingte Nebenwirkungen und krebsfördernde Faktoren wie Insulin zu verringern (Gabel et al. 2021).

Da die Autophagie das Tumorwachstum je nach Stadium der Erkrankung und Tumortyp fördern oder auch unterdrücken kann, wird derzeit untersucht, wie die Autophagie in der Krebstherapie gezielt moduliert werden könnte (Antunes et al. 2018). Außerdem wird untersucht, ob der ketogene Stoffwechsel Krebszellen gezielt schädigen kann, weil diese im Gegensatz zu gesunden Zellen auf Glucose angewiesen sind. Allerdings können Krebszellen auch Ketone als Energiequelle nutzen und zudem Glucose synthetisieren, indem sie Aminosäuren verstoffwechseln. Die Studienlage ist nicht eindeutig (Römer et al. 2021).

Die Zahl klinischer Studien ist noch zu gering und bezüglich Tumorart und Fastenregimen zu heterogen, um eindeutige Empfehlungen auszusprechen, obwohl sich positive Effekte deutlich abzeichnen. Krebspatienten sollten sich beim Fasten von erfahrenen Ärzten begleiten lassen. Eine Gewichtabnahme gilt es zu verhindern, weil sie mit einer deutlich schlechteren Prognose verbunden ist.

18.2.6 Autoimmunerkrankungen und entzündliche Erkrankungen

Durch Intervallfasten könnten sich chronische Entzündungsprozesse herunter regulieren lassen. Im Blut von intervallfastenden, übergewichtigen Frauen fiel der Entzündungsmarker CRP wieder in den Normbereich (Ott et al. 2017). Während in einer präklinischen Humanstudie Intervallfasten starke immunmodulatorische Effekte zeigte, die teilweise durch ein verändertes Darm-

mikrobiom vermittelt wurden (Cignarella et al. 2018).

Bei der entzündlichen Polyarthritis sowie Arthrose kann es durch mehrwöchige Fastentherapie und anschließende Rheumadiät zu einer erheblichen Verbesserung kommen, sodass die Medikation erfahrungsgemäß reduziert oder abgesetzt werden kann (Müller et al. 2001; Michalsen 2021).

Intermittierendes Fasten während des Ramadans kann kurzfristige Vorteile für rheumatische Entzündungskrankheiten haben. Die Ergebnisse zeigten, dass alle Parameter der Krankheitsaktivität gegenüber dem Ausgangswert signifikant abnahmen, aber am Ende der Studie allmählich wieder auf den Ausgangswert anstiegen (Nessib et al. 2022). Ähnliches gilt für die Psoriatische Arthritis. In einer multizentrischen Studie zeigten sich nach 30 Ramadan-Tagen, unabhängig von der medikamentösen Therapie, positive Auswirkungen auf die Krankheitsaktivität der PsA, einschließlich PsA-bedingter Beschwerden wie Enthesitis und Daktylitis (Adawi et al. 2019).

18.2.7 Chronische Schmerzsyndrome

Die zahlreichen Effekte von Langzeitfasten und Intervallfasten auf unterschiedliche Mechanismen der Schmerzentstehung und Reduktion von Risikofaktoren könnten dabei helfen, chronische Schmerzen zu reduzieren (Michalsen 2010; Caron et al. 2022). Nach dem Theoriemodell von Liebscher-Bracht und Bracht über die Ursachen chronischer Schmerzen des Bewegungsapparates könnte Intervallfasten kombiniert mit pflanzenbasierter Ernährung den Körper dabei unterstützen, die proinflammatorische Stoffwechsellage zu senken, den Säure-Basen-Haushalt zu harmonisieren und den Muskeltonus zu senken (Liebscher-Bracht und Bracht 2022).

18.2.8 Krankheiten des Nervensystems

Eine Übersichtsarbeit fasst die Erkenntnisse über die Auswirkungen von TRE auf die Gesundheit des Gehirns zusammen. TRE könnte die Neurogenese und die synaptische Plastizität stimulieren und die Prävalenz von altersbedingten affektiven und kognitiven Störungen wie Depression, kognitive Beeinträchtigung, Demenz und Alzheimer-Krankheit senken (Currenti et al. 2021). Eine weitere Arbeit erörtert, wie intermittierendes Fasten von der Abendmahlzeit bis zum Mittagessen am nächsten Tag in Verbindung mit morgendlicher Bewegung, wenn das zirkadiane NAD+/NADH am stärksten oxidiert, das zirkadiane NADP+/NADPH am stärksten reduziert, das Fortschreiten von Parkinson verlangsamen könnte (Curtis et al. 2022).

Bei multipler Sklerose zeigen sich im Tiermodell positive Effekte: Fasten und ketogene Ernährung konnten hier die schützende Myelinhülle der Nervenfasern stärken bzw. regenerieren (Choi et al. 2016), die bei der Weiterleitung von Nervenimpulsen entscheidend wichtig sind und bei MS-Patienten von körpereigenen T-Zellen attackiert und geschädigt werden. In ersten Humanstudien deuten sich positive Effekte an (Bahr et al. 2020; Gudden et al. 2021; Morales-Suarez-Varela et al. 2021), auch die Durchführbarkeit und Akzeptanz unterschiedlicher IF-Methoden wird für die Langzeitanwendung untersucht (Wingo et al. 2023).

In der Praxis lässt sich bereits immer wieder feststellen, dass Ernährung ein wesentlicher Einflussfaktor im klinischen Verlauf der multiplen Sklerose ist und Diäten oder Intervallfasten, die zumindest zeitweilig die Nahrungsenergieaufnahme reduzieren, die Symptome einer MS verbessern sowie Stimmung und Lebensqualität der Patienten verbessern können.

18.2.9 Psychische Erkrankung Depressionen

Auch bei Depressionen könnte (Intervall) fasten eine zusätzliche Therapieoption sein. Denn während des Fastens werden zahlreiche neurobiologische Mechanismen aktiviert und Substanzen gebildet, denen stimmungsbeeinflussendes Potenzial zugeschrieben wird, wie Ketonkörper, Neurotransmitter, Nervenwachstumsfaktor BDMF (Brain-derived neurotrophic factor), Zytokine, Orexin, Ghrelin, Leptin und reaktive Sauerstoffspezies (Igwe et al. 2021). Den häufig in der Praxis zu beobachtenden stimmungsaufhellenden Effekten des Intervallfastens könnten auch chronobiologische Einflüsse zugrunde liegen (Danilenko et al. 2008).

18.3 Intervallfasten in der Praxis

Gegenwärtig ist die zeitlich begrenzte Ernährung (TRE) eine beliebte Ernährungsstrategie, bei der die Nahrungsenergiezufuhr auf ein bestimmtes Zeitfenster beschränkt wird, ohne dass eine Nahrungsenergiebeschränkung oder eine Änderung der Nahrungszusammensetzung vorgeschrieben ist. Dabei bleibt die Frage offen, welche IF-Methode die wirksamste Strategie zur Senkung kardiovaskulärer und metabolischer Erkrankungen ist.

In einer Netzwerk-Metaanalyse (NMA) wurden die isokalorischen Auswirkungen verschiedener Mahlzeitenfrequenzen auf Körpergewicht, Taillenumfang und Fettmasse untersucht. Die Studie umfasste 647 Teilnehmer, die nach dem Zufallsprinzip über einen kurzen Zeitraum eine, zwei, drei oder mehr Mahlzeiten pro Tag zu sich nahmen. Die Ergebnisse zeigten, dass die Einnahme von zwei Mahlzeiten pro Tag im Vergleich zu sechs Mahlzeiten pro Tag mit einer

Verringerung des Körpergewichts und des Taillenumfangs verbunden war. Es gab jedoch keinen signifikanten Unterschied zwischen einer Mahlzeit/Tag und drei bis acht Mahlzeiten/Tag in Bezug auf die Verringerung des Körpergewichts und die Fettmasse. Die Ergebnisse deuten darauf hin, dass es kaum belastbare Belege dafür gibt, dass eine extrem reduzierte Mahlzeitenhäufigkeit eine vorteilhafte Strategie ist (Schwingshackl et al. 2020).

Morgenfasten oder Dinner Cancelling?
Die Compliance ist beim 16/8-Prinzip des Morgenfastens mit zwei, maximal drei Mahlzeiten, die im 8-stündigen Zeitintervall zwischen 12 Uhr mittags und 20 Uhr abends eingenommen (Morgenfasten), am größten, weil die sich anschließende 16-stündige Fastenphase überwiegend in die Nacht fällt.

Das 16/8-Prinzip des Morgenfastens zeigt die höchste Compliance. Bei dieser Methode werden zwei bis maximal drei Mahlzeiten in einem 8-stündigen Zeitfenster zwischen 12 Uhr mittags und 20 Uhr abends eingenommen. Die hohe Akzeptanz erklärt sich dadurch, dass die anschließende 16-stündige Fastenphase größtenteils in die Nachtzeit fällt.

Neuere Forschungsergebnisse zeigen jedoch, dass die Auswirkungen der Mahlzeitenverteilung auf den Glukosestoffwechsel vom individuellen Chronotyp abhängen können. Eine Studie ergab, dass tageszeitliche Unterschiede in der Glukoseantwort auf Mahlzeiten mit hohem glykämischen Index (GI) auf Personen mit frühem Chronotyp („Lerchen") beschränkt sind. Interessanterweise scheinen Personen mit spätem Chronotyp („Eulen") sowohl auf sehr frühe als auch späte Mahlzeiten mit hohem GI empfindlich zu reagieren. Für beide Chronotypen ist die Mittagsmahlzeit

ernährungsphysiologisch besonders bedeutsam (Stutz et al. 2024).

Die aufgenommene Nahrungsenergie am Morgen wird offenbar effizienter verwertet als am Abend, sodass es zu einer verbesserten Gewichtsabnahme kommt, selbst bei isoenergetischer Nahrungszufuhr. Die Mechanismen, die diesem verbesserten Energiestoffwechsel am Morgen zugrunde liegen, sind noch nicht geklärt, obwohl sie möglicherweise auf Verhaltensanpassungen oder zirkadian bedingte Schwankungen in der Physiologie und verstärkte morgendliche Thermogenese zurückzuführen sind (Ruddick-Collins et al. 2018; Palomar-Cros et al. 2023). Diese Erkenntnisse unterstreichen die Bedeutung des individuellen Chronotyps für die Glukoseregulation und könnten zukünftig wichtige Implikationen für personalisierte Ernährungsempfehlungen haben (Palomar-Cros et al. 2023).

In der Praxis zeigt sich regelmäßig, dass Intervallfastenprogramme sowohl für Therapeuten als auch Patienten leichter durchzuführen sind als herkömmliche Abnehmprogramme. Patientenschulungen können einfacher durchgeführt werden, da sie weniger Regeln und Einschränkungen beinhalten als herkömmliche Diäten. Da es bei Intervallfastenprogrammen keine konkreten Angaben zur Aufnahme der Nahrungsenergie gibt, fällt für den Patienten das Kalorienzählen weg. Bei der praktischen Durchführung im Alltag ist darauf hinzuweisen, dass energiereiche Zwischenmahlzeiten und Getränke zu meiden sind. Stattdessen sollte der Fokus auf vollwertigen Hauptmahlzeiten liegen, um eine ausreichende Nährstoffversorgung sicherzustellen und eine potenzielle Mangelernährung zu vermeiden. Intervallfastenprogramme kombiniert mit einer vollwertigen Lebensmittelauswahl gelten als sicher. In einer Humanstudie zeigten übergewichtige Probanden auch nach drei Monaten alternierendem Fasten ADF keine Mangelerscheinungen (Stekovic et al. 2019).

18

Die Einnahme mahlzeitenabhängiger Medikamente ist zu beachten.

Die schnelle Umstellung auf Intervallfasten kann in den ersten Wochen durch Kopfschmerzen, Schwindel und starke Hungergefühle belastet sein. Eine allmähliche Steigerung der Esspausendauer von 12 auf 16 Fastenstunden kann die Compliance steigern. Im Anschluss an eine mehrtägige Fastenkur wird Intervallfasten von Patienten sehr gut toleriert, wie die Erfahrung in Fastenkliniken und Fastenhäusern tagtäglich zeigen.

Angesichts der neuen Erkenntnisse über den Einfluss des Chronotyps auf die Glukoseregulation sollten zukünftige Studien und Empfehlungen zum Intervallfasten den individuellen Chronotyp berücksichtigen. Dies könnte zu einer weiteren Personalisierung von Ernährungsstrategien führen und die Effektivität von Intervallfasten-Programmen für verschiedene Chronotypen optimieren.

Literatur

Adawi M, Damiani G, Bragazzi NL et al (2019) The impact of intermittent fasting (Ramadan fasting) on psoriatic arthritis disease activity, enthesitis, and dactylitis: a multicentre study. Nutrients 11(3):601

Anton SD, Moehl K, Donahoo WT et al (2018) Flipping the metabolic switch: understanding and applying the health benefits of Fasting. Obesity (Silver Spring) 26(2):254–268

Antoni R, Robertson TM, Robertson MD et al (2018) A pilot feasibility study exploring the effects of a moderate time-restricted feeding intervention on energy intake, adiposity and metabolic physiology in free-living human subjects. J Nutr Sci 7:e22

Antunes F, Erustes AG, Costa AJ et al (2018) Autophagy and intermittent fasting: the connection for cancer therapy? Clinics (Sao Paulo) 73(suppl 1):e814s

Bahr LS, Bock M, Liebscher D et al (2020) Ketogenic diet and fasting diet as nutritional approaches in multiple sclerosis (NAMS): protocol of a randomized controlled study. Trials 21:3

Bauersfeld SP, Kessler CS, Wischnewsky M et al (2018) The effect of short-term fasting on qualitiy of life and tolerance to chemotherapy in patients with breast and ovarian cancer: a randomized cross-over pilot study. BMC Cancer 18:476

Brandhorst S, Longo VD (2016) Fasting and caloric restriction in cancer prevention and treatment. Recent Results Cancer Res 207:241–266

Buijink MR, Michel S (2021) A multi-level assessment of the bidirectional relationship between aging and the circadian clock. J Neurochem 157(1):73–94

de Cabo R, Mattson MP (2019) Effects of intermittent fasting on health, aging, and disease. N Engl J Med 381:2541–2551

Caron JP, Kreher MA, Mickle AM et al (2022) Intermittent fasting: potential utility in the treatment of chronic pain across the clinical spectrum. Nutrients 14:2536

Chaix A, Manoogian ENC, Melkani GC, Panda S (2019) Time-restricted eating to prevent and manage chronic metabolic diseases. Annu Rev Nutr 39:291–315

Choi IY, Piccio L, Childress P et al (2016) A diet mimicking fasting promotes regeneration and reduces autoimmunity and multiple sclerosis symptoms. Cell Rep 15:2136–2146

Cienfuegos S, McStay M, Gabel K et al (2021) Time restricted eating for the prevention of type 2 diabetes. J Physiol 10:1113

Cignarella F, Cantoni C, Ghezzi L et al (2018) Intermittent fasting confers protection in CNS autoimmunity by altering the gut microbiota. Cell Metab 27(6):1222–1235

Currenti W, Godos J, Castellano S et al (2021) Time restricted feeding and mental health: a review of possible mechanisms on affective and cognitive disorders. Int J Food Sci Nutr 72:723–733

Curtis WM, Seeds WA, Mattson MP et al (2022) NADPH and mitochondrial quality control as targets for a circadian-based fasting and exercise therapy for the treatment of Parkinson's Disease. Cells 11(15):2416

Danilenko KV, Plisov IL, Hébert M et al (2008) Influence of timed nutrient diet on depression and light sensitivity in seasonal affective disorder. Chronobiol Int. 25(1):51–64

Das M, Webster NJG (2022) Obesity, cancer risk, and time-restricted eating. Cancer Metastasis Rev 41(3):697–717

David L, Maurice CF, Carmody RN et al (2014) Diet rapidly and reproducibly alters the human gut microbiome. Nature 505:559–563

Dewey EH (1900) The No-Breakfast Plan and the Fasting-Cure. Meadville

Di Francesco A, Di Germanio C, Bernier M, de Cabo R (2018) A time to fast. Science 362

Domaszewski P, Konieczny M, Pakosz P et al (2020) Effect of a six-week intermittent fasting intervention program on the composition of the human body in women over 60 years of age. Int J Environ Res Public Health 17:4138

Flanagan A, Bechtold DA, Pot GK et al (2021) Chrono-nutrition: from molecular and neuronal mechanisms to human epidemiology and timed feeding patterns. J Neurochem 157(1):53–72

Fleischer JG, Das SK, Bhapkar M et al (2022) Associations between the timing of eating and weight-loss in calorically restricted healthy adults: findings from the CALERIE study. Exp Gerontol 165:111837

Fontana L, Partridge L (2015) Promoting health and longevity through diet: from model organisms to humans. Cell 161:106–118

Gabel K, Cares K, Varady K et al (2021) Current evidence and directions for intermittent fasting during cancer chemotherapy. Adv Nutr 13(2):667–680

Gudden J, Vasquez AA, Bloemendaal M (2021) The effects of intermittent fasting on brain and cognitive function. Nutrients 13:3166

Harvie MN, Howell T (2016) Could intermittent energy restriction and intermittent fasting reduce rates of cancer in obese, overweight, and normal-weight subjects? A summary of evidence. Adv Nutr 7(4):690–705

Heun E (1972) Nahrungstabus und fasten bei Naturvölkern. Ernähr.-Umschau 19(2):48–51

Hottenrott K, Werner T, Hottenrott L et al (2020) Exercise training, intermittent fasting and alkaline supplementation as n effective strategy for body weight loss: a 12-week placebo-controlled double-blind intervention with overweight subjects. Life 10(5):74

Hutchison AT, Regmi P, Manoogian ENC et al (2019) Time-restricted feeding improves glucose tolerance in men at risk for type 2 diabetes: a randomized crossover trial. Obesity (Silver Spring) 27:724–732

Igwe O, Sone M, Matveychuk D et al (2021) A review of effects of calorie restriction and fasting with potential relevance to depression. Prog Neuropsychopharmacol Biol Psychiatry 111:110206

Jamshed H, Beyl RA, Della Manna DL (2019) Early time-restricted feeding improves 24-hour glucose levels and affects markers of the circadian clock, aging, and autophagy in humans. Nutrients 11(6):1234

Johnston JD, Ordovás JM, Scheer FA et al (2016) Circadian rhythms, metabolism, and chrononutrition in rodents and humans. Adv Nutr 7(2):399–406

Kasprzak A (2021) Insulin-like growth factor 1 (IGF-1) signaling in glucose metabolism in colorectal cancer. Int J Mol Sci 22:6434

Klempel MC, Kroeger CM, Bhutani S et al (2012) Intermittent fasting combined with calorie restriction is effective for weight loss and cardioprotection in obese women. J Nutr 11:98

Kunduraci YE, Ozbek H (2020) Does the energy restriction intermittent fasting diet alleviate metabolic syndrome biomarkers? A randomized controlled trial. Nutrients 12:3213

Lee C, Raffaghello L, Brandhorst S et al (2012) Fasting cycles retard growth of tumors and sensitize a range of cancer cell types to chemotherapy. Sci Transl Med 4:124ra27

Levene A, Goldin R (2012) The epidemiology, pathogenesis and histopathology of fatty liver disease. Histopathology 61:141–152

Liebscher-Bracht R, Bracht P (2022) Schmerzfrei und beweglich bis ins hohe Alter. Mosaik Verlag, München

Lilja S, Stoll C, Krammer U et al (2021) Five days periodic fasting elevates levels of longevity related christensenella and sirtuin expression in humans. Intern J Molec Sci 22(5):2331

Longo VD, Buono R (2018) Starvation, stress resistance, and cancer. Trends Endocrinol Metab 29:271–280

Longo VD, Mattson MP (2014) Fasting: molecular mechanisms and clinical applications. Cell Metab 19:181–192

Longo VD, Panda S (2016) Fasting, circadian rhythms, and time-restricted feeding in healthy lifespan. Cell Metab 23(6):1048–1059

Longo VD, Di Tano M, Mattson MP et al (2021) Intermittent and periodic fasting, longevity and disease. Nat Aging 1(1):47–59

Maifeld A, Bartolomaeus H, Löber U et al (2021) Fasting alters the gut microbiome reducing blood pressure and body weight in metabolic syndrome patients. Nat Commun 12:1970

Michalsen A (2010) Prolonged fasting as a method of mood enhancement in chronic pain syndromes: a review of clinical evidence and mechanisms. Curr Pain Headache Rep 14(2):80–87

Michalsen A (2021) Mit Ernährung heilen – einfach fasten – länger leben. Neuestes Wissen Forschung Praxis. Insel Taschenbuch, Berlin

Miele L, Targher G (2015) Understanding the association between developing a fatty liver and subsequent cardio-metabolic complications. Expert Rev Gastroenterol Hepatol 9:1243–1245

Mindikoglu AL, Abdulsada MM, Jain A et al (2020) Intermittent fasting from dawn to sunset for four consecutive weeks induces anticancer serum proteome response and improves metabolic syndrome. Sci Rep 10:18341

Morales-Suarez-Varela M, Sanchez EC, Peraita-Costa I et al (2021) Intermittent fasting and the possible benefits in obesity, diabetes, and multiple sclerosis: a systematic review of randomized clinical trials. Nutrients 13:3179

Moro M, Tinsley G, Pacelli FQ et al (2021) Twelve months of time-restricted eating and resistance training improves inflammatory markers and cardiometabolic risk factors. Med Sci Sports Exerc 53:2577–2585

Müller H, de Toledo FW, Resch KL (2001) Fasting followed by vegetarian diet in patients with rheumatoid arthritis: A systematic review. Scand J Rheumatol 30:1–10

Nessib BD, Maatallah K, Ferjani H et al (2022) Sustainable positive effects of Ramadan intermittent fasting in rheumatoid arthritis. Clin Rheumatol 41:399–403

Ohsumi Y (2014) Historical landmarks of autophagy research. Cell Res 24:9–23

Ott B, Skurk T, Hastreiter L et al (2017) Effect of caloric restriction on gut permeability, inflammation markers, on fecal microbiota in obese woman. Sci Rep 7:11955

Palomar-Cros A, Andreeva VA, Fezeu LK et al (2023) Dietary circadian rhythms and cardiovascular disease risk in the prospective NutriNet-Santé cohort. Nat Commun 14:7899

Panda S (2019) Der Zirkadian-Code: Erholsam schlafen, Gewicht reduzieren, gesund sein. Kirchzarten VAK Verlag

Römer M, Dörfler J, Huebner J (2021) The use of ketogenic diets in cancer patients: a systematic review. Clin Exp Med 21:501–536

Roth JR, Varshney S, de Moraes RCM et al (2023) Circadian-mediated regulation of cardiometabolic disorders and aging with time-restricted feeding. Obesity (Silver Spring) 31(Suppl 1):40–49

Rubinszteil DC, Frake RA (2016) Yoshinori Ohsumi's Nobel Prize for mechanisms of autophagy: from basic yeast biology to therapeutic potential. JR Coll Physicians Edinb 46:228–233

Ruddick-Collins LC, Johnston JD, Morgan PJ et al (2018) The Big Breakfast Study: chrono-nutrition influence on energy expenditure and bodyweight. Nutr Bull 43(2):174–183

Rynders CA, Thomas EA, Zaman A et al (2019) Effectiveness on intermittent fasting and time-restricted-feeding compared to continuous energy restriction for weight loss. Nutrients 11:2442

Sadeghian M, Rahmani S, Khalesi S et al (2020) A review of fasting effects on the response of cancer to chemotherapy. Clin Nutr 40:1669–1681

Sargeant TJ, Bensalem J (2021) Human autophagy measurement: an underappreciated barrier to translation. Trends Mol Med 27(12):1091–1094

Schübel R, Nattenmüller J, Sookthai D et al (2018) Effects of intermittent and continuous calorie restriction on body weight and metabolism over 50 wk: a randomized controlled trial. Am J Clin Nutr 108(5):933–945

Schwingshackl L, Nitschke K, Zähringer J et al (2020) Impact of meal frequency on anthropometric outcomes: a systematic review and network meta-analysis of randomized controlled trials. Adv Nutr 11(5):1108–1122

von Segesser F (1914) Die Hungerkuren. Physiologisches, Methodik, Erfolge, Misserfolge. Holze & Pahl, Dresden, S 27

Semler E (2006) Rohkost: Historische, therapeutische und theoretische Aspekte einer alternativen Ernährungsform. Dissertation, Universität Gießen

Stange R (2017) Fasten – präventiv, therapeutisch, kontinuierlich, intermittierend? Ernähr-Umschau 11:M360–M638

Stekovic S, Hofer SJ, Tripolt N et al (2019) Alternate day fasting improves physiological and molecular markers of aging in healthy, non-obese humans. Cell Metab 30(3):462–476.e6

St-Onge MP, Ard J, Baskin ML et al (2017) Meal timing and frequency: implications for cardiovascular disease prevention: a scientific statement from the American Heart Association. Circulation 135(9):e96–e121

Stutz B, Krueger B, Goletzke J et al (2024) Glycemic response to meals with a high glycemic index differs between morning and evening: a randomized cross-over controlled trial among students with early or late chronotype. Eur J Nutr 63:1593–1604

Sulli G, Lam MTY, Panda S (2019) Interplay between circadian clock and cancer: new frontiers for cancer treatment. Trends Cancer 5(8):475–494

Varady KA, Bhutani S, Klempel M et al (2013) Alternate day fasting for weight loss in normal weight and overweight subjects: a randomized controlled trial. Nutr J 12:146

Varady KA, Cienfuegos S, Ezpeleta M, Gabel K (2021) Cardiometabolic benefits of intermittent fasting. In: Stover PJ, Balling R (Hrsg) Annual review of nutrition, Bd 41, S 333–361

Wang X, Yang Q, Qiumei LQ et al (2020) Effects of intermittent fasting diets on plasma concentrations of inflammatory biomarkers: a systematic review and meta-analysis of randomized controlled trials. Nutrition 79–80:10974

Welton S, Minty R, O'Driscoll T et al (2020) Intermittent fasting and weight loss: systematic review. Can Fam Physician 66:117–125

Wilkinson MJ, Manoogian ENC, Zadourian A et al (2020) Ten-hour time-restricted eating reduces weight, blood pressure, and atherogenic lipids in patients with metabolic syndrome. Cell Metab 31:92

Wingo BC, Rinker JR 2nd, Green K et al (2023) Feasibility and acceptability of time-restricted eating in a group of adults with multiple sclerosis. Front Neurol 13:1087126

Yin C, Li Z, Xiang Y et al (2021) Effect of intermittent fasting on non-alcoholic fatty liver disease: systematic review and meta-analysis. Front Nutr 8:709683

Zeb F, Wu X, Chen L et al (2020) Effect of time-restricted feeding on metabolic risk and circadian rhythm associated with gut microbiome in healthy males. Br J Nutr 123(11):1216–1226

18

Ernährung bei bestimmten Krankheiten

Inhaltsverzeichnis

Grundlagen zur Ernährung bei bestimmten Patientengruppen

Rainer Stange und Claus Leitzmann

Inhaltsverzeichnis

© Der/die Autor(en), exklusiv lizenziert an Springer-Verlag GmbH, DE, ein Teil von Springer Nature 2025
R. Stange et al. (Hrsg.), *Ernährung und Fasten als Therapie*, https://doi.org/10.1007/978-3-662-68881-6_19

Einführung

Vermittelt wird ein kurzer Überblick zu den folgenden Kapiteln, die wichtige klinische Krankheitsbilder behandeln, bei denen Ernährung einen Beitrag zum Verlauf einer Erkrankung sowie oft auch ihrer Prävention leisten kann. Dabei sind verschiedene Berufsgruppen und Qualifikationen angesprochen, da die Praxis der Ernährungstherapie heute immer multiprofessionell gesehen wird.

In diesem Beitrag lesen Sie über
- die Komplexität menschlicher Ernährung mit ihren nutritiven sowie nicht nutritiven Aspekten, die zusammen eine interdisziplinäre Ernährungstherapie nahelegen,
- wer wo und von welchen Kostenträgern gestützt zur Ernährungsberatung und praktischen Anleitung von Patienten beitragen kann,
- ökonomische Möglichkeiten von Bürgern und Patienten, eventuelle Mehrausgaben für angeratene Ernährung zu bewältigen,
- nach welchen Kriterien in diesem Buch eine Auswahl von Krankheitsbildern bezüglich ernährungstherapeutischer Möglichkeiten getroffen wurde.

19.1 Ernährung als Therapie bei bestimmten Patientengruppen

In den folgenden Kapiteln werden wichtige klinische Situationen besprochen, in denen Ernährung einen Beitrag zum Verlauf einer Erkrankung sowie oft auch ihrer Prävention leisten kann. Außerdem fragen Patienten erfahrungsgemäß nach Möglichkeiten und Grenzen einer von ihnen vorzunehmenden Ernährung. Der naturheilkundlich vorgehende Arzt wird dies auch von selbst ansprechen und eigene sowie delegierbare Beratungsmöglichkeiten (Elemente der Ernährungstherapie) anbieten. Dabei sind verschiedene Berufsgruppen und Qualifikationen angesprochen, da die Praxis der Er-

nährungstherapie heute immer multiprofessionell gesehen wird: Ärzte, Ernährungsberater und Diätassistenten, Ökotrophologen, Pflegepersonal, Lehrköche, Gesundheitsberater, Ordnungstherapeuten, Psychotherapeuten usw.

Damit wird zunehmend einer den Laien nahezu trivial anmutenden Komplexität des Themas Ernährung Rechnung getragen: Neben der zumindest in großen molekularen Gruppen bekannten biochemischen Zusammensetzung der Mahlzeiten und ihren stofflichen Auswirkungen im Körper stellt Essen eine im hohen Maße ökonomisch, sozial- und individualpsychologisch geprägte Aktivität dar (Klotter 2014). Insofern ist es nicht überraschend, dass die nachhaltige Änderung von Ernährungsgewohnheiten zur besseren Kontrolle einer meist chronischen Erkrankung neben der reinen Sachkenntnis, also den eher „harten" Fakten, die erfolgreiche Berücksichtigung vieler „weicher" Faktoren voraussetzt. Während die Berücksichtigung aktueller wissenschaftlicher Erkenntnisse für sich allein schon profunde Sachkenntnis voraussetzt, gilt es für Letztere, zusätzlich individuell flexible optimale „Settings" zu finden.

Elemente der Ernährungstherapie bei der Behandlung bestimmter Patientengruppen
- Einzelberatung durch einen ernährungstherapeutisch weitergebildeten und motivierten Arzt
- Delegierung an eine niedergelassene Ernährungsberaterin
- Ambulante Gruppen am Wohnort zu Spezialthemen wie Diabetes oder Gewichtskontrolle
- Rehabilitationsbehandlung mit teilweise längerfristigen Konzepten
- Voll- oder teilstationäre Behandlung in einer Spezialklinik für Ernährungsmedizin bzw. Naturheilverfahren, auch mit Fasten als Therapie

19

Wenn die Möglichkeiten der Ernährungstherapie gebührend erschlossen werden sollen, müssen die Ärzte als erste Ansprechpartner die genannten Möglichkeiten verstärkt nutzen. Dabei ist bekannt, dass sowohl für den Arzt wie auch den Ernährungsberater Vergütung und Budgetierung der Leistungen ein ernstes Hindernis darstellen. Dies ist ein berufs- und gesellschaftspolitisches Thema, das kurz an anderer Stelle angesprochen wird (▶ Kap. 3).

Insbesondere die letzten drei Möglichkeiten bieten sich an, wenn über die reine Information hinaus die individuelle Compliance für die langfristige Umsetzung als limitierend erachtet wird. Erschwerend ist hier erfahrungsgemäß die hohe Adhärenz zu oft jahrzehntelanger Praxis. Umgekehrt ist jedem Patienten bewusst, dass lebenslange regelmäßige Ernährung im klaren Unterschied etwa zu einer medikamentösen Therapie eine Existenzbedingung schlechthin ist, und sie somit möglicherweise ohne Verlust an Lebensqualität auch zum gesundheitlichen Vorteil praktiziert werden kann.

Da der durchschnittliche Anteil des verfügbaren Einkommens, das der Bürger für Ernährung ausgibt, auf einem historischen Tiefstand angekommen ist, können grundsätzlich auch Mehrkosten für eine empfehlenswerte Ernährung in individuell sicherlich sehr unterschiedlichem Ausmaß getragen werden. Es ist nicht zu erwarten, dass Kostenträger in naher Zukunft hier ein Engagement zeigen werden, auch wenn sachgerechte Ernährung langfristig Einsparpotenziale bewirken kann.

19.2 Zur Auswahl der Krankheitsbilder

Die in den folgenden Kapiteln diskutierten Krankheitsbilder umfassen nicht alle, sondern exemplarisch die wichtigsten ernährungsabhängigen Krankheiten. Insbesondere seltene Krankheitsbilder, die meist bekannte und wenige Alternativen zulassende Ernährungsregime aufweisen, wie Phenylketonurie, sind nicht angesprochen. Die wichtigsten der häufig vorkommenden und damit auch dem Hausarzt täglich begegnenden Stoffwechselkrankheiten haben dagegen eigene Kapitel.

Für viele Patienten mit der Diagnose eines kompletten oder inkompletten metabolischen Syndroms trifft mehr als eines der folgenden Kapitel zu. Ein eigenes Kapitel hierzu wäre daher sinnvoll gewesen. Diese Überlegung wurde verworfen, da es derzeit keinen singulären Zielparameter gibt, mit dem die Ausprägung und demzufolge auch Änderungen beschrieben werden könnten. Die zugrunde liegenden Erkrankungen wie Adipositas (▶ Kap. 20), Hypercholesterinämie (▶ Kap. 21), Diabetes mellitus Typ 2 (▶ Kap. 22), Hypertonie (▶ Kap. 23) und Hyperurikämie (▶ Kap. 24) müssen weiterhin nach ihren jeweils eigenen Kriterien beurteilt werden. Dabei werden allerdings Ernährungsmaßnahmen, die zunächst günstig auf eine Komponente abzielen, in der Regel auch die anderen günstig mit regulieren. Ein weiterer, eher kleiner Nachteil ist, dass es international immer noch verschiedene Definitionen für das metabolische Syndrom gibt, auch wenn es mittlerweile im ICD-10 als E88.9 kodierbar ist.

Darüber hinaus werden mit den Kapiteln zu bösartigen (▶ Kap. 25), Nieren- (▶ Kap. 24) und chronisch entzündlichen Erkrankungen (▶ Kap. 26) sowie Nahrungsmittelunverträglichkeiten (▶ Kap. 27) solche Krankheitsbilder abgehandelt, die häufig sind, von Patienten als durch Ernährungsänderungen gut beeinflussbar eingeschätzt werden und damit zu Beratungsbedarf führen. Sekundär tauchen auch Fragen auf, inwieweit eine Beeinflussung auf die Entstehung solcher Krankheiten durch das Ernährungsverhalten feststellbar ist. Solche Fragen finden großes wissenschaftliches Interesse, können aber auch etwa in der Beratung von Risikopersonen sehr praktische Bedeutung gewinnen. Hier kann die naturheilkundlich orientierte Ernährungslehre beanspruchen, schon lange vor der konventionellen Medizin – in diesem Fall mit den Spezialgebieten Onkologie und Rheumatologie – sinnvolle Konzepte zur besseren Verlaufssteuerung entwickelt zu haben. Es wird interessant bleiben, ob es ähnlich wie bei Herz-Kreislauf-Erkrankungen auch hier zu einer allmählichen Akzeptanz der Konzepte kommen wird, nachdem viele naturheilkundliche und vereinzelt auch sogenannte Außenseiterdiäten von der konventionellen Medizin lange Zeit belächelt oder sogar strikt von ihnen abgeraten wurde.

19.3 Zusammenfassung

Für viel häufige chronische Krankheitsbilder gibt es Ansätze mit Ernährungstherapie, speziell mit naturheilkundlicher Ausrichtung. Das Gesundheitssystem bietet hier zudem Möglichkeiten an, – wie etwa die ambulante Ernährungsberatung – die oft nicht genügend ausgeschöpft werden. Das Hauptproblem dauerhafter Compliance lässt sich allenfalls in interdisziplinärer Zusammenarbeit lösen.

Weiterführende Literatur

Bachmair S, Faber J, Hennig C et al (2011) Beraten will gelernt sein. Beltz Psychologie Verlags-Union, Weinheim

Kasper H (2014) Ernährungsmedizin und Diätetik, 12. Aufl. Urban & Fischer, München

Klotter C (2014) Einführung Ernährungspsychologie. 2. Aufl. utb, Stuttgart

von Koerber K, Männle T, Leitzmann C (2012) Empfehlungen. In: von Koerber K, Leitzmann C (Hrsg) Vollwert-Ernährung – Konzeption einer zeitgemäßen und nachhaltigen Ernährung, 11. Aufl. Haug, Stuttgart, S 188–224

Lückerath E, Müller SD (Hrsg) (2013) Diätetik und Ernährungsberatung, 5. Aufl. Haug, Stuttgart

Ockenga J, Valentini L (2017) Organisationskultur der ernährungsmedizinischen Kompetenz, Ernährungsteams und -kommissionen. In: Biesalski BSC, Puchstein C (Hrsg) Ernährungsmedizin, 4. Aufl. Thieme, Stuttgart, S 1062–1070

19

Adipositas

Claus Leitzmann

Inhaltsverzeichnis

Einführung

In Deutschland gelten derzeit jede zweite Frau und fast zwei von drei Männern als übergewichtig, mindestens jede vierte Person ist adipös. Das wahre Ausmaß dieses Gesundheitsrisikos wurde inzwischen sowohl von der Medizin als auch von der Politik erkannt. Eine wirksame Therapie sollte langfristig angelegt sein und eine Korrektur in der Lebensmittelauswahl, dem Essverhalten und eine Steigerung der körperlichen Aktivität beinhalten.

In diesem Beitrag lesen Sie

- welche verschiedenen Formen der Adipositas es gibt,
- wie sich das Essverhalten ändern lässt,
- welche Strategien helfen können, das Gewicht zu reduzieren und niedrig zu halten,
- welche Nahrungsmittel dazu geeignet sind und welche nicht.

20.1 Problematik und Perspektiven

Weltweit nimmt die Verbreitung der Adipositas mit beängstigender Geschwindigkeit zu. In den Ländern mit „westlichem Lebensstil" wie Deutschland sind die Zuwachsraten in den letzten 30 Jahren kontinuierlich gestiegen, mit einer rapiden Zunahme Adipositas-assoziierter Wohlstandskrankheiten wie Diabetes mellitus Typ 2, Hyperlipoproteinämien, Bluthochdruck, die unter dem Begriff des metabolischen Syndroms subsumiert werden, sowie den Folgeerkrankungen koronare Herzkrankheit, Herzinsuffizienz, Schlaganfall, Fettleber und Leberentzündung und diversen erhöhten Krebsrisiken. Die durch Adipositas verursachten Kosten im deutschen Gesundheitssystem werden mit mehr als 20–30 Mrd. € pro Jahr bzw. mit etwa 10–15 % der gesamten Krankheitskosten beziffert. An der Entstehung des Typ-2-Diabetes hat die Adipositas einen geschätzten Anteil von etwa 60 %. Die meisten Diabetiker könnten durch eine Normalisierung ihres Körpergewichtes von der Krankheit befreit werden.

Bisherige Präventions- und Behandlungsprogramme, Aufklärungs- und Informationskampagnen, DIGAs haben nicht zum erwarteten Erfolg geführt. Inzwischen haben aber die meisten Betroffenen und Ärzte sowie die Gesundheitspolitiker und Krankenkassen das wahre Ausmaß dieses Gesundheitsrisikos und die dringende Notwendigkeit einer effektiven Therapie erkannt (Williams et al. 2015). Zunehmend sind inzwischen chirurgische und neuere medikamentöse Therapieoptionen (Semaglutid, u. a.) in der Diskussion.

Laut neueren Berechnungen verursachen Übergewicht und Adipositas in Deutschland mehr als 60 Mrd. € gesamtgesellschaftliche Kosten, dabei machen die direkten Krankheitskosten etwa 29 Mrd. € und die indirekten Krankheitskosten etwa 34 Mrd. € aus. (Effertz et al. 2016). Die große Mehrheit der indirekten Kosten entstand aufgrund der vorzeitigen Sterblichkeit (5,67 Mrd. €). Der deutliche Anstieg der mit Übergewicht verbundenen Kosten kann weitgehend durch den Anstieg der Prävalenz von Übergewicht und Adipositas erklärt werden (Lehnert et al. 2015). Die WHO und OECD sagen seit langer Zeit steigende Zahlen von Adipositas voraus.

Die Zunahme der Adipositas bei Kindern und Jugendlichen ist eine große Herausforderung an unser Gesundheitssystem. Laut der vom Robert Koch-Institut publizierten KiGGS-Welle 2 (2014–2017) sind 15,4 % der Kinder und Jugendlichen von Übergewicht betroffen, 5,9 % haben eine Adipositas. (Robert Koch-Institut 2020).

Bereits im Kindesalter bestehendes Übergewicht gilt als ein besonders ungünstiger Prädiktor, da etwa die Hälfte aller übergewichtigen Kinder im Erwachsenenalter adipös bleibt. Erfahrungsgemäß ist die Therapie umso schwieriger, je länger die Adipositas besteht und je ausgeprägter sie ist. Es besteht inzwischen ein dringender

Handlungsbedarf. Die Adipositas zählt zu den häufigsten Ernährungsstörungen im Kindesalter.

20.2 Prävalenz der Adipositas

Bei der Adipositas handelt es sich um eine chronische Erkrankung mit weiterhin zunehmender Prävalenz. In der Studie „Gesundheit in Deutschland aktuell" (GEDA 2019/2020-EHIS) ergab sich laut Selbstauskunft eine Häufigkeit von Übergewicht von 53,5 % der Erwachsenen, mit 46,6 % der Frauen und 60,5 % der Männer. Die Adipositasprävalenz lag für beide Geschlechter bei 19,0 %. (Schienkiewitz et al. 2022). Da bei Selbstangaben in der Regel das Gewicht unterschätzt und die Körpergröße überschätzt wird, ist von objektiv noch höheren Prävalenzen auszugehen.

Die Prävalenz von Adipositas hat in den letzten drei Dekaden stetig zugenommen, besonders bei Männern und im jungen Erwachsenenalter, und sie war wesentlich geringer bei Personen mit einem hohen sozioökonomischem Status (Mensink et al. 2012). Mit zunehmendem Alter steigt bei Frauen und Männern die Prävalenz von Übergewicht sowie Adipositas an. Bei den über 50-Jährigen ist die Adipositas etwa dreimal so häufig wie bei den unter 30-Jährigen (Mensink et al. 2013). Für die Gesamtbevölkerung gilt:

- Jede zweite Frau und zwei Drittel der Männer in Deutschland sind übergewichtig.
- Jede vierte Person ist adipös – Tendenz steigend.

Nationale und Internationale Gremien
Adipositasexperten haben sich zum Ziel gesetzt, das Problem der zunehmenden Verbreitung der Adipositas durch die Konzeption adäquater Therapieprogramme gezielt anzugehen und deshalb anlässlich des Europäischen Adipositas-Kongresses 1996 die **International Obesity Task Force (IOTF)** gegründet.

Ein Bericht mit dem Titel „Obesity – a major global public health problem" wurde erstellt, ebenso ein entsprechender WHO-Bericht. Ferner wurde ein Aktionsplan verfasst, um finanzielle Mittel geworben und Informationsmaterial ausgearbeitet, um die verschiedensten Zielgruppen anzusprechen.

Die **Deutsche Adipositas-Gesellschaft** (DAG) wurde 1985 gegründet und weist mit wissenschaftlichen Stellungnahmen in der Öffentlichkeit auf die wachsende gesundheitspolitische Bedeutung der Adipositas hin. Zusätzlich wurde 1998 eine **Arbeitsgruppe „Adipositas im Kindes- und Jugendalter"** gegründet. Experten werden um aktive Mitarbeit gebeten.

Die **Konsensusgruppe Adipositasschulung im Kindes- und Jugendalter** (KgAS – seit 2006 eingetragener Verein) hat das Trainermanual „Leichter, aktiver, gesünder" herausgegeben (Cremer 2008) und bildet zum KgAS-Adipositastrainer aus.

20.3 Definition und Klassifikation der Adipositas

20.3.1 Broca- und Body-Mass-Index

Der **Broca-Index** (Körpergröße in cm –100 = Normalgewicht in kg) wurde lange Zeit in der ärztlichen Praxis verwendet, um Adipositas, Normal- oder Untergewicht zu bestimmen. Dieser Index sollte jedoch nicht mehr eingesetzt werden, da er zu unpräzise und somit obsolet ist.

Der international verwendete **BMI** korreliert relativ gut mit Parametern der Morbidität und Mortalität sowie der Fett-

Tab. 20.1	Einteilung des Körpergewichtes nach dem BMI. (WHO 2000)	
Körpergewicht	**BMI [kg/m²]**	**Risiko für Begleiterkrankungen**
Normalgewicht	18,5–24,9	–
Übergewicht	25,0–29,9	Gering erhöht
Adipositas Grad 1	30,0–34,9	Erhöht
Adipositas Grad 2	35,0–39,9	Hoch
Adipositas Grad 3	>40	Sehr hoch

masse. Er errechnet sich nach folgender Formel:

$$BMI = Gewicht \ (kg) / Größe \ (m^2)$$

Zur Charakterisierung von Übergewicht und Adipositas wird die auf Garrow (1988) zurückgehende Einteilung vorgenommen (**Tab. 20.1**).

20.3.2 Klassifikation der Adipositas

Um ursächliche Faktoren der Adipositas zu dokumentieren, wurden unterschiedliche Klassifikationen vorgenommen.

Ätiologische Klassifikation

Die ätiologische Klassifikation differenziert zwischen endogenen und exogenen Ursachen. Sie unterscheidet eine auf Bray (1992) zurückgehende Einteilung:
- Genetische Syndrome
- Neuroendokrine Formen der Adipositas
- Iatrogene Formen
- Überernährung und Inaktivität

Phänomenologische Klassifikation

Die phänomenologische Klassifikation ist klinisch und wissenschaftlich gebräuchlich. Sie differenziert zwischen einer hypertrophen und einer hyperplastischen bzw. hyperzellulären Adipositas.

Die *hypertrophe* Form, bei der lediglich die Fettzellen vergrößert sind, tritt meistens im Erwachsenenalter oder nach Schwangerschaften auf. Sie ist häufig mit stammbetonter, abdominaler Adipositas vergesellschaftet und spricht gut auf therapeutische Maßnahmen an.

Die *hyperplastische* Adipositas mit vermehrten Fettzellen beginnt meistens in der Kindheit, kann sich aber auch im Erwachsenenalter entwickeln, wenn eine extreme Adipositas vorliegt. Diese Form spricht auf Energierestriktion oder vermehrte körperliche Aktivität weniger gut an.

Klassifikation nach regionaler Fettverteilung

Die Klassifikation nach der regionalen Fettverteilung steht seit Jahren im Mittelpunkt des Interesses, da metabolische Komplikationen am besten mit den Fettverteilungstypen korrelieren.

Bei der sogenannten männlichen bzw. androiden, abdominalen, zentralen oder viszeralen Form der Adipositas treten metabolische Komplikationen gehäuft auf. Mit dieser Form der Adipositas sind häufig vergesellschaftet:
- Diabetes mellitus,
- Arteriosklerose,
- koronare Herzkrankheit,
- Hypertonie,
- Cholelithiasis.

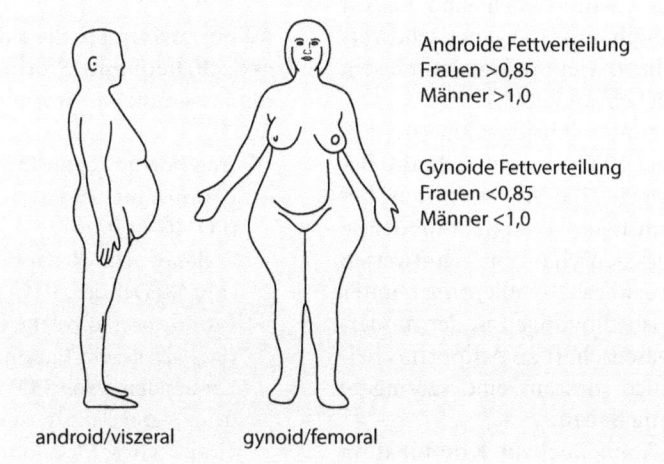

Androide Fettverteilung
Frauen >0,85
Männer >1,0

Gynoide Fettverteilung
Frauen <0,85
Männer <1,0

android/viszeral   gynoid/femoral

☐ Abb. 20.1   Adipositasformen nach regionaler Fettverteilung und WHR

Die klassische Stammfettsucht wird auch „apple type" (*Apfeltyp*) genannt. Die Fettvermehrung liegt hauptsächlich intraabdominal vor. Sie tritt zu etwa 80 % bei Männern und zu etwa 15 % bei Frauen auf.

Bei der sogenannten weiblichen bzw. gynoiden, peripheren, gluteal-femoralen Adipositas sind metabolische Komplikationen seltener. Sie geht häufig mit Immobilität, Veneninsuffizienz und Wasserretention einher. Diese Form der Fettvermehrung wird auch „pear type" (*Birnentyp*) genannt. Sie ist hauptsächlich im Bereich der Hüften und Oberschenkel vorhanden und ist vorwiegend subkutan lokalisiert. Sie tritt zu etwa 85 % bei Frauen und zu etwa 20 % bei Männern auf.

Die Unterscheidung der Fettverteilungstypen ist klinisch von großer Bedeutung: Bei der weiblichen (peripheren) Form der Adipositas treten metabolische Begleiterkrankungen nur geringgradig häufiger auf als bei Normal- oder Idealgewichtigen, während das Risiko bei der abdominalen Form sehr groß ist. Deshalb sollten einzuleitende Therapiemaßnahmen heute unter Berücksichtigung dieser Phänomenologie erfolgen.

Die Bestimmung des Fettverteilungstyps erfolgt durch Umfangsmessungen mit einem Zentimetermaß. Bestimmt wird das Verhältnis von Taille zu Hüfte, die sogenannte *Waist-to-Hip-Ratio* (WHR, ☐ Abb. 20.1). Der Taillenumfang sollte in der Mitte zwischen Beckenkamm und unterer Rippe gemessen werden, der Hüftumfang in Höhe des Trochanter major. Die WHR sollte bei Männern unter 1,0 und bei Frauen unter 0,85 liegen. Ein Taillenumfang von >94 cm bei Männern bzw. >80 cm bei Frauen stellt ein erhöhtes Risiko für Herz-Kreislauf-Erkrankungen dar, bei >102 cm bei Männern respektive >88 cm bei Frauen ist dieses stark erhöht (WHO 2000; DAG et al. 2014).

Klassifikation nach genetischen Gesichtspunkten

Die Erkenntnisse auf dem Gebiet der genetischen Einflüsse auf die Adipositas nehmen rasant zu, sind aber immer noch lückenhaft. Inzwischen liegen neue Forschungsergebnisse vor, die zu einem besseren Verständnis dieser Aspekte und zu gezielteren Therapiemaßnahmen führen (Zhang et al. 2016). Die molekulargenetische Analyse von Fettleibigkeit hat zur Identifizierung einer begrenzten Anzahl bestätigter Hauptgene geführt, die einen deutlichen Einfluss auf die Entwicklung des Phänotyps haben. Die zugrunde liegenden Mutationen sind jedoch sehr selten, deshalb muss die genetische Veranlagung zu Übergewicht polygenetisch sein (Hinney und Hebebrand 2008).

Die sogenannte Thrifty-Gene(otype)-Hypothese (Neel 1962) bezieht sich auf Bevölkerungsgruppen, die in Notzeiten bedingt durch günstigere Energiehomöostase bessere Überlebenschancen aufweisen („gute Futterverwerter"), allerdings unter heutigen Lebensbedingungen in der modernen Überflussgesellschaft zu Adipositas neigen und infolge dessen eine geringere Lebenserwartung haben.

Adipositas kann auch in Kombination mit anderen Erkrankungen auftreten (◪ Tab. 20.2).

Adipositasformen, die sich auf eine genetisch bedingte Störung zurückführen lassen (nach Farooqi und O'Rahilly 2005)

- Angeborene Leptin-Defizienz
- Propionmelanocortin-Defizienz (POMC-Defizienz)
- Melanocortin-Rezeptor-4-Defizienz (MC4R-Defizienz)
- Prohormonkonvertase-1-Defizienz (PC-1-Defizienz; Enzym katalysiert die Umwandlung von POMC zu αMSH, dem α-melanozyten-stimulierenden Hormon bzw. Melanotropin)

◪ **Tab. 20.2** Adipositas in Kombination mit anderen Erkrankungen – pleiotrope Syndrome

Syndrom	Krankheitsbilder
Bardet-Biedl-Syndrom	Fehlbildungen von Extremitäten, Netzhaut, Geschlechtsorganen; verminderte geistige Kapazität u. a.
Cohen-Syndrom	Minderwuchs, verminderter Muskeltonus, schwache Pigmentbildung, generelle Entwicklungsverzögerung u. a.
Alström-Syndrom	Diabetes mellitus, beeinträchtigte Nierenfunktion, Netzhautdegeneration, Innenohrtaubheit u. a.
Prader-Willi-Syndrom	Häufigstes genetisch bedingtes Adipositas-Syndrom; Symptomatik ähnlich Cohen-Syndrom
WAGR-Syndrom	Komplex mit Wilms-Tumor, Aniridie, Anomalien der Genitalien, mentaler Retardierung

---

Hormone sind weitere Faktoren, die einen maßgeblichen Einfluss an der Gewichtsregulation haben:

- Adrenalin: steigert die Lipolyse und den Energieumsatz, selektive β-Blocker wirken hemmend.
- Leptin: vermehrte Synthese bei zunehmendem Depotfett, wirkt im Hypothalamus hemmend auf die Fettzufuhr, steigernd auf Bewegungsaktivität und Energieumsatz.
- Ghrelin: appetitanregendes Hormon; hauptsächliche Bildung im Magenfundus, verstärkt in der Nüchternphase; geringer in Darm- und α-Zellen des Pankreas.
- Neuropeptid Y: Stimulator der Nahrungsaufnahme, beeinflusst Leptin und Ghrelin.
- Darmhormone: Cholecystokinin (CCK), glucagon-like-petide-1 (GLP-1), Peptid YY (PYY); Einfluss auf Sättigungssignale und Thermogenese bisher unklar (Erdmann et al. 2008).

- Selfish-Brain-Theorie (neurobiologische Theorie): Das egoistische Gehirn verlangt aufgrund einer Regulationsstörung trotz gesättigter Energiespeicher weiterhin Energie in Form von Glukose (Peters et al. 2012).

Die Erbanlagen bestimmen in gewisser Weise, ob jemand dick werden kann, aber die Umweltbedingungen und das Verhalten entscheiden, ob die entsprechende Person tatsächlich dick wird. Durch vernünftige Ernährungs- und Lebensweise kann auch bei ungünstigen Erbanlagen das Gewicht stabil gehalten werden. Durch epigenetische Veränderungen bzw. epigenetische Prägung sind Veränderungen an den Chromosomen möglich, die Abschnitte oder ganze Chromosomen in ihrer Aktivität beeinflussen. Die DNA-Sequenz wird dabei jedoch nicht verändert. Die Veränderungen können in einer DNA-Methylierung, in einer Modifikation der Histone oder im beschleunigten Abbau von Telomeren bestehen. Diese Veränderungen lassen sich im Phänotyp, aber nicht im Genotyp (DNA-Sequenz) beobachten (Pigeyre et al. 2016).

20.4 Ursachen der Adipositas

Adipositas findet sich inzwischen nicht nur in industrialisierten Ländern, sondern zunehmend auch in Schwellenländern sowie in sogenannten Entwicklungsländern. Hauptursachen sind moderne Lebensbedingungen, die durch wenig körperliche Tätigkeiten sowie einen Überfluss an Lebensmitteln geprägt sind. Die nicht verbrauchte Energie wird letztlich in Fettdepots gespeichert. Neben der geringen Bewegung und dem Essensüberangebot tragen folgende Umstände in unterschiedlichster Ausprägung zur Fettleibigkeit bei:

- Falsche Erziehung und Vorbildfunktion
- Keine geregelten Mahlzeiten

- Fast Food: Portionengröße, Essgeschwindigkeit, Sättigungsgrad
- Geschmacksverstärker
- Geschmacksprägung durch ungesunde Kost
- Farb- und Geruchsstoffe, die das Essen attraktiver erscheinen lassen
- Essen als Ersatz für emotionale und persönliche Zuwendung
- Jo-Jo-Effekt nach einer Diät
- Werbung für ungesunde Produkte

Bei der Ernährung spielen ultrahochverarbeitete Produkte eine zunehmend anerkannte Rolle, dazu zählen auch zuckerhaltige Limonaden und Softdrinks (Bundrick et al. 2014; Millar et al. 2014).

Die *Intensität der körperlichen Arbeit* und Alltagsbewegung hat in den letzten Jahrzehnten kontinuierlich abgenommen durch sitzende Tätigkeiten, mechanisierten Alltag und passive Freizeit. Heute macht der Ruheenergieumsatz für viele Menschen den größten Teil des gesamten Energieverbrauchs aus, während in der Vergangenheit ein Großteil der Energie durch eine hohe körperliche Arbeitsintensität verbraucht wurde. Unsere Vorfahren konnten, bedingt durch schwere körperliche Arbeit, bedenkenlos über 3000 kcal pro Tag zu sich nehmen. Heute liegt der durchschnittliche Energieverbrauch aufgrund der meist nur leichten körperlichen Tätigkeit bei Frauen im Bereich von 2000 kcal und bei Männern bei 2400 kcal. Das Ernährungsverhalten wurde dem geringeren Energiebedarf jedoch nicht angepasst. Inzwischen ist eine ganze Reihe an genetischen Markern bekannt, die auf bestimmte Trainingsprogramme reagieren und die Energiebilanz und Körperzusammensetzung beeinflussen. Damit ist eine Individualisierung der körperlichen Aktivität möglich, die das Abnehmen effizienter und sicherer macht (Leońska-Duniec et al. 2016).

Eine weitere Ursache der hohen Inzidenzraten der Adipositas ist das *veränderte Essverhalten*. Während in der Vergangenheit eine kohlenhydratreiche Kost verzehrt wurde, die nur geringe Mengen an Zucker enthielt, dafür aber umso mehr komplexe Kohlenhydrate und Ballaststoffe, wird heute eine fettreiche Nahrungszusammensetzung bevorzugt. Fast 40 % der Gesamtenergiezufuhr stammt heute von Fetten, die meist in Nahrungsmitteln tierischer Herkunft enthalten sind – den sogenannten versteckten Fetten. Ferner hat sich der Konsum von Alkohol in den letzten Jahrzehnten auf einem relativ hohen Niveau stabilisiert.

Ein inzwischen stark beachteter Faktor in der Adipositasentstehung ist der zunehmende Verzehr ultrahochverarbeiteter Nahrung. Diese enthält in der Regel höhere Anteile von Fett, Salz und Zuckern, geringere Anteile Protein und Ballaststoffe. Über Zusatzstoffe wird zudem Appetit stimuliert und das Sättigungsempfinden reduziert. In einer vielbeachteten, streng randomisiert kontrollierten Studie führte der Verzehr von ultrahochverarbeiteter Nahrung im Vergleich zu wenig verarbeiteter Nahrung bei gleicher Nährstoffzusammensetzung zum täglich höheren Nahrungsenergieverzehr von 500 kcal (Hall et al. 2020).

Ein höherer Verarbeitungsgrad der Nahrung sowie vermehrter Alltagsstress führen zu schnellerem Essen und geringerer Kautätigkeit. In epidemiologischen Studien finden sich Assoziationen zwischen schnellem Essen und Adipositas bzw. metabolischem Syndrom. Zudem führt schnelles Essen in kontrollierten Studien zu geringerer GLP-1-Ausschüttung und geringerem nahrungsinduziertem thermischen Energieverbrauch.

Fette und Kohlenhydrate werden vom Körper unterschiedlich verstoffwechselt. Die Verstoffwechselung von *Kohlenhydraten* geht mit einem erhöhten Energieverbrauch einher. Durch den Metabolismus werden bereits zwischen 20 und 30 % der in den Kohlenhydraten enthaltenen Energie verbraucht. Erst bei einer längerfristigen Auf-

nahme von mehr als 400 g Kohlenhydraten (Trockengewicht) – bei normaler körperlicher Aktivität – wäre mit einer De-novo-Lipogenese zu rechnen (Elmadfa und Leitzmann 2015).

Bei *Fetten* liegt der durch den Metabolismus bedingte Energieverbrauch bei lediglich 3–5 %. Das Ausmaß ihrer Oxidation hängt von der Aufnahme der anderen Nährstoffe ab. Bei einer Kohlenhydrataufnahme von mehr als 500 g pro Tag wird die Oxidation des gleichzeitig aufgenommenen Fettes nahezu vollständig supprimiert, die Kohlenhydrate werden allerdings nur zu einem kleinen Teil in Körperfett umgewandelt. Fette lassen jedoch die Mahlzeiten schmackhafter erscheinen, ohne dabei trotz des höheren Energiegehalts von >9 kcal/g zu einer schnelleren Sättigung zu führen (Amin und Mercer 2016).

Alkohol wird ebenfalls ohne großen Energieaufwand in Fett umgewandelt (Fettleber), außerdem supprimiert er die Fettoxidation und wirkt appetitanregend. Der Alkohol in einer Flasche Bier (0,5 l) hemmt die Oxidation von 16 g Fett. Theoretisch ergeben sich bei einem Konsum von einem Glas Bier pro Tag etwa 6 kg Fett im Jahr. Trotz des hohen Energiegehalts gehen weder Fett noch Alkohol mit einem entsprechenden Sättigungsgefühl einher. Vielmehr verleitet der bei Alkohol und Fetten zu verzeichnende höhere Genusswert leicht dazu, nach einer bereits ausreichenden Energiezufuhr weiterzuessen.

Die positiven und negativen Auswirkungen der Kohlenhydrate auf die Gesundheit werden unter anderem anhand von glykämischem Index (GI, ▶ Kap. 7), aber besonders durch die *glykämische Last* (*glycemic load*, GL) erfasst, die den jeweiligen Kohlenhydratgehalt je 100 g Lebensmittel berücksichtigt und darstellt, wie ausgeprägt die Blutzuckerbelastung nach Verzehr einer Mahlzeit sein wird (Augustin et al. 2015). Vor allem für Diabetiker, die wesentlich häufiger als die Durchschnittsbevölkerung an Adipositas leiden, ist dieser

Aspekt besonders hilfreich. Es besteht ein wissenschaftlicher Konsens, dass niedrige GI- und GL-Diäten relevant für die Prävention und Behandlung von Diabetes und koronare Herzkrankheiten sind, aber wahrscheinlich auch für Fettleibigkeit (Augustin et al. 2015). Inzwischen kann die Blutzuckerreaktion auf Nahrung präzise individualisiert durch dermale Continuous-Glucose-Monitoring(CGM)-Systeme einfach erfasst werden.

20.5 Strategien zur Gewichtsreduktion

Eine erfolgreiche Adipositastherapie ist nur dann zu erwarten, wenn alle bisher genannten relevanten Aspekte berücksichtigt werden. Die wesentlichen Gesichtspunkte dabei sind:

- Korrektur des *Lebensmittelverzehrs*: weniger Fett und Zucker, mehr komplexe Kohlenhydrate/Ballaststoffe
- Weniger hochverarbeitete Lebensmittel
- Korrektur des *Essverhaltens*: kognitive, emotionale Aspekte der Ernährung
- Korrektur der *körperlichen Inaktivität*: Bewegungstherapie, Ausdauersport

Die Bewegungstherapie ist integraler Bestandteil einer Adipositasberatung. Dabei sollte die praktische Durchführung individuell abgestimmt von einer Fachkraft mit dem Betroffenen besprochen werden. Die positiven Aspekte der körperlichen Aktivität sind unter anderem ein erhöhter Energieverbrauch und somit eine schnellere Gewichtsreduktion verbunden mit einer verstärkten Fettreduktion. Es kommt zu einer vermehrten Bildung von stoffwechselaktiver Muskelmasse und damit einer Erhöhung des Grundumsatzes sowie einer erhöhten Leistungsfähigkeit. Außerdem senkt körperliche Aktivität den Blutdruck, die Herzfrequenz sowie die Serumlipid-, Insulin- und Glukosespiegel.

Langfristige kontrollierte Studien zeigen eine deutliche dosisabhängige Wirkung von körperlicher Aktivität auf das Körpergewicht. Es besteht jedoch der Verdacht, dass Bewegung den Hunger erhöht und die folgende Nahrungsaufnahme den Energieverbrauch wieder kompensiert. Obwohl Hunger und Sättigung durch eine Vielzahl von Mechanismen gesteuert werden und individuelle Unterschiede bestehen, ist die Stärke des positiven Effekts zwar nicht vorhersagbar, aber er ist vorhanden (Blundell et al. 2015).

Unzählige Interventionsstudien zur Gewichtsreduktion und die Aussagen der Betroffenen belegen, dass mit Crash-Diäten oder Außenseiterdiäten kaum ein langfristiger Erfolg zu erzielen ist. Vielmehr werden erhebliche metabolische und endokrine Adaptationsmechanismen aktiviert. Neben der Senkung des Grundumsatzes nimmt die Thermogenese ab, sodass eine kontinuierliche Gewichtsreduktion erheblich erschwert wird. Durch unzureichende Proteinzufuhr verliert der Körper an Muskelmasse und damit stoffwechselaktives Gewebe, sodass eine erneute normale Energiezufuhr zu vermehrter Akkumulation von Fettgewebe führt.

Das in den 1960er- und 1970er-Jahren beliebte Wasser- und Teefasten ("Nulldiät") als Maßnahme zur Gewichtsreduktion wird wegen Komplikationen und geringen Langzeiterfolgen kaum noch praktiziert. In naturheilkundlichen Behandlungskreisen ist jedoch das Heilfasten weiterhin sehr verbreitet. Durch geeignete Auswahl der Fastenverpflegung, der Trinkmenge, der Beachtung von Ausschlusskriterien usw. treten keine ernsthaften Komplikationen, sondern allenfalls Befindlichkeitsstörungen wie Hypotonie auf. Begleitend von intensiven physio- und ordnungstherapeutischen Maßnahmen kann ein so praktiziertes Fasten in einzelnen Fällen einen Einstieg in grundlegende Verhaltensänderungen darstellen (Teil V). Zudem können kurzzeitige Fastenperioden mit klassischem modifizierten Fasten oder den „fasting-mimicking diets" mehrfach jährlich wiederholt werden und so das Gewichtsmanagement verbessern.

Die Folgen anderweitiger extremerdiätetischer Maßnahmen sind in vielen Fällen Essstörungen, die in den letzten Jahren besorgniserregend zugenommen haben und inzwischen auch bei Männern beobachtet werden (▶ Kap. 3).

Bei besonderen Indikationen wie extremer Adipositas oder vor operativen Eingriffen können hypokalorische Kostformen (*very low calory diet*, VLCD) oder Formuladiäten in Erwägung gezogen werden. Formuladiäten können in der einleitenden Phase einer Gewichtsreduktion auch motivationsfördernd wirken, da mit ihrer Hilfe eine schnellere Gewichtsreduktion zu erzielen ist. Da mit diesen Produkten das Ernährungsverhalten nicht verändert wird, bleiben die Ursachen für das Übergewicht bestehen. Bei der Rückkehr zu dem gewohnten Essverhalten tritt der Jo-Jo-Effekt ein, sodass das Ausgangsgewicht bald überschritten wird. Deshalb sollten diese nie als alleinige Maßnahme durchgeführt werden. Vielmehr ist hier ein durch Ernährungsfachkräfte gestaltetes und betreutes Programm zur Reduktion des Gewichts, das eine langfristige Korrektur des Essverhaltens zum Ziel hat, eine Grundvoraussetzung. Im Rahmen eines solchen Programms sollten fundierte Kenntnisse über sinnvolle energiereduzierte Mischkostformen vermittelt werden. Dies beinhaltet Kenntnisse über den Gehalt von Fett und Zucker in Lebensmitteln und das Aufzeigen sinnvoller Alternativen (Burkard 2006; DAG et al. 2014).

An die Stelle des in der Vergangenheit propagierten, aber im Alltag sehr unpraktischen genauen Zählens der Kalorien ist der geschulte Umgang mit Lebensmitteln getreten, besonders deren Fett- und Zuckergehalt. Für fett- und zuckerreiche Lebensmittel sollten sinnvolle Alternativen mit geringem Energiegehalt aufgezeigt werden. Dabei haben sich sogenannte *Anstatt-Listen* bewährt (▶ Abschn. 20.4). Die Betroffenen sollten außerdem erfahren, welche Lebensmittel reich an komplexen Kohlenhydraten und Ballaststoffen sind, bzw. einen niedrigen glykämischen Index/eine geringere glykämische Last aufweisen. Diese sind meistens gleichzeitig reich an Vitaminen und Mineralstoffen, nahezu ausnahmslos energieärmer, erzeugen ein länger anhaltendes Sättigungsgefühl, haben nur einen geringen oder keinen Anstieg des Insulinspiegels zur Folge (z. B. Gemüse) und erleichtern dadurch das Abnehmen. Einige kommerzielle Programme zur Gewichtsreduktion zeigen vielversprechende glykämische Vorteile für Patienten mit Diabetes mellitus Typ 2 (Chaudhry et al. 2016).

Die beste Zusammensetzung von Diäten zur Prävention und Therapie der Adipositas wird weiterhin kontrovers diskutiert. So hatten im Laufe der letzten Jahrzehnte eine Vielzahl von verschiedenen Empfehlungen Konjunktur, von der Vollwert-Ernährung (▶ Kap. 9) über die Trennkost zu asiatischen Kostformen (▶ Kap. 14) sowie der mediterranen Kost (▶ Kap. 11). Derzeit konkurrieren besonders die Low-Fat- und Low-Carb-Diäten mit der Steinzeitdiät/Paleo-Diet (▶ Kap. 14) und dem Veganismus (▶ Kap. 10). Bei allen Maßnahmen zur Gewichtsreduktion ist der Erfolg immer auch vom Umfang der körperlichen Aktivität abhängig.

Bei einer kohlenhydratreichen, fettarmen Kost ist die Qualität der Kohlenhydrate von entscheidender Bedeutung für die Gewichtreduktion, da leicht resorbierbare Kohlenhydrate, d. h. Zucker, zu einer schnellen Insulinausschüttung führen. Die daraus resultierende Fettakkumulation (statt Fettreduktion) und der durch die rasche Blutzuckersenkung erneut einsetzende Hunger sind eher kontraproduktiv. Komplexe Kohlenhydrate wie Stärke und Ballaststoffe dagegen bewirken das Gegenteil.

Die kohlenhydratarmen und fettreichen Kostformen (Low-Carb-Diäten) sind bei der Gewichtsreduktion ähnlich erfolgreich wie andere Diäten, wenn die Energiezufuhr begrenzt wird und mit einer entsprechenden körperlichen Aktivität verbunden ist. Da vielen der Verzicht auf Kohlenhydrate schwerfällt, werden diese Diätformen langfristig meist nicht durchgehalten. Außerdem führen sie zu einem erhöhten Verzehr tierischer Lebensmittel, der nach allen Erkenntnissen aus ganzheitlicher Sicht eher ungünstig, da nicht nachhaltig, bewertet wird. Die Low-Carb-Diät gibt es inzwischen auch auf vegetarischer Basis. Die Paleo-Diet führt zu einer Kost, die überwiegend aus tierischen Produkten besteht und hohe Mengen an Protein und Fett enthält. In verschiedenen Studien wurde festgestellt, dass Übergewichtige mehr Fett verzehren als Normalgewichtige.

Die Leitlinie der DAG zur Prävention und Therapie der Adipositas verdeutlicht, dass sowohl bei Low-Fat- und Low-Carb- sowie High-Protein-Diäten lediglich das erreichte Energiedefizit zählt. Wichtiger sei es, dass die Ernährungsweise zur Person passt (DAG et al. 2014).

Alle Bemühungen führen jedoch nur dann zum Erfolg, wenn die Ernährungsempfehlungen eingebunden werden in das soziokulturelle Umfeld des Betroffenen und wenn die Ursachen des gestörten Essverhaltens analysiert und bewusst gemacht werden.

20.5.1 Verhaltensmanagement

Die Adipositastherapie beinhaltet primär die langfristige Therapie des mit dem Essen einhergehenden Verhaltens, wobei einer häufigen, strukturierten und von Fachpersonal durchgeführten Beratung seitens der DAG ein hoher Stellenwert beigemessen wird (DAG et al. 2014). Die wesentlichen Interventionsmaßnahmen sind im Folgenden aufgeführt.

Verhaltensdiagnose

Die Ziele der Verhaltensdiagnose sind seitens des Betreuers, Erkenntnisse über das Essverhalten, die Ursachen und Präferenzen des Ratsuchenden zu gewinnen. Für den Patienten bietet die Verhaltensdiagnose die Möglichkeit der kritischen Selbstbeobachtung, die erfahrungsgemäß schon zu ersten Korrekturen des Essverhaltens führt. Bewährt haben sich Ernährungsprotokolle, die mindestens über sieben Tage geführt werden (◘ Abb. 20.2). Der Betroffene sollte möglichst präzise aufführen, was er isst und trinkt. Ebenso aufschlussreich sind Angaben über Zeit und Ort der Nahrungsaufnahme sowie Essdauer und die Empfindung beim Essen.

Standardisierte Ernährungsprotokolle, in denen die am häufigsten verzehrten Lebensmittel aufgelistet sind, können die Arbeit erleichtern, da lediglich eine Strichliste geführt werden muss. Die Auswertung der Daten kann mithilfe entsprechender Computerprogramme erfolgen.

Ernährungsprotokoll				
Ernährungsprotokoll Datum: _____				
Wann	**Wo**	**Wie lange**	**Menge Nahrung/Getränk**	**Empfindungen**

◘ Abb. 20.2   So könnte der Kopf eines vom Patienten zu führenden Ernährungsprotokolls aussehen

Weitere nützliche Hilfsmittel sind Nahrungsmittelpräferenzlisten und Schemata zur Beratungsplanung.

Zieldefinition

Ein Inhalt der Ernährungsberatung sollte die Formulierung und Erläuterung von Zieldefinitionen sein. Sie sind Bestandteil einer Zielhierarchie, die kurzfristig und längerfristig anzustrebende Ziele beinhaltet. Ein kurzfristiges Ziel wäre etwa der Abbau des Fettgewebes um 1 kg (ca. 7000 kcal) innerhalb von vier Wochen. Langfristig könnten Ziele wie „10 kg im Halbjahr oder Jahr" formuliert werden.

Die entsprechenden Ziele werden nach dem Prinzip „ein Ziel zu einer Zeit" ausführlich mit dem Betroffenen besprochen und möglichst von ihm selbst bestimmt. Den Wünschen und Möglichkeiten des Betroffenen entsprechend kann eine realistische Maßnahmenplanung erfolgen.

Zielbezogene Empfehlungen sollten handlungsorientiert sein und keine abstrakten Vorschläge beinhalten. Statt prozentuale Nährstoffrelationen anzugeben, sollten konkrete Empfehlungen zur Lebensmittelauswahl formuliert werden: „Statt Leberwurst und Blutwurst sollten Sie lieber Corned Beef oder Putenfleisch kaufen." Entsprechende Anstatt-Listen finden sich im Internet. Beispiele dieser Art zeigen, wie viel Zucker und Fett und damit Kalorien an einem Tag durch geringfügige Korrekturen bei der Lebensmittelauswahl eingespart werden können. Durch solche Anstatt-Listen kann man die Möglichkeiten, Zucker und Fett bzw. Kalorien zu sparen, besonders eindrucksvoll verdeutlichen.

Verhaltensbewertung

Eine Verhaltensbewertung erfolgt auf der Grundlage der Verhaltensbeobachtungen des Betroffenen. Sie ist Bestandteil der festgelegten Zieldefinitionen. Basierend auf dem registrierten Essverhalten und den Empfindungen können zukünftige Ziele definiert werden. Die flexible Kontrolle des Essverhaltens ermöglicht jederzeit Korrekturen der Zieldefinition.

Verhaltenskontrolle

Durch die Kontrolle der Verhaltensänderungen ist der Betroffene jederzeit in der Lage, seine Situation zu bewerten und die Änderung seines Essverhaltens zu trainieren. Dieser Prozess von Verhaltensbeobachtung, -bewertung und -kontrolle kann im Rahmen der Zielhierarchie beliebig häufig wiederholt werden und langfristig zu einer schrittweisen Änderung des Essverhaltens führen.

Rückfallprophylaxe

Integraler Bestandteil jeder Suchtberatung ist die Rückfallprophylaxe. Gleich zu Beginn des Beratungsprozesses sollten problematische Situationen besprochen werden. Mit dem Betroffenen können Strategien zur Problemlösung erwogen und der Umgang mit derartigen Situationen geübt werden. Das Aufkommen von Schuldgefühlen, wenn die auferlegten Limitierungen einmal überschritten werden, kann auf diese Weise schon im Vorfeld verhindert werden. Auch dem Gefühl, „gesündigt" oder „versagt" zu haben, wird rechtzeitig vorgebeugt. Derartige Empfindungen sind häufig die Ursache eines frühzeitigen Therapieabbruchs.

Falls der Betroffene sich selbst zu rigide und drastische Korrekturmaßnahmen auferlegt, sollte der Berater auf eventuell daraus resultierende Schuldgefühle aufmerksam machen und zu einer flexiblen Kontrolle ermutigen, die dem Betroffenen mehr Spielraum einräumt und eventuell aufkommende Zweifel am Durchsetzungsvermögen und Erfolg gar nicht erst entstehen lässt.

20.5.2 Nahrungsmittelauswahl

Die richtige Auswahl der Nahrungsmittel ist das zentrale Thema der Beratung, denn eine Korrektur des Essverhaltens beginnt erfahrungsgemäß im Kopf. Daher sind gewisse Kenntnisse unerlässlich.

Entscheidend ist die Reduktion der Fettzufuhr, auf die von der DGE empfohlene Menge von 30 % der Gesamtenergiezufuhr (DGE et al. 2015) und die Reduktion der Zuckerzufuhr. Da im Allgemeinen vermehrt Fertigprodukte verzehrt werden, sollte der Betroffene für das Kleingedruckte sensibilisiert werden. Die Zutatenliste gibt Hinweise über den Zucker- und Fettgehalt bzw. den Energiegehalt der Produkte. Auch durch die Art der Zubereitung von Speisen kann ein beachtlicher Beitrag zur Gewichtsreduktion geleistet werden.

> **Besonders zucker- und fettreiche Lebensmittel**
> - Gesüßte Getränke
> - Süße Aufstriche
> - Alle Süßigkeiten
> - Viele Backwaren
> - Obst in Dosen
> - Fettreiche Fleisch- und Wurstwaren (z. B. Bauchfleisch, Braunschweiger, Teewurst)
> - Fettreiche Fische und Fischwaren (z. B. Heilbutt, Bückling)
> - Fettreiche Milchprodukte
> - Nüsse und Samen

Gewisse Kenntnisse über die *Diätverordnung* (BMJV 2015) können ebenfalls hilfreich sein:

Definitionsgemäß sind diätetische Lebensmittel nicht etwa solche, die grundsätzlich energiereduziert sind. Vielmehr handelt es sich um Lebensmittel, die für eine besondere Ernährung bestimmt sind. Eine Diätmargarine ist genauso energiereich wie andere Margarinesorten, Butter oder Öle. Halbfettprodukte sind energieärmer.

Unter die Diätverordnung, die den rechtlichen Rahmen bei Lebensmitteln für eine besondere Ernährung festlegt, fallen auch solche Produkte, die brennwert- oder nähr-

stoffvermindert sind. Der Hinweis „geringer Brennwert" – „kalorienarm" ist nur dann erlaubt, wenn:
- der Energiegehalt pro 100 g maximal 210 kJ (50 kcal) beträgt oder
- der Energiegehalt pro 100 ml maximal 84 kJ (20 kcal) beträgt (Getränke, Suppen, Brühen).

Die Hinweise „verminderter Brennwert" – „verminderter Nährstoffgehalt" sind nur dann erlaubt, wenn der Nährstoff- oder Energiegehalt um mindestens 40 % niedriger liegt als der vergleichbarer Lebensmittel:
- 40 % weniger Zucker bei Marmelade,
- 30 % weniger Energiegehalt bei Brot-, Back- und Teigwaren sowie Mischungen zu deren Herstellung.

Der Hinweis „light" ist bisher nicht gesetzlich geregelt. Er bedeutet in der Regel einen verminderten Brennwert oder Nährstoffgehalt des Lebensmittels. Der Energie- oder Nährstoffgehalt muss dabei weniger als 40 % eines vergleichbaren herkömmlichen Lebensmittels betragen. Der Hinweis kann je nach Lebensmittel ganz unterschiedliche Bedeutung haben: Bei Fruchtsaftgetränken, Konfitüren, Bonbons bedeutet er zuckerreduziert, bei Wurst fettreduziert, bei Kaffee entkoffeiniert, bei Zigaretten nikotinarm, bei Bier alkohol- bzw. kalorienreduziert. Zumindest kann nicht sicher davon ausgegangen werden, dass ein auf diese Weise gekennzeichnetes Produkt einen geringeren Energiegehalt aufweist – Ausnahmen sind Light-Getränke.

Der Hinweis „ohne Zucker" besagt lediglich, dass das betreffende Produkt keinen Haushaltszucker (Saccharose) enthält. Es kann jedoch durchaus Zuckeraustauschstoffe (Fruktose, Isomalt, Lactit, Maltit, Mannit, Sorbit, Xylit) oder Maltosesirup enthalten, die im Gegensatz zu Süßstoffen ebenfalls über einen gewissen Brennwert verfügen.

Der Hinweis „essen Sie weniger Zucker und Fett" ist nur dann hilfreich, wenn im

Rahmen der Beratung konkrete handlungsbezogene Informationen gegeben werden.

Der Betroffene sollte erkennen und verstehen, dass es sich bei zucker- und fettarmem Essen nicht um eine Diät handelt, sondern dass dies eine Ernährung ist, die dauerhaft praktiziert werden sollte. Die Umstellung der Kost erfordert Geduld und sollte Schritt für Schritt erfolgen. Die Mühe lohnt sich, denn sie bietet die Gewähr, langfristig das Gewicht zu halten.

20.6 Zusammenfassung

Die Adipositas ist eine chronische Erkrankung, deren Therapie nur durch langfristig angelegte Strategien erfolgreich sein kann.

Die effektivste Therapie ist eine Reduktion der Energiezufuhr, die allerdings nicht mittels Blitz-, Crash- oder Hungerdiäten erzielt werden sollte, sondern in enger Kooperation mit dem Betroffenen auf der Grundlage einer strukturierten Beratung. Die einzuleitenden Maßnahmen erfordern die aktive Mitarbeit des Adipösen. Seinen Möglichkeiten und Fähigkeiten entsprechend werden im Rahmen einer Zielhierarchie einzelne realisierbare Ziele formuliert, die zu einer schrittweisen Änderung des Essverhaltens führen. Der Betroffene sollte lernen, sein Verhalten zu beobachten und zu kontrollieren. Durch eine flexible Kontrolle seines Essverhaltens wird ihm die Möglichkeit eingeräumt, jederzeit Korrekturen der gesteckten Ziele vorzunehmen, ohne dabei Schuldgefühle zu entwickeln. Die Erläuterung einer Rückfallprophylaxe und das Management kritischer Situationen sollten frühzeitig Gegenstand der Beratung sein.

Da Zucker und Fett die kritischen Nährstoffe sind, sollten die Ernährungsempfehlungen sich vor allem auf die Einsparung von Zucker und Fett konzentrieren.

Die DAG empfiehlt eine energiereduzierte Mischkost (1000–1500 kcal/Tag).

Das entsprechende Ernährungswissen sollte praxis- und handlungsorientiert von Ernährungsfachkräften vermittelt werden. Im Bedarfsfall kann in der einleitenden Phase eine niedrigkalorische Formuladiät (<1000 kcal) eingesetzt werden, jedoch nie als dauerhafte oder alleinige Therapiemaßnahme und ohne begleitende Ernährungsberatung. Bei geringerer Energiezufuhr sollte auf eine ausreichende Proteinzufuhr geachtet werden (mindestens 50 g/Tag), um den Verlust an stoffwechselaktivem Gewebe (Muskelmasse) so gering wie möglich zu halten.

Zur Optimierung der Körperfunktionen und zur Verbesserung der Compliance sollte stets eine gleichzeitige Bewegungstherapie unter Einsatz großer Muskelgruppen bei Gelenkschonung empfohlen werden.

Bei bereits auftretenden Folgeerkrankungen, insbesondere einem Diabetes Typ 2 sind neuere medikamentöse Entwicklungen wie die GLP-1 Analoga Semaglutid und Tirzepatid als ergänzende Therapieoption zu erwägen.

Literatur

Amin T, Mercer JG (2016) Hunger and satiety mechanisms and their potential exploitation in the regulation of food intake. Curr Obes Rep 5(1):106–112

Augustin LS, Kendall CW, Jenkins DJ et al (2015) Glycemic index, glycemic load and glycemic response: an International Scientific Consensus Summit from the International Carbohydrate Quality Consortium (ICQC). Nutr Metab Cardiovasc Dis 25(9):795–815

Blundell JE, Gibbons C, Caudwell P et al (2015) Appetite control and energy balance: impact of exercise. Obes Rev 16(Suppl 1):67–76

BMJV (Bundesministerium für Justiz und Verbraucherschutz) (2015) Verordnung für diätetische Lebensmittel (Diätverordnung). Bekanntmachung vom 28. April 2005. https://www.gesetze-im-internet.de/di_tv/BJNR004150963.html. Zugegriffen am 31.08.2015

Bray GA (1992) An approach to the classification and evaluation of obesity. In: Björntorp P, Brodoff BN (Hrsg) Obesity. Lippincott, Philadelphia, S 294–308

Bundrick SC, Thearle MS, Venti CA et al (2014) Soda consumption during ad libitum food intake predicts weight change. J Acad Nutr Diet 114(3):444–449

Burkard M (2006) Adipositas und metabolisches Syndrom. In: Koula-Jenik H, Miko M, Kraft K, Schulz J (Hrsg) Leitfaden Ernährungsmedizin. Elsevier, Urban & Fischer, München, Jena, S 419–436

Chaudhry ZW, Doshi RS, Mehta AK et al (2016) A systematic review of commercial weight loss programmes' effect on glycemic outcomes among overweight and obese adults with and without type 2 diabetes mellitus. Obes Rev 17(8):758–769

Cremer M (2008) Leichter, aktiver, gesünder. aid Ernährung im Fokus 8–07:248–255

DAG (Deutsche Adipositas-Gesellschaft e.V.), Deutsche Diabetes Gesellschaft (DDG), Deutsche Gesellschaft für Ernährung e. V. (DGE), Deutsche Gesellschaft für Ernährungsmedizin (DGEM) e.V. (Hrsg) (2014) Interdisziplinäre Leitlinie der Qualität S3 zur „Prävention und Therapie der Adipositas". Version 2.0

DGE (Deutsche Gesellschaft für Ernährung), ÖGE (Österreichische Gesellschaft für Ernährung), SGE (Schweizerische Gesellschaft für Ernährung) (Hrsg) (2015) D-A-CH-Referenzwerte für die Nährstoffzufuhr. DGE, Bonn

Effertz T, Engel S, Verheyen F, Linder R (2016 Dec) The costs and consequences of obesity in Germany: a new approach from a prevalence and life-cycle perspective. Eur J Health Econ 17(9):1141–1158

Elmadfa I, Leitzmann C (2015) Ernährung des Menschen. Ulmer, Stuttgart

Erdmann K, Cheung BW, Schröder H (2008) The possible roles of food-derived bioactive peptides in reducing the risk of cardiovascular disease. J Nutr Biochem 19(10):643–654

Farooqi IS, O'Rahilly S (2005) Monogenic obesity in humans. Annu Rev Med 56:443–458

Garrow JS (1988) Obesity and related diseases. Churchill Livingstone, Edinburgh, S 329–336

Hall KD et al (2020 Oct 6) Ultra-processed diets cause excess calorie intake and weight gain: an inpatient randomized controlled trial of Ad Libitum food intake. Cell Metab 32(4):690

Hinney A, Hebebrand J (2008) Polygenic obesity in humans. Obes Facts 1(1):35–42

Lehnert T, Streltchenia P, Konnopka A et al (2015) Health burden and costs of obesity and overweight in Germany: an update. Eur J Health Econ 16(9):957–967

Leońska-Duniec A, Ahmetov II, Zmijewski P (2016) Genetic variants influencing effectiveness of exercise training programmes in obesity – an overview of human studies. Biol Sport 33(3):207–214

Mensink G, Schienkiewitz A, Scheidt-Nave C (2012) DEGS-Symposium 2012: Gemessen und gefragt – die Gesundheit der Deutschen unter der Lupe. Übergewicht und Adipositas in Deutschland: Werden wir immer dicker? http://www.degs-studie.de/deutsch/ergebnisse/degs1/symposium-2012.html. Zugegriffen am 15.01.2023

Mensink G, Schienkiewitz A, Haftenberger M et al (2013) Daten und Fakten: Ergebnisse der Studie: Gesundheit in Deutschland aktuell 2012. Beiträge zur Gesundheitsberichterstattung des Bundes. Bundesgesundheitsbl 56:786–794

Millar L, Rowland B, Nichols M et al (2014) Relationship between raised BMI and sugar sweetened beverage and high fat food consumption among children. Obesity 22(5):E96–E103

Neel JV (1962) A "thrifty" genotype rendered detrimental by "progress"? Am J Hum Genet 14(4):353–362

Peters A (2012) Das egoistische Gehirn – Wie die menschliche Gewichtsvielfalt entsteht. Ernährungs-Umschau 59(4):210–218

Pigeyre M, Yazdi FT, Kaur Y, Meyre D (2016) Recent progress in genetics, epigenetics and metagenomics unveils the pathophysiology of human obesity. Clin Sci 130(12):943–986

Robert Koch-Institut (RKI) (2020) AdiMon-Themenblatt: RKI Berlin. www.rki.de

Schienkiewitz A, Kuhnert R, Blume et al (2022) Übergewicht und Adipositas bei Erwachsenen in Deutschland – Ergebnisse der Studie GEDA 2019/2020-EHIS. J Health Monit 7(3)

WHO (World Health Organization) (2000) Obesity – preventing and managing the global epidemic. WHO Technical Reports Series 894, Geneva

Williams EP, Mesidor M, Winters K et al (2015) Overweight and obesity: prevalence, consequences, and causes of a growing public health problem. Curr Obes Rep 4(3):363–370

Zhang YP, Zhang YY, Duan DD (2016) From genome-wide association study to phenome-wide association study: new paradigms in obesity research. Prog Mol Biol Transl Sci 140:185–231

Dyslipoproteinämien

Andreas Michalsen

Inhaltsverzeichnis

Einführung

Die Dyslipoproteinämien zählen zu den wesentlichen Risikofaktoren für koronare Herzerkrankungen und Herzinfarkt. Im Rahmen einer Therapie lässt sich durch eine entsprechende Umstellung der Ernährungsgewohnheiten dieses Risiko reduzieren. Die dabei notwendigen Maßnahmen sind im Gesamtkontext des Risikoprofils des jeweiligen Patienten zu wählen.

In diesem Beitrag lesen Sie

- wie sich das Risiko für koronare Herzkrankheiten abschätzen lässt,
- welche Typen der Dyslipoproteinämie es gibt,
- wie verschiedene Nahrungsmittel die Blutfettwerte beeinflussen,
- welche ernährungstherapeutischen Maßnahmen hilfreich sind.

21.1 Definition und Risikofaktoren

Dyslipoproteinämien ist ein Sammelbegriff für eine Gruppe von Fettstoffwechselstörungen. Früher wurde eine Vermehrung der Plasmalipide bzw. der Lipoproteine als *Hyperlipidämie* oder *Hyperlipoproteinämie* bezeichnet. Da eine Hyperlipidämie ohne Vermehrung der für die Löslichkeit und den Transport der Lipide erforderlichen Trägerproteine nicht möglich ist, sollte die exaktere Bezeichnung Hyperlipoproteinämie verwendet werden. Da auch eine Senkung von Lipidfraktionen auftreten kann (z. B. des HDL) wird heute der Begriff *Dyslipoproteinämien* bevorzugt.

Zu den Dyslipoproteinämien zählen primär die familiäre Hypercholesterinämie und Hypertriglyzeridämie sowie die Chylomikronämie, aber auch die Dysbetalipoproteinämie, Erhöhungen von Lipoprotein(a) und HDL-Cholesterin, das Auftreten kleiner, dichter (small dense) LDL sowie von oxidierten und/oder glykosylierten LDL-Lipoproteinen.

Als Risikofaktoren für Dyslipoproteinämien ist eine Reihe von Faktoren bekannt (DGE 2015):

- Fortschreitendes Alter
- Männliches Geschlecht
- Menopause
- Positive Energiebilanz, Adipositas (BMI $\geq 30 \text{ kg/m}^2$)
- Genetische Disposition
- Erhöhte Zufuhr von Nahrungsfett und -cholesterin sowie spezielle Wirkungen einzelner Fettsäuren

Sekundäre Dyslipoproteinämien sind Folgen von Erkrankungen, z. B.:

- Dekompensierter bzw. schlecht eingestellter Diabetes mellitus
- Gestörter Gallenabfluss (Cholestase)
- Lebererkrankungen
- Niereninsuffizienz
- Hypothyreose

Außerdem können sie durch bestimmte Medikamente ausgelöst werden.

Primäre (hereditäre oder familiäre) Dyslipoproteinämien sind genetisch bedingt. Ihnen liegen unterschiedliche Defekte zugrunde (Burkard 2006; Kasper 2014):

- Metabolische Basisdefekte
- LDL-Rezeptor-Defekte
- Mutation der Gene von Apo-Lipoproteinen
- Gesteigerte Bildung von Apo-Lipoproteinen
- Lipoproteinlipasemangel

Neben den genetischen beeinflussen verschiedene exogene Faktoren die Höhe der Serumlipid- und Lipoproteinkonzentrationen. In der Mehrzahl der Fälle liegt eine Kombination von erblichen und nutritiven Faktoren vor.

Der Fettstoffwechsel kann von zahlreichen Ernährungsfaktoren auf ganz unterschiedliche Weise beeinflusst werden. Von entscheidender Bedeutung sind hierbei (DGE 2015):

- Hyperkalorische Ernährung
- Alkoholabusus
- Menge und Art der Nahrungsfette, Kohlenhydrate sowie Ballaststoffe

In vielen epidemiologischen Studien ergab sich eine Korrelation zwischen der Höhe der Gesamtcholesterinkonzentration im Serum und der Häufigkeit arteriosklerotischer Gefäßerkrankungen, insbesondere des Herzinfarktes. Später konnte gezeigt werden, dass nur das LDL-Cholesterin das Risiko für Herz-Kreislauf-Erkrankungen steigert, während das HDL-Cholesterin eine protektive Wirkung besitzt.

Inzwischen ist bekannt, dass ein hoher HDL-Wert allein nicht ausreicht, um vor Herz-Kreislauf-Erkrankungen zu schützen. Eine medikamentöse HDL-Absenkung erwirkte in mehreren grossen Studien keine gesundheitlichen Vorteile. Entscheidend ist, dass die HDL-Partikel funktionsfähig sind. Bei Diabetespatienten sind sie bedingt durch ihre spezifische Zusammensetzung dysfunktional. Der Blut-Marker (IF1) gibt Aufschluss über die Funktionsfähigkeit der HDL-Partikel. Der Nachweis des Markers im Blut ist ein Indikator für das Vorhandensein funktionsfähiger Partikel. Je mehr von diesen vorhanden sind, desto größere Chancen bestehen, bei Optimierung der Therapien den HDL-Spiegel zu erhöhen (Genoux et al. 2013).

Hohe Serumtriglyzeride erhöhen ebenfalls das Risiko für Herz-Kreislauf-Erkrankungen, besonders in Kombination mit niedrigen HDL-Cholesterinwerten. Diese Konstellation findet sich vor allem bei Typ-2-Diabetikern und beim metabolischen Syndrom (Vassallo et al. 2016). Infolge der viszeralen Fettvermehrung ist ein Bauch- oder Taillenumfang von mehr als 102 cm oder >94 cm bei Männern und mehr als 88 cm oder >80 cm bei Frauen europäischer Herkunft sowie >94 cm bei Männern und >80 cm bei Frauen nicht-europäischer Herkunft als Risikofaktor definiert (Alberti et al. 2009; Naboush und Hamdy 2013; Sardinha et al. 2016).

Als weitere Risikofaktoren gelten (DGE 2015):
- Eine Gewichtszunahme von >5 kg in kurzer Zeit
- Bluthochdruck
- Fettstoffwechselstörungen
- Geringe körperliche Aktivität
- Fortschreitendes Alter
- Chronischer Stress
- Genetische Disposition (koronare Herzkrankheit, Diabetes mellitus Typ 2 oder Bluthochdruck in der Familienanamnese)

Folgende Kriterien sind für die Abschätzung des koronaren Risikos in der Praxis geeignet:
- Statistisch steigt das Risiko koronarer Herzerkrankungen ab einer Gesamtcholesterinkonzentration von 180 mg/dl (4,6 mmol/l).
- Das HDL-Cholesterin sollte höher als 45 mg/dl (1,2 mmol/l) liegen.
- Die Triglyzeride sollten 150–200 mg/dl (1,7–2,3 mmol/l) nicht überschreiten.

Bei Patienten mit moderatem Risiko für koronare Herzerkrankungen ist eine Senkung der Plasma-LDL-Cholesterin-Konzentration auf <115 mg/dl (<3 mmol/l), bei Patienten mit hohem Risiko auf <100 mg/dl (<2,6 mmol/l) und bei Hochrisikopatienten auf inzwischen <55 mg/dl (<1,8 mmol/l) anzustreben; sollte dies nicht gelingen, ist eine Reduktion um wenigstens 50 % anzustreben (DGE 2015).

Bereits bei Kindern und Jugendlichen steigt die Prävalenz kardiovaskulärer Risikofaktoren mit zunehmender BMI-Kategorie. Bei übergewichtigen Kindern im Alter von 8–17 Jahren waren 14 % übergewichtig, 48 % adipös und 38 % extrem adipös, bei 35 % lagen die Blutdruckwerte über der 95. Perzentile. Von den normalgewichtigen Kindern hatten 5 % erhöhte Blutdruckwerte. Das Gesamt-Cholesterin und LDL-Cholesterin der Kinder waren jeweils um 13 % erhöht und das HDL-Cholesterin um 7 % erniedrigt (Flechtner-Mors et al. 2011).

$$\text{LDL-Cholesterin} = \text{Gesamtcholesterin} - \text{HDL-Cholesterin} - \frac{\text{Triglyzeride}}{X}$$

X = 5,0 für die Berechnung in mg/dl

X = 2,2 für die Berechnung in mmol/l

◻ Abb. 21.1 Friedewald-Formel zur Berechnung des LDL-Cholesterins

Auch hohe Serumtriglyzeride erhöhen das Risiko koronarer Herzerkrankungen, vor allem in Kombination mit niedrigen HDL-Cholesterinwerten. Diese Konstellation findet sich vor allem bei Typ-2-Diabetikern und beim metabolischen Syndrom. Dieses ist eine typische Zivilisationskrankheit, die durch androide Adipositas, Insulinresistenz, Hyperinsulinämie, Dyslipoproteinämie mit Vermehrung der Triglyzeride, Verminderung des HDL-Cholesterins und Auftreten kleiner, dichter LDL-Cholesterin-Partikel, Hypertonie und Hyperurikämie gekennzeichnet ist. Infolge der viszeralen Fettvermehrung ist ein Bauch- oder Taillenumfang von mehr als 102 cm bei Männern und mehr als 88 cm bei Frauen typisch. Es wird geschätzt, dass in Deutschland inzwischen etwa 30–35 % der Bevölkerung an einem metabolischen Syndrom erkrankt sind. Personen mit metabolischem Syndrom haben im Vergleich zu Personen ohne ein solches ein etwa zwei- bis dreifach erhöhtes Risiko für Krankheiten des Herz-Kreislauf-Systems (Wirth und Hauner 2010). Folgende Kriterien sind für die Abschätzung des koronaren Risikos in der Praxis geeignet:

- Statistisch steigt das Risiko koronarer Herzerkrankungen ab einer Gesamtcholesterinkonzentration von 180 mg/dl (4,6 mmol/l).
- Das HDL-Cholesterin sollte höher als 45 mg/dl (1,2 mmol/l) liegen.

Die Triglyzeride sollten 150–200 mg/dl (1,7–2,3 mmol/l) nicht überschreiten.

Da Herz-Kreislauf-Erkrankungen unverändert für etwa die Hälfte aller Todesfälle in Deutschland verantwortlich sind und den vorliegenden Studien zufolge Dyslipoproteinämien damit in direktem Zusammenhang stehen, sind Therapiemaßnahmen dringend geboten. Die Risikobewertung und die empfohlenen Zielwerte für eine Therapie sind nicht einheitlich (Haerer et al. 2012), aber es gibt allgemein akzeptierte Werte.

In den neueren Richtlinien der europäischen und amerikanischen kardiologischen Fachgesellschaften (Visseren et al. 2021) erfolgt die Festlegung der Zielwerte des LDL-Cholesterins individualisiert in Abhängigkeit von Alter und etablierten Risiko-Scores. Hierbei wird bei Gesunden mit leicht erhöhtem kardiovaskulären Risiko und altersabhängig ein Zielwert von < 100 mg/ml, empfohlen, bei höherem Risiko von <70 mg/dl und bei sehr hohem Risiko bzw. manifester Arteriosklerose von <55 mg/dl.

Zur Ermittlung des LDL-Cholesterins kann die Friedewald-Formel angewendet werden (◻ Abb. 21.1).

21.2 Typen der Dyslipoproteinämie

Die in der Vergangenheit übliche Einteilung der Dyslipoproteinämien nach Fredrickson (1967) wird den praktischen Bedürfnissen nicht gerecht, da diese starre Typisierung relativ willkürlich ist. Außerdem unterscheidet sie nicht nach primären und sekundären Fettstoffwechselstörungen. International wird heute deshalb folgende Einteilung der

21

Dyslipoproteinämien nach ICD-10-GM vorgenommen (DIMDI 2016):

- E78: Störungen des Lipoproteinstoffwechsels und sonstige Lipidämien
- E78.0: Reine Hypercholesterinämie
- E78.1: Reine Hypertriglyzeridämie
- E78.2: Gemischte Hyperlipidämie
- E78.3: Hyperchylomikronämie
- E78.6: Lipoproteinmangel

■ **Alternativ werden die primären oder familiären Dyslipoproteinämien wie folgt eingeteilt**

Die **polygene Hypercholesterinämie** ist die in westlichen Industrieländern am häufigsten anzutreffende Form der Hypercholesterinämie. Die Manifestation ist bedingt durch eine gewisse genetische Disposition, die Entwicklung eines Diabetes mellitus, Schilddrüsenfunktionsstörungen, hyperkalorische, relativ fettreiche Ernährung, insbesondere bei hoher Zufuhr an gesättigten Fettsäuren oder auch bestimmter Medikamente. Charakteristisch ist eine Erhöhung des LDL-Cholesterins auf 70 % des Gesamtcholesterins. Liegt das Gesamtcholesterin über 200 mg/dl bei einem LDL-Cholesterin von mehr als 135 mg/dl, wird von einer polygenen Hypercholesterinämie ausgegangen, vorausgesetzt eine monogene Form oder eine sekundäre LDL-Erhöhung wurden ausgeschlossen.

Diese Form der Dyslipidämie geht mit einem hohen Arteriosklerose- und Infarktrisiko einher. Sie entspricht in etwa dem Typ IIa nach Fredrickson und ist in 10–15 % aller Dyslipoproteinämiefälle anzutreffen.

Die **monogame Hypercholesterinämie** setzt sich aus drei unterschiedlichen erblichen Stoffwechseldefekten zusammen:

- Die *familiäre Hypercholesterinämie*: Aufgrund eines LDL-Rezeptordefekts kommt es zu einer erheblichen LDL-Cholesterin-Erhöhung.
- Die *familiäre Dysbetalipoproteinämie* (Hyperlipidämie Typ III nach Fredrickson): Bei dieser Form handelt es sich um eine erblich bedingte Störung der he-

patischen Elimination von Chylomikronen-Remnants und von VLDL (very-low-density lipoprotein) infolge der Apolipoproteinkonstellation Apo E-2/E-2. LDL und VLDL sind atypisch. Das Arterioskleroserisiko ist deutlich erhöht. Außerdem kommt es häufiger zu peripherer arterieller Verschlusskrankheit (pAVK) und Schlaganfall.

- Die *kombinierte Hyperlipidämie*: Aufgrund einer genetischen Störung kommt es zu einer Überproduktion von Apolipoprotein B-100, dem hauptsächlichen Apolipoproteinanteil von VLDL und LDL. Auch bei dieser Form treten gehäuft Herzinfarkte auf, typischerweise vor dem 60. Lebensjahr. Bei fehlender Behandlung weisen etwa ein Drittel der Betroffenen bereits im Alter von 35 Jahren klinische Zeichen der koronaren Herzkrankheit auf (Richter 2005).

Die **kombinierte (gemischte) Dyslipidämie** zeichnet sich sowohl durch erhöhte Cholesterin- als auch Triglyzeridwerte aus. Die **Hypertriglyzeridämie** zeigt nur erhöhte Triglyzeridwerte, die anderen Blutfettwerte sind im Normalbereich.

21.3 Ernährungstherapeutische Maßnahmen

Sowohl medikamentöse als auch diätetische Maßnahmen werden kontrovers diskutiert, da ein eindeutiger „Normalwert" weder für den Cholesterin- noch für den Triglyzeridspiegel definiert werden kann. Vielmehr sind die notwendigen Therapiemaßnahmen im Gesamtkontext des Risikoprofils eines jeden Patienten bezüglich einer arteriosklerotischen Gefäßerkrankung zu sehen. Der besonders wichtige LDL-Cholesterin-Zielwert liegt bei leicht erhöhtem koronarem Risiko höher als bei mäßig erhöhtem und hier wieder höher als bei hohem Risiko. Im Rahmen der Tertiärprävention bei bereits manifester koronarer Herzkrankheit ist ein LDL-Cholesterin von weniger als 55 mg/dl erstrebenswert.

Therapiemaßnahmen sind immer dann erforderlich, wenn bei grenzwertiger Hypercholesterinämie weitere Risikofaktoren oder Grunderkrankungen vorliegen wie

- Diabetes mellitus,
- Hypothyreose,
- Übergewicht bzw. Adipositas, vor allem der androiden Form,
- arterielle Hypertonie,
- Rauchen,
- niedrige HDL-Cholesterin-Spiegel.

Es steht außer Zweifel, dass der Ernährungsweise eine entscheidende Bedeutung bei der Entstehung und Therapie der Dyslipoproteinämien zukommt. In Zeiten der Mangelernährung treten ischämische Herzerkrankungen kaum auf. Notzeiten gehen vor allem mit geringer Fettzufuhr und vermehrtem Verzehr von Stärkeprodukten mit hohem Ballaststoffgehalt einher.

Schon 1956 konnte Keys (1956) basierend auf weltweit durchgeführten epidemiologischen Studien belegen, dass ischämische Herzerkrankungen positiv mit der Höhe des Verzehrs von Nahrungscholesterin und gesättigten Fettsäuren korrelieren und die Zufuhr von gesättigten Fettsäuren sowie Cholesterin die Cholesterinkonzentration im Serum proportional beeinflusst. Daneben ist die körperliche Aktivität von entscheidender Bedeutung, die sowohl den Energieverbrauch erhöhen als auch zu einer Zunahme des HDL-Cholesterins beitragen kann.

Untersuchungen zeigen außerdem, dass die LDL-Oxidation auch von der Zufuhr an Antioxidanzien wie Vitamin A, E, C, Carotinoiden und Selen abhängt (Döll 2005). Oxidierte LDL-Partikel schädigen die Arterienwände und werden als eine Grundursache der Arteriosklerose angesehen. Sie können nicht an die LDL-Rezeptoren gebunden werden, andererseits werden sie aber bevorzugt von Monozyten und Makrophagen phagozytiert, die sich dann in Schaumzellen umwandeln (▶ Abschn. 21.5.4). Rauchen trägt wesentlich

zur Oxidation von Lipoproteinen bei; schon deshalb gehört die Rauchentwöhnung zur Prävention und Therapie der Dyslipoproteinämien und der koronaren Herzkrankheit.

Die Ernährungstherapie gilt als die Grundlage der Behandlung quasi jeder Form von Dyslipoproteinämien. Vor allem die am häufigsten auftretende polygene Hypercholesterinämie und die Hypertriglyzeridämie (nahezu 80 % aller Fälle) können durch diätetische Maßnahmen korrigiert werden. Diese sind allerdings bei kombinierter Dyslipoproteinämie und familiärer Hypercholesterinämie nicht ausreichend und müssen durch medikamentöse Maßnahmen ergänzt werden.

Die diätetischen Strategien der Fettstoffwechselstörungen unterscheiden sich nicht in der Qualität, sondern lediglich in der Intensität der Maßnahmen. Grundsätzlich basiert die Ernährungstherapie auf einem Stufenschema, das primär darauf abzielt, die Risikofaktoren für Herz-Kreislauf-Erkrankungen zu minimieren.

Risikofaktoren für Herz-Kreislauf-Erkrankungen

Risikofaktoren erster Ordnung:
- Hypercholesterinämie, vor allem bei hohem (oxidiertem) LDL-Cholesterin
- Hypertonie
- Rauchen

Risikofaktoren zweiter Ordnung:
- Diabetes mellitus
- Adipositas, Übergewicht
- Bewegungsmangel
- Hyperurikämie

Bei Übergewicht und Fettsucht sowie in den meisten Fällen von Hypertriglyzeridämie wie beim metabolischen Syndrom steht eine Reduktion des Körpergewichts mit dem Ziel, einen BMI von 25 bis maximal 30 kg/m^2 zu erreichen, an erster Stelle der diätetischen Maßnahmen. Das gelingt am besten

21

durch eine Senkung der Energiedichte der Kost, sei es durch Vermehrung des Ballaststoff- oder des Wassergehalts. Dadurch wird ein größeres Volumen und Gewicht der Nahrung erzielt, was zu einer besseren Sättigung führt. Auch die Reduktion besonders hochkalorischer Nährstoffe wie Fett und Alkohol sind hilfreich, desgleichen eine Steigerung der körperlichen Aktivität.

21.4 Einfluss der Fette auf den Serumcholesterin- und Triglyzeridspiegel

Ernährungsphysiologisch unterscheiden sich die verschiedenen Fette in ihrer Wirkung. Daher kann der Verzehr unterschiedlicher Fette die Serumlipidwerte sowohl positiv als auch negativ beeinflussen. Grundsätzlich gilt, dass das Fettsäuremuster der Nahrung bei einer Gesamtfettaufnahme unter 30 % der Energiezufuhr hinsichtlich des Einflusses auf eine Hypercholesterinämie an Bedeutung verliert.

Durch eine reduzierte Gesamtfettzufuhr oder eine reduzierte Zufuhr von gesättigten Fettsäuren kann die Gesamt- und LDL-Cholesterin-Konzentration mit überzeugender Evidenz gesenkt werden. Keine nutritive Maßnahme kann allerdings die Konzentrationen und Zusammensetzungen aller Lipoproteine (LDL, HDL, VLDL) gleichzeitig günstig beeinflussen, sodass diese auf die Senkung einer bestimmten Zielgröße ausgerichtet sein muss (DGE 2015).

21.4.1 Gesättigte Fettsäuren

Gesättigte Fettsäuren können je nach Kettenlänge den Cholesterinspiegel mehr oder weniger beeinflussen. Wahrscheinlich führen nur Fettsäuren mit mehr als zwölf C-Atomen zu einem Anstieg des Cholesterinspiegels. Eine Ausnahme macht die Stearin-

säure mit 18 C-Atomen, die sich in dieser Hinsicht neutral verhält. Laurinsäure (C 12:0), Palmitinsäure (C 16:0) und Myristinsäure (C 14:0) führen in unterschiedlicher Ausprägung zu einem Anstieg des Cholesterinspiegels, wobei Letzterer ein vierfach höherer Effekt als Palmitinsäure zugeschrieben wird (Kasper 2014).

Da in den meisten Lebensmitteln unterschiedliche gesättigte Fettsäuren enthalten sind, sollte deren Verzehr bei Hypercholesterinämie höchstens 7–10 % der Energiezufuhr betragen.

Besonders reich an Myristinsäure sind Palmkern- und Kokosfette (16 bzw. 18 %), die als Frittierfette oder zur Härtung von Margarinen Verwendung finden. Gesättigte Fettsäuren sind in versteckter Form vor allem in Produkten tierischer Herkunft enthalten. Deshalb sollten insbesondere Fleisch und Wurstwaren, aber auch fettreiche Milchprodukte sowie insbesondere billige Schokolade mit einem Kakaoanteil <70 % und fettreiche Kuchen, Gebäcke sowie sonstige fettreiche Backwaren nur in kleinen Mengen verzehrt werden.

Fische bilden eine Ausnahme unter den tierischen Produkten, da sie entweder sehr mager sind (u. a. Schellfisch, Kabeljau, Seelachs) oder reich an ω-3-Fettsäuren, die kardioprotektiv wirken.

Bei den sichtbaren Fetten sollten größere Mengen von Kokosfett gemieden werden. Durch den Gehalt an MCTs ist der Anstieg des LDL-Cholesterins und weiterer Risikoindikatoren beim Verzehr von Kokosfett im Vergleich zu Palmöl moderater. Butter, Schmalz und gehärtete Pflanzenfette (meistens niedrigpreisige Back-, Koch- oder Bratfette) sollten nur in kleinen Mengen (10–20 g pro Tag) verzehrt werden.

Der Austausch von gesättigten durch mehrfach ungesättigte Fettsäuren ist besonders wirksam. Eine Erhöhung der Zufuhr von ω-6-Fettsäuren (Linolsäure) senkt mit überzeugender Evidenz die Gesamt- und LDL-Cholesterin-Konzentration (DGE 2015).

21.4.2 Einfach ungesättigte Fettsäuren

Einfach ungesättigte Fettsäuren (C 18:1 bzw. ω-9) werden aufgrund entsprechender Studienergebnisse heute als besonders empfehlenswert angesehen, da ihre kardioprotektive Wirkung als erwiesen gilt (Kasper 2014). Auch zur Therapie des metabolischen Syndroms wird heute eine monoensäurereiche Kost (bis zu 40 % der Gesamtenergiezufuhr) zur Optimierung der Stoffwechsellage und als Arterioskleroseschutz empfohlen.

Im Vergleich zu einer Kost, die kohlenhydratreich ist, kommt es beim Verzehr von einfach ungesättigten Fettsäuren mit überzeugender Evidenz nur zu einer Senkung der LDL-Fraktion, nicht aber zu einer Senkung des HDL-Cholesterin-Spiegels. Letzterer bleibt unter monoensäurereicher Kost konstant oder steigt sogar an. Die VLDL-Synthese in der Leber wird durch einfach ungesättigte Fettsäuren nicht beeinflusst. Vielmehr wird durch eine erhöhte Zufuhr dieser Fettsäuren im Austausch gegen Kohlenhydrate die Triglyzeridkonzentration mit überzeugender Evidenz gesenkt (DGE 2015).

Bei einem Ersatz von 5 % der Energiezufuhr gesättigter Fettsäuren durch einfach ungesättigte Fettsäuren wurde eine Senkung des Serumcholesterins um 9,3 mg/dl ermittelt (Clarke et al. 1997). Reich an einfach ungesättigten Fettsäuren ist vor allem Olivenöl, aber auch Raps-, Soja- und Erdnussöl sind relativ reich an der einfach ungesättigten Ölsäure. Außerdem sind Mandeln und Erdnüsse sowie Avocados ölsäurereich.

Die mediterrane Kost ist reich an einfach ungesättigten Fettsäuren. Als weitere protektive Nährstoffe enthält sie reichlich Vitamin C, Carotin und wasserlösliche Ballaststoffe wie Pektin (▶ Kap. 11).

21.4.3 Mehrfach ungesättigte Fettsäuren

Mehrfach ungesättigte Fettsäuren (ω-6) bewirken mit überzeugender Evidenz eine ausgeprägte Senkung des Gesamt- und LDL-Cholesterin-Spiegels (DGE 2015). Ein 5 %iger Ersatz von gesättigten Fettsäuren durch mehrfach ungesättigte Fettsäuren führte zu einer Senkung des Serumcholesterins um 15,1 mg/dl (Clarke et al. 1997).

Diese Fettsäuren sind chemisch gesehen sehr reaktionsfreudig, d. h. sie können leicht von freien Sauerstoffradikalen oxidiert werden. Derartige Nahrungsfette werden deshalb nicht nur schnell ranzig, sondern können auch im Körper bei niedrigen Antioxidanzienspiegeln zu Membranschädigungen führen. Sie können in LDL chemisch modifiziert werden und ermöglichen damit die Aufnahme der LDL in Makrophagen. Die Zufuhrempfehlung für ungesättigte Fettsäuren beträgt deshalb bis zu 10 % der Gesamtenergiezufuhr.

Reich an mehrfach ungesättigten Fettsäuren sind fast alle Pflanzenöle, vor allem Distelöl (Safloröl) gefolgt von Maiskeim-, Traubenkern- und Sonnenblumenöl. Wegen ihrer hohen Anfälligkeit für Lipidperoxidation sollten diese Fette möglichst nicht (Distelöl) oder nur wenig erhitzt werden.

Zu den mehrfach ungesättigten Fettsäuren zählen auch die ω-3-Fettsäuren (Linolensäure, C 18:3 bzw. ω-3, Eicosapentaensäure [EPA], C 20:5 ω-3, Docosahexaensäure [DHA], C 22:6 ω-3). Sie sind wesentlicher Bestandteil von Leinsamen, Nüssen und fettreichen Kaltwasserfischen und zeichnen sich durch eine Reihe protektiver Stoffwechseleffekte aus. Aus diesen Fettsäuren werden Gewebshormone der sogenannten Dreierreihe wie Thromboxan A3 und Prostazyklin PGI3 gebildet, die eine vasodilatative Wirkung haben und die

Thrombozytenaggregation hemmen. Außerdem senken sie die Triglyzeridspiegel mit überzeugender Evidenz. Allerdings ist dieser Effekt mit den über die übliche Ernährung zugeführten Mengen nicht zu erwarten (DGE 2015).

Dennoch konnte der protektive Effekt selbst aus pflanzlichen Vorstufen, die bedingt durch die begrenzte Bereitstellung entsprechender Enzyme nur zu etwa 15 % in Gewebshormone umgewandelt werden, nachgewiesen werden. Die *Nurses' Health Study*, die *Health Professionals Follow-up Study* und andere prospektive epidemiologische Studien haben einen eindeutigen Rückgang der Infarkthäufigkeit und der Infarktletalität gezeigt (Kasper 2014). In Interventionsstudien sekundärer Prävention der koronaren Herzerkrankungen war α-Linolensäure in Mengen von 1,8–2,9 g/Tag wirksam. In der primären Prävention von Todesfällen waren Eicosapentaen- und Docosahexaensäure bei Dosierungen von 250 mg/Tag in ersten Studien effektiv (Kasper 2014). Inzwischen fanden größere randomisierte Studien sowie Metaanalysen jedoch keinen eindeutigen Schutzeffekt von langkettigen ω-3-Fettsäuren auf die kardiovaskuläre Gesundheit.

Dennoch kann eine erhöhte Zufuhr von ω-3-Fettsäuren, insbesondere der pflanzlichen ALA im Rahmen der Arterioskleroseprophylaxe bei kardiovaskulären Risikokonstellationen sowie familiär erhöhtem Alzheimerdemenzrisiko empfohlen werden. Weitere Wirkungen sind bekannt (Kasper 2014):

- Senkung der VLDL-Konzentration,
- Hemmung der VLDL-Apolipoprotein-B- und VLDL-Triglyzerid-Synthese in der Leber,
- Dämpfung des Triglyzeridanstiegs nach Kohlenhydratzufuhr,
- Dämpfung des Chylomikronenanstiegs nach Fettzufuhr,
- Steigerung des VLDL-Abbaus,
- Senkung des systolischen und diastolischen Blutdruckes (Richter 2005; Cabo et al. 2012).

Eine entsprechende Wirkung wurde nach täglicher Zufuhr von 1,5–3 g pro Tag beobachtet. Das Ausmaß der VLDL-Reduktion ist dosisabhängig und liegt bei durchschnittlich 26 %. Als negativ kann die Tatsache bewertet werden, dass unter Umständen ein Anstieg des LDL-Cholesterins, insbesondere bei bereits vorhandener Hyperlipidämie, auftreten kann. Bei Normolipidämie ist dies jedoch kaum der Fall. Mit einer Senkung des HDL-Cholesterins ist erst bei einer sehr hohen Zufuhr von 15–30 g pro Tag zu rechnen (Wahrburg und Assmann 1999).

Im Rahmen der Sekundär- und Tertiärprophylaxe ist die Empfehlung des Verzehrs von fettem Seefisch entgegen landläufiger Meinung nicht mit Evidenz aus randomisierten Studien belegt. In den zwei dazu vorliegenden Studien aus Dänemark ergab sich kein Vorteil für den reichlichen Verzehr von fettem Seefisch. Inzwischen stellen zudem ökologische Aspekte sowie die zunehmende Belastung von Fisch mit Schwermetallen und Mikroplastik die Empfehlung, regelmäßig fetten Seefisch zu essen, infrage.

Zusammenfassung der Empfehlungen einer Expertenrunde zur Prophylaxe und Therapie kardiovaskulärer Erkrankungen mit ω-3-Fettsäuren

- Für die generelle Empfehlung zum Verzehr von fettem Fisch zur Prävention oder Sekundär- bzw. Tertiärprävention der koronaren Herzerkrankung gibt es keine ausreichende Evidenz.
- ω-3-Fettsäuren können antihypertensive und antiinflammatorische Effekte erwirken.

- In aktuellen Metaanalysen wird eine Risikoreduktion der koronaren Herzerkrankung bei erhöhtem Verzehr der pflanzlichen α-Linolensäure dokumentiert.
- Der Verzehr von ω-3-Fettsäuren aus pflanzlichen Quellen wie Leinsamen, Leinöl, Blattgemüse, Rapsöl, Walnüssen ist zu empfehlen.

21.4.4 Trans-Fettsäuren

Den trans-Fettsäuren wird unter anderem eine Beteiligung an arteriosklerotischen Gefäßerkrankungen zugeschrieben. Sie entstehen bei der Hydrierung oder der Erhitzung mehrfach ungesättigter Fettsäuren, bei der Härtung von pflanzlichen Ölen und unter dem Einfluss von Mikroorganismen im Pansen von Wiederkäuern. Insbesondere die Elaidinsäure (C18trans: 1-ω7) weist negative Effekte auf den Fettstoffwechsel aus. In Deutschland spielt die Zufuhr von trans-Fettsäuren bisher eine untergeordnete Rolle. Die mittlere Aufnahme liegt für Frauen bei 1,9 g/Tag, bei Männern bei 2,3 g/Tag. Insbesondere Margarinesorten sind quasi trans-Fettsäure-frei. Dennoch ist in Schnellimbissrestaurants vor allem bei frittierten Lebensmitteln und bei Fertigprodukten vermehrt mit trans-Fettsäuren zu rechnen. Vorsicht ist ebenfalls bei dem Verzehr von „Knabberwaren" (Chips, Flips etc.) sowie von Blätterteig geboten. Auch die von Kindern bevorzugten Nuss-Nougat-Cremes weisen im Mittel 5,5 % (Schwankungsbreite: 0,7–11,1 %) auf (Kasper 2014). In den USA, wo Margarinesorten und hydrierte Pflanzenfette einen höheren Anteil an trans-Fettsäuren aufweisen, konnte gezeigt werden, dass Cholesterin- und LDL-Konzentration ansteigen, während die HDL-Konzentration bei hoher Zufuhr (>6 Energie%) bis zu 15 % sinkt.

Auch in der *Nurses' Health Study* konnte eine positive Beziehung zwischen verzehrter Menge an partiell gehärteten Fetten und der Häufigkeit an Myokardinfarkten festgestellt werden (Mozaffarian et al. 2009).

Von allen Makronährstoffen haben bei isokalorischer Zufuhr trans-Fettsäuren den ungünstigsten Einfluss auf das kardiovaskuläre Risiko. Sie führen unter anderem zur Erhöhung der Triglyzeride, Lipoprotein(a)-Spiegel und die Partikelgröße der LDL-Lipoproteine verringert sich (Stender und Dyerberg 2004; Kasper 2014).

Folglich stellt eine Erhöhung von trans-Fettsäuren mit überzeugender Evidenz ein Risiko für Fettstoffwechselstörungen dar. Der Anstieg von Gesamt-LDL-Cholesterin, Triglyzeriden und das Verhältnis von Gesamt- zu HDL-Cholesterin sowie die Senkung von HDL-Cholesterin ist eindeutig erwiesen (DGE 2015).

21.4.5 Cholesterin

Der Einfluss des Cholesterins aus der Nahrung auf die Serumcholesterinkonzentration wird unterschiedlich bewertet, da dessen Ausprägung von der Art und Menge der gleichzeitig verzehrten Nahrung abhängig ist. Auch die Höhe des bereits vorhandenen Serumcholesterins scheint die weitere Entwicklung bei der Nahrungszufuhr mitzubestimmen. Außerdem gibt es Hyper- und Hyporesponder. Ebenso spielen Alter und Geschlecht eine Rolle. Die Studienergebnisse sind nicht eindeutig, in vielen Fällen findet sich jedoch eine direkte Korrelation zwischen der Cholesterinzufuhr und der Cholesterinkonzentration im Serum.

Frühere Empfehlungen der DGE, die mit der Nahrung zugeführte Cholesterinmenge auf ≤300 mg täglich zu beschränken, werden aktuell nicht mehr aufrechterhalten. Insgesamt wird jedoch, auch aus ökologischen Aspekten, von Fachgesellschaften

21

wie der DGE empfohlen, den Verzehr von Eiern auf eins pro Woche zu limitieren.

Cholesterinspiegelsenkend sind vor allem wasserlösliche Ballaststoffe (▶ Abschn. 21.5.2), wobei zu berücksichtigen gilt, dass durch einen erhöhten Ballaststoffverzehr weitere wesentliche Verschiebungen in der Nährstoffrelation erfolgen und günstige Effekte auf das Mikrobiom erzeugt werden. Zahlreiche Studien und Untersuchungen haben jedoch gezeigt, dass insbesondere lösliche Ballaststoffe aus Getreideprodukten und Leguminosen den Cholesterinspiegel senken können (Wang und Ellis 2014).

21.5 Einfluss anderer Nährstoffe auf die Serumlipidkonzentration

21.5.1 Kohlenhydrate

Kohlenhydrate spielen vordergründig bei der Hypertriglyzeridämie eine entscheidende Rolle, können jedoch indirekt auch eine Hypercholesterinämie beeinflussen.

Der Verzehr von Zucker, zuckerhaltigen Lebensmitteln, Süßwaren, Fruchtsäften und bei entsprechender Disposition auch der Verzehr größerer Obstmengen hat einen teilweise beträchtlichen Anstieg der Triglyzeridspiegel zur Folge. Zumindest trifft dies für die Ernährungsgewohnheiten der westlichen Industrienationen zu, die durch erhöhte Energie- und Fettzufuhr und regelmäßigen Alkoholkonsum gekennzeichnet sind. Besonders häufig findet sich diese Konstellation bei Typ-2-Diabetikern und anderen übergewichtigen Menschen.

Die in den genannten Lebensmitteln vorwiegend enthaltenen Mono- und Disaccharide steigern die hepatische VLDL-Triglyzeridsynthese. Das Gleiche trifft auf die Zuckeraustauschstoffe wie Fruktose, Sorbit(ol) und Xylit zu. Deshalb sind sie auch bei Diabetikern, die häufig an einer Hypertriglyzeridämie leiden, keine Alternative zum Zucker. Süßstoffe wie Aspartame, Acesulfam-K, Zyklamat, Saccharin, Thaumatin und Neohesperidin sowie Steviolglykoside können als Ersatz dienen. Da es jedoch immer wieder zu neuen, teilweise negativen Erkenntnissen hinsichtlich ihrer Stoffwechselwirkungen und ungünstiger Effekte auf das Darmmikrobiom kommt, sollte der Fokus auf eine grundsätzliche Reduzierung des Bedarfs an Süße gerichtet sein.

Kohlenhydrate in Form von Polysacchariden (Stärkeprodukte) sind als positiv zu bewerten, da sie bei üblichen Verzehrmengen keine triglyzeridsteigernde Wirkung haben. Ein erhöhter Verzehr von Stärkeprodukten geht normalerweise gleichzeitig mit einer Reduktion des Fleisch- und Wurstverzehrs einher, sodass auf diese Weise eine Senkung des Cholesterinspiegels erzielt werden kann. Die entsprechenden Lebensmittel wie Vollkornbrot, Vollkornreis oder -nudeln sowie Gemüse und Rohkost zeichnen sich außerdem durch einen hohen Ballaststoffanteil aus. Daraus resultiert ein niedriger glykämischer Index und in vielen Fällen (◘ Tab. 21.1) auch eine niedrige glykämische Last.

☐ Tab. 21.1 Glykämischer Index (GI) und glykämische Last (GL) einiger Lebensmittel. (Mod. nach Foster-Powell et al. 2002)

Lebensmittel	GI (Glukose = 100)	GL pro Portion
Gebäck		
Croissant	67	17
Waffeln	76	10
Französisches Baguette	95	15
Roggenvollkornbrot	41	5
Getränke		
Coca-Getränke	63	16
Apfelsaft	40	12
Orangensaft	57	15
Cerealien		
Cornflakes	72	18
Reis gekocht	69	30
Weizen	90	34
Durumweizen	50	17
Milchprodukte		
Vollmilch	27	3
Joghurt	36	3
Früchte		
Äpfel	38	6
Kirschen	22	3
Gemüse		
Bohnen	29	9
Linsen	30	9

Definitionen und Berechnung

Unter glykämischem Index (GI) versteht man die Fläche unter der Blutzuckerkurve nach dem Verzehr von 50 g Kohlenhydraten in Form verschiedener Lebensmittel im Vergleich zur Fläche unter Kurve nach dem Verzehr von 50 g reiner Glukose bzw. Weißbrot.

Die glykämische Last (GL) berücksichtigt den jeweiligen Kohlenhydratgehalt je 100 g Lebensmittel.

Berechnung der glykämischen Last

$$GL = GI \times \frac{KH - Gehalt\ in\ g}{100}$$

Kartoffeln haben beispielsweise einen hohen glykämischen Index, aber eine niedrige glykämische Last, da sie viel Wasser und nur relativ wenig Kohlenhydrate enthalten. Alle Hülsenfrüchte weisen eine optimal niedrige glykämische Last auf.

Eine niedrige glykämische Last geht mit einem geringeren Insulinbedarf und niedrigen Triglyzeridspiegeln einher. Eine langjährige Ernährung mit Kohlenhydraten, die einen niedrigen glykämischen Index aufweisen, geht mit einer Abnahme des koronaren Risikos und einer geringeren Gesamtmortalität einher, Vollkornbrot ist besonders günstig (Aune et al. 2016).

21.5.2 Ballaststoffe

Ballaststoffe haben einen cholesterinsenkenden Effekt, vor allem wenn es sich um

21

Quellstoffe (wasserlösliche Ballaststoffe) handelt. Sie sind in der Lage, Gallensäuren zu adsorbieren und die Resorption von Cholesterin aus der Nahrung zu mindern. Sie sind enthalten in Getreide (Hafer), vor allem aber in Gemüse, Leguminosen (Bohnen) und pektinreichen Obstarten (Äpfel, Beeren, Zitrusfrüchte, Pfirsiche, Nektarinen, Mangos und andere exotische Früchte). Auch isoliert zugeführte Ballaststoffe wie Psyllium (Indischer Flohsamen und dessen Schalen), Guar oder Pektine werden seit Jahren mit Erfolg zur Senkung des Cholesterinspiegels eingesetzt. Sie führen zu einer Senkung des LDL- und zu einem Anstieg des HDL-Cholesterin-Spiegels. Unabhängig davon geht eine ballaststoffreiche Kost durch eine relativ geringe Energie- und Fettzufuhr und einem hohen Sättigungsgrad mit einer Arterioskleroseprophylaxe einher (Ríos-Hoyo et al. 2014).

> Die Verabreichung isolierter Ballaststoffe sollte stufenweise in kleinen Mengen von etwa 2 g täglich mit den Mahlzeiten erfolgen und allmählich auf 15 g (5 g mit jeder Hauptmahlzeit) gesteigert werden.

Hafer und Gerstenkleie wirken ebenfalls cholesterinsenkend (Harris und Kris-Etherton 2010; Andersson und Hellstrand 2012).

Die Verabreichung von Guarkernmehl (ca. 15 g/Tag) kann zu einer signifikanten Senkung der Cholesterinkonzentrationen im Serum beitragen und außerdem den Blutglukosespiegel deutlich senken (Huth und Burkard 2004).

Die Empfehlung der DGE lautet, mindestens 30 g Ballaststoffe pro Tag zuzuführen (DGE et al. 2015). Nach oben wird kein Limit gesetzt, neuere Empfehlungen kardiologischer Fachgesellschaften empfehlen 50 g Zufuhr, derzeit liegt der Verzehr in Deutschland bei etwa 20 g. Anfänglich kann es bei höherer Ballaststoffzufuhr zu Blähungen kommen, entscheidend ist auch eine ausreichende Flüssigkeitszufuhr von mindestens 1,5 l pro Tag. Zur Prävention und Therapie von Dyslipoproteinämien und Arteriosklerose sind die löslichen Ballaststoffe besonders günstig, wie sie in Obst, Gemüse, Hülsenfrüchten und Vollkornprodukten vorkommen oder isoliert als Psyllium, Guar und Pektin (Andersson und Hellstrand 2012). Sie senken nicht nur erhöhte Cholesterinspiegel, sondern können auch dazu beitragen, dass es nicht zu einer kohlenhydratinduzierten Hypertriglyzeridämie kommt. Allerdings gilt zu beachten, dass bei hoher Ballaststoffzufuhr die Wirkung von Cholesterin-Syntheseenzym-Hemmern (CSE-Hemmern) aufgehoben werden kann.

Eine ballaststoffreiche Kost ist insbesondere dann von Vorteil, wenn im Rahmen der Therapiemaßnahmen gleichzeitig eine Gewichtsreduktion angestrebt wird, da sie ein hohes Maß an Sättigung gewährleistet und die Zuckerextraktion aus dem Darm reduziert.

Eine Reihe von Studien zeigt eine Senkung des Gesamt- und LDL-Cholesterins sowie eine Reduzierung des diastolischen Blutdrucks mit einer erhöhten Zufuhr von Ballaststoffen. Wie sich die Ballaststoffart (löslich versus unlöslich) sowie die Darreichungsform (Lebensmittel versus Nahrungsergänzung) der Ballaststoffe auf die primäre Prävention von Arteriosklerose auswirken, ist längerfristigen Studien vorbehalten (Hartley et al. 2013, 2016).

21.5.3 Proteine

Pflanzliche Proteine, insbesondere das Sojaprotein, senken den Gesamt- und LDL-Cholesterin-Spiegel. Als mögliche Ursache wird die im Vergleich zu tierischem Protein andersartige Lysin-Arginin-Relation sowie die vermehrte Ausscheidung neutraler und saurer Sterole mit dem Stuhl, d. h. auch von Cholesterin diskutiert. Die positiven Wirkungen von Sojaproteinen auf die LDL-,

HDL- und Gesamtcholesterinkonzentration im Serum konnten bestätigt werden. Der Effekt war stärker, wenn eine Hypercholesterinämie vorlag. Soja als Nahrungsmittel wirkte günstiger als Sojaprodukte (Tokede et al. 2015).

21.5.4 Antioxidanzien

Ein wesentlicher Risikofaktor für die Arteriosklerose ist nicht die Konzentration von Gesamtcholesterin, sondern die des oxidierten LDL-Cholesterins. Dieses schädigt – bedingt durch zytotoxische Eigenschaften – die Endothelien und stimuliert die Freisetzung chemotaktischer Faktoren, sodass eine Anlagerung von Monozyten und deren Umwandlung in Makrophagen begünstigt wird. Die oxidierten LDL-Partikel wandeln anschließend die Makrophagen in Schaumzellen um. Außerdem hemmt oxidiertes LDL die positiven Wirkungen des von den Endothelzellen gebildeten Stickstoffmonoxid (Kasper 2014).

Das mit Fleisch aufgenommene Häm- und Myoglobineisen scheint den oxidativen Stress zu steigern. Auch Nicht-Hämeisen aus Fleisch und Fisch wird besser resorbiert als Eisen aus pflanzlichen Lebensmitteln. Auf diese Weise steigt das Infarktrisiko.

Eine entgegengesetzte Wirkung wird vor allem Vitamin E sowie den β-Carotinoiden und Flavonoiden zugesprochen. Als Radikalfänger und Reduktionsmittel schützen sie ungesättigte Fettsäuren vor Oxidation und mindern auf diese Weise die Bildung von oxidiertem LDL. Eine optimale Wirkung wird jedoch nur in Kombination mit Vitamin C erzielt, da dieses oxidiertes Vitamin E durch Reduktion reaktiviert.

Als ausreichend im Sinne der Primärprävention gelten gemäß dem Hohenheimer Konsensusgespräch (Bässler et al. 2001) folgende Plasmakonzentrationen, die bisher nicht aktualisiert wurden:
- Vitamin C: ≥50 µmol/l
- α-Tocopherol: ≥30 µmol/l
- β-Carotin: ≥0,4 µmol/l

Zufuhrempfehlungen für Antioxidanzien

Um ausreichenden Plasmakonzentrationen an Antioxidanzien zu erreichen, werden die folgenden täglichen Zufuhrmengen empfohlen (Biesalski et al. 2002; Kasper 2014; Elmadfa et al. 2016):
- 75–150 mg *Vitamin C* (z. B. enthalten in einer Kiwi bzw. 100 g Paprika, Brokkoli oder Grünkohl).
- 15–30 mg *Vitamin E* (z. B. enthalten in 100 g Sonnenblumenkernen bzw. Mandeln oder Haselnüssen bzw. 10 g Weizenkeimöl) – die Gabe von reinem Vitamin E hat allerdings bisher nicht zu eindeutigen Erfolgen bezüglich der Entwicklung einer koronaren Herzkrankheit geführt.
- 2–4 mg *β-Carotin* (z. B. enthalten in 50 g Grünkohl und Karotten oder 100 g Wirsing, rotem Paprika, Feldsalat, Chicorée, Spinat oder Kürbis; in 0,5–1 kg Grapefruit mit rotem Fruchtfleisch, Mangos oder Aprikosen).
- Weitere Inhaltsstoffe von Lebensmitteln mit protektiver, antioxidativer Wirkung sind neben den Carotinoiden die sekundären Pflanzenstoffe Phytosterine, Saponine, Glukosinolate, Polyphenole, Protease-Inhibitoren, Monoterpene, Sulfide und Lektine (DGE 2012).

Die Flavonoide üben eine protektive Wirkung hinsichtlich des Herzinfarktes aus. Eine signifikante inverse Beziehung ergab sich im Rahmen der *Zutphen Elderly Study* (Nadtochiy und Redman 2011).

Besonders reich an Flavonoiden (Quercetin, Kämpferol, Myricetin, Apigenin und Luteolin) sind – neben grünen und schwarzen Tees – Rotweine sowie Gemüse und bestimmte Obstarten: Grünkohl, Brokkoli, grüne Bohnen, Endivien, Zwiebeln und Knoblauch sowie Äpfel, Kirschen, Aprikosen, Erdbeeren, Weintrauben und Johannisbeeren (DGE 2012).

Antioxidanzien in Form von Polyphenolen befinden sich im Rotwein und wirken der Bildung von oxidiertem LDL entgegen. Alkohol beeinflusst die Gerinnungsparameter, vor allem die Thrombozytenaggregation. Ebenso konnte eine signifikante Verringerung der Synthese des vasokonstriktiv wirkenden Peptids Endothelin-1 nachgewiesen werden, das die Koronarsklerose fördert. Der signifikante Antioxidanzienanstieg lässt sich nach Konsum von Weißwein oder rotem Traubensaft nicht nachweisen, wahrscheinlich werden die entscheidenden Wirksubstanzen erst während der Herstellung des Weines aus den Schalen gelöst (Giovinazzo und Grieco 2015).

21.5.5 Knoblauch

Knoblauch wird seit Langem eine positive Wirkung auf das Gefäßsystem, vor allem eine antiarteriosklerotische Wirkung, nachgesagt. Die biochemischen Grundlagen sind nicht genau geklärt, frischer Knoblauch bzw. frisch zubereitete Extrakte konnten in mehreren Studien das Serumcholesterin bis zu 18 % senken. Die Verzehrmenge entsprach dabei jedoch 7–28 Knoblauchzehen bzw. 15–60 g Knoblauch.

Ein eindeutiger therapeutischer Effekt zeigt sich bei der Anwendung von kommerziellen Knoblauchzubereitungen. In einigen Studien lagen die Senkungen des LDL-Cholesterins im Bereich bei etwa 4–7 mg/dl. Eine Metaanalyse kommt ebenfalls zu einem positiven Ergebnis: In 10 von 13 Studien war eine signifikante Reduktion der Cholesterinkonzentration im Serum unter 8- bis 24-wöchiger Gabe einer Knoblauchzubereitung zu verzeichnen (Stevenson et al. 2000). Die im Knoblauch reichlich enthaltenen sekundären Pflanzenstoffe wie Terpene und Phenolverbindungen könnten für eine reduzierte Oxidation des LDL-Cholesterins sorgen (Ried 2016).

21.5.6 Koffein

Der Einfluss von Koffein auf den Cholesterinspiegel bzw. auf das Infarktrisiko ist bisher nicht eindeutig belegt. Verschiedene Untersuchungen ergaben jedoch, dass eine lipidlösliche Fraktion des Kaffees zu einem Anstieg von Gesamt-/LDL-Cholesterin, Triglyzeriden und Apolipoprotein B führt. Diese Fraktion (Diterpene: Cafesol, Kahweol) kann durch das Filtern des Kaffees zu etwa 80 % eliminiert werden. Aufgebrühter Kaffee ist deshalb empfehlenswerter (Rebello und van Dam 2013).

Koffeinfreier Kaffee erhöht das LDL-Cholesterin und Apolipoprotein B stärker als koffeinhaltiger Kaffee. Außerdem wird die Proteinlipaseaktivität im Serum reduziert (Kasper 2014).

Schwarzer Tee, der ebenfalls koffeinhaltig ist, hat keinen Effekt auf die Fettstoffwechselparameter. Demzufolge müssen andere Inhaltsstoffe des Kaffees die beschriebenen Wirkungen auslösen (Kasper 2014).

Insgesamt werden Kaffee und Tee auf der Basis zahlreicher Studien heute eine protektive Wirkung auf die Arteriosklerose, Lebererkrankungen, Diabetes Typ 2, Gallensteine sowie einige neurologische Erkrankungen zugesprochen, sodass der geringe erhöhende Effekt auf den Cholesterinspiegel klinisch nicht relevant zu sein scheint.

21.5.7 Phytosterole und Phytostanole

Als therapeutischer Ansatz werden β-Sitosterol und β-Sitostanol sowie andere Phytosterole (Stigmasterol, Campesterol) eingesetzt. Nur etwa 5 % werden resorbiert, der Rest wird mit der Gallenflüssigkeit wieder in den Darm ausgeschieden. Mit einer üblichen Mischkost werden etwa 200–400 mg unter vegetarischer Ernährung etwa 800 mg täglich aufgenommen. Hauptquellen sind Sonnenblumen-, Maiskeim-, Soja- und Rapsöl. Ihre Veresterung mit Fettsäuren führt zu einem gut fettlöslichen Sterol-Ester-Gemisch, das Fetten zugesetzt werden kann. Sie werden Diätmargarine und Milchprodukten wie Joghurts zur Senkung des LDL-Cholesterins beigemischt und hemmen kompetitiv die Absorption von exogenem und die Reabsorption von endogenem (biliärem) Cholesterin aus dem Darm. Zahlreiche Studien mit entsprechend angereicherten Margarinen belegen besonders deutlich den senkenden Effekt auf das LDL-Cholesterin, der 18–25 % betragen kann, wenn täglich etwa 25 g als Butterersatz bzw. 5–6 g/Tag an β-Sitosterol verzehrt werden. Dieser Effekt zeigt sich selbst bei fettmodifizierter Ernährung und unter Einsatz von CSE-Hemmern – nicht jedoch bei Behandlung mit Ezetimib (Richter 2005).

Auch Squalen, eine Vorstufe von Cholesterin in tierischen Zellen und von Phytosterolen in pflanzlichen Zellen, hat Einfluss auf die Cholesterinsynthese. Der Gehalt ist außer in Olivenöl (200–700 mg/100 g) sehr gering. Da vom Menschen über 80 % intestinal resorbiert werden, resultiert ein Einfluss auf die Cholesterinsynthese (Kasper 2014.)

21.6 Grundsätzliche ernährungstherapeutische Maßnahmen bei primären Hyperlipidämien

21.6.1 Ernährung bei Hypercholesterinämie

Bei Übergewicht empfiehlt sich eine Reduktionskost mit einer Kalorienminderung von etwa 500 kcal pro Tag. Die Zufuhr an mehrfach ungesättigten Fettsäuren (ω-6 und ω-3) sollte 7 % bis max. 10 % der Energie betragen und die Zufuhr an Cholesterin 300 mg/Tag unterschreiten.

Das Verhältnis der Linolsäure (ω-6) zur α-Linolensäure (ω-3) sollte ≤5:1 betragen, was sich günstig auf das Eicosanoidprofil auswirkt. Zu empfehlen sind deshalb vor allem Raps- und Walnussöl sowie Leinöl. Eine vermehrte Aufnahme von Ballaststoffen (40–50 g/Tag) wäre ebenfalls von Vorteil (DGE 2015). Dies kann durch reichliche Verwendung von Vollkornprodukten, Leguminosen, Nüssen und den Einsatz von isolierten, wasserlöslichen Ballaststoffen – in Suppen, Soßen und Desserts – erreicht werden.

Empfohlen wird eine vegetarische oder vegane Kost mit maximal einem Ei pro Woche, da diese gleichzeitig ballaststoffreich ist. Eier können auch durch entsprechende dotterfreie bzw. cholesterinfreie Ei-Ersatzprodukte, die in Reformhäusern und Naturkostläden angeboten werden, ersetzt werden.

Streich-, Brat- und Backfette sollten weitgehend gemieden werden. Es sollten hauptsächlich Raps- oder Olivenöl sowie hoch erhitzbare, ungehärtete Pflanzenfette verwendet werden. Zur Zubereitung von Salatsoßen empfehlen sich außerdem Weizenkeim- oder Nussöl. Statt Fleisch sollten mehr Gemüse und Leguminosen sowie Kartoffeln verzehrt werden. Sonst sollte eher Fisch der Vorzug gegeben werden – etwa 150 g pro Portion. Wurstwaren kann man durch vegetarische Pasten ersetzen. Vorzugsweise sollten Vollkornbrot oder Hafervollkornerzeugnisse verzehrt werden. Zum Abendbrot empfehlen sich Rohkostsalate und vorzugsweise Fischerzeugnisse (außer Krustentieren und Muscheln), ebenso Gemüseaufläufe oder -suppen.

> Wenn alle diätetischen Maßnahmen genutzt würden, dann gelänge es, die Blutfette um ein Drittel und damit auch das Risiko kardiovaskulärer Krankheiten zu senken. Dadurch wäre eine medikamentöse Therapie in der Regel überflüssig (Jenkins et al. 2000; von Koerber et al. 2012).

21

21.6.2 Ernährung bei Hypertriglyzeridämie

Die häufigsten Ursachen für eine Hypertriglyzeridämie sind Übergewicht, Alkoholabusus und ein erhöhter Verzehr von Süßigkeiten und Backwaren sowie zuckerhaltigen Getränken (leicht resorbierbare Kohlenhydrate). Die Korrektur dieser Ursachen führt im Allgemeinen schnell zu einer Senkung der Triglyzeridspiegel. Zuckeraustauschstoffe stellen keine Alternative zum Zucker dar, da sie die Triglyzeride teilweise noch mehr als Zucker erhöhen. Die bereits dargestellten Süßstoffe sollten nur bedingt empfohlen werden (▶ Abschn. 21.5.1).

Auch bei einer Hypertriglyzeridämie wirkt sich eine ballaststoffreiche Kost positiv aus. Der Verzehr von Fleisch und Wurstwaren muss nicht so drastisch gesenkt werden wie bei der Hypercholesterinämie, wenn kein erhöhter Cholesterinspiegel und kein Übergewicht vorliegen. Mit steigendem Fettanteil sinkt sogar die Triglyzeridkonzentration im Plasma, wobei sich die ω-3-fettsäurereichen Fische (z. B. Makrele, Sardinen, Hering, Thunfisch und Wildlachs) bzw. Algen- oder Fischölkapseln besonders positiv auswirken. Moderne Mikroalgentechnologie ermöglicht eine Vermehrung von langkettigen ω-3-Fettsäuren (vor allem von Docosahexaensäure) durch Extraktion von Algenöl. Dieses kann Lebensmitteln zugesetzt werden und bietet den Vorteil, dass es im Gegensatz zu Fisch kontaminationsfrei ist. Durch das Verfüttern von Algenöl oder auch von Fisch, kann der Gehalt an ω-3-Fettsäuren von Eiern derart gesteigert werden (ca. 1,7 g/100 g Eidotter), dass ihnen eine besondere diätetische Bedeutung zukommt (Suk et al. 1991). Auch andere Lebensmittel wie Brot oder Margarine werden heute mit ω-3-Fettsäuren angereichert (Fischer und Glei 2015). Anstelle von Fruchtsäften und Limonaden sollten Mineralwässer und Tees getrunken werden. Auch Obst kann zu einer gesteigerten hepa-tischen VLDL-Triglyzeridsynthese führen, wenn es in großen Mengen auf einmal genossen oder im Rahmen einer Reduktionsdiät reichlich verzehrt wird. Gekochtes Gemüse und Rohkost wirken sich hingegen vorteilhaft aus.

Von einer kohlenhydratarmen Kost profitieren insbesondere Patienten mit einer durch Hypertriglyzeridämie induzierten Pankreatitis. Über Jahre konnten Patienten mit dieser Maßnahme frei von erneuten Schüben gehalten werden (Kasper 2014).

21.6.3 Ernährung bei Chylomikronämie

Chylomikronämie tritt zwar relativ selten auf, geht jedoch mit spezifischen diätetischen Empfehlungen einher, zumal klinische Komplikationen wie eine akute Pankreatitis oder eruptive Xanthome zu befürchten sind.

Akut empfiehlt sich für ein bis drei Tage eine Nulldiät (3 l kalorienfreie Flüssigkeit/Tag), um den hohen Triglyzeridspiegel zu senken. Dauerhaft müssen sowohl Alkohol als auch leicht resorbierbare Kohlenhydrate gemieden werden. Fruchtsäfte, Limonaden sowie Cola-Getränke sollten ebenso gemieden werden wie Süßigkeiten und Gebäck. Da nur langkettige Fettsäuren (mit mehr als 12 C-Atomen) in Chylomikronen umgewandelt werden, ist ebenso auf eine Reduktion der Fettzufuhr zu achten. Diese sollte zunächst auf 10 % der Gesamtenergie reduziert werden. Dies entspricht etwa 20–25 g Fett pro Tag. Allmählich kann eine Steigerung der Fettzufuhr erfolgen – bis auf etwa 15–25 %. Die Anhebung erfolgt in Abhängigkeit vom Triglyzeridspiegel, der möglichst unter 500 mg/dl (5,5 mmol/l) liegen sollte. Anstelle der üblichen Fette können Medium-Chain-Triglyceride-Fette (MCT-Fette) verwendet werden, die nicht zu Chylomikronen verstoffwechselt werden. MCT-Fette gibt es derzeit in Form von Öl, Margarine, Streichkäse und Nussnugatcreme-

Ersatz im Handel (Reformhäuser und Naturkostläden). Um den Bedarf an essenziellen Fettsäuren zu decken, sollten täglich etwa 5–10 g eines linolsäurereichen Öls (Sonnenblumen- oder Maiskeimöl) verwendet werden.

Grundsätzlich sollte eine fettarme, ballaststoffreiche Kost bei Normalgewicht beibehalten werden. Ernährungsberatung scheint bescheidene positive Veränderungen in der Ernährung und in den kardiovaskulären Risikofaktoren über etwa zwölf Monate zu bringen, längerfristige Effekte sind nicht bekannt (Rees et al. 2013).

21.7 Zusammenfassung

Die Therapie der Hyperlipidämien wie Hypercholesterinämie und Hypertriglyzeridämie ist insofern von großer Bedeutung, als sie zu den wesentlichen Risikofaktoren für die Entstehung einer koronaren Herzkrankheit und/oder eines Herzinfarktes zählen. Genetische Faktoren und Lebensgewohnheiten wie Rauchen oder Bewegungsarmut spielen ebenfalls eine entscheidende Rolle bei der koronaren Herzkrankheit. In jedem Fall lohnt sich eine Änderung der Ernährungsgewohnheiten, um das diesbezügliche Risiko zu minimieren. Im Vordergrund der Ernährung bei Hypercholesterinämie steht die Reduktion der Aufnahme gesättigter Fettsäuren auf maximal 10 % der Gesamtenergie. Die tägliche Cholesterinzufuhr sollte nicht mehr als 300 mg betragen. Der Verzehr an Innereien und tierischen Fetten, also Fleisch und Wurstwaren sowie fettreichen Milchprodukten, sollte wegfallen oder auf ein Minimum reduziert werden. Empfehlenswert sind eine ballaststoffreiche Kost, reichlich Vollkornprodukte, Gemüse, Leguminosen und Obst. Monoensäurereiche Fette wie Oliven- oder Erdnussöl sind ebenfalls empfehlenswert. Eine solche Kost ist gleichzeitig reich an Antioxidanzien und sekundären Pflanzenstoffen, die als protektive Wirkstoffe gelten.

Bei Übergewichtigen mit einer Dyslipoproteinämie und besonders bei der Therapie der Hypertriglyzeridämie steht eine Gewichtsreduktion im Vordergrund. Mit ω-3-Fettsäuren können erhöhte Triglyzeridspiegel gesenkt werden; gleichzeitig sinkt die Mortalität an koronarer Herzkrankheit. Auch hier empfiehlt sich eine ballaststoffreiche Ernährung. Als Alternative zur kohlenhydratreichen Kost gilt eine Kost, die reich an Monoensäuen ist.

In zahlreichen Studien hat eine Senkung der Cholesterin- und Triglyzeridspiegel die Inzidenz koronarer Herzerkrankungen sinken lassen, und sogar Rückbildungen arteriosklerotischer Veränderungen an Koronargefäßen wurden nachgewiesen. Diätetische sind neben medikamentösen Maßnahmen somit auch im Rahmen der Sekundär- und Tertiärprophylaxe lohnend.

Literatur

Alberti KGMM, Eckel RH, Grundy SM et al (2009) Harmonizing the metabolic syndrome. A joint statement of the international Diabetes Federation task force on epidemiology and prevention; National Heart, Lung, and Blood Institute; American Heart Association; World Heart Federation; International Atherosclerosis Society; and International Association for the Study of Obesity. Circulation 120:1640–1645

Andersson KE, Hellstrand P (2012) Dietary oats and modulation of atherogenic pathways. Mol Nutr Food Res 56(7):1003–1013

Aune D, Keum N, Giovannucci E et al (2016) Whole grain consumption and risk of cardiovascular disease, cancer, and all cause and cause specific mortality: systematic review and dose-response metaanalysis of prospective studies. BMJ 353:i2716

Bässler KH, Boekma PJ, Brunner H et al (2001) Hohenheimer Konsensusgespräche: Kaffee. Akt Ernährungsmed 26:202–212

Biesalski HK, Köhrle J, Schümann J et al (Hrsg) (2002) Vitamine, Spurenelemente und Mineralstoffe: Prävention und Therapie mit Mikronährstoffen. Thieme, Stuttgart, New York

Burkard M (2006) Dylipoporteinämien und Arteriosklerose. In: Koula-Jenik H, Miko M, Kraft K, Schulz J (Hrsg) Leitfaden Ernährungsmedizin. Elsevier, Urban & Fischer, München, Jena, S 437–455

Cabo J, Alonso R, Mata P (2012) Omega-3 fatty acids and blood pressure. Br J Nutr 107(Suppl 2):S195–S200

Clarke R, Frost C, Collins R et al (1997) Dietary lipids and blood cholesterol: quantitative meta-analysis of metabolic ward studies. Brit Med J 314:112–117

DGE (Deutsche Gesellschaft für Ernährung) (2012) Einfluss sekundärer Pflanzenstoffe auf die Gesundheit. Ernährungsbericht 2012. DGE, Bonn, S 355–374

DGE (Deutsche Gesellschaft für Ernährung) (2015) Evidenzbasierte Leitlinie: Fettzufuhr und Prävention ausgewählter ernährungsmitbedingter Krankheiten, 2. Version. DGE, Bonn

DGE (Deutsche Gesellschaft für Ernährung), ÖGE (Österreichische Gesellschaft für Ernährung), SGE (Schweizerische Gesellschaft für Ernährung) (Hrsg) (2015) D-A-CH-Referenzwerte für die Nährstoffzufuhr. DGE, Bonn

DIMDI (Deutsches Institut für Medizinisches Dokumentation und Information) (2016) ICD-10-WHO: Internationale statistische Klassifikation der Krankheiten und verwandter Gesundheitsprobleme. http://www.dimdi.de/static/de/klassi/icd-10-gm/kodesuche/onlinefassungen/htmlgm2016/block-e70-e90.htm

Döll M (2005) Nutritive Antioxidantien und die Prävention radikalassoziierter Erkrankungen. Erfahrungsheilkunde 54(1):29–33

Elmadfa I, Aign W, Muskat E et al (2016) Die große GU Nährwert Kalorien Tabelle 2016/17. Gräfe & Unzer, München

Fischer S, Glei M (2015) Health aspects of regular consumption of fish and omega-3-fatty acids. Ernährungs-Umschau 62:140–151

Flechtner-Mors M, Thamm M, Rosario AS et al (2011) Hypertonie, Dyslipoproteinämie und BMI-Kategorie charakterisieren das kardiovaskuläre Risiko bei übergewichtigen oder adipösen Kindern und Jugendlichen. Daten der BZgA-Beobachtungsstudie (EvAKuJ-Projekt) und der KiGGS-Studie. Klin Padiatr 223(7):445–449

Foster-Powell K, Holt SHA, Brand-Miller JO (2002) International table of glycemic index and glycemic load values: 2002. Am J Clin Nutr 76:5–56

Fredrickson DS, Levi RI, Lees RS (1967) Fat transport in lipoproteins – an integral approach to mechanism and disorders. N Engl J Med 276:34–42., , 94, 148, 215, 273

Genoux A, Ruidavets J-B, Ferrières J (2013) Serum IF1 concentration is independently associates to HDL-levels and to coronary heart disease: the GENES study. J Lipid Res 54:2550–2558

Giovinazzo G, Grieco F (2015) Functional properties of grape and wine polyphenols. Plant Foods Hum Nutr 70(4):454–462

Haerer W, Ludwig B, Schulze R et al (2012) Leitlinie zur Behandlung der Dyslipidämie ZL 13-1. Herzklinik Ulm, Ulm

Harris KA, Kris-Etherton PM (2010) Effects of whole grains on coronary heart disease risk. Curr Atheroscler Rep 12(6):368–376

Hartley L, Igbinedion E, Holmes J et al (2013) Increased consumption of fruit and vegetables for the primary prevention of cardiovascular diseases. Cochrane Database Syst Rev 4(6):CD009874

Hartley L, May MD, Loveman E et al (2016) Dietary fibre for the primary prevention of cardiovascular disease. Cochrane Database Syst Rev 7(1):CD011472

Huth K, Burkard M (2004) Ballaststoffe. Wissenschaftliche Verlagsgesellschaft, Stuttgart

Jenkins DJ, Kendall CW, Vuksan V (2000) Viscous fibers, health claims and strategies to reduce cardiovascular disease risks. Am J Clin Nutr 71:401–402

Kasper H (2014) Ernährungsmedizin und Diätetik, 10. Aufl. Urban & Fischer, München

Keys A (1956) The diet and the development of coronary heart disease. J Chron Dis 4(4):364–380

von Koerber K, Männle T, Leitzmann C (2012) Vollwert-Ernährung: Konzeption einer zeitgemäßen Ernährungsweise. Haug, Stuttgart

Mozaffarian D, Aro A, Willett WC (2009) Health effects of trans-fatty acids: experimental and observational evidence. Eur J Clin Nutr 63(Suppl. 2):S5–S21

Naboush A, Hamdy O (2013) Measuring visceral and hepatic fat in clinical practice and clinical research. Endocr Pract 19(4):587–589

Nadtochiy SM, Redman EK (2011) Mediterranean diet and cardioprotection: the role of nitrite, polyunsaturated fatty acids, and polyphenols. Nutrition 27(7–8):733–744

Rebello SA, van Dam RM (2013) Coffee consumption and cardiovascular health: getting to the heart of the matter. Curr Cardiol Rep 15(10):403

Rees K, Dyakova M, Wilson N et al (2013) Dietary advice for reducing cardiovascular risk. Cochrane Database Syst Rev 6(12):CD002128

Richter WO (2005) Taschenbuch der Fettstoffwechselstörungen. Wissenschaftliche Verlagsgesellschaft, Stuttgart

Ried K (2016) Garlic lowers blood pressure in hypertensive individuals, regulates serum cholesterol, and stimulates immunity: an updated meta-analysis and review. J Nutr 146(2):389S–396S

Ríos-Hoyo A, Cortés MJ, Ríos-Ontiveros H et al (2014) Obesity, metabolic syndrome, and dietary therapeutical approaches with a special focus on nutraceuticals (polyphenols): a mini-review. Int J Vitam Nutr Res 84(3–4):113–123

21

Sardinha LB, Santos DA, Silva AM et al (2016) A Comparison between BMI, waist circumference, and waist-to-height Ratio for identifying cardiometabolic risk in children and adolescents. PLoS One 11(2):e0149351

Stender S, Dyerberg J (2004) Influence of trans fatty acids on health. Ann Nutr Metab 48(2):61–66

Stevenson C, Pittler MH, Ernst E (2000) Garlic for treating hypercholesterolemia – a meta-analysis of randomized clinical trials. Ann Intern Med 133:420–429

Suk YOR, Hsieh JH, Bell CHT (1991) Effects of dietary egg enriched in omega-3 fatty acids on plasma lipid levels, lipoprotein lipids and blood pressure in humans. Am J Clin Nutr 54:689–695

Tokede OA, Onabanjo TA, Yansane A et al (2015) Soya products and serum lipids: a meta-analysis of randomised controlled trials. Br J Nutr 114(6):831–843

Vassallo P, Driver SL, Stone NJ (2016) Metabolic syndrome: an evolving clinical construct. Prog Cardiovasc Dis. 4. pii S0033-0620(16):30076-7

Visseren FLJ, Mach F, Smulders YM, ESC Scientific Document Group et al (2021) ESC Guidelines on cardiovascular disease prevention in clinical practice: developed by the Task Force for cardiovascular disease prevention in clinical practice with representatives of the European Society of Cardiology and 12 medical societies with the special contribution of the European Association of Preventive Cardiology (EAPC). Eur Heart J 42(34):3227–3337

Wahrburg U, Assmann G (1999) Fettstoffwechselstörungen, Herz und Kreislauf. In: Biesalski HK, Bischoff SC, Puchstein C (Hrsg) Ernährungsmedizin. Thieme, Stuttgart, New York, S 376–390

Wang Q, Ellis PR (2014) Oat β-glucan: physicochemical characteristics in relation to its blood-glucose and cholesterol-lowering properties. Br J Nutr 112(Suppl 2):S4–S13

Wirth A, Hauner H (Hrsg) (2010) Das Metabolische Syndrom. Urban & Vogel, München

Diabetes

Rainer Stange

Inhaltsverzeichnis

R. Stange et al. (Hrsg.), *Ernährung und Fasten als Therapie*, https://doi.org/10.1007/978-3-662-68881-6_22

22

Einführung

Diabetikern wird grundsätzlich schon lange keine spezielle Diät mehr empfohlen. Vielmehr sollten sie sich so ernähren, wie es zur Gesunderhaltung aller Menschen angeraten wird. Innerhalb dieses Spektrums finden sich aber noch große Unterschiede, um die bezüglich Diabetes typischen Erfolgsparameter zu erreichen. Persönliche Affinität wie Komorbiditäten, insbesondere häufig eine Hypertonie, lassen sich so heute besser individuell berücksichtigen.

In diesem Beitrag lesen Sie

- warum sich die Empfehlungen zur Ernährung bei Diabetes geändert haben,
- von welch entscheidender Bedeutung die Gewichtsreduktion bei adipösen Diabetikern ist,
- wie die verschiedenen Nährstoffe den Blutzuckerspiegel beeinflussen,
- wie sich naturheilkundliche Ernährungskonzepte positionieren.

22.1 Einleitung

Wie bei keiner anderen Erkrankung steht Ernährung spätestens seit der wissenschaftlichen Bearbeitung des Diabetes mellitus im Vordergrund medizinischer Konzepte. Es mag deshalb erstaunlich erscheinen, dass auch heute wissenschaftliche Erkenntnisse hierzu und ihre Zusammenfassung in Reviews, Lehrbüchern und Leitlinien immer noch eine erhebliche Dynamik aufweisen.

Die weitaus längere Ära der medizinischen Beschäftigung mit Diabetes stand seit den ersten Beschreibungen, vermutlich im ägyptischen Papyrus Ebers ca. 1500 v. Chr. bzw. im 6. Jahrhundert v. Chr. in der indischen Medizin, nur im Zeichen des relativ seltenen, aber sehr auffälligen und deutlich lebensverkürzenden Typ 1 (Typ-1-Diabetes-mellitus). Hier galt es, akute Symptome zu kontrollieren, die regelhaft im plötzlichen Tod meist junger und sonst gesunder Menschen in der Ketoazidose endeten. Die klini-

sche Situation ist streng dichotomisch: ein Patient hat Typ-1-Diabetes oder nicht.

Auf dieser Grundlage entwickelten sich über Jahrzehnte alle Konzepte mit dem vorrangigen Ziel einer auf sehr strengen Berechnungen basierenden Kohlenhydratrestriktion. Präventive Aspekte gibt es bislang nicht. Erst in jüngster Vergangenheit finden sich epidemiologische Hinweise, dass die Mikrobiota den Manifestationszeitpunkt für Typ-1-Diabetes-gefährdete Personen beeinflussen und dieser sich z. B. durch einen Stuhltransfer verzögern lässt. Mikrobiota sind zwar auch durch die Ernährung geprägt, eine derart gezielte Modifikation kann derzeit aber nicht durch Ernährungsoptionen erreicht werden.

Bereits 1880 prägte Étienne Lancereaux jedoch die Begriffe Diabete maigre ('magerer Diabetes', vermutlich meinte er i.w. Typ 1) und Diabete gras ('fetter Diabetes', vermutlich meinte er i.w. Typ 2). 1921 gelang dann Frederick G. Banting und Charles H. Best die Extraktion von Insulin aus Bauchspeicheldrüsen tierischer Feten, sie nannten es Isletin. Im Folgejahr 1922 gelang bereits die erste Rettung eines Diabetikers. Banting und MacLeod erhielten 1923 den Nobelpreis für Physiologie oder Medizin. Medizinhistorisch hat Typ-1-Diabetes die Diabetologie sehr stark geprägt.

Heute aber beschäftigen sich wissenschaftliche wie praktische Ernährungslehre und -therapie praktisch nur noch mit dem Typ-2-Diabetes. Mit erhöhten Glukosekonzentrationen im Blut, heute nur noch als Ausnahme auch im Urin, weisen beide Diabetesformen eine grundlegende Gemeinsamkeit in jedoch sehr unterschiedlicher Ausprägung auf. Im Übrigen ist die Situation sehr unterschiedlich und bezüglich der Verfügbarkeit von Insulin oft diametral (s. u.). Die historisch gewachsene gemeinsame Krankheitsbezeichnung ist aus heutigem Verständnis wenig zielführend.

Personen mit hohem Risiko für, bzw. Manifestation von Typ-2-Diabetes sind keine Raritäten, sondern stellen ein weiterhin anwachsendes Kontinuum von deutlich mehr als 10 % der Bevölkerung in westlichen Gesellschaften dar (s. ▶ Abschn. 22.2). Sie weisen über lange Zeit keine Symptome auf. Die Spätschäden nach meist vielen Jahren ungünstiger Verläufe führen nicht unmittelbar zum Tode sondern zu einem Spektrum von Folgekrankheiten mit hohem Behandlungsaufwand und Einschränkungen der Lebensqualität, letztlich auch zu einer leicht reduzierten Lebenserwartung. Prävention durch Lebensstilmodifikation – ein Mehr nahezu jeder Bewegungsform und ein Weniger vieler ungünstiger, leicht verzichtbarer Ernährungsbestandteile – ist möglich, effektiv und in den meisten Fällen durchführbar. Die Mehrheit der Gefährdeten wie der Erkrankten, beide wiederum überwiegend Adipöse, weist eine Insulinresistenz auf, die mit verminderter, normaler oft aber sogar erhöhter Produktion von Insulin einhergeht. Auch in der Therapie bereits diagnostizierter Typ-2-Diabetes-Patienten gilt: „Nicht medikamentöse Maßnahmen sind die wirkungsvolle Grundlage jeder Behandlung. Erst wenn diese ausgeschöpft sind, sieht die Leitliniengruppe die Indikation zur zusätzlichen medikamentösen Therapie" (Bundesärztekammer et al. 2022).

Als Stoffwechselziele in der Praxis wie in klinischen Studien haben sich Nüchtern-Messungen des Blutzuckers, des seit den 1990er-Jahren etablierten Langzeitparameters glykolisiertes Hämoglobin A_{1c} (HbA_{1c}) sowie der Insulin-Resistenz HOMA-IR bewährt, v. a. in Präventionsstudien auch der gestörten Glukose-Toleranz (impaired glucose tolerance IGT). Insbesondere eine Optimierung des HbA_{1c} im Bereich von 6 % wird heute als wichtigster Garant der Diabeteskontrolle und damit der Verhinderung von Spätschäden angesehen.

In zahlreichen Studien einschließlich systematischer Reviews und Metaanalysen haben sich recht unterschiedliche Er-

nährungsweisen als vorteilhaft bei Typ-2-Diabetes erwiesen. Zusätzlich werden verschiedene Formen der kalorischen Restriktion, bzw. des intermittierenden Fastens (▶ Kap. 17, bzw. ▶ Kap. 20) gerade für Adipöse und Diabetiker angegeben. Die Empfehlung zum Langzeit-Fasten über mehr als sieben Tage ist derzeit noch eher naturheilkundlich orientierten Ärzte-, bzw. Ernährungsberaterkreisen vorbehalten (s. ▶ Kap. 16).

22.2 Individualität des Kohlenhydratstoffwechsels

Gesunde wie Stoffwechselkranke weisen individuelle Muster ihres gesamten Stoffwechsels auf, etwa durch das Metabolom sowie ihrer Mikrobiota charakterisiert, deren beider Bedeutung lange unterschätzt wurde. Eine Studie verdeutlichte dies speziell für den Kohlenhydratstoffwechsel. 800 als gesund geltende israelische Probanden zwischen 14 und 80 Jahren erhielten insgesamt 47.000 Testmahlzeiten. Ihre sorgfältig bestimmten Glucose-Verlaufskurven wiesen eine bis dahin nicht angenommene Varianz bis hin zur Paradoxie auf (◨ Abb. 22.1) (Zeevi et al. 2015). Grundsätzlich muss dies auch für Typ-2-Diabetes-Patienten in Studien wie in der Routineversorgung angenommen werden.

Mit umfassenden Analysen unter Einschluss u. a. wichtiger Daten des Mikrobioms und des Metaboloms gelang dieser Arbeitsgruppe eine individuelle Prädiktion der Glykämie nach definierten Testmahlzeiten. Mittlerweile gelang es ihr auch, bei frisch diagnostizierten Typ-2-Diabetes-Patienten mit einer individuell kalkulierten Ernährung eine bessere Glykämie-Kontrolle zu erzielen als mit einer für Typ-2-Diabetes pauschal empfohlenen mediterranen Ernährung. Nach sechs Monaten ließen sich so 61 % frisch diagnostizierter Fälle in eine Remission überführen (hier mit HbA_{1c} <5,9 % definiert). Als Basis dienten zusätzlich zuvor

22

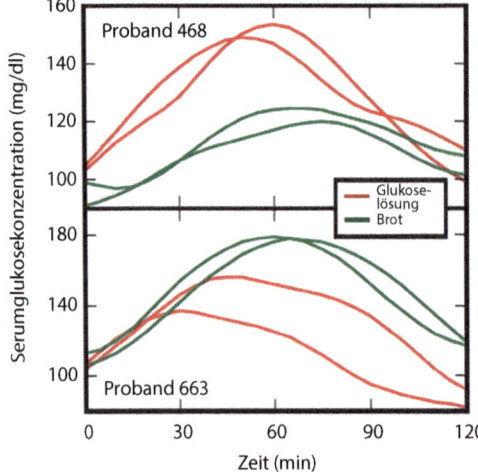

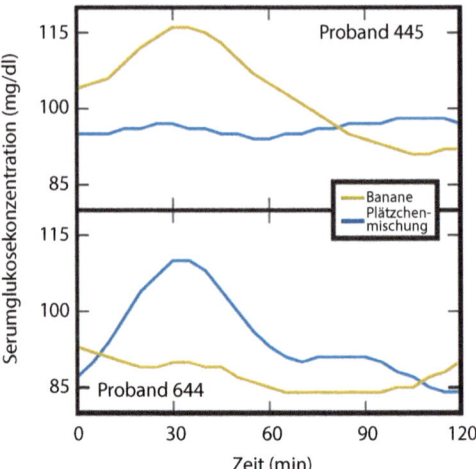

◘ **Abb. 22.1** Blutzuckerprofile nach Aufnahme gleicher Testmahlzeiten durch gesunde Probanden: Auswahl aus Messungen bei 800 gesunden Personen mit extrem unterschiedlichen Glukoseantwortmustern auf isokalorische Gaben von Brot bzw. reiner Glukose (*linkes Diagramm*, mit Wiederholungsmessung) und Bananen bzw. Keksen bei jeweils zwei Probanden. (Aus Zeevi et al. 2015, Übersetzung des Autoren)

erhobene Daten mittels kontinuierlicher Glukosemessung (Rein et al. 2022).

Somit ist es in der Ernährungsberatung heute schwerer denn je, einem Individuum die ihm optimale Ernährungsweise bezüglich Typ-2-Diabetes anzugeben, für die auch eine Chance für langanhaltende Compliance besteht (s. u.). Eine vielversprechende Hilfe kann das heute bei Typ-1-Diabetes übliche kontinuierliche Glukosemonitoring sein, bei dem ein Sensor meist alle fünf Minuten Glukose misst und die Werte jederzeit abgerufen werden können. Fortgeschrittene Systeme lassen die Angabe der Fläche unter der Kurve (AUC) für einen zu wählenden Zeitraum als wichtigstes Maß für Glykämie zu. Es ist so leicht möglich, die glykämische Last (s. u.) eines Lebensmittels oder einer Mahlzeit zu bestimmen, oder sie für einen beliebigen Zeitraum anzugeben. Das gilt für Gesunde, Gefährdete und Diabetespatienten, unabhängig von Typ und eventuell genutzten Hypoglykämika.

Nur aus Kostengründen werden solche Systeme derzeit den meisten Typ-2-Diabetes-Patienten noch nicht dauerhaft angeboten. In naher Zukunft erwartet man auch hier weitere Vereinfachungen wie dauerhaft nutzbare, nicht-invasive Uhren zum Preis von ca. 200 € statt des ständigen Austauschs teurer invasiver Einmalsensoren à ca. 60 € für zwei Wochen. Sie lassen sich auch temporär für ein individuelles Glukosemonitoring nutzen. Man kann z. B. mit nur einem Sensor binnen zwei Wochen einen Mittelwert für die AUC aus mehreren Tagen der letzten mit dem einer zu prüfenden neuen Ernährungsweise vergleichen. So lässt sich die individuelle Effizienz einer neu eingeführten Ernährungsmaßnahme bezüglich Typ-2-Diabetes sicher beurteilen, was bisher leider kaum genutzt wird.

Künftig wird man zweifellos die Ernährung bei jedem Typ Diabetes aus den grundsätzlich vorteilhaften Varianten unter Berücksichtigung persönlicher Präferenzen individuell optimieren können. Erleichtert würde das Verfahren durch einen vorgeschaltete Nutzung der oben erwähnten prognostischer Algorithmen. Vom Patienten müssen dazu Anthropometrie, Metabolom, Mikrobiom und wenige Tage der Datensätze aus Glykämie und quantitativer Zusammensetzung der bisherigen Ernährung bekannt sein, die sich mittels Fotografien sämtlicher Mahlzeiten durch geeignete Software ermitteln lässt.

Umständliche und fehleranfällige Berechnungen der glykämischen Last (s. u.), ständige Messungen durch Sticks oder das etwa sechswöchige strikte Einhalten einer neuen Ernährungsform, um erhoffte Verbesserungen des HbA_{1c} aufzeigen zu können, werden der Vergangenheit angehören. Studien, Metaanalysen und Leitlinien werden weiterhin eine sinnvolle Orientierung bieten.

Durch kontinuierliche Glukosemessung kann der Nachweis der Zielführung einer gewählten Ernährung bezüglich Typ-2-Diabetes daher schon heute individuell sehr sicher, zu tragbaren Kosten und im Vergleich zu bislang üblichen Methoden unmittelbarer erfolgen.

22.3 Physiologische Grundlagen

Kohlenhydrate stellen in einer durchschnittlichen westlichen Ernährung wie in den meisten Teilen der Welt mehr als die Hälfte der Energieträger. Aufgrund ihrer Fähigkeit der Aggregation zu Makromolekülen weisen sie eine große chemische Heterogenität auf. Ihr Abbau, soweit überhaupt möglich (s. ▶ Kap. 7), mündet ganz überwiegend im Endprodukt Glukose. Diese kann als einziger Energieträger aus den drei Gruppen von Makronährstoffen Fetten, Proteinen und Kohlenhydraten, synthetisiert bzw. extrahiert werden. Insulin ist im physiologischen Fall für etwa 90 % des Glukosetransports in die Zelle verantwortlich. Ein relativer oder absoluter Mangel an Insulin führt zu einer verminderten Aufnahme in Zellen, die Glukose als Energiebaustein nutzen können, in unterschiedlichem Ausmaß fast alle. Bei gleichbleibender Produktion kommt es so zur Akkumulierung von Glukose im Extrazellulärraum, während gleichzeitig die Energie- und Stoffwechselverhältnisse intrazellulär aufgrund des Glukose-

mangels gestört werden. Insbesondere Letztere werden für alle Folgeschäden des Diabetes verantwortlich gemacht.

Ein relativer Insulinmangel entsteht durch Insulinresistenz, d. h. die insulinabhängigen Glukosetransporter benötigen höhere Insulinkonzentrationen im Serum für die gleiche Transportleistung.

Der Diabetestherapieforschung einschließlich der zu einer hier krankheitsgerechten Ernährung mangelte es jedoch über Jahrzehnte an Studien, die solche praktisch relevanten Therapievorteile aufgezeigt hätten. Es ist ihr deshalb oft der Vorwurf der Surrogatforschung gemacht worden, die auch zur Legitimierung etwa peroraler Hypoglykämika beigetragen habe, die möglicherweise auf das Langzeitschicksal des Diabetikers überhaupt keinen Einfluss hätten. Seit gut einer Dekade sind jetzt Studien verfügbar, die sich an sogenannten harten Endpunkten orientieren und sich zusehends als Standard etablieren. Allerdings sind bislang weltweit noch keine Leitlinien zur Studienplanung bei Diabetes veröffentlicht worden. Es muss langfristig auch ein Ziel der Ernährungsforschung zu sein, solche harten Endpunkte zu nutzen.

Die Therapieforschung zu Typ-2-Diabetes wird zusätzlich dadurch kompliziert, dass Komorbiditäten, insbesondere Hypertonie und Hypercholesterinämie, gemeinsam zu den Spätschäden an Gefäßen und Nieren beitragen. Insofern sollte auch die Kontrolle der jeweils anderen Erkrankung mit berücksichtigt werden. Hier gibt es auf der medikamentösen Seite auch ungünstige Interaktionen. Beispielsweise verschlechtern Thiaziddiuretika, die über einen langen Zeitraum in der Hochdrucktherapie sehr gute Studienergebnisse erbrachten, einen Typ-2-Diabetes, während dies bei allen anderen Hochdruckmedikamenten nicht der Fall zu sein scheint.

Umgekehrt haben sich Gewichtsreduktion und Bewegungsförderung für beide Krankheiten als vorteilhaft erwiesen und stehen deshalb oft im Mittelpunkt von

Langzeitstudien zur Lebensstiländerung (▶ Abschn. 22.5). Aus der Ernährungsforschung sind dagegen bislang keine Gesichtspunkte bekannt geworden, die bei den beiden Erkrankungen ungünstig interferieren könnten (▶ Kap. 23).

22.4 Epidemiologie

In Deutschland sind derzeit gemäß einer bundesweiten Befragungsstudie ‚Gesundheit in Deutschland' (Querschnittsstudie des RKI GEDA 2019/2020-EHIS) 8,9 % der 18- bis 79-Jährigen Diabetiker (Heidemann et al. 2021). Mittels konsequenter Erfassung aller Versorgungsdaten der Gesetzlichen Krankenversicherung (GKV) betrug dieser Anteil nur für die Indikation Typ-2-Diabetes sogar 9,8 % (IQWiG 2022).

Eine Zunahme der Prävalenz ist nach Einschätzung des Robert Koch-Instituts (RKI) neben der demografischen Alterung der Bevölkerung auch auf andere Einflussfaktoren wie veränderte Diagnosekriterien, eine Abnahme des unbekannten Diabetes zugunsten des bekannten Diabetes, als auch auf die bessere Versorgung des diagnostizierten Diabetes zurückzuführen. Modellierungen legen einen weiteren Anstieg der Prävalenz in den kommenden Jahren nahe (Tönnies et al. 2019). Die sinkende Dunkelziffer betrifft weitere 2–7 % der Bevölkerung. Etwa 4 % aller Diabetiker haben bei uns Typ-1-Diabetes (Diabetes Deutschland 2005). Weitere Sonderformen wie Typ-3-Diabetes nach (Teil)Resektionen der Bauchspeicheldrüse und Schwangerschaftsdiabetes nehmen nur einen verschwindenden Anteil ein.

Über die Hälfte der Patienten mit Typ-2-Diabetes sind über 65 Jahre alt, weisen häufig auch Übergewicht, Bluthochdruck, Fett- und/oder Harnsäurestoffwechselstörungen auf. Je nach Ausprägung dieser Komorbiditäten und verschiedenem Gebrauch der bislang noch nicht vereinheitlichten Definitionen spricht man dann vom metabolischen Syndrom (Diabetes Deutschland 2005).

Mindestens drei wichtige Trends zeichnen sich hierzulande vergleichbar mit allen westlichen Gesellschaften ab:

- Während Inzidenz und Prävalenz für Patienten mit Typ-1-Diabetes weitgehend konstant bleiben, nehmen sie für Patienten mit Typ-2-Diabetes weiterhin kontinuierlich zu. Derzeit nimmt Deutschland international einen Spitzenplatz ein (Helmholtz Zentrum München 2015).
- Das Erstmanifestationsalter eines Typ-2-Diabetes verschiebt sich zu früherem Lebensalter.
- Statistisch tritt die Assoziierung von Typ-2-Diabetes mit Übergewicht, bzw. Adipositas und Bewegungsmangel gegenüber der mit dem Lebensalter heute deutlicher hervor, die Bezeichnung Altersdiabetes ist schon lange obsolet.
- Die Epidemiologie des Typ-2-Diabetes ist vordergründig an das Erscheinungsbild Adipositas, tieferliegend aber an das Ernährungs- und Bewegungsverhalten in der Breite der Gesellschaft, also auch der Nicht-Adipösen gekoppelt.

22.5 Prävention

In zahlreichen epidemiologischen Studien konnte gezeigt werden, dass Typ-2-Diabetes grundsätzlich durch ungünstige Ernährung und Bewegungsmangel begünstigt wird und in Therapiestudien durch geeignete Änderungen verhindert, ja sogar in Remission gebracht werden kann. Es ist naheliegend, präventivmedizinische Konzepte für Typ-2-Diabetes zu entwickeln und zu untersuchen.

Aus naturheilkundlicher Sicht war die Förderung von Bewegung schon immer ein wichtiges Mittel in Prävention und Therapie vieler Krankheiten wie Risikokonstellationen, insbesondere Übergewicht und Stoffwechselauffälligkeiten wie erhöhter Nüchtern-Blutzucker oder IGT. Auch in der Diabetologie kann man seit etwa den 1990er-Jahren eine verstärkte Aufmerksamkeit auf simultane Verhaltensänderungen bezüglich Bewegung und Ernährung und entsprechende Studien beobachten. Im Bewusstsein der Beschränkung wird im Folgenden aus Platzgründen, wie der Thematik dieses Buches, vorzugsweise auf Studien, Reviews und Metaanalysen eingegangen, die ausschließlich Ernährungseinflüsse untersuchten.

Die meisten Studien untersuchten Änderungen repräsentativer Parameter wie Nüchtern-Blutzucker, HbA_{1c}, HOMA-IR, zusätzlich oft BMI und RR, nur wenige auch die Verschiebung des Zeitpunkts der Manifestation eines Typ-2-Diabetes. Studien mit genügend großen Teilnehmerzahlen und Nachbeobachtungszeitraum, um Aussagen über harte klinische Endpunkte wie Folgeschäden aus Typ-2-Diabetes oder die Gesamtmortalität treffen zu können, finden sich bislang nur sehr vereinzelt (s. u.). Diese Ziele sind für den Patienten jedoch letztlich entscheidend.

Somit fällt die übliche Unterscheidung in Primär-, Sekundär- und Tertiärprävention hier etwas schwerer: zunächst ist der Übergang von gesunder Bevölkerung zum Träger des Risikomerkmales erhöhter BMI fließend. Eine pure Gewichtsreduktion – obwohl faktisch so wirkend – wird in der Diabetologie nicht als Sekundärprävention verstanden, es muss vielmehr der Nachweis einer geringeren Manifestationsrate hinzutreten. Auch werden in den meisten Studien, die eine Primärprävention beanspruchen, Risikomerkmale wie erhöhter Nüchtern-Blutzucker, HbA_{1c}, bzw. IGT nicht voruntersucht. Lediglich ein bereits manifester Typ-2-Diabetes gilt als Ausschlussgrund. Als Tertiärprävention gilt meist die temporäre oder dauerhafte Remission eines bereits manifestierten Typ-2-Diabetes. Aber auch die Verzögerung von Folgeerkrankungen bis hin zur Verlängerung der Lebensdauer ist Tertiärprävention. Diese Ziele betreffen die Patienten am meisten, sind aber wegen des hohen Aufwandes nur äußerst selten Zielparameter in Studien.

22.5.1 Primär- und Sekundärprävention

Bereits Ende der 1990er-Jahre wurden die Ergebnisse einer großen, initial langzeitig angelegten schwedischen RCT mit dem primären Endpunkt Mortalität veröffentlicht. Aus 7000 gescreenten und bezüglich ihrer Glukosetoleranz unauffällig geltenden Männern wurden 288 mit IGT im mittleren Alter von 48 Jahren zu einer intensiven Lebensstilintervention mit Schwerpunkt Ernährung randomisiert. 135 Kontrollpatienten mit IGT erhielten die damalige Routineversorgung. Die randomisierte Zuordnung wurde nach zwölf Monaten freigegeben. Nach zwölf Jahren unterschieden sich die Mortalitäten zwischen den beiden IGT-Gruppen dennoch deutlich zugunsten der Intervention (6,5 vs. 14,0 Verstorbene pro 1000 Personenjahre, p = 0,009), nicht aber im Vergleich zwischen der Interventionsgruppe und den übrigen gescreenten Probanden, die initial keine IGT aufwiesen (Eriksson und Lindgärde 1998). Bezüglich der Zeitdauer wie dem Endpunkt Mortalität ist diese Studie weiterhin singulär.

In einer finnischen Diabetespräventionsstudie war das Ziel, bei bezüglich Kohlenhydratstoffwechsel nicht auffälligen Übergewichtigen und Adipösen eine Gewichtsreduktion von 5 % zu erreichen. Dazu wurden Fett auf maximal 30 % und gesättigte Fettsäuren auf maximal 10 % der täglichen Energieaufnahme begrenzt. Gleichzeitig nahmen die Studienteilnehmer 15 g Ballaststoffe pro 1000 kcal zu sich und mussten sich über vier Stunden pro Woche bewegen. Durch beide Maßnahmen ließ sich das Diabetesrisiko nach 3,2 Jahren um 58 % verringern (Tuomilehto et al. 2001). In einer Nachfolguntersuchung war dieses Risiko weitere drei Jahre später immer noch 36 %

tiefer als in der Kontrollgruppe. Der individuelle Erfolg war sehr deutlich von der abgefragten Compliance zu den vorgeschlagenen Maßnahmen abhängig (Lindström et al. 2006), Patienten mit maximaler Compliance hatten auch nach 6,2 Jahren keinen Typ-2-Diabetes entwickelt.

US-Bürgern mit erheblicher Adipositas und IGT wurden in einer dreiarmigen RCT zu Lebensstilmodifikation oder Metformin (1700 mg/d) oder Placebo randomisiert. Nach durchschnittlich 2,8 Jahren betrug die Inzidenz für Typ-2-Diabetes 11,0, bzw. 7,8, bzw. 4,8 Fälle pro 100 Personenjahre für Placebo, bzw. Metformin, bzw. Lebensstiländerung, welche somit im Vergleich zu Placebo die Inzidenz um 58 % (95 % KI 48–66 %) senken konnte, Metformin dagegen nur um 31 % (95 % KI 17–43 %) (Knowler et al. 2002).

In einem jüngeren systematischen Review mit Metaanalyse konnten 30 RCT mit HbA$_{1c}$ als Zielparameter und Lebensstil-Interventionen, die auch zur Gewichtsreduktion bei übergewichtigen und adipösen Erwachsenen mit Typ-2-Diabetes führten, berücksichtigt werden. Im Schnitt ergab sich eine Änderung des HbA$_{1c}$ um −0,45 % (absolut). Ein wichtiges Augenmerk der internationalen Autorengruppe war eine mögliche Abhängigkeit der Effektstärke von der Ethnizität. Afrikaner profitierten am meisten (−1,9 %, in allerdings nur zwei Studien, davon eine relativ alte, die einen Ausreißer darstellt), dann Kaukasier (−0,59 %) und Asiaten (−0,48 %), am wenigsten Lateinamerikaner (+0,02 %) (Yang et al. 2023). Die Beobachtungszeiten variierten zwischen 1,5 und 48 Monaten.

Die wohl bedeutendste jüngere Studie zur mediterranen Kost (PREDIMED) zielte auf kardiovaskuläre Ereignisse als primären Zielparameter ab, die Prävention eines Typ-2-Diabetes war hier ein sekundärer Zielparameter. 7447 Spanier mit einer Risikokonstellation für kardiovaskuläre Erkrankungen, darunter auch solche mit manifestem Typ-2-Diabetes, wurden dreiarmig randomisiert: In zwei Armen bestand die gleiche Auflage zu einer mediterranen Ernährung mit fünf der üblichen sieben Komponenten, die beiden Arme unterschieden sich darüber hinaus durch unterschiedliche Empfehlungen zum verstärkten Gebrauch von entweder Extra-Virgin-Olivenöl oder Nüssen. In der Kontrollgruppe sollte dagegen nur ein niedrigerer Fettgehalt als damals in Spanien üblich beachtet werden (Estruch et al. 2013; ▶ Kap. 11).

In der Untergruppe von 3541 Teilnehmern (47,5 % des Ausgangskollektivs), die bei Einschluss keinen Typ-2-Diabetes aufwiesen, konnte in den durchschnittlich 4,1 Nachbeobachtungsjahren für die Intervention mit Extra-Virgin-Olivenöl eine signifikante und sehr deutliche Risikoreduktion für dessen Neudiagnose errechnet werden (RR 0,60, 95 % KI 0,43–0,85). Im Interventionsarm mit der Nussvariante ließ sich dieser Effekt dagegen nur andeutungsweise erkennen (RR 0,82, 95 %, KI 0,61–1,10; Salas-Salvadó et al. 2011).

Nur wenig ist über den möglichen Beitrag einzelner Nahrungsmittel, bzw. Lebensmittelinhaltsstoffe bekannt. Unter ihnen hat der Ballaststoff ß-D-Glucan (s.a. ▶ Kap. 7, bzw. u. ▶ Abschn. 22.6.4) jüngst mehr Aufmerksamkeit in der Forschung erhalten. Ein systematischer Review aus insgesamt acht epidemiologischen Studien mit 471.157 Teilnehmern konnte aus vier dieser Studien zwischen geringster und höchster Haferaufnahme eine RR für die Inzidenz von Typ-2-Diabetes von 0,78 (95 % KI 0,75–0,81) ermitteln, eine dänische Studie gibt für die Gruppe mit dem höchsten Haferkonsum (> 19g/Tag) im Vergleich zu niedrigsten eine erniedrigte Gesamtmortalität an (RR 0,76 (95 % KI 069–0,85) (Wehrli et al. 2021).

Ein epidemiologischer Review zum Effekt von Vollkorngetreide analysierte 19 prospektive Längsschnittstudien mit einer Gesamtzahl von 463.282 Teilnehmern. Im Vergleich der jeweils höchsten mit der tiefsten Kategorie des Vollkornkonsums verminderte sich die Inzidenz eines Typ-2-

Diabetes im Mittel um 21 % (Ghanbari-Gohari et al. 2022). Rechnerisch trugen je 50 g/Tag Mehrkonsum an Vollkornprodukten, das entspricht einer durchschnittlichen Scheibe Brot, zu diesem Effekt mit jeweils 23 % bei.

Ein sog. Umbrella Review zu aus allen Beobachtungs- und Interventionsstudien sowie mehreren systematischen Reviews und Metaanalysen zu Ballaststoffen kann aus 185 prospektiven Studien und 58 klinischen Studien mit 4635 Erwachsenen randomisierten Patienten und insgesamt 135 Mio. erfassten Personenjahren einen 15- bis 30-%igen Rückgang der Gesamt- wie der kardiovaskulär bedingten Sterblichkeit, der Inzidenz für koronare Herzkrankheit, Schlaganfälle, Typ-2-Diabetes und Darmkrebs errechnen, wenn jeweils Personen mit dem höchsten Ballaststoffkonsum mit dem niedrigsten verglichen werden. Allerdings widmen sich nur drei RCT dem Zielparameter HbA_{1c}, der im Mittel um −0,53 % abgesenkt wurde (Reynolds et al. 2019).

22.5.2 Tertiärprävention

Die bislang größte und aufwendigste sogenannte *Look-AHEAD-Studie* hatte als primären kombinierten Endpunkt die Reduktion der Summe schwerwiegender kardiovaskulärer Ereignisse wie Herzinfarkt und kardiovaskuläre Mortalität bei Typ-2-Diabetes-Patienten. Beraten und kontrolliert wurden Gewichtsreduktion, günstigere Kohlenhydrate, weniger Fett sowie erhebliche Trainingsauflagen. Nach durchschnittlich 9,6 Jahren wiesen Patienten der Interventionsgruppe immer noch signifikant bessere Werte in Bezug auf Gewichtsreduktion, Trainingsverhalten, Fitness und Laborparameter, insbesondere HbA_{1c}, gegenüber der Kontrollgruppe auf, nicht jedoch im primären Endpunkt, deshalb wurde die Studie vorzeitig beendet (Look und Wing 2010; Wing et al. 2013; Pi-Sunyer 2014; Dutton und Lewis 2015).

Über diese enttäuschenden Ergebnisse ist viel diskutiert worden. Die Rate für den primären Endpunkt war im gesamten Kollektiv nur 0,7 % pro Jahr und damit nur ein Bruchteil (etwa 23 %) der zu 3,1 % erwarteten. Auch die Kontrollgruppe hatte also im Vergleich mit allen Anfang der 2000er-Jahre für die USA hierzu vorliegenden Daten einen sehr deutlichen Prognosevorteil. Dieser kann auf zwei Mechanismen einzeln oder sogar additiv beruhen: Interessierte Patienten werden durch die Studienmaterialien skizziert auf einen ganz erheblichen von ihnen geforderten Aufwand vorbereitet, zu dem sie sich per Unterschrift bereit erklären müssen, ehe ein Einschluss erfolgen darf. Patienten der Kontrollgruppe waren also auch zu erheblichen Verhaltensänderungen bereit, was eine deutliche Selektion darstellt. Sie konnten auch ohne jede Schulung die in den mitgegebenen Studieninformationen skizzierten Verhaltensänderungen praktizieren. Außerdem wiesen alle Studienteilnehmer eine bessere Versorgung mit indizierten Medikamenten für Stoffwechsel- und Herz-Kreislauf-Erkrankungen auf als im US-Durchschnitt, was eine bessere Protektion gegen die zu präventierenden Ereignisse als in der Normalbevölkerung bedeutet.

Dieser Verzerrungseffekt ist in Ländern wie den USA mit großen Unterschieden in der Versorgung, meist aufgrund unterschiedlichen Versicherungsschutzes, anzutreffen. Der Grund dafür entfällt nahezu in Deutschland, aufgrund des nahezu 100 %igen Versicherungsschutzes.

Auch ohne dem stellen sich jedoch Verzerrungseffekte ein: in einer RCT mit langzeitig angebundenen und gut versorgten Typ-2-Diabetes-Patienten einer diabetologischen Schwerpunktpraxis in einer deutschen Metropole besserte sich der HbA_{1c}-Wert nach 16 Wochen in beiden Gruppen fast identisch um −0,2 %. Während Patienten der Interventionsgruppe betreut ambulant fasteten, sollten die der Kontrollgruppe nichts ändern (Sadraie 2017). Die Patienten hatten vermutlich nach ihrer Randomisierung in die Kontrollgruppe ihnen z. B. aus früheren Schulungen und vorliegendem Material bekannte, aber lange vernachlässigte günstige Verhaltensmuster wieder aufgegriffen. Solche Verzerrungen sind grundsätzlich seit Langem bekannt und praktisch nicht vermeidbar.

22.5.3 Umsetzung und deren Kosten

Die US-amerikanische Diabetespräventionsstudie *Diabetes Prevention Program* belegte die grundsätzlich naheliegende Kosteneffektivität: Ausgaben für jeden erfolgreich durch Lebensstiländerung vermiedenen Diabetesfall lagen unter dortigen Bedingungen während des dreijährigen Schulungsprogramms bei umgerechnet 18.000 €, die dreijährige Behandlung eines Menschen mit Diabetes betrug dort 25.000 €, also etwa 8300 €/Jahr (TDPP 1999).

Das deutschsprachige Schulungsprogramm „PRAEDIAS" für Typ-2-Diabetes-Gefährdete (Kulzer et al. 2014) wurde bezüglich des Nutzens sowie der Kosten-Nutzen-Effektivität untersucht. In zehnmal 90 min behandelt es Ernährungsumstellung, Steigerung des Bewegungsverhaltens, Reduktion des Körpergewichts, Selbstmanagement von Risiken, soziale Unterstützung und Stress-Bewältigung. Ein GKV-Partner hat unkontrollierte Ergebnisse seiner Teilnehmer veröffentlicht. Unter anderem verringerte sich der Anteil adipöser Personen von 54 auf 35 %. Das Ausmaß der durch den Kurs bewirkten günstigen Veränderungen persönlicher Einstellungen wie diabetesbezogener Messdaten wird für die Verzögerung des Diabeteseintritts als relevant eingestuft.

Die gesamten Krankheitskosten eines Diabetikers wurden im Studienzeitraum Anfang der 2000er-Jahre von dieser GKV mit 5262 €/Jahr allerdings ohne Typangaben, für ihre nicht-diabetischen Versicherten mit 2755 €/Jahr angegeben. Die Kosten des Programms betrugen einmalig 272 € pro Teilnehmer. Der Kostenträger sah eine positive Kosten-Nutzen-Effektivität, ohne diese weiter in Zahlen auszuführen (Weber 2007). Angesichts der Mehrkosten für einen Diabetiker von 2507 €/Jahr in dieser GKV wären die 272 € für eine Teilnahme an PRAEDIAS ab einer Manifestationsverzögerung von nur 40 Tagen kosteneffektiv. Nur auf Typ-2-Diabetes bezogen müsste man die hier sicherlich niedrigeren Behandlungskosten pro Jahr kennen, was leider keine Quelle differenziert.

Eine andere Erhebung aus dieser Zeit ermittelt ebenfalls für Diabetiker aller Typen mittlere direkte Behandlungskosten von 4457 €/Jahr und gibt als durchschnittliche Mehrausgaben im Vergleich zu Versicherten ohne Diabetes 2193 €/Jahr an. Dazu kämen indirekte Kosten, insbesondere für Arbeitsunfähigkeit und Frühberentung in Höhe von 1328 €/Jahr. Deren Aufteilung in diabetesbezogen bzw. nicht diabetesbezogen war hier nicht möglich, sodass die Summe mit 3525 €/Jahr eine Obergrenze für durch Diabetes verursachte Kosten darstellt, in der allerdings keine Ausgaben der Pflegeversicherung enthalten sind (Köster et al. 2006).

Auffällig ist die große Heterogenität der Exzesskosten, d. h. der Kosten, die ein Diabetespatient über die Kosten eines Alters- und Geschlecht-gematchten Versicherten hinaus ohne Diabetes verursacht. Nur 15 % der Diabetespatienten benötigen 60 % der Gesamtausgaben durch Diabetes, sodass sich daraus die Forderung nach stärker differenzierten, individualisierten Therapieprogrammen ableitet statt nur eines, möglichst alle erfassenden Schulungs- und Behandlungsprogramms, wie es in Deutschland etwa in Form des Disease Management Programms (DMP) für alle Diabetiker flächendeckend und mit relativ großer Beteiligung eingezogen ist (Hauner 2008).

Es kommen derzeit auf den Einzelfall abgestufte Maßnahmen schon vor der Manifestation infrage, die vermutlich viel zu wenig genutzt werden: Patienten mit Übergewicht können mit geringer Zuzahlung ambulant individuelle Ernährungsberatung verordnet bekommen (▶ Kap. 3) und/oder an ambulanten Gruppenprogrammen zur Gewichtskontrolle im Rahmen der Gesundheitsförderung und Prävention der gesetzlichen Krankenversicherung nach § 20 und § 20a, SGB V oder an geeigneten stationären Rehabilitationsmaßnahmen teilnehmen. In therapieresistenten Fällen sollte auch eine meist mehrwöchige vollstationäre Behandlung in einer auf Essstörungen spezialisierten psychosomatischen Reha-Klinik erwogen werden. Hier sind die ärztliche Berücksichtigung von Stoffwechselkrankheiten, die regelmäßige Mitwirkung von Diätassistenten und praktische Einweisungen in der Lehrküche Standard. Auch für manifeste Typ-2-Diabetes-Patienten gibt es Abteilungen in Reha-Kliniken.

Trotz der oben skizzierten, z. T. seit über zwei Jahrzehnten publizierten Kenntnisse und der Implementierung auch zahlreicher nationaler Programme hat sich die Prävalenz des Typ-2-Diabetes in der EU in nur einer Dekade zwischen 2010 und 2019 von 16,8 auf 32,3 Mio. Bürger nahezu verdoppelt (alle Typen, Erwachsene 20–79 Jahre) (International Diabetes Federation 2021), dadurch beansprucht Diabetes heute im Schnitt 18 % der nationalen Gesundheitsbudgets.

Das von der EU 2006 aufgelegte Projekt IMAGE hat bislang lediglich Qualitätsstandards für Typ-2-Diabetes-Präventionsprogramme erarbeitet (Lindström et al. 2010; Pajunen et al. 2010). Bislang ist noch kein Programm danach beurteilt worden.

Der Prävention wie auch der Therapie des Typ-2-Diabetes mangelt es offenbar nicht an wissenschaftlichem Verständnis zu Ätiologie und Pathogenese sowie daraus abzuleitender Ernährungsempfehlungen, sondern an der alltäglichen Umsetzung relativ einfacher Empfehlungen in großen Kreisen der Bevölkerung.

22.6 Ernährungstherapie des manifesten Typ-2-Diabetes – Grundlagen

Die Ära spezifischer Lebensmittel, aber auch der Kennzeichnung bezüglich ihrer Nutzbarkeit für Diabetiker dürfte unwiderruflich zu Ende sein. Umso mehr bedarf es der Orientierung im immer breiteren industriellen Lebensmittelangebot.

Für alle Konsumenten bieten Kennzeichnungen gemäß der seit 2017 verbindlichen EU-Lebensmittelinformations-Verordnung eine gute Informationsquelle. Allen verpackten Lebensmitteln muss u. a. eine Nährwertkennzeichnung („Big 7") aufgedruckt sein, aus der u. a. der Kohlenhydrat- und der Zuckeranteil pro 100 g Lebensmittel hervorgehen.

Ende 2020 wurde zusätzlich und freiwillig wie in mehreren europäischen Kernländern der Nutri-Score eingeführt. Dieser wurde 2017 in Frankreich als eine fünfstufige Farb-Buchstabenkombination vom grünen A bis zum roten E entwickelt, um den Nährwert verarbeiteter Lebensmittel einschließlich Getränke anzuzeigen. Innerhalb einer Produktgruppe trägt ein Lebensmittel mit grünem A eher zu einer gesunden Ernährung bei als eines mit rotem E. Die Skala ist an keiner speziellen Prävention orientiert, in sie geht neben anderem aber sehr stark der Gehalt an schnell verfügbaren Kohlenhydraten und damit indirekt die glykämische Last, bzw. der glykämische Index ein (s. u.), was für den Diabetiker sehr hilfreich ist. Ein internationales Gremium entwickelt ihn weiter und hat zuletzt Juli 2022 speziell den Zuckergehalt noch stärker in der Bewertung berücksichtigt.

22.6.1 Ernährungsempfehlungen aus Sicht der Fachgesellschaften

Das wichtigste Dokument bezüglich Typ-2-Diabetes für die deutsche Ärzteschaft und mit ihr kooperierende Ernährungsberater ist die Nationale VersorgungsLeitlinie „Therapie des Typ-2-Diabetes". Die Überarbeitung der nicht mehr gültigen 2. Auflage erfolgt modular. Die Version 3.0 wird einen Abschnitt ‚Nicht-medikamentöse Therapie, z. B. Schulung, Gewichtsmanagement, Ernährungstherapie, körperliche Aktivität durch strukturierte Bewegungsprogramme' enthalten und 2025 erscheinen.

Die professionell etwas breiter als nur auf Ärzte orientierte Deutsche Gesellschaft für Ernährung e.V. (DGE) sowie die in der AWMF akkreditierte Deutsche Gesellschaft für Naturheilkunde (DGNK) sind hier nicht beteiligt.

Die Empfehlungen der DGE, die aufgrund ihrer Genese im internen Diskurs nur einer Gesellschaft nicht als Leitlinie angesehen werden dürfen, sehen bei Typ-2-Diabetes grundsätzlich Vollkost in der Explikation der DGE vor. Abweichungen hiervon werden in einer tabellarischen Übersicht für eine Reihe von Erkrankungen stichwortartig angeführt. Bezüglich Typ-2-Diabetes fallen diese so aus (Hauner 2019):

- Energiezufuhr: bedarfsgerecht, Gewichtsnormalisierung
- Kohlenhydratzufuhr: 40–55 Energieprozent mit niedrigem Glykämischen Index (GI)
- Besonderheit: niedriger GI

Die Leitlinie zur Ernährung der Deutschen Diabetes Gesellschaft DDG ist seit 10/2020 abgelaufen und wird offenbar wegen Mitarbeit der DDG an der NVL nicht weiter bearbeitet.

Die naturheilkundlich orientierte Ärztegesellschaft Heilfasten und Ernährung e.V. (ÄGHE) erwähnt Typ-2-Diabetes zwar in ihren Leitlinien (Wilhelmi de Toledo et al. 2013), diese beziehen sich aber lediglich auf das Fasten (▶ Kap. 17). Sie sind zudem seit mehreren Jahren abgelaufen, eine Erneuerung ist nicht angekündigt. Von der Deutschen Gesellschaft für Naturheilkunde (DGNK) sind keine Empfehlungen bekannt.

Somit liegt in Deutschland bis voraussichtlich 2025 keine gültige Leitlinie vor, die Ernährung bei Typ-2-Diabetes behandelt, lediglich die stichwortartigen und nicht als Leitlinie geltenden Empfehlungen der DGE zu Gewichtsnormalisierung und Beachtung eines niedrigen glykämischen Indexes.

22.6.2 Spezielle Empfehlungen

Diabetiker und solche mit hohem Risiko hierfür sollten noch mehr als die Allgemeinbevölkerung unabhängig von konkreten Empfehlungen auf eine ausgewogene und vollwertige Ernährung achten (▶ Kap. 2), wie sie leicht praktikabel in der *Vollwert-Ernährung* konzipiert ist (▶ Kap. 9). Diese Ernährungsform ist lange nicht genügend beachtet worden, findet aber zunehmend Anerkennung (z. B. McCullough et al. 2002).

Die Vollwert-Ernährung erschöpft sich aber nicht in Speiseplänen, sondern behält auch die metabolische Endstrecke im Blick, zu der Bewegung und Gewichtskontrolle wesentlich beitragen. Letztere vermitteln sich sehr stark über die Identität mit dem eigenen Körper und seinem Einsatz bei belastender und konzentrativer Arbeit. Sport, aber auch Tanz, Atemarbeit oder Yoga tragen ebenso dazu bei wie Alltagshandlungen, z. B. Fußwege, Haus- und Gartenarbeit. In der Naturheilkunde sind immer optimale Kombinationen aus ihren verschiedenen Modalitäten gefragt, hier der Ernährungs-, Bewegungs- und Ordnungstherapie. Phyto-, Hydro- und Thermotherapie spielen dagegen beim Diabetes mellitus bislang mangels Konzepten kaum eine Rolle.

22.6.3 Kohlenhydrate

Zu den Zuckeraustauschstoffen zählen beispielsweise Fruktose, Zuckeralkohole wie Sorbit und andere energiehaltige Stoffe, die anstelle von Zucker eingesetzt werden. Sie sind in vielen Produkten enthalten, haben aber gegenüber dem üblichen Zucker (Saccharose) bis auf eine verminderte Kariesbildung keine wesentlichen Vorteile. Zuckeraustauschstoffe zeigen darüber hinaus einige nachteilige Wirkungen, die eine Empfehlung nicht rechtfertigen. Speziell Sorbit und Fruktose haben eine stark abführende Wirkung und können daher zu Blähungen und Durchfall führen. Dies verstärkt das bei Senioren häufig vorhandene Flüssigkeitsdefizit zusätzlich. Darüber hinaus kann ein hoher Fruktoseanteil in der Nahrung eine Hypertriglyzeridämie bewirken, die als Risikofaktor für Herz-Kreislauf-Erkrankungen gilt, eine bestehende Insulinresistenz verstärken und eine Fettanlagerung in der Leber begünstigen (DGE 2011).

22.6.4 Ballaststoffe

Die Kohlenhydrate sollten auf mehrere Mahlzeiten über den Tag verteilt werden, um größere Schwankungen der Blutzuckerspiegel zu vermeiden. Positiv unterstützt werden diese Bemühungen durch einen möglichst hohen Anteil an Ballaststoffen (▶ Kap. 7).

Bezüglich der optimalen Aufnahme von Ballaststoffen bzw. deren wasserlöslichen Anteilen, gibt es derzeit noch keinen wissenschaftlichen Konsens. In einer aktuellen Übersicht über Empfehlungen wichtiger wissenschaftlicher Diabetes-Gesellschaften finden sich explizit unterschiedliche Empfehlungen, die den Bereich von 14 g/Tag (American Diabetes Association, ADA) bis >40 g/Tag, davon 50 % als wasserlösliche Ballaststoffe (European Association for the Study of Diabetes, EASD) umfassen (Weser 2015). Das Joslin Diabetes Center empfiehlt

sogar seit 2005 eine Zufuhr von 50 g/Tag unter eventueller Einbeziehung von Supplementen wie Psyllium (Flohsamenschalen). Die Konsensuskonferenz der DDG sah sich außerstande, eine konkrete mengenmäßige Empfehlung auszusprechen; es wird jedoch ein regelmäßiger Verzehr ballaststoffreicher Lebensmittel empfohlen. Den Empfehlungen der DGE zufolge sollten mindestens 30 g Ballaststoffe pro Tag aufgenommen werden (DGE et al. 2015).

In Deutschland beträgt die tägliche Aufnahme laut NVS II für Männer im Median 19 g, für Frauen 18 g Ballaststoffe (hier ohne Unterscheidung in wasserlösliche und -unlösliche, MRI 2013; vgl. ▶ Kap. 4). Die Erhebungen dieser Studie dürften die zuverlässigsten und aktuellsten für einen repräsentativen Bevölkerungsquerschnitt darstellen. Nicht bekannt ist, ob Diabetiker etwa aufgrund ihrer Schulungen am Wohnort oder in Rehabilitationsmaßnahmen ein günstigeres Verhalten aufweisen.

Empfehlungen ab 30 g/Tag wie etwa in den USA erscheinen selbst für hoch motivierte Patienten in der Umsetzung unrealistisch. In der leicht zugänglichen Weltliteratur findet sich keine Studie, in der die Langzeitpraktikabilität solcher grundsätzlich wünschenswerten Empfehlungen bei Diabetikern wie Gesunden kritisch untersucht worden wäre.

Unverdauliche Kohlenhydrate können neben ihren günstigen fluido-mechanischen Wirkungen auf den Magen-Darm-Transit und die Resorptionsdynamik von Kohlenhydraten grundsätzlich auch unerwünschte Wirkungen, vor allem Meteorismus, nach sich ziehen. Bei zusätzlich oft mangelnder Akzeptanz einer entsprechenden Ernährung hat dies auch zur Empfehlung einer erhöhten Aufnahme von Ballaststoffen durch Supplemente wie Flohsamenschalen geführt. In der Naturheilkunde hatten sie bereits seit geraumer Zeit eine Empfehlung bei Cholesterinstoffwechselstörungen und/oder Reizdarmsyndrom. In einer Studie möglicher günstiger Wirkungen auf den

22

Cholesterinstoffwechsel erwies sich die hier sorgfältig miterhobene Verträglichkeit als sehr gut (Uehleke et al. 2008). Grundsätzlich stehen sie in den hier empfohlenen Dosierungen von etwa 15 g/Tag zur Komplettierung der Ballaststoffaufnahme und etwa 30 g/Tag auf der Grenze zwischen Nahrungsergänzungsmittel und Phytotherapie. Für die Diabetestherapie haben sie erst in jüngerer Vergangenheit eine relevante klinische Beforschung, inzwischen allerdings bereits mit acht positiven RCT einschließlich einer Metaanalyse (Xiao et al. 2020).

Weitere Ballaststoffe sind in isolierter Form einsetzbar: Guar weist neben Konjak (gewonnen *aus Amorphophallus konjac*, einem asiatischen Knollengewächs) das größte Quellvermögen auf und wird als adjuvantes Therapeutikum bei Diabetes mellitus eingesetzt. Die Menge von 15 g über den Tag verteilt, zeigt positive Einflüsse auf die Blutzucker-, Insulin-, Serumlipidspiegel und das Körpergewicht. Carubin (Johannisbrotkernmehl) und Guar finden auch als Bindemittel – anstelle von Mais- oder Kartoffelstärke – Verwendung. Eine Messerspitze etwa genügt, um eine Soße anzudicken. Für beide ist keine Kohlenhydratanrechnung erforderlich.

❯ Grundsätzlich gilt, dass Ballaststoffe stets einschleichend verabreicht werden sollten, da es bei den gegenwärtigen ballaststoffarmen Verzehrgewohnheiten einer Adaptationsphase bedarf.

Die vielfach geäußerten Bedenken, dass eine erhöhte Ballaststoffzufuhr zu einer Unterversorgung mit Mineralstoffen führen kann, haben sich Untersuchungen zufolge als unbegründet erwiesen. Selbst bei einer Zufuhr von Obst und Gemüse mit insgesamt 1100 g/Tag wird die Resorption etwa von Kalzium, Magnesium und Zink nicht beeinträchtigt. Auch die Eisenversorgung ist gewährleistet, zumal ballaststoffreiche Produkte stets auch einen höheren Mineralstoffgehalt aufweisen (Eastwood und Kritchevsky 2005).

22.6.5 Mikronährstoffe

Die Serumkonzentrationen wichtiger Mikronährstoffe wie Vitamin B_1, B_6, B_{12}, D_3 und Folsäure sollten regelmäßig geprüft werden. Insbesondere neigen Diabetiker zu Vitamin-B_1- und -B_{12}-Mängeln, deren Nichterkennen heute nahezu einem Kunstfehler gleichkommt, da sie häufige vaskuläre (Vitamin B_1, insbesondere diabetische Nephrothie) bzw. neurologische (Vitamin B_{12}, Polyneuropathie) Komplikationen begünstigen.

Die Sicherstellung einer gegebenenfalls wünschenswert zu erhöhenden Zufuhr von Vitamin B_1, B_6 und/oder Folsäure aus der natürlichen Ernährung stellen für die professionelle Beratung kein Problem dar, während bei *Vitamin B_{12}* schon die Resorption grundsätzlich wesentlich störanfälliger ist und sowohl altersbedingt als auch durch Einnahme vieler gebräuchlicher Medikamente, z. B. Protonenpumpenhemmer, leicht reduziert wird. Einschränkungen der Zufuhr durch ausschließlich oder weitgehend vegetarische/vegane Kostformen tragen zusätzlich zu einer möglichen Mangelversorgung bei. In diesen Fällen sollte Vitamin B_{12} dauerhaft als kritischer Mikronährstoff angesehen, regelmäßig überwacht und konsequent, gegebenenfalls auch durch i.c.-Injektionen, supplementiert werden.

Eine regelhafte Supplementierung mit Nahrungsergänzungsmitteln ist dagegen bei Typ-2-Diabetes nicht indiziert.

Die insbesondere bei Insulinresistenz sinnvolle und sehr weit verbreitete Therapie von Patienten mit Typ-2-Diabetes mit Metformin führt darüber hinaus zu einer dosisabhängig verschlechterten Resorption von Vitamin B_{12} und begünstigt so möglicherweise die diabetische Polyneuropathie (Chapman et al. 2016). In allen Fällen von Vitamin-B_{12}-Mangel müssen Kompensationsversuche durch Ernährung oder peroral einzunehmende Medikamente gegenüber der leicht praktikablen und sicher resorbierbaren subkutanen Applikation, für die nahezu alle in Deutschland erhältlichen

Vitamin-B$_{12}$-Injektionslösungen zugelassen sind, sehr kritisch gesehen werden.

22.6.6 Low Carb?

Insbesondere zur Kontrolle von Übergewicht und Typ-2-Diabetes wurden etwa seit 2000 verstärkt kohlenhydratarme Kostformen unter diesem Begriff (LC) propagiert. Es gibt keine einheitliche Definition, meist wird ein Energieanteil der Kohlenhydrate deutlich unter 40 % der Gesamtenergie angenommen, in Extremfällen kommt er nahe 0 %. Die so entstandene Energielücke wird entweder betont mit Proteinen („high protein") oder mit Fett („high fat") gefüllt. In randomisierten Studien wird meist in der Kontrollgruppe eine energiegleiche, ausgewogene Ernährung mit üblicher Verteilung auf die Makronährstoffe gegeben. Die bislang publizierten Studien blieben enttäuschend. Ein jüngerer systematischer Review konnte 65 RCT analysieren, in denen LC gegenüber Normalernährung bei Typ-2-Diabetes-Patienten wie Personen ohne Typ-2-Diabetes sowohl bezüglich HbA$_{1c}$ wie Gewichtsreduktion bei vorliegendem Übergewicht keine Vorteile zeigte. Zwei Variable schränken die Aussagefähigkeit solcher Metaanalysen ein: zum ersten werden, wie oben erwähnt, mangels Definition verschiedene Formen von LC praktiziert und auch für Studien gewählt. Diese unterscheiden sich zwar äußerlich überall in der Welt sehr deutlich von den jeweiligen Ernährungsgewohnheiten – Ausnahme extremer Fisch- und/oder Fleischkonsum –, die induzierten Veränderungen im Metabolismus sind aber sicherlich stark abhängig von der zuvor eingenommenen regionalen Kost und so bedingt vom Metabolom der Patientengruppen.

In der wohl umfangreichsten Metaanalyse aus 17 RCT mit LC nur bei Typ-2-Diabetes, darunter auch unveröffentlichte Studien, war HbA$_{1c}$ nach sechs Monaten um

relevante −0,47 %,(95 % KI −0,60 bis −0,34; n = 747) reduziert. Acht Studien erfassten Hb A1c auch nach zwölf Monaten, bis dahin hatte sich dieser vorteilhafte Effekt aber bereits auf kaum noch relevante −0,23 % (−0,46 bis 0,00 %; n = 489) halbiert (Goldenberg et al. 2021).

Auch eine gezielt ketogene Ernährung (KD, ▶ Kap. 12) fällt unter LC „high fat". Da LC wie KD sich neben Sportlern auch bei Übergewichtigen mit und ohne Typ-2-Diabetes einer gewissen Beliebtheit erfreuen, ist ein Vergleich der Effektivität interessant. Ein systematischer Review mit Metaanalyse konnte kürzlich 15 RCT mit direktem Vergleich KD vs. andere Formen von LC analysieren und kommt zu dem Schluss, dass KD bezüglich Kontrolle des HbA$_{1c}$ sowie der Gewichtsreduktion den übrigen LC-Formen überlegen sei (Zaki et al. 2022).

22.6.7 Low fat?

Schon vor LC-Diäten hat es nicht an Versuchen und auch Empfehlungen großer Gesellschaften gemangelt, mit einer Reduktion des Fettanteils eine Gewichts- und damit auch Glykämiekontrolle anzustreben. Eine einheitliche Definition von Low Fat (LF) fehlt bis heute ebenso wie bei LC, meist wird ein Energieanteil des Fettes unter 15 % der Gesamtenergie angestrebt.

Ein neuer systematischer Review handelte u. a. fünf RCT ab, in denen eine vegane low fat Ernährung im Vergleich zu Standardernährungsformen bei Typ-2-Diabetes untersucht wurde. Im Prä-post-Gruppenvergleich ergaben sich keine Unterschiede für Körpergewicht oder Nüchtern-Blutzucker und nur ein geringer Vorteil für die veganen Patienten bezüglich HbA$_{1c}$ (−0,15 %, 95 % KI −037 bis +0,08). Vier Studien wurden von derselben Klinik mit US-amerikanischen Patienten durchgeführt, eine in Süd-Korea mit der Betonung von braunem Reis in der veganen Gruppe. Nach zwölf Wochen hatte in dieser Studie HbA$_{1c}$ deutlich um −0,5 % reduziert, für die Subgruppe von 30 % mit sehr guter Compliance sogar um −0,9 %.

Viele Forscher widmeten sich in den letzten 20 Jahren der Frage, welche der ausgefallenen Ernährungsformen LC oder LF besser geeignet sei, Gewichts- sowie Glykämiekontrolle auszuüben. Eine jüngere Cochrane-Analyse findet immerhin 65 RCT zu dieser Frage. Die Schlussfolgerung aus diesem immensen Forschungsaufwand ist allerdings ernüchternd.

» „Abgesehen von der kurz- bis mittelfristigen Senkung des HbA$_{1c}$, Änderung der Körperzusammensetzung und Verringerung des Bedarfs an blutzuckersenkenden Medikamenten scheint eine LC-Diät mittel- bis langfristig in Bezug auf die Kontrolle der kardiometabolischen Marker und des Risikos unerwünschter Ereignisse bei fettleibigen Patienten mit Typ-2-Diabetes ebenso wirksam zu sein wie eine LF-Diät" (Apekey et al. 2022; Übersetzung durch den Autor).

22.6.8 Naturheilkundliche Ernährungsempfehlungen

In der professionellen Beratung sollte immer davon ausgegangen werden, dass Patienten wissen, dass es für ihren Typ-2-Diabetes günstigere Ernährungsweisen als ihre bislang praktizierte gibt, sie zu Veränderungen bereit sind und hierfür realistische Hilfe erwarten. Sie werden sich langfristig in quantitativer und qualitativer Auswahl ihrer Lebensmittel und deren Zubereitungstechnik und damit auch dem Wertstofferhalt nicht an vorgegebenen Zielsetzungen für bestimmte Inhaltsstoffe orientieren, wie sie die wissenschaftliche Ernährungslehre in den zahlreichen Empfehlungen ihrer Gesellschaften vorgibt, sondern erwarten identifizierbare und praktisch nachvollziehbare Konzepte bzw. „Küchen" als ihr künftiges Leitbild, etwa „Hausmannskost" oder „französische Küche".

In der naturheilkundlich geprägten Ernährungstherapie hat es nicht an Empfehlungen bei Typ-2-Diabetes, vereinzelt auch Typ-1-Diabetes gefehlt. Speziell in der mitteleuropäischen Naturheilkunde, manchmal auch als Traditional European Medicine (TEM) bezeichnet, sind dies vor allem eine vollwertige, eine ovo-lakto-vegetabile, eine vegane und später eine mediterrane Ernährung, basierend auf möglichst wenig bearbeiteten Bio-Lebensmitteln. Obwohl die Begriffe inzwischen vielen Patienten bekannt sind und eine positive Konnotation gewonnen haben, benötigen sie zur Umsetzung eine Explikation, am besten als Schulung mit Lehrküche (▶ Kap. 3). Es müssen oft neue Einkaufswege aufgesucht werden, meist verbunden mit höheren Kosten. Solche Schritte müssen gerechtfertigt sein.

Erste Ansätze für diese Konzepte finden sich in den vom Schweizer Arzt, Maximilian Oskar Bircher-Benner (1867–1939), geprägten Ernährungsempfehlungen (Bircher-Benner 1937; vgl. ▶ Kap. 27). Sein berühmtes Müsli aus frischem Apfel, Haferflocken und Nüssen stellt auch heute noch eine gute Basis für ein Diabetikerfrühstück dar, insbesondere der Haferanteil (s. u.). Die Frische der Nahrungsmittel, bzw. wenn gewünscht oder sogar nötig eine bewusste und schonende Erhitzung, waren ihm äußerst wichtig, während Industriezucker und -mehl bereits zu Beginn des 20. Jahrhunderts in ihrer damals im Vergleich zu heute relativ bescheidenen Verbreitung sein Missfallen fanden (Stange 2015).

Bei Bircher-Benner findet sich bereits rudimentär die berühmte *Ballaststoffhypothese*. In allen naturheilkundlichen Empfehlungen nach ihm wird eine starke Empfehlung für eine ballaststoffreiche Ernährung für Gesunde allgemein und für Diabetiker im Speziellen ausgegeben. Sein auch für die Naturheilkunde eher utopisch-visionäres Konzept des „Lichtgehalts" der Nahrung hat sich so nicht durchgesetzt. Aber die Betonung der werterhaltenden Produktion, Lagerung und Zubereitung von Lebensmitteln, – in der Naturheilkunde seit Beginn des 20. Jahrhunderts selbstverständliche Empfehlungen – wurde in ihren Kernaussagen in jüngerer Vergangenheit von den meisten diabetologischen Empfehlungen nachvollzogen.

In jüngerer Vergangenheit hat unter den deutschsprachigen naturheilkundlichen Ärzten insbesondere Helmut Anemueller versucht, leicht praktikable Empfehlungen für eine naturheilkundliche Basisernährung zu geben, die in einer Art Baukastensystem für bestimmte ernährungsabhängige Krankheiten, so auch für Typ-2-Diabetes, modifiziert werden können (Anemueller 1993). Im Einzelnen unterscheiden sich die Empfehlungen nicht gravierend von der ovo-lakto-vegetabilen Vollkost (▶ Kap. 10).

Schalttage als kurzzeitige eingreifende Änderung der Ernährungsgewohnheiten werden ebenfalls schon lange propagiert. Hier hat sich schon die sogenannte *Kempnersche Apfel-Reis-Diät* bewährt, die nicht nur eine kalorische Einschränkung, sondern auch eine deutliche Ausschwemmung bewirkt. Sie wurde in den 1940er-Jahren entwickelt und weltweit verbreitet, unter anderem um die damals völlig unbefriedigende pharmakologische Therapie mit Diuretika, die z. B. Quecksilber enthielten, durch eine alimentäre Strategie zu ersetzen. In späteren Forschungen erwies sie sich auch als günstig für die Diabetologie (Kempner et al. 1958). Für den ausschwemmenden Effekt, der leider nicht mehr beforscht wird, scheint auch aus langjähriger Erfahrung des Autors weißer Reis günstiger, für den diabetologischen ist es dagegen klar Vollkornreis (s. u.).

In den letzten Jahren wurde die lang bekannte, früher breit praktizierte, dann aber nahezu in Vergessenheit geratene Betonung von Hafer in der Kohlenhydrat-Ernährung des Diabetikers wieder aufgegriffen und in mehreren Studien positiv untersucht (Hou et al. 2015). Dabei werden therapeutisch höhere Verzehrmengen – bis 80g/Tag – emp-

fohlen, als die in epidemiologischen Studien als präventiv wirksam vermuteten ab ca. 20g/d (s. o.). Effektiv sind auch Schalttage mit Hafer als Hauptenergieträger (Zerm et al. 2013). Hafer enthält mit etwa 4,5 % des Trockengewichtes, ähnlich wie Gerste aber deutlich mehr als Roggen oder Weizen, den wasserlöslichen, relativ kleinmolekularen Ballaststoff ß-D-Glucan (▶ Kap. 7). Dessen Resorptionsfähigkeit beim Menschen ist leider unbekannt. Im Tierversuch konnte es den Glukose- und Glykogenstoffwechsel der Hepatozyten (Guo et al. 2023) günstig regulieren, in jedem Fall wirkt es über seine Quellwirkungen als Resorptionsverzögerer für niedermolekulare Kohlenhydrate und senkt nebenbei das Gesamtcholesterin bis 15 %.

In biochemisch-endokrinologischen Details verschieden, im klinischen Endeffekt aber ähnlich wirken Vollkorngetreide und Vollkornreis.

Der in der Naturheilkunde seit jeher propagierte vermehrte Konsum von Vollkorngetreide hat zahlreiche gesundheitsfördernde Effekte. Bezüglich Typ-2-Diabetes gilt dies wiederum für Prävention wie Therapie (▶ Kap. 7). Ein systematischer Review mit Metaanalyse über 16 RCT bei Typ-2-Diabetes-Patienten mit dem Zielparameter HbA_{1c} wurde dieser im Mittel um $-0,56 \%$ (95 % KI $-0,88$ bis $-0,25 \%$) abgesenkt, in einzelnen Studien auch die AUC für Glukose, bzw. Insulin gemindert (Xu et al. 2021).

Gesellschaften mit geringem Brotkonsum widmen sich verständlicherweise anderen Nahrungsmitteln, um den Ballaststoffgehalt der Ernährung zu erhöhen. Im randomisierten Crossover-Versuch mit japanischen Typ-2-Diabetes-Patienten konnten energiegleiche Testmahlzeiten der Spezialzüchtung eines Vollkornreis mit dem sehr hohen Gehalt von 38,5 % nicht resorbierbarer Stärke im Vergleich zu weißem Reis mit nur etwa 1 % die AUC für Glucose, Insulin, das glukoseabhängige insulinotrope Peptid (GIP) und das Peptidhormon

Glucagon-like Peptide-1 (GLP-1) deutlich herabsetzen, ein in sich konsistenter, diabetologisch sehr günstiger Effekt (Nakamura et al. 2023).

Sollen solche günstigen Kohlenhydrate nur an Schalttagen und dann meist hypokalorisch konsumiert werden, muss ein Patient mit hypoglykämischen Medikationen kurzfristige Dosisanpassungen vornehmen. Einzig Metformin kann in unveränderter Dosierung weiter genommen werden, da es unabhängig von der Zufuhr verwertbarer Kohlenhydrate nicht zu Hypoglykämien führt. Geschulte Insulinpatienten insbesondere mit kontinuierlichem Glukosemonitoring (s. o.) können ihre Insulindosierungen so reduzieren, dass keine Hypoglykämien auftreten. Für alle anderen Medikationen ist eine ärztliche Beratung erforderlich, initial sollten auch Blutzuckerkontrollen erfolgen. Auch hier ist zumindest die intermittierende Nutzung des Glukosemonitorings äußerst hilfreich (s. o.).

Getrocknetes Zimtpulver aus *Cinnamomum cassia* steht als mögliches Hypoglykämikum auf der Grenze zwischen Phyto- und Ernährungstherapie. Es wird in einigen asiatischen Volksmedizinen bei Typ-2-Diabetes empfohlen und ist in mehreren Studien mit der relativ hohen Dosis von mindestens 2 g/Tag über längere Zeiträume positiv geprüft worden. Dies liegt weit über bei uns üblichen Würzmengen im Bereich von ca. 0,2 g/Portion, scheint aber bei sehr hoher geschmacklicher Affinität praktizierbar. Ein älterer Cochrane Review kommt bei beklagter schlechter Qualität der Studien zu einer Negativeinschätzung (Leach und Kumar 2012), ein aktueller systematischer Review dagegen zu einer positiven (Kumar et al. 2023).

International ist seit vielen Jahren ein Trend zur vegetarischen, später auch veganen Ernährung zu beobachten, der ein genereller, aber auch ein spezifischer Gesundheitsvorteil bei Stoffwechselerkrankungen zugeschrieben wird. Die diesbezügliche klinische Forschung hat unter anderem in großen randomisierten Kurzzeitstudien mit einer veganen LF-Ernährung (weniger als 15 %, kein typisches Merkmal veganer Ernährung) bei Patienten mit Typ-2-Diabetes über 22 Wochen eine bessere Gewichtskontrolle (Ferdowsian et al. 2010), bzw. über 18 Wochen verbesserte Nüchternblutzucker- und HbA$_{1c}$-Werte (Barnard et al. 2006) gezeigt.

Eine kleinere Studie lohnt wegen des wohl längsten Beobachtungszeitraums aller diabetologischen RCT überhaupt näher betrachtet zu werden: in beiden Armen ergaben sich günstige Effekte mit leichtem Vorteil für die vegane Gruppe: Gewichtsreduktion nach 1,5 Jahren (−4,4 kg vs. −3,0 kg, p = 0,25) sowie der Lipidprofile. Änderungen für HbA$_{1c}$ fielen für die vegane Gruppe günstiger aus (−0,40 % vs. +0,01 %, p = 0,03; gemessen bei Studienende nach 1,5 Jahren, bzw. vor Aufnahme einer Medikation). Im Kontrollarm wurde zu einer Ernährung gemäß den Leitlinien der American Diabetes Association von 2003 beraten. In beiden Armen erfolgten Beratungen initial mit einer Einzelstunde, gefolgt von 22 obligatorischen und 26 fakultativen Gruppenstunden im Wochenabstand. Über alle Teilnehmer ergab sich eine relativ deutliche Korrelation zwischen der Reduktion des Gewichts und des HbA$_{1c}$ (Barnard et al. 2006). Die bislang enttäuschenden Ergebnisse aus konventioneller LF-Diät wurden hier also nicht bestätigt (▶ Abschn. 22.6.7)

22.7 Zusammenfassung

Im Vordergrund des Übergewichtigen, bezüglich Typ-2-Diabetes-Gefährdeten wie bereits Erkrankten steht die Gewichtskontrolle. Wodurch sie erreicht wird, scheint für den günstigen Einfluss auf den Kohlenhydratstoffwechsel in erster Näherung egal zu sein. Der Nutzen einer Manifestationsverzögerung ist individuell nicht messbar, in diesem Stadium besteht immer Symptomfreiheit, sodass überzeugende Daten allenfalls anhand der Glykämie aufgezeigt werden können.

Die Compliance des Einzelnen ist der limitierende Faktor. Grundlagenkenntnisse und erfolgreiche Programme gibt es genügend.

Ist ausreichende Gewichtsreduktion erreicht, bzw. lag nie Übergewicht vor, bieten sich mehrere Ernährungsformen an: Vollwert-Ernährung (▶ Kap. 9), mediterrane Ernährung (▶ Kap. 11), ovo-lacto vegetabile sowie vegane Ernährung, aber auch LC.

Die seit Langem bekannte Grundregel der Betonung komplexer Kohlenhydrate und Limitierung der Mono- und Disaccharide sowie vermehrter Aufnahme von Ballaststoffen hat nichts an Aktualität verloren. Beides ist mit vielen Ernährungsformen praktizierbar. Patientenpräferenzen sollen mehr beachtet werden. Ausreichende empathische Beratung kann diese eruieren und individuell umsetzen. Als zusätzlich technische Hilfe sollte auch bei Typ-2-Diabetes zumindest temporär Glukosemonitoring mehr genutzt werden.

Die äußerst komplexe physiologische und psychologische Steuerung des Appetitverhaltens, die emotionale Adhärenz an oft jahrzehntelange Ernährungsgewohnheiten, ökonomische Grenzen, mangelnde Zubereitungskenntnisse und -zeit limitieren. Entsprechend gilt dies für Empfehlungen zu mehr und geeigneter Bewegung, die nie von Ernährungsempfehlungen getrennt werden sollten.

Ein weiterer wesentlicher Grund für unzureichende Compliance ist die Symptomarmut des Diabetes vor dem Eintritt von Spätschäden, die den Patienten keinen unmittelbaren Profit aus der Umsetzung oft wenig populärer Ernährungsempfehlungen erfahren lässt.

Literatur

Anemueller H (1993) Das Grunddiät-System, 4. Aufl. Hippokrates, Stuttgart

Apekey TA, Maynard MJ, Kittana M, Kunutsor SK (2022) Comparison of the effectiveness of low carbohydrate versus low fat diets, in type 2 diabetes: systematic review and meta-analysis of randomized controlled trials. Nutrients 14(20):4391. https://doi.org/10.3390/nu14204391. PMID: 36297075; PMCID: PMC9609579

Barnard ND, Cohen J, Jenkins DJ, Turner-McGrievy G, Gloede L, Jaster B et al (2006) A low-fat vegan diet improves glycemic control and cardiovascular risk factors in a randomized clinical trial in individuals with type 2 diabetes. Diabetes Care 29:1777–1783

Bircher-Benner M (1937) Eine Neue Ernährungslehre auf Grund der Fortschritte der Naturwissenschaften und der ärztlichen Erfahrung, 6. Aufl. Wendepunkt-Verlag, Zürich

Bundesärztekammer (BÄK), Kassenärztliche Bundesvereinigung (KBV), Arbeitsgemeinschaft der Wissenschaftlichen Medizinischen Fachgesellschaften (AWMF) (2022) Nationale VersorgungsLeitlinie Typ-2-Diabetes – Kapitel Epidemiologie, Screening und erhöhtes Diabetesrisiko, Diagnostik. Version 3.0. Konsultationsfassung. www.leitlinien.de/diabetes. Zugegriffen am 28.07.2023

Chapman LE, Darling AL, Brown JE (2016) Association between metformin and vitamin B12 deficiency in patients with type 2 diabetes: a systematic review and meta-analysis. Diabetes Metab 42(5):316–327

DGE (Deutsche Gesellschaft für Ernährung) (Hrsg) (2011) Essen und Trinken bei Diabetes mellitus, 6. Aufl. DGE, Bonn

DGE (Deutsche Gesellschaft für Ernährung), ÖGE (Österreichische Gesellschaft für Ernährung), SGE (Schweizerische Gesellschaft für Ernährung) (Hrsg) (2015) D-A-CH-Referenzwerte für die Nährstoffzufuhr. DGE, Bonn

Diabetes Deutschland (2005) Häufigkeit des Diabetes mellitus. http://www.diabetes-deutschland.de/archiv/196.htm. Zugegriffen am 05.01.2025

Dutton GR, Lewis CE (2015) The look AHEAD trial: implications for lifestyle intervention in type 2 diabetes mellitus. Prog Cardiovasc Dis 58(1):69–75

Eastwood M, Kritchevsky D (2005) Dietary fiber: how did we get where we are? Annu Rev Nutr 25:1–8

22

Eriksson KF, Lindgärde F (1998) No excess 12-year mortality in men with impaired glucose tolerance who participated in the Malmö Preventive Trial with diet and exercise. Diabetologia 41(9):1010–1016. https://doi.org/10.1007/s001250051024

Estruch R, Ros E, Salas-Salvadó J et al (2013) Primary prevention of cardiovascular disease with a Mediterranean diet. N Engl J Med 368(14):1279–1290

Ferdowsian HR, Barnard ND, Hoover VJ, Katcher HI, Levin SM, Green AA et al (2010) A multicomponent intervention reduces body weight and cardiovascular risk at a GEICO corporate site. Am J Health Promot 24:384–387

Ghanbari-Gohari F, Mousavi SM, Esmaillzadeh A (2022) Consumption of whole grains and risk of type 2 diabetes: a comprehensive systematic review and dose-response meta-analysis of prospective cohort studies. Food Sci Nutr 10(6):1950–1960. https://doi.org/10.1002/fsn3.2811. PMID: 35702290; PMCID: PMC9179146

Goldenberg JZ, Day A, Brinkworth GD, Sato J, Yamada S, Jönsson T, Beardsley J, Johnson JA, Thabane L, Johnston BC (2021) Efficacy and safety of low and very low carbohydrate diets for type 2 diabetes remission: systematic review and meta-analysis of published and unpublished randomized trial data. BMJ (372):m4743. https://doi.org/10.1136/bmj.m4743. PMID: 33441384; PMCID: PMC7804828

Guo H, Wu H, Hou Y, Hu P, Du J, Cao L, Yang R, Dong X, Li Z (2023) Oat β-D-glucan ameliorates type II diabetes through TLR4/PI3K/AKT mediated metabolic axis. Int J Biol Macromol 27(249):126039. https://doi.org/10.1016/j.ijbiomac.2023.126039. Epub ahead of print

Hauner H (2008) Aktuelle Zahlen zu Häufigkeit und Kosten des Diabetes Typ 2. Abstract zum Vortrag von Professor Dr. med. Hans Hauner im Rahmen der ersten Pressekonferenz zur 43. DDG-Jahrestagung am 29.04.2008 in München. http://www.diabsite.de/aktuelles/nachrichten/2008/080429c.html. Zugegriffen am 05.01.2025

Hauner H (2019) Leitfaden Ernährungstherapie in Klinik und Praxis (LEKuP) Aktuelle Ernährungsmedizin 44(06):384–341

Heidemann C, Scheidt-Nave C, Beyer AK et al (2021) Gesundheitliche Lage von Erwachsenen in Deutschland – Ergebnisse zu ausgewählten Indikatoren der Studie GEDA 2019/2020-EHIS. J Health Monit 6(3):3–27. https://doi.org/10.25646/8456. https://edoc.rki.de/handle/176904/8749. Zugegriffen am 24.07.2023

Helmholtz Zentrum München (2015) T2Dm: Verbreitung. https://www.diabetesinformationsdienst-muenchen.de/erkrankungsformen/T2Dm/verbreitung/index.html. Zugegriffen am 20.07.2023

Hou Q, Li Y, Li L et al (2015) The metabolic effects of oats intake in patients with type 2 diabetes: a systematic review and meta-analysis. Nutrients 7(12):10369–10387

International Diabetes Federation (2021) IDF Diabetes Atlas, 10. Aufl., Brussels, Belgium. https://www.diabetesatlas.org. Zugegriffen am 03.08.2023

IQWiG: Institut für Qualität und Wirtschaftlichkeit im Gesundheitswesen Bestimmung der GKV-Zielpopulation für die Indikation Diabetes mellitus Typ 2 mittels GKV-Routinedaten. Arbeitspapier. Auftrag: GA16-03. Version: 1.1. 2019 (IQWiG-Berichte; 763) cited: 2022-05-11. https://www.iqwig.de/download/ga16-03_routinedaten--bei-diabetes-mellitus-typ-2_ar-beitspapier_v1-1.pdf. Zugegriffen am 22.07.2023

Kempner W, Peschel RL, Schlayer C (1958) Effect of rice diet on diabetes mellitus associated with vascular disease. Postgrad Med 24(4):359–371

Knowler WC, Barrett-Connor E, Fowler SE, Hamman RF, Lachin JM, Walker EA, Nathan DM (2002) Diabetes Prevention Program Research Group. Reduction in the incidence of type 2 diabetes with lifestyle intervention or metformin. N Engl J Med 346(6):393–403. https://doi.org/10.1056/NEJMoa012512. PMID: 11832527; PMCID: PMC1370926

Köster I, Hauner H, von Ferber L (2006) Heterogenität der Kosten bei Patienten mit Diabetes mellitus: Die KoDiM-Studie. Dtsch Med Wochenschr 131:804–810

Kulzer B, Hermanns N, Krichbaum M, Gorges D, Haak T (2014) Primäre Prävention des Typ-2-Diabetes durch Lebensstilmodifikation. Ergebnisse des Präventionsprogramms PRAEDIAS. Der Diabetologe 10:276–285. https://doi.org/10.1007/s11428-013-1182-4

Kumar S, Sharma SK, Mudgal SK, Gaur R, Agarwal R, Singh H, Kalra S (2023) Comparative effectiveness of six herbs in the management of glycemic status of type 2 diabetes mellitus patients: a systematic review and network meta-analysis of randomized controlled trials. Diabetes Metab Syndr 17(8):102826. https://doi.org/10.1016/j.dsx.2023.102826. Epub ahead of print

Leach MJ, Kumar S (2012) Cinnamon for diabetes mellitus. Cochrane Database Syst Rev 9:CD007170

Lindström J, Ilanne-Parikka P, Peltonen M et al (2006) Finnish Diabetes Prevention Study Group. Sustained reduction in the incidence of type 2 diabetes by lifestyle intervention: follow-up of the Finnish Diabetes Prevention Study. Lancet 368(9548):1673–1679. https://doi.org/10.1016/S0140-6736(06)69701-8

Lindström J, Neumann A, Sheppard KE et al (2010) Take action to prevent diabetes – the IMAGE toolkit for the prevention of type 2 diabetes in Europe. Horm Metab Res (Suppl 1):S37–S55. https://doi. org/10.1055/s-0029-1240975. Epub 2010 Apr 13

Look ARG, Wing RR (2010) Long-term effects of a lifestyle intervention on weight and cardiovascular risk factors in individuals with type 2 diabetes mellitus: four-year results of the Look AHEAD trial. Arch Intern Med 170:1566–1575

McCullough ML, Feskanich D, Stampfer MJ et al (2002) Diet quality and major chronic disease risk in men and women: moving toward improved dietary guidance. Am J Clin Nutr 76:1261–1271

MRI (Max Rubner-Institut) (2013) Nationale Verzehrsstudie II: Lebensmittelverzehr und Nährstoffzufuhr auf Basis von 24h-Recalls. MRI, Karlsruhe

Nakamura Y, Takemoto A, Oyanagi T, Tsunemi S, Kubo Y, Nakagawa T, Nagai Y, Tanaka Y, Sone M (2023) Effects of cooked rice containing high resistant starch on postprandial plasma glucose, insulin, and incretin in patients with type 2 diabetes. Asia Pac J Clin Nutr 32(1):48–56. https:// doi.org/10.6133/apjcn.202303_32(1).0008

Pajunen P, Landgraf R, Muylle F et al (2010) Quality indicators for the prevention of type 2 diabetes in Europe – IMAGE. Horm Metab Res 42(Suppl 1):S56–S63. https://doi.org/10.1055/s-0029-1240976. Epub 2010 Apr 13

Pi-Sunyer X (2014) The look AHEAD trial: a review and discussion of its outcomes. Curr Nutr Rep 3(4):387–391

Rein M, Ben-Yacov O, Godneva A, Shilo S, Zmora N, Kolobkov D, Cohen-Dolev N, Wolf BC, Kosower N, Lotan-Pompan M, Weinberger A, Halpern Z, Zelber-Sagi S, Elinav E, Segal E (2022) Effects of personalized diets by prediction of glycemic responses on glycemic control and metabolic health in newly diagnosed T2DM: a randomized dietary intervention pilot trial. BMC Med 20(1):56. https://doi.org/10.1186/s12916-022-02254-y. PMID: 35135549; PMCID: PMC8826661

Reynolds A, Mann J, Cummings J, Winter N, Mete E, Te Morenga L (2019) Carbohydrate quality and human health: a series of systematic reviews and meta-analyses. Lancet 393(10170):434–445. https://doi.org/10.1016/S0140-6736(18)31809-9. Epub 2019 Jan 10. Erratum in: Lancet. 2019 Feb 2;393(10170):406

Sadraie B (2017) Heilfasten bei Diabetes mellitus Typ 2 – Eine randomisiert kontrollierte Pilotstudie. Dissertation in Veröffentlichung, Charité – Universitätsmedizin Berlin, Berlin

Salas-Salvadó J, Bulló M, Babio N et al (2011) Reduction in the incidence of type 2 diabetes with the Mediterranean diet: results of the PREDIMED-Reus nutrition intervention randomized trial. Diabetes Care 34(1):14–19

Stange R (2015) Naturheilkunde und komplementäre Medizin. Einsatz bei Adipositas und T2Dm. Diabetes aktuell 13(4):162–166

TDPP (The Diabetes Prevention Program) (1999) Design and methods for a clinical trial in the prevention of type 2 diabetes. Diabetes Care 22:623–634

Tönnies T, Röckl S, Hoyer A et al (2019) Projected number of people with diagnosed type 2 diabetes in Germany in 2040. Diabet Med 36(10):1217–1225. https://doi.org/10.1111/dme.13902. http://www.ncbi.nlm.nih.gov/pubmed/30659656

Tuomilehto J, Lindström J, Eriksson JG et al (2001) Prevention of type 2 diabetes mellitus by changes in lifestyle among subjects with impaired glucose tolerance. NEJM 344:1343–1350

Uehleke B, Ortiz M, Stange R (2008) Cholesterol reduction using psyllium husks – do gastrointestinal adverse effects limit compliance? Results of a specific observational study. Phytomedicine 15(3):153–159

Wehrli F, Taneri PE, Bano A, Bally L, Blekkenhorst LC, Bussler W, Metzger B, Minder B, Glisic M, Muka T, Kern H (2021) Oat intake and risk of type 2 diabetes, cardiovascular disease and all-cause mortality: a systematic review and meta-analysis. Nutrients 13(8):2560. https://doi.org/10.3390/nu13082560. PMID: 34444718; PMCID: PMC8398256

Weber I (2007) Verhaltensmedizin: Diabetesprävention durch Änderung des Lebensstils. Deutsches Ärzteblatt 104(51–52):A 3534–3537.

Weser G (2015) Ernährungsmedizin bei T2Dm – die aktuelle Studienlage. Diabetes aktuell 13(1):27–30

Wilhelmi de Toledo F, Buchinger A, Burggrabe H, Hölz G, Kuhn C, Lischka E, Lischka N, Lützner H, May W, Ritzmann-Widderich M, Stange R, Wessel A, Boschmann M, Peper E, Michalsen A, Medical Association for Fasting and Nutrition (Ärztegesellschaft für Heilfasten und Ernährung, ÄGHE) (2013) Fasting therapy – an expert panel update of the 2002 consensus guidelines. Forsch Komplementmed 20(6):434–443. https://doi.org/10.1159/000357602. Epub 2013 Dec 16

Wing RR, Bolin P, Brancati FL (2013) The look AHEAD research group. Cardiovascular effects of intensive lifestyle intervention in type 2 diabetes. NEJM 369:145–154

Xiao Z, Chen H, Zhang Y, Deng H, Wang K, Bhagavathula AS, Almuhairi SJ, Ryan PM, Rahmani J, Dang M, Kontogiannis V, Vick A, Wei Y (2020) The effect of psyllium consumption on weight, body mass index, lipid profile, and glucose metabolism in diabetic patients: a systematic review and dose-response meta-analysis of randomized controlled trials. Phytother Res 34(6):1237–1247. https://doi.org/10.1002/ptr.6609. Epub 2020 Jan 9

Xu D, Fu L, Pan D, Lu Y, Yang C, Wang Y, Wang S, Sun G (2021) Role of whole grain consumption in glycaemic control of diabetic patients: a systematic review and meta-analysis of randomized controlled trials. Nutrients 14(1):109. https://doi.org/10.3390/nu14010109. PMID: 35010985; PMCID: PMC8746707

Yang J, Xia Y, Sun Y, Guo Y, Shi Z, Cristina do Vale Moreira N, Zuo H, Hussain A (2023) Effect of lifestyle intervention on HbA1c levels in overweight and obese adults with type 2 diabetes across ethnicities: a systematic review and meta-analysis of randomized controlled trials. Diabetes Res Clin Pract 199:110662. https://doi.org/10.1016/j.diabres.2023.110662. Epub 2023 Apr 6

Zaki HA, Iftikhar H, Bashir K, Gad H, Samir Fahmy A, Elmoheen A (2022) A comparative study evaluating the effectiveness between ketogenic and low-carbohydrate diets on glycemic and weight control in patients with type 2 diabetes mellitus: a systematic review and meta-analysis. Cureus 14(5):e25528. https://doi.org/10.7759/cureus.25528. PMID: 35800806; PMCID: PMC9246466

Zeevi D, Korem T, Zmora N, Israeli D et al (2015) Personalized nutrition by prediction of glycemic responses. Cell 163(5):1079–1094

Zerm R, Helbrecht B, Jecht M, Hein A, Millet E, Girke M, Kröz M (2013) Oatmeal diet days may improve insulin resistance in patients with type 2 diabetes mellitus. Forsch Komplementmed 20:465–468

Hypertonie

Rainer Stange

Inhaltsverzeichnis

© Der/die Autor(en), exklusiv lizenziert an Springer-Verlag GmbH, DE, ein Teil von Springer Nature 2025
R. Stange et al. (Hrsg.), *Ernährung und Fasten als Therapie*, https://doi.org/10.1007/978-3-662-68881-6_23

23.1 Einleitung

Grundsätzlich lassen sich ernährungstherapeutische Empfehlungen bei Hypertonie nach drei Zielen aufteilen:

- Kontrolle von Übergewicht, egal mit welcher Methode (▶ Kap. 20)
- Durchgehende Umstellung auf ein komplettes Ernährungskonzept mit Anspruch auf Blutdrucksenkung, z. B. mediterrane Ernährung (▶ Kap. 11), DASH oder vegetarische/vegane Ernährung (▶ Kap. 10)
- Veränderungen der Aufnahmegewohnheiten ausgewählter Lebensmittel, bzw. Makro-/Mikronährstoffe wie Kochsalz, Faserstoffe, Fettsäuren, die grundsätzlich in jeder Ernährungsweise vorkommen

Alle diese Konzepte sind durch geeignete Ernährungsberatung leicht umsetzbar und wurden z. T. in zahlreichen Studien mit systematischen Reviews und Metaanalysen erprobt. Im Vergleich zur breit praktizierten medikamentösen Therapie haben die meisten Hypertoniepatienten dazu noch keine Beratung erfahren. Mögliche Reduktionen durch Ernährungsmaßnahmen sind in einem ausreichenden Abstand leicht nachweisbar und können von den mittleren Reduktionen aus Einzelstudien oder Metaanalysen abweichen. Günstige Auswirkungen auf wichtige, durch Hypertonie begünstigte klinische Ereignisse wie Schlaganfälle oder Herzinfarkte sowie die Herz-Kreislauf-Mortalität sind nur in Einzelfällen wie Kochsalzersatz geprüft, können aber grundsätzlich bei nachweislich ausreichendem Ansprechen angenommen werden.

Angaben in diesem Kapitel
- SBP – systolischer Blutdruck
- DBP – diastolischer Blutdruck

- Umrechnung Natrium in Kochsalz: 1,0 g Na+ entspricht 2,54 g NaCl
- Umrechnung Kalium in Kaliumchlorid: 1,0 g Ka+ entspricht 1,91 g KCl

Zur besseren Lesbarkeit sind alle zitierten Blutdruckwerte in mmHg angegeben und hierbei auf die erste Stelle hinter dem Komma gerundet. Ferner wird bei gemittelten Daten aus Einzelstudien auf Streuung verzichtet sowie bei gepoolten Daten aus Metaanalysen bewusst auf die Angabe von 95 %-Konfidenzintervallen sowie die Angabe des Testverfahrens und der p-Werte. In Metaanalysen wurde zusätzlich auf Angaben zu Heterogenität und Varianz verzichtet. Soweit nicht anders angegeben, sind mittlere Effektmaße aus Metaanalysen mit dem konservativeren random effects model berechnet. Alle numerischen Resultate werden, soweit nicht anders angegeben, in den Originalarbeiten als ‚statistisch signifikant‘ ($p < 0,05$) bezeichnet.

23.2 Kurze Geschichte und wichtige Ergebnisse der Blutdruckforschung

Eine Messung des arteriellen Blutdrucks ist erst seit 1896 mit der Erfindung der nach ihm benannten Blutdruckmessmethode mittels einer pneumatischen Armmanschette durch Scipione Riva-Rocci (1863–1937) möglich. Demzufolge kann man erst seitdem von Hypertonie sprechen und, etwa mit entsprechenden Ernährungsempfehlungen im Einzelfall, oder sogar an Patientengruppen einen möglichen günstigen Effekt auf den Blutdruck nachweisen. Bis dahin konnte man nur indirekt visuelle Aspekte, wie die facies hypertonica, oder Folgezustände, wie Schlaganfälle mit ihren typischen Residuen als Endstrecken einer länger bestehenden Hypertonie deuten. Diese zwar sehr kruden Vorstellungen hatten immerhin Hippokrates (um 460 bis um 370 v.Chr.) schon dazu geführt, unerklärliche reversible Attacken von Taubheit und Gefühllosigkeit als Vorboten des schon damals beschriebenen Apoplexes zu sehen, aus heutiger Sicht also transitorische ischämische Attacken (TIA).

Die Verhinderung von Durchblutungsstörungen im Zentralnervensystem ist auch heute noch das wichtigste Ziel der Hypertoniekontrolle, danach die kardialer Ischämien und die Verlangsamung der Progression einer Niereninsuffizienz. Jeweils etwas unterschiedlich ausformulierte sog. harte Endpunkte klinischer Hypertoniestudien orientieren sich berechtigt an Therapieerfolgen bezüglich dieser drei Pathologien, also die Reduktion von Schlaganfällen und Herzinfarkten, eine Progressionsverlangsamung der Niereninsuffizienz sowie als Resultante die Reduktion der kardiovaskulären Mortalität.

Die ungeheure Bedeutung der Hypertonie als weltweit häufigste chronische Krankheit mit den häufigen oben genannten Folgen hat dazu geführt, ihr Verständnis systematisch zu vertiefen. So darf inzwischen die Methodologie von Hypertoniestudien als ausgereift gelten. Für eine Vielzahl von Anti-Hypertensiva konnte damit eine Effektivität auch bezüglich harter Endpunkte nachgewiesen werden, in Einzelstudien, z. T. auch in systematischen Reviews und Metaanalysen.

Von der Erstdiagnose der Hochdruckerkrankung bis zu Manifestationen solcher Endpunkte vergehen Jahre bis Jahrzehnte. Dies bedingt, dass präventive wie kurative Strategien sehr lange durchgehalten werden müssen, um gegenüber Nicht-Präventierten, bzw. Nicht-Behandelten einen Vorteil aufzuweisen, egal mit welchem Studientyp man dies untersucht. Um insbesondere durch einen Gruppenvergleich in randomisierten Studien Unterschiede bezüglich harter Endpunkte sicher aufzeigen zu können, bedarf es großer Teilnehmerzahlen, meist mehrere Tausend, und langer Beobachtungszeiträume, meist mindestens ein Jahr, somit also v. a. erheblicher Kosten. Einzelheiten hängen v. a. von der Nähe der Teilnehmer zu einem erwartbaren schweren Ereignis ab, also ihrer Vorgeschichte.

Nach der Ära der sog. Einzelhandmessungen haben sich mittlerweile die Ergebnisse von 24-Stunden-Langzeitmessungen und hier insbesondere die nächtlichen Mittelwerte als ausreichend zur Erfolgsbeurteilung erwiesen. Die Verfügbarkeit von 24-Stunden-Messungen ist heute überall Standard, sie werden auch wiederholt von den Kostenträgern erstattet und sind mit modernen Geräten gut tolerierbar. Dies sollte genutzt werden, wenn Patienten mit Hypertonie sich auf eine der im folgenden aufgezeigten, erfolgversprechenden Ernährungsmodifikationen einlassen möchten. Die heute allgemein verbreitete Akzeptanz von 24-Stunden-Messungen zur Beurteilung der individuellen Bedeutung der Hypertonie lässt sich auf die Ernährungstherapie übertragen. Jede dauerhafte Reduktion von systolischem, diastolischem und/oder mittlerem Blutdruck kann als prognoseverbessernd angesehen werden, jeder Nachweis von Normotonie als ausreichende Therapie, egal mit welchen Mitteln man dies erreicht hat.

23.3 Grenzen der Ernährungstherapie

Bei akuten Symptomen wie Kopfschmerzen, Vigilanzstörungen oder reduzierte Herz-Kreislauf-Belastbarkeit aufgrund einer über Stunden bis Tage fortbestehenden, ausgeprägten Hypertonie bis hin zur hypertensiven Krise werden keine Ernährungsempfehlungen ausgegeben. Selbst die hier vermutlich schnellst wirksame Intervention, ein kontinuierliches Fasten, benötigt wenige

Tage bis zu einem deutlichen und symptomlindernden Blutdruckabfall, was in dieser Situation nicht akzeptabel ist. Es geht im Folgenden also nur um Möglichkeiten, mit der Ernährung die Langzeit-Blutdruckkontrolle zu verbessern, nicht auf akut gemessene Werte oder gar Symptome zu reagieren.

Verlässliche Erfolgskontrollen sind zwingend notwendig, leicht erstellbar wie zu beurteilen. Patienten können sich nicht darauf verlassen, dass die im Folgenden angeführten, wissenschaftlich gesicherten Blutdrucksenkungen auch bei ihnen eintreten, wenn sie sich für eine Ernährungsänderung entscheiden. Diese liegt z. B. an

- ungenügender Umsetzung des gewählten Konzepts trotz qualifizierter und ausreichender Beratung,
- ungenügender Langzeit-Compliance auch bei initial hoher Motivation und korrekter Umsetzung,
- individuell genetischen/epigenetischen Merkmalen, die auch bei korrekter Langzeit-Compliance weniger Blutdrucksenkung bewirken, als wissenschaftlich erwartbar wäre.

Unklar ist in den meisten Fällen die Kinetik wünschenswerter Blutdruckverbesserungen durch die Änderung von Ernährungsgewohnheiten, d. h. ab wann sich Effekte frühestens erwarten lassen, um so einen minimalen Zeitraum insbesondere bis zu einer 24-Stunden-Messung vorgeben zu können. Diese Zeiträume sind in jedem Fall länger anzusetzen als nach Einführen einer neuen Medikation oder deren Dosisänderung. Bei der Ernährung sollte man eher in Zeiträumen von wenigen Wochen denken. Steht die Gewichtskontrolle im Vordergrund der Strategie, müssen zunächst einige Kilogramm reduziert werden. Sorgfältig protokollierte Einzelhandmessungen können in jedem Fall einen Trend des Blutdruckverhaltens über den Tag anzeigen.

Nur sehr wenige der im Folgenden angeführten Interventionen durch die Ernährung wurden bislang in Langzeitstudien mit harten Endpunkten überprüft. In einigen asiatischen Studien mit älteren Teilnehmern und bis dahin möglicherweise suboptimal kontrollierter Hypertonie konnten Verbesserungen harter Endpunkte durch die Umstellung der Salzgewohnheiten erstaunlich klar belegt werden (s. u.).

23.4 Kontrolle von Übergewicht

In westlichen Gesellschaften sind Übergewicht und Bewegungsmangel die wichtigsten Faktoren, die eine Entstehung und Persistenz der Hypertonie fördern. Schon lange weiß man, dass günstige Veränderungen für mindestens einen Faktor die Hypertonie abschwächen, bzw. ganz verschwinden lassen. Sinnvollerweise setzen moderne Studien oft in mehrarmigen Designs an beiden Lebensstilfaktoren an. Wegen der Themensetzung dieser Monografie wird im Folgenden nur auf Übergewicht abgehoben. Die derzeit gültige nationale Versorgungsleitlinie kommentiert hier keine konkreten Ziele sondern kommentiert sehr allgemein „Adipösen und übergewichtigen Patient*innen mit Hypertonie sollte eine Gewichtsreduktion empfohlen werden" (Nationale VersorgungsLeitlinie 2023).

Eine jüngere Metaanalyse aus 35 Studien mit insgesamt 3219 Patienten bestätigte diesen grundsätzlich schon sehr lang bekannten Effekt und analysierte zusätzlich, ob gemäß Studienprotokoll Messungen in einem Studienzentrum oder Eigenmessungen zu Hause unterschiedliche Ergebnisse brächten. In Studienzentren betrug die mittlere Reduktion für SBP 5,8 mmHg, für DBP 3,4 mmHg und BMI 2,3 kg/m^2. Bei Eigenmessung zu Hause ergab sich entsprechend für SBP 6,7 mmHg, DBP 3,6 mmHG und BMI 4,1 kg/m^2. In beiden Situationen fielen die Blutdrucksenkungen ausgeprägter aus, wenn der BMI um ≥3,0 kg/m^2 reduziert wurde (Yang et al. 2023).

23.5 Spezielle Ernährungskonzepte

23.5.1 Mediterrane Ernährung (Mediterranean Diet – MD)

MD hat einen nachgewiesenen Einfluss auf die Senkung des Blutdrucks und Senkung kardiovaskulärer Risiken bei manifest Erkrankten (▶ Kap. 11). Ob dies auch für Gesunde, bzw. grenzwertig hypertensive Personen gilt, sollte mit einem systematischen Review mit Metaanalyse aus sechs RCT mit über 7.000 Teilnehmern gefunden werden, in denen die MD über mindestens ein Jahr mit einer fettarmen Ernährung verglichen wurde. Obwohl der Titel der Metaanalyse ,hypertension' beinhaltet, wurden nur Personen eingeschlossen, die entweder normoton oder in einer Studie auch grenzwertig hyperton, in jedem Falle nicht medizinisch behandelt waren. Im Gruppenvergleich wurde ein mittlerer Unterschied von −1,4 mm Hg systolisch und −0,7 mm Hg diastolisch zugunsten der MD errechnet (Nissensohn et al. 2016). Die Studien wiesen einen hohen Grad an Heterogenität auf. Die klinische Relevanz des durchschnittlichen Effekts wird von den Autoren zu Recht als fraglich angegeben.

Der jüngste systematische Review mit Metaanalyse errechnet aus 19 RCT mit Daten von 4137 Teilnehmern und 16 Beobachtungsstudien mit 59.001 Teilnehmern Reduktionen für SBP um durchschnittlich −1,4 mmHg, bzw. für DBP um −1,5 mmHg. Hier waren für beide Studienkategorien sowohl solche mit Patienten mit gesicherter Hypertonie, als auch solche mit normotensiven Teilnehmern, wie in dem im vorigen Abschnitt beschriebenen Review, vertreten (Cowell et al. 2021). Für Normotensive schien sich hier bei längerer Beobachtung die Entwicklung einer Hypertonie zu verzögern, worin der wichtigste Beitrag der MD bestehen könnte. Bei bestehender Hypertonie stellen Senkungen um etwa 1,5 mmHg, wenn sie mit einem Medikament erzielt werden, keinen klinisch relevanten Effekt dar.

Erstaunlicherweise finden sich bislang keine Studien, in denen definierte Kochsalzrestriktion (s. u.) in ein gängiges Konzept für die MD eingebaut wäre. In der Ernährungsberatung wird man bei Interesse an der MD und erwiesener Hypertonie, bzw. entsprechenden Risikokonstellationen sicherlich so vorgehen.

23.5.2 Dietary Advice for the Self-control of Hypertension (DASH)

DASH wurde erstmals 1995 als Maßnahme in den USA vorgeschlagen und seitdem kaum modifiziert. Die Grundprinzipien sind sehr einfach und können auf verschiedene Ernährungsstile angewandt werden. Es geht insbesondere um ein Mehr an Ballaststoffen, Kalium, Magnesium, Kalzium und Eiweiß und um ein Weniger an Fetten, Salz, Zucker und gegebenenfalls Alkohol.

DASH lässt sich in sehr einfachen Grundregeln zusammenfassen (z. B. Stiftung Gesundheitswesen 2024):
- Gemüse: 5 Portionen pro Tag
- Obst: 5 Portionen pro Tag
- Kohlenhydrate: 7 Portionen pro Tag
- Magere Milchprodukte: 2 Portionen pro Tag
- Mageres Fleisch: höchstens 2 Portionen pro Tag
- Nüsse und Samen: 2 bis 3 Portionen pro Woche

Portionsgrößen sind in Patientenmaterialien meist anschaulich in Piktogrammen dargestellt.

In der jüngsten Metaanalyse aus 54 klinischen Studien ließen sich im Vergleich zu Kontrollgruppen Verbesserungen für zahlreiche Parameter errechnen, insbesondere für SBP −3,9 mmHg, DBP −2,4 mmHg, Körpergewicht −1,6 kg, BMI −0,6 kg/m^2, LDL-

Cholesterin −3,5 mg/dL, VLDL-Cholesterin −2,2 mg/dL. Weitere geringfügige Verbesserungen kardiometabolisch interessanter Parameter wie Nüchtern-Blutzucker um −0,4 mg/dL, Nüchtern-Insulin −0,03 μIU/mL und daraus resultierend Insulin-Resistenz HOMA-IR −0,2 (dimensionslos) sowie CRP −0,3 mg/L waren nicht signifikant (Lari et al. 2021). Die Studien wurden in zahlreichen Ländern verschiedener Kontinente mit den dort vorherrschenden Ernährungsgewohnheiten der Teilnehmer unternommen, der Schwerpunkt war in den USA. Hypertonie war nicht in allen Studien ein Einschlusskriterium.

DASH ist mit Abstand das Ernährungskonzept bei Hypertonie, das nahezu weltweit die beste Erforschung, Aufnahme in Leitlinien und auch praktische Verbreitung aufweisen dürfte. Es finden sich nach dem Durchbruch von DASH als Einzelmaßnahme mittlerweile fast nur noch Studien, in denen in mindestens einem Arm simultan auch mehr Bewegung vorgegeben wird. So lassen sich additive Effekte erzielen, deren Erörterung über den Rahmen dieses Bandes hinausgeht.

Der wohl umfassendste Review zu allen bislang bezüglich Blutdruck geprüften Ernährungskonzepten wie Einzelfaktoren konnte auf Daten aus 67 weltweit verteilten klinischen Studien mit 17.230 prähypertensiven und hypertensiven Erwachsenen im Alter von 23,6 bis 62,0 Jahren, BMI zwischen 23,6 und 45,4 kg/m² und Nachbeobachtungszeiten zwischen drei und 48 Monaten zugreifen. 62 Studien wurden in Ländern mit vorherrschend westlicher Ernährung (USA, Kanada, Europa, Australien und Neuseeland) unternommen. Die Ergebnisse wurden auch hinsichtlich der Gruppen von Ernährungsempfehlungen verglichen. DASH erzielte hierbei die besten Resultate (Schwingshackl et al. 2019).

DASH dürfte derzeit bezüglich der Hypertoniekontrolle das bislang erfolgreichste Ernährungs-Konzept sein. Das beruht auch auf der relativ einfachen Umsetzbarkeit. Zusätzliche, aus naturheilkundlicher Sicht immer wieder postulierte Effekte einer grundlegenden Ernährungsumstellung mit den Zielen einer Entzündungskontrolle, auch gegenüber niedrigschwelliger Entzündung, psychomentalen Leistungen und Symptomen oder gar einer Krebsprävention sind von DASH nur sehr bedingt erwartbar, allerdings bislang auch nicht extensiv untersucht worden.

23.5.3 Vergleiche MD und DASH

Es bestehen Ähnlichkeiten zwischen den meisten Empfehlungen der MD und dem von jeher definitorisch etwas strikter gehandhabten DASH. Wichtige Unterschiede betreffen Kochsalz und Alkohol. In beiden Fällen ist MD etwas liberaler, bzw. unpräziser in den Vorgaben als DASH.

Da MD wie DASH in zahlreichen RCT wie Beobachtungsstudien untersucht und in systematischen Reviews und Metaanalysen zusammengefasst wurden, lässt sich aus Sicht des EBM ein relativ klares Bild ableiten. Die reine Blutdrucksenkung ist mit DASH zwar für SBP und DBP etwas unterschiedlich, aber insgesamt, auch bezüglich des mittleren arteriellen Drucks, etwa doppelt so groß und hier mit etwa 3 mmHg klinisch gerade relevant. Bezüglich der Besserung der ebenfalls sehr wichtigen sog. kardio-metabolischen Parameter, die durch die meisten Anti-Hypertensiva nicht günstig verändert werden, lassen sich zwar einzelne, für die Gesamtbetrachtung jedoch nicht gravierende Unterschiede erkennen.

Erstaunlicherweise finden sich bislang keine Studien, in denen eine definierte Kochsalzrestriktion, ein wichtiges Element von DASH, sowie v. a. eine isoliert darauf abzielende Empfehlung (s. u.) in ein gängiges Konzept für MD eingebaut wäre. In der Ernährungsberatung wird man bei Interesse an MD und erwiesener Hypertonie, bzw. entsprechenden Risikokonstellationen sicherlich so vorgehen.

23.5.4 Vegetarische und vegane Ernährung

Allein aufgrund des günstigeren Natrium-/Kalium-Verhältnisses, aber auch vermehrt zugeführter weiterer für den Blutdruck günstiger Makro- und Mikronährstoffe sowie Faserstoffe sind gegenüber einer omnivoren Ernährung Vorteile für den Blutdruck zu erwarten. Ferner weisen Vegetarier/Veganer im Mittel einen etwas niedrigere Energieaufnahme und demzufolge einen niedrigeren BMI als vergleichbare Omnivoren auf (s. u. sowie ▶ Kap. 10).

Zur Frage eines günstigeren Blutdruckverhaltens bei Vegetariern/Veganern im Vergleich zu Omnivoren gibt es zahlreiche Untersuchungen, Reviews und Metaanalysen, die hier nur sehr verkürzt wiedergegeben werden können. In dieser ausgedehnten Forschung finden sich Diskrepanzen zwischen epidemiologischen und interventionellen Studien sowie innerhalb der interventionellen Studien. Die wohl gründlichste und aktuellste Arbeit zu beiden verzichtet in den Unterpunkten SBP und DBP trotz expliziter Anführung zahlreicher Einzelbefunde auf eine zusammenfassende Schlussfolgerung (Capodici et al. 2024).

Die bislang größte, ausschließlich epidemiologische Übersicht zu deren verschiedenen gesundheitlichen Vorteilen konnte Daten aus 71 Beobachtungsstudien mit ca. 56.000 Vegetariern und ca. 8400 Veganern mit denjenigen von ca. 184.00 Omnivoren vergleichen. Vegetarier hatten einen um 1,5 kg/m² geringeren BMI als Omnivore, Veganer um 1,7 kg/m². Der Blutdruck wurde nicht gesondert gemittelt, obwohl er in vielen Einzelstudien miterfasst wurde (s. u.). Als wichtige Endstrecke mit deutlichem Bezug zur Hypertonie ergaben sich aus jeweils etwas unterschiedlichen Kohorten drei wichtige Risikoreduktionen für Vegetarier/Veganer im Vergleich zu Omnivoren: für die gesamte kardiovaskuläre Morbidität (RR 0,93), speziell für ischämische Herzerkrankungen (RR 0,75) sowie für zerebrovaskuläre Erkrankungen (RR 0,93) (Dinu et al. 2017).

Mehrere Quer- wie Längsschnittstudien weisen z. T. erhebliche Unterschiede in der Punktmorbidität bezüglich Hypertonie sowie der Blutdrücke bei bislang nicht hypertensiven Teilnehmern. 19 Beobachtungsstudien ausschließlich mit ca. 3200 Veganern im Vergleich zu ca. 59.000 Omnivoren erbrachten geringeren SBP von −2,6 mmHg, DBP −1,3 (Benatar, Stewart 2018).

Eine Metaanalyse aus 15 RCT mit 856 Teilnehmern mit vegetarischer Ernährung ohne weitere Differenzierung ergab für SBP −2,7 mmHg, für DBP −1,7 (Lee et al. 2020). Eine Metaanalyse aus fünf RCT zur ovolacto-vegetarischen Ernährung mit 117 Teilnehmern errechnete für SBP −5,5 mmHg, DBP −2,5, aus neun Studien zur veganen mit 338 Teilnehmern für SBP −1,3 mmHg, DBP −0,8 (Gibbs et al. 2021). Elf RCT mit veganer Ernährung und 983 Teilnehmern ergaben im Vergleich zu Kontrollarmen mit zahlreichen anderen, ‚weniger strengen‘ Ernährungsformen nur geringe, nicht-signifikante Reduktionen von SBP −1,3 mmHg, DBP −1,2. In der Subanalyse für die drei Studien, in denen initial ein SBP ≥130 mmHg Einschlusskriterium war, ergaben sich dagegen deutliche Effekte für SBP −4,1 mmHg, für DBP −4,0 (Lopez et al. 2019).

Das in RCT insgesamt etwas schlechtere Abschneiden veganer im vergleich zu ovolacto-vegetabiler wie ‚weniger strengen‘ Ernährungsformen wie Pescitariern oder Flexitariern kann in der Ernährung bedingt liegen, aber auch anderweitige Ursachen haben.

Die epidemiologische Forschung nutzt schon lange ausgereifte Erfassungsmethoden und daraus abgeleitete Korrekturrechnungen für Confounder. Bezüglich des Blutdrucks sind dies v. a. das Alter, das Geschlecht, der BMI, körperliche Aktivität, Raucherstatus und Alkoholkonsum, wobei die Präzision der Korrekturen

z. T. von der Korrektheit der Teilnehmer-angaben abhängen. Zusätzlich kann man allerdings für Personen mit einer langfristig selbstgewählten vegetarischen/veganen Ernährungsweise weitere, schwer erfassbare Confounder annehmen: ein allgemein günstiges Gesundheitsverhalten, z. B. günstigere Schlafgewohnheiten, mehr gezielte Entspannung, günstigeres emotionales Gleichgewicht. Dies könnte zu den deutlich geringeren Effekten in den interventionellen Studien beitragen, in denen die Teilnehmer möglicherweise die Ernährung optimal umsetzen, aber nicht das sonstige Gesundheitsverhalten ändern.

Zusätzlich sind viele Fragen der Kinetik völlig offen, also, wie lange man eine sehr andere Ernährungsform praktizieren muss, damit sich ihre möglichen Vorteile bezüglich des Blutdrucks sicher nachweisen lassen. Studiendauern sind dagegen pragmatisch an Budgets und dem bekannten Nachlassen der Compliance orientiert, die längste unter den hier direkt oder indirekt zitierten Studien ist mit 74 Wochen ein Ausnahmefall, die Regel sind eher 12 Wochen.

23.6 Ausgewählte Makro- oder Mikronährstoffe

23.6.1 Kochsalz

Bereits vor 2300 Jahren sei von einem chinesischen Arzt beobachtet worden, dass stark gesalzene Speisen den Puls hart machten und für Schlaganfälle mit Aphasie prädestinierten, also zu typischen arteriellen Gefäßveränderungen und sogar Komplikationen der arteriellen Hypertonie führen könnten (Werner et al. 2017).

Seit vier Jahrzehnten wird von einigen Ernährungswissenschaftlern die These verfolgt, dass sog. Zivilisationskrankheiten durch eine Abkehr von einer Ernährung begünstigt würden, wie sie in der Jäger-Sammler-Periode etwa 40.000 bis 10.000 Jahre v. Chr. praktiziert worden sei (sog. evolutionary discordance hypothesis; Konner u. Eaton 2010). Als vielleicht wesentlichste Veränderung habe sich die Relation zwischen Natrium- und Kaliumaufnahme um einen Faktor 30 zugunsten des Natriums geändert, für das die meisten Forscher in der Jäger-Sammler-Periode eine Aufnahme von ca. 1 g/Tag annehmen.

Die moderne klinische Forschung beschäftigt sich seit fast drei Dekaden mit der Frage der Begünstigung von Hypertonie und ihren Folgekrankheiten durch erhöhte Kochsalzaufnahme (Cappuccio et al. 1997).

Natrium, bzw. Natriumchlorid ist mit Abstand der Mikronährstoff mit der längsten Bekanntheit eines hochdruckförderlichen Einflusses sowie der umfangreichsten wissenschaftlichen Aufmerksamkeit in Bezug auf Grundlagenforschung, epidemiologische Studien, RCT, Reviews und Metaanalysen. Unter den bislang identifizierten Lebensstilelementen, die in westlichen Ländern zur Ausbildung der Hypertonie beitragen, nimmt der Kochsalzkonsum mit einem je nach Land variablen Anteil von 9–17 % die zweite Position nach dem Übergewicht mit 11–25 % ein (Geleijnse et al. 2004).

Der augenfälligste Mechanismus ist der Anteil von Natriumchlorid an Osmolalität und damit osmotischem Druck des Plasmas, dadurch eine direkte Relation zum Plasmavolumen und der daraus resultierenden hypertensiven Kreislaufregulation. Darüber hinaus gibt es vom Plasmavolumen unabhängige Effekte wie eine Verminderung der Elastizität der arteriellen Gefäßwand. Wenige noch offene Fragen zu Natriumaufnahme und Hypertonie treten in ihrer Bedeutung weit hinter das Gebot der wirksamen Methoden zurück, den Kochsalzkonsum bei großen Bevölkerungsgruppen dauerhaft zu senken (s. u.).

Strategien, den Salzkonsum nur durch Aufklärung und verstärkte Angebote von salzärmeren Lebensmitteln zu reduzieren, scheinen in der westlichen Welt bislang allerdings nicht sehr erfolgreich. Man empfiehlt, mit Gewürzen, Kräutern, Essig, Olivenöl u. v. a. m. Aromen, bzw. Geschmack in Speisen zu bringen und somit den geringeren Kochsalzgehalt als geschmacklichen Nachteil zu überspielen.

Zunächst aus Asien kommend, wo sowohl der Salzkonsum, als auch die Inzidenz der Hypertonie sowie ihrer Folgekrankheiten, insbesondere Schlaganfälle, in einigen Ländern noch höher sind als bei uns, erwiesen sich in Studien Interventionen mit Mischsalzen als sehr erfolgreich (s. u.). Hierbei wird nicht auf eine Reduktion des Salzkonsums abgestellt, sondern ein wesentlicher Anteil des Natriumchlorids durch andere Salze, insbesondere Kaliumchlorid ersetzt. So lässt sich eine deutliche Reduktion der Natriumaufnahme bei ausreichender Compliance erreichen, da diese Substitutsalze geschmacklich ähnlich wahrgenommen werden. Kalium hat zudem grundsätzlich eine blutdrucksenkende Wirkung.

Empfehlungen zu solchen ‚neuen' Speisesalzen finden sich in westlichen Ländern noch nicht sehr breit. Bedenken bestehen v. a. bezüglich Komplikationen wie Herzrhythmusstörungen, die durch erhöhte Serumkonzentrationen für Kalium insbesondere bei eingeschränkter Nierenleistung grundsätzlich auftreten können, in den bisherigen Studien allerdings nicht aufgetreten sind (s. u.).

Solche Salze können bei uns in der Herstellung von natriumarmen und streng natriumarmen Lebensmitteln verwendet werden, es besteht aber die Pflicht zur Kennzeichnung (‚mit Kochsalzersatz' bzw. ‚mit jodiertem Kochsalzersatz'). Wird auch oder nur mit Kaliumchlorid substituiert, ist der Hersteller verpflichtet, den Kaliumgehalt anzugeben und den Warnhinweis anzubringen ‚bei Störungen des Kaliumhaushaltes, insbesondere bei Niereninsuffizienz nur nach ärztlicher Beratung verwenden'.

Das Gefährdungspotenzial für eine Teilsubstitution mit Kaliumchlorid scheint dagegen sehr gering. Geht man von einem durchschnittlichen Kochsalzkonsum bei uns

laut DEGS1 (s. u.) von ca. 10,2 g/Tag für Männer und 8,7 für Frauen aus und ersetzt wie in vielen Studien 25 % durch Kaliumchlorid (% sind in der Weltliteratur an diesem Punkt mengen- und nicht molar bezogen), würde das zu einer so bedingten zusätzlichen Kaliumaufnahme von ca. 1,3 g/Tag für Männer und 1,1 für Frauen führen. Laut NVS II ist die mediane Kaliumaufnahme bei uns knapp 3,6 g/Tag für Männer und 3,1 für Frauen. Somit entstünde für alle eine Mehraufnahme an Kalium von ca. 35 %. Viele Personen, insbesondere Vegetarier und Veganer nehmen in sicherlich dem Ausmaß ständig vermehrt Kalium zu sich, ohne dass deswegen Warnhinweise ausgesprochen noch bislang Komplikationen bekannt geworden wären (▶ Kap. 10).

Eine Niereninsuffizienz (CKD) entwickelt sich in den meisten Fällen sehr langsam über Jahre. Sie wird heute aufgrund breit angesetzter und wiederkehrender Routinelaboruntersuchungen, die immer Kreatinin und Harnstoff enthalten, schon beim Hausarzt sehr frühzeitig erkannt und beachtet. Diese Patienten erhalten stadienabhängig Empfehlungen zur Kaliumrestriktion auf 2,0 bis 2,8 g/Tag, also etwa 30 % weniger als spontan im Median üblich. Für sie besteht kein Spielraum für Kaliumchlorid als Substitut für Natriumchlorid. Deutlich gekennzeichnetes kaliumfreies Kochsalz sollte also neben kaliumhaltigen immer leicht verfügbar sein. Bei Patienten, die zu Herzrhythmusstörungen neigen, ist eine Hyperkaliämie streng zu vermeiden. Sie lassen sich durch engmaschige Kaliumbestimmungen leicht monitorieren. Kaliumchlorid wird in der Lebensmittelverarbeitung häufig als Festigungsmittel und Geschmacksverstärker ohne die Intention einer Reduktion des Natriumgehalts zugesetzt. Es ist in der EU als Lebensmittelzusatzstoff E 508 ohne Höchstmengenbeschränkung (‚quantum satis') und ohne Warnhinweise in allen für Zusatzstoffe zugelassenen Lebensmittel erlaubt (Europäische Union 2011).

Mit Blick auf die bislang in Studien nachgewiesenen Vorteile von Substitutsalzen wie Komplikationsverhinderung, insbesondere von Schlaganfällen und sogar Lebensverlängerung für einen nennenswerten Anteil der Hypertonie-Patienten (s. u.) scheinen diese Randbedingungen leicht realisierbar.

Aktueller Kochsalzkonsum

2005 bis 2007 wurden in der ‚Nationalen Verzehrsstudie II' (NVS II) deutsche Ernährungsgewohnheiten in ausführlichen Befragungen einer großen Stichprobe ermittelt. Danach betrug der Median der Natriumzufuhr bei deutschen Männern 3,2 g/Tag (entspr. 8,2 g/Tag Kochsalz) und bei Frauen 2,3 g/Tag (5,8 g/Tag) (Max Rubner-Institut. 2008). Die Natriumzufuhr sinkt bei Männern ab dem 19. bis 24. Lebensjahr ab, während sie bei Frauen bis zum 35. bis 50. Lebensjahr noch steigt und erst danach sinkt. Die hauptsächlichen Kochsalzquellen waren hier Brot, Fleisch und Wurstwaren (zusammen 40–50 %) sowie Milchprodukte und Käse (ca. 10–20 %) (Max Rubner-Institut. 2008). Eine Senkung dieser Salzbelastung sei für den Verbraucher nur durch Kennzeichnungen und Reduktion im Verarbeitungsprozess in der Nahrungsmittelindustrie möglich.

Etwas später wurde in einer weiteren großen Bevölkerungsstudie zur Gesundheit Erwachsener in Deutschland (DEGS1, 2008–2011) die Natriumausscheidung in Spontanurinproben in einer großen Bevölkerungsstichprobe gemessen (Klenow und Mensink 2016). Daraus lässt sich mit einer Korrektur anhand Erfahrungswerte für die weiteren Natriumausscheidungswege über Schweiß und Stuhl die Natriumzufuhr relativ zuverlässig bestimmen. Die Altersabhängigkeit war hier bei Frauen sehr ähnlich zu NVS II, ein altersabhängiger Trend war bei Männern dagegen nicht zu erkennen.

Zwischen den beiden Studien differieren die Natrium-, bzw. Kochsalzaufnahmen jedoch erheblich: in DEGS1 lag sie für Frauen im Median mit 3,4 g/Tag Natrium (8,7 g/Tag Kochsalz) um 50 % über den Ergebnissen der NVS II, für Männer mit 4,0 g/Tag Natrium (10,2 g/Tag Kochsalz) um 24 %. Diese erheblichen, für die Hypertonie relevanten Diskrepanzen zwischen den Studien sowie die zusätzlichen geschlechtsspezifischen Unterschiede in den Erhebungen wurden bislang nicht geklärt. Grundsätzlich muss man von einer höheren Genauigkeit von DEGS1 gegenüber NVS II und damit auch von den höheren Kochsalzaufnahmen ausgehen.

Die ‚Studie zur Gesundheit von Kindern und Jugendlichen in Deutschland' (KiGGS Welle 2) zeigte, dass die Salzaufnahme in dieser Phase mit steigendem Alter zunahm, und dass Jungen im Alter von drei bis 17 Jahren mit einer medianen Salzaufnahme von 7,1 g/Tag mehr Salz verzehrten als gleichaltrige Mädchen, deren mediane Aufnahme bei 6,2 g/Tag lag. Für Kinder wird von der DGE altersabhängig ein Orientierungswert von 3–6 g/Tag angegeben. Werte für Kinder und Jugendliche in Deutschland liegen also auch über den Empfehlungen der DGE.

Fast zwei Dekaden später könnte sich die mittlere Kochsalzaufnahme durch die breiten Aufklärungsmaßnahmen, vermehrte Kennzeichnungen und gestiegenes Bewusstsein bereits erniedrigt haben. Es liegen jedoch weder mit NVS II noch mit DGES1 vergleichbare jüngere Untersuchungen für eine repräsentative Population vor.

Einzelstudien

Schon eine Reduktion des Natriumanteils im Salz kann das Sterblichkeitsrisiko stark reduzieren.

In einer kontrollierten Interventionsstudie wurden fünf Küchen für 1981 voll verköstigte Bewohner einer großen Seniorenresidenz in Taiwan randomisiert: drei mussten durchgängig über den Studienzeitraum von 31 Monaten nur kaliumangereichertes, natriumreduziertes Speisesalz (49 % NaCl, 49 % KCl) einsetzen, zwei weiterhin übliches NaCl (100 %), beides in üblichen Mengen wie zuvor. Zu Abschluss der Studie nach 31 Monaten hatten Personen der Interventionsgruppe eine um knapp 40 % niedrigere Herz-Kreislauf-Sterblichkeit, sie hatten zu 70 % weniger Herzversagen, 50 % weniger zerebro-vaskuläre Erkrankungen (v. a. Schlaganfälle) und 25 % weniger Typ-2-Diabetes. Die Kaplan-Meier-Diagramme für kardiovaskulär bedingte Todesfälle trennen sich schon nach ca. 200 Tagen, die für das Gesamtüberleben nach ca. 400 Tagen. In Taiwan liegt die mittlere Natriumaufnahme für Männer bei 5,0 g/Tag (entsprechend 12,7 g Kochsalz), somit etwa 25 % höher als bei uns. Absolutwerte für Natriumreduktion wie Kaliumaufnahme durch diesen kontrollierten Eingriff in die Speisenzubereitung werden nicht angegeben. Auch die Akzeptanz bei den Teilnehmern ist nicht berichtet. Diese waren zwar über die Durchführung der Studie in ihrer Einrichtung aufgeklärt, bezüglich ihrer Gruppenzugehörigkeit aber geblindet (Chang et al. 2006).

In einer offenen, sog. cluster-randomisierten Studie aus China sollten 20.995 Patienten aus 600 Dörfern im ländlichen China (Durchschnittsalter 65,4 Jahre, 49,5 % weiblich, 72,6 % mit einem Schlaganfall in der Vorgeschichte, 88,4 % mit Bluthochdruck) als Salz entweder 75 % Natriumchlorid mit 25 % Kaliumchlorid oder 100 % Natriumchlorid benutzen. Nach im Mittel 4,7 Jahren waren in der Salzersatzgruppe wichtige Ereignisraten erniedrigt (jeweils pro 1000 Personenjahre):

- Schlaganfälle (29,1 vs. 33,7; RR 0,86)
- Andere kardiovaskuläre Ereignisse (49,1 vs. 56,3; RR 0,87)
- Todesfälle aus jeder Ursache (39,3 vs. 44,6; RR 0,88)

Der Blutdruck wurde etwas überraschend nur leicht gesenkt (SBP-3,3 mmHg, DBP-0,7 mmHg). Hyperkaliämie trat in der Substitutionsgruppe nicht häufiger auf. Die Serumelektrolyte wurden jedoch nicht wiederholt gemessen, wodurch die Häufigkeit von Hyperkaliämie möglicherweise unterschätzt wurde (Neal et al. 2021).

Eine Teilsubstitution im Kochsalz mit 25–50 % Kaliumchlorid wirkt offenbar den blutdruckerhöhenden Auswirkungen von Natriumchlorid effektiv entgegen. Es ist bislang nicht klar, ob die Verbesserungen durch eine Verringerung der Natrium-, eine Erhöhung der Kaliumaufnahme oder eine Kombination aus beiden bedingt waren. Auch wurde in klinischen Studien bislang nicht untersucht, ob eine Teilsubstitution des Chloridanteils einen eigenständigen Einfluss ausübt.

Cochrane-Review

34 Studien mit 3230 Teilnehmern wurden eingeschlossen. Die Metaanalyse ergab, dass die mittlere Veränderung des Natriumgehalts im 24-Stunden-Urin −75 mmol betrug, was einer Reduktion von 4,4 g/Tag Kochsalz entspricht. Die mittlere Veränderung für SBP ergab sich zu −4,18 mmHg, DBP −2,06 mmHg. Eine Metaregression zeigte, dass Alter, Ethnizität, Blutdruckstatus (hypertensiv oder normotensiv) und die Veränderung des 24-Stunden-Natriumspiegels im Urin alle signifikant mit dem Rückgang des systolischen Blutdrucks verbunden waren und 68 % der Varianz zwischen den Studien erklärten. Eine Verringerung der Natriumausscheidung im 24-Stunden-Urin um 100 mmol, die bei gesunden Nieren durch eine Reduktion der Kochsalzaufnahme um 6 g/Tag erzielt wird, war mit einem Rückgang des systolischen Blutdrucks um 5,8 mmHg verbunden, nachdem Alter, ethnische Gruppe und Blutdruckstatus berücksichtigt wurden. Beim diastolischen Blutdruck erklärten das Alter, die ethnische Zugehörigkeit, der Blutdruckstatus und die Veränderung der 24-Stunden-Natriumausscheidung im Urin 41 % der Varianz zwischen den Studien. Die Metaanalyse ergab in Untergruppen bei Hypertonikern eine mittlere Reduktion für SBP von 5,4 mmHg und für DBP von 2,8 mmHg (He et al. 2013).

Weitere Reviews

Aus den zahlreichen Reviews zu Kochsalz und Blutdruck seien aus Platzgründen nur zwei ausgewählt.

Review: Kochsalzreduktion bei Normotensiven Im ersten wurden zehn RCT mit 4667 Teilnehmern (3796 Erwachsene und 871 Kinder) eingeschlossen, welche die Effekte einer Schulung zur Kochsalzreduktion in der gesunden Bevölkerung untersuchten. Nur eine Studie hatte unbehandelte Grenzwerthypertoniker als Teilnehmer. Kontrollpersonen sollten in neun Fällen ihre Gewohnheiten fortsetzen, gleichzeitig erhielten sie minimale Informationen zur Änderung ihrer Ernährung ohne Erwähnung von Kochsalz. Acht fanden in asiatischen Ländern statt, eine in Portugal und eine in den USA. In der Metaanalyse war der mittlere Gruppenunterschied für SBP −1,2 mmHg, für DBP −0,6 mmHg und für die Natriumausscheidung im Urin −1,9 mmol/Tag, entsprechend einer Kochsalzaufnahme von ca. −1,3 g/Tag (Xun et al. 2023). Die Natriumausscheidung im 24-Stunden-Sammelurin gilt zwar weltweit als Goldstandard zur Ermittlung der Natriumaufnahme bei Nierengesunden, die Relation ist aber wegen des Einflusses weiterer harnpflichtiger Bestandteile der Ernährung sowie den konkurrierenden Ausscheidungen über Faeces und Schweiß nur mit Fehlern abschätzbar. Bemerkenswert erscheint u. a., dass der Effekt sich in zwei chinesischen Studien, die auch Arme mit Kindern hatten ebenfalls, wenngleich etwas schwächer als bei Erwachsenen darstellte. Insgesamt halten die Autoren die Effektstärken für fraglich klinisch relevant.

Review: Salzsubstitute Eine jüngere Metaanalyse wertete nur die 16 RCT mit 35.000 Patienten aus, in denen in mindestens einem Arm eine deutliche Reduktion des NaCl-Anteils über mindestens sechs Monate realisiert war und die klare Endpunkte bezüglich Herz-Kreislauf-Ereignissen oder Gesamtmortalität aufwiesen. Elf Studien stammen aus Asien, zwei aus Großbritannien, je eine aus Peru, den Niederlanden und Norwegen.

In diesen Bevölkerungsgruppen kann ein Salzersatz das Risiko für die Gesamtmortalität auf RR 0,88 senken, die kardiovaskuläre Sterblichkeit auf RR 0,83 (vier RCT mit 25.050 Teilnehmern). Salzersatz kann ferner mit RR 0,85 zu einer leichten Verringerung wichtiger kardiovaskulärer Ereignisse führen (major adverse cardiovascular events – MACE) (drei RCT mit 23.215 Teilnehmern). Salzersatz war insgesamt mit Erniedrigungen von 11 % für die Gesamtsterberate assoziiert, von 13 % für kardiovaskulär bedingte tödliche Ereignisse und von 11 % für nicht-tödliche Ereignisse wie Herzinfarkt oder Schlaganfall. Rechnerisch kann man für jede Reduktion des NaCl-Anteils um 10 % durch Salzersatz eine Reduktion von SBP um 1,5 mmHg, bzw. DBP um 1,0 mmHg erwarten. Die statistische Sicherheit dieser Aussagen steigt derzeit mit den kardiovaskulären Risiken und/oder einer chinesischen Ernährungsweise.

Nur sechs Studien mit 27.995 Teilnehmern erfassten auch schwerwiegende unerwünschte Ereignisse. In drei konnten solche nicht festgestellt werden, aus den weiteren drei ergab sich eine statistisch sehr unsichere Erhöhung auf RR 1,04 (Greenwood et al. 2024).

Nationale wie internationale Strategien und Leitlinien

Empfehlungen zur Kochsalzaufnahme von Gesunden zahlreicher nationaler wie internationaler Gesellschaften bis hin zur WHO geben relativ übereinstimmend 5–6 g/Tag Kochsalz an, was innerhalb der Fehlermarge der praktischen Umsetzung liegt. Im Jahr 2013 empfahl die WHO ihren Mitgliedsstaaten pauschal, die Kochsalzaufnahme ihrer Bevölkerungen bis 2025 um jeweils 30 % zu senken. 96 Länder haben bis 2019 nationale Strategien zur Salzreduzierung vorgelegt, um die Salzaufnahme der gesamten Bevölkerung zu verringern, Deutschland war nicht dabei [Santos et al. 2021]. Wir haben seit Dezember 2018 eine ‚Nationale Reduktions- und Innovationsstrategie für Zucker, Fette und Salz in Fertigprodukten‘, wodurch unter den Bedingungen westlicher Ernährung heute schon der überwiegende Teil des Salzkonsums erfasst wird.

Dazu zählen etwa Verbraucheraufklärung, Etikettierungsvorschriften und Salzbesteuerung. Bislang haben 25 der 96 Länder die Ergebnisse ihrer Programme in ihrer jeweiligen Bevölkerung mit unterschiedlichen Methoden gemessen: drei berichteten deutliche Effekte (>2g/Tag Reduktion), neun moderate (1–2 g/Tag), fünf geringfügige (<1 g/Tag), sieben keine Änderung, eines sogar einen moderaten Anstieg. Die mit Abstand größte Reduktion erzielten bislang finnische Frauen mit 29 %, was die Chancen zur Umsetzung des WHO-Ziels von minus 30 % bis 2025 deutlich relativiert (Santos et al. 2021).

Die deutsche Nationale Versorgungsleitlinie Hypertonie stellt hierzu fest: „Patient*innen mit Hypertonie soll empfohlen werden, weniger als 6 g Kochsalz pro Tag zu sich zu nehmen[...] Die Adhärenz zur Salzreduktion wird zudem als schwierig erlebt, da viele Menschen sich über die Höhe des Salzgehaltes nicht bewusst sind. Versteckte Salze in Lebensmitteln werden häufig nicht bedacht. Dies bedingt eine besondere Betreuung der Patient*innen“ (Nationale VersorgungsLeitlinie 2023).

Individuelle Beratung

Aufgabe der Ernährungsberatung ist zunächst die Abschätzung des individuellen Konsums an Hand von Ernährungsprotokollen. und daraus folgernd die Beratung zu einfachen, individuell realistisch erreichbaren Einsparmöglichkeiten. Bereits die Aufnahme von natriumarmem Brot wie Flüssigkeiten weist ein erhebliches Potenzial auf. Die Meidung stark gesalzener Lebensmittel ist leicht möglich.

Der Natriumgehalt fließt auch in die gesundheitliche Gesamtbewertung eines Lebensmittels mithilfe des sog. Nutri-Scores ein, der Ende 2020 in Deutschland als freiwillige Kennzeichnung in den fünf Stufen A bis E eingeführt wurde. Diese sind graphisch in typischen Ampelfarben auf dem Etikett wiedergegeben. Ursprünglich von der französischen Gesundheitsbehörde entwickelt, hat sich der Nutri-Score mittlerweile in vielen Ländern, so auch in Deutschland, gegen konkurrierende Bewertungssysteme durchgesetzt. In Folge ist mittlerweile ist ein internationales wissenschaftliches Gremium für die Weiterentwicklung des Nutri-Scores zuständig.

Mit einer ersten Reform, die Anfang 2024 in Kraft trat, wird jetzt als Absolutwert nicht mehr der Natrium- sondern der Kochsalzgehalt angegeben. Dessen maximaler Beitrag zum gesamten Nutri-Score eines Lebensmittels, der maximal 100 dimensionslose Punkte beträgt, wurde von 16 auf 20 aufgewertet.

Unabhängig davon gibt es in Deutschland weiterhin die Klassifizierung ‚Natriumarmes Getränk‘, die weniger als 20 mg Na^+/L enthalten müssen. Darunter werden derzeit 31 Mineralwasser wie Erfrischungsgetränke in vielen Varianten angeboten. Der Natriumgehalt im Quellwasser variiert bei uns regional erheblich. In Trinkwasser darf bis 200 mg Na^+/L enthalten sein.

Beide Klassifizierungen ermöglichen es einem Laien nach kurzer, anschaulicher Beratung, seinen Kochsalzkonsum abzuschätzen und gegebenenfalls durch günstigere Auswahl zu reduzieren, um auf die insbesondere für Hypertoniker, bzw. Hypertoniegefährdete empfohlenen 5–6 g/ Tag Kochsalz zu kommen. Durch neue, kochsalzärmere Marktangebote wird man immer seltener empfehlen müssen, auf bestimmte Lebensmittel gänzlich zu verzichten.

Die in der Weltliteratur lange Zeit vertretene Hypothese der nahezu dichotomischen Teilung Gesunder wie an Hypertonie Erkrankter in ‚salzsensitive' und ‚nicht-salzsensitive' Personen ist fallen gelassen. Vielmehr geht man seit geraumer Zeit davon aus, dass Auswirkungen einer Salzreduktion auf den Blutdruck einer üblichen kontinuierlichen Streuung wie annähernd jede biologische Variable unterliegen, im Einzelfall also kritisch geprüft werden muss.

23.6.2 Nüsse

Sie gehören seit geraumer Zeit in eine aus naturheilkundlicher Sicht ausgewogene Ernährung. Forschungen zum Kardiometabolismus haben ihnen in jüngerer Vergangenheit eine wichtige Rolle wegen folgender Eigenschaften zugewiesen:
- Günstige Beeinflussung des Fettprofils
- Besserung der Endothelfunktion
- Senkung des arteriellen Blutdrucks

Schon 40–60 g/Tag Walnüsse verbessern die Endothelfunktion. Im wohl aufwendigsten RCT wurde der Einfluss einer täglichen Einnahme von 15 % der Gesamtenergie als Walnüsse bei 642, im Mittel etwa 69 Jahre alten Spaniern und Südkaliforniern über zwei Jahre untersucht. Walnussportionen wurden gestellt, ferner wurde durch regelmäßige Diätinterviews und Fettsäuremonitorings eine ausreichende Compliance gesichert. Die Änderungen des mittleren 24-Stunden-SBP betrugen −3,9 mmHg für die Walnuss-, bzw. −2,0 mmHg für die Kontrollgruppe, DBP blieb in beiden Gruppen praktisch unverändert. Für die Walnuss-Gruppen-Teilnehmer, die sich bei der Aufnahme im oberen RR-Tertil befanden, betrug die Änderung jedoch für SBP −8,5 mmHg, für DBP −2,5 mmHg (Casas-Agustench et al. 2011).

23.6.3 Schokolade

Seit Langem ist bekannt, dass der regelmäßige Genuss von Kakao, bzw. kakaohaltigen Lebensmitteln günstige Wirkungen auf mehrere Komponenten des kardiometabolischen Syndroms hat: Blutdruck, LDL-Cholesterin und Insulinresistenz. Dies liegt vermutlich am hohen Gehalt an Flavonoidglykosiden, die anti-oxidative, entzündungshemmende und immunmodulierende Wirkungen aufweisen, in der Summe so v. a. günstig auf die Endothelfunktion wirken.

Wegen der mittlerweile weltweit sehr populären weißen Schokolade, die nur Fragmente von Kakaobutter mit nicht untersuchten biologischen Effekten enthält, wird solche mit vollem Kakaogehalt im internationalen Schrifttum als ‚darc chocolate' hervorgehoben. Dies ist in Deutschland unüblich, da hier ‚weiße Schokolade' explizit als solche bezeichnet wird.

‚Darc chocolate' lässt keine Rückschlüsse auf einen minimalen Kakao- oder maximalen Zuckergehalt zu. Beide sind jedoch für mögliche Gesundheitsvorteile sehr entscheidend. In ‚dunklen Schokoladen' muss bei uns der Kakaoanteil mindestens 35 % betragen, während in Gourmet- und Bio-Bitterschokoladen mittlerweile 95 % beliebt sind. Der Zuckergehalt beträgt bei uns durchschnittlich 26 g/100 g bei einer Schwankungsbreite von 5–50 g/100 g. Praktisch betrachtet erreicht man mit dem täglichen Genuss einer Tafel Schokolade von durchschnittlichem Zuckergehalt bereits die laut DGE-Empfehlungen maximale Tagesmenge an Zucker. Ermunterungen zum regelmäßigen Konsum von Schokolade sollten deshalb auf Bittervarianten abheben.

Die wohl größte epidemiologische Studie unter US-Veteranen beansprucht, dass eine regelmäßige Aufnahme zwischen einer halben und einer ganzen Tafel Schokolade pro Woche mit einer Reduktion der kardiovaskulären Mortalität um 11 % einherging (Ho et al. 2021). Epidemiologische Studien aus dem Kriegsveteranenministerium der USA (United States Department of Veterans Affairs – VA) sind bezüglich der Qualität deshalb hervorzuheben, weil das Ministerium als i. d. R. alleiniger Leistungsträger über nahezu sämtliche, zudem sauber archivierte Gesundheitsdaten der US-Veteranen ab deren Eintritt im frühen Erwachsenenalter bis zu ihrem Tod verfügt. Zudem wird die Compliance bei Umfragen wie z. B. dieser nach dem Schokoladenkonsum als sehr hoch eingeschätzt.

23.6.4 Hibiskustee – Ernährungstherapie am Übergang zur Phytotherapie

Hibiskustee war in den letzten 30 Jahren das Getränk, das die vermutlich ausgeprägteste Verbreitung und Erforschung wegen seiner Wirkungen auf erhöhten Blutdruck erfuhr. Die afrikanische Malwe (*Hibiscus*) ist eine Gattung mit je nach Zählweise bis 675 Subspezies, deren Blüten wegen der typischen Farben und des leicht säuerlichen Geschmacks als alleiniger Bestandteil oder in Kombination in Fruchttees bei uns schon lange gebräuchlich und weit verbreitet sind. Es ist bemerkenswert, dass Hibiskus erst seit Kurzem als therapeutischer Tee (hier meist mit der Subspezies *Hibiscus sabdariffa* L.) bekannt ist. Der schon lange gepriesene hohe Gehalt der frischen Malvenblüten an Vitamin C, daraus abgeleitet eine Indikation bei Erkältungskrankheiten, relativiert sich in der Teezubereitung wegen der Hitzelabilität des Vitamin C in einem zwar unsicheren, aber sicherlich hohen Ausmaß. Verantwortlich für die antihypertensive Wirkung sind nach bisheriger Interpretation eher hitzebeständige Polyphenole vom Typ der Anthocyanidine wie Hibiscin oder Cyanidin-3-O-Sambubiosid, die hier als sog. ACE-Hemmer wirken sollen. Ähnliche Wirkungen werden für mehrere Untergruppen der Polyphenole (▶ Kap. 6) und entsprechend auch zahlreiche Pflanzen postuliert (Khaled et al. 2023). *Hibiscus sabdariffa* ist derzeit mit mindestens 13 RCT und bereits drei Metaanalysen die am besten erforschte dieser

Pflanzen. In der jüngsten Metaanalyse aus allen 13 RCT mit 1205 Teilnehmern errechnete sich für SBP im Vergleich zu Placebo eine Absenkung um 6,7, für DBP um 4,4 mmHg (Abdelmonem et al. 2022). In den meisten dieser Studien wird wenig bis gar nichts zu phytotherapeutisch kritischen Details wie Standort und Erntezeitpunkt der Pflanzen, Spezies-Reinheit, Qualitätskontrolle bezüglich der Inhaltsstoffe und Zubereitungsvorschriften für den Teilnehmer berichtet. Man kann daraus einerseits schließen, dass für *Hibiscus sabdariffa* als Pflanze noch ein großes Optimierungspotenzial bis hin zur Darstellung als Phyto-Arzneimittel besteht, wenn auch ohne Beachtung solcher Details bereits gute Effekte erzielt werden. Andererseits kann man von einer möglicherweise suboptimalen, aber leicht praktikablen, auch in die Ernährungsberatung fallenden Empfehlung zu drei Tassen Hibiskustee über den Tag verteilt bereits eine blutdrucksenkende Wirkung erwarten.

Literatur

Abdelmonem M, Ebada MA, Diab S, Ahmed MM, Zaazazouee MS, Essa TM, ElBaz ZS, Ghaith HS, Abdella WS, Ebada M, Negida A (2022) Efficacy of hibiscus sabdariffa on reducing blood pressure in patients with mild-to-moderate hypertension: a systematic review and meta-analysis of published randomized controlled trials. J Cardiovasc Pharmacol 79(1):e64–e74

Capodici A, Mocciaro G, Gori D, Landry MJ, Masini A, Sanmarchi F, Fiore M, Coa AA, Castagna G, Gardner CD, Guaraldi F (2024) Cardiovascular health and cancer risk associated with plant-based diets: an umbrella review. PLoS One 19(5):e0300711. https://doi.org/10.1371/journal.pone.0300711. PMID: 38748667; PMCID: PMC11095673

Cappuccio FP, Markandu ND, Carney C, Sagnella GA, MacGregor GA (1997) Double-blind randomised trial of modest salt restriction in older people. Lancet 350(9081):850–854. https://doi.org/10.1016/S0140-6736(97)02264-2

Casas-Agustench P, López-Uriarte P, Ros E, Bulló M, Salas-Salvadó J (2011) Nuts, hypertension and endothelial function. Nutr Metab Cardiovasc Dis 21(Suppl 1):S21–S33

Chang HY, Hu YW, Yue CS, Wen YW, Yeh WT, Hsu LS, Tsai SY, Pan WH (2006) Effect of potassium-enriched salt on cardiovascular mortality and medical expenses of elderly men. Am J Clin Nutr 83(6):1289–1296. https://doi.org/10.1093/ajcn/83.6.1289

Cowell OR, Mistry N, Deighton K, Matu J, Griffiths A, Minihane AM, Mathers JC, Shannon OM, Siervo M (2021) Effects of a Mediterranean diet on blood pressure: a systematic review and meta-analysis of randomized controlled trials and observational studies. J Hypertens 39(4):729–739

Dinu M, Abbate R, Gensini GF, Casini A, Sofi F (2017) Vegetarian, vegan diets and multiple health outcomes: a systematic review with meta-analysis of observational studies. Crit Rev Food Sci Nutr 57(17):3640–3649. https://doi.org/10.1080/10408398.2016.1138447

Eaton SB, Konner M, Paleolithic nutrition. (1985) A consideration of its nature and current implications. N Engl J Med 312(5):283–289. https://doi.org/10.1056/NEJM198501313120505

Europäische Union. Verordnung (EU) Nr. 1130/2011 der Kommision vom 11. November 2011 zur Änderung des Anhangs III der Verordnung (EG) Nr. 1333/2008 des Europäischen Parlaments und des Rates über Lebensmittelzusatzstoffe im Hinblick auf eine Liste der Europäischen Union der für die Verwendung in Lebensmittelzusatzstoffen, Lebensmittelenzymen, Lebensmittelaromen und Nährstoffen zugelassenen Lebensmittelzusatzstoffe, S 189

Filippou C, Tatakis F, Polyzos D, Manta E, Thomopoulos C, Nihoyannopoulos P, Tousoulis D, Tsioufis K (2022 Jan 19) Overview of salt restriction in the Dietary Approaches to Stop Hypertension (DASH) and the Mediterranean diet for blood pressure reduction. Rev Cardiovasc Med 23(1):36. https://doi.org/10.31083/j.rcm2301036

Frassetto L, Morris RC Jr, Sellmeyer DE, Todd K, Sebastian A (2001) Diet, evolution and aging – the chloride ratios in the human diet. Eur J Nutr 40(5):200–213. https://doi.org/10.1007/s394-001-8347-4. PMID: 11842945

Geleijnse JM, Kok FJ, Grobbee DE (2004 Sep) Impact of dietary and lifestyle factors on the prevalence of hypertension in Western populations. Eur J Public Health. 14(3):235–239. https://doi.org/10.1093/eurpub/14.3.235

Gibbs J, Gaskin E, Ji C, Miller MA, Cappuccio FP (2021) The effect of plant-based dietary patterns on blood pressure: a systematic review and meta-analysis of controlled intervention trials. J Hypertens 39(1):23–37.https://doi.org/10.1097/HJH.0000000000002604. PMID: 33275398

Greenwood H, Barnes K, Clark J, Ball L, Albarqouni L (2024) Long-term effect of salt substitution for cardiovascular outcomes : a systematic review and meta-analysis. Ann Intern Med 177(5):643–655. https://doi.org/10.7326/M23-2626. Epub 2024 Apr 9

Grillo A, Salvi L, Coruzzi P, Salvi P, Parati G (2019) Sodium intake and hypertension. Nutrients 11(9):1970. https://doi.org/10.3390/nu11091970. PMID: 31438636; PMCID: PMC6770596

He FJ, Li J, Macgregor GA (2013) Effect of longer-term modest salt reduction on blood pressure. Cochrane Database Syst Rev 4:CD004937. https://doi.org/10.1002/14651858.CD004937.pub2

Ho YL, Nguyen XT, Yan JQ, Vassy JL, Gagnon DR, Gaziano JM, Wilson PW, Cho K, Djoussé L (2021) Chocolate consumption and risk of coronary artery disease: the Million Veteran Program. Am J Clin Nutr 113(5):1137–1144. https://doi.org/10.1093/ajcn/nqaa427. Epub 2021 Mar 1. PMID: 34483344; PMCID: PMC8412179

Khaled A, Ahmed E, Mamdouh M, Saad H, Mohamed A, Sobhy M, Piatti D, Sabry M, Saad MA, Sabry OM, Caprioli G (2023) Natural angiotensin converting enzyme inhibitors: a safeguard against hypertension, respiratory distress syndrome, and chronic kidney diseases. Phytother Res 37(12):5464–5472. https://doi.org/10.1002/ptr.7987. Epub 2023 Sep 7

Klenow S, Mensink GBM (2016) Natriumzufuhr in Deutschland. J Health Monit 1(2):31–35. https://doi.org/10.17886/RKI-GBE-2016-035

Konner M, Eaton SB (2010) Paleolithic nutrition: twenty-five years later. Nutr Clin Pract 25(6):594–602. https://doi.org/10.1177/0884533610385702

Lari A, Sohouli MH, Fatahi S, Cerqueira HS, Santos HO, Pourrajab B, Rezaei M, Saneie S, Rahideh ST (2021) The effects of the Dietary Approaches to Stop Hypertension (DASH) diet on metabolic risk factors in patients with chronic disease: A systematic review and meta-analysis of randomized controlled trials. Nutr Metab Cardiovasc Dis 31(10):2766–2778

Lee KW, Loh HC, Ching SM, Devaraj NK, Hoo FK (2020) Effects of vegetarian diets on blood pressure lowering: a systematic review with meta-analysis and trial sequential analysis. Nutrients 12(6):1604. https://doi.org/10.3390/nu12061604. PMID: 32486102; PMCID: PMC7352826

Lopez PD, Cativo EH, Atlas SA, Rosendorff C (2019) The effect of vegan diets on blood pressure in adults: a meta-analysis of randomized controlled trials. Am J Med 132(7):875–883.e7. https://doi.org/10.1016/j.amjmed.2019.01.044. Epub 2019 Mar 6

Max Rubner-Institut – Bundesforschungsinstitut für Ernährung und Lebensmittel (2008) Nationale Verzehrsstudie II – Die bundesweite Befragung zur Ernährung von Jugendlichen und Erwachsenen: Ergebnisbericht Teil 2. MRI, Karlsruhe

Nationale VersorgungsLeitlinie Hypertonie – Langfassung, Version 1.0. 2023 [heruntergeladen am 25.07.2024]. https://doi.org/10.6101/AZQ/000502. www.leitlinien.de/hypertonie

Neal B, Wu Y, Feng X, Zhang R, Zhang Y, Shi J, Zhang J, Tian M, Huang L, Li Z, Yu Y, Zhao Y, Zhou B, Sun J, Liu Y, Yin X, Hao Z, Yu J, Li KC, Zhang X, Duan P, Wang F, Ma B, Shi W, Di Tanna GL, Stepien S, Shan S, Pearson SA, Li N, Yan LL, Labarthe D, Elliott P (2021) Effect of salt substitution on cardiovascular events and death. N Engl J Med 385(12):1067–1077. https://doi.org/10.1056/NEJMoa2105675. Epub 2021 Aug 29

Nissensohn M, Román-Viñas B, Sánchez-Villegas A, Piscopo S, Serra-Majem L (2016) The effect of the mediterranean diet on hypertension: a systematic review and meta-analysis. J Nutr Educ Behav 48(1):42–53. e1. https://doi.org/10.1016/j.jneb.2015.08.023. Epub 2015 Oct 21

Picasso MC, Lo-Tayraco JA, Ramos-Villanueva JM, Pasupuleti V, Hernandez AV (2019) Effect of vegetarian diets on the presentation of metabolic syndrome or its components: a systematic review and meta-analysis. Clin Nutr 38(3):1117–1132. https://doi.org/10.1016/j.clnu.2018.05.021. Epub 2018 Jun 6

Santos JA, Tekle D, Rosewarne E, Flexner N, Cobb L, Al-Jawaldeh A et al (2021) A systematic review of salt reduction initiatives around the world: a midterm evaluation of progress towards the 2025 global non-communicable diseases salt reduction target. Adv Nutr 12(5):1768–1780. https://doi.org/10.1093/advances/nmab008

Schwingshackl L, Chaimani A, Schwedhelm C, Toledo E, Pünsch M, Hoffmann G, Boeing H (2019) Comparative effects of different dietary approaches on blood pressure in hypertensive and prehypertensive patients: a systematic review and network meta-analysis. Crit Rev Food Sci Nutr 59(16):2674–2687. https://doi.org/10.1080/10408398.2018.1463967. Epub 2018 May 11

Stiftung Gesundheitswesen. DASH-Diät: Blutdruck senken durch Ernährungsumstellung (stiftung-gesundheitswissen.de) 26.06.2024

Werner T, Gröber U, Kisters K (2017) Bedeutung der Elektrolyte und Vitamine bei Hypertonie. Schweiz Z Ganzheitsmed 29:260–264

Xun R, Gao Y, Zhen S, Mao T, Xia H, Zhang H, Sun G (2023) Effects of behavioral interventions for salt reduction on blood pressure and urinary sodium excretion: a systematic review and meta-analysis of randomized controlled trials. Glob Heart 18(1):65. https://doi.org/10.5334/gh.1281. PMID: 38143483; PMCID: PMC10742105

Yang S, Zhou Z, Miao H, Zhang Y (2023) Effect of weight loss on blood pressure changes in overweight patients: a systematic review and meta-analysis. J Clin Hypertens (Greenwich) 25(5):404–415. https://doi.org/10.1111/jch.14661. Epub 2023 May 4. PMID: 37141231; PMCID: PMC10184479

Yin X, Rodgers A, Perkovic A, Huang L, Li KC, Yu J, Wu Y, Wu JHY, Marklund M, Huffman MD, Miranda JJ, Di Tanna GL, Labarthe D, Elliott P, Tian M, Neal B (2022) Effects of salt substitutes on clinical outcomes: a systematic review and meta-analysis. Heart 108(20):1608–1615. https://doi.org/10.1136/heartjnl-2022-321332

Hyperurikämie

Rainer Stange

Inhaltsverzeichnis

Einführung

Gicht oder Arthritis urica ist weltweit die führende Ursache für Weichteil- und Gelenkentzündungen sowie deren Destruktion. Hyperurikämie, Gicht und Harnsäuresteine werden allein oder in sehr komplexen Zusammenhängen kombiniert durch genetische Disposition, Übergewicht, purinreiche Kost, v. a. im Zuge von Fehl- und Überernährung und Alkoholkonsum sowie durch einige Medikamente in sehr komplexen Zusammenhängen verursacht und sind entsprechend bedingt vermeidbar.

In diesem Beitrag lesen Sie
- wie Hyperurikämie und Gicht mit der Ernährung zusammenhängen,
- welche Rolle dabei den Purinen und der Harnsäure zukommt,
- mit welchen diätetischen Maßnahmen Sie gegen Hyperurikämie, Gicht und Harnsäuresteine vorgehen können,
- welche Lebensmittel dabei besonders zu empfehlen sind – und welche nicht,
- ob es biopositive Auswirkungen der Harnsäure gibt,
- was in der praktischen Beratung zu berücksichtigen ist.

24.1 Definitionen und Charakteristika

Hyperurikämie/Arthritis urica Die Hyperurikämie ist die Vorstufe für Gicht und die auf Harnsäuresteinen beruhende Uratnephropathie.

Der *primären Hyperurikämie* liegt in etwa 90 % aller Fälle eine angeborene Harnsäurestoffwechselstörung zugrunde. In etwa 99 % dieses Anteils handelt es sich um eine Störung der tubulären Harnsäuresekretion. Nur in weniger als 1 % der Fälle liegt eine vermehrte endogene Harnsäurebildung vor, entweder infolge mehrerer Enzymdefekte des Purinstoffwechsels oder aufgrund nur eines einzigen identifizierten Gendefekts wie beim Lesch-Nyhan-Syndrom.

Weitere, im Alltag wesentlich wichtigere Situationen sind katabole Situationen wie länger währende kalorische Restriktion, der akute Zellzerfall im Rahmen onkologischer zytoreduktiver Maßnahmen, sowie einige Medikamente, insbesondere Thiazid-Diuretika (▶ Abschn. 24.4.3). Im Langzeit-, nicht jedoch intermittierenden Fasten (▶ Kap. 17), kann die Harnsäure dramatisch ansteigen.

Die Pathogenese, die zu klinisch relevanten Ereignissen wie einem Gichtanfall führt, ist neben der genetischen Veranlagung jedoch multifaktoriell bedingt. Dafür werden mehrere begünstigende Einflüsse angeschuldigt, die überwiegend mit westlichem Lebensstil assoziiert sind, während in Notzeiten trotz auch dann vorhandener genetischer Belastung Gicht extrem selten sein soll (Kasper 2014):
- Hyperkalorische Ernährung und dabei vermehrte alimentäre Purinzufuhr
- Regelmäßiger Alkoholkonsum
- Mangelnde körperliche Aktivität

Eine *sekundäre Hyperurikämie* liegt in 10 % aller Fälle vor. Ihre wichtigsten Ursachen sind (Siener 2005)
- Vermehrte Harnsäurebildung:
  - Adipositas
  - Maligne Erkrankungen, insbesondere nach zytoreduktiven Maßnahmen
  - Hämoblastosen (Polyzythämie, Leukämie, myeloproliferative Erkrankungen)
  - Systemische Erkrankungen (Psoriasis)
  - Glukose-6-Phosphatase-Mangel
  - Erhöhte Zufuhr von Fruktose, Xylit, Sorbit, insbesondere intravenös
- Verminderte renale Harnsäureausscheidung:
  - Niereninsuffizienz
  - Arterielle Hypertension

- Einige Medikamente (z. B. Diuretika, Nikotinsäure)
- Alkohol
- Hyperlaktazidämie
- Ketoazidose (z. B. Fasten, entgleister Diabetes mellitus, extreme ketogene Ernährung)
- Respiratorische Azidose
- Hyperparathyreoidismus

Sehr selten sind Kombinationen aus vermehrter Harnsäurebildung und verminderter renaler Harnsäureausscheidung:
- Akute schwere körperliche Belastung
- Extrem fettreiche Kost
- Glykogenspeicherkrankheit vom Typ I (Von-Gierke-Krankheit)

Bei einer Serumharnsäurekonzentration von 8–9 mg/dl muss bei jedem Vierten und ab 9 mg/dl bei fast jedem Menschen mit einem Gichtanfall gerechnet werden. Das Risiko der Harnsteinbildung steigt proportional zur Serumharnsäurekonzentration.

Zu Hyperurikämie und speziell Gicht gibt es deutschsprachig die von der Deutschen Gesellschaft für Rheumatologie und Klinische Immunologie verantwortete S3-Leitlinie „Diagnostik und Therapie der Gicht" (DGRh 2024).

24.2 Physiologie und Pathophysiologie des Purin- und Harnsäurestoffwechsels

Harnsäure ist das endgültige Abbauprodukt der Purinnukleotide. Purine sind Heteroaromaten mit einem Puringerüst und als sogenannte Purinbasen insbesondere Bestandteile der Nukleinsäuren DNA und RNA, aber auch der energiereichen Phosphate AMP, ADP und ATP (Adenosinmono, -di- und -triphosphat). Sie werden zum einen im Körper selbst synthetisiert und abgebaut, zum anderen über Nahrungsmittel und Getränke tierischer und pflanzlicher Herkunft

exogen aufgenommen, etwa auch als Koffein oder Theobromin aus Kakao und Tee.

Nur in Hominiden, also Menschen, Schimpansen, Gorillas und Orang-Utans, entsteht Harnsäure als Abbauprodukt der Purinbasen aus Hypoxanthin oder Xanthin durch das Enzym Xanthinoxidase. Summenformel wie sterische Darstellung der Harnsäure sind für alle Lebewesen, die die Xanthinoxidase exprimieren, identisch.

Alle anderen höheren Lebewesen verfügen dagegen über das Enzym Urikase, das Harnsäure in unkritische Bestandteile zerlegt, und leben in einem für Säugetiere typischen, vergleichsweise niedrigen Bereich der Serumkonzentrationen von 0,5–1,0 mg/dl. Eine Pathologie der Harnsäure ist hier nicht bekannt, zu möglichen Vor- und Nachteilen dieser Evolutionsschritte ▶ Abschn. 24.4.2.

Der Abbau von Purinen führt grundsätzlich mit einer für das jeweilige Purin spezifischen Ausbeute zum Endprodukt Harnsäure, was in geringem Umfang auch für den Aminosäurestoffwechsel zutrifft. Zwischen Serum- und Plasmakonzentration besteht bei der Harnsäure kein signifikanter Unterschied.

Die Serumkonzentration hängt in komplexer Weise in erster Linie von der Ausscheidung über Darm und Nieren, in zweiter Linie von der endogenen Produktion sowie der exogenen alimentären Zufuhr ab. Unter physiologischen Bedingungen erfolgt die Ausscheidung zu einem Drittel über den Darm und zu zwei Dritteln über die Niere. Die Serumkonzentration ist zwar für den Intravasalraum repräsentativ, nicht jedoch für den Extrazellulärraum, geschweige denn für den besonders sensiblen Gelenkbinnenraum. Dies ist klinisch sehr wichtig, weil Gichtanfälle oft mit unauffälligen Serumwerten einhergehen und so den Unerfahrenen u. U. nicht zur Diagnose führen. Anamnestisch waren sie dagegen meist schon erhöht.

An der endogenen Harnsäuresynthese sind sämtliche Organe beteiligt. Löffler et al. (1992) schätzen, dass etwa ein Drittel bis die Hälfte aus dem Abbau der Kerne in den Erythroblasten resultiert. Allein die bei der täglichen Regeneration der Erythrozyten freigesetzte endogene Harnsäuremenge beziffern sie auf 100–290 mg.

Lange Zeit wurden ausschließlich die Nieren für eine verminderte Ausscheidung verantwortlich gemacht. Erst in jüngerer Zeit widmet man sich auch dem Darm, wo einerseits über die Blutbahn eine Exkretion von Harnsäure in das Darmlumen erfolgt, andererseits geeignete Anteile der Darmflora zur intestinalen Urikolyse befähigt sind. Physiologisch soll das Verhältnis der Ausscheidung über die Nieren zu derjenigen über den Darm etwa 3:1 betragen. Die Exkretion ist von mehreren Transporterproteinen, bzw. komplexen Transportern abhängig und entsprechend störanfällig (Xu et al. 2016). Im physiologischen menschlichen Mikrobiom exprimieren zusätzlich mehrere Stämme Urikase, insbesondere Lactobacillus sp. und Pseudomonas sp. und bauen so intraluminal Harnsäure ab. Ob es zu einer nennenswerten Rückresorption von Harnsäure aus dem Darm kommt, die durch die Mikrobiota beeinflusst würde, scheint nicht bekannt. Dafür könnte sprechen, dass mehrere Studien auffällige Veränderungen des Mikrobioms bei Gichtpatienten nachwiesen, denen natürlich Confounder wie das metabolische Syndrom zugrunde liegen können. Das Ausmaß der Exkretion über die Darmschleimhäute sowie der intraluminale Harnsäureabbau durch Mikrobiota liefern eine über die alimentäre Purin-Restriktion hinausweisende Begründbarkeit für ernährungstherapeutische und eventuell auch mikrobiologische Interventionen (Méndez-Salazar und Martínez-Nava 2022). Aus naturheilkundlicher Sicht wären weitere Kenntnisse hierzu sehr wünschenswert. Eine sehr strenge Restriktion der Purinaufnahme betrifft nämlich auch wünschenswerte Lebensmittel wie einige Leguminosen zur medikamentösen Behandlung. Laktobazillen können z. B. durch fermentierte Lebensmittel, evtl. auch durch Probiotika verstärkt zugeführt werden (▶ Kap. 8). Während die Ausscheidung über die Nieren leicht durch Bestimmung der Harnsäurekonzentration und das Volumen des Urin ermittelt werden kann, ist für die Ausscheidung über den Darm bislang kein Messprozess angegeben. Man wird sich bei solchen sehr sinnvollen Therapieversuchen an den Serumkonzentrationen als Resultante orientieren. Studien zur Beeinflussung der Ausscheidung über den Darm sind bislang bei Tieren publiziert.

Die endogene Harnsäuresynthese wird durch das Ausmaß der Umwandlung im Körper gebildeter purinhaltiger Zellkernbausteine bestimmt.

Die exogene Purinzufuhr über feste Lebensmittel und Getränke ist der Faktor, der sich am sichersten bestimmen und in Grenzen auch mit einfachen therapeutischen Maßnahmen steuern lässt.

Eine Fülle von endogenen und exogenen Faktoren nimmt Einfluss auf den daraus resultierenden *Harnsäurepool* (◻ Abb. 24.1).

Bis zum fünften Lebensjahr liegen die physiologischen Serumharnsäurekonzentrationen für beide Geschlechter mit etwa 3,5 mg/dl am niedrigsten. Eine Geschlechterdifferenz entwickelt sich ab dem zehnten und ist zwischen dem 20. und 30. Lebensjahr am deutlichsten ausgeprägt. Männer erreichen in dieser Lebensspanne bereits ihre maximalen Werte. Für die Alters- und Geschlechtsunterschiede scheinen hormonelle Einflüsse verantwortlich zu sein. Unter Östrogenbehandlung erhöhen sich beispielsweise die renale Ausscheidung und die Clearance der Harnsäure. Frauen weisen entsprechend bis zur Menopause, bzw. unter Östrogensupplementen um etwa 1 mg/dl niedrigere Konzentrationen auf (Mertz 1987). Normwerte der Harnsäurekonzentration sind in der ◻ Tab. 24.1 wiedergegeben. Harnsäure ist im wässrigen Milieu

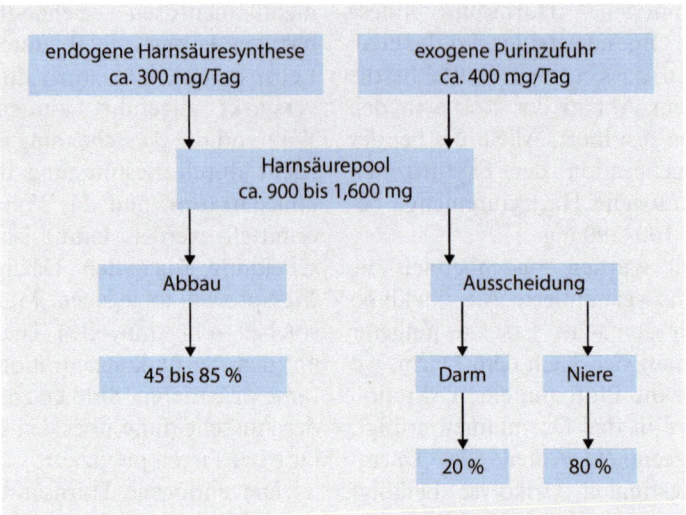

Abb. 24.1 Harnsäurestoffwechsel beim Menschen. (Mod. nach Wolfram 1995)

Tab. 24.1 Harnsäure-Normwerte für Erwachsene im Serum*. (Mod. nach CPC Ernährungsinformationen 1997)

Harnsäure-Normwerte	[µmol/l]	[mg/dl]
Männer	202–417	3,4–7,0
Frauen	143–339	2,4–5,7

* Im Folgenden wird in Übereinstimmung mit den meisten Quellen die ältere Einheit mg/dl statt der SI-konformen µmol/l benutzt

als Uration löslich. Seine maximale Gleichgewichtskonzentration beträgt bei 37 °C 6,8 mg/dl, bei 10 °C dagegen nur 1,2 mg/dl. Bei höheren Konzentrationen kann es beispielsweise im Gelenkbinnenraum und in umgebenden Weichteilen zur Ausfällung und Ablagerung von Harnsäuresalzen in Form der typischen nadelförmigen Kristalle kommen, was im Vollblut unter anderem durch zelluläre Bestandteile weitgehend verhindert wird. Diese Kristalle werden im Gewebe von Makrophagen inkorporiert und lösen so eine maximale Entzündungsreaktion aus. Die ausgeprägte Temperaturabhängigkeit der Löslichkeit bedingt die deutlich erleichterte Ausfällung in den Extremitäten, insbesondere wenn diese nachts durch ungenügende Abdeckung noch weiter auskühlen.

Der sehr eindrucksvolle Nachweis dieser Kristalle im Polarisationsmikroskop mittels Ausstrich eines Gelenkpunktates ist meist beweisend für die Ätiologie einer bis dahin oft unklaren seronegativen Monarthritis. Steht dies nicht zur Verfügung, gibt es für den erfahrenen Untersucher auch in der Gelenksonografie eindeutige Zeichen wie Doppelkonturen. Mittels der nur wenig verbreiteten sog. Dual Energy CT lassen sich ein Gelenkbefall sowie Weichteil-Tophi in jedem suspekten Körperteil, aber auch summiert bis hin zum Ganzkörperbild darstellen.

24.3 Einfluss von Nahrungsmitteln auf Hyperurikämie, Uratsteine und Gicht

24.3.1 Epidemiologische Untersuchungen zu ernährungsabhängigen Risiken bezüglich Hyperurikämie und Gicht

Erst in jüngerer Zeit ist versucht worden, aus großen epidemiologischen Studien den Einfluss einzelner Lebensmittel auf die Harnsäure zu quantifizieren (Mayor et al. 2018). Von 63 Lebensmitteln sollten so nur 15 überhaupt einen Einfluss haben, davon sieben zur Erhöhung, acht dagegen zur Erniedrigung der Harnsäure beitragen.

Es folgen einige Kenndaten zur Stickstoffaufnahme und -umsetzung:

- Durch den Abbau von Nukleotiden und die direkte Synthese einfacher stickstoffhaltiger Verbindungen scheiden gesunde Menschen bei purinfreier Kost 300–500 mg/Tag Harnsäure aus.
- Durch den Verzehr purinhaltiger Kost steigt der Harnsäureumsatz um 100–500 mg/Tag (Mertz 1987; Wolfram 1995).
- Ab einer Zufuhr von etwa 300 mg/Tag Purinstickstoff ist bereits mit einer Überschreitung der oberen Normgrenze der Serumharnsäurekonzentration zu rechnen (Mertz 1987).
- Die Summe aus endogenem und exogenem Harnsäureanfall, also die mittlere Turnover-Rate, wird von Scott et al. (1969) mit 701 mg/Tag beziffert (Spannbreite 602–838 mg).
- Bei Patienten mit Gicht und/oder Hyperurikämie betrug die mittlere Turnover-Rate 861 mg/Tag (Spannbreite 506–1542 mg).

- Der aus den beiden Harnsäurequellen resultierende Harnsäurebestand, der sogenannte Harnsäurepool, lag bei einer gesunden Vergleichsgruppe im Bereich von 1221 mg (Spannbreite von 992–1650 mg). Etwa 60 % davon werden pro Tag durch Neubildung ersetzt.
- Bei Patienten mit Gicht und/oder Hyperurikämie war der Harnsäurepool dagegen etwa 66 % größer, durchschnittlich 2027 mg (Spannbreite 1248–3199 mg).

Die Annahme eines „zweiten Harnsäurepools", der ein Vielfaches betragen sollte, wurde von Scott et al. (1969) bei Gichtpatienten mit klinischen Tophi erwogen, ist seitdem aber nicht mehr verfolgt worden.

24.3.2 Purine und deren Bausteine in Lebensmitteln

Gemäß ihren verschiedenen biologischen Funktionen weisen Lebensmittel in ihrem Gehalt an RNA und DNA starke Unterschiede auf. Neben den unterschiedlichen Nukleinsäuren enthalten sie auch unterschiedliche Anteile und Zusammensetzungen an Purinbasen. Je höher der Fettgehalt ist, desto niedriger fällt der Puringehalt aus.

Purine machen im höchsten Fall etwa 0,4 % der Masse eines Lebensmittels aus. 1 mg Harnsäure entsteht im Mittel aus 0,42 mg Purinen bzw. 1 mg Purine wird in 2,4 mg Harnsäure umgewandelt. Der Gesamtpuringehalt eines Lebensmittels verteilt sich sehr unterschiedlich auf einzelne Purine, die wichtige differenzielle Unterschiede aufweisen: Beispielsweise tragen Hypoxanthin, Adenin und Guanosin, das besonders in Bier vorkommt, stärker zur Erhöhung des Harnsäurepools bei als Guanin und Xanthin. Ihre Ausbeuten bei der Umwandlung zum Endprodukt Harnsäure sind zwar ähnlich, sie verfügen jedoch über unterschiedliche Fähigkeiten zur kompetitiven Hemmung der Harnsäureausscheidung über die Nieren. Dies gilt generell für viele Nahrungsbestandteile, weshalb durch die Komplexität einer natürlichen Ernährung überraschende Effekte entstehen können (unten am Beispiel veganer Ernährung aufgezeigt), die auch bei Stoffwechselgesunden die Harnsäurekonzentrationen im Serum nicht streng mit der Purinaufnahme korrelieren lassen.

Der Puringehalt pflanzlicher und tierischer Lebensmittel erwächst auch aus deren biologischer Funktion. So zeichnen sich Samen und Körner, die der Erhaltung und Fortpflanzung der Art dienen, durch einen sehr hohen Gehalt an Zellkernen aus. In tierischen Lebensmitteln sind von jeher Innereien wegen des hohen Zellkernanteils als purinreich bekannt, ähnlich der Haut von Geflügel und Fischen.

Darüber hinaus weisen Körperteile von Tieren sehr unterschiedliche Purinbausteine auf, Fleisch etwa eine hohe Konzentrationen energiereicher Phosphate.

Meerestiere unterscheiden sich untereinander deutlich in ihren Purinkonzentrationen. Besonders reich sind Sprotten, Ölsardinen, Forelle und Thunfisch, während Räucheraal, Scholle und Zander vergleichsweise niedrige Konzentrationen aufweisen (Wolfram 1995; CPC Ernährungsinformationen 1997).

Verschiedene Erhitzungsverfahren wie Kochen, Braten und Grillen haben einen Einfluss auf die Purinkörper. Die Konzentrationen in Fleisch, Wurstwaren und Fisch können sich so bis 10 % gegenüber dem rohen Lebensmittel verringern.

Beim Kochen und Braten tritt ein Teil der Purine in das Kochwasser bzw. den Bratensaft über, die Belastung ist dann durch Verwerfen des Kochwassers bzw. Bratensafts deutlich reduzierbar.

Letztlich ist daher nicht die Gesamtpurinaufnahme, sondern einzig die aus den verschiedenen Purinen resultierende Harnsäureproduktion entscheidend. Sie kann heute für nahezu jede Ernährung individuell leicht mit Apps berechnet werden, z. B. mit der der Deutschen Gichtliga (▶ http://www.gichtliga.de/Templates/purinrechner.php). Gichtkranken wird empfohlen, maximal 400 mg Harnsäure pro Tag zu produzieren.

Verlässliche Quellen zur Purinaufnahme bei hierzulande durchschnittlicher Ernährung finden sich nicht, sie wird meist mit mindestens 500 mg pro Tag angegeben.

24.3.3 Einfluss unterschiedlicher Purinbausteine auf die Serumharnsäurekonzentration

In einer durchschnittlichen Kost werden bei uns etwa 300 mg Nahrungspurine täglich aufgenommen.

Die verschiedenen in den Lebensmitteln enthaltenen Purine werden durch unterschiedliche Enzyme des Darms über Zwischenstufen in Nukleoside und Mononukleotide gespalten. DNA wird im Verdauungstrakt nur halb so gut gespalten wie RNA. Damit wirkt sich die Aufnahme von DNA weniger stark auf die Serumharnsäurekonzentration aus als die von RNA. Eine purinreiche Kost mit hohem DNA-Gehalt kann so die Harnsäurewerte weniger erhöhen als eine relativ purinarme Kost mit hohem RNA-Anteil. Der Verzehr von 4 g RNA pro Tag bewirkt bereits eine Verdoppelung der Serumharnsäurekonzentration. Bei Innereien – mit Ausnahme des Pankreas – überwiegt der Gehalt an DNA den an RNA. In den meisten Tabellen ist dagegen nur der Gesamtgehalt an Purinen angegeben.

Stark harnsäureerhöhend wirkt das Nukleosid Guanosin, das reichlich in Bier vorhanden ist. Auch die Purinbasen Hypoxanthin und Adenin erhöhen die Harnsäurekonzentration stark, während Xanthin und Guanin nur eine geringe Wirkung haben. Hypoxanthin ist die am meisten vorhandene niedermolekular gebundene Base, die in höchsten Konzentrationen in Fleischextrakt und Fischen vorkommt. Auch Muskelfleisch ist reich an Hypoxanthin.

24.3.4 Alkohol

Alkoholkonsum trägt auf unterschiedliche Weise zur Hyperurikämie bei:

- Alkohol fördert die Harnsäurebildung in der Leber und setzt die Harnsäureausscheidung durch die Nieren herab.
- Eine durch vermehrten Alkoholkonsum bedingte Hyperlaktatazidämie hat durch Verminderung der renalen Harnsäureausscheidung eine hyperurikämisierende Wirkung. Außerdem hat Alkohol eine diuretische und eine geringe urikosurische Wirkung. Durch die Diurese wird der Extrazellulärraum verkleinert und die Rückresorption von Harnsäure erhöht, was eine Verminderung der Harnsäure-Clearance zur Folge hat (Wolfram 1995). Bei Gichtkranken führt bereits eine geringe Alkoholbelastung zur Förderung der Uratsynthese durch Erhöhung des Umsatzes von ATP zu AMP. Dieses kann entweder in Oxipurine oder Harnsäure umgewandelt werden (Faller und Fox 1982).
- Biere sind aufgrund ihres Hefegehalts besonders purinreich (s. o.), alkoholfreie Biere sind davon nicht ausgenommen.

24.3.5 Andere Getränke

Kaffee, Kakao und Tee enthalten zwar Methylpurine, aber diese Xanthinbasen werden nicht zu Harnsäure abgebaut. Diese Getränke können infolgedessen hinsichtlich einer Hyperurikämie bedenkenlos getrunken werden. Anders sieht es bei fruktosehaltigen Getränken aus, die trotz fehlender Purine offenbar geschlechtsspezifisch (Frauen sind weniger betroffen als Männer) zur Harnsäureerhöhung beitragen. Dieser Effekt war in der Infusionstherapie mit Fruktose gut bekannt, nach der sehr rasch Gichtanfälle auftreten konnten. Ihr Vorteil des fehlenden Einflusses auf den Glucose-Stoffwechsel wird heute nicht mehr als ausreichend angesehen, weshalb sie hier obsolet ist. Ursache ist vermutlich der hepatische Fruktoseabbau, bei dem ATP zu AMP umgewandelt wird. Dagegen stellt die steigende Fructose-Aufnahme durch sog. Soda-Pop-Getränke und andere industriell vorgefertigte Lebensmittel ein Problem dar.

24.3.6 Weitere spezielle Risikosituationen für Gichtanfälle

Bei jeder kalorischen Restriktion fallen aufgrund des erhöhten Zellumsatzes mehr endogene Purine an, die leicht das Ausscheidungsmaximum der Nieren überschreiten können. Zusätzlich hemmen bei extremer Energiedrosselung die nach Erschöpfung der Glykogenspeicher produzierten Ketone kompetitiv die renale Harnsäure-Clearance. Im Extremfall können so z. B. bei längeren Fastentherapien über etwa

zwei Wochen hinaus Harnsäurekonzentrationen im Serum bis 20 mg/dl auftreten und bei prädisponierten Fastenden
Gichtanfälle auslösen. Dies muss auch in
der Risikoberatung der in letzter Zeit be-
liebter werdenden ketogenen Ernährungsformen (▶ Kap. 12) und bei Low-Carb-Diäten berücksichtigt werden.

24.4 Systemische Bedeutung der Harnsäure

24.4.1 Bionegative Bedeutung der Hyperurikämie

Die bedeutendste Folge der Hyperurikämie
ist weiterhin die Gicht. Unterschieden werden folgende Formen:
- Gesicherter Gichtanfall, oft rezidivie-
  rend
- Chronische Gicht (mit und ohne rezidivierende Gichtanfälle)

Gicht betrifft in erster Linie die Weichteile
insbesondere in der Umgebung von Gelenken, den Gelenkbinnenraum sowie die
Nieren. Sie stellt in der westlichen Welt die
häufigste Ätiologie für Arthritiden sowie
eine der häufigen für chronische Nieren-
krankheit (chronic kidney disease CKD)
dar. Schon Ende des 19. Jahrhunderts wurde
sie als Verursacher einer Nephritis mit
Hypertonie (damals in den USA Bright's disease genannt) vermutet (Mahomed 1879).
Allerdings ist es trotz vieler Hinweise auf
kausale Beziehungen bislang nicht gelungen,
einen klinischen Nutzen für die Nieren
durch rein medikamentöse Harnsäurekontrolle sicher nachzuweisen. Ein aktueller
systematischer Review beschreibt elf Placebo-kontrollierte Studien. In der Metaanalyse bezüglich der zur Progressionsverlangsamung aussagekräftigen drei konnte
kein Vorteil abgeleitet werden (Zhang et al.
2022). Aus sechs Studien bezüglich sehr
wichtiger Endpunkte wie Nierenersatz-

therapie oder Gesamtsterblichkeit deutete
sich sogar ein leichter Vorteil für Placebo an.
Eine ausreichende Kontrolle der Serumharnsäurekonzentrationen war dagegen in
allen Studien gegeben.

Aus diesen ernüchternden Daten drängt
sich die Frage auf, ob eine Langzeitkontrolle
durch die weiter unten vorgestellten alimentären Maßnahmen erfolgreicher wäre.

Weitere systemische bionegative Effekte
der Hyperurikämie wurden in jüngerer Vergangenheit in vielen Längsschnittstudien intensiv erforscht und z. T. schon in systematischen Reviews mit den üblichen Einschränkungen epidemiologischer Forschung
bestätigt. Ihr Eintritt muss grundsätzlich
schon lange vor Manifestationen in Weichteilen, Gelenken und/oder Nieren angenommen werden. In Zukunft ist so mit
strengeren Indikationsstellungen zur Harnsäurekontrolle zu rechnen. Individuelle
Voraussetzungen werden dabei sicherlich
stärker berücksichtigt.

Hyperurikämie scheint insbesondere zu
begünstigen:
- Hypertonie mit einer relativen Risiko-
  erhöhung (RR) von etwa 1,4 (Wang et al.
  2014)
- Deutlicher, noch therapieresistenter
  Hypertonieverlauf (RR 2,3; Jayadisastra
  et al. 2022)
- Vorhofflimmern (RR 2,24; Gao 2022)
- Ventrikuläre Arrhythmien (keine RR-
  Angabe; Dewi et al. 2022)
- Typ-2-Diabetes (keine RR-Angabe;
  Dehghan 2008)
- Niereninsuffizienz (Ramos und Gold-
  farb 2022)
- Erektile Dysfunktion (Wang et al. 2022)

In der Summe der Begünstigung von Hypertonie, Typ-2-Diabetes und Gicht kann eine
erhöhte Harnsäurekonzentration auch als
Auslöser des metabolischen Syndroms betrachtet werden. Knock-out-Mäuse, die
ohne das Gen für ein Transportmolekül der
Harnsäure schon nach der Geburt eine
Hyperurikämie entwickeln, weisen im juve-

nilen Alter von sechs bis acht Wochen bereits arterielle Hypertonie, Dyslipidämie, Hyperinsulinämie und Adipositas auf (De-Bosch et al. 2014).

Bezüglich des akuten Gichtanfalls scheint dagegen eine enge kausale Beziehung zu bestehen: jegliche Genese einer Hyperurikämie führt in Abhängigkeit von der Höhe der Harnsäurekonzentration früher oder später dazu. Er tritt bei Harnsäurewerten >9,0 mg/dl in 90 % aller Fälle auf. Das Verhältnis von Männern zu Frauen ist hier bei uns etwa 10:2 (Kasper 2014).

Eine Gicht ist gekennzeichnet durch anfallsartig meist nachts auftretende, sehr schmerzhafte Gelenkentzündungen, auch mit Schüttelfrost und Fieber einhergehend. Gemäß der früheren Vorstellung, dass Säuretropfen aus dem Blut in die Gelenke gelangen, entstand aus dem lateinischen Wort „gutta" (Tropfen) der Begriff Gicht (engl. „gout").

Die für die Gichtanfälle gebräuchliche Bezeichnung Podagra (Fußschlinge) weist auf den häufigsten Befall eines Großzehengrundgelenks hin (80 % der Fälle), seltener sind ein Sprunggelenk, ein Kniegelenk (Gonagra), ein Daumengrundgelenk, Handwurzelgelenke (Chiragra), Fingergelenke, eine Schulter (Omagra) oder die Wirbelsäule (Ruchisagra) betroffen.

Im Verlauf der Erkrankung kann es zu chronischen Gelenk- und Skelettveränderungen kommen. Durch Bildung von Tophi (lokalen Ablagerungen von Natriumurat) an Gelenken, Sehnen und Knorpelgewebe treten persistierende Gelenkbeschwerden auf, und der Gelenkknorpel degeneriert. Im späteren Stadium entstehen Knochentophi im Bereich der Hände und Füße sowie Weichteiltophi in der Subkutis oder in Schleimbeuteln (Siener 2005).

Bei jeder akuten Monoarthritis des erwachsenen Mannes muss in erster Linie an einen Gichtanfall gedacht werden, wobei Fieber und Leukozytose die Diagnose erhärten. Eine Hyperurikämie ist dagegen im akuten Gichtanfall oft nicht nachweisbar.

Die Angaben über das Verhältnis von männlichen zu weiblichen Gichtkranken schwanken von 7:1 (Mertz 1987) bis 5:1 (Kasper 2014).

Infolge der allgemeinen Über- und Fehlernährung und zunehmenden Verringerung der körperlichen Aktivitäten erfahren heute 3,5–4,0 % der Bevölkerung in westlichen Gesellschaften mindestens einen Gichtanfall im Laufe ihres Lebens, die Gesamtprävalenz beträgt bei uns 1,63%■, die Inzidenz 0,45% (Kiltz et al. 2018)■.

Als *sekundäre Gicht* bezeichnet man gichtige Veränderungen als Folge anderer Krankheiten oder Ursachen, die eine Anhäufung von Harnsäure bedingen.

Eine Beteiligung der Niere ist bei den meisten Gichtkranken zu erwarten. Etwa 50–70 % der Patienten mit Uratsteinen weisen eine Hyperurikämie auf. Voraussetzung für die Steinentstehung bei Hyperurikämie ist die erhöhte Harnsäurekonzentration im Harn; für die Steinbildung selbst ist zusätzlich der Säuregrad des Urins ausschlaggebend (▶ Abschn. 24.5). Bei einem pH-Wert des Urins von 5,4 sind 70 % der Harnsäuremoleküle dissoziiert, bei 6,4 nur noch 20 %. Die Bildung gemischter Nierensteine wird auf bereits ausgefällte Harnsäurekristalle zurückgeführt.

Gefährdet ist der Gichtkranke insbesondere durch die häufige Nierenbeteiligung, die zur Niereninsuffizienz, verbunden mit einem nephrogenen Bluthochdruck, und in der Folge auch zu einer Herzinsuffizienz führen kann (Kasper 2014).

24.4.2 Biopositive Wirkungen der Harnsäure

Die Unfähigkeit zur Synthetisierung der Urikase ist den Primaten und letztlich dem Menschen über mehrere Zwischenschritte in der Evolution abhandengekommen. Dadurch entwickelten sich offenbar neue Risiken für mehrere Organsysteme. Die Evolutionsbiologie fragt naturgemäß auch

nach möglichen biopositiven Folgen dieser Entwicklung. Eine Hypothese könnte in den ausgeprägten antioxidativen Eigenschaften liegen. Die Harnsäure ist das physiologische Molekül im Körper mit der höchsten molarbezogenen antioxidativen Kapazität. Die Grundlage ihrer offenbar protektiven Wirkung bezüglich Frakturen, aber auch der Alzheimer-Demenz gilt derzeit als ebenso ungeklärt wie der Bereich optimaler Serumkonzentrationen für diese protektiven Eigenschaften, die aber vermutlich im Zusammenhang mit den antioxidativen stehen:
- Erhöhung der Knochendichte, weniger Osteoporose, weniger Frakturen ohne Angabe einer RR (Ahn et al. 2013)
- Alle Demenzformen (RR 0,94, Pan et al. 2021), speziell Alzheimer-Demenz (RR 0,74; Pan et al. 2021)
- Morbus Parkinson, Progressionsverlangsamung nach Manifestation (RR 0,51 für alle, bzw. 0,39 für Männer, 0,77 für Frauen im Vergleich höchster zu niedrigster Quintile; Schwarzschild et al. 2008)

24.4.3 Epidemiologische Untersuchungen zu ernährungsabhängigen Risiken bezüglich Hyperurikämie und Gicht

Mindestens vier epidemiologische Längsschnitt-Kohortenstudien erforschten unabhängig von möglichen zwischenzeitlich getroffenen Interventionen den Zusammenhang zwischen asymptomatischer Erhöhung der Serumharnsäurekonzentration und Gesamtmortalität und lieferten in dieselbe Richtung weisende Ergebnisse: Für 1423 Finnen mittleren Lebensalters ergab sich zwischen unterer und oberer Terzile eine relative Risikoerhöhung auf 1,82 (jeweils 95 %-Konfidenzintervall: 1,12–2,97, p = 0,02), insbesondere aufgrund des mit 3,73 deutlich erhöhten kardiovaskulären Mortalitätsrisikos (1,42–9,83, p = 0,01; Niskanen et al. 2004). In den USA erfuhr ein rein männliches, gezielt auf niedriges kardiovaskuläres Risiko selektiertes Subkollektiv des National Health and Nutrition Examination Survey III (NHANES III) eine nur geringe Erhöhung der Gesamtmortalität auf 1,15 (1,04–1,27, p = 0,007).

Ein deutschsprachiger Review hat zwölf bis 2008 publizierte epidemiologische Untersuchungen zu Zusammenhängen zwischen Harnsäureerhöhung und kardiovaskulärer Mortalität erfasst, die recht inhomogen eine Risikoerhöhung zwischen 1,0 und 1,9 beschreiben (Tausche et al. 2012).

In einer großen Kohorte aus 28.613 australischen Frauen ergab sich im Vergleich der unteren zur oberen Quartile eine deutliche Erhöhung des kardiovaskulären Mortalitätsrisikos auf 1,52 (1,37–1,70, p < 0,0001; Strasak et al. 2008). In einer neueren Fall-Kontroll-Studie aus Australien konnte dagegen eine Harnsäureerhöhung per se nicht als unabhängiger Risikofaktor für kardiovaskuläre Ereignisse festgemacht werden. Wohl aber ergab sich in der Untergruppe der Patienten mit positiver Gichtanamnese ein mit 2,13 deutlich erhöhtes Risiko (Nossent et al. 2016).

Es könnte daher sein, dass mindestens ein gesicherter Gichtanfall einen Marker für eine über Gelenke und Weichteile hinausgehende gesundheitliche Bedeutung durch Harnsäureerhöhung darstellt.

Die wohl sorgfältigsten, prospektiv erhobenen epidemiologischen Daten zu Risiken aus der Ernährung *zur Auslösung eines gesicherten Gichtanfalls* verdanken wir einer Teilauswertung der Health Professionals Follow-up Study. Hier wurden 47.150 männliche US-Bürger, die bei Einschluss 1986 noch keinen Gichtanfall erlitten hatten, über zwölf Jahre unter anderem bezüglich eines erstmaligen Auftretens beobachtet und mussten dabei alle vier Jahre detaillierte Ernährungsfragebögen ausfüllen. Das relative Risiko wurde für die Quintile mit dem höchsten Konsum des jeweiligen Nahrungs-

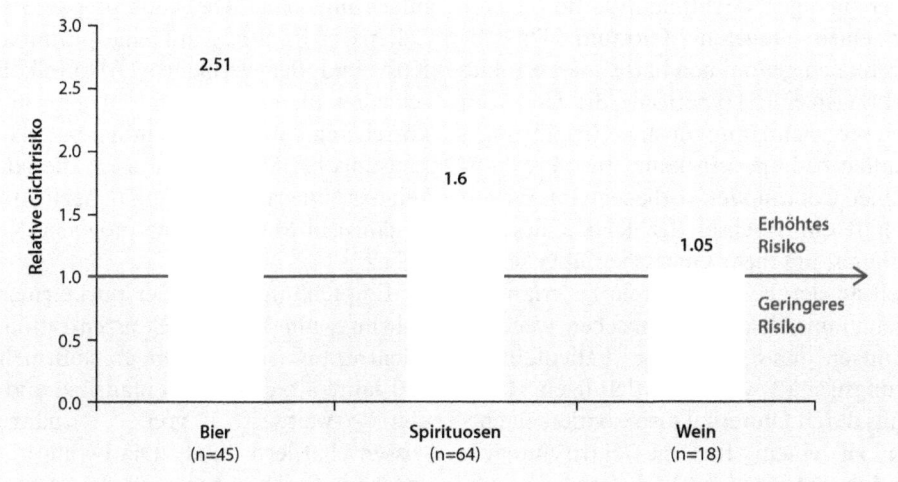

■ **Abb. 24.2** Relatives Gichtrisiko bei Männern mit zwei oder mehr alkoholischen Getränken pro Tag im Vergleich zu Männern mit weniger als einem alkoholischen Getränk pro Monat in Abhängigkeit vom Getränk. (Nach Choi et al. 2004a)

mittels angegeben im Vergleich zu der auf 1,0 normierten Quintile mit dem niedrigsten. Es stellten sich die bekannten Risiken Übergewicht, Konsum purinreicher Nahrung und alkoholischer Getränke dar. Für Fleisch insgesamt war die maximale Erhöhung 1,41, für Meeresprodukte 1,51. Die Risikoerniedrigung für Milch und Milchprodukte betrug 0,56. Auch für Kaffeekonsum (Choi und Curhan 2010) und Vitamin C-Aufnahme (Choi et al. 2009) ergaben sich geringe, aber signifikante Risikoerniedrigungen. Zudem war der Konsum purinreicher Gemüse im Unterschied zu früheren Auffassungen ebenso wenig mit einer Risikoerhöhung verbunden wie die gesamte Proteinaufnahme (Choi et al. 2004b; Zhang et al. 2012).

Darüber hinaus konnte aus dieser Studie erstmals eine schon lange vermutete Spezifität alkoholischer Getränke ermittelt werden, die für Biertrinker eine deutlich erhöhte Risikosituation erbrachte, für Spirituosen eine mittlere, für Weintrinker jedoch keine (Choi et al. 2004a; ■ Abb. 24.2). Etwas anders scheint die Situation zu sein, wenn bereits ein Gichtanfall erfolgt ist. Dann genügen kleinere Mengen verschiedener alkoholischer Getränke, auch Wein, um einen erneuten Anfall auszulösen (► Abschn. 24.3.4). Zusätzliche Risiken sind außerdem Diuretika insbesondere vom Thiazid-Typ und unmittelbar vorangegangene purinreiche Kost (Neogi et al. 2014), sodass der klassische Ablauf des erneuten frühmorgendlichen Anfalls nach opulentem Abendessen mit Fleisch oder gar Innereien und Rotwein für den Gichtkranken immer noch gilt.

Das genaue Ausmaß der bekannten Harnsäureerhöhung sowie des Risikos für einen Gichtanfall durch Medikamente, insbesondere die verschiedenen Gruppen von Diuretika, bleibt weiterhin unklar. In einer prospektiven Studie erhöhte die Einnahme von Hydrochlorothiazid in der üblichen Dosierung von 12,5 bzw. 25 mg/Tag die Harnsäure um 0,8 mg/dl, vergleichbar dem chemisch ähnlichen, in Deutschland jedoch wenig gebräuchlichen Chlortalidon (Hueskes et al. 2012). Die klinische Erfahrung zeigt heute, dass ein Großteil der Patienten mit erstmaliger Gichtmanifestation zuvor über einen längeren Zeitraum Thiazid-Diuretika eingenommen hatte. Dies erfolgte meist wegen einer Hypertonie, die wiederum durch vergleichbar ungünstiges Ernährungsverhalten bedingt sein kann. Insofern können hier Confounder vorliegen. Im Einzelfall hilft ein Wechsel der Klasse des Diuretikums, um mehr Gewissheit über seinen Anteil an der Hyperurikämie zu erlangen. Neben unmittelbar biochemischen Wechselwirkungen tendieren diese Patienten erfahrungsgemäß wegen des häufigen Harndrangs durch Diuretika insbesondere nachts auch zu einem für die Harnsäureausscheidung ungünstigen Verhalten mit weniger Flüssigkeitsaufnahme.

Unlängst wurde in einer weiteren Unterauswertung der renommierten EPIC-Studie in einer Querschnittsuntersuchung für knapp 2.000 britische Teilnehmer ohne harnsäureerhöhende Medikationen ermittelt, dass Vegetarier trotz geringerer Gesamtpurinaufnahme ähnliche Harnsäurekonzentrationen wie Mischköstler, diese wiederum nach Fleisch- und Fischessern differenziert, aufweisen. Veganer mit noch geringerer Purinaufnahme hatten hier als Gruppe die höchsten Mittelwerte. Diese Ergebnisse sind völlig überraschend und sollten repliziert werden. Die Begründung bleibt derzeit unklar. Vermutet wird unter anderem, dass die geringere Aufnahme von Kalzium bei Veganern die Ausscheidung von Harnsäure über die Nieren behindere (Schmidt et al. 2013).

24.5 Diätetische Maßnahmen bei Hyperurikämie und Gicht

Von alters her gilt die Gicht als klassische Wohlstands- oder Zivilisationskrankheit. So wird die seit Jahren in weiten Teilen der westlichen Welt, zunehmend aber auch z. B. China vorherrschende Über- und Fehlernährung als der entscheidende manifestationsfördernde Faktor dieses Krankheitsbildes angesehen. Die Änderung des Essverhaltens in Richtung auf eine purinreichere Kost und der vermehrte Alkoholkonsum scheinen direkt mit dem Übergewicht zu korrelieren. Wegen des höheren Alkoholkonsums bei Männern ist auch die Häufigkeit der Hyperurikämie von nahezu 20 % bei 50-jährigen Männern eine mögliche Konsequenz.

Empfehlungen zu einer purinarmen Ernährung, um Harnsäurekonzentration und Gichtrezidivrisiko zu senken, sind mehr als 100 Jahre alt, erscheinen plausibel und werden weltweit von Ernährungswissenschaftlern und Diätberatern ausgegeben. Sie beruhen auf der Annahme, dass die perorale Aufnahme von Purinen entscheidend für die Größe des Harnsäurepools bis hin zur Auslösung von Gichtanfällen bei dessen „Überlaufen" sei.

Da es zum Beweis dieser Annahmen jedoch erstaunliche wenig Forschung gibt, fallen entsprechende Empfehlungen unterschiedlich aus:

- Purinarme Diät: grundsätzlich etwa 500 mg/Tag, nach einem Gichtanfall möglichst nur 300 mg/Tag Purine pro Tag (Berufsverband Deutscher Rheumatologen e. V. 2017)
- Bei Versagen dieser Maßnahme oder Unverträglichkeiten für harnsäuresenkende Medikamente *streng* purinarme Diät: max. 300 mg/Tag bzw. 2000 mg/Woche

Es finden sich erstaunlicherweise keine RCT bezüglich Effizienz dieser z. T. sehr einengenden Empfehlungen. In nur einer älteren unkontrollierten Untersuchung konnte unter streng purinarmer Kost die Serumharnsäurekonzentration im Vergleich zu einer frei gewählten Kost um 2 mg/dl vermindert werden (Griebsch 1974). Unter einer isoenergetischen purinfreien Formeldiät ließ sich bei elf gesunden Versuchspersonen innerhalb von zehn Tagen die Serumharnsäurekonzentration im Mittel von 4,9 auf 3,1 mg/dl absenken (Zöllner und Griebsch 1972).

24.5.1 Ernährungsinterventionen zur Senkung der Harnsäurerisiken

Überraschend gibt es im Unterschied etwa zur Pharmakotherapie von asymptomatischer Hyperurikämie sowie Gicht kaum Studien zum Nachweis eines Erfolgs durch die weithin empfohlenen Ernährungsregime. Dies betrifft sowohl die Kontrolle der Harnsäure in Blut und Urin als auch die Verhinderung klinischer Ereignisse wie weiterer Gichtanfälle nach Erstmanifestation oder den Übergang in eine chronische Gicht. Zwei groß angelegte wissenschaftliche Projekte haben unlängst den Kenntnisstand nach Kriterien der evidenzbasierten Medizin mit nur geringfügigen Nuancen wegen drei Jahren Unterschied im Redaktionsschluss gleichlautend publiziert:

- Etwas ernüchternd endet die sehr aufwendige Arbeit einer von der *European League Against Rheumatism* (EULAR) einberufenen Expertenkommission, die sich zu Verursachung, Prävention und Therapie von Gicht äußern sollte (Sivera et al. 2014). Einigkeit bestand darin, dass – wenn überhaupt – Alkohol genossen werden solle, Wein gegenüber Bier oder Spirituosen zu bevorzugen sei. Darüber hinaus gäbe es bislang mangels gut geplanter Studien keinen Beweis, dass sich durch Lebensstilinterventionen verbesserte Langzeitverläufe bei Gichtpatienten erzielen ließen. Trotz sehr ausgiebiger Suche fand sich nur eine dreiarmige Studie, in der Magermilchpulver mit zwei unterschiedlichen Molkefraktionen angereichert wurde, und randomisiert mit Standardmagermilch- oder Laktosepulver verglichen wurde. In allen drei Gruppen kam es statistisch nicht unterscheidbar innerhalb von drei Mo-

naten zu weniger Gichtanfällen (Dalbeth et al. 2012). Dieselbe Arbeitsgruppe hatte zuvor bei 16 jungen gesunden männlichen Probanden untersucht, wie sich in randomisierter Reihenfolge jeweils eine Testdosis Sojamilch und drei Varianten von Kuhmagermilch, unter anderem solche mit einem hohem Gehalt des natürlichen Harnsäureantagonisten Orotsäure, auswirkt. Alle vier Testgetränke mit derselben Menge von 80 g allerdings unterschiedlicher Proteine wiesen eine vergleichbare akute Purinbelastung auf. Drei Stunden nach Aufnahme erhöhte Sojamilch die Harnsäurekonzentrationen um 10 %, alle Magermilchsorten senkten sie vergleichbar um etwa 10 % (Dalbeth et al. 2010). Beide Projekte waren von der neuseeländischen Milchwirtschaft gesponsert.

- Eine im US-Regierungsauftrag angefertigte gründliche Expertise kam wenig später zu ähnlichen Schlussfolgerungen wie die EULAR-Gruppe. Sie konnte sich nur zu unspezifischen Beratungsempfehlungen bezüglich der Reduktion von Gewicht und des Alkoholkonsums durchringen, wies den spezifischen dagegen keine gesicherte Bedeutung zu (Shekelle et al. 2016). Hier konnte unter anderem eine neuere Studie berücksichtigt werden, die den Erfolg einer Ernährungsberatung zu purinarmer Kost additiv zur Pharmakotherapie bei der relativ kleinen Zahl von 30 randomisierten asymptomatischen Hyperurikämikern in den USA untersuchte. Es zeigte sich, dass nach sechs Monaten zwar die Kenntnisse über Purinkontrolle durch Ernährung in der Interventionsgruppe wesentlich besser, die Serumkonzentrationen für Harnsäure jedoch gleich gegenüber der Kontrollgruppe geblieben waren, in der lediglich Compliance für eine grundsätzlich mögliche Pharmakotherapie und eine nicht effektive Empfehlung zur Gewichtsreduktion angeraten wurden.

— Eine deutsche Leitlinie bezieht sich vor allem auf eine ältere Quelle (Singh et al. 2011), kommt aber zu einem ähnlichen Ergebnis. Sie gibt wegen des fehlenden Nachweises der Wirksamkeit nur eine abgeschwächte (Grad-B-)Empfehlung: „Alle Patienten mit Gicht sollten darüber informiert werden, dass der Genuss von Alkohol, Fleisch und Schalentieren und Fruktose-angereicherten Getränken mit einem erhöhten Risiko für Gichtanfälle verbunden ist" (Kiltz et al. 2016, S. 44).

Auch ein Cochrane-Review mit der sehr breit gefassten Frage nach Lebensstilinterventionen, inklusive Gewichtsreduktion, konnte keine weiteren Studien diskutieren (Moi et al. 2013, 2014). Eine ältere, nur auf Russisch publizierte, nicht-kontrollierte Studie beansprucht, durch eine purinarme Kost eine Senkung der Harnsäurekonzentrationen in Serum und Urin, Verbesserung der Nieren-Clearance sowie des allgemeinen Wohlbefindens erreicht zu haben (Pak et al. 1985). Durch eine extrem purinarme, auf Dauer kaum praktikable Ernährung konnte in einer offenen, nur deutschsprachig publizierten Untersuchung die Harnsäure um 2 mg/dl gesenkt werden (Griebsch 1974). Auch die Erweiterung auf Nahrungsergänzungsmittel wie Vitamin C im Rahmen eines weiteren Cochrane Reviews lässt keine weiteren Schlüsse zu (Andrés et al. 2014).

24.5.2 Schlussfolgerung

Ein zeitgemäßer Nachweis insbesondere der klinischen Langzeiteffektivität von Ernährungsempfehlungen bei Hyperurikämie, der diesen ein Evidenzniveau II oder gar I sichern würde, steht aus. Das ist vermutlich der Hauptgrund, warum diese in den Empfehlungen der Fachgesellschaften nicht mehr vorrangig auftauchen und aus dem ärztlichen Bewusstsein zu verschwinden drohen. Dennoch erscheint Ernährungstherapie wünschenswert, plausibel und machbar:

— Da derzeit pharmakologisch keine günstigen simultanen Wirkungen von Urikostatika im Sinne einer Pleiotropie bekannt sind, muss man davon ausgehen, dass eine Reduzierung der Harnsäure durch Ernährungsmaßnahmen dieselben günstigen Wirkungen hat wie durch medikamentöse und im Analogieschluss deren nachgewiesene günstige Langzeitergebnisse übertragen werden können.

— Die meisten Patienten mit Hyperurikämie erfahren diese im Rahmen ihres metabolischen Syndroms, das zu mehreren Dauermedikationen führt. Jede Vermeidung weiterer Medikationen ist wegen der toxischen Gesamtbelastung sowie der Zunahme der Interaktionsmöglichkeiten, die einer sogenannten Fakultätsregel folgt, von Bedeutung. Die bei uns auch noch auf lange Zeit am häufigsten eingesetzte Substanz Allopurinol weist zudem eine ungewöhnlich hohe Allergierate auf und kommt deshalb für etwa 8 % der hiesigen Bevölkerung nicht infrage. Neuere Alternativen, insbesondere das zunehmend eingesetzte Febuxostat, sind wesentlich teurer und werfen neue Fragen bezüglich Langzeitrisiken auf.

— Bei der immer notwendigen individuellen Ausrichtung der Ernährungsempfehlungen können sich simultan günstige Auswirkungen auf weitere Komponenten des metabolischen Syndroms wie Dyslipoproteinämien (▶ Kap. 21), Typ 2 Diabetes (▶ Kap. 22) und/oder Hypertonie (▶ Kap. 23) ergeben.

— Die Effektivität ernährungstherapeutischer Maßnahmen kann sehr leicht und muss durch wiederholte Messungen der Harnsäurekonzentration genau wie eine medikamentöse Therapie überprüft und kritisch beurteilt werden. Dies sollte zunächst kurzfristig etwa zwei Wochen nach der Aufnahme einer neuen Maßnahme erfolgen. Wenn zusätzlich kalorische Restriktion, etwa wegen Adipositas, praktiziert wird, kann die Effektivität etwa einer parallelen Alkoholabstinenz nicht beurteilt werden, wohl aber ein mögliches Risiko durch zu hohen Anstieg wegen des Katabolismus.

— Die Harnsäuremessung ist ähnlich wie die des Blutzuckers überall und jederzeit leicht machbar. Abwesenheit vom Erstwohnsitz etwa ist kein Hinderungsgrund. Sie erfolgt aus dem Serum nach nur einer, nicht störanfälligen Methode, ist also zwischen unterschiedlichen Laboren vergleichbar und kostengünstig. In der Gebührenordnung für Ärzte wird für den 1,0-fachen Satz 2,33 € berechnet, im für die GKV anzuwendenden Einheitlichen Bewertungsmaßstab (EBM) 2 Punkte, entsprechend etwa 0,20 €.

Das vermutlich bedeutendste Problem der Ernährungsintervention besteht jedoch auch dann, wenn ein Erfolg anhand sinkender Serumkonzentrationen nachgewiesen werden kann, in der Langzeit-Compliance. Lässt sich mit Ernährungsumstellung – aus welchem Grund auch immer – kein ausreichender Erfolg erzielen, ist eine medikamentöse Therapie indiziert. In Kombination beider Maßnahmen sind dabei immer noch Dosiseinsparungen für die Xanthinoxidase-Hemmer Allopurinol bzw. Febuxostat sowie in Kürze am Markt zu erwartende neue Harnsäuresenker denkbar und sinnvoll.

Allgemeine praktische Behandlungsprinzipien bei Hyperurikämie und Gicht

Empfohlen werden sollten im Allgemeinen die folgenden Maßnahmen:

- Langfristig angelegte Reduzierung des Körpergewichtes
- Förderung körperlicher Aktivität
- Reduktion purinreicher Lebensmittel
- Reduktion des Alkoholkonsums

Die diätetische Behandlung sollte sich bei der häufig vorhandenen Adipositas auf eine Reduktion des Körpergewichts konzentrieren.

Grundsätzlich ist eine Kombinationstherapie, die neben einer Reduktionskost körperliches Training beinhaltet, der Monotherapie (ausschließlich Reduktionskost) vorzuziehen. Die Gründe liegen darin, dass die mit der Gicht vielfach einhergehenden Begleiterkrankungen wie Hypertonie und Dyslipoproteinämie sowie der Kohlenhydratmetabolismus besser beeinflusst werden können. Außerdem reagieren Untrainierte auf körperliche Belastung mit einem signifikanten Anstieg der Harnsäurekonzentrationen, was bei trainierten Personen normalerweise nicht zu beobachten ist (Mertz 1987).

Dem Patienten sollte daher nahegelegt werden, schrittweise eine Korrektur seiner Lebensgewohnheiten vorzunehmen. Von entscheidender Bedeutung ist die Kooperationsbereitschaft und Einsicht des Patienten. Je praktikabler und leichter umsetzbar die diätetischen Richtlinien gestaltet sind, umso größer wird der Erfolg sein.

Um eine reduzierte Zufuhr von Purinen mit der Nahrung zu erreichen, genügt es, besonders purinreiche Lebensmittel zu meiden. Dies gilt vor allem für:

- Zellkernreiche Innereien wie Bries, Gehirn, Leber, Niere, Herz und Zunge
- Fische, vor allem geräucherte; Sprotten, Sardellen, Ölsardinen, Makrele, Hering
- Die Haut von Fischen (sollte stets entfernt werden)
- Meeresfrüchte wie Muscheln, Garnelen, Hummer und Flusskrebse
- Größere Mengen an Fleisch- oder Hefeextrakten

Ferner empfiehlt es sich, den Verzehr von Hülsenfrüchten einzuschränken, also von Linsen, Bohnen, Erbsen und Sojaprodukten. Zur Proteinversorgung können Milchprodukte eingesetzt werden, Milch und

Milchprodukte sind eher geeignet, den Harnsäurespiegel zu senken. Feta etwa enthält als Maximum 30 mg/100 g.

Daraus lassen sich folgende Empfehlungen für die Protein-, Fett- und Kohlenhydratzufuhr ableiten:

- 55 % der Kalorien in Form von Kohlenhydraten bei täglich mindestens 30 g Ballaststoffen
- 15 % in Form von Protein – unter Vermeidung purinreicher Lebensmittel
- 30 % in Form von Fett: maximal 10 % gesättigte Fettsäuren, 10 % mehrfach ungesättigte Fettsäuren und mindestens 10 % einfach ungesättigte Fettsäuren

Eine Fleisch- oder Fischportion von 100–150 g/Tag wäre ein Kompromiss. Vorteilhafter ist eine ovo-lakto-vegetabile Kost. Der oft erhebliche Puringehalt pflanzlicher Lebensmittel wie Hülsenfrüchte, Hefepasten und Sojaprodukte, aber auch aus größeren Gemüse- oder Pilzmahlzeiten trägt offenbar ähnlich zur Serumharnsäurekonzentration bei (Schmidt et al. 2013; ▶ Abschn. 24.4.3), scheint aber zu weniger Gichtanfällen zu führen.

24.6 Diätetische Maßnahmen zur Therapie und Prophylaxe von Harnsäuresteinen

Die Möglichkeiten, mit diätetischen Maßnahmen eine Steinbildung insbesondere mit Harnsäureanteilen zu vermeiden, sind zwar begrenzt, dennoch sollten einige wesentliche Aspekte beachtet werden.

Da eine Hyperurikosurie nicht nur zur Ausbildung von Harnsäuresteinen führen kann, sondern durch Kokristallisation zusätzlich die Kalziumoxalatsteinbildung begünstigt, stellt die Senkung einer erhöhten Harnsäurekonzentration im Urin neben der Kontrolle über die alimentäre Oxalataufnahme auch einen Ansatz der Kalziumoxalatsteinprävention dar. Durch den Ein-

satz von Alkalizitraten und der damit verbundenen Erhöhung des Urin-pH-Werts verbessert sich die Löslichkeit der ausgeschiedenen Harnsäure. In jedem Fall ist eine reichliche Flüssigkeitszufuhr von mindestens 2,5–3 l täglich empfohlen, die zu 2–2,5 l Endharn führt und dort die Harnsäurekonzentration vermindert. Auf ausreichende Flüssigkeitszufuhr ist besonders bei hohen Temperaturen und bei starkem Schwitzen zu achten.

Darüber hinaus wird in dieser einzigen deutschsprachigen Leitlinie zur Metaphylaxe einer Urolithiasis eine abwechslungsreiche, ausgewogene Ernährung mit Betonung pflanzlicher Lebensmittel und weniger Fleisch, Wurst und Fisch unter Meidung maximaler Purinaufnahme empfohlen (DGU 2015).

Durch eine *alkalisierende Kost* kann eine Neutralisierung des Harns erreicht werden. Alkalisierend wirken:

- Kartoffeln
- Mehlspeisen
- Zitrusfruchtsäfte
- Alkalische Mineralwässer

Nicht alle Getränke sind aufgrund ihres unterschiedlichen Gehalts an Mineralstoffen geeignet. Deshalb sollten bei Harnsäuresteinen den Urin-pH-Wert anhebende Mineralwässer mit hohem Bikarbonatanteil getrunken werden. Uneingeschränkt können Kaffee, schwarzer Tee, mit Ausnahme von Johannisbeersaft Fruchtsäfte, bevorzugt Orangensaft und Früchte-, Blätter- und Nierentees getrunken werden (Kasper 1996; CPC Ernährungsinformationen 1997).

Bei *Kalziumoxalatsteinen* sollten alle Getränke mit einem pH-senkenden Effekt gemieden werden, außerdem alle Lebensmittel, die reich an Oxalsäure sind, etwa Spinat, Mangold, Rhabarber, Rote Bete, aber auch Walnüsse, Mandeln, Erdnüsse, Kakao und Schokolade.

Bei *Kalziumphosphatsteinen* sollten alle Getränke mit einem pH-steigernden Effekt gemieden und weniger Zitrusfrüchte verzehrt werden. Ansonsten ist eine vollwertige Mischkost anzuraten (▶ Kap. 9).

Auf Tee und Kaffee muss nicht verzichtet werden.

Für viele Patienten ist die Vermittlung eines definierten Ernährungskonzeptes hilfreicher als Beschränkungen oder Empfehlungen von Einzelkomponenten. Hier ergaben sich aus einem RCT und zwei Beobachtungsstudien Hinweise auf einen Nutzen durch die sog. DASH-Diät und die mediterrane Kost.

In einer der wenigen randomisierten Studien zur Harnsäurekontrolle mit der sehr einfach einzuführenden DASH-Diät vs. ‚Normalkost‘ ließ sich bei US-Bürgern die Harnsäure im Mittel um 0,35 mg/dl senken (Juraschek et al. 2016). In der für Gicht stark gefährdeten Untergruppe mit Ausgangswerten >7 mg/dl war der Effekt mit minus 1,29 mg/dl ausgeprägter. Es wurde zusätzlich die Natriumaufnahme variiert (60, bzw. 120, bzw. 180 mmol/Tag, entsprechend 1,38, bzw. 2,76, bzw. 4,14 g/Tag). Die Harnsäureerniedrigungen waren etwas überraschend bei hoher Kochsalzaufnahme ausgeprägter als bei niedriger.

In der wohl größten Kohortenstudie ohne Intervention zu diesem Thema konnten 44.444 US-amerikanische männliche Beschäftigte verschiedener Gesundheitsberufe (Health Professionals Follow-up Study, HPFS) ab 1986 im Mittel über 26 Jahre nachbeobachtet werden (Rai et al. 2017). Eine Adhärenz zu der erst 2006 eingeführten DASH-Diät wurde aus den regelmäßig erhobenen Fragebogen zu Verzehrshäufigkeiten und Portionsgrößen (sog. Food-Frequency-Methode) z. T. nachträglich errechnet. Zwischen den Quintilen mit niedrigster zu höchster Adhärenz ergab sich bezüglich der im gesamten Kollektiv in dem Zeitraum bestätigten 1731 Gichtanfälle eine Risikoreduktion von 0,68. Ähnlich wurde die Adhärenz zu US-amerikanischer Normalkost (‚Western diet‘) errechnet, wo sich zwischen entsprechenden Quintilen eine Risikoerhöhung von 1,42 ergab.

In der ähnlichen ATTICA-Studie gaben 2380 griechische Frauen und Männer ihre Adhärenz zu mediterraner Ernährung mit dem dafür etablierten MedDietScore an (Kontogianni et al. 2012; ▶ Kap. 11). Das Risiko in der Quartile mit bester Adhärenz war im Vergleich zu der schlechtesten 0,3.

Da bei einer Hyperurikämie als Komponente des metabolischen Syndroms die Komorbidität mit Hypertonie sehr ausgeprägt ist, können beide Ernährungsformen für beides sinnvoll sein.

Praktische Aspekte der Beratung Viele Patienten suchen wegen ihrer Harnsäureerhöhung, bzw. Gicht einen Arzt oder eine ernährungstherapeutische Fachkraft auf. Hier stellen sich drei Ziele:
- Erfassung und gegebenenfalls Reduktion der Purinaufnahme
- Erfassung und gegebenenfalls Reduktion des Alkoholkonsums
- Gegebenenfalls Beratung zur Gewichtsreduktion

Falls sich keine ausgeprägten Vorlieben für ungünstige Ernährungsanteile wie Fleisch, Wurst, Innereien o. ä. finden, auf die man gezielt eingehen muss, scheinen allgemeine Konzepte wie die DASH-Diät oder eine mediterrane Ernährung empfehlenswert. Ihr Vorteil ist, dass sie sich bezüglich der Vermittelbarkeit, unterstützt durch standardisierte Materialien, und der zu erwartenden Compliance bewährt haben. Sie erlegen keine all zu großen Einschränkungen auf, die erfahrungsgemäß rasch zu einem Rückfall führen, und weisen für weitere Ziele, insbesondere Herz-Kreislauf-Erkrankungen, in vielen Studien nachgewiesene Vorteile auf (▶ Kap. 11).

24.7 Zusammenfassung

Im Rahmen der heute verbreiteten Fehl- und Überernährung treten bei entsprechender Veranlagung Hyperurikämie, Gicht und Harnsäuresteine relativ häufig auf. Übergewicht, purinreiche Kost und Alkoholabusus sind die entscheidenden Manifestationsfaktoren. Infolgedessen ist trotz medikamentöser Möglichkeiten eine richtige Ernährung die Basis jeder Therapie.

Die diätetische Therapie konzentriert sich heute auf die Risikofaktoren. Im Vordergrund steht die in den meisten Fällen vorhandene Adipositas, die mittels einer ausgewogenen vollwertigen Ernährung und Bewegungstherapie korrigiert werden sollte. Statt der klassischen purinarmen Kost werden daher praxisorientierte Ratschläge wie die Reduktion von Fleisch und Wurstwaren sowie Fischmahlzeiten von täglich 100–150 g empfohlen. Vorteilhafter sind nur eine Fleischmahlzeit und zwei Fischmahlzeiten pro Woche. Eine ovo-lakto-vegetabile Kost ist besonders geeignet, wobei Hülsenfrüchte und andere purinreiche Gemüsearten wie Soja vermutlich ohne Einschränkung, Hefeprodukte dagegen nur in Maßen verzehrt werden sollten. Bei Bier spielt neben dem Kaloriengehalt (7 kcal/g Alkohol) auch der Guanosin- sowie der Harnsäuregehalt eine Rolle (10–15 mg/100 ml).

Literatur

Ahn SH, Lee SH, Kim BJ, Lim KH, Bae SJ, Kim EH, Kim HK, Choe JW, Koh JM, Kim GS (2013) Higher serum uric acid is associated with higher bone mass, lower bone turnover, and lower prevalence of vertebral fracture in healthy postmenopausal women. Osteoporos Int. 24(12):2961–2970. https://doi.org/10.1007/s00198-013-2377-7. Epub 2013 May 4

Andrés M, Sivera F, Falzon L, Buchbinder R, Carmona L (2014) Dietary supplements for chronic gout. Cochrane Database Syst Rev (10):CD010156

Berufsverband Deutscher Rheumatologen e. V. (2017) Gicht. http://www.bdrh.de/informationen-fuer-patienten/wissenswertes-ueber-rheuma/gicht.html. Zugegriffen am 15.04.2024

Choi HK, Curhan G (2010) Coffee consumption and risk of incident gout in women: the Nurses' Health Study. Am J Clin Nut 92(4):922–927

Choi HK, Atkinson K, Karlson EW, Willett W, Curhan G (2004a) Alcohol intake and risk of incident gout in men: a prospective study. Lancet 363(9417):1277–1281

Choi HK, Atkinson K, Karlson EW, Willett W, Curhan G (2004b) Purine-rich foods, dairy and protein intake, and the risk of gout in men. N Engl J Med 350(11):1093–1103

Choi HK, Gao X, Curhan G et al (2009) Vitamin C intake and the risk of gout in men: a prospective study. Arch Intern Med 169(5):502–507

CPC Ernährungsinformationen (1997) Gicht, Hyperurikämie, Harnsäuresteine, 2. Aufl. Bauer, Hamburg

Dalbeth N, Wong S, Gamble GD, Horne A, Mason B et al (2010) Acute effect of milk on serum urate concentrations: a randomised controlled crossover trial. Ann Rheum Dis 69:1677–1682

Dalbeth N, Ames R, Gamble GD et al (2012) Effects of skim milk powder enriched with glycomacropeptide and G600 milk fat extract on frequency of gout flares: a proof-of-concept randomised controlled trial. Ann Rheum Dis 71(6):929–934

DeBosch BJ, Kluth O, Fujiwara H, Schürmann A, Moley K (2014) Early-onset metabolic syndrome in mice lacking the intestinal uric acid transporter SLC2A9. Nat Commun. 5:4642. https://doi.org/10.1038/ncomms5642. PMID: 25100214; PMCID: PMC4348061

Dewi IP, Putra KNS, Dewi KP, Wardhani LFK, Julario R, Dharmadjati BB (2022) Serum uric acid and the risk of ventricular arrhythmias: a systematic review. Kardiologiia 62(6):70–73. https://doi.org/10.18087/cardio.2022.6.n1652. PMID: 3583434

DEGAM (Deutsche Gesellschaft für Allgemeinmedizin und Familienmedizin) (2013) Gicht: Akute Gicht in der hausärztlichen Versorgung. Registernummer 053–032b. Stand: 30.09.2013 (in Überarbeitung). http://www.awmf.org/uploads/tx_szleitlinien/053_032bl_S1_akute_Gicht_2014–05.pdf. Zugegriffen am 30.09.2018

Dehghan A, vn Hoek M, Sijbrands EJ, Hofman A, Witteman JC (2008) High serum uric acid as a novel risk factor for type 2 diabetes. Diabetes Care 31:361–362. https://doi.org/10.2337/dc07-1276

Deutsche Gesellschaft für Rheumatologie und Klinische Immunologie e.V. (DGRh) (2024) Diagnostik und Therapie der Gicht Version 2024. https://register.awmf.org/de/leitlinien/detail/060-005. Zugegriffen am 15.09.2024

DGU (Deutsche Gesellschaft für Urologie e. V.) (2015) Urolithiasis: Diagnostik, Therapie und Metaphylaxe. Registernummer 043–025. Stand: 10.03.2015. http://www.awmf.org/uploads/tx_szleitlinien/043–025l_S2k_Urolithiasis_Diagnos-

tik_Therapie_Metaphylaxe_2015–03.pdf. Zugegrieen am 31.03.2018

Faller J, Fox IH (1982) Ethanol-induced hyperuricemia. Evidence for increased production by activation of adenine nucleotide turnover. NEJM 307:1598

Gao Z, Shi H, Xu W, Guan Z, Su X, Guo N, Ma H (2022) Hyperuricemia Increases the Risk of Atrial Fibrillation: A Systematic Review and Meta-Analysis. Int J Endocrinol 2022:8172639. https://doi.org/10.1155/2022/8172639. PMID: 36046801; PMCID: PMC9420608

Griebsch A (1974) Diät bei Gicht und Hyperurikämie. Z Allgemeinmed 50:65

Hueskes BA, Roovers EA, Mantel-Teeuwisse AK et al (2012) Use of diuretics and the risk of gouty arthritis: a systematic review. Semin Arthritis Rheum 41(6):879–889

Jayadisastra ZJ, Kurniawan IK, Purnomo N (2022) Hyperuricemia and risk of hypertension resistant to therapy: a systematic review and meta-analysis [Abstract]. In 16TH INASH Abstract Book. J Hypertens 40(Suppl 2):e3

Juraschek SP, Gelber AC, Choi HK, Appel LJ, Miller ER 3rd (2016) Effects of the dietary approaches to Stop hypertension (DASH) diet and sodium intake on serum uric acid. Arthritis Rheumatol 68:3002–3009. https://doi.org/10.1002/art.39813

Kasper H (1996) Ernährungsmedizin und Diätetik, 8. Aufl. Urban & Schwarzenberg, München

Kasper H (2014) Ernährungsmedizin und Diätetik, 12. Aufl. Urban & Fischer, München

Kiltz U, Alten R, Fleck M et al (2016) Langfassung zur S2e-Leitlinie Gichtarthritis (fachärztlich). Evidenzbasierte Leitlinie der Deutschen Gesellschaft für Rheumatologie (DGRh). Registernummer: 060–005. Stand: 30.04.2016. http://www.awmf.org/uploads/tx_szleitlinien/060–005l_S2e_Gichtarthritis_2016–08.pdf. Zugegrieen am 31.12.2020

Kiltz U, Perez-Ruiz F, Uhlig T et al (2018) The Prevalence and Incidence of Gout, Its Associated Comorbidities and Treatment Pattern: An Epidemiological Study from Germany. Arthritis Rheumatol 70:1131

Kontogianni MD, Chrysohoou C, Panagiotakos DB et al (2012) Adherence to the Mediterranean diet and serum uric acid: the ATTICA study. Scand J Rheumatol 41:442–449. https://doi.org/10.3109/03009742.2012.679964

Löffler W, Gröbner W, Medina R et al (1992) Influence of dietary purines on pool size turnover and excretion of uric acid during balance conditions. Res Exp Med 181(2):113–123

Mahomed FA (1879) On chronic Bright's disease, and its essential symptoms. Lancet 1:399–401

Méndez-Salazar EO, Martínez-Nava GA (2022) Uric acid extrarenal excretion: the gut microbiome as an evident yet understated factor in gout development.

Rheumatol Int. 42(3):403–412. https://doi.org/10.1007/s00296-021-05007-x. Epub 2021 Sep 29

Mertz DP (1987) Gicht: Störungen des Purin- und Pyrimidinstoffwechsels. Grundlagen, Klinik und Therapie, 5. Aufl. Thieme, Stuttgart

Moi JH, Sriranganathan MK, Edwards CJ, Buchbinder R (2013) Lifestyle interventions for chronic gout. Cochrane Database Syst (5):CD010039

Moi JH, Sriranganathan MK, Falzon L et al (2014) Lifestyle interventions for the treatment of gout: a summary of 2 Cochrane systematic reviews. J Rheumatol 92(Suppl):26–32

Neogi T, Chen C, Niu J et al (2014) Alcohol quantity and type on risk of recurrent gout attacks: an internet-based case-crossover study. Am J Med 127(4):311–318

Niskanen LK, Laaksonen DE, Nyyssonen K et al (2004) Uric acid level as a risk factor for cardiovascular and all-cause mortality in middle-aged men – a prospective cohort study. Arch Intern Med 164(14):1546–1551

Nossent J, Raymond W, Divitini M, Knuiman M (2016) Asymptomatic hyperuricemia is not an independent risk factor for cardiovascular events or overall mortality in the general population of the Busselton Health Study. BMC Cardiovasc Disord 16(1):256

Pan SY, Cheng RJ, Xia ZJ, Zhang QP, Liu Y (2021) Risk of dementia in gout and hyperuricaemia: a meta-analysis of cohort studies. BMJ Open 11(6):e041680. https://doi.org/10.1136/bmjopen-2020-041680. PMID: 34158290; PMCID: PMC8220455.

Pak CH, Oleneva VA, Agadzhanov SA (1985) Dietetic aspects of preventing urolithiasis in patients with gout and uric acid diathesis. [Article in Russian]. Vopr Pitan (1):21–24

Rai SK, Fung TT, Lu N, Keller SF, Curhan GC, Choi HK (2017) The Dietary Approaches to Stop Hypertension (DASH) diet, Western diet, and risk of gout in men: prospective cohort study. BMJ 357:j1794. https://doi.org/10.1136/bmj.j1794

Ramos GK, Goldfarb DS (2022 May) Update on uric acid and the kidney. Curr Rheumatol Rep. 24(5):132–138. https://doi.org/10.1007/s11926-022-01069-3. Epub 2022 Apr 14

Schmidt JA, Crowe FL, Appleby PN, Key TJ, Travis RC (2013) Serum uric acid concentrations in meat eaters, fish eaters, vegetarians and vegans: a cross-sectional analysis in the EPIC-Oxford cohort. PLoS One 8(2):e56339

Schwarzschild MA, Schwid SR, Marek K, Watts A, Lang AE, Oakes D, Shoulson I, Ascherio A, Parkinson Study Group PRECEPT Investigators, Hyson C, Gorbold E, Rudolph A, Kieburtz K, Fahn S, Gauger L, Goetz C, Seibyl J, Forrest M, Ondrasik J (2008) Serum urate as a predictor of clinical and radiographic progression in Parkinson disease. Arch Neurol 65(6):716-23. https://

doi.org/10.1001/archneur.2008.65.6.nct70003. Epub 2008 Apr 14. PMID: 18413464; PMCID: PMC2574855.

Scott JT, Holloway VP, Glass HI et al (1969) Studies of uric acid pool size and turnover rate. Ann Rheum Dis 28:366

Shekelle PG, FitzGerald J, Newberry SJ et al (2016) Management of gout. AHRQ comparative effectiveness reviews. Report no.: 16-EHC017-EF. Rockville, Agency for Healthcare Research and Quality

Siener R (2005) Hyperurikämie und Gicht. In: Koula-Jenik H et al (Hrsg) Leitfaden Ernährungsmedizin. Urban & Fischer, München, Jena

Singh JA, Reddy SG, Kundukulam J (2011) Risk factors for gout and prevention: a systematic review of the literature. Curr Opin Rheumatol 23(2):192–202

Sivera F, Andrés M, Carmona L, Alison S, Kydd R et al (2014) Multinational evidence-based recommendations for the diagnosis and management of gout: integrating systematic literature review and expert opinion of a broad panel of rheumatologists in the 3e initiative. Ann Rheum Dis 73(2):328–335

Strasak AM, Kelleher CC, Brant LJ et al (2008) (VHM&PP Study Group): serum uric acid is an independent predictor for all major forms of cardiovascular death in 28,613 elderly women: a prospective 21-year follow-up study. Int J Cardiol 125(2):232–239

Tausche AK, Manger B, Müller-Ladner U, Schmidt B (2012) Gout as a systemic disease. Manifestations, complications and comorbidities of hyperuricaemia. Z Rheumatol 71(3):224–230

Wang W, Jing Z, Liu W, Zhu L, Ren H, Hou X (2022) Hyperuricaemia is an important risk factor of the erectile dysfunction: A systematic review and meta-analysis. Andrologia 54(5):e14384. https://doi.org/10.1111/and.14384. Epub 2022 Feb 7. PMID: 35130578

Wang J, Qin T, Chen J, Li Y, Wang L, Huang H, Li J (2014) Hyperuricemia and risk of incident hypertension: a systematic review and meta-analysis of observational studies. PLoS One 9(12):e114259. https://doi.org/10.1371/journal.pone.0114259. PMID: 25437867; PMCID: PMC4250178

Wolfram G (1995) Hyperurikämie und Gicht. In: Kluthe R (Hrsg) Ernährungsmedizin in der Praxis. Aktuelles Handbuch zur Prophylaxe und Therapie ernährungsabhängiger Erkrankungen. Spitta, Balingen

Xu X, Li C, Zhou P, Jiang T (2016) Uric acid transporters hiding in the intestine. Pharm Biol. 54(12):3151–3155. https://doi.org/10.1080/13880209.2016.1195847. Epub 2016 Aug 26

Zhang L, An K, Mou X, Zhang M, Su Q, Li S (2022 Jan) Effect of urate-lowering therapy on the progression of kidney function in patients with asymptomatic hyperuricemia: a systematic review and meta-analysis. Front Pharmacol. 18(12):795082. https://doi.org/10.3389/fphar.2021.795082. PMID: 35115941; PMCID: PMC8804353

Zhang Y, Chen C, Choi H et al (2012) Purine-rich foods intake and recurrent gout attacks. Ann Rheum Dis 71(9):1448–1453

Zöllner N, Griebsch A (1972) Influence of various dietary purines on uric acid production. In: Urinary calculi. Proceedings of the international symposium on renal stone research, Madrid. Karger, Basel/New York, S 84–88

24

Krebs und Ernährung

Gudrun Zürcher und Jann Arends

Inhaltsverzeichnis

© Der/die Autor(en), exklusiv lizenziert an Springer-Verlag GmbH, DE, ein Teil von Springer Nature 2025
R. Stange et al. (Hrsg.), *Ernährung und Fasten als Therapie*, https://doi.org/10.1007/978-3-662-68881-6_25

Einführung

Bei den meisten, vor allem den häufigsten Krebserkrankungen, ist die Ernährung in zumindest einer der folgenden Krankheitsphasen von Bedeutung: Während der Krebsentstehung zur Prävention, als wichtige unterstützende Maßnahme unter den verschiedenen Therapieoptionen, in der Rehabilitationsphase oder bei möglichen Langzeitproblemen geheilter Patienten, zur Rezidivprävention und auch in der palliativen Situation zur Senkung von Morbidität und Mortalität für ein möglichst langes Überleben. Zudem ist die Ernährung für alle Patienten ein wesentlicher Faktor ihrer Lebensqualität.

In diesem Beitrag lesen Sie
- warum Ernährung bei Krebs ein beachtenswerter Faktor ist,
- was Mangelernährung ist und wie sie diagnostiziert wird,
- wie Tumorpatienten/innen in allen Krankheitsphasen ernährt werden,
- was Fasten bei Krebserkrankungen bewirken könnte.

25.1 Einleitung

Das Thema Fasten ist bei Krebskrankheiten aufgrund der Ergebnisse in einer großen Zahl von präklinischen Untersuchungen vielversprechend. Die Mehrzahl der klinischen Untersuchungen wurde aber nur mit kleinen Fallzahlen durchgeführt. In allen Arbeiten zeigte sich, dass intermittierendes Kurzzeitfasten durchführbar ist und meist gut toleriert wird, auch während einer Chemotherapie. Fasten führt zu einem Absinken metabolischer Marker. Bisher ist unklar, ob und welche Krebszellen die Wirkungen des Fastens umgehen können, und welche Tumoren auf das therapeutische Fasten besonders gut reagieren. Auch ist nicht bekannt, ob Eingriffe in den Glukosemetabolismus einen negativen Einfluss auf Immuntherapien haben.

25.2 Ernährung und Krebs-Prävention

▪ Was bedeutet Krebs?

Krebs ist nach den Herz-Kreislauf-Erkrankungen weltweit die zweithäufigste Todesursache. Nach der letzten Dokumentation des Robert Koch-Instituts (RKI) erkrankten 2017/18 in Deutschland 497.890 Personen an Krebs, 232.720 Frauen und 265.170 Männer (RKI 2021). Frauen erkrankten zu 30 % an Brustkrebs, zu 11,5 % an Darmkrebs und zu 9,4 % an Lungenkrebs, Männer zu 24,6 % an Prostatakrebs, zu 13,3 % an Lungenkrebs und zu 2,8 % an Darmkrebs. Verstorben waren 229.065 Personen, 104.791 Frauen und 124.274 Männer. Die häufigste Todesursache war bei Frauen zu 17,7 % Brustkrebs, zu 15,8 % Lungenkrebs und zu 10,8 % Darmkrebs, bei Männern zu 22,8 % Lungenkrebs, zu 12,0 % Prostatakrebs und zu 10,8 %. Darmkrebs (RKI 2021).

▪ Wie entsteht Krebs?

Die Zellen jedes Lebewesens befinden sich in einem genetisch genau geregelten Gleichgewicht von Wachstum (Proliferation), zellulärer Spezialisierung (Differenzierung) und Zelltod (Apoptose). Beeinflusst werden diese genetischen Programme wesentlich durch Signale außerhalb der Zelle. Eine Fehlregulation der Genaktivität, bedingt durch Veränderungen (Mutationen) von Struktur und Funktion der im Zellkern enthaltenen DNA (Desoxyribonukleinsäure) kann zur Bildung einer Zelle mit unkontrolliertem Wachstum führen. Krebs ist eine Gruppe von Krankheiten, solide Tumoren und hämatologischer Neubildungen, bei denen es infolge von Veränderungen der Steuerung des Zellwachstums zur Bildung fehlerhafter, maligner Zellen gekommen ist. Aktuell gelten als Charakteristika einer malignen Tumorzelle 14 erworbene funktionelle Fähigkeiten (◘ Tab. 25.1).

◘ Tab. 25.1 Funktionelle Kennzeichen maligner Tumorzellen. (Hanahan 2022)

Anhaltende Bildung eigener Wachstumssignale

Umgehen von Wachstumsinhibitoren

Vermeiden des Zelltods (Apoptose)

Unsterblichkeit durch Ausschalten von Alterungsprozessen

Anlocken und Neubildung von Blutgefäßen für die eigene Versorgung

Einwachsen in Nachbargewebe und Ausschwärmen in andere Organe (Metastasen)

Umschalten des Zellstoffwechsels zur Deckung des eigenen hohen Energiebedarfes

Vermeiden antitumoraler Abwehrreaktionen des Immunsystems

Instabilität des Genoms und ständige Mutationen

Anregung einer tumorbegünstigenden lokalen Entzündung (Inflammation)

Freischalten der phänotypischen Plastizität (Form- und Funktionswandel)

Epigenetische Umprogrammierung der Genregulation

Wachstumsvorteil durch alternde (seneszente) Zellen in der Umgebung

Beeinflussbarkeit durch das individuelle Mikrobiom

Maligne Erkrankungen entstehen in mehreren Schritten nach der sogenannten Mehrschritt-Theorie der Krebsentstehung. Diese Schritte entsprechen jeweils dem Auftreten zusätzlicher Schädigungen der normalen Zelle. Beteiligt an der Umwandlung normaler Zellen zu Krebszellen sind *endogene* und *exogene* Faktoren, "Karzinogene bzw. karzinogenetische Defekte". *Endogene* karzinogenetische Störungen sind Fehler der DNA-Reparatur, Chromosomenfehlverteilung, Fehler der Regulation epigenetischer Ereignisse und genetische Instabilität. Zu den *exogenen* Karzinogenen zählen Chemikalien, Medikamente, ionisierende Strahlung und Infekte, besonders *chronische* Infekte durch Bakterien, Viren und Protozoen. Letztere sind Ursache einer Inflammation. An einer Vielzahl von Krebserkrankungen sind exogene Risikofaktoren mit beteiligt wie Übergewicht/Adipositas, Alkohol, Tabak, mangelnde Bewegung und damit der Lebensstil eines Menschen (Fritsch u. Wäsch 2017).

■ **Ist das Krebsrisiko zu senken?**

Auskunft über Häufigkeit und geografische Verteilung von Krankheiten gibt die Epidemiologie. Sie untersucht auch Zusammenhänge zwischen dem Auftreten einzelner Erkrankungen und Risikofaktoren. Aus den Erkenntnissen werden Vorsorgemaßnahmen abgeleitet. Unterschieden werden primäre, sekundäre und tertiäre Prävention. Die primäre Prävention für Krebserkrankungen befasst sich mit Definition, Erkennen und Vermeiden von genetischen und erworbenen Risikofaktoren, um eine Tumorentstehung zu verhindern. Die sekundäre Prävention ist zur Tumorfrüherkennung vorgesehen, und die tertiäre Prävention gilt der Nachsorge nach einer Tumorbehandlung zur Früherkennung eines Rezidivs und auch zur Minderung des Rezidivrisikos.

■ **Primärprävention und Ernährung**

Eine Vielzahl von Studien dokumentiert unter den exogenen Krebs-Risikofaktoren vermeidbare bzw. behandelbare Faktoren wie Übergewicht/Adipositas, Alkohol- und Tabakkonsum sowie mangelnde Bewegung. Die umfangreichste Datensammlung zum Thema Ernährung, Bewegung und Krebs, die auch Krebs-Präventions-Empfehlungen gibt, kommt aus den USA. Dort haben der World Cancer Research Fund (WCRF) und das American Institut for Cancer Research (AICR) nach 1997 und 2007 zum 3. Mal 2018 einen Expertenbericht zum Thema „Ernährung, körperliche Aktivität und Krebs: eine globale Perspektive" veröffentlicht, der auch Verhaltensempfehlungen zur Krebsprävention enthält (WCRF/AICR 2018). Die Bewertung der Studienergebnisse zum Zusammenhang eines Risikofaktors mit Krebs erfolgt auf den von der WHO (Weltgesundheitsorganisation) festgelegten Evidenz – Kriterien (Beweisgrade). Danach gibt es überzeugende, wahrscheinliche, mögliche und unzureichende Beweise für eine risikobeeinflussende Wirkung, die risikosteigernd oder risikosenkend sein kann. Für einen Zusammenhang zwischen Faktor und Krebsrisiko sind nur Daten aus *überzeugender* und *wahrscheinlicher* Evidenz zugelassen. Die im letzten Expertenbericht veröffentlichten Befunde zum Einfluss von Lebensstilfaktoren auf einzelne Krebsentitäten bestätigen den Einfluss exogener Faktoren (◘ Tab. 25.2).

◘ Tab. 25.2 Ernährung, Lebensstil und Erkrankungsrisiko an einzelnen Krebsarten. (WCRF/AICR 2018)

Betroffenes Organ Risikosteigerung ▲ Risikominderung ▼	*Überzeugende Evidenz* für eine Beeinflussung	*Wahrscheinliche Evidenz* für eine Beeinflussung
Mund, Rachen, Kehlkopf	Alkohol ▲ Nikotin ▲	Übergewicht ▲
Speiseröhre Adenokarzinom Plattenepithelkarzinom	Übergewicht ▲ Alkohol ▲ Nikotin ▲	
Brust	Alkohol (postmenopausal) ▲ Übergewicht als Erwachsener (postmenopausal) ▲ Gewichtszunahme als Erwachsener (postmenopausal) ▲	Alkohol (prämenopausal) ▲ höheres Geburtsgewicht (prämenopausal) ▲ Stillen (prämenopausal) ▼ hohe körperliche Aktivität (prämenopausal) ▼ alle Arten körperlicher Aktivität (postmenopausal) ▼
Lunge	Nikotin ▲ Hohe Dosen β-Carotin-Supplemente ▲	
Magen		Übergewicht ▲ Alkohol ▲ mit Salz haltbar gemachte Lebensmittel ▲
Dickdarm und Enddarm	Alkohol ▲ Übergewicht ▲ bearbeitetes Fleisch ▲ Bewegung ▲	Rotes Fleisch ▲ Vollkornprodukte ▼ ballaststoffhaltige Lebensmittel ▼ Milchprodukte ▼; Kalzium ▼
Bauchspeicheldrüse	Übergewicht ▲	Nikotin ▲
Leber	Alkohol ▲ Übergewicht ▲ Aflatoxine ▲	Kaffee ▼
Gallenblase		Übergewicht ▲
Eierstock		Übergewicht ▲
Nieren	Übergewicht ▲	
Gebärmutterschleimhaut	Übergewicht ▲	Glykämische Last ▲ körperliche Aktivität ▼

25

Andere Arbeiten berichten von Übergewicht auch als Risikofaktor für Meningeome, Schilddrüsenkarzinom und multiples Myelom sowie von Tabakkonsum als Risiko für Urothel- und Nierenzellkarzinome (Clifton et al. 2021). Genetische Faktoren sind nur an 5–10 % der Krebserkrankungen beteiligt.

Bemerkenswert ist, dass der dritte Bericht des WCRF/AICR 2018 bezüglich der Interpretation der Evidenz eine wichtige Verlagerung vollzieht. Das CUP (Continuous Update Project) besagt „Im Lauf der Jahre wurden in den Expertenberichten in der Ernährung viele spezifische Lebensmittel (z. B. verarbeitetes Fleisch) und Nahrungsinhaltsstoffe (z. B. Ballaststoffe) identifiziert, die mit einem erhöhten oder verminderten Risiko für eine oder mehrere bestimmte Krebsarten assoziiert sind. Es erscheint jedoch zunehmend unwahrscheinlich, dass bestimmte Lebensmittel, Nährstoffe oder Lebensmittelbestandteile selbst einzelne Faktoren darstellen, die Krebs verursachen oder vor Krebs schützen. Vielmehr bildet das Zusammenspiel unterschiedlicher Ernährungs- und Aktivitätsmuster ein mehr oder weniger krebsförderndes Stoffwechselmilieu. Beim Menschen unterliegt der normale Stoffwechsel externen und internen Stressoren. Die Ernährung ist eine wichtige Säule in der Fähigkeit des Körpers, diesen Stressoren standzuhalten und Krankheitsentwicklung abzuwehren; abgesehen von ausgeprägten Nährstoffmangelzuständen ist dieses Widerstandspotential nicht auf die spezifische Wirkung einzelner Nährstoffe angewiesen."

Der Expertenbericht weist auch auf die starke Evidenz hin, dass körperliche Aktivität, einschließlich des Gehens, vor Gewichtszunahme, Übergewicht und Adipositas schützt und zum Schutz vor mehreren Tumorarten beiträgt.

- **Was bewirkt Übergewicht/Adipositas und welche Rolle spielt die Ernährung?**

Übergewicht (BMI: 25,0–29,9 kg/m²) bzw. Adipositas (schweres Übergewicht = BMI > 30 kg/m²) sind nicht nur Risikofaktor für 14 Tumorentitäten, sondern beeinflussen auch das Fortschreiten, die Rezidivrate und die Mortalität einer Krebserkrankung, besonders für Brust, Prostata und Darmkrebs (Clifton et al. 2021). In einer Erhebung zum Krebsrisiko bei Übergewicht/Adipositas (gegenüber einem Normalgewicht) fand sich eine signifikante Risikosteigerung von 1,2–1,5 bei Übergewicht und 1,5–1,8 bei Adipositas für Karzinome von Dickdarm, Magen, Leber, Gallenblasen, Pankreas und Nieren. Das relative Risiko für Adenokarzinome der Speiseröhre war bei einem BMI von 40 kg/m² um mehr als das 4,8-Fache erhöht (Lauby-Secretan et al. 2016).

Der Anstieg von Körperfett, besonders Bauchfett, führt zu einem chronischen geringen Anstieg der Konzentration zirkulierender inflammatorischer Mediatoren, einschließlich vieler Akut-Phasenproteine wie CRP, pro- und antiinflammatorischer Zytokine, sowie von Adhäsions- und prothrombotischen Molekülen. Normalerweise von der Leber und den lymphatischen Organen freigesetzt, stammen bei Adipositas diese Mediatoren überwiegend aus dem Fettgewebe; es resultiert systemisch ein chronisches, nicht-infektiöses inflammatorisches Milieu. Dies ist auch der Grund für die Insulinresistenz und andere Stoffwechselstörungen. Blutkonzentrationen inflammatorischer Marker sinken bei einem Gewichtsverlust.

In den Stunden nach einer Mahlzeit steigen die Konzentrationen inflammatorischer Mediatoren im Blut bei Adipösen und Typ-2-Diabetikern verstärkt (Fontana et al. 2007). Sowohl sehr glukosehaltige als auch sehr fetthaltige Mahlzeiten können eine postprandiale

Inflammation induzieren. Dies tritt verstärkt auf, wenn die Mahlzeiten einen hohen Gehalt an AGEs (Advanced Glycation End Products) aufweisen und kann teilweise durch Zufuhr von Antioxidantien auch in verzehrten Lebensmitteln verhindert werden. Gesunde Ernährungsmuster sind mit niedrigeren Konzentrationen inflammatorischer Marker assoziiert. Unter den Komponenten einer gesunden Ernährung sind ganze Getreidekörner, Gemüse, Obst und Fisch alle mit einer nur geringen Inflammation verbunden. AGE sind mit erhöhtem oxidativem Stress und Inflammation assoziiert, SFA (gesättigte Fettsäuren) und trans-MUFA (trans-mehrfach ungesättigte Fettsäuren) wirken proinflammatorisch, während PUFA (mehrfach ungesättigte Fettsäuren), besonders langkettige n-3PUFA, im Vergleich antiinflammatorisch sind. Langkettige N-3 und N-6PUFA können nicht im Körper gebildet werden.

Eine postprandiale Hyperglykämie induziert eine geringe Inflammation, und klassische Antioxidanzien wie Vitamine C und E sowie Carotinoide senken die Konzentrationen zirkulierender inflammatorischer Marker (Calder et al. 2011). Die Ernährung hat somit regulierende Effekte auf die Inflammation. Diese können aus gesundheitlicher Sicht günstig, wie beispielsweise mit traditioneller mediterraner Ernährung, aber auch ungünstig sein, wie beispielsweise mit einer typische westliche Ernährungsweise. Um die inflammatorische Stärke der Ernährung in einer Folge von minimal bis maximal zu bestimmen, wurde 2009 ein „Dietary Inflammatory Index" (DII) definiert (Cavicchia et al. 2009; Haß et al. 2021). Dieser wurde in den folgenden Jahren in unterschiedlichen Kohorten anhand verschiedener Marker validiert. Mit Hilfe des Index lässt sich die inflammatorische Wirkung einer Ernährungsweise bestimmen. Je höher der Index ist, umso höher ist das inflammatorische Potenzial der Ernährungsweise.

Der originale Index wurde 2014 überarbeitet (Shivappa et al. 2014). Er besteht aus 45 Nahrungsparametern, neun pro- und 36 antiinflammatorischen, die einen relevanten Bezug zu inflammatorischen Serumwerten haben. Inzwischen gibt es außer dem DII weitere, durch andere Parameter ergänzte Indexversionen (Tabung 2016a, Tabung 2016b) und es liegt eine große Anzahl von wissenschaftlichen Arbeiten mit diesen Indizes vor. Die im Literaturverzeichnis angegebene Auswahl von Veröffentlichungen bestätigt den beschriebenen Zusammenhang zwischen einer pro-inflammatorischen Ernährungsweise, einem inflammatorischen Stoffwechsel und einem erhöhten Krebsrisiko für Gesunde, aber auch für Personen nach einer Krebsbehandlung (Tabung et al. 2018; Wang et al. 2018; Kang et al. 2020; Hayati et al. 2021; Sasamoto et al. 2022; Wesselink et al. 2023).

- **Welche Bedeutung hat das Mikrobiom?**

Es ist lange bekannt, dass Mikroben Krebs verursachen können. Der Keim *Helicobacter pylori* ist ein Risikofaktor für Magen- und Ösophaguskarzinom; das Zervixkarzinom wird durch das humane Papillomavirus hervorgerufen. Inzwischen gibt es zunehmend Hinweise, dass die intestinale Besiedelung mit Bakterien und anderen Mikroorganismen Einfluss auf die Krebsentstehung hat, aber auch auf den Schutz vor Krebs. Unterschiedliche Stämme von Darmbakterien werden durch die Zusammensetzung der Nahrung beeinflusst, indem sie zum Wachstum angeregt werden, wenn sie die angebotenen Nahrungsbestandteile erfolgreich verstoffwechseln können. Gleichzeitig können bakterielle Stoffwechselprodukte – wie beispielsweise kurzkettige Fettsäuren – resorbiert werden und stehen so dem menschlichen Organismus als Substrate zur Verfügung. Damit tragen diese Darmbakterien zur Verdauung der Nahrung bei und verbessern durch die Abgabe resorbierbarer Abbauprodukte die Energieaufnahme. Das Darmmikrobiom wird somit maßgeblich durch die individuell unterschiedliche Ernährung beeinflusst und wirkt zurück auf den menschlichen Wirt. Das bedeutet auch, dass jeder Mensch ein individuelles Mikrobiom hat, dessen Zusammensetzung er durch die eigene Ernährungsweise beeinflusst (Bischoff 2020). Von Bedeutung scheint zu sein, dass eine möglichst vielfältige Keimbesiedlung mit günstigen Auswirkungen auf den Stoffwechsel und das körpereigene Immunsystem verbunden ist.

An der Assoziation zwischen Ernährung und Karzinogenese ist wiederum eine chronische Inflammationssituation beteiligt. Dazu können mehrere Faktoren führen: Verlust der Schleimhautbarriere mit nachfolgender Penetration pathogener Keime, eine Dysbiose durch Alter, Fehlernährung oder durch eine wiederholte Einnahme von Antibiotika. Eine relevante Dysbiose besteht in einer verminderten bakteriellen Diversität, einem Verlust an vorteilhaften Bakterienspezies und einer Akkumulation von Pathobionten. Die dadurch ausgelöste Inflammation führt zu gesteigerter genetischer Instabilität, vermehrten DNA-Schäden, einem erhöhten Krebsrisiko und – bei Tumorpatienten – auch zu einem gesteigerten Risiko für eine Tumorprogression, Invasion und Metastasierung. Somit ist auch für das Mikrobiom eine gesunde, antiinflammatorische Ernährungsweise notwendig (Akbar et al. 2022; Fong et al. 2020).

Die Ernährungs- und Verhaltensempfehlungen zur Krebsprävention sind im WCRF-Expertenbericht 2018 zusammengefasst (◘ Tab. 25.3).

Die von der Deutschen Gesellschaft für Ernährung (DGE) herausgegebenen Regeln (DGE 2020) zur Senkung des Krebsrisikos wurden vom WCRF (2018) übernommen. Dass die Empfehlungen in der Praxis funktionieren, zeigt eine seit dem zweiten WCRF-Ex-

◘ **Tab. 25.3** Ernährungsempfehlungen zur Krebsprävention. (WCRF/AICR 2018)

Empfehlung	Kommentar
1. Halten Sie ein gesundes Körpergewicht ein	Halten Sie Ihr Gewicht im gesunden Bereich und vermeiden Sie eine Gewichtszunahme im Erwachsenenalter (Normalbereich für Erwachsene: WHO: 18,5 – 24,9 kg/m^2)
2. Seien Sie körperlich aktiv	Seien Sie täglich aktiv – gehen Sie mehr und sitzen Sie weniger
3. Essen Sie reichlich Vollkornprodukte, Gemüse, Obst und Bohnen	Machen Sie Vollkornprodukte, Gemüse, Obst und Hülsenfrüchte wie Bohnen und Linsen zu einem wesentlichen Bestandteil Ihrer täglichen Ernährung
4. Begrenzen Sie den Konsum von ,Fastfood' und anderen verarbeiteten Lebensmitteln, die reich an Fett, Stärke oder Zucker sind	Die Begrenzung des Verzehrs dieser Nahrungsmittel hilft, die Kalorienzufuhr unter Kontrolle und ein gesundes Gewicht zu halten
5. Begrenzen Sie den Verzehr von rotem und verarbeitetem Fleisch	Essen Sie nicht mehr als moderate Mengen von rotem Fleisch (Rind, Schwein, Kalb, Lamm, Hammel, Pferd, Ziege)(DGE: 300–600 g/Woche), Essen Sie, wenn überhaupt, wenig verarbeitetes Fleisch (gesalzen, getrocknet, fermentiert, geräuchert)
6. Begrenzen Sie den Konsum von zuckerhaltigen Getränken	Trinken Sie hauptsächlich Wasser und ungesüßte Getränke
7. Begrenzen Sie den Alkoholkonsum	Für die Krebsprävention ist es am besten keinen Alkohol zu trinken

(Fortsetzung)

◨ Tab. 25.3 (Fortsetzung)

Empfehlung	Kommentar
8. Verwenden Sie zur Krebsprävention keine Nahrungsergänzungsmittel (eine aktuelle Literaturrecherche ergibt, dass eine präventive Supplementierung von Vitaminen und Mineralstoffen nur wenig bis keinen Nutzen auf die Prävention kardiovaskulärer Krankheiten und Krebs (O'Connor et al. 2022)	Ziel sollte es sein, den Nährstoffbedarf allein durch Lebensmittel zu decken
9. Für Mütter: Wenn möglich, stillen Sie Ihr Baby	Stillen ist gut für Mutter und Kind. Es gibt starke Evidenz, dass Stillen zum Schutz vor Brustkrebs beitragen kann und hilft, Kinder später vor einer übermäßigen Gewichtszunahme zu schützen
10. Nach einer Krebsdiagnose: Wenn möglich, befolgen Sie unsere Empfehlungen	

– Zur **Reduktion** des Krebsrisikos sind auch wichtig: **Nichtrauchen** und **Vermeidung anderer** Tabakprodukte sowie Vermeidung übermäßiger Sonnenbestrahlung
– Das Einhalten der Empfehlungen führt auch zu einer Verringerung der Zufuhr an Salz, gesättigten und Transfettsäuren, die zur Verhütung weiterer Krankheiten beiträgt

pertenbericht 2007 zunehmend solidere Datenlage aus großen Bevölkerungsstudien, die ein verringertes Risiko für neue Krebsfälle, Krebssterblichkeit und Gesamtsterblichkeit dokumentieren (Romaguera et al. 2012; Vergnaud et al. 2013; Kohler et al. 2016).

25.3 Ernährung und Krebstherapie

25.3.1 Diagnose Krebs und Ernährungszustand

Bei aktiver Tumorerkrankung sind eine Mangelernährung durch Gewichtsverlust und Ernährungsstörungen häufig, besonders bei Patienten mit chronischem Nikotin- und Alkoholkonsum. Ein ungewollter Gewichtsverlust besteht oft bereits vor der Tumordiagnose. Er kann der erste Hinweis auf eine Krebserkrankung und auch Ausdruck der Krankheitsaktivität sein. Eine Multicenterstudie mit über 3000 Patienten mit verschiedenen Tumorentitäten doku-

mentierte bei 32–87 % der Krebskranken einen Gewichtsverlust in den letzten sechs Monaten vor der Diagnosestellung. Mit einem Gewichtsverlust von über 10 % waren 16 % bereits schwer mangelernährt (DeWys et al. 1980). Häufigkeit und Ausmaß des Gewichtsverlustes korrelieren mit Art und Lokalisation des Tumors und dem Tumorstadium. Patienten mit Tumoren an Kopf, Hals, Ösophagus, Magen und Pankreas erleiden in bis zu 85 % der Fälle einen besonders starken Gewichtsverlust.

25.3.2 Ursachen, Definition und Folgen der Mangelernährung

Ursachen der Mangelernährung sind eine unzureichende Energie- und Nährstoffaufnahme, körperliche Inaktivität, und bei etwa 50 % der Krebskranken ein bereits bei der Erstdiagnose bestehendes systemisches Inflammationssyndrom. Eine Anorexie ist bei etwa 40 % der Patienten ebenfalls in der Diagnose nachweisbar, meist begleitet von einem vorzeitigen Sättigungsgefühl. Eine gute Korrelation gibt es zwischen Schwere der Anorexie und dem Ausmaß des Gewichtsverlusts (◐ Tab. 25.4).

Die als Folge der unzureichenden Energie- und Nahrungsaufnahme auftretenden Änderungen der Körperzusammensetzung unterscheiden sich bei onkologischen Patienten von Gesunden im Hungerzustand, bei denen zuerst Körperfett abgebaut wird, um Magermasse zu bewahren. Tumorpatienten verlieren dagegen vorwiegend Körperzell- und Muskelmasse, primär Skelettmuskelmasse. Es kommt zur *Sarko-*

penie (Cruz-Jentoft et al. 2019). Verstärkt wird der Muskelverlust durch die bei Tumorpatienten häufig verminderte körperliche Leistungsfähigkeit (Fatigue) sowie eine katabole Stoffwechselsituation mit aktivierter systemischer Inflammation, Insulinresistenz und anaboler Resistenz. Letztere verhindert den Aufbau von Körpersubstanz und eine Gewichtszunahme. Es besteht eine *Kachexie* (Fearon et al. 2011). Der zunehmende Verlust an Körperzellmasse führt auch zum Verlust respiratorischer Muskelfunktion und Immobilität. Kachexie ist die zweithäufigste Todesursache. Ein Muskel-

◐ **Tab. 25.4** Ursachen der Mangelernährung (nach Arends 2023 modifiziert)

Tumor-assoziiert	Unzureichende Energie- und Nährstoffaufnahme	Verminderte körperliche Aktivität	Systemische Inflammation

	– Anorexie
	– vorzeitiges Sättigungsgefühl
	– Geschmacks- und Geruchsstörungen
	– Xerostomie
	– Dysphagie
	– Völlegefühl
	– Übelkeit und Erbrechen
	– gastrointestinale Stenosen
	– Obstipation, Diarrhö
	– Lebensstil vor der Erkrankung
	– Schmerzen
	– schlechter Zahnzustand
	– psychische Faktoren
	– Bewegungsmangel
		– *Fatigue* = Antriebsschwäche, Leistungsminderung frühe Ermüdbarkeit, zunehmende Lethargie
		– *Muskelverlust* durch unzureichende Ernährung, durch verminderte körperliche Aktivität durch eine
		– inflammationsinduzierte Tumoranämie
			– *Metabolische Störung*:
			– *Energie:* ohne typische Veränderungen
			– *Proteine*
			  Gesamtkörperumsatz: ↑
			  Oxidation unverändert
			  Abbau im Skelettmuskel ↑
			  Aufbau im Skelettmuskel ↓
			  Aufbau in der Leber ↑
			  Abbau in der Leber ↓
			  Stickstoffbilanz negativ
			– *Kohlenhydrate*
			  Glukoseumsatz ↑
			  Glukoseoxidation ↓
			  Glukoseintoleranz vorhanden
			  Glykogenolyse ↑
			  Glukoneogenese aus Protein ↑
			  aerobe Glykolyse und Laktatbildung ↑
			  Insulinresistenz und Hyperinsulinämie vorhanden
			– *Fette*
			  Gesamtkörperfettabbau↑
			  Fettoxidation↑
			  Lipoproteinaktivität ↓
			  Fettbildung ↓
			  Fettsäureumsatz ↑
			  Fettsäureaufbau↑
			  Blutfettwerte↑

(Fortsetzung)

◘ Tab. 25.4 (Fortsetzung)

Therapie-assoziiert	– Anorexie – Geschmacks- und Geruchsstörungen – Mukositis – Xerostomie – Nahrungsmittel unverträglichkeiten – Dysphagie – Übelkeit und Erbrechen – Malabsorption – Blähungen, Diarrhö, Obstipation – Organresektionen, endokrine Schäden, Ulzerationen, Fisteln, Kurzdarm, Stomata – Schmerzen – Infekte, Fieber	Fatigue, sekundärer Muskelverlust

verlust von 40 % ist mit dem Leben nicht mehr vereinbar. Organgewebe, vor allem das Lebergewebe, bleibt zur Bildung von „Akut-Phase-Proteinen" erhalten. Die intrazelluläre Flüssigkeit nimmt ab, eine kompensatorische Zunahme der extrazellulären Flüssigkeit kann das tatsächliche Ausmaß einer Gewichtsabnahme verschleiern. Von Bedeutung ist, dass der Verlust an Magermasse auch bei übergewichtigen und adipösen Tumorpatienten besteht, wo er leichter übersehen oder sogar als wünschenswert verharmlost wird. Ungewollter Gewichtsverlust ist bei jedem BMI-Wert von Bedeutung, da der BMI keine Aussage zur Magermasse macht. Sarkopenie ist besonders bei adipösen Tumorpatienten ein Risikofaktor, der diagnostiziert sein sollte. Bei jeder Vorstellung eines Patienten ist die Frage nach dem Gewichtsverlauf und das Wiegen vor Ort obligatorisch. Nachdem es lange keine einheitliche Definition der Mangelernährung gab, liegt jetzt eine von der GLIM (Global Leadership Initiative on Malnutrition) erarbeitete und weltweit von führenden großen Fachgesellschaften akzeptierte Definition zur Diagnostizierung vor (◘ Tab. 25.5) Sie enthält nicht nur die Kriterien einer Mangelernährung, sondern auch die Hinweise zur Diagnostik von Hungerzustand, Sarkopenie und Kachexie.

Mangelernährung kann für Patienten weitreichende Folgen haben, die Morbidität und Mortalität steigern und auch die Lebensqualität vermindern. Durch die reduzierte humorale und zelluläre Immunantwort ist die Infektneigung erhöht, was zu vermehrten Komplikationen durch Infektionen, Wundheilungsstörungen und Sepsis sowie häufigeren und längeren Krankenhausaufenthalten und höheren Kosten führt. Der schlechte körperliche Zustand beeinträchtigt die Compliance der Patienten. Operationen können nicht zeitnah durchgeführt oder müssen eventuell verschoben werden. Bei einem schlechteren Ansprechen der Chemotherapien kommt es zu Therapieunterbrechungen und unzureichenden Gesamttherapien, wodurch sich die Sterblichkeit erhöht, und die Prognose verschlechtert. Die Überlebenszeit ist signifikant verkürzt.

Dabei haben nicht nur das Ausmaß des Gewichtsverlusts, sondern auch Parameter der Körperzellmasse prognostische Bedeutung. Eine niedrige Körpermagermasse

◼ **Tab. 25.5** Mangelernährung bei Tumorpatienten: GLIM- Definition und -Kriterien. (Cederholm et al. 2019)

Mangelernährung (ME) = definiert durch drei Kriterien:
1. *Ein* auf Mangelernährung hinweisender **positiver Screening-Test**
+ 2. *mindestens Ein* **Phänotyp-Kriterium:** Gewichtsverlust *oder* BMI *oder* Muskelmasse
+ 3. *mindestens Ein* ätiologisches Kriterium:
+ 3 a. Unzureichende Nahrung → **Hunger-Typ**
+ 3 b. Akute/chronische systemische Inflammation → **Kachexie**

1. **Screening-Tests:** NRS, MST, Must, SGA, SNAG, MNA-SF oder andere validierte Tests

2. **Phänotyp – Kriterium**

2a. Gewichtsverlust	**2b. BMI kg/m²**	**2c. Muskelmasse**
Moderate ME:	< 20 wenn < 70 J	validierte Messtechniken zur Messung der
>5 % in 6 Monaten	< 22 wenn > 70 J	Körperzusammensetzung, z. B. DXA,
oder > 10 % insgesamt	Asien:	BIA, CT, MRI
Schwere ME:	< 18,5 wenn < 70 J	
> 10 % in 6 Monaten	< 20 wenn > 70 J	
oder > 20 % insgesamt		

3. **Ätiologisches – Kriterium**

3a. Nahrungaufnahme	**3b. Systemische Inflammation**
< 50 % für > 1 Woche	akute Inflammation
oder jede Reduktion >2 Wochen	chronische Inflammation = **Kachexie**
oder chronische Malabsorption	**Diagnostik: z.B. mGPS (◼ Tab. 25.6)**

Sarkopenie = definiert mit 2 Kriterien: niedrige Muskelkraft kombiniert mit niedriger Muskelmasse (Cruz-Jentoft et al. 2019)
 Screening auf Sarkopenie: SARC-F Questionnaire for malnutrition (Malmstrom et al. 2016)
 GLIM, Global Leadership Initiative for Malnutrition; **NRS-2002,** Nutrition Risk Screening 2002; **MST,** Malnutrition Screening Tool; **MUST,** Malnutrition Universal Screening ; **SGA,** Subjective Global Assessment; **SNAG,** Short Nutritional Assessment Questionnaire; **MNA-SF,** Mini Nutritional Assessment für Ältere; **BMI,** Body Mass Index; **DXA,** dual X-ray absorptiometry ; **BIA ,**bioelectrical impedance analysis; **CT,** Computertomografie; **MRI,** Magnetresonanztomografie; **SARC-F,** Strength, Assistance with walking, Rise from a chair, Climb stairs and Falls; **mGPS,** modifizierter Glasgow Prognostic Score

ist mit gesteigerter Chemotherapietoxizität verbunden, die im CT ermittelte Körpermuskelmasse mit dem medianen Überleben, und ein niedriger BIA-Phasenwinkel korreliert mit erhöhter Mortalität. Mangelernährung ist auch mit Depressionen assoziiert, wodurch Leistungsfähigkeit und Lebensqualität zusätzlich beeinträchtigt werden. Bereits ein Gewichtsverlust von nur 5 % bei unzureichender Nahrungsaufnahme korreliert signifikant mit einer Minderung der Lebensqualität. Mangelernährung ist nicht nur für den Patienten, sondern auch seine Familie eine Ursache psychischer Probleme (Arends 2023).

25.3.3 Das Screening auf Mangelernährung

Da eine Mangelernährung oft schon vor der Tumordiagnose besteht und nach der Krebsdiagnose zu jedem Zeitpunkt unerwartet auftreten kann empfehlen alle Leitlinien zur Ernährung onkologischer Patienten bereits bei der Erstuntersuchung ein Screening auf eine vorhandene oder drohende Mangelernährung durchzuführen, auch bei „angeblich normaler" Ernährungssituation (Arends et al. 2015, 2017, 2021). Patienten unterschätzen oft das Ausmaß ihrer Ernährungsstörung. Da die Tumortherapie je nach Tumorart, notwendiger Therapie und Zustand des Patienten vor der Behandlung eine Mangelernährung auslösen bzw. verstärken kann, sollte vor der Therapie bekannt sein, ob der Patient nur gehungert hat oder ob bereits eine Sarkopenie oder ein systemisches Inflammationssyndrom (Kachexie) besteht. Dann kann in der Vorphase bis zur Tumor-Behandlung bereits versucht werden, vorliegende Mängel auszugleichen. Diese Möglichkeit wird in der Chirurgie in der Wartezeit vor einer Operation bereits genutzt. Zum Screening siehe ◘ Tab. 25.5.

Der Abstand zwischen den Screenings ist abhängig vom Zustand des Patienten und dem Krankheitsverlauf. Eine Wiederholung wird bei normaler Ernährungssituation alle vier bis acht Wochen empfohlen, außerdem bei jeder Therapieänderung. Stationär ist ein wöchentliches Screening indiziert. Bereits bei einem Verdacht auf eine Mangelernährung wird ein Assessment, eine eingehende Diagnostik, durchgeführt. Dazu zählen auch die individuelle Erfassung der Nahrungsaufnahme und ernährungsrelevanter Symptome der Körper- und Muskelmasse, der Leistungsfähigkeit sowie die Suche nach einer Kachexie (◘ Tab. 25.6).

Die Energie- und Nährstoffaufnahme kann in prozentualen Anteilen der üblichen Nahrungsmenge abgeschätzt, bzw. mit quantitativen möglichst auch qualitativen Essprotokollen ermittelt werden. Ein derartiges Protokoll sollte mindestens drei, maximal sieben Tage unter Einschluss eines Wochenendes geführt werden. Es kann mit einem PC ausgewertet werden. Das Erfassen der Nahrungsaufnahme gibt auch Aufschluss über individuelle Ernährungsgewohnheiten und Ernährungsbedürfnisse eines Patienten und ist somit die Basis jeder Ernährungsberatung (► Kap. 3). Diese Erhebung sollte daher von einer mit den Ernährungsproblemen onkologischer Patienten vertrauten Ernährungsfachkraft durchgeführt werden, die den Patienten stationär und ambulant auch weiter betreuen kann. Tumorpatienten und deren betreuende Angehörige sind an Ernährung generell sehr interessiert. Ernährung ist etwas, womit Patienten aktiv selbst etwas tun können, um ihre Gesundung zu unterstützen.

25.3.4 Ernährungsintervention: wann und wie

Mit einer Ernährungsintervention muss bereits bei drohender und nicht erst bei bestehender Mangelernährung begonnen werden. Ziele sind vor und während der Tumortherapie die Stabilisierung des Ernährungszustandes, zumindest das Aufhalten bzw. Mindern eines fortschreitenden Gewichtsverlusts, die Steigerung der Effektivität und die Reduktion von Nebenwirkungen der Antitumortherapie, das Vermeiden von Therapieunterbrechungen sowie der Erhalt oder eine Verbesserung der Lebensqualität des Patienten. Eine aktuelle Studie belegt, dass bei Tumorpatienten mit erhöhtem Ernährungsrisiko eine individualisierte Unterstützung bei der Klinikernährung im Vergleich zu einer üblichen Klinikernährung ohne Unterstützung das Mortalitätsrisiko reduzierte und den funktionalen und qualitativen Lebenszustand verbesserte (Schuetz et al. 2019).

Da jede Nahrungszufuhr möglichst physiologisch und komplikationsarm sein sollte, wird so lange wie möglich eine orale

◘ **Tab. 25.6** Modifizierter Glasgow Score (mGPS). (McMillan 2013)

C-reaktives Protein (CRP)	Albumin	mGPS
Referenzbereich ≤ 10 mg/l	**Jeder Wert**	0
Erhöht : > 10 mg/l	Referenzbereich: ≥ 35 g/l	1
Erhöht : > 10 mg/l	**Erniedrigt**: < 35 g/l	2

Ernährung angestrebt. Bestehen keine Indikation für besondere Ernährungsformen und keine Ernährungsprobleme, kann der Patient oral mit einer gesunden Mischkost ernährt werden, die unter Berücksichtigung individueller Unverträglichkeiten und Wünsche zusammengestellt ist. Einseitige Ernährungsformen sollten vermieden werden, da sie die Gefahr von Nährstoffdefiziten beinhalten. Eine spezielle „Krebsdiät" zur Heilung einer Krebserkrankung gibt es nicht. Ist die orale Ernährung unzureichend, kann sie zunächst optimiert werden. Ist eine orale Ernährung unmöglich, kann künstlich ernährt werden (◘ Tab. 25.7)

Kriterien für den Zeitpunkt eines Einsatzes künstlicher Ernährung lassen sich aus den ätiologischen GLIM-Kriterien ableiten. Danach besteht die Indikation bei einer Nahrungsaufnahme < 50 % länger als eine Woche, bei jeder Reduktion der Nahrungsaufnahme länger als zwei Wochen und bei chronischer Malabsorption. Die European Society of Medical Oncology (ESMO) empfiehlt einen Verzicht

◘ Tab. 25.8 Ernährungsinterventionen und wahrscheinliches Überleben. (Arends et al. 2021)

Überlebenszeit	Schwerpunkt der Versorgung
Mehr als 3–6 Monate	Reguläres Screening und alle erforderlichen Ernährungsinterventionen, einschl. ggf. (par)enteral
Weniger als 3–6 Monate	Präferenz von Beratung und oraler Intervention; weniger invasive Versorgung, wenn möglich
Weniger als 3–6 Wochen	Linderung von Beschwerden nach Wunsch des Patienten; das gilt auch für Hunger und Durst

auf invasive Ernährungsinterventionen in palliativen Situationen mit sehr kurzer erwarteter Überlebenszeit (◘ Tab. 25.8).

Von Bedeutung ist, dass ein Kostaufbau langsam über mehrere Tage und überwacht mit Kontrollen der Elektrolyte erfolgen muss, vor allem bei mangelernährten Patienten oder Patienten nach längerer Nahrungskarenz. Der Grund hierfür ist eine leicht zu übersehende und unterschätzte Komplikation, ein potenziell tödliches „Re-feeding-Syndrom". Es tritt innerhalb von zwei bis vier Tagen nach dem Beginn einer oralen oder künstlichen Ernährung auf und ist zunächst asymptomatisch. Die Ursache ist eine Verminderung von Serumelektrolyten, besonders von Phosphat (schwere Hypophosphatämie bei einem Serumphosphat < 0,5 mmol/l), aber auch von Kalium und Magnesium, einer Hyperglykämie sowie Flüssigkeits- und Natriumretention. Diese Veränderungen sind die Folge einer vermehrten Insulinsekretion mit Beginn einer vor allem kohlenhydratreichen Ernährung oder intravenöser Glukosegaben und nachfolgender vermehrter intrazellulärer Aufnahme von Phosphat (Marinella 2009; Felder et al. 2016).

◘ Tab. 25.7 Stufenplan der Ernährung onkologischer Patienten. (Arends 2023)

Orale Ernährung	Ernährungsberatung: individualisierte normale Mischkost
Orale Ernährung +	Anreicherung der Ernährung mit geruchs- und geschmacksneutralen Konzentraten von Protein, Fett und Kohlenhydraten. Werden in Getränke und Speisen eingerührt.
Orale Ernährung +	Angebot von energie-, protein- und fettreichen Trinknahrungen
Künstliche Ernährung:	*Enterale* Sondenernährung: Kombiniert mit oraler oder parenteraler Ernährung
	Parenterale Ernährung kombiniert mit oraler oder enteraler Ernährung

Die Zufuhrmenge sollte generell den Fehlbedarf ersetzen

Zur Ernährung in speziellen Situationen, wie prä-, peri- und postoperativ, bei Chemotherapie und Zelltransplantation, Strahlentherapie und Immuntherapie sei auf Lehrbücher sowie Kapitel in diesem Buch zur Ernährung verwiesen.

Da körperliche Inaktivität eine Mangelernährung unterstützt, sollten Tumorpatienten auf die Notwendigkeit von Bewegung hingewiesen und bei der Ausübung unterstützt werden. Es gibt dazu inzwischen viele Angebote.

Energie- und Nährstoffbedarf von Krebspatienten wird individuell vom Ernährungszustand, der Art der Erkrankung, Begleiterkrankungen, der Tumortherapie, der körperlichen Aktivität sowie dem klinischen Zustand und der Prognose des Tumorleidens bestimmt. Für die optimale Energie- und Nährstoffzufuhr onkologischer Patienten gibt es keine allgemeingültigen Standards. Die D-A-CH-Empfehlungen zum Energie- und Nährstoffbedarf gesunder Erwachsener entsprechen den Empfehlungen für Krebspatienten (◘ Tab. 25.9).

Dies gilt auch für die Mikronährstoffe, vor allem die Vitamine. Es ist zwar auf eine ausreichende Versorgung mit Mikronährstoffen zu achten, und nachgewiesene Mängel sollten ausgeglichen werden. Kontrovers diskutiert wird die Zufuhr von Vitaminen mit antioxidativer Wirkung (Vitamin A, C, E), oft unkontrolliert und in Megadosen, besonders während einer Chemo- und/oder Radiotherapie, in der Regel „zum Schutz der gesunden Zellen". Der Grund für die Warnungen ist, dass viele Chemotherapeutika und auch die Radiotherapie Tumorzellen durch Radikalenbildung zerstören, Tumorzellen die zugeführten Antioxidantien jedoch als Schutz gegen diese Schädigung nutzen könnten.

Die Studienlage zur Einnahme von Supplementen ist nicht einheitlich. Auch ist es möglich, dass jede Tumorart und auch jeder Tumorpatient mit seinem Tumor auf eine

◘ Tab. 25.9 Energie- und Nährstoffbedarf pro Tag für Erwachsene mit einer Krebserkrankung. (D-A-CH 2016)

Energie/Nährstoff	Empfehlung	Kommentar
Energie	25–35 kcal/kg KG	Der Bedarf ist nicht generell erhöht; in Abhängigkeit von Aktivität, Schwere der Erkrankung
Protein	1,2–1,5 g/kg KG (5–6 kcal/kg KG)	Evtl. bis 2,0 g/kg, weitere Steigerung nicht von Vorteil
Kohlenhydrate	3,0–4,0 g/kg KG (12–16 kcal/kg KG)	
Fett	1,0-1,5 g/kg KG (9–14 kcal/kg KG)	Fett wird bei systemischer Inflammation besser verstoffwechselt als Kohlenhydrate
Elektrolyte	Tagesbedarf: Na: 1,5 g; K: 4 g; Ca: 1 g; Mg: ♂ 350 mg: ♀ 300 mg; Phosphor: 700 mg	
Vitamine	Tagesbedarf nach den D-A-CH-Empfehlungen für alle Vitamingruppen	
Spurenelemente	Tagesbedarf nach D-A-CH-Empfehlungen für Fe, Zn, Cu, Mn, Mo, Cr, Se, J, F	
Flüssigkeit	30–40 ml/kg KG	Plus Ersatz von Verlusten durch Erbrechen, Diarrhö, Fisteln, Schweiß etc.

Supplementierung anders reagiert. Eine vitaminreiche Ernährung ist sicher, auch bei hoher Mikronährstoffzufuhr. Müssen Vitamine zugeführt werden, erfolgt dies am besten mit einem Multivitaminpräparat mit einer Zusammensetzung auf der Basis der Empfehlungen wissenschaftlicher Gesellschaften. Aus Sicherheitsgründen wird empfohlen, maximal die dreifache Menge der Zufuhrempfehlungen der Fachgesellschaften an Vitaminen einzunehmen. In jedem Fall sollte der/die behandelnde Onkologe/in über die Einnahme informiert sein (Harvie 2014; Mochamat et al. 2017; Martin et al. 2018; Ambrosome et al. 2019; Kouakanou et al. 2021; O'Connor et al. 2022). Auch die Einnahme von Omega-3(ω-3)-Fettsäuren (vor allem Eicosapentaensäure) wird aufgrund widersprüchlicher Datenlage nur von der ESMO in Erwägung gezogen. Die Fischölkapseln wirken antientzündlich und könnten während der Chemo- und/oder Radiotherapie versuchsweise zur Steigerung des Appetits unter Beachtung der Nebenwirkungen eingenommen werden (De van der Schueren et al. 2018; Arends 2023).

25.4 Ernährung in der Rezidivprävention

Durch die Fortschritte in der Krebstherapie kann ein tumorfreies Überleben bei über 60 % der Erwachsenen erreicht werden. Geheilte Patienten und Patienten in Remission sollten einen präventiven Lebensstil einhalten. Dazu zählt eine energieadaptierte, ausgewogene Ernährung, Nikotinverzicht, wenn überhaupt, maßvoller Alkoholkonsum und regelmäßige körperliche Aktivität soweit dies möglich ist. Gewichtszunahme, Übergewicht und Adipositas und somit ein metabolisches Syndrom sind unbedingt zu vermeiden. Das unterstützen nach einer Krebserkrankung mit einem Inflammationsindex durchgeführte Ernährungsstudien. Eine nach im Mittel 14,6 Jahren durchgeführte prospektive Kohortenstudie von Patientinnen nach einer Brustkrebserkrankung ergab eine signifikant gesteigerte Mortalität bei einem hohen Ernährungsinflammationsindex (E-DII) (Kang et al. 2020). Eine erhöhte Mortalität überlebender Patientinnen mit Ovarialkarzinom und einem hohen Inflammationsindex der Ernährung (EDIP und AHEI) ist ebenfalls dokumentiert (Sasamoto et al. 2022). Eine mehr proinflammatorische Ernährung (EDIP) war mit einem höheren Risiko von Rezidiven und einer Gesamtmortalität bei Patienten mit Kolonkarzinom assoziiert (Tabung et al. 2018). Einseitige Diäten bzw. die Einnahme von Nahrungsergänzungsmitteln zur Rezidivprophylaxe werden nicht empfohlen. Ebenso sollten Mikronährstoffpräparate nicht ohne Prüfung des Bedarfes eingesetzt werden. Die Grundlage der Ernährung sind die Ernährungs- und Verhaltensempfehlungen zur Krebsprävention.

25.5 Ernährung bei weit fortgeschrittener Erkrankung

Patienten mit unheilbarer Tumorerkrankung können heute durch eine intensive supportive Therapie und weitere medizinische Maßnahmen eine Lebenserwartung von Monaten und Jahren haben. Das Ziel ist es, den Patienten in der Zeit so lange wie möglich aktiv und bei guter Lebensqualität zu halten. Daher ist auch bei diesen Patienten auf eine ausreichende Nahrungszufuhr zu achten, da die Überlebenszeit stärker durch eine Mangelernährung als durch die Krebserkrankung beeinflusst sein kann. Maßnahmen zur Steigerung der Nahrungszufuhr sind als Supportivkonzept auch dann indiziert, wenn der Gewichtsverlust eine Folge antitumoraler palliativer Behandlungskonzepte ist.

Falls die aufgrund der fortschreitenden Tumorerkrankung erwartete Überlebenszeit bei vollständigem Hungern zwei bis drei Monate übersteigt, kann angenommen werden, dass eine künstliche, in dieser Situation meist parenterale Ernährung, das Überleben eines Patienten, der keine orale Nahrung toleriert, verlängert. Erfahrungen mit langfristiger parenteraler Ernährung bei Patienten mit fortgeschrittener Tumorerkrankung zeigen mittlere Überlebenszeiten von zwei bis fünf Monaten. Betroffen sind meist Patienten mit schweren Darmdefekten, Strahlenenteritis, chronischem Ileus, Kurzdarmsyndrom, Verwachsungen und Peritonealkarzinose. Vor allem mit parenteraler Ernährung war bei der Mehrzahl der Patienten eine Gewichtsstabilisierung sowie eine Stabilisierung von Parametern der Lebensqualität möglich. Da ein Vorteil einer künstlichen Ernährung nur besteht, wenn die Lebenserwartung mehr durch die unzureichende Nahrungszufuhr eingeschränkt ist als durch die Tumorerkrankung selbst, empfehlen unterschiedliche Expertengruppen den Einsatz einer künstlichen Ernährung dann zu erwägen, wenn die erwartete tumorabhängige Lebenserwartung zumindest vier Wochen oder zwei bis drei Monate beträgt. Unter vier Wochen ist kein Vorteil einer künstlichen Ernährung zu erwarten. Auch die DGEM-Leitlinie sieht bei unzureichender oraler Ernährung mit dadurch eingeschränkter Prognose eine Indikation zur künstlichen Ernährung, solange der Patient zustimmt und die Sterbephase nicht eingesetzt hat. Da das Abschätzen der Lebenszeit schwierig ist, geben Parameter wie Tumorausbreitung, Ausmaß der Inflammation und Leistungsindex gewisse Anhaltspunkte.

25.6 Ernährung in der Sterbephase

In den letzten Lebenstagen steht die Linderung quälender Beschwerden im Mittelpunkt der Betreuung der Patienten. Nahrungs- und Flüssigkeitszufuhr treten in den Hintergrund und erfolgen nur noch dem Wunsch des Sterbenden entsprechend. Die meisten Patienten empfinden in der terminalen Lebensphase keinen Hunger und kommen mit minimalen Flüssigkeitsmengen aus. Eine ohne Berücksichtigung der veränderten Bedürfnisse fortgeführte Nahrungs- und Flüssigkeitszufuhr kann daher den Sterbenden und seine Angehörigen unzumutbar belasten und ist deshalb zu vermeiden. Beachtung verdient der Flüssigkeitshaushalt, da eine Dehydratation, induziert durch Diuretika oder eingeschränktes Trinken, aber auch eine durch Infusionen verursachte Überwässerung das Befinden erheblich beeinträchtigen können. Der „trockene Mund" ist zwar ein Zentralsymptom Sterbender, Durst und „trockener Mund" korrelieren jedoch nicht mit dem Ausmaß der Hydratation oder der intravenösen Flüssigkeitszufuhr. Erhalten die Patienten zu viel Flüssigkeit, erhöht sich das Risiko peripherer Ödeme, Aszites, Pleuraergüsse und die Entwicklung eines Lungenödems. Eine Dehydratation kann zur Austrocknung der Schleimhäute mit Verletzungen und Infektionen führen, mindert die Vigilanz und Unruhe- und Verwirrtheitszustände, die den Patienten und die Angehörigen ebenfalls belasten können.

Retrospektive Untersuchungen geben Hinweise, dass neuropsychiatrische Symptome wie Halluzinationen, Myoklonie und Erregung durch Flüssigkeitszufuhr vermindert werden können. In einer randomisierten Studie konnte gezeigt werden, dass bei exsikkierten Patienten mit terminaler Tumorerkrankung bei einer Flüssigkeitszufuhr um 1000 ml/Tag der Verlauf für bestehende Symptome und Beschwerden signifikant günstiger war als die Behandlung in der Kontrollgruppe mit einer minimalen Flüssigkeitszufuhr um 100 ml/Tag. Empfehlungen zur Betreuung Sterbender betonen daher, die Flüssigkeitszufuhr individuell zu gestalten und primär auf die Vermeidung belastender Symptome zu achten. Bei symptomatischer Exsikkose werden Flüssigkeitsmengen um 1000 ml/Tag empfohlen. Eine parenterale Zufuhr ist nicht erforderlich. Im Krankenhaus oder zuhause kann Flüssigkeit subkutan infundiert werden obwohl die dazu verwendeten isotonen Elektrolytlösungen streng genommen nicht zugelassen sind.

25.7 Krebs und Fasten

25.7.1 Einleitung

Fasten hat eine lange Tradition in der Medizin. Beschrieben sind positive Effekte in der Behandlung von Diabetes mellitus Typ 2, Herz-Kreislauf-Erkrankungen, rheumatischen Erkrankungen und multipler Sklerose (Hanslian et al. 2023). In einer Zeit zunehmender Stoffwechselkrankheiten, Übergewicht/Adpositas und Diabetes mellitus Typ 2 ist der Verzicht auf Essen wieder in den Vordergrund getreten. Da Stoffwechselkrankheiten ein wesentlicher Risikofaktor für Krebserkrankungen sind, liegt es nahe, das Fasten als mögliche Therapie in Prävention und Therapie bei Krebserkrankungen zu untersuchen. Da eine kontinuierliche Kalorienrestriktion nicht dauernd durchführbar ist, wurden inzwischen effektive, neue Fastenformen entwickelt, die dies nicht fordern (◘ Tab. 25.10).

In einer Vielzahl von Tier- und Zell-Studien wurden die Effekte intermittierenden Fastens inzwischen bei Krebs untersucht, wo sich positive systemische und zelluläre Wirkungen zeigten. Bewiesen werden muss jetzt, dass diese Ergebnisse auch auf den Menschen übertragbar sind (Turbitt et al. 2019; Clifton et al. 2021; Tiwari et al. 2022; Vasim et al. 2022). Zu Fasten, intermittierendes Fasten: Stoffwechselveränderungen bezüglich Krebs siehe auch Antoni et al. 2017; Brandhorst und Longo 2016; Nencioni et al. 2018.

◘ **Tab. 25.10** Definition der Fastenformen. (Mod. n. Turbitt et al. 2019)

Intervention	Definition
1. Kontinuierliche Kalorienrestriktion (CR) ohne Mangelernährung	Ein Dauerzustand, in dem die Kalorienaufnahme unter dem Bedarf liegt, in dem sie um mindestens 10–20 % vermindert wird
2. Intermittierende Fastenansätze (IF)	
2a. Intermittierende Kalorienrestriktion (IER)	Verminderte Energieaufnahme auf ungefähr 60–70 % unter dem Bedarf für kurze Zeit, gefolgt von Perioden mit normaler Energieaufnahme (z. B. die 5:2-Diät, bestehend aus ca. 5 Tagen eukalorischer Ernährung und ca. 2 Tagen einer sehr niedrigkalorischen Ernährung pro Woche).
2b. Kurzzeit-Fasten (STF)	Zeitweises Fasten, typisch für eine Periode zwischen 24 und 48 h
2c. Scheinfasten Diät (FMD, Fasting-mimiking diet)	Periodisch einen Fasten-ähnlichen Zustand einhalten, indem eine sehr kalorien- und proteinarme Diät zugeführt wird (nicht notwendigerweise Fasten)
2d. Zeitlich begrenzte Ernährung (TRF)	Verminderung der Nahrungsaufnahme auf eine bestimmte Stundenzahl jeden Tag (z. B. Essen in einer < 10 h Periode)
2e. Ketogene Ernährung	Diät mit extrem niedrigem Kohlenhydratanteil (typisch ca. 5 % der kcal), die nicht direkt die Kalorien reduziert oder Fastenperioden braucht

25.7.2 Systemische Veränderungen

Wie jede Minderung der Nahrungs- und damit Energiezufuhr löst auch Fasten im Organismus Stoffwechselveränderungen, systemisch und zellulär. Systemisch sinken Glukose- und Insulinspiegel, während Glukagon ansteigt, um den Abbau der Leber-Glykogenspeicher zu fördern und Glukose zur Energiegewinnung freizusetzen. Gleichzeitig erfolgt der Abbau von Triglyzeriden in Glyzerol und freie Fettsäuren, auch aus dem Fettgewebe. Die Hepatozyten liefern zudem aus Fettsäuren und ketogenen Aminosäuren Ketonkörper. In dieser Phase des Fastens nutzt das Gehirn als Energieträger primär Glukose und Ketonkörper, das übrige Gewebe meist Fettsäuren. Während der ketogenen Phase wird die Glukoneogenese durch in der Leber aus Fettsäuren gebildete Ketonkörper, Fett vom Glycerol und Aminosäuren angeregt und der Blutzucker auf ca. 70 mg/dl gehalten. Glukokortikoide und Adrenalin tragen ebenfalls zum Erhalt des Blutzuckerspiegels bei, indem sie die Lipolyse stimulieren. Ketonkörper hemmen auch Histone-Azetylasen, was eine langsamere Tumorentwicklung bewirken könnte. Ein endogener Histone-Azetylasen-Hemmer ist der Ketonkörper ß-Hydroxybutyrat. Er hemmt Signale, die den Körper vor oxidativem Stress schützen.

Erwähnt werden sollte jedoch, dass der Ketonkörper Azetonazetat gezeigt hat, dass das Wachstum bestimmter Tumore mit BRAF-Gen-Mutation nicht reduziert, sondern durch Daueraktivierung des Signalweges beschleunigt werden kann. Beschrieben sind Kolonkarzinom, malignes Melanom, seröses Ovarialkarzinom und papilläres Schilddrüsenkarzinom.

Besonders bedeutend innerhalb des intermittierenden Fastens ist der Anstieg des Hormons Fibroblastenfaktor 21 (FGF21), das eine wichtige Rolle bei der Abnahme des Insulin-like-Growth-Faktors-(IGF1)Spiegels hat, indem es phosphoryliertes STAT5 (Signal Transducer and Activator of Transcription) in der Leber hemmt. Zudem wird zirkulierendes IGF1 von IGFBP1 (Insulin-like-Growth-Factor binding Protein1) gebunden, was seine Bindung mit dem entsprechenden Oberflächenrezeptor verhindert. Die Absenkung von IGF1 durch Fasten ist einer der grundlegenden Mechanismen zur Förderung von Chemotherapietoleranz und zur Minderung ungünstiger Nebenwirkungen. Erhöhte IGF1-Spiegel werden bei Kolon-, Prostata- und Brustkrebserkrankungen einer unterdrückten Apoptose, gesteigerten Zellproliferation und genetischer Instabilität zugeschrieben. Fasten senkt nicht nur den Glukose-, Insulin- und IGF1-Spiegel, sondern auch die von Adipozyten gebildeten, Hunger hemmenden Leptin-Spiegel, indem es die Adiponektin-Spiegel erhöht, was den Abbau von Fettsäuren steigert. Niedrige Insulin- und IGF1-Spiegel können auch gesunde Zellen von Nebenwirkungen schützen.

Zusammengefasst sind die Kennzeichen der systemischen Antwort auf Fasten: niedrige Glukose- und Insulinspiegel, hohe Spiegel von Glukagon und Ketonkörpern, niedrige Werte von IGF1 und Leptin-Spiegel und hohe Spiegel von Adiponektin. Alle diese Effekte wirken antitumoral, senken die Produktion freier Radikale und steigern die Resistenz des Körpers gegen Stress.

25.7.3 Zelluläre Veränderungen

■ **Autophagie**

Auf zellulärer Ebene wirkt Fasten über mehrere molekulare Mechanismen. Einer davon ist die Steigerung mehrerer Autophagie-regulierender Komponenten. Autophagie ist ein natürlicher Kontrollmechanismus, der schlecht funktionierende und überflüssige Zellkomponenten für den Abbau und eine Wiederverwertung aussortiert. In der Autophagie sind pro- und antikarzinogene Mechanismen verbunden, die Onkogene und Tumorsuppressorgene regulieren. In gesunden Zellen gibt es mehrere zusammenwirkende Funktionen, um malignen Transformationen vorzubeugen, einschließlich dem Erhalt eines passenden Energie- und oxidativen Stoffwechsels, um sehr unsichere und mutagene sowie karzinogene Chemikalien zu eliminieren, um gegen Krebs verursachende Infektionen zu kämpfen und um gesunde Stammzell-Organellen zu erhalten. Zudem spielen Autophagie-bezogene Gene und Stoffwechselwege eine wesentliche Rolle in der Autophagie-Regulierung. Seit bekannt ist, dass Autophagie Tumorzellen mehr für eine Chemotherapie sensibilisiert, könnte sie auch die Krebstherapien verändern. Gesteigerte Autophagie dürfte eine Rolle bei der Krebsresistenz spielen. Unklar ist, ob intermittierendes Fasten autophaghische Prozesse auch beim Menschen verstärkt. Insgesamt verursacht Fasten in normalen Zellen einen langsameren Zellteilungsprozess, indem diese vor toxischen Belastungen durch die Anti-Krebs-Medikationen geschützt werden, während Krebszellen für die Therapie sensibilisiert werden.

- **Differenzielle Stresssensibilisierung**

Eine weitere Hypothese beschreibt die Möglichkeit, mit Fasten das Absterben von Tumorzellen zu steigern, indem gesunde und Krebszellen unterschiedlich auf Stress reagieren (DSS=Differential Stress Sensitization). Während Tumorzellen sich zwar an geringe Sauerstoff- und Nahrungsmittel-Konzentrationen gewöhnen können, sind viele Krebszellen unfähig, sich auf einen Nahrungsmangel in toxischer Umgebung einzustellen, so dass sie eine Kombination aus beispielsweise Fasten und Chemotherapie nicht überleben. Fasten während antitumoraler Therapien wäre dann ein vielversprechendes Konzept. Periodische Fastenzyklen hätten das Potenzial, durch wiederkehrenden Nahrungsmangel das Wachstum nachwachsender Tumorzellen zu verhindern und gleichzeitig die Tumorzellen für Chemotherapien, Strahlentherapie und andere molekulare Therapieansätze zu sensibilisieren.

- **ROS-Bildung**

Durch eine Minderung der Glukoseaufnahme über Glukosetransporter (GLUTs) und aerobe Glykolyse (Anti-Warburg-Effekt) zwingt Fasten Tumorzellen dazu, die oxidative Phophorylierung (OxPhos) zu steigern, was die Bildung reaktiver Sauerstoffspezies (ROS, radical oxygen species) in Tumorzellen steigert. Bei dem gleichzeitig unter Glukosemangel reduzierten Schutz vor freien Radikalen resultieren ein oxidativer DNA-Schaden mit Aktivierung des p53-Gens und Induktion des Zelltods, vor allem unter einer Chemotherapie.

25.7.4 Fasten und Mikrobiom

Fasten beeinflusst auch das Mikrobiom durch eine Veränderung der mikrobiotischen Zusammensetzung; dies resultiert in veränderten Interaktionen zwischen dem Mikrobiom und dem Wirt. Es wird erhofft, dass Fasten ein Gleichgewicht von Bakterien schafft, das für den Wirt günstige Wirkungen vermittelt und die körpereigene Immunabwehr stärkt.

Intermittierendes Fasten in klinischen Studien mit Krebspatienten: zu dieser Thematik liegen bisher nur wenige Studien mit Krebspatienten vor (◘ Tab. 25.11).

Da das Thema Fasten bei Krebs aufgrund der Ergebnisse in einer großen Zahl von präklinischen Untersuchungen (Tier- und Zellstudien) sehr vielversprechend ist, wird aktuell eine wachsende Reihe klinischer Studien vorbereitet und im Internet angekündigt. Die Mehrzahl der klinischen Untersuchungen wurden mit kleinen Fallzahlen meist mit Brustkrebspatientinnen durchgeführt; Patienten mit einem Risiko für Mangelernährung wurden aus-

▢ Tab. 25.11 Klinische Studien: Intermittierendes Fasten bei erhöhtem Krebsrisiko oder bei Krebs

Autor	Krebsart	Patientendetails	Fastenregime	Ergebnisse
Safdie et al. 2009	Brust, Ovar, Uterus, Prostata, Lunge, Ösophagus	10 Fallbeispiele verschiedene Chemotherapeutika im Mittel 4 Zyklen	Freiwilliges Fasten, 48–140 h vor und/oder 5–56 h nach Chemotherapie	– Fatigue ↓ – Kopfschmerzen ↓ – Schwäche ↓ – gastrointestinale Nebenwirkungen ↓ – Keine Reduktion von Tumorvolumen oder -markern – Fasten machbar und sicher Nebenwirkungen: Hunger, Benommenheit
Badar et al. 2014	Brust, Ovar, Kolon, Nasopharynx, AML, non-Hodgkin-Lymphom	11 Patienten mit Chemotherapie, 9 Frauen, 2 Männer	Intermittierendes Fasten während des Ramadan	– Alle Fastenden hatten weniger oder weniger schwere Nebenwirkungen der Chemotherapie: Mundtrockenheit, Appetit Übelkeit, Erbrechen, Diarrhö, 62,5 % fühlten sich besser Fasten ist sicher und wird gut vertragen
De Groot et al. 2015	Brustkrebs	13 Patientinnen HER2-negativ Stadium II/III BC unter neoadjuvanter Chemotherapie	Vor und nach der Chemotherapie 24 h Fasten (STF) oder Zufuhr einer gesunden Ernährung	– STF wurde gut vertragen – i.d. STF-Gruppe nach 7 Tagen signifikant höhere Erythrozyten- und Thrombozytenwerte= geringerer hämatologischer Schaden bzw. schnellere Rekreation. – die nicht fastende Gruppe hatte Zeichen eines höheren DNA-Schadens als die STF-Gruppe – IGF1 sank in beiden Gruppen
Dorff et al. 2016	Brust, Ovar, Uterus, Urothel, NSCLC	20 Patient/innen Therapie mit Platin-basierender Chemotherapie	Fasten vor Chemotherapie 24, 48 oder 72 h, (geteilt als 48 vor und 24 h nach) Chemotherapie Machbarkeit ≤ 200 kcal/Tag	– Fasten ausführbar und sicher – Nebenwirkungen stets unter Grad 2, meist Fatigue, Kopfschmerzen, Schwindel – Fastenkohorten hatten geringere Leukopenie-Inzidenzen und Neuropathie – DNA-Schäden in allen Gruppen, aber geringer in den länger fastenden

25

Harvie et al. 2016	Brustkrebsrisiko Prävention	23 übergewichtige, prämeno-pausale Frauen mit hohem Brustkrebsrisiko Bewertung von: Brustgewebe	2 Tage 65-%ige Energie-restriktion/per Woche für einen Menstruationszyklus, 5 Tage normales Essen IER	– Bei allen: Gewicht, Fettmasse Adipozyten, systemische Hormone, Fette & Metaboliten deutlich ↓ – 50 % zeigten Reduktionen in IER-asso-ziierten stoffwechselregulierenden Genpfaden, u. a. der Lipidsynthese, Gluko-neogenese, Glykogensynthese – in einigen Fällen erhöhte Expression von Genen, die mit der Zelldifferenzierung des Brustepithels assoziiert sind – keine wesentlichen Veränderungen bei den restlichen Probanden – kein Unterschied beider Gruppen beim Grad der Veränderungen von Gewicht, Gesamtkörperfett, Fettzellgröße, Serum- oder Urin-metabolomischen Markern – keine parallelen Genveränderungen in peri-pheren Lymphozyten
Marinac et al. 2016	Brustkrebs frühes Sta-dium	2413 Frauen aus der WHEL-Studie, Beobachtung von Krebs-rezidiven und neuen Primär-tumoren nach im Mittel 7,3 Jahren, Tod an Brustkrebs oder anderen Ursachen nach 11,4 Jahren Überwachung.	Berechnung der nächtlichen Fastenzeit aus der Schlafzeit; Ergebnis: mittlere Fastenzeit 12,5 h	– Nächtliches Fasten unter 13 h war mit einem signifikanten, 36 % erhöhten Risiko eines Brustkrebsrezidivs verbunden – Fasten unter 13 h war weder mit der Mortalität an Brustkrebs noch der Gesamt-mortalität liiert – jede nächtliche 2 h mehr Fastendauer war mit einem signifikant niedrigeren HbA1c und längerer Schlafdauer verbunden
Bauerfeis et al. 2018	Brust, Ovar	34 Patientinnen, 4–6 geplante Chemo-therapien	Kurzzeit-Fasten: Zufuhr: < 400 kcal; 2 Gruppen: n=18: Fasten in der 1. Hälfte der Chemo-therapie gefolgt von normo-kalorischer Ernährung N = 16: vice versa 60 h Fastenperiode	– Fasten gut vertragen – keine ernsten Nebenwirkungen – kein Gewichtsverlust – Lebensqualität und Müdigkeit waren ver-bessert

(Fortsetzung)

Tab. 25.11 (Fortsetzung)

Autor	Krebsart	Patientendetails	Fastenregime	Ergebnisse
Zorn et al. 2020	Gynäkologische Tumore jeden Grades	N = 30 Frauen, neo-adjuvante Chemotherapie, mindestens 4 Zyklen	mSTF = 25 % des errechneten Bedarfs: 96 h Fasten während der Hälfte der Chemotherapie-Zyklen, dann normokalorische Kost; die Hälfte der Patienten aßen zuvor 6 Tage eine normokalorische ketogene Diät KD)	– Fasten sicher und machbar – signifikante Minderung von Nebenwirkungen der Chemotherapie: Stomatitis, Kopfschmerzen, Schwäche – Abnahme des Gesamt-Toxizitäts-Scores – weniger Therapieverschiebungen – Glukose und JGF-1-Spiegel signifikant↓ – kein Effekt der KD
Schreck et al. 2021	Astrocytome Grad 2–4, nach Chemotherapie stabil	N = 25 8 Wochen Fasten	Fasten: 2 Tage Energiezufuhr <20 % des berechneten Bedarfs; dann 5 Tage modifizierte ketogene Atkins Diät (Kohlenhydrate <20 g/Tag)	– Allgemein gut vertragen – nur zwei Nebeneffekte Grad 3 (Neutropenie, plötzlicher Anfall) – Insulin, HbA1c,IGF-1, Fettmasse ↓ – Magermasse ↑ – zerebral: beidseits, läsional und kontralateral höhere Ketonkonzentrationen als zuvor
Vernieri et al. 2022	Verschiedene Tumore unterschiedliche Therapien	N = 101 Patienten/Patientinnen	5 Tage Fasten (FMD): 1.Tag 600 kcal, 2.–5. Tag 300 kcal. alle 21–28 Tage, im Mittel 4 Zyklen, Refeeding 16–23 Tage; Kost proteinarm und kohlenhydratarm	– Sicher, machbar und einfach – Absenkung inflammatorischer Marker inkl. IGF-1 – Herunterregulierung immunsuppressiver Zellen – Aktivierung zytotoxischer Zellen

IER = Intermittierende Energie-Restriktion; m STF = modifiziertes Short Term Fasting; WHEL-Studie = The Women's Healthy Eating and Living Study; NSCLC = nichtkleinzelliges Lungenkarzinom geschlossen. In allen Arbeiten zeigte sich, dass intermittierendes Kurzzeitfasten (über zwei bis drei Tage, teils mit zumindest minimaler Energiezufuhr) durchführbar ist und in der Regel – auch während einer Chemotherapie – gut toleriert wird. Nebenwirkungen der Chemotherapien waren zumindest teilweise gebessert. Eine nennenswerte Gewichtsabnahme wurde bei sorgfältiger Patientenauswahl und Patientenbetreuung nicht ermittelt und das Auftreten einer Mangelernährung wurde nicht beschrieben. Als Wirkung des Fastens wurde ein Absinken metabolischer Marker (u. a. Glukose, Insulin, IGF-1) festgestellt.

Vor einer Einführung des Fastens als onkologische Begleittherapie sind jedoch weitere qualitativ hochwertige und detaillierte Studien erforderlich, da viele der im Tier- und Zellversuch beschriebenen Effekte beim Menschen noch nicht gesichert werden konnten. Es ist weder klar, ob Fasten vor Krebs schützt, noch ob antitumorale Therapien mit Unterstützung durch Fasten zuverlässiger wirken; es ist unklar, ob und welche Krebszellen die Wirkungen des Fastens umgehen können, und welche Tumoren auf das therapeutische Fasten besonders gut reagieren. Des Weiteren ist nicht bekannt, ob sich Eingriffe in den Glukosemetabolismus nicht möglicherweise negativ auf die zunehmend häufiger eingesetzten Immuntherapien auswirken können.

Literatur

Akbar N, Kahn A, Muhammad JS (2022) The role of gut microbiome in cancer genesis and cancer prevention. Health Sci Rev 2:100010. https://doi.org/101016/j.hsr.2021.100010

Ambrosone CB, Zirpoli GR, Hutson AD et al (2019) Dietary supplement use during chemotherapy and survival outcomes of patients with breast cancer enrolled in a cooperative group of clinical trial (SWOG SO221). J Clin Oncol 38:804–814

Antoni R, Johnston KL, Collins AL et al (2017) Effects of intermittent fasting on glucose and lipid metabolism. Proc Nutr Soc 76:361–368

Arends J (2023) Ernährung und Nahrungsergänzungsmittel. Die Innere Med 64:10–18

Arends J, Bertz H, Bischoff SC et al (2015) DGEM Leitlinie: Klinische Ernährung in der Onkologie. Aktl Ernährungsmed 40:e1–e74

Arends J, Bachmann P, Baracos V et al (2017) ESPEN guidelines on nutrition in cancer patients. Clin Nutr Edinb Scotl. 36:11–48

Arends J, Strasser F, Gonella S et al (2021) Cancer cachexia in adult patients. ESMO clinical practice guidelines. ESMO Open 6(3):100092

Badar T, Ismail A, Ishangeeti AA (2014) Safety and feasability of Muslim fasting while receiving chemotherapy. IOSR J Pharm 4:15–20

Bauersfels SP, Kessler C, Wischnewski M et al (2018) The effects of short time fasting on quality of life and tolerance to chemotherapy in patients with breast and ovarian cancer: a randomized crossover pilot study. BMC Cancer 18:476–486

Bischoff SC (2020) Verdauungsoptimierung – wie sich Ernährung und Mikrobiom gegenseitig beeinflussen. Aktl Ernahrunsmed 45:410–415

Brandhorst S, Longo VD (2016) Fasting and caloric restriction in cancer prevention and treatment. Rec Res Cancer Res. 207:241–266

Calder PC, Ahluvalia N, Browns F (2011) Dietary factors and low grade inflammation in relation to overweight and obesity. Br J Nutr 17:1689–1696

Cavicchia PP, Steck SE, Hurley TG et al (2009) A new dietary inflammatory index predicts interval changes in serum high-sensivity C-reactive protein. J Nutr 139:2365–2372

Cederholm T, Jensen GI, Correia MTD et al (2019) GLIM criteria for the diagnosis of malnutrition – a consensus report from the global clinical nutrition community. Clin Nutr 38:1–9

Clifton K, Cynthia X, Fontana L, Peterson LL (2021) Intermittent fasting in the prevention and treatment of cancer. Ca: A Cancer J for Clinicans 71:527–546

Cruz-Jentoft AJ, Bahat G, Bauer J et al (2019) Sarcopenia revised European consensus on definition and diagnosis. Age Ageing 48:16–31

D-A-CH Deutsche Gesellschaft für Ernährung, Österreichische Gesellschaft für Ernährung, Schweizerische Gesellschaft für Ernährungsforschung, Schweizerische Vereinigung für Ernährung (2016) (Hrsg) Referenzwerte für die Nährstoffzufuhr. 2. Aufl, Bonn

De Groot S, Vreeswijk M, Welters M et al (2015) The effects of short -time fasting on tolerance to (neo) adjuvant chemotherapy in HER2-negative breast cancer patients. BMC Cancer 15:652–661

De van der Schueren MAE, Laviano A, Blanchard H et al (2018) Systematic review and meta-analysis of the evidence for oral nutritional intervention on nutritional and clinical outcomes during chemo(radio)therapy: current evidence and guidance for design of future. Ann Oncol 29:1141–1153

DeWys WD, Begg C, Lavin PT et al (1980) Prognostics effects og weight loss prior to chemotherapy in cancer patients. Eastern Cooperative Oncology Group. Am J Med 69:491–497

DGE (Deutsche Gesellschaft für Ernährung) (2020) 10 Regeln der DGE. DGE, Bonn

Dorff TB, Groshen S, Garcia A et al (2016) Safety and feasibility of fasting in combination with platinum-based chemotherapy. BMC Cancer 16:360–369

Fearon K, Strasser F, Anker SD et al (2011) Definition and classification of cancer cachexia: an international consensus. Lancet Oncol 12:489–495

Felder S, Friedli N, Stanga Z et al (2016) Das Sp „Refeeding -Syndrom" beim internistischen Patienten. Praxis 105:899–904

Fong W, Qing L, Jun Y (2020) Gut microbiota modulation – a novel strategy for prevention and treatment of colorectal cancer. Oncogene 39:4925–4943

Fontana L, Eagon JC, Trujillo ME et al (2007) Visceral fat adipokine secretin is associated with systemic inflammation in obese humans. Diabetes 56:10–1013

Fritsch R, Wäsch R (2017) Molekulare Tumorbiologie und Entstehung maligner Neoplasmen. Rotes Buch. In: Berger D, Mertelsmann R (Hrsg) Kap. 1.2.1.2.1 Karzinogenese und Tumorstammzellen, S 25–29

Hanahan D (2022) Hallmarks of cancer: new dimensions. Cancer Discov 12:31–46

Hanslian E, Koppold D, Michalsen A (2023) Fasten – ein potentes Therapeutikum der Moderne. Akt Ernährungsmed 48:46–59

Harvie M (2014) Nutritional supplements and cancer: potential benefits and proven harms. Amn Soc Clinl Oncol. Educational Book 34:e478–e486

Harvie MN, Sims A, Pegington M et al (2016) Intermittent energy restriction induces changes in breast gene expression and systematic metabolism. Breast Cancer Research 18:57–71

Haß U, Schütte O, Franz K et al (2021) Dietary Inflammatory Index (DII) – Nützlicher Wegweiser in der praktischen Beratung oder rein theoretisches Modell in der Ernährungsforschung? Akt Ernährungsmed 46:174–185

Hayati Z, Jafarabadi MA, Piruzpanah S (2021) Dietary inflammatory index and breast cancer risk – an updated meta-analysis of observational studies. Eur J Clin Nutr 76:1073–1087

Kang W, Sun JZ, Wu QX (2020) Long-term antiinflammatory diet in relation to inproved breast cancer prognosis:a prospective cohort study. NPJ Breast Cancer 6:36

Kohler LN, Garcia DO, Harris RB et al (2016) Adherence to diet and physical activity cancer prevention guidelines and cancer outcome – a systematic review. Cancer Epidemiol Biomarkers Prev 25:1018–1028

Kouakanou L, Peters C, Brown E (2021) Vitamin C, from supplement to treatment: a re-emerging adjunct for ancer immunotherapy? Frontiers Immunol 12:765906

Lauby-Secretan B, Scoccianti C, Loomis D et al (2016) Body fatness and cancer – viewpoint of the IARC Working Group. N Engl J Med 375:794–798

Malmstrom TK, Miller DK, Simonsick EM et al (2016) SARC-F: a symptom score to predict persons with sarcopenia at risk for poor functional outcomes. J Cachexia Sarcopenia Muscle 7:28–36

Marinella MA (2009) Refeeding syndrome: an important aspect of supportive oncology. J Support Oncol 7(1):11–16

Marinac C, Sandahl H, Nelson MS et al (2016) Prolonged nightly fasting and breast cancer prognosis. JAMA Oncol 2:1049–1055

Martin J, Ronis J, Kim B et al (2018) Adverse effects of nutraceuticals and dietary supplements. Annu Rev Pharmacol Toxicol 58:583–601

McMillan DC (2013) The systemic inflammation-based Glasgow Prognostic Score: a decade of experience in patients with cancer. Cancer Treat Rev 39:534–540

Mochamat CH, Marinova M et al (2017) A systematic review on the role of vitamins, minerals, proteins and other supplements for the treatment of cachexia in cancer – a European Palliative Care Research Centre cachexia project. J Cachexia, Sarcopenia Muscle 8:25–39

Nencioni A, Caffa I, Cortellino S et al (2018) Fasting and cancer: molecular mechanisms and clinical application. Nat Rev Cancer 18:707–719

O'Connor EA, Evans CV, Jvlev J et al (2022) Vitamin and mineral supplements for the primary prevention of cardiovasular disease and cancer – updated evidence report and systematic review for the US Preventive Sevices Task Force. JAMA 327:2334–2347

RKI (Robert Koch Institut) (2021) Krebs in Deutschland für 2017/2018. 13. Ausgabe

Romaguera D, Vergnaud A-C, Peters PH et al (2012) Is concordance with World Cancer Research Fund/American Institute for Cancer Research guidelines for cancer prevention related to subsequent risc for cancer ? Results from the EPIC-study. Am J Clin Nutr 96:150–163

Safdie FM, Dorff T, Quinn D et al (2009) Fasting and cancer treatment in humans: a case series report. Aging (Albany NY) 1:988–1007

Sasamoto N, Wang T, Townsend MK et al (2022) Prediagnosis and post-diagnosis dietary patterns and survival in women with ovarian cancer. Br J Cancer 127:1105

Schreck KC, Hsu F-C, Berrington A et al (2021) Feasibility and biological activity of a ketogenic/intermittent fasting diet in patients with glioma. Neurology 97:e953–e963

Schuetz P, Fehr R, Baechlie V et al (2019) Individualised nutritional support in medical inpatients at nutritional risk: a randomised clinical trial. Lancet 8:2312–2321

Shivappa N, Steck SE, Hurley TG et al (2014) A population-based-dietary inflammatory index predicts levels of C-reactive protein in the Seasonal Variation of Blood Cholesterol Study (SEASONS). Public Health Nutr 17:1825–1833

Tabung FF, Liu L, Wang W et al (2018) Association of dietary inflammatory potential with colorectal cancer risk in men and women. JAMA Oncology 4:366–373

Tabung FK, Smith-Warner SA, Chavarro JE et al (2016a) Development and validation of an empirical dietary index. J Nutr 146:1560–1570

Tabung FK, Wang W, Fung TT et al (2016b) Development and validation of empirical indices to assess the insulinaemic potential of diet and lifestyle. Br J Nutr 116:1787–1798

Tiwari S, Sapkota N, Han Z (2022) Effect of fasting on cancer: a narrative review of scientific evidence. Cancer Science 113:3291–3302

Turbitt WJ, Denmark-Wahnefried W, Peterson CM et al (2019) Targeting glucose metabolism to enhance immunotherapy: emerging evidence on intermittent fasting and caloric restriction mimetics. Frontiers Immunol 10:1402

Vasim I, Majeed CN, DeBoer MD (2022) Intermittent fasting and metabolic health. Nutrients 14:646

Vergnaud AC, Romaguera D, Peters PH et al (2013) Adherence to the WCRF/AICR guidelines and risk of death in Europe: results from the European Prospective Investigation into Nutrition and Cancer Study. Am J Clin Nutr 97:1107–1120

Vernieri C, Fuca G, Ligorio F et al (2022) Fasting-mimicking diet is safe and reshapes metabolism and antitumor immunity in patients with cancer. Cancer Discov 12:90–107

Wang W, Fung TT, Wang M et al (2018) Association of the insulinemic potential of diet and lifestyle with risk of digestive system cancers in men and women. INCI Cancer. Spectrum 2(4):pky080

WCRF (World Cancer Research Fund)/AICR (American Institut for Cancer Research) (2018) Der dritte Expertenbericht: Ernährung, körperliche Aktivität und Krebs: eine globale Perspektive des WCRF und AICR (Deutsche Zusammenfassung 2020): ISBN(pdF):978-1.91-2259-54-0. ISBN (print)978-1-91 2259-55-7

Wesselink E, Valk AW, Kok DE et al (2023) Postdiagnostic intake of a more proinflammatory diet is associated with a higher rik of recurrence and all cause mortality in colorectal cancer survivors. Am J Clin Nutr 117:243–251

Zorn S, Ehret J, Schäuble R et al (2020) Impact of modified short time fasting and its combination with a fasting supportive diet during chemotherapy on the incidence and severity of chemotherapy-induzed toxicities in cancer patients – a controlled cross-over pilot study. BMC Cancer 20:578–592

Chronisch entzündliche Erkrankungen

Anika Rajput Khokhar und Rainer Stange

Inhaltsverzeichnis

R. Stange et al. (Hrsg.), *Ernährung und Fasten als Therapie*, https://doi.org/10.1007/978-3-662-68881-6_26

Einführung

Im weiten Spektrum chronisch entzündlicher Erkrankungen haben sich Naturheilverfahren mit Ernährung und Fasten überwiegend der rheumatoiden Arthritis (RA) und ihr nahestehenden Erkrankungsformen wie der Psoriasisarthritis (PsA)etabliert. Unterschiedliche therapeutische Ansätze sowie die Betroffenen selbst weisen der Ernährung – je nach Schule ergänzt bzw. initiiert durch die Fastentherapie (▶ Kap. 17) – einen hohen Stellenwert in der Entzündungskontrolle zu.

In diesem Beitrag lesen Sie über

- Ernährungskonzepte, die bei chronisch entzündlichen Erkrankungen eingesetzt wurden und werden,
- die Bedeutung von Frischkost, Kohlenhydraten und Fettsäuren innerhalb dieser Kostformen,
- Einflüsse der Ernährung auf chronisch entzündliche Gelenkerkrankungen,
- Einflüsse der Ernährung exemplarisch auf multiple Sklerose und andere chronische Erkrankungen.

26.1 Einleitung

Chronisch entzündliche Erkrankungen stellen neben kardiovaskulären und Malignomerkrankungen einen großen Anteil chronischer Leiden dar, mit steigender Prävalenz in der Bevölkerung über die letzten Jahrzehnte.

Aufgrund der Entzündung über unterschiedliche Organsysteme hinweg ist eine interdisziplinäre medizinische Betreuung oft vonnöten. Patienten erhalten meist disease modifying drugs (DMARDs) zur Therapieeinstellung, welche mittlerweile sehr gute klinische Ergebnisse erzielen. Jedoch bleibt teilweise eine Restaktivität erhalten und Patienten entwickeln oft im Krankheitsverlauf Unverträglichkeiten diesen gegenüber. Auch zeigen manche Präparate im Verlauf eine Wirkungsminderung. Aufgrund des meist chronischen Verlaufs ohne Therapieerfolg klagen viele Patienten über einen hohen Leidensdruck und eine starke Einschränkung der Lebensqualität. Frustriert wenden sich Patienten oft an weitere Therapeuten, auch in der integrativen Medizin, um komplementäre Verfahren zu ergänzen. Hierzu gehört unter anderem die Ernährungstherapie. Inzwischen interessieren sich auch mehr Ärzte als allein der früher eindeutig auf Naturheilverfahren abhebende Kreis. Es finden sich in der wissenschaftlichen Literatur immer mehr Ergebnisse für eine evidenzbasierte Ernährungsmedizin.

Naturheilverfahren, hier insbesondere entzündungshemmende Ernährung einschließlich Nahrungsergänzungsmitteln, Fasten und die Kontrolle von Genussmitteln, sollen einen entscheidenden additiven Beitrag für günstigere Verläufe liefern und – soweit möglich – auch zur Einsparung von Medikamenten wie Glukokortikosteroiden und nicht-steroidalen Antirheumatika (NSAR) beitragen.

Hervorzuheben ist, dass naturheilkundliche Maßnahmen inklusive entzündungshemmender Ernährung voll kompatibel mit jeder rheumatologischen Basistherapie sind – auch mit Biologika, also Antikörpern gegen verschiedene zelluläre oder humorale Strukturen im Entzündungsnetzwerk.

26.2 Grundlegende Möglichkeiten: Entzündungshemmung durch Ernährung?

Im Sinne der vier ernährungstherapeutischen Wirkprinzipien *exclusio* (Entfernung, Weglassen), *directio* (zielgerichtete Beeinflussung), *substitutio* (Supplementierung, Substituierung) sowie *stimulatio* (Reiz, Anregung) wurde schon recht früh erkannt, dass ein Beitrag durch Ernährung zur Entzündungskontrolle gelingen kann: sowohl durch Weglassen entzündungsfördernder wie auch durch eine betonte Aufnahme entzündungshemmender Nahrungsmittel.

Neben der Betonung einzelner Komponenten, für die solche Eigenschaften nachgewiesen werden konnten, haben sich ebenfalls sehr früh einzelne Ernährungskonzepte etabliert, z. B. folgender Formen:

- Kostformen ohne tierisches Eiweiß
- Frischkost
- Vegane Ernährung
- Allergenarme Ernährung

26.3 Stellenwert der Fettsäuren

Wegen ihrer Bedeutung in fast jedem hier erwähntem Ernährungskonzept aus der Naturheilkunde, sowie ihrer sehr weitgehend verstandenen biochemischen und pharmakologischen Grundlagen, werden ungesättigte Fettsäuren hier ausführlich dargestellt.

Schon lange vor der Aufklärung der biochemischen Bedeutung der Entzündungsprozesse für alle Formen der Inflammation ab etwa 1970 wurde in einigen naturheilkundlichen Konzepten die mögliche Bedeutung hochwertiger pflanzlicher Fette sowie die Meidung tierischer Produkte hervorgehoben. Dabei wurde lange Zeit vor allem den tierischen Eiweißen eine proinflammatorische Wirkung unterstellt, die nach neueren Erkenntnissen auch bewiesen ist. Klinische Beobachtungen bezüglich des Verzehrs oder der Abstinenz tierischer Lebensmittel schienen dies zu rechtfertigen. Nicht bekannt war, dass bestimmte tierische Fettsäuren die proinflammatorischen Effekte der Eiweiße bei Weitem übertreffen können. Im Unterschied zu pflanzlichen Produkten werden beim Verzehr tierischer Lebensmittel wie Fleisch, Fisch, Milch und Eier deren Eiweiße und Fette immer gleichzeitig aufgenommen. Daher konnte eine Zuordnung möglicher proinflammatorischer Effekte zu den einzelnen Nährstoffen erst durch die Grundlagenforschung ermöglicht werden.

Diese Ratio soll vor dem Eingehen auf spezielle Ernährungsformen und Erkrankungen kurz erläutert werden (zur Nomenklatur ▶ Kap. 21).

26.3.1 Biochemische Grundlagen der Fettsäuren

Fettsäuren sind Bestandteile natürlicher Fette und Öle. Als Baustein für Lipide mit hoher Kaloriendichte sind sie effiziente Energielieferanten, können aber auch als Vorstufe für weitere Botenstoffe oder selbst hormonähnlich aktiv wirken. Je nach Fokus können sie unterschiedlich eingeteilt werden:

- nach dem Vorkommen von Doppelbindungen in der chemischen Kohlenstoffkette in gesättigte und ungesättigte Fettsäuren,
  - diese je nach Anzahl der „ungesättigten" chemischen Doppelbindungen
  - und je nach Position der letzten chemischen Doppelbindung,
- nach biologischer Verfügbarkeit in essenzielle und nicht essenzielle Fettsäuren,
- nach Länge in kurz-/mittel- und langkettige sowie sehr langkettige Fettsäuren.

Im Gegensatz zu gesättigten Fettsäuren beinhalten ungesättigte Fettsäuren in der Regel mindestens eine chemische Doppelbindung, die durch Hydrierung aufgebrochen und gesättigt werden kann. Je nach Lokalisation und Anzahl der Doppelbindungen innerhalb der Kohlenstoffkette ist der menschliche Organismus nicht fähig, solche Fettsäuren selbst zu produzieren, sondern ist auf deren externe Zufuhr angewiesen. Diese Fettsäuren werden demnach als essenziell bezeichnet.

Ungesättigte Fettsäuren können außerdem nach der Position ihrer chemischen Doppelbindungen eingeteilt werden. Das

Kohlenstoffatom, das nicht an der Carboxygruppe, sondern am anderen Ende der Kohlenstoffkette liegt, wird dabei als Omega(ω)-Kohlenstoffatom bezeichnet. Von hier aus werden alle anderen Atome durchnummeriert. Am Beispiel der ω-3(oder n-3)-Fettsäuren bedeutet das, dass die letzte Doppelbindung in der mehrfach ungesättigten Kohlenstoffkette vom Carboxyende aus drei Kohlenstoffatome entfernt ist.

Fettsäuren werden zudem je nach der Länge der Kohlenstoffketten eingeteilt. Kurzkettige Fettsäuren (short-chain fatty acids, SCFA) enthalten zwei bis sechs Kohlenstoffatome. Mittelkettige Fettsäuren (medium-chain fatty acid, MCFA) bestehen, je nach Definition, aus sechs bis acht oder bis zwölf Kohlenstoffatomen. Fettsäuren mit einer Kettenlänge von 13 bis 22 Kohlenstoffatomen gelten als langkettig (long-chain fatty acids, LCFA), mit einer Kettenlänge über 23 Kohlenstoffatomen als sehr langkettig (very long-chain fatty acids, VLCFA).

Insbesondere mehrfach ungesättigte Fettsäuren stehen als Vorläufer für hormonähnliche Substanzen zur Verfügung: sie werden beispielsweise enzymatisch zu Eicosanoiden umgebaut, welche in nahezu allen Zellpopulationen wirksam sein können. Diese hergestellten Signalmoleküle erzeugen unterschiedlichste Effekte – abhängig von der genutzten Ausgangs-PUFA.

Wichtig ist die Unterscheidung zwischen zwei Familien: der ω-3-Familie sowie der ω-6-Familie. Die ω-6-Fettsäure Arachidonsäure (AA) wird zu fast 90 % unverändert über den Darm aufgenommen und in die Körperzellen transportiert. Dort wird sie über Cyclooxygenasen und Lipoxygenasen zu proinflammatorischen Eicosanoiden umgebaut, zu denen auch ausgewählte Leukotriene und Prostaglandine zählen (Innes und Calder 2018).

Mehr noch als ihre absolute Menge bestimmt das Verhältnis der einzelnen, mit der Kost aufgenommenen ungesättigten Fettsäuren das Ausmaß der Eicosanoidbildung.

Sie haben nicht nur hierauf unterschiedliche Wirkungen, sondern beeinflussen sich im Stoffwechsel auch komplex gegenseitig:

» „Viele Eicosanoide haben vielfältige, manchmal pleiotrope Auswirkungen auf Entzündung und Immunität. Das am besten untersuchte ist Prostaglandin E2. Viele Eicosanoide spielen eine Rolle bei der Regulierung des Gefäß-, Nieren-, Magen-Darm- und weiblichen Fortpflanzungssystems. Trotz ihrer lebenswichtigen Rolle in der Physiologie werden Eicosanoide häufig mit Krankheiten in Verbindung gebracht, einschließlich entzündlicher Erkrankungen und Krebs." (Calder 2020, Übersetzung des Autors).

26.3.2 Entzündungshemmung durch Fette

Sowohl die ernährungsmedizinische als auch die pharmakologische Strategie der Entzündungshemmung zielt auf die Produktionshemmung von proinflammatorischen Eicosanoiden ab: NSAR wie Ibuprofen sind seit mehr als einem Jahrhundert die am häufigsten konsumierten rezeptfreien Medikamente. Mechanistisch hemmen NSAR Cyclooxygenasen, sodass weniger entzündungsfördernde Prostaglandine produziert werden.

Die drei wichtigsten ω-3-PUFA für den Menschen sind α-Linolensäure (ALA), Eicosapentaensäure (EPA) und Docosahexaensäure (DHA). Ihnen werden antiinflammatorische Effekte zugeschrieben.

ALA kann enzymatisch in EPA und DHA umgewandelt werden (◘ Abb. 26.1). EPA wiederum wird über die gleichen Enzyme in entzündungshemmende Prostaglandine und Leukotriene verstoffwechselt, die aus Arachidonsäure entzündungsfördernde Substanzen produziert. Aufgrund des gleichen zuständigen Enzyms können ω-3-PUFAs über kompetitive Hemmung die Produktion proinflammatorischer Eicosa-

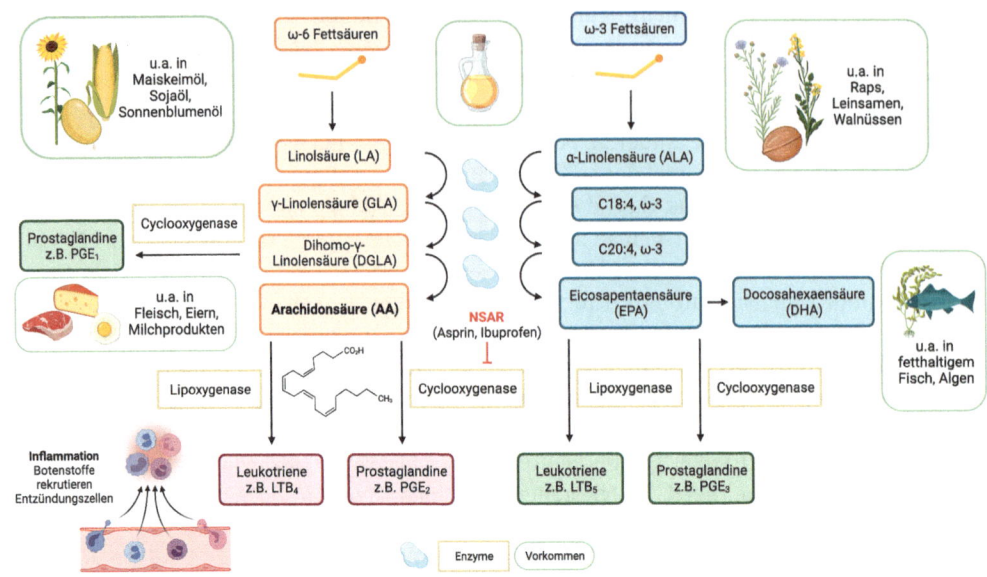

◘ Abb. 26.1 Schematische Darstellung des Einflusses von mehrfach ungesättigten Fettsäuren auf Entzündung

noide hemmen. Diese Wirkung ist durch ihre chemische Struktur bedingt: EPA entspricht bis auf eine entscheidende zusätzliche Doppelbindung exakt der der Arachidonsäure mit ebenfalls 20 C-Atomen (eicosa, griechisch zwanzig). Während Letztere rasch und vollständig zu Eicosanoiden umgesetzt wird, blockiert EPA das Enzymsystem.

Die Wirksamkeit wird vom intrazellulären Verhältnis AA/EPA bestimmt. Eine höhere intrazelluläre AA-Konzentration schwächt die Wirkung von EPA, eine niedrigere verstärkt sie. Die intrazelluläre Anreicherung von EPA nach der Erhöhung der externen Zufuhr erfolgt nur langsam mit einer Kinetik eher in Wochen als in Tagen (Arterburn et al. 2006). Deshalb erzeugt sie keine akuten Effekte. Zur Kinetik der intrazellulären AA in Abhängigkeit von ihrer alimentären Aufnahme ist wenig bekannt.

α-Linolensäure (ALA) ist nur im Pflanzenreich anzutreffen und soll entsprechend den meisten naturheilkundlichen Empfehlungen vermehrt aufgenommen

werden. Sie kann eine günstige Wirkung auf die Eicosanoidbildung nur über enzymatische Umwandlung in Eicosapentaensäure entfalten. Dafür sind drei Enzyme notwendig, deren Induzierbarkeit bei ausreichendem ALA-Angebot einer genetischen Variabilität unterliegt und die zudem bei maximaler Induktion eine schlechte Substratausbeute aufweisen. Letztlich bedingen sie also ein relativ großes Substratangebot. ALA ist hauptsächlich in Ölsaaten wie Raps, Leinsamen, Sojabohnen, Chia und Walnüssen enthalten. Für eine antiinflammatorische Ernährung wird etwa 10 g hochwertiges, frisch und kalt gepresstes sowie vor Oxidation geschütztes Leinöl mit etwa 55 % ALA empfohlen, das entspricht zwei modernen Esslöffeln pro Tag.

In einer jüngsten Übersicht über 16 Studien wurde die Möglichkeit einer besseren Versorgung v. a. mit EPA durch gezielte Aufnahme ausschließlich pflanzlicher (terrestrischer) ω-3-Fettsäuren eher skeptisch beurteilt und zum Gebrauch von marinen ω-3-Fettsäuren geraten. Dabei wurde Vegetariern/Veganern die Aufnahme von algenbasierten Präparaten empfohlen, die mittlerweile in pharmazeutischer Qualität erhältlich sind (Lane et al. 2022). Innerhalb der Studien unterschieden sich Aufnahmeempfehlungen wie Zielkonzentrationen allerdings erheblich.

Die weiteren ω-3-Fettsäuren DHA und EPA sind in Fischen wie Makrele, Lachs und Hering enthalten. Obwohl EPA und DHA im Sprachgebrauch daher meist als „Fischöle" bezeichnet werden, konnte bislang für keinen Fisch die Fähigkeit zur De-novo-Synthese nachgewiesen werden. Vielmehr stellen sie einen essenziellen Bestandteil ihrer Ernährung aus Algen dar. In Europa sind für die Verwendung als Lebensmittel und zur Anreicherung von Lebenswie Nahrungsergänzungsmitteln sogenannte Mikroalgen der Spezies Schizochytrium und Ulkenia zugelassen.

„Fischölfettsäuren" haben in pharmakologischer Dosierung eine ausgeprägte immunsuppressive Wirkung, die in vielen Studien an Gesunden wie Erkrankten beschrieben ist. Sie vermindern die Bildung von Interleukinen, Thromboxanen und Interferonen, vermindern T-Zell-Funktionen, die Aktivität der natürlichen Killerzellen und die Zytotoxizität von Makrophagen (Zaloga 2022). Als unerwünschte Wirkungen begünstigen sie im Tierversuch die Infektanfälligkeit oder mindern die Effektivität von Grippeschutzimpfungen. Ein kürzlich erschienener systematischer Review aus 18 Studien beschreibt Effektstärken der Reduzierung wichtiger Eicosanoide. Dosierungen und Zeiträume streuten sehr weit und lassen keine sicheren Empfehlungen für diese Effekte zu (Jiang et al. 2016).

Eine allgemeine Zufuhrempfehlung für DHA/EPA der Deutschen Gesellschaft für Ernährung gibt es nicht, mit der Ausnahme von 250 mg/Tag DHA für Schwangere. Bei der Indikation der rheumatoiden Arthritis empfiehlt die DGE eine Tagesdosis von 250 mg EPA und DHA. Dies kann mit zwei Portionen der oben genannten Fischarten pro Woche erreicht werden; die von ALA mit 20 g Walnüssen, 10 g Leinsamen oder 15 ml Raps- oder Leinöl pro Tag.

Zu Beginn einer ernährungstherapeutischen Behandlung können bei niedriger Arachidonsäurezufuhr Fischölfettsäuren im Unterschied zur normal hohen Zufuhr mit vergleichsweise niedrigen Tagesdosen von etwa 900 mg EPA pro Tag gegeben werden, um die Anflutzeit zu verkürzen. Danach genügen täglich nur 300 mg EPA. Dies entspricht in etwa zwei Fischmahlzeiten mit fettem Fisch pro Woche. Zusätzlich werden pflanzliche Öle mit einem hohen Gehalt an ω-3-Fettsäuren (Leinöl, Rapsöl, Walnussöl) empfohlen (Ditrich 2007).

Eine medikamentöse Therapie darf zu Beginn der Fischölbehandlung niemals unterbrochen werden. Nach Einsetzen der Wirkung der antiinflammatorischen Kost kann versucht werden, die Dosis der Pharmaka zu vermindern (Adam 2002; Hein 2007).

Unter den ω-6-Fettsäuren gibt es auch solche mit anti-inflammatorischen Eigenschaften, vor allem die *γ-Linolensäure* (GLA). Es werden nur 0,01–0,02 g/Tag aufgenommen, vor allem mit Fleisch und Fleischprodukten. Nur wenige Pflanzen bilden größere Mengen: Man findet sie u. a. im Öl der Nachtkerze (ca. 10 %), im Kernöl der schwarzen Johannisbeere und im Borretschöl (ca. 20 %). Konzentrate aus allen drei sind kommerziell in Kapselform erhältlich. Auf die verbreitete äußerliche Anwendung bei entzündlichen Hauterkrankungen wie atopischer Dermatitis wird hier nicht eingegangen. Im Körper kann aus GLA eine weitere ω-6-Fettsäure, die *Dihomo-γ-Linolensäure* (DGLA) gebildet werden. Es gibt eine umfangreiche Literatur über die Wirkungen des aus Dihomo-γ-Linolensäure gebildeten Prostaglandin E$_1$ (PGE$_1$). Auch diese Fettsäure wird für die meisten der Indikationen des Fischöleinsatzes empfohlen (Adam 2002).

Im Einzelfall kann und sollte weiterhin eine Kontrolle darüber, ob eine ausreichende

Umwandlung von GLA gelingt, sehr leicht über die Bestimmung des sog. Fettsäureprofils im Blut nach mindestens vier Wochen betonter Aufnahme erfolgen.

Zusätzlich gehen inflammatorische Prozesse bei entzündlichen Erkrankungen mit einer gesteigerten Lipidoxidation einher. Hierbei werden Antioxidanzien verbraucht, sodass beispielsweise Patienten mit rheumatoider Arthritis vermutlich deshalb häufig erniedrigte Spiegel relevanter Antioxidanzien aufweisen (Vitamin E, Vitamin C, Zink, Selen; Adam 2007). Da Antioxidanzien ebenfalls entzündungshemmend wirken, ist eine Supplementierung zu überlegen. Bisher sind noch keine sicheren Empfehlungen für die Zufuhr von Antioxidanzien bei Patienten mit rheumatoider Arthritis erarbeitet worden. Eine tägliche Gabe bis zu 200 mg Vitamin E und bis zu 200 µg Selen scheint nach bisherigen Erkenntnissen bei aktiver Entzündung empfehlenswert, in der Remission genügt die Hälfte.

26.3.3 Klinische Studienlage

Zahlreiche placebo-kontrollierte Studien mit EPA/DHA wurden mit nur einer Ausnahme ausschließlich mit Supplementen durchgeführt. Deshalb wird an dieser Stelle nur zusammenfassend darauf eingegangen. Patienten mit entzündlich-rheumatischen Erkrankungen können demnach bei Einnahme von Supplementen mit EPA/DHA mit einer Effektstärke vergleichbar der dauerhaften Einnahme von NSAR rechnen.

Entscheidend sind v. a. zwei Aspekte: eine Dosis von summiert EPA und DHA mindestens 2 g/Tag, wobei in den meisten Präparationen EPA aufgrund der natürlichen Ausgangsprodukte überwiegt, sowie ein ausreichend langer Einnahmezeitraum von mindestens acht Wochen. Mindestens eines dieser Kriterien wird bei selbstgesteuerten Therapieversuchen von Patienten meist verletzt, weswegen eine solche Supplementierung auf Nachfrage von Arzt oder Ernährungsberater beim Erstkontakt meist als nicht erfolgreich bewertet wird.

Einzig Adam et al. (2003) untersuchte in einer vierarmig randomisierten Studie bei Patienten mit rheumatoider Arthritis die Wirkung einer Ernährungsumstellung von konventionell bayerischer zu einer sich daran orientierenden, jedoch nicht ausschließlich vegetarischen Kostempfehlung. Parallel gab es in beiden Ernährungsgruppen zusätzlich gewichtsadaptiert Fischöl- oder Placebokapseln. Dabei ließ sich im vegetarischen Studienarm eine Reduktion der Arachidonsäurezufuhr auf einen Zielwert unter 0,1 g/Tag offenbar leicht erreichen. Im Vergleich zur unverändert weiteressenden Gruppe schnitt diese Gruppe im Arzt- wie Patientenurteil bezüglich Gelenkschwellungen und -schmerzen besser ab, auch wenn nur die beiden Placeboarme verglichen wurden. Die zusätzliche Gabe von Fischöl war im vegetarisch orientierten Arm additiv wirksam und sicherte diesen Patienten den größten Benefit. Sie führte aber auch in der unverändert weiteressenden Gruppe zu Vorteilen. Zum Vergleich: Mit dem bei uns üblichen hohen Konsum von Fleisch und tierischen Produkten werden 0,2–0,4 g Arachidonsäure pro Tag zugeführt. Eine Nachuntersuchung zeigte, dass eine arachidonsäurearme Kost mit Fischölfettsäuren den Langzeitverlauf der Erkrankung verbessern kann (Schnurr und Adam 2005; Adam 2007).

In einer weiteren randomisierten Studie zu Fasten bei RA erhielt die Hälfte der Probanden mit rheumatoider Arthritis in der Kontrollgruppe eine antiinflammatorische Ernährung nach Empfehlungen der DGE. Die Ernährungsintervention bestand demnach insbesondere aus einer reduzierten Zufuhr an AA und hohem Anteil von Frischkost und Vollkorn. Nach drei Monaten zeigten die Probanden eine signifikante Besserung der subjektiven und objektiven Krankheitsaktivität. Die DGE-Kost war nach Studienende in der Effektstärke vergleichbar zum anderen Studienarm, welcher sieben Tage Buchinger-Fasten und eine vegane Ernährung im Anschluss praktizierte (Hartmann et al. 2022).

Nach den Erfolgen bei chronisch entzündlichen Erkrankungen ist die Forschung zu biopositiven Wirkungen von ω-3-Fettsäuren stark gewachsen und erfasst heute v. a. Herz-Kreislauf-Erkrankungen, Vigilanz und Depressivität. Eine Optimierung der Versorgung kann so auch Parallelwirkungen nach sich ziehen.

26.4 Ansätze in ihrer historischen Entwicklung

26.4.1 Frischkostbetonte Konzepte

Der erste ausformulierte Ansatz mit einer breiteren therapeutischen Praxis geht auf **Maximilian Oskar Bircher-Benner** (1867–1939) zurück (▶ Kap. 13). Es heißt, er habe seine eigene Gelbsucht aufgrund eines zufälligen Hinweises nur mit rohen Äpfeln erfolgreich behandelt. Andere Quellen schreiben der erfolgreichen Behandlung einer jungen kachektischen, von den Kollegen aufgegebenen „Magenpatientin" mit einer Frischkostdiät sein Initialerlebnis zu.

In seiner Privatklinik am Zürichberg behandelte Bircher-Benner in den mehr als 40 Jahren von 1897 bis zu seinem Tod 1939 vermutlich mehrere tausend Patienten überwiegend mit Frischkost. Einige Patientenverläufe wurden anhand der sichtbaren Gelenkschwellungen und Einschränkungen der Beweglichkeit in einem Film dokumentiert. Diesen zeigte Bircher-Benner im Rahmen einer Vortragseinladung 1937 durch die britische *Food Education Society* in London. Durch diese Vortragsserie wurde einerseits sein Konzept einer Ordnungstherapie mit Ernährung, andererseits aber auch die Frischkost insgesamt in Großbritannien bekannt (Melzer et al. 2004). Dennoch wurde

diese Kostform in den Folgejahren nur sehr bedingt propagiert und praktiziert.

In dieser Zeit widmeten sich auch europäische Universitätskliniken diesem Konzept, etwa die naturheilkundlichen Professuren in Berlin und Jena sowie die verschiedenen Lehrstühle für physikalische und diätetische Therapie – ohne dass allerdings ein selbst der damaligen Zeit angemessener wissenschaftlicher Beitrag zur Klärung seiner Erfolge bekannt geworden wäre.

Bircher-Benners Konzept sieht insbesondere vor, dass Getreide unerhitzt gegessen wird. Dies ist nach entsprechender Vorbehandlung durch Schroten und Einweichen in Wasser oder Milch möglich. Aus heutiger Sicht ist ein Werterhalt insbesondere für hitzelabile Bestandteile wie Vitamin E auf diesem Wege optimal erreichbar. Gleichzeitig werden aber höhere Anforderungen an die Aufschlüsselung komplexer Kohlenhydrate gestellt. Für den minimal nötigen und möglichen Abbau unverdaulicher Ballaststoffe ist eine besonders gründliche Zermalmung durch das hier sehr intensiv durchzuführende Kauen und Einspeicheln nötig.

Mehrere Schulen traten für Frischkostkonzepte bei chronischer Entzündung ein. Der Schwede **Are Waerland** (1876–1955; ▶ Kap. 1), der später auch in Deutschland wirkte, hatte sein Konzept zu seiner eigenen Heilung aus einem diffus schlechten Gesundheitszustand zunächst in London entwickelt, später dann in seinem Heimatland auch in Sanatorien praktiziert. Dabei propagierte er es zunächst bei entzündlichen, später aber überwiegend für onkologische Erkrankungen. Die Verwendung milchsauer vergorenen Gemüses (▶ Kap. 8) spielt hier eine größere Rolle als bei Bircher-Benner. Mit Pellkartoffeln und seinem berühmten „Kruska", einem kurzzeiterhitzten Brei aus mehreren Getreidearten, enthalten seine Kostformen auch erhitzte Anteile.

Max Otto Bruker (1909–2001; ▶ Kap. 1) beruft sich in seinen Schriften explizit auf Bircher-Benner. In der Behandlung seiner

Patienten – zunächst in der Psycho-somatischen Klinik Bad Salzuflen, ab 1977 dann in seiner eigenen Klinik Lahnhöhe bei Koblenz – kam das Frischkostkonzept bezüglich seiner Indikationsstellung und der Qualität der Umsetzung vermutlich dem Original am nächsten. Trotz einer breiten Praxis auch bei Patienten mit verschiedenen chronisch entzündlichen Erkrankungen sind aus dieser Zeit zwar eine Reihe populärer Schriften, aber keine wissenschaftlichen Arbeiten bekannt geworden.

Das Konzept des deutschen Zahnarztes **Dr. Johann Georg Schnitzer** (geb. 1930) lei-tete sich ursprünglich aus einer Kritik der Zahnstatus bei Schulkindern ab und sollte insbesondere der Zahnentwicklung und dem Zahnerhalt dienen. Es wurde jedoch in seiner späteren Ausformulierung für Er-wachsene auf das metabolische Syndrom und im Weiteren auch auf chronisch entzündliche Erkrankungen wie „Rheuma" ausgedehnt. Schnitzer unterscheidet zwi-schen einer veganen Intensivphase und einer ovo-lakto-vegetabilen Normalphase. Hier-bei sind beide als strenge Frischkost zu ver-stehen. Auch Schnitzer hat seine Konzepte lediglich propagiert, nicht jedoch wissen-schaftlich untermauert. Er verstand sich zwar einerseits auch als Wissenschaftler, machte aber andererseits erhebliche Um-sätze mit dem Verkauf seiner Produkte.

❯ Die verschiedenen Frischkostformen konnten sich, trotz aus heutiger Sicht wichtiger theoretischer Beiträge, in der breiten naturheilkundlichen Praxis nicht durchsetzen. Dies mag bedingt auch an ihrer Tendenz zur geistigen Enge, letzt-lich zum Sektierertum liegen (Semler 2006).

26.4.2 Kohlenhydratarme Kostformen mit günstigen Fettsäuren

In Europa hat die Budwig-Diät lange nach ihrer Begründung erst in jüngster Vergan-genheit eine größere Popularität erworben. Grund ist ihre behauptete antientzündliche, aber auch antineoplastische Wirksamkeit. Diese von der deutschen Apothekerin und Chemikerin **Johanna Budwig** (1908–2003) propagierte Öl-Eiweiß-Ernährungsform sieht einen hohen Anteil an pflanzlichen ω-3-Fettsäuren aus Leinöl vor, vor allem α-Linolensäure. Budwig hatte zunächst Grundlagenarbeiten über die Chemie der Fette durchgeführt und publiziert. Dabei führte sie 1950 erstmals die Unterscheidung in gesättigte und ungesättigte Fettsäuern ein. Später in den 1950er-Jahren beschäftigte sie sich dann unter anderem mit biologisch negativen Wirkungen der trans-Fettsäuren, die im Rahmen der expandierenden Fett-industrie mehr und mehr in die breite Er-nährung Einlass fanden. Ab 1957 bis zu ihrem Tode 2003 wurde sie siebenmal für den Nobelpreis vorgeschlagen.

Ihre Kost besteht zentral aus der Budwig-Creme (Quark-Leinöl-Creme nach Budwig) oder Varianten wie der Budwig-Mayonnaise, die überwiegend aus Leinsamen, kalt-gepresstem Leinöl, Quark und Hüttenkäse, ergänzt durch frisches Obst, kalt hergestellt wird. Obwohl sie ähnlich wie etwa die Waerland-Kost eher auf onkologische Pa-tienten zugeschnitten ist, kommen ihr auch entzündungshemmende Wirkungen zu.

Die Budwig-Diät wird in Einzelfällen von multiple-Sklerose(MS)-Patienten, selte-ner von Patienten mit rheumatologischen

Erkrankungen praktiziert. Ihre Verbreitung war bis vor Kurzem sehr beschränkt, sie scheint jedoch an Popularität zuzunehmen. Wissenschaftliche Erkenntnisse aus jüngerer Zeit heben die gesundheitlichen Nachteile einer durch überhöhten Kohlenhydratkonsum dauerhaft überstimulierten Insulinproduktion beim Stoffwechselgesunden hervor. Dies mag die Popularität dieser extrem kohlenhydratarmen Kostform unterstützt haben.

Quark-Leinöl-Creme nach Budwig
- 3 Esslöffel frisches Leinöl
- 3 Esslöffel rohe Milch
- 100 g Quark (magerer, möglichst Bio-Quark)
- 1 Teelöffel Honig
- Zur Geschmacksunterstützung: Zimt oder Vanille
- Obst nach Saison, mit der Creme vermischt

Die Schweizer Kinder- und Allgemeinärztin russischer Abstammung **Catherine Kousmine** (1904–1992) entwickelte, inspiriert durch den Krebstod zweier ihr nahestehender Patienten, eine weitere Ernährungsform, die antiproliferative wie antientzündliche Wirksamkeit beansprucht. In der Kousmine-Diät spielt die Budwig-Creme noch eine wichtige Rolle. Darüber hinaus treten aber neue Elemente wie Darmhygiene, Säure-Basen-Gleichgewicht, Nahrungsergänzungsmittel mit hochdosierten Vitaminen und Spurenelementen sowie psychosoziale Betreuung auf. Kousmine empfiehlt ihre Ernährung unter anderem bei chronischer Polyarthritis und MS.

Zu den wesentlichen Diätprinzipien gehören der Verzicht auf Fleisch, Fleischprodukte und weißen Zucker, der Verzehr von unverarbeitetem Getreide sowie von großen Mengen Obst und Gemüse sowie generell sogenannten basischen Lebensmitteln. Als Mittel zur Darmhygiene werden regelmäßige Einläufe und Abführmittel propagiert. Kousmine ging davon aus, dass viele Krankheiten auf einen zu hohen Säureanteil im Körper aufgrund falscher Ernährung zurückzuführen seien. Patienten sollten regelmäßig den pH-Wert des Urins messen und bei Unterschreiten eines festgelegten Wertes basische Nahrungsergänzungsmittel einnehmen. In ihrem Buch *Die Multiple Sklerose ist heilbar* werden unter anderem 55 Patienten mit MS beschrieben, die mit dieser Ernährung geheilt worden seien.

Eine weitere Variante einer naturbelassenen Vollwertkost wurde von **Dr. med. Joseph Evers** (1894–1975) speziell für MS-Kranke entwickelt und über viele Jahre in der nach ihm benannten Spezialklinik als obligatorische Ernährungsform praktiziert. Er behandelte dort seit 1940 mit mindestens 12.000 MS-Patienten mehr als jeder andere Arzt vor allem mit Ernährung. Seine Frischkost stand dabei im Mittelpunkt der Therapie.

Die Evers-Diät beansprucht darüber hinaus, Bestandteil einer ganzheitlichen Vorgehensweise zu sein, die Körper, Geist und Seele einbezieht. Entspannungstechniken, Bewegung und Ernährung sollen sich ergänzen. Durch die vorwiegend vegetarische Ernährung, kombiniert mit fettarmen Milchprodukten, wird weniger Arachidonsäure zugeführt (▶ Abschn. 26.3.2). Die positiven Wirkungen der Diät werden zusätzlich auf weitere wirksame Inhaltsstoffe wie Vitamine, Mineralstoffe, sekundäre Pflanzenstoffe, Antioxidanzien und essenzielle Fettsäuren zurückgeführt. Das Ernährungskonzept ist weitgehend mit dem von Bircher-Benner identisch, das Gesamtkonzept und insbesondere der ärztliche Führungsstil, also die Ordnungstherapie im naturheilkundlichen Sinne, ist sicherlich wesentlich moderner. Trotz der sehr großen Zahl der relativ uniform behandelten MS-Patienten ist eine wissenschaftliche Evaluation nicht bekannt geworden.

Grundsätzlich ähnliche Ideen wie Budwig und Kousmine verfolgt die erst kürzlich

26

ausformulierte Ernährung nach Coy. Diese ebenfalls kohlenhydrat- und insbesondere glukosearme, dafür öl- und proteinreiche Ernährung wird von dem deutschen Biologen **Johannes F. Coy** (geb. 1966) propagiert. Im Unterschied zu vielen anderen Kostformen standen hier Erkenntnisse der Grundlagenforschung Pate.

Die Coy-Diät stellt derzeit eine aussichtsreiche Variante für eine wissenschaftlich begründbare Ernährungsform dar, die onkologisch günstige Effekte aufweisen kann. Coy empfiehlt seine Ernährungsform bislang nur Krebskranken. Allerdings weisen seine Ernährungsempfehlungen deutliche Gemeinsamkeiten mit den auch Entzündungshemmung beanspruchenden Konzepten von Budwig und Kousmine auf.

26.4.3 Vegane Kost

Der Verzicht auf tierisches Eiweiß ist unter Patienten mit chronisch entzündlichen Erkrankungen eine häufig bekannte und praktizierte Methode, die letztlich auf eine vegane Ernährung hinausläuft, da alle vom Menschen konsumierten Produkte vom lebenden Tier auch dessen Proteine enthalten (▶ Kap. 10). Der Ursprung dieser Empfehlung bleibt unklar. Eine Ratio erhält sie zunächst über die dann weitestgehende Abwesenheit von Arachidonsäure als Prototyp proinflammatorischer Fettsäuren und der verstärkten Aufnahme sogenannter terrestrischer antiinflammatorischer ω-3-Fettsäuren, insbesondere α-Linolensäure (▶ Abschn. 26.3.2). Die sehr renommierte epidemiologische EPIC-Studie ergab überraschend in einer Unterauswertung britischer Bürger, dass Vegetarier und auch Veganer in ihren Plasmakonzentrationen der letztlich antiinflammatorisch entscheidenden Fettsäuren Eicosapentaen- und Docosahexaensäure kaum Unterschiede zu Mischköstlern, aber auch zu Fischessern erkennen lassen (Welch et al. 2010). Dies ist grundsätzlich nach einer Enzyminduktion durch vermehrt zugeführte α-Linolensäure möglich, die im Körper zu Eicosapentaensäure umgewandelt werden kann (▶ Abschn. 26.3.2).

Dagegen weisen tierische Eiweiße im Schnitt trotz ihrer grundsätzlich etwas höheren biologischen Wertigkeit aufgrund des höheren Anteils an schwefelhaltigen Aminosäuren eine etwas höhere inflammatorische Potenz auf. Dieser Umstand sowie der etwas geringere Anteil an verzweigtkettigen Aminosäuren wird inzwischen auch für weitere als nur anti-inflammatorische biopositive Eigenschaften pflanzlicher Eiweiße im Vergleich zu tierischen verantwortlich gemacht.

26.4.4 Mediterrane Kost

Die mediterrane Kost (▶ Kap. 11) mag in dieser Auflistung eher gemäßigt wirken, scheint jedoch mehrere Vorteile der sich teilweise sehr einseitig festlegenden Kostformen zu vereinigen:

- Hoher Anteil an nicht oder nur schonend erhitzten Vegetabilien
- Günstiges Fettsäuremuster, insbesondere deutlich geringere Aufnahme von Arachidonsäure
- Komplexe Kohlenhydrate mit hohem Präbiotikaanteil in Form von Ballaststoffen (▶ Kap. 7) und geringerer Insulindynamik

Drei wesentliche Prinzipien
Die naturheilkundliche Tradition sowie neuere Entwicklungen haben in Mitteleuropa, insbesondere in Schweden, der Schweiz, Frankreich und Deutschland, mehrere geschlossene Ernährungskonzepte hervorgebracht, nach denen sich ein Patient mit einer chronisch entzündlichen Erkrankung langfristig ausreichend und vorteilhaft ernähren kann. Diese lassen sich grob in zwei Gruppen einteilen:

- Ausschließlich oder zumindest vornehmlich Frischkost
- Kohlenhydratarme bis -freie Kost mit günstigen Fettsäuren

Zusammen mit der mediterranen Kost stehen somit drei prinzipielle Ernährungsweisen mit grundlegender Plausibilität, Entzündung hemmen zu können, zur Verfügung. Dringend klärungsbedürftig sind die Effektstärken, mit denen eine meist leicht erreichbare mittelfristige, d. h. über Wochen durchgeführte Ernährungsumstellung die Krankheitsaktivität reduzieren kann. Auch die Langzeitcompliance verdient zusätzliche Aufmerksamkeit.

26.5 Beispiel chronisch entzündliche Gelenkerkrankungen

26.5.1 Prävention

Die Vorbeugung dieser Krankheitsgruppe mit Ernährung scheint laut rheumatologischen und naturheilkundlichen Fachgesellschaften nicht möglich. Epidemiologische Studien können hier lediglich Hinweise liefern.

In einem jüngsten Review analysierten die Autoren weltweit 27 epidemiologische Studien zu dieser Frage und resümierten, dass „begrenzte Hinweise darauf deuten, dass gesunde Ernährungsgewohnheiten einschließlich eines hohen Fisch- und Gemüseverzehrs sowie eine mediterrane Ernährung das RA-Risiko verringern" (Bäcklund et al. 2023, Übersetzung des Autors). Grundsätzlich wurden methodologische Mängel für nahezu alle Studien beklagt, um diese Fragen derzeit sicherer zu beantworten.

Eine der wenigen prospektiven Kohortenstudien von guter Qualität sei beispielhaft erwähnt. Hier wurden 57.053 Dänen ohne RA mittels eines detaillierten Fragebogens zu ihren Essgewohnheiten interviewt. In der Beobachtungsphase (mittlere Dauer 5,3 Jahre) manifestierte sich bei 69 die fachärztlich gesicherte Erstdiagnose einer RA, was sich durch das dänische Diagnoseregister ohne Eigenmeldung erfassen ließ. Deren Verzehrgewohnheiten wurden in multivariaten Modellen mit gematchten Personen ohne RA verglichen. Ein Mehrkonsum von 30 g fettem Fisch (d. h. > 8 Gewichtprozent) pro Tag war mit einer Risikoreduktion für das Auftreten von rheumatoider Arthritis von 49 % (p = 0,06) assoziiert, während ein Mehrkonsum von Fisch mit mittlerem Fettgehalt (d. h. 3–7 Gewichtprozent) sogar ein signifikant erhöhtes Risiko darstellte. Keine veränderten Risiken konnten hingegen mit der Aufnahme von Obst und Kaffee, anderen langkettigen Fettsäuren, Olivenöl, Fleisch, Vitamin A, E, C und D sowie Zink, Selen und Eisen assoziiert werden (Pedersen et al. 2005).

Die Vitamin-D-Versorgung wird bei uns nur sehr bedingt zu etwa 10 % über Ernährung realisiert. Ein nachgewiesener Mangel ist zudem allein darüber kaum auszugleichen, sondern erfolgt als Pharmakotherapie (▶ Abschn. 26.6). Bislang legen nur wenigen Studien ein Vitamin-D3-Mangelbedingt erhöhtes Risiko sowohl bezüglich einer Manifestation (Merlino et al. 2004) wie auch erhöhter entzündlicher Aktivität insbesondere in der Frühphase (Patel et al. 2007) nahe.

26.5.2 Therapie-Studien

Beginnend 1979 wurden zunächst einzelne Studien zu Ernährung, Fasten und RA aus Schweden und Norwegen publiziert (▶ Kap. 17). Seit etwa 2000 nimmt das wissenschaftliche Interesse an unterschiedlichen Konzepten einer anti-inflammatorischen Ernährung (anti-inflammatory diet, AID) weltweit zu. Die zahlreichen Studienergebnisse einschließlich Reviews, systematischer Reviews und Metaanalysen können hier aus Platzgründen nur exemplarisch erwähnt werden. Insbesondere bei RA wächst die Studienlage in den letzten Jahren stark. Noch zahlreicher sind Studien mit einer Einnahme von Supplementen, die hier aus grundsätzlichen Erwägungen nicht besprochen werden.

Eine jüngere Metaanalyse aus zwölf randomisiert kontrollierten Studien (RCT) zu AID bei RA mit der jeweiligen ‚ordinary diet' als Kontrolle schlussfolgert, dass sich Schmerz auf einer visuellen Analogskala (0–100) in sieben Studien im Mittel um 9,2 senken lässt, CRP in fünf RCT um 2,3 mg/L (Schönenberger et al. 2021). Der heute übliche Aktivitätsindex DAS28 wurde bislang jedoch nur selten eingesetzt.

In der randomisiert kontrollierten NutriFast-Studie praktizierten Probanden mit rheumatoider Arthritis entweder Buchinger-Fasten für sieben Tage, gefolgt von einer veganen Ernährung für weitere elf Wochen oder eine antiinflammatorische Ernährung nach Empfehlungen der DGE für insgesamt drei Monate. Beide Studienarme reduzierten nach zwölf Wochen signifikant sowohl subjektive als auch objektive Krankheitsaktivität, den DAS28 jeweils um ca. 1 Punkt (Hartmann et al. 2022).

Ähnliche Effekte waren in der Plants-for-Joints (PFJ) RCT aus den Niederlanden zu beobachten. Die PFJ-Gruppe nahm an einem 16-wöchigen Lebensstilprogramm teil, das auf einer pflanzlichen Vollwertkost, körperlicher Aktivität und Stressbewältigung basierte. Das Programm verringerte im Vergleich zur Standardtherapiegruppe die Krankheitsaktivität am DAS28 erheblich und verbesserte den Stoffwechselstatus bei Menschen mit RA mit geringer bis mittlerer Krankheitsaktivität (Walrabenstein et al. 2023).

Da die Krankheitsaktivität der RA durch Adipositas ungünstig beeinflusst wird, lag es nahe, bei adipösen Patienten Studien mit Gewichtsreduktion zu unternehmen. Frischkost mit u. a. Weizenkeimen und vergorenen Gemüsen wurde in einem kleineren und etwas älteren RCT über drei Monate untersucht. Die nur sehr geringen, z. T. widersprüchlichen Veränderungen von Labor- wie Gelenkparametern bei gleichzeitig erheblichen Complianceproblemen mit elf der 22 Frischkostpatienten lassen Zweifel am Nutzen wie der Praktikabilität zumindest in der hier gewählten Realisierung aufkommen (Nenonen et al. 1998).

Das Prinzip ‚exclusio' (s. o.) wurde dagegen seltener untersucht, obwohl es im praktischen Verhalten von Patienten eine sehr große Rolle zu spielen scheint (Westhoff et al. 2007, s. u.). In einem RCT sollten leicht übergewichtige italienische Patienten eine Reduktionskost über drei Monate einhalten, in der Interventionsgruppe dabei zusätzlich sämtliches Fleisch, Gluten und Laktose weglassen (Guagnano et al. 2021). Diese wies im Gruppenvergleich leichte Vorteile bei subjektiven Parametern wie allgemeiner Lebensqualität (HAQ), SF-36 und Schmerz (VAS) auf, nicht jedoch bei zahlreichen Entzündungsparametern.

Bezüglich einer entzündungshemmend wirksamen Gabe von ω-3-Fettsäuren geht die sehr umfangreiche Literatur heute von mindestens 2,0 g EPA/Tag aus. Leider hat nur eine der vielen Studien mit Fischölsupplementen die ungünstige gleichzeitige AA-Aufnahme berücksichtigt. Die Verbesserung etwa der Konzentrationen für EPA allein durch pflanzliche Ernährung mit der dabei leicht erzielbaren Aufnahme größerer Mengen wie 10 g/Tag und mehr α-Linolensäure ist umstritten, kann aber im Einzelfall durch die Analyse des Fettsäurestatus überprüft werden.

In einer etwas aufwendigeren vierarmig randomisierten Studie untersuchte Adam et al. (2003) sowohl eine Ernährungsumstellung von konventionell bayrischer zu einer sich daran orientierenden gemäßigt vegetarischen Kost. Parallel gab es in beiden Ernährungsgruppen zusätzlich gewichtsadaptiert Fischöl-, bzw. Placebokapseln. Im vegetarisch orientierten Arm ließ sich eine Reduktion der Arachidonsäurezufuhr auf < 0,1 g/Tag leicht erreichen. Allein durch diese Intervention ergaben sich gemäß dem Arzt- wie Patientenurteil bezüglich der Gelenkschwellungen und -schmerzen deutliche Besserungen. Die Gabe von Fischöl war im gemäßigt vegetarischen Arm additiv wirksam und sicherte diesen Patienten den größten Studiengewinn, führte aber auch in der unverändert essenden Gruppe zu Vorteilen. Diese Arbeit ist die einzige bekannt gewordene, in der unter randomisierten Bedingungen die Nutzung der Balance zwischen AA und EPA anschaulich in einem klinischen Vorteil mündete. Zum Vergleich: Mit dem bei uns üblichen Konsum von Fleisch und weiteren tierischen Produkten werden 0,2–0,4 gd AA zugeführt.

26.5.3 Praktisches Vorgehen

Die meisten gesunden Personen wie auch anderweitig erkrankte Patienten stellen erfahrungsgemäß keine Fragen nach einer möglichen Prävention von chronisch entzündlichen Erkrankungen. Eine Ausnahme sind sicherlich solche mit hohen familiären Belastungen für RA oder Psoriasis-Arthritis (PsA), insbesondere jedoch für Spondylitis ankylosans (SpA, ehemals Morbus Bechterew).

Einmal diagnostiziert führen hingegen viele Patienten mit chronisch entzündlichen Erkrankungen in Eigeninitiative oder nach einer fachlichen Beratung Therapieversuche mit Ernährung durch

Eine sehr sorgfältig beobachtete sogenannte Frühkohorte deutscher Patienten (n = 879), die innerhalb der letzten zwei bis drei Jahre vor ihrer Befragung neu an rheumatoider Arthritis erkrankt waren, wurden systematisch unter anderem nach ihrer zusätzlichen Inanspruchnahme unkonventioneller Therapien befragt. An erster

Stelle wurden Elemente einer „Ernährungsumstellung" genannt (Westhoff et al. 2007). Über 30 % führten mindestens eine Maßnahme aus dem Bereich Ernährungstherapie einschließlich Eliminationsdiät durch (gefragt wurde unter anderem nach vegetarischer, veganer oder glutenfreier Ernährung, nach Verzicht auf Schweinefleisch oder Milchprodukte sowie nach Fasten). Als zweithäufigste Nennung gab jeder vierte Patient an, auf mindestens eine der Komponenten Nikotin, Alkohol oder Kaffee zu verzichten. An dritter Stelle folgte mit 23,5 % die regelmäßige Einnahme mindestens eines Nahrungsergänzungsmittels, weit vor der Anwendung etwa von Phytotherapeutika, Homöopathika, Akupunktur und Ähnlichem.

Als wichtigste Schlussfolgerung: in der ernährungstherapeutischen Beratung kann mit einem sehr hohen Anteil von Patienten mit begründeten Vorkenntnissen und auch Vorerfahrungen gerechnet werden.

In der Ernährungsberatung wird neben der üblichen Erfassung bisheriger Ernährungsgewohnheiten der ω-3-/ω-6-Fettsäurestatus aus Vollblut analysiert. Dieser wird unter verschiedene Bezeichnungen und Sätzen von Parametern mittlerweile von sehr vielen Labors durchgeführt und lässt die Beurteilung der intrazellulären Balance insbesondere zwischen EPA und AA zu (s. o.). Unabhängig von weiteren Empfehlungen sollte diese durch Ernährungsmaßnahmen, ggf. auch Nahrungsergänzungs-, bzw. Arzneimittel optimiert werden. Bei gleichzeitiger deutlicher Absenkung der AA-Aufnahme durch Verzicht auf tierische Lebensmittel ist weniger EPA für den entzündungshemmenden Effekt nötig. Eine klinische Besserung lässt sich individuell leicht monitoren, am besten mittels DAS28.

Unter den zahlreichen Einzelempfehlungen dürfte therapeutisches Fasten derzeit am häufigsten besprochen und auch praktiziert sein (▶ Kap. 17).

26.6 Beispiel multiple Sklerose (MS)

Der größte Patientenverband, die *Deutsche Multiple Sklerose Gesellschaft Bundesverband e. V.*, empfiehlt lediglich ‚eine ausgewogene, vernünftige, fettreduzierte Ernährung'. Die Leitlinien der *Deutschen Gesellschaft für Neurologie* (DGN, letzte Überarbeitung der S2k-Leilinie 2021) erwähnt Ernährung weder ätiologisch noch therapeutisch.

Eine Vielzahl epidemiologischer Untersuchungen aus verschiedenen Kontinenten scheint hingegen deutliche Hinweise auf solche Zusammenhänge zu liefern, die sich sowohl bezüglich der Erstmanifestation, danach aber auch der spezifischen Verlaufsform auswirken können.

26.6.1 Zusammenhang zwischen MS und Ernährungs- und Umweltfaktoren

Im Landesinneren von Kroatien ist die Inzidenz für MS nahezu doppelt so hoch wie in Küstenregionen, etwas geringer ausgeprägt sind auch Unterschiede in der Prävalenz erkennbar (Materljan et al. 2009). Aus ähnlichen Unterschieden der Krebsinzidenzen, die sich bekanntermaßen durch unterschiedliche Ernährungsgewohnheiten erklären lassen, schließen die Autoren, dass auch für MS eine Ernährung mit viel Fleisch und Fett, jedoch wenig Gemüse eine Risikoerhöhung bedeute. Als eine wirksame protektive Substanz diskutieren sie Oleocanthal, eine aphenolische Verbindung, die vor allem in Extra-Vergine-Olivenöl vorkommt. In In-vitro-Experimenten hemmt sie die Cyclooxygenase, die wiederum an der Demyelinisierung im Nervensystem beteiligt ist. Die Autoren sehen darin einen weiteren günstigen Effekt der mediterranen Ernährung (▶ Kap. 11) gegenüber Krebs und MS.

Die vermutlich größte Fall-Kontroll-Studie zu dieser Frage mit 197 Erkrankten und 202 Kontrollpersonen aus Kanada legt einen protektiven Effekt bezüglich der Krankheitsmanifestation allgemein durch Verzehr von Vegetabilien nahe. Spezifisch sollen Ballaststoffe, Vitamin C, Thiamin, Riboflavin, Kalzium und Kalium schützend wirken. Manifestationsbegünstigend schienen sich dagegen überhöhte Aufnahmen der gesamten Nahrungsenergie sowie tierischer Fette auszuwirken (Ghadirian et al. 1998).

In einer niederländischen Untersuchung gaben 80 MS-Erkrankte in einem sehr präzisen Protokoll über 14 Tage ihre spontanen Ernährungsgewohnheiten an. So ließ sich die Aufnahme von 23 Nährstoffen, Mineralien und Vitaminen berechnen und mit Daten gesunder Niederländer sowie täglichen Aufnahmeempfehlungen vergleichen. Danach nahm die gesamte Studienpopulation weniger Gesamtenergie, Folsäure, Magnesium und Kupfer zu sich als die Normalbevölkerung. Verglichen mit den Aufnahmeempfehlungen bestanden Defizite bei Folsäure, Magnesium, Zink und Selen. Als Untergruppe nahmen die Erkrankten mit sekundär progressiver Verlaufsform (n = 32 bzw. 40 %) weniger Magnesium, Kalzium und Eisen zu sich. Die Autoren schließen daraus, dass Magnesium-, Kalzium- und Eisenmangel möglicherweise die Progression der Erkrankung begünstigen können (Ramsaransing et al. 2009).

Der US-Neurologe **Roy L. Swank** beobachtete bei seinen Feldforschungen in Norwegen bereits 1935–1948 ein Verhältnis der Inzidenzen für MS zwischen den Küsten- und den Binnenregionen von etwa 1:9. Später konnte er mit ähnlichen Methoden in der Schweiz einen deutlichen Unterschied zwischen italienisch- und deutschsprachigen Landesteilen feststellen. Für Norwegen machte er die großen Unterschiede im Fischkonsum verantwortlich.

Swank-Diät

Swank gründete ab 1950 eine Ernährungsform, die zwar auf ω-3-Fettsäuren aufbaut, vor allem aber eine fettarme Diät darstellt (Swank und Dugan 1987). Er modifizierte seine Auffassung später immer wieder, empfahl aber durchgängig eine vegetarisch orientierte Kost, die wenig tierische Fette enthält. Er verbietet Butter, empfiehlt 14 ml flüssige Pflanzenöle und 5 ml Fischöl täglich. Die Swank-Diät dürfte die erste aus gesundheitlichen Gründen propagierte Low-Fat-Ernährungsform überhaupt sein.

Swank war in der Lage, einige der insgesamt schätzungsweise 5000 von ihm beratenen MS-Patienten bis in sein eigenes Alter von 99 Jahren fortlaufend zu beobachten. Zu Beginn der Propagierung seines Ernährungskonzeptes Anfang der 1950er-Jahre schätzte er die Zwei-Jahres-Mortalität eines Kollektivs von etwa 400 Patienten anhand der damals üblichen Kriterien mit 32,5 % ein (Swank et al. 1952). Diese Patienten erhielten strikte Anweisungen, sich nach den Swank'schen Prinzipien zu ernähren. Etwa 30 Jahre später ergab eine Umfrageaktion in diesem Kollektiv eine Langzeitüberlebensrate von 80 %. Swank sah einen klaren Überlebensvorteil und führte ihn auf seine Ernährungsform zurück.

26.6.2 Vitamin D und MS

Neben der Aufnahme maritimer Nahrungsmittel weist die Epidemiologie der MS auf weitere Zusammenhänge hin. In Regionen mit niedriger MS-Inzidenz herrscht gemäß mehreren Studien in verschiedenen Erdteilen eine hohe Intensität der Sonnenstrahlung, die zu starker Vitamin-D-Bildung in der Haut führt. Die immunregulatorische Rolle von Vitamin D könnte bei gegebener Suszeptibilität ein Kofaktor für die Krankheitsmanifestation sein (DGN 2014). Dies wird gestützt durch den Nachweis erniedrigter Vitamin-D-Werte zum Zeitpunkt der Erstdiagnose einer MS bei Kindern wie Erwachsenen (Hanwell und Banwell 2011). Der UV-Anteil am Sonnenlicht spielt eine wichtige Rolle in der Vitamin-D-Synthese und könnte die Unterschiede in der Prävalenz der MS sowohl in Abhängigkeit vom Breitengrad als auch von den Vitamin-D-Spiegeln der Erkrankten erklären.

Fall-Kontroll-Studien in den USA zeigten eine deutliche inverse Korrelation der Prävalenz der MS mit einem UV-Index, der das Ausmaß der jahresdurchschnittlichen Vitamin-D-wirksamen UV-Strahlung angibt. Personen, die in Regionen mit dem kleinsten UV-Index lebten, hatten ein fast vierfach erhöhtes Risiko unter MS zu leiden verglichen mit Personen aus Gegenden mit dem größtem Strahlungsindex. Andererseits erwiesen sich eine erhöhte Aufnahme von Vitamin D über Ernährung sowie erhöhte Serumspiegel für Vitamin D als protektiv gegenüber der Ausbildung einer MS (Salzer et al. 2012).

> ❯ Es gilt heute als relativ gesichert, dass ein Vitamin-D-Mangel die Entwicklung einer MS begünstigt, vermutlich vor dem Hintergrund einer genetischen Disposition und möglicherweise im Zusammenwirken mit anderen begünstigenden Einflüssen wie ungünstigen Nahrungsfetten. Die Korrektur eines Vitamin-D-Mangels erfolgt heute nahezu ausschließlich als Pharmakotherapie, da der alimentäre Anteil an einem Vitamin-D-Mangel eher gering, vor allem aber so alleine kaum ausgleichbar ist.

26.6.3 Stellenwert der ω-6-Fettsäuren

Im Unterschied zur Praxis in der Rheumatologie, in der die ω-3-Fettsäuren diese Versuche dominieren, wurden von MS-Kranken auch protektive Effekte der ω-6-Fettsäuren, insbesondere der γ-Linolensäure angenommen. Diese kann in entsprechenden Ölkonzentraten aus Nachtkerze, schwarzer Johannisbeere und Borretsch in Kapselform konsumiert werden. Im Körper entsteht aus der γ-Linolensäure eine weitere ω-6-Fettsäure, die Dihomo-γ-Linolensäure (► Abschn. 26.3.2), die wiederum ein Vorläufer des antiinflammatorischen Prostaglandins PGE_1 ist. Direkt parenteral appliziert hat dieses vor allem starke gefäßerweiternde Eigenschaften und wird als Pharmakon genutzt. Grundsätzlich weist γ-Linolensäure ähnliche Indikationen wie die Fischölsäuren EPA und DHA auf, ist jedoch wesentlich weniger untersucht worden.

Der medizinische Gebrauch von Borretschöl, das neben geringeren Anteilen an α-Linolensäuren einen sehr hohen Anteil von bis zu 20 % γ-Linolensäure enthält, reicht bis in die frühe Neuzeit zurück. Unter anderem schrieb ihm der englische Gartenbauer und Buchautor **John Evelyn** (1620–1706) in seinem berühmten „Salatbuch" (Evelyn 2006) damals sehr populäre, vitalisierende Eigenschaften zu: „Borretsch gibt dem Hypochonder neue Lebenskraft und muntert den fleißigen Studenten auf." Das lange Zeit zur äußeren und inneren Anwendung bei Neurodermitis empfohlene Nachtkerzen- sowie Borretschöl konnte dagegen in mehreren Studien für diese Indikation keinen überzeugenden Nutzen ausweisen.

26.6.4 Glutentoleranz und MS

Die Frage, ob die Aufnahme von Gluten bei MS nachteilig sei, wird ebenso für viele andere chronisch entzündliche bzw. Auto-immunerkrankungen in letzter Zeit intensiv diskutiert, ohne dass hier bislang ein Konsens erkennbar wäre. Zwar findet sich ein später gehäuftes Auftreten zahlreicher Autoimmunerkrankungen nach gesichertem Auftreten einer Zöliakie, aber solche sogenannten Overlap-Syndrome sind grundsätzlich bei Autoimmunerkrankungen gut bekannt. Es wird angenommen, dass eine gemeinsame genetische Disposition in oft vieljährigen Abständen in formal unabhängige Krankheitsbilder mündet. Im Falle der Zöliakie (synonym Sprue, ► Kap. 27) kann demnach Glutenabstinenz nach einer Diagnose des klassischen frühkindlich manifestierten Krankheitsbildes nur alle darm- und damit malabsorptionsbedingten Symptome bessern, nicht jedoch das spätere Auftreten weiterer Autoimmunerkrankungen verhindern.

In den letzten Jahren werden allerdings die früher als äußerst selten angenommenen Sprue des Erwachsenen sowie neue Konzepte wie „hidden sprue" oder „silent sprue" mit jetzt atypischer Antikörperexpression, Schleimhauthistologie und klinischer Symptomatik intensiv erforscht. Die Vertreter dieser Konzepte nehmen unter anderem an, dass es sich hierbei im Gegensatz zur klassischen Sprue um dosisabhängige Phänomene handele, wobei generell in der westlichen Ernährung die Menge des aufgenommenen Glutens zunehme, das neben den klassischen Malabsorptionssymptomen für die Promotion anderer Autoimmunphänomene eine Rolle spielen kann. Dann soll Glutenabstinenz eine klinische Besserung auch der nicht darmassoziierten Symptomatik, also etwa bei MS oder rheumatoider Arthritis, bewirken.

Aus klinischen Studien kann diese Frage derzeit nicht beantwortet werden, jedoch werden immer wieder eindrucksvolle Kasuistiken zur Besserung einer MS nach der Diagnose und Therapie einer Erwachsenen-Sprue veröffentlicht (z. B. Hernandez-Lahoz et al. 2009). Unter Patienten sind diese Ansichten sehr verbreitet, viele haben schon Phasen mit selbstgesteuerter Glutenabstinenz hinter sich oder möchten diesbezüglich beraten werden.

26.6.5   Fasten und ketogene Ernährung

Multiple Sklerose ist gemäß den Leitlinien der Ärztegesellschaft für Heilfasten und Ernährung (ÄGHE) keine Indikation für eine Fastentherapie (Wilhelmi de Toledo et al. 2013; ▶ Kap. 17). Erfahrene Fastenärzte führen sie jedoch in sorgfältig ausgesuchten und beobachten Einzelfällen durch. Insbesondere eine anderweitig schlecht kontrollierbare Spastik spricht darauf gelegentlich an und kann neben stimmungsaufhellenden Wirkungen als ein ad hoc Erfolgskriterium genutzt werden. In einer ersten randomisierten dreiarmigen Pilotstudie bei erwachsenen MS-Patienten wurden die grundsätzliche Machbarkeit sowie die klinischen Vorteile sowohl eines initialen siebentägigen Fastens als auch einer dauerhaften ketogenen Diät im Vergleich zu „Mischkost" geprüft (▶ Kap. 12).

26.6.6   Inanspruchnahme von Komplementärmedizin durch MS-Patienten

In einer Umfrage unter 428 Patienten mit multipler Sklerose aus Südaustralien gab ein hoher Anteil an, teilweise auch überlappend Nahrungsergänzungsmittel und Ernährungskonzepte in Anspruch zu nehmen, die von den Autoren der Untersuchung als „komplementärmedizinisch" eingestuft wurden. Hierzu gehörten Fischölprodukte (62,5 %), Vitamin B_{12} (41,3 %), Kombinationen weiterer B-Vitamine (38,3 %), Magnesium (34,6 %) und Nachtkerzenöl (23,0 %). Als praktizierte Ernährungsformen wurden insbesondere fettarme (39,8 %), zuckerarme/-freie (23,8 %) und glutenfreie (16,4 %) Ernährung sowie die in Europa kaum bekannte Swank-Diät (16 %; ▶ Abschn. 26.6.1) genannt (Leong et al. 2009).

26.6.7   Vorläufige Ergebnisse

Ein schlechter Versorgungszustand bezüglich mehrerer Makro- und Mikronährstoffe kann sich ungünstig auf die Manifestation und/oder den Verlauf einer MS auswirken, deren Disposition unverändert auch vor einem deutlichen genetischen Hintergrund zu sehen ist. Vitamin-D-Mangel kann als sicher promotionsbegünstigend angenommen werden. Je nach Ausprägung ist ein Ausgleich jedoch nur bedingt über die Ernährung möglich. Eine zu geringe Aufnahme mariner ω-3-Fettsäuren scheint sich ähnlich ungünstig auszuwirken. Hierzu liegen bislang weniger Erkenntnisse vor, eine ausreichende alimentäre Zufuhr ist hier dagegen leicht möglich.

In der Therapie fehlen bislang überzeugende Hinweise für Interventionen mit diesen Nährstoffen, während für die weitere klinische Forschung Konzepte wie die Budwig- oder die Kousmine-Diät dringend weiter beforscht werden sollten. Mikronährstoffe wie Zink, Eisen und Magnesium sind möglicherweise für die Verlaufsform mitbestimmend, was ebenfalls leicht durch Interventionsstudien gezeigt werden könnte.

26.7   Weitere entzündliche Indikationen

Der Einsatz von Ernährungstherapie bei anderen chronisch entzündlichen Erkrankungen muss in umfassenden klinischen Studien noch geprüft werden, wenn es auch bereits erste Hinweise zu Effekten gibt.

Ein derzeit vieldiskutiertes Thema bei der Ätiologie und Pathogenese des systemischen Lupus erythematodes (SLE) ist die Rolle des gastrointestinalen Mikrobioms (Ruff et al. 2020). Aktuelle Empfehlungen legen eine pflanzenbasierte Ernährung nahe, die reich an mehrfach ungesättigten Fettsäuren und Ballaststoffen bzw. resistenter Stärke ist, bei niedrigem tierischem Protein- und Salzgehalt (Wilck et al. 2017).

Die Datenlage zum Einfluss der Ernährung auf chronisch entzündliche Hauterkrankungen, wie die Schuppenflechte bzw. Psoriasis, wächst ebenfalls zunehmend. Insbesondere der Gewichtsverlust bei übergewichtigen Patienten mit Psoriasis und Psoriasisarthritis ist gut untersucht und bessert die Symptomlast deutlich (Mahil et al. 2019). Dies ist bei der bekannten Assoziation von Psoriasis mit metabolischem Syndrom plausibel erklärbar. In krosssektionalen Studien scheint eine mediterrane Ernährung, insbesondere die Nutzung von extra-verginem Olivenöl, mit einer niedrigen Krankheitsaktivität assoziiert zu sein. Die Datenlage zum Gebrauch von Fischöl und/oder ω-3 PUFAs bei Psoriasis stellt sich in einem aktuellen systematischen Review eher widersprüchlich dar (Chen et al. 2020). Studien über glutenfreie Diäten bei Psoriasispatienten zeigen nur für diejenigen Vorteile, bei denen eine Glutensensitivität oder Zöliakie nachgewiesen wurde (Chung et al. 2022; Wu und Weinberg 2019). Aufgrund des theoretisch antiinflammatorischen Einflusses werden pflanzenbasierten und ketogenen Ernährungskonzepten krankheitsbessernde Effekte zugeschrieben und teilweise in Pilotstudien auch nachgewiesen. Umfassende klinische Studien stehen hierzu jedoch noch aus. Hinsichtlich einer Kalorienrestriktion scheinen Patienten mit Psoriasis und Psoriasisarthritis vom Fasten zu profitieren: in einigen Studien zum religiösen intermittierenden Fasten war deren Krankheitsaktivität nach vier Wochen deutlich gebessert. Die bisherige Literatur bietet einen Ansatz für aktuelle Forschung, insbesondere zu Intervallfasten und mediterraner Ernährung im Diet and Psoriasis Project (DIEPP) (Zanesco et al. 2022).

Für Patienten mit atopischer Dermatitis („Neurodermitis", AD) gibt es trotz ausgiebiger Datenlage keine klaren Ernährungsempfehlungen aufgrund widersprüchlicher Studienergebnisse. Oft untersucht wurde eine Eliminationsdiät, um triggernde Nahrungsmittel zu identifizieren und zu vermeiden. Zunehmenden Belegen zufolge kann eine frühzeitige Einführung von Lebensmitteln wie auch deren kontinuierlicher Verzehr die Toleranz bei Kleinkindern fördern; die Eliminierung von Lebensmitteln hingegen kann zu einem Verlust der Toleranz mit anschließender Entwicklung einer Lebensmittelüberempfindlichkeit und Allergien führen. Eine Lebensmittelvermeidung wird daher pauschal nicht empfohlen, sondern nur bei klinischer Unverträglichkeit oder diagnostizierten Allergien (Das und Panda 2021). Ausschließliches Stillen über drei bis vier Monate, eine obst- und gemüsereiche Ernährung und Präbiotika könnten sich auf Symptome günstig auswirken (Khan et al. 2022).

Hinsichtlich chronisch entzündlicher Darmerkrankungen (CED), wie Morbus Crohn und Colitis ulcerosa, kann Ernährung sowohl präventiv als auch therapeutisch im Krankheitsverlauf eine Rolle spielen. Im Behandlungskontext sind die positiven Wirkungen von exklusiver und partialer enteraler Ernährung als flüssige Formula-Diät sowohl bei Kindern als auch bei Erwachsenen mit Morbus Crohn seit Langem bekannt. Die Schwierigkeiten bei der Einhaltung dieses Konzepts aufgrund von Geschmacksmüdigkeit und sozialer Unverträglichkeit hat sie zu einem weitgehend inakzeptablen Instrument für die langfristige Behandlung gemacht.

Exemplarisch hervorgehoben kann auch die Morbus-Crohn-Ausschlussdiät (Crohn Disease Exclusion Diet, CDED) mit vorteilhaften Ergebnissen abschließen. Diese ist eine Vollwertkost, die mit partial enteraler Ernährung kombiniert werden kann. Insbesondere sind in der Anfangsphase Gluten, Milchprodukte, glutenfreie Backwaren und Brot, tierische Fette, verarbeitetes Fleisch, Produkte mit Emulgatoren, Konserven und alle verpackten Produkte mit Verfallsdatum nicht erlaubt (Wellens et al. 2021).

Der Konsum von Ballaststoffen ist in jedem Fall sicher für Patienten mit CED, die nicht offensichtlich an einer Darmobstruktion leiden (Wellens et al. 2023).

Viele weitere Ernährungskonzepte wurden in einer recht heterogenen Studienlandschaft untersucht. Eine Cochrane-Metaanalyse von 2021 resümiert 18 RCT unter Einschluss von knapp 1800 Probanden daher ungewisse Auswirkungen von Ernährung auf CED, sodass noch keine klaren Empfehlungen ausgesprochen werden (Limketkai et al. 2019).

26.8 Zusammenfassung

Die zumeist chronischen entzündlichen Erkrankungen der Rheumatologie, aber auch in anderen Fachgebieten, bieten viele Ansatzpunkte für eine Ergänzung des konventionellen Therapieansatzes mittels evidenzbasierter Naturheilverfahren inklusive der Ernährungstherapie. Bereits früh wurde erkannt, dass sowohl das Weglassen entzündungsfördernder wie auch die vermehrte Aufnahme entzündungshemmender Anteile der Ernährung bei chronisch entzündlichen Erkrankungen präventiv und therapeutisch genutzt werden kann. Seit dem ausgehenden 19. Jahrhundert wurden immer wieder neue Ernährungskonzepte in diesem Zusammenhang entwickelt, die sich teilweise als recht erfolgreich erwiesen haben. Die Hauptaspekte sind hier Frischkost, Kohlenhydratreduktion, hohe Ballaststoffzufuhr und die vermehrte Aufnahme ungesättigter Fettsäuren. Am Beispiel der chronisch entzündlichen Gelenkerkrankungen und der multiplen Sklerose können Zusammenhänge zwischen Krankheitsentstehung/-verlauf und Ernährung aufgezeigt werden.

Literatur

Adam O (2002) Diät und Rat bei Rheuma und Osteoporose. Ein Leitfaden für die entzündungshemmende Ernährung. Walter Hädecke Verlag, Weil der Stadt

Adam O (2007) Bedeutung der Ernährung für die Entstehung und den Verlauf rheumatischer Erkrankungen. In: Karger T, Hein R (Hrsg) Fortschritte der klinischen Rheumatologie, Ernährungsmedizin in der Rheumatologie. Abbott, Wiesbaden

Adam O, Beringer C, Kless T et al (2003) Anti-inflammatory effects of a low arachidonic acid diet and fish oil in patients with rheumatoid arthritis. Rheumatol Int 23(1):27–36

Arterburn LM, Hall EB, Oken H (2006) Distribution, interconversion, and dose response of n-3 fatty acids in humans. Am J Clin Nutr 83(Suppl. 6):1467–1476

Bäcklund R, Drake I, Bergström U, Compagno M, Sonestedt E, Turesson C (2023) Diet and the risk of rheumatoid arthritis – A systematic literature review. Semin Arthritis Rheum 58:152118. https://doi.org/10.1016/j.semarthrit.2022.152118. Epub 2022 Oct 28

Calder PC (2020) Eicosanoids. Essays Biochem 64(3):423–441. https://doi.org/10.1042/EBC2019 0083. PMID: 32808658

Chung M, Bartholomew E, Yeroushalmi S, Hakimi M, Bhutani T, Liao W (2022 Jun 22) Dietary intervention and supplements in the management of psoriasis: current perspectives. Psoriasis (Auckl). (12):151–176. https://doi.org/10.2147/PTT.S328581. PMID: 35769285; PMCID: PMC9234314

Das A, Panda S (2021) Role of Elimination Diet in Atopic Dermatitis: Current Evidence and Understanding. Indian J Paediatr Dermatol 22(1):21–28. https://doi.org/10.4103/ijpd.IJPD_88_20

DGE (Deutsche Gesellschaft für Ernährung), ÖGE (Österreichische Gesellschaft für Ernährung), SGE (Schweizerische Gesellschaft für Ernährung) (Hrsg) (2015) D-A-CH-Referenzwerte für die Nährstoffzufuhr. DGE, Bonn

DGN (Deutsche Gesellschaft für Neurologie) (2014) Diagnostik und Therapie der Multiplen Sklerose. http://www.awmf.org/uploads/tx_szleitlinien/030-050l_S2e_Multiple_Sklerose_Diagnostik_Therapie_2014-08_verlaengert.pdf

Ditrich O (2007) Ernährungsmedizinische Ansatzmöglichkeiten bei Rheumatoider Arthritis (RA). In: Karger T, Hein R (Hrsg) Fortschritte der klinischen Rheumatologie. Ernährungsmedizin in der Rheumatologie. Abbott, Wiesbaden

Evelyn J (2006) Acetaria: a discourse of sallets. 1699. Reprint. London

Ghadirian P, Jain M, Ducic S et al (1998) Nutritional factors in the aetiology of multiple sclerosis: a case-control study in Montreal. Canada. Int J Epidemiol 27(5):845–852

Guagnano MT, D'Angelo C, Caniglia D, Di Giovanni P, Celletti E, Sabatini E, Speranza L, Bucci M, Cipollone F, Paganelli R (2021) Improvement of inflammation and pain after three months' exclusion diet in rheumatoid arthritis patients. Nutrients 13(10):3535. https://doi.org/10.3390/nu13103535. PMID: 34684536; PMCID: PMC8539601

Hanwell HE, Banwell B (2011) Assessment of evidence for a protective role of vitamin D in multiple sclerosis. Biochim Biophys Acta 1812(2):202–212

Hartmann AM, Dell'Oro M, Spoo M, Fischer JM, Steckhan N, Jeitler M, Häupl T, Kandil FI, Michalsen A, Koppold-Liebscher DA, Kessler CS (2022) To eat or not to eat-an exploratory randomized controlled trial on fasting and plant-based diet in rheumatoid arthritis (NutriFast-Study). Front Nutr (9):1030380. https://doi.org/10.3389/fnut.2022.1030380. PMID: 36407522; PMCID: PMC9667053

Hein R (2007) Aufgaben des Arztes in der Ernährungstherapie rheumatischer Erkrankungen. In: Karger T, Hein R (Hrsg) Fortschritte der klinischen Rheumatologie, Ernährungsmedizin in der Rheumatologie. Abbott, Wiesbaden

Hemmer B, Gehring K et al (2024) Diagnose und Therapie der Multiplen Sklerose, Neuromyelitis-opticaSpektrum-Erkrankungen und MOG-IgG-assoziierten Erkrankungen, S2k-Leitlinie, 2024. In: Deutsche Gesellschaft für Neurologie (Hrsg) Leitlinien für Diagnostik und Therapie in der Neurologie. Online: www.dgn.org/leitlinien. Zugegriffen am 15.05.2024

Hernandez-Lahoz C, Rodriguez S, Tunon A et al (2009) Sustained clinical remission in a patient with remittent-recurrent multiple sclerosis and celiac disease gluten-free diet for 6 years. Neurologia 24(3):213–215

Innes JK, Calder PC (2018) Omega-6 fatty acids and inflammation. Prostaglandins Leukot Essent Fatty Acids 132:41–48. https://doi.org/10.1016/j.plefa.2018.03.004pmid. http://www.ncbi.nlm.nih.gov/pubmed/29610056

Jiang J, Li K, Wang F et al (2016) Effect of marine-derived n-3 polyunsaturated fatty acids on major eicosanoids: a systematic review and meta-analysis from 18 randomized controlled trials. PLoS One 11(1):e0147351

Khan A, Adalsteinsson J, Whitaker-Worth DL (2022) Atopic dermatitis and nutrition. Clin Dermatol 40(2):135–144. https://doi.org/10.1016/j.clindermatol.2021.10.006

Lane KE, Wilson M, Hellon TG, Davies IG (2022) Bioavailability and conversion of plant based sources of omega-3 fatty acids – a scoping review to update supplementation options for vegetarians and vegans. Crit Rev Food Sci Nutr 62(18):4982–4997

Leong EM, Semple SJ, Angley M et al (2009) Complementary and alternative medicines and dietary interventions in multiple sclerosis: what is being used in South Australia and why? Complement Ther Med 17(4):216–223

Limketkai BN, Iheozor-Ejiofor Z, Gjuladin-Hellon T, Parian A, Matarese LE, Bracewell K, MacDonald JK, Gordon M, Mullin GE (2019) Dietary interventions for induction and maintenance of remission in inflammatory bowel disease. Cochrane Database Syst Rev 2(2):CD012839. https://doi.org/10.1002/14651858.CD012839.pub2. PMID: 30736095; PMCID: PMC6368443

Mahil SK et al (2019) Does weight loss reduce the severity and incidence of psoriasis or psoriatic arthritis? A Critically Appraised Topic. Br J Dermatol 181(5):946–953. https://doi.org/10.1111/bjd.17741

Materljan E, Materljan M, Materljan B et al (2009) Multiple sclerosis and cancers in Croatia – a possible protective role of the "Mediterranean diet". Coll Antropol 33(2):539–545

Melzer J, Melchart D, Saller R (2004) Entwicklung der Ordnungstherapie durch Bircher-Benner in der Naturheilkunde im 20. Jahrhundert. Forsch Komplementärmed Klass Naturheilkd 11:293–303

Merlino LA, Curtis J, Mikuls TR, Cerhan JR, Criswell LA, Saag KG (2004) Vitamin D intake is inversely associated with rheumatoid arthritis: results from the Iowa Women's Health Study. Arthritis Rheum 50:72–77

Nenonen MT, Helve TA, Rauma AL, Hänninen OO (1998) Uncooked, lactobacilli-rich, vegan food and rheumatoid arthritis. Br J Rheumatol 37(3):274–281

Patel S, Farragher T, Berry J et al (2007) Association between serum vitamin D metabolite levels and disease activity in patients with early inflammatory polyarthritis. Arthritis Rheum 56(7):2143–2149

Pedersen M, Stripp C, Klarlund M et al (2005) Diet and risk of rheumatoid arthritis in a prospective cohort. J Rheumatol 32(7):1249–1252

Ramsaransing GS, Mellema SA, De Keyser J (2009) Dietary patterns in clinical subtypes of multiple sclerosis: an exploratory study. Nutr J 8(1):36

Ruff WE, Greiling TM, Kriegel MA (2020) Host-microbiota interactions in immune-mediated diseases. Nat Rev Microbiol 18:521–538

Salzer J, Hallmans G, Nyström M et al (2012) Vitamin D as a protective factor in multiple sclerosis. Neurology 79:2140–2145

Schnurr C, Adam O (2005) Langzeitergebnisse einer Ernährungsintervention bei Patienten mit rheumatoider Arthritis. Z Rheumatol 64(Suppl 1):I/64–I/65

Schönenberger KA, Schüpfer AC, Gloy VL, Hasler P, Stanga Z, Kaegi-Braun N, Reber E (2021) Effect of anti-inflammatory diets on pain in rheumatoid arthritis: a systematic review and meta-analysis. Nutrients 13(12):4221. https://doi.org/10.3390/nu13124221. PMID: 34959772; PMCID: PMC8706441

Semler E (2006) Rohkost: historische, therapeutische und theoretische Aspekte einer alternativen Ernährungsform. Dissertation. Institut für Ernährungswissenschaft der Justus-Liebig-Universität Gießen, Gießen

Swank RL, Dugan BB (1987) The multiple sclerosis diet book – low-fat diet for the treatment of MS. Doubleday, New York

Swank RL, Lerstad O, Strøma A et al (1952) Multiple sclerosis in rural Norway its geographic and occupational incidence in relation to nutrition. N Engl J Med 246(19):722–728

Walrabenstein W, Wagenaar CA, van der Leeden M, Turkstra F, Twisk JWR, Boers M, van Middendorp H, Weijs PJM, van Schaardenburg D (2023) A multidisciplinary lifestyle program for rheumatoid arthritis: the "Plants for Joints" randomized controlled trial. Rheumatology (Oxford):keac693. https://doi.org/10.1093/rheumatology/keac693. Epub ahead of print

Welch AA, Shakya-Shrestha S, Lentjes MAH et al (2010) Dietary intake and status of n-23 polyunsaturated fatty acids in a population of fish-eating and non-fish-eating meat-eaters, vegetarians, and vegans and the precursor-product ratio of a-linolenic acid to long-chain n-3 polyunsaturated fatty acids: results from the EPIC-Norfolk cohort. Am J Clin Nutr 92(5):1040–1051

Wellens J, Vermeire S, Sabino J (2021) Let food be thy medicine – its role in Crohn's disease. Nutrients 13(3):832. https://doi.org/10.3390/nu13030832

Wellens J, Vissers E, Matthys C, Vermeire S, Sabino J (2023) Personalized dietary regimens for inflammatory bowel disease: current knowledge and future perspectives. Pharmgenomics Pers Med 16:15–27. https://doi.org/10.2147/PGPM.S359365

Westhoff G, Stange R, Zink A (2007) Patienten mit früher rheumatoider Arthritis wenden alternative medizinische Maßnahmen unabhängig von der Krankheitsaktivität an. Forsch Komplementärmed 14(Suppl 1):47

Wilck N, Matus MG, Kearney SM, Olesen SW, Forslund K, Bartolomaeus H et al (2017) Salt-responsive gut commensal modulates TH17 axis and disease. Nature 551:585–589

Wilhelmi de Toledo F, Buchinger A, Burggrabe H, Hölz G, Kuhn C, Lischka E, Lischka N, Lützner H, May W, Ritzmann-Widderich M, Stange R, Wessel A, Boschmann M, Peper E, Michalsen A (2013) Medical Association for Fasting and Nutrition (Ärztegesellschaft für Heilfasten und Ernährung, ÄGHE. Fasting therapy – an expert panel update of the 2002 consensus guidelines. Forsch Komplementmed 20(6):434–443. https://doi.org/10.1159/000357602. Epub 2013 Dec 16. PMID: 24434758

Zaloga GP (2022) Narrative review of n-3 polyunsaturated fatty acid supplementation upon immune functions, resolution molecules and lipid peroxidation. Nutrients 13(2):662

Zanesco S, Hall W, Gibson R, Griffiths C, Maruthappu T (2022) Approaches to nutrition intervention in plaque psoriasis, a multi-system inflammatory disease – The Diet and Psoriasis Project (DIEPP). Nutr Bull 47:524–537

Nahrungsmittelunverträglichkeiten

Astrid Menne und Claus Leitzmann

Inhaltsverzeichnis

Einführung

Der Begriff ‚Nahrungsmittelunverträglichkeiten' umfasst verschiedene krankhafte Reaktionen nach dem Verzehr von Lebensmitteln. In der Bevölkerung besteht fälschlicherweise der Eindruck, dass eine Reihe von chronischen Krankheiten wie Migräne, Adipositas und Hyperaktivitätssyndrom durch Unverträglichkeiten von Nahrungsmitteln verursacht werden. Diese Vorstellung stellt ein zunehmendes Problem in der ärztlichen Praxis dar. Dieser Beitrag ordnet die vorliegenden Erkenntnisse und stellt die bisherigen Erfahrungen und Therapieerfolge dieser oft in ihrer Häufigkeit überschätzten Gesundheitsstörung vor.

In diesem Beitrag lesen Sie über

- die Merkmale der verschiedenen Nahrungsmittelunverträglichkeiten,
- die Verfahren zur Bestimmung von Nahrungsmittelallergien,
- die Bedeutung der bewussten Auswahl und Zubereitung der Nahrungsmittel,
- die Möglichkeiten der Prävention und Therapie von Nahrungsmittelunverträglichkeiten.

27.1 Einleitung

Unverträglichkeitsreaktionen oder Hypersensitivitäten auf Nahrungsmittel können aus verschiedenen Gründen bei genetisch dafür prädisponierten Menschen auftreten. Diese individuellen Überempfindlichkeitsreaktionen sind abzugrenzen von pharmakologischen und toxischen Effekten wie Nahrungsmittelvergiftungen, die durch giftige (Toxine von Mikroorganismen), kontaminierte (Rückstände von Pestiziden und Medikamenten) oder verdorbene (infektiöse Keime) Nahrungsmittel hervorgerufen werden können. Der Begriff Nahrungsmittelunverträglichkeiten umfasst eine Reihe verschiedener Reaktionen des Körpers auf Nahrungsmittelinhaltsstoffe (Elmadfa und Leitzmann 2023).

Definitionen

Nahrungsmittelallergien (Nahrungsmittelunverträglichkeiten) sind immunologisch vermittelte Reaktionen auf den Verzehr bestimmter Nahrungsmittel. Nach wiederholtem Kontakt mit Antigenen in Lebensmitteln treten klinische Symptome auf.

Lebensmittelintoleranzen sind nicht immunologisch ausgelöste Reaktionen nach dem Konsum gewisser Nahrungsmittel. Die wichtigsten Formen dieser Intoleranzen sind Pseudoallergien und Enzymopathien.

Pseudoallergien sind nicht immunologisch bedingte Unverträglichkeiten, z. B. gegenüber biogenen Aminen in der Nahrung, die von den gleichen Symptomen begleitet und therapiert werden wie eine Nahrungsmittelallergie.

Enzymopathien sind Erkrankungen, die durch Störungen der Aktivität von Enzymen oder Koenzymen verursacht werden, z. B. Laktoseintoleranz und Phenylketonurie. Eine primäre Enzymopathie ist angeboren, sekundäre Enzymopathien werden unter anderem durch Entzündungen und Pharmaka hervorgerufen.

27.2 Nahrungsmittelallergien

Nahrungsmittelallergien beruhen auf immunologischen Reaktionen, die nach der Zufuhr eines Nahrungsmittels oder eines Nahrungsmittelbestandteils vielfältige klinische Symptome hervorrufen können. Die Identifikation und Elimination der allergentragenden Nahrungsmittel kann zu einer unzureichenden Nährstoffzufuhr führen. Nahrungsmittelallergien sind entgegen häufig anzutreffender Meinung keine Entwicklungen aus jüngerer Zeit, sondern es hat sie praktisch schon immer gegeben.

■ **Ursachen von Nahrungsmittelallergien**

Die Ursachen für Nahrungsmittelallergien bei Kindern können eine atopische Diathese, mangelnde Reife des Immunsystems und erhöhte Permeabilität der Darmmukosa sein. Menschen, die eine genetische Veranlagung für eine Allergie haben, werden als *Atopiker* bezeichnet.

Im Kleinkindalter verschwinden bestimmte Nahrungsmittelallergien wie eine Kuhmilchallergie (gegen Molkenproteine oder Kasein) meist bereits nach einigen Jahren mit der Reifung des Immunsystems. Dagegen bleiben Allergien gegen Fisch oder Nüsse oft lebenslang bestehen (Muraro et al. 2014). Bei Erwachsenen treten Nahrungsmittelallergien zu 60 % kombiniert mit einer Inhalationsallergie auf (Etesamifar und Wüthrich 1998). Eine Kreuzallergie liegt vor, wenn Menschen mit einer inhalativen Allergie auf kreuzreagierende Strukturen in Nahrungsmitteln allergisch reagieren. Sehr verbreitet ist beispielsweise ein „orales Allergiesyndrom" auf Baumnüsse, Kern- und Steinobst bei Birkenpollenallergikern (Tolkki et al. 2013).

■ **Einteilung von Nahrungsmittelallergien**

Die Einteilung der Allergien erfolgt in verschiedene Typen. Die häufig auftretende *Typ-I-Allergie* ist eine Sofortreaktion, bei der die vorhandenen Allergene in Nahrungsmitteln bei genetisch prädisponierten Menschen die Bildung von Immunglobulin-E-Antikörpern (IgE-Antikörper) bewirken, welche sich an Mastzellen binden. Dadurch wird der Patient für das entsprechende Allergen sensibilisiert und bei erneutem Kontakt mit dem Allergen erfolgt eine Degranulation der Mastzellen mit starker Freisetzung von Histamin und weiteren vasoaktiven Mediatoren. Die folgende Vasodilatation sowie die Bildung von Ödemen und Bläschen in der Haut erfolgen innerhalb weniger Minuten bis Stunden nach der Aufnahme des Allergens. Die Allergie lässt sich durch spezielle allergologische Testverfahren nachweisen, wie Hauttestungen (Prick-Test und Prick-to-

prick-Test) und In-vitro-Diagnostik (Bestimmung des spezifischen IgE mittels Radio-Allergo-Sorbent-Test, RAST; Muraro et al. 2014).

Die weiteren Allergietypen treten seltener auf und spielen bei Lebensmittelreaktionen kaum eine Rolle. Eine Allergie vom *Typ II* kann bei Transfusionen auftreten, wenn Unverträglichkeiten verschiedener Blutgruppen eine Hämolyse auslösen. Beim *Typ III* schädigen Komplexe von Antigenen mit Antikörpern körpereigene Gewebe wie die Nieren. Der *Typ IV* wird direkt über Zellen des Immunsystems vermittelt.

■ **Häufigkeit von Nahrungsmittelallergien**

Zur Häufigkeit von Nahrungsmittelallergien gibt es sehr unterschiedliche Daten, da eine definitive Diagnose recht aufwendig ist und die Prävalenzen sich zwischen Menschen unterschiedlicher ethnischer Herkunft sehr stark unterscheiden können. Die einzige verlässliche doppelblinde und placebokontrollierte Provokation (double blind placebo controlled food challenge, DBPCFC) wird nur selten angewendet. In einer Metaanalyse betrug die Lebenszeitprävalenz nach eigener Einschätzung der Befragten für eine Allergie gegen Kuhmilch 6 %, Ei 2,5 %, Weizen 3,6 %, Soja 0,4 %, Erdnuss 1,3 %, Baumnüsse 2,2 %, Fisch und Schalentiere 1,3 %. Nahrungsmittelprovokationen konnten bei den Untersuchten eine Allergie jedoch nur in deutlich geringerem Ausmaß bestätigen: Kuhmilch 0,6 %, Ei 0,2 %, Weizen 0,1 %, Soja 0,3 %, Erdnuss 0,2 %, Baumnüsse 0,5 %, Fisch und Schalentiere 0,1 % (Nwaru et al. 2014).

Expertenschätzungen gehen von einer Prävalenz von 2–5 % aus, während Angaben anhand standardisierter Fragebögen zur Selbsteinschätzung bei 5 % bis über 30 % liegen. Professionelle Überprüfungen dieser Angaben zeigen, dass die reale Häufigkeit mit den Expertenschätzungen übereinstimmt, wobei Frauen fast doppelt so häufig betroffen sind wie Männer (Schäfer und Breuer 2003). Nicht überraschend treten Allergien gegen Nahrungsmittel immer dort auf, wo sie häufig verzehrt werden. So finden sich Fischallergien häufiger in Küstenregionen und Erdnussallergien vermehrt in Nordamerika. Die Globalisierung des Nahrungsmittelmarktes hat dazu geführt, dass Allergien bei uns gegen tropische und andere nicht heimische Produkte entsprechend ihrer Verzehrshäufigkeit zugenommen haben.

- **Auslöser von Nahrungsmittelallergien**

Häufige Auslöser allergischer Reaktionen sind unverarbeitete Lebensmittel, deren Glykoproteine als Antigene oder Allergene wirken und immunologische Reaktionen hervorrufen. Wenn Allergenmoleküle mehrere antigene Bereiche besitzen, werden verschiedene Antikörper gebildet. Manche Antigene können durch Erhitzen der Kost teilweise oder völlig zerstört werden. Die erfolgreiche Identifizierung und Charakterisierung von allergenen Molekülen in Nahrungsmitteln gestattet zunehmend deren differenzierten Einsatz in der In-vitro-Diagnostik (Breitender und Mills 2005; Chapman et al. 2007; Steckelbroeck et al. 2008). Bei (teil)identischer Aminosäurensequenz und struktureller Ähnlichkeit (Konformation) werden sie gemeinsamen Molekülfamilien zugeordnet und in Datenbanken aufgenommen (Reese et al. 2013; siehe ▶ www.allergen.org als offizielle Website des Subkomitees für Allergen-Nomenklatur). So verlieren die Bet v1-homologen Allergene der Birkenpollen meist beim Erhitzen (z. B. Karotten, Apfel, Haselnuss) ihre Allergenität, bei Sensibilisierung gegen Lipid-Transfer-Proteine (z. B. in Haselnuss, Walnuss, Weizen, Pfirsich) und Speicherproteine (z. B. in Haselnuss, Erdnuss, Soja) handelt es sich um hitzestabile Allergene, die auch schwere systemische allergische Reaktionen auslösen können. Feinstaub und Zigarettenrauch können das Allergierisiko erhöhen. Alkohol, Schwefeldioxid (in Trockenfrüchten, Fruchtsäften, Wein u. a.), biogene Amine (in Käse, Fisch, Rohwurst, Bier, Wein u. a.), Schimmel und nichtsteroidale Antiphlogistika können anaphylaktische Reaktionen fördern.

- **Symptome von Nahrungsmittelallergien**

Wichtige Symptome einer Nahrungsmittelallergie zeigen sich überwiegend an der Haut. Es bilden sich juckende Quaddeln (Urtikaria), und eine vorhandene Neurodermitis kann sich verschlimmern. Betroffen können auch die Atemwege sein, der Gastrointestinaltrakt und das Herz-Kreislauf-System (◘ Tab. 27.1). Der Grad der

◘ **Tab. 27.1** Haut- und Schleimhautsymptome, die durch Nahrungsmittel ausgelöst werden können

Organe	Symptome
Haut	Pruritus; atopische Symptome: Rhinoconjunctivitis allergica, Asthma bronchiale, Flush, Urtikaria; Schwellung der Lippen und Mundschleimhaut, Quincke-Ödem; Stomatitis, Glossitis (Papillitis linguae), Lingua nigra; rezidivierende Aphthen; Immunkomplexvaskulitis; Purpura pigmentosa progressiva; allergische Kontaktdermatitis; fototoxische und fotoallergische Reaktionen; Exantheme; Bromoderm, Jododerm; Dermatitis herpetiformis Duhring
Atemwege	Rhinitis; Konjunktivitis; Heiserkeit; Larynxödem; Asthma bronchiale
Gastrointestinaltrakt	Bauchschmerzen; Koliken; Erbrechen; Diarrhö
Herz-Kreislauf-System	Blutdruckveränderungen; Herzfrequenzveränderungen; Zyanose; Schock

Sensibilisierung und Wirkung der Allergene bestimmt die Ausprägung der Symptome. So zeigen Reaktionen auf Meeresfrüchte und in bestimmten Ethnien auch auf Nüsse meist einen schweren Verlauf bis hin zu tödlichem Ausgang. Sehr unterschiedlich sind auch die Mengen der verzehrten Nahrungsmittel, die zur Auslösung einer Allergie führen; diese reichen von Spuren bis zu mäßigen Mengen (Pal et al. 2015; Hoh und Boyd 2018; Ring et al. 2021).

- **Diagnose von Nahrungsmittelallergien**

Bei der Diagnose von Nahrungsmittelallergien kommen mehrere Verfahren zur Anwendung, von der elementaren Anamnese über den relativ einfachen Hauttest bis zur oralen Provokation (◘ Tab. 27.2). Eine Anamnese ist ausreichend bei selten verzehrten Nahrungsmitteln, da die auftretenden Symptome mit dem Verzehr in Verbindung gebracht werden können. Bei seltener verzehrten Produkten muss eines der aufwendigeren Verfahren eingesetzt werden.

Wenn die Allergiesymptome keinem bestimmten Nahrungsmittel zugeordnet werden können, dann müssen Haut- und In-vitro-Untersuchungen durchgeführt werden. Wenn eine Sensibilisierung für eines der wichtigsten Nahrungsmittelallergene nachgewiesen werden kann, sollte eine diagnostische Eliminationsdiät durchgeführt werden, bei der die verdächtigen Nahrungsmittel nicht verzehrt werden. Wenn sich nach ein bis zwei Wochen keine Besserung einstellt, liegt keine Allergie gegen die ausgeschlossenen Nahrungsmittel vor. Wenn sich die Symptome bessern, wird eine offene Provokation durchgeführt, da Diäten eine ausgeprägte Placebowirkung haben können. Bei wieder auftretenden Beschwerden sollte eine doppelblinde placebokontrollierte Provokation den Befund bestätigen – laut Leitlinie zur Standardisierung von oralen Provokationstests bei Verdacht auf Nahrungsmittelallergie der Deutsche Gesellschaft für Allergologie und klinische Immunologie (DGAKI), des Ärzteverbandes Deutscher Allergologen (ÄDA) und der Gesellschaft für Pädiatrische Allergologie und Umweltmedizin (GPA).

Bei diesem aufwendigen Test werden identische Mahlzeiten ohne und mit dem zu prüfenden Nahrungsmittel angeboten. Bei potenziell schweren Reaktionen (Atemwegs- und/oder Kreislaufsymptomatik) sollte die

◘ **Tab. 27.2** Übliche Verfahren zur Diagnose von Nahrungsmittelallergien

Verfahren	Anmerkungen
Anamnese	Unabdingbar und orientierend wichtig; keine Abgrenzung zur Nahrungsmittelintoleranz möglich; Gefahr der Überbewertung oder Fehleinschätzung
Hauttest	Positiver Befund ist nicht mit einer klinisch relevanten Allergie gleichzusetzen; teilweise ergeben sich falsch negative Befunde
In-vitro-Test (IgE)	Positiver Befund ist nicht immer klinisch relevant; niedriges Gesamt-IgE und negatives spezifisches IgE: eine Allergie ist eher unwahrscheinlich; ein negatives spezifisches IgE bei atopischer Disposition ist kein sicheres Ausschlusskriterium für eine Allergie
Eliminationsdiät	Wichtiges diagnostisches Verfahren, Placeboeffekt möglich
Orale Provokation	Wichtiges diagnostisches Verfahren, hoher Stellenwert, wenn negativ; bei einer positiven Reaktion ist ein Placeboeffekt möglich
DBPCFC	Einzige zweifelsfreie Diagnosemöglichkeit; sehr aufwendig

27

Provokation in Form einer Titration und bei liegendem venösem Zugang erfolgen. Die Diagnose gilt als gesichert, wenn sich nach drei Testmahlzeiten keine Symptome zeigen (Caffarelli und Petroccione 2001; Henzgen et al. 2004). Dieser Test ist zeitaufwendig und nur unter stationären Bedingungen möglich.

Das Auftreten einer Nahrungsmittelallergie hängt von den Essgewohnheiten eines Kulturkreises ab und variiert entsprechend zwischen den geografischen Regionen. Die bekanntesten Nahrungsmittelallergien in Mitteleuropa unterscheiden sich zwischen Kindern und Erwachsenen (◘ Tab. 27.3).

Reaktionen auf Gemüse und Früchte finden sich häufiger bei Pollenallergikern. Diese Kreuzreaktivität von Pollen und Nahrungsmitteln beruhen auf ähnlichen Proteinen. So hat das wichtigste Birkenallergen (Bet v1) ähnliche Strukturen wie Proteine in Nüssen, Sellerie, Äpfeln, Karotten und Petersilie. Ein weiteres Birkenallergen (Bet v2) ähnelt Proteinen in Sellerie, Artischocken, Paprika und Beifuß. Es gibt auch Kreuzreaktivitäten zwischen bestimmten Früchten (z. B. Kastanien, Bananen, Avocado, Kiwi) und Naturlatex. Aufgrund der Kreuzreaktionen können besonders bei stark sensibilisierten Menschen während der Pollenflugzeit additive Belastungen auftreten (Worm et al. 2015).

◘ **Tab. 27.3** Lebensmittel, die in Mitteleuropa häufig Nahrungsmittelallergien auslösen

Kinder	Erwachsene
Kuhmilch	Baum- und Erdnüsse
Hühnereiweiß	Fische und Schalentiere
Fische	Gewürze (insbesondere Petersilie)
Erdnüsse	Gemüse (insbesondere Sellerie)
Soja	Getreide
Steinobst	Obst, besonders Steinobst

■ **Prävention von Nahrungsmittelallergien**
Die zurzeit in Deutschland existierende Empfehlung, Beikost nach dem vollendeten vierten Lebensmonat einzuführen, ist aus Gründen eines steigenden Nährstoffbedarfs sinnvoll. Eine Verzögerung der Beikosteinführung soll aus Gründen der Allergieprävention nicht erfolgen (Schäfer et al. 2014). Für Risikokinder wird eine volle Stillzeit in den ersten sechs Monaten empfohlen, danach gibt gut geplante Beikosternährung einen gewissen Schutz gegen Nahrungsmittelallergien. Sonst gelten die gleichen Leitlinien wie für atopische Erkrankungen allgemein. Diese Leitlinien wurden besonders für Risikokinder mit einer familiären Disposition entwickelt und sind weitergehend als diejenigen für unbelastete Kinder und für die Allgemeinbevölkerung (Niggemann und Beyer 2014).

> **Leitlinien zur Prävention von Allergien für Kinder mit familiärer Vorbelastung**
> (Sekundärprävention; nach DGAKI und DDG 2004)
> — Mindestens vier Monate ausschließliches Stillen*; alternativ hyperallergene Säuglingsnahrung.
> — Soja-basierte Säuglingsnahrungen sind zur Allergieprävention nicht zu empfehlen.
> — Es gibt Hinweise, dass Fisch in der mütterlichen Ernährung während der Schwangerschaft und Stillzeit einen protektiven Effekt auf die Entwicklung atopischer Erkrankungen beim Kind hat.
> — Für einen präventiven Effekt einer diätetischen Restriktion durch Meiden potenter Nahrungsmittelallergene im ersten Lebensjahr gibt es keine Belege. Dies sollte deshalb nicht erfolgen.
> — Für einen präventiven Effekt durch die Einführung potenter Nahrungsmittelallergene vor dem vollendeten

vierten Lebensmonat gibt es derzeit keine gesicherten Belege.

- Es gibt Hinweise darauf, dass Fischkonsum des Kindes im ersten Lebensjahr einen protektiven Effekt auf die Entwicklung atopischer Erkrankungen hat. Fisch sollte mit der Beikost eingeführt werden.
- Keine allgemeine Diät zur Allergieprävention*
- Keine Haltung von Katzen, Hundehaltung ist nicht mit einem erhöhten Allergierisiko verbunden.
- Reduktion der Belastung durch Hausstaubmilben (in der Sekundär-, nicht jedoch in der Primärprävention)
- Vermeidung eines schimmelpilzfördernden Klimas*
- Vermeidung der Exposition gegenüber Tabakrauch, aktiv und passiv (auch während der Schwangerschaft)*
- Impfen nach Empfehlungen der ständigen Impfkommission*

(* auch für Risikokinder ohne familiäre Vorbelastung; Primärprävention)

- **Therapie von Nahrungsmittelallergien**

Die Therapie einer Nahrungsmittelallergie setzt eine eindeutige Diagnose voraus, die in Form entsprechender Symptome von klinischer Relevanz sein muss (Worm et al. 2021). Mit einem individuellen Ernährungsplan, der keine der allergieauslösenden Lebensmittel enthält, kann eine *Allergenkarenz* erreicht werden (Lepp et al. 2002, 2010). Dabei ist es einfacher, eher selten verzehrte Lebensmittel wie Hummer und Kaviar zu meiden als typische Grundnahrungsmittel wie Milchprodukte und Eier. Je nach Schwere der Krankheit müssen die problematischen Nahrungsmittel entsprechend konsequent gemieden werden.

Für Säuglinge gibt es heute hypoallergene Produkte, deren Allergenität durch eine teilweise Hydrolysierung der Proteine stark reduziert ist. Bei hochgradig sensibilisierten Kindern müssen Elementarnahrungen auf der Basis stark hydrolysierter Proteine oder Aminosäuren eingesetzt werden. Wenn keine Allergie vorliegt, sollte ein vorbeugender Einsatz dieser Produkte nicht erfolgen. Da viele Kinder auch auf Ziegen- oder Sojamilch allergisch reagieren, sind diese nicht zu empfehlen.

Die Kennzeichnungsverordnung schreibt eine optisch hervorgehobene Deklaration von 14 Hauptallergenen in den Zutatenlisten vor. Dazu zählen insbesondere Milch, Soja, Schalenfrüchte, Erdnuss und Ei. Die Kennzeichnungsverordnung gilt auch für offen verkaufte Lebensmittel in Bäckereien, Metzgereien sowie für Außer-Haus-Verpflegung in Gaststätten und Kindertagesstätten. Diese Kennzeichnung erleichtert heute die konsequente Umsetzung entsprechender Eliminationsdiäten.

Damit es nicht zu einer Mangelversorgung kommt, müssen dem Patienten entsprechende Speisepläne erstellt werden. So kann beispielsweise bei einer Kuhmilchallergie die Kalziumversorgung mit Brokkoli, Grünkohl und anderen kalziumhaltigen Nahrungsmitteln sowie kalziumreichem Mineralwasser gesichert werden.

Bei der *Hyposensibilisierung* (Desensibilisierung) handelt es sich um eine spezifische Immuntherapie, die durch eine wiederholte subkutane oder sublinguale Zufuhr eines gereinigten Extraktes des Allergens in langsam zunehmender Dosis zu dessen besserer Verträglichkeit führt. Diese Hyposensibilisierung kann bei verschiedenen Allergien recht erfolgreich eingesetzt werden. Bei den Nahrungsmittelallergien gibt es erfolgreiche Therapiekonzepte für die Hyposensibilisierung mit Milcheiweiß. Therapieansätze zur Hyposensibilisierung von Erdnuss oder Eiallergien werden derzeit erforscht (Kobernick et al. 2015).

Eine medikamentöse Therapie mit Antihistaminika unter Umständen mit H_1- und H_2-Rezeptorantagonisten wird bei multiplen und schwer zu behandelnden Nahrungsmittelallergien empfohlen. Darüber hinaus sollte bei schweren Nahrungsmittelallergien ein Notfallset bestehend aus Antihistaminikum, Kortison (z. B. Celestamine N 0,5 liquidum) und Adrenalin-Autoinjektor stets vom Patienten mitgeführt werden.

27.3 Pseudoallergien

Die Unverträglichkeitsreaktionen bei Pseudoallergien ahmen klinisch alle immunologischen Reaktionstypen einer Allergie nach, ohne dass immunologische Mechanismen zugrunde liegen. Die häufigste Reaktion besteht gegen Azetylsalizylsäure (z. B. in Aspirin) und weitere in der Natur nicht vorkommende pharmazeutische Substanzen. Pseudoallergien gegenüber Nahrungsmitteln sind weniger anzutreffen (Reese et al. 2009).

■ **Häufigkeit von Pseudoallergien**
Die Häufigkeit von Pseudoallergien nach der Aufnahme von Lebensmittelzusatzstoffen liegt unter 1 ‰, bei Kindern mit atopischer Dermatitis wird sie auf 2–7 % geschätzt. Die teilweise dosisabhängigen Reaktionen können ohne eine vorangegangene Sensibilisierung bereits nach der ersten Exposition eintreten.

■ **Ursachen von Pseudoallergien**
Die Ursachen der Pseudoallergien können bei prädisponierten Menschen in Nahrungsmitteln vorkommende Verbindungen sein, die eine Freisetzung von Histamin aus Mastzellen bewirken. Der genaue Mechanismus ist bisher nicht bekannt, tritt aber besonders nach dem Verzehr von Schokolade, Erdbeeren, Tomaten oder Zitrusfrüchten auf.

Kompliziert wird dieser Vorgang durch in Nahrungsmitteln vorkommende Amine (Histamin, Tyramin, Putrescin, Kadaverin u. a.), die als Mediatoren klinische Symptome auslösen können. Üblicherweise werden diese Amine durch Diaminooxidase (DAO) im Gastrointestinaltrakt inaktiviert (Reese et al. 2011); dieses Enzym weist bei Pseudoallergikern meist eine geringe Aktivität auf. Auch der Arachidonsäurestoffwechsel kann durch eine Freisetzung von Neurotransmittern und eine Erregung von entsprechenden Reizrezeptoren zur Auslösung von Pseudoallergien führen oder beitragen.

Diese verschiedenen Mechanismen werden durch körperlichen oder psychischen Stress intensiviert, sodass ein Zusammenwirken verschiedener Parameter zum Tragen kommt und die Ermittlung der eigentlichen Ursachen erschwert.

■ **Symptome von Pseudoallergien**
Die Symptome, die durch biogene und in Lebensmitteln vorkommende Amine ausgelöst werden können, sind unter anderem Hautrötungen, Urtikaria, Übelkeit, Kopfschmerzen sowie Migräne. So können Tyramin und Serotonin bei Migränepatienten Kopfschmerzen verursachen und Tyramin kann durch die Freisetzung von Noradrenalin den Blutdruck erhöhen. Diese Effekte sind dosisabhängig. Andererseits variiert der Gehalt eines Nahrungsmittels an biogenen Aminen stark mit Reifungs- und Lagerungsbedingungen (❏ Tab. 27.4; vgl. ▶ Abschn. 27.5), sodass Patienten oft verunsichert werden, insbesondere wenn sie akzidentell ein Nahrungsmittel verzehren und gut vertragen, auf das sie zuvor mit Intoleranzsymptomen reagiert hatten.

■ **Diagnose von Pseudoallergien**
Zur Diagnose von Pseudoallergien sind lediglich orale Provokationstest oder Karenzdiäten geeignet, alle anderen Testver-

fahren nicht. Bei den Provokationstests ist eine placebokontrollierte Provokation empfehlenswert. Pseudoallergien sind selten objektiv nachweisbar, sondern werden häufig subjektiv empfunden (Zopf et al. 2009).

- **Auslöser von Pseudoallergien**

Auslöser von Pseudoallergien sind die biogenen Amine, die als Geschmacks- und Aromastoffe natürlicherweise in Nahrungsmitteln enthalten sind (Skypala et al. 2015). Eine genaue Bestimmung dieser Verbindungen wird durch ihre Anwesenheit in den verschiedensten Lebensmitteln erschwert (◘ Tab. 27.4).

Neben den typischen Vertretern der biogenen Amine können weitere in Nahrungsmitteln enthaltene Substanzen wie Methylxanthine (Koffein, Theobromin, Theophyllin u. a.) Intoleranzreaktionen verursachen. Bei Intoleranzsymptomen können Zusatzstoffe in Lebensmitteln als eine Ursache gelten, die Beweislage ist aber nicht immer einfach.

Lebensmittelzusatzstoffe, die Intoleranzreaktionen hervorrufen können (nach DGE 2004)
- Farbstoffe
- Konservierungsstoffe
- Antioxidanzien
- Süßstoffe
- Aromastoffe
- Glutamat (?)

Bei den in der Verarbeitung von Nahrungsmitteln eingesetzten Farbstoffen sind es die früher oft verwendeten Azofarbstoffe und hier besonders das Tartrazin, das sich als problematisch erwiesen hat. Tartrazin selbst übt eine pseudoallergische Wirkung nur durch seine Derivate aus, und da es sich auch in bestimmten Medikamenten und Antiallergika als Farbstoff befindet, ist eine Prüfung dieser Gefahrenquelle erforderlich.

Zu den bekannten Konservierungsstoffen, die Intoleranzreaktionen hervorrufen

◘ **Tab. 27.4** Konzentrationen biogener Amine in verschiedenen Nahrungsmitteln

Nahrungsmittel	Histamin [mg/kg]	Tyramin [mg/kg]	Serotonin [mg/kg]
Fisch	0–4640	0–500	–
Käse	0–1300	0–953	–
Sauerkraut	6–200	20–95	–
Spinat	38	–	–
Wein	0–30	2–25	–
Tomaten	22	–	12
Wurst	2–4	85–244	–
Himbeeren	–	13–93	–
Avocados	–	23	–
Walnüsse	–	–	170–340
Bananen	–	–	23–78
Ananas	–	–	17–65

können, zählen die Benzoesäure und deren Salze, die natürlicherweise auch in Früchten und Gemüse enthalten sind. Diese Substanzen werden unter anderem verschiedenen Gemüseprodukten, alkoholfreiem Bier vom Fass, kalorienreduzierten Konfitüren, Fischkonserven und Kaugummi zugesetzt. Sorbinsäure, eine gegen Schimmelpilze eingesetzte kurzkettige, ungesättigte Fettsäure, kann gelegentlich zu Unverträglichkeitsreaktionen führen. Asthmatiker sollten auf zugesetzte Schwefelverbindungen in Produkten achten, die in Fruchtsäften, Trockenfrüchten, Kartoffelprodukten, Essig, Gelatine und Glukosesirup vorkommen und bei der Herstellung von Bier und Wein entstehen.

Glutamat ruft nach derzeitigen Erkenntnissen keine pseudoallergischen Reaktionen hervor. Das sogenannte China-Syndrom hat demnach andere Ursachen (Williams und Woessner 2009).

- **Therapie von Pseudoallergien**

Zur Therapie von Pseudoallergien sollten Nahrungsmittel mit den verantwortlichen Substanzen gemieden werden. Fertigprodukte enthalten oft umfangreiche Zutatenlisten mit zahlreichen Gewürzen, Aromen oder auch Zusatzstoffen. Eine Karenz ist möglicherweise eine effektive Therapiemaßnahme. Bei chronisch rezidivierender Urtikaria empfiehlt sich möglicherweise eine Einschränkung histaminhaltiger Nahrungsmittel sowie weiterer biogener Amine, die zusätzlich den Abbau von Histamin durch kompetitive Hemmung einschränken können. Effektiv kann die zusätzliche Einnahme von Antihistaminika sein.

27.4 Enzymopathien

Die primäre, angeborene, genetisch bedingte Enzymopathie beruht auf einer Strukturveränderung eines Enzyms oder auf einem Enzymmangel, der unter anderem durch eine verminderte oder fehlende Synthese oder eine erhöhte Abbaurate des Enzyms auftreten kann. Die sekundäre Form entsteht durch exogene Störungen der Synthese oder Aktivität eines Enzyms durch Entzündungen, Intoxikationen oder chemische Einflüsse. Die Folgen können eine unzureichende Synthese biologisch wichtiger Substanzen sowie ein Substratstau, eine Zellvergiftung durch verstärkten Anfall oder eine Akkumulation von Produkten aus einem Stoffwechselnebenweg sein und eventuell zu Intoxikationen führen.

Die am weitesten verbreitete Enzymopathie ist der Laktasemangel. Bei der seltenen hereditären Fruktoseintoleranz (nicht zu verwechseln mit der intestinalen Fruktosemalabsorption) handelt es sich um einen Defekt des Enzyms Aldolase (Oppelt et al. 2015). Bei der Phenylketonurie liegt ein Mangel an Phenylalaninhydroxylase vor und der Favismus ist ein X-chromosomal-rezessiv erblicher Mangel an Glukose-6-Phosphat-Dehydrogenase, bei dem es nach dem Verzehr von Pferdebohnen (Ackerbohnen) zu einer schweren hämolytischen Anämie kommt. Bei allen Enzympathien muss jeweils die Substanz beim Essen und Trinken gemieden werden, die eine Intoleranz hervorruft.

27.4.1 Laktoseintoleranz

Laktoseintoleranz beruht auf einem Mangel an Laktase in der Darmschleimhaut. Dadurch kann Milchzucker nicht in seine Bestandteile Glukose und Galaktose gespalten werden. Unterschieden wird zwischen dem sehr seltenen kongenitalen, autosomal-rezessiv erblichen Laktasemangel (Alaktasie), bei dem die Intoleranz gegenüber Muttermilch gleich nach der Geburt auftritt (Deng et al. 2015), und der ebenfalls autosomal-rezessiv erblichen Erwachsenenform, der primären Laktoseintoleranz. In den ersten Lebensmonaten wird noch ausreichend Laktase gebildet, Muttermilch wird vertragen. Anschließend erfolgt eine kontinuierliche Abnahme der Enzymaktivität, die meist im Alter von fünf bis zehn Jahren abgeschlossen ist (Swallow 2003; Höffeler 2009). Laktoseintoleranz ist nicht gleichzusetzen mit einer Allergie gegen Milch.

Die sekundäre Laktoseintoleranz ist eine vorübergehende Form, die auf einer Schädigung der Dünndarmschleimhaut beruht, hervorgerufen durch eine Reihe von intestinalen Erkrankungen (virale Infektionen, Zöliakie, chronische Enteritis).

■ **Symptome bei Laktoseintoleranz**

Die Symptome bei einer vorliegenden Laktoseintoleranz werden durch die in den Dickdarm gelangte Laktose eingeleitet, die einen osmotischen Einstrom von Wasser ins Darmlumen bewirkt, was zu einer Diarrhö führt. Durch den bakteriellen Abbau der Laktose entstehen Gase, die Blähungen und Krämpfe auslösen können (Swagerty et al. 2002). Der dabei freigesetzte Wasserstoff (H_2) dient als Maß der Laktoseintoleranz im H_2-Exhalationstest.

■ **Häufigkeit der primären Laktoseintoleranz**

Die Häufigkeit der primären Laktoseintoleranz hängt von der ethnischen Herkunft der Menschen ab. Während der Milchzucker von den Nord- und Mitteleuropäern überwiegend metabolisiert werden kann, nimmt die Laktoseintoleranz in der indigenen Bevölkerung Amerikas bis auf 100 % zu (◘ Tab. 27.5).

■ **Diagnose der Laktoseintoleranz**

Für die Diagnose einer Laktoseintoleranz eignet sich ein Laktosebelastungstest. Hierbei werden in der Regel 50 g Laktose gelöst in 400 ml Wasser auf nüchternen Magen getrunken. Labordiagnostisch liegt eine

◘ **Tab. 27.5** Häufigkeit der Laktoseintoleranz bei verschiedenen Bevölkerungsgruppen

Ethnische Gruppe	Häufigkeit [%]
Nordeuropäer	40–55
Südeuropäer	80–85
Schwarzafrikaner	85–90
Asiaten	90–100
Indigene (USA)	95–100

Laktoseintoleranz vor, wenn der Blutglukosespiegel um weniger als 20 mg/dl ansteigt oder wenn bei einem H_2-Exhalationstest die Menge Wasserstoff, die über die Lunge abgeatmet wird um mehr als 20 ppm ansteigt. Der bei diesem Test gemessene Wasserstoff entsteht beim bakteriellen Abbau der Laktose im Kolon. Idealerweise werden bei einem Laktosebelastungstest sowohl der Blutzucker als auch die H_2-Exhalation bestimmt, was in der Praxis jedoch selten durchgeführt wird. Wichtig für die Diagnose und anschließende Einleitung einer Therapie bleibt die zusätzliche Beobachtung der Klinik im Verlauf des Belastungstests.

Eine Hypolaktasie, die homozygote primäre genetisch determinierte Laktoseintoleranz wird labordiagnostisch und klinisch eindeutig ausfallen. Die Betroffenen werden über Meteorismus, Bauchschmerzen und möglicherweise Durchfall berichten. Mit zunehmendem Alter ist eine Zunahme der Symptomatik zu erwarten. Bei Heterozygotie für Laktoseintoleranz reicht die Laktaseaktivität auch für 50 g Laktose im Belastungstest aus, ist jedoch leichter störbar.

Möglich ist für die Diagnose einer Laktoseintoleranz auch ein Gentest sowie die Bestimmung der Laktase im Rahmen einer endoskopischen Untersuchung des Dünndarms.

■ **Therapie der Laktoseintoleranz**

Die Therapie der Laktoseintoleranz folgt wie bei allen Enzymopathien dem Grundsatz der Vermeidung derjenigen Substanz, die nicht metabolisiert werden kann – in diesem Fall also der Laktose. Die noch tolerierbare Menge an Laktose muss individuell festgelegt werden. Hartkäse und halbfester Schnittkäse sind praktisch laktosefrei und werden vertragen. Fermentierte Milchprodukte wie Joghurt, Kefir und Buttermilch werden manchmal in kleinen Mengen besser vertragen, da ein Teil der Laktose von den Mikroorganismen gespalten wird. Diese Aktivität der Mikroorganismen wird bei unerhitzten Milchprodukten im Verdauungstrakt fortgeführt.

Da sehr viele peroral einzunehmende Medikamente und auch viele Fertigprodukte Laktose enthalten, müssen Menschen mit einer sehr geringen Laktosetoleranz die Zutatenliste dieser Produkte genau lesen. In peroral einzunehmenden Medikamenten beträgt der Laktoseanteil einer Einzeldosis allerdings meist weit weniger als 1 g. So findet sich Laktose in zahlreichen Getreideprodukten, Süßigkeiten und Süßstoffen sowie in Margarine, Suppen und Dressings. Es gibt *Laktase*präparate, die – unmittelbar vor einer Laktosebelastung eingenommen – für empfindliche Menschen oder in besonderen Situationen hilfreich sein können.

Kalzium wird bei der Durchschnittsernährung in Deutschland fast zur Hälfte mit Milch und Milchprodukten zugeführt. Um einen Kalziummangel und damit einer Osteoporose vorzubeugen, muss bei vorliegender Laktoseintoleranz eine ausreichende Zufuhr an Kalzium durch andere Nahrungsmittel sichergestellt werden. In laktosefreier Milch und Milchprodukten wurde der Milchzucker in Glukose und Galaktose aufgespalten, der Kalziumgehalt ist in diesen Produkten unverändert. Gute Kalziumquellen und natürlicherweise laktosefrei (<0,1 g Laktose/100 g) sind darüber hinaus Hartkäse, halbfester Schnittkäse und Sauer-milchkäse sowie einige Weichkäse wie Camembert und Brie. Außerdem kann der Kalziumbedarf auch über weitere Nahrungsmittel gedeckt werden, die pro Gramm genauso viel wie oder mehr Kalzium enthalten als Milch.

Anderweitige Milchersatzprodukte aus Hafer, Dinkel, Reis, Nüssen, Hülsenfrüchten und zahlreichen weiteren Hilfsstoffen müssen jeweils kritisch hinsichtlich der Zusammensetzung geprüft werden. Diese werden als Milchersatz in Form von „Drinks", „Joghurts", „Quarkspeisen" und „Käseersatzprodukten" angeboten. Die Quantität und Qualität der Makro- und Mikronährstoffe insbesondere von Eiweiß, Fett, Kohlenhydraten, Zucker und Kalzium weichen erheblich von Milch und Milchprodukten ab. Diese können deshalb nur bedingt als Ersatz empfohlen werden.

Kalziumreiche Nahrungsmittel
- Grünkohl
- Spinat
- Brokkoli
- Sardinen
- Krabben
- Tofu
- Mineralwasser

Es zeigt sich, dass in Ländern ohne Milchwirtschaft die Osteoporosehäufigkeit teilweise deutlich niedriger liegt als in Ländern mit dem höchsten Konsum an Milchprodukten. Für dieses scheinbare Paradoxon sind über die Kalziumzufuhr hinausgehende Verhaltensweisen verantwortlich (◘ Tab. 27.6).

27.4.2 Phenylketonurie

Die Phenylketonurie (PKU) ist eine autosomal-rezessiv vererbte Enzymopathie, bei der das Enzym Phenylalaninhydroxylase

◻ **Tab. 27.6** Einflussfaktoren auf die Kalziumverfügbarkeit

Kalziumverfügbarkeit	Einflussfaktoren
Verminderte Absorption	Vitamin-D-Mangel (zu wenig Aufenthalt im Freien)
	Exzessive Phosphatzufuhr (Colagetränke, bestimmte Wurstsorten)
	Medikamente (Glukokortikoide, Antikonvulsiva)
	Achlorhydrie (wenig Magensäure)
	Chronische Lebererkrankungen
	Zöliakie, Morbus Crohn, Colitis ulcerosa
Vermehrte Ausscheidung	Überversorgung mit Protein
	Überversorgung mit Speisesalz
	Reichlicher Kaffeekonsum (Koffein)
	Reichlicher Alkoholkonsum
	Störung des Säure-Basen-Gleichgewichts (Azidosen)

eine verringerte Aktivität besitzt oder völlig fehlt. Es handelt sich dabei um eine von bisher 400 bekannten Mutationen des Enzymgens, sodass die Umwandlung von Phenylalanin zu Tyrosin gestört oder ganz unterbrochen ist. An dieser Reaktion ist der Kofaktor Tetrahydrobiopterin (TH_4) beteiligt, der seinerseits Mutationen unterliegt und für die PKU verantwortlich sein kann. Zur sicheren Diagnose müssen daher Tests der beiden möglichen Mutationen durchgeführt werden.

▪ **Häufigkeit der PKU**
Die Häufigkeit der PKU beläuft sich in Deutschland auf etwa 1:7000 und ist damit die häufigste Störung des Aminosäurenstoffwechsels.

▪ **Symptome der PKU**
Die Symptome bei einer PKU sind schwere neurologische Störungen, die zur geistigen Behinderung führen können, ausgelöst durch eine erhöhte Konzentration von Phenylalanin und unphysiologische Phenylalaninderivate wie Phenylpyruvat im Blut. Die Akkumulation dieser Substanzen hemmt die Aufnahme anderer Aminosäuren wie Methionin und Tyrosin ins Gehirn. Der Mangel an diesen Aminosäuren führt zu einer verminderten Synthese von Proteinen und Neurotransmittern sowie zum Abbau der Myelinschicht und so zur Beeinträchtigungen der Gehirnentwicklung.

▪ **Diagnose der PKU**
Zur Diagnose der PKU wird heute ein staatliches Screening-Programm am Ende der ersten Lebenswoche durchgeführt. Bei diesem mikrobiologischen Guthrie-Test wird die Konzentration von Phenylalanin im Blut ermittelt. Werte von unter 2 mg/dl gelten als normal, Werte darüber als auffällig. Bei Werten von über 8 mg/dl besteht Behandlungsbedarf. Dieser Test gibt nur zuverlässige Daten, wenn folgende Umstände zutreffen:
− Kein Blutaustausch und keine Bluttransfusion
− Ausreichende Proteinzufuhr über drei Tage
− Keine Therapie mit Antibiotika

▪ **Therapie der PKU**
Bei der Therapie der PKU muss zunächst durch den TH_4-Test eine Störung des Koenzymsystems ausgeschlossen werden. Danach erfolgt eine phenylalaninfreie Ernährung auf Milchersatzbasis, bis die Konzentration von Phenylalanin im Blut unter 8 mg/dl gesunken ist. Aus einer berechneten Mischung aus adaptierter Säuglingsmilch und einem phenylalaninfreien Proteinersatzpräparat kann die Phenylalaninzufuhr so gesteuert werden, dass Werte von 2–4 mg/dl erreicht werden.

Muttermilch enthält durch einen geringeren Proteingehalt nur etwa ein Drittel der Phenylalaninmenge von Kuhmilch und etwa zwei Drittel von Standardsäuglingsmilch auf Kuhmilchbasis. Deshalb sollte wegen der vielseitigen Vorteile des Stillens nach einer Verfütterung von 30–50 ml eines phenylalaninfreien Milchersatzpräparates *ad libitum* gestillt werden. Durch wöchentliche Kontrollen kann die Menge des Milchersatzpräparats so bemessen werden, dass die Phenylalaninkonzentration auf 2–4 mg/dl gehalten wird.

Nach der Stillzeit muss lebenslang eine phenylalaninkontrollierte Diät eingehalten werden. Die Phenylalaninkonzentrationen in Lebensmitteln sind hinreichend bekannt, sodass eine entsprechende Kost unter Einbeziehung phenylalaninfreier Aminosäurenhydrolysate zusammengestellt werden kann. Tierische Lebensmittel enthalten deutlich mehr Phenylalanin als pflanzliche Lebensmittel, sodass eine pflanzenbetonte Kost den Bedarf an Ersatzprodukten deutlich senken kann. Der Bedarf an Phenylalanin nimmt im Laufe der ersten sechs Lebensjahre deutlich ab (◘ Tab. 27.7). Der Phenylalaningehalt sollte etwa 5 % vom Proteinbedarf betragen.

Als problematisch erweist sich oft der unangenehme Geruch und Geschmack der Aminosäurenmischungen. Dadurch kommt es häufig zur Ablehnung der Diät, besonders bei Kindern, deren Geschmack und Geruch nicht von Anfang an und konsequent durch diese Supplemente geprägt wurde. Da die erforderliche Diät im Jugendalter nur selten eingehalten wird, empfiehlt es sich, eine vegetarische Ernährung zu praktizieren. Die damit zugeführten Mengen an Phenylalanin werden meist gut vertragen. Sollten sich Konzentrationsstörungen und Unruhe einstellen, muss zu einer strikten Diät zurückgekehrt werden.

Durch eine ungenügende Zufuhr von Phenylalanin kann es zu einem Proteinabbau kommen, bei dem Phenylalanin freisetzt wird. Die daraus folgende Erhöhung der Phenylalaninkonzentration im Blut kann zu Durchfall, Krampfanfällen, Hautausschlag, megaloblastärer Anämie, osteolytischen Veränderungen des Skeletts und langfristig zu Gedeihstörungen führen. Diese Auswirkungen lassen sich durch eine entsprechende Zufuhr an Phenylalanin beseitigen. Bei PKU wird häufig ein Eisenmangel festgestellt, der durch eine Verbesserung der Eisenresorption behoben werden kann.

Auch der Selenstatus ist bei Patienten mit PKU nicht immer optimal. Ein gezielter Verzehr von selenreichen Lebensmitteln kann hier Abhilfe schaffen (Paranüsse; gemahlene Sesamsamen).

Bei Kindern von PKU-Müttern, die während der Schwangerschaft eine zu hohe Phenylalaninkonzentration im Blut aufweisen, kann das sich entwickelnde Nervensystem geschädigt werden. Es kann zu so unterschiedlichen Folgen wie Herzfehlern, Mikrozephalien und geistiger Retardierung, Minderwuchs und Skelettanomalien kommen. Frauen mit einer PKU und Kinderwunsch sollten vor der Empfängnis mindestens einen Monat eine strenge PKU-Diät einhalten oder so lange, bis ein Wert von 1–3 mg/dl Phenylalanin im Serum vorliegt. Mit der Nahrung dürfen bis zu 20 % des Proteinbedarfs (1,5 g pro kg Körpergewicht und Tag), also 0,3 g/kg Körpergewicht und Tag, mit der Nah-

◘ **Tab. 27.7** Täglicher Bedarf an Phenylalanin	
Altersgruppe	**Bedarf an Phenylalanin [mg/kg Körpergewicht]**
0–3 Monate	45
4–11 Monate	30
1–6 Jahre	20
>6 Jahre	15

rung aufgenommen werden, 80 % müssen mit einer Aminosäurenmischung zugeführt werden.

Bei der PKU-Diät ist eine ausreichende Zufuhr von Tyrosin erforderlich. Wenn die Tyrosinzufuhr nicht die erforderliche Menge von etwa 50 mg/kg Körpergewicht erreicht, muss der Rest substituiert werden. Bei Säuglingen werden 300–350 mg und bei Kindern und Jugendlichen etwa 120 mg/kg Körpergewicht zugeführt (Elsas und Acosta 1999).

27.4.3 Hereditäre Fruktoseintoleranz

Die primäre Ursache der hereditären Fruktoseintoleranz (HFI) ist eine stark verminderte Aktivität des Enzyms Fruktose-1-Phosphat-Aldolase, die den zweiten Schritt der Fruktoseassimilation katalysiert. Die Folge ist eine Anhäufung von dem toxisch wirkenden Fruktose-1-Phosphat in der Dünndarmschleimhaut, der Leber und den Nieren (Oppelt et al. 2015).

■ **Häufigkeit der HFI**

Die Häufigkeit dieser autosomal-rezessiven vererbten Erkrankung ist recht gering, nach Schätzungen gibt es etwa 3000 Fälle in Deutschland.

■ **Symptome der HFI**

Als Symptome der HFI sind Erbrechen, Durchfall und Schock bekannt; aber auch Dystrophie, Hypoglykämie, Gerinnungsstörungen und Hepatomegalie mit späterem

Übergang in Zirrhose und Proteinurie können auftreten.

■ **Diagnose der HFI**

Die Diagnose der HFI erfolgt durch Nachweis des Enzymdefekts in Biopsiematerial der betroffenen Organe (Dünndarm, Leber, Nieren).

■ **Therapie der HFI**

Die Therapie der HFI besteht in der vollständigen Meidung von fruktosehaltigen Nahrungsmitteln wie Obst und Gemüse. Außerdem findet sich Fruktose in Verbindung mit Glukose in Saccharose (Rohrzucker, Rübenzucker), Invertzucker und Sorbitol sowie in Honig. Inulin besteht aus einem Polysaccharid aus Fruktose und wird deshalb in der Ernährung von Diabetikern eingesetzt. Inulin findet sich besonders in Topinambur, Schwarzwurzeln, aber auch in Artischocken und einigen anderen Gemüsearten.

Da Milch keine Fruktose enthält, können Säuglinge voll gestillt oder mit einer nur laktosehaltigen Milch ernährt werden. Nach Entwöhnung dürfen keine Obst- und Gemüsezubereitungen gefüttert werden, deshalb sind Vitaminsupplemente erforderlich. Mütter sollten die Breikost selbst herstellen, um sicher zu sein, dass diese fruktosefrei sind. Nach dem ersten Lebensjahr können vielerlei Nahrungsmittel verzehrt werden, andere sollten gemieden werden (◘ Tab. 27.8).

Falls eine Infusionstherapie oder eine parenterale Ernährung für Patienten mit HFI erforderlich sein sollte, dürfen die Flüssigkeiten unter keinen Umständen Fruktose enthalten, die Folgen können fatal sein.

◻ Tab. 27.8 Erlaubte und nicht erlaubte Nahrungsmittel bei Fruktoseintoleranz ab dem 1. Lebensjahr

Erlaubte Gemüse	Nicht erlaubte Nahrungsmittel und Produkte
Kopfsalat, Feldsalat, Chicorée	Alle saccharose- und fruktosehaltigen Nahrungsmittel
Brokkoli, Blumenkohl, Weißkohl	Fruchtsäfte, Süßigkeiten, Konserven
Erbsen, grüne Bohnen	Weißbrot, Vollkornbrot, Pumpernickel
Rettich, Radieschen	Diabetikerzucker, Haushaltszucker, Invertzucker, Sorbit
Gurken, Tomaten, Pilze	Honig, Marmelade
Spinat, Rhabarber	Mayonnaise, Ketchup, Fertigsoßen

27.5 Histaminintoleranz

Die Histaminintoleranz wurde in den letzten Jahren durch die Medien und im Internet stark thematisiert. Zahlreiche Menschen finden hier eine Beschreibung ihrer Gesundheitsbeschwerden und fühlen sich als Betroffene. Die wissenschaftliche Datenlage für das Krankheitsbild ist begrenzt. Verlässliche Laborparameter für eine gesicherte Diagnose sind bisher nicht vorhanden.

■ **Eigenschaften des Histamins**
Histamin ist ein von Organismen gebildetes biogenes Amin. Es wird durch Dekarboxylierung aus der Aminosäure L-Histidin gebildet und vor allem in Mastzellen, basophilen Granulozyten und Nervenzellen gespeichert. Es wirkt als Gewebshormon und Neurotransmitter. Zu einer endogenen Histaminfreisetzung kommt es vor allem bei allergischen Reaktionen, aber auch bei Entzündungen und Verbrennungen. Darüber hinaus können Lebensmittel Histamin oder andere biogene Amine enthalten und Unverträglichkeitsreaktionen hervorrufen bzw. den Histaminmetabolismus beeinflussen.

Zu einer Intoxikation mit Histamin kommt es obligat bei großen Mengen ab 1000 mg Histamin, wie sie beispielsweise bei verdorbenem Fisch der Familie der Scombridae (z. B. Thunfisch, Makrele) auftreten kann.

■ **Wirkungen des Histamins**
Histamin wirkt auf die H_1-, H_2- und H_3-Rezeptoren:
▬ Wirkungen, die über den **H_1-Rezeptor** vermittelt werden: Steigerung der Permeabilität der Venolen (Sofortreaktion), Steigerung der Herzfrequenz, Blutdrucksenkung, Kontraktion der glatten Muskulatur, Anstieg des Atemwegswiderstandes, gesteigerte Chemotaxis der eosinophilen und neutrophilen Granulozyten sowie Stimulation der nasalen Schleimproduktion.
▬ **H_2-Rezeptor**-vermittelte Reaktionen: Steigerung der Permeabilität der Venolen (verzögerte Reaktion), Blutdrucksenkung, Zunahme der Herzfrequenz und Herzkontraktilität, Steigerung der Magensäuresekretion und der Schleimproduktion der Atemwege, Stimulierung CD8-positiver T-Lymphozyten und Inhibition der Chemotaxis von eosinophilen und neutrophilen Granulozyten.
▬ **H_3-Rezeptoren** hemmen die cholinergische und nichtcholinergische Erregbarkeit von Nerven der Atemwege. Eine Blockierung der H3-Rezeptoren vermindert die histamininduzierte Bronchokonstriktion.

■ **Abbau des Histamins**
Für Histamin sind zwei Abbauwege im Körper bekannt: Enteral zugeführtes Histamin wird durch die Darmmukosazellen absorbiert und durch die im Zytoplasma vorhandene DAO katabolisiert. Darüber hinaus wird Histamin unter anderem in den Hepa-

tozyten, möglicherweise auch im Darm, enzymatisch durch Histamin-N-Methyltransferase (HNMT) zunächst in N-Methylhistamin umgebaut und anschließend bevorzugt durch die Monoaminooxidase (MAO) abgebaut (Maintz und Novak 2007).

■ **Symptome der Histaminose**

Die Symptome der Histaminose können verschiedene Organsysteme betreffen und sind entsprechend vielseitig: Flush, Pruritus, chronische Urtikaria, Angioödem, Aggravierung einer atopischen Dermatitis, Rhinitis, Niesreiz, bronchiale Obstruktion, Atemnot, Asthma bronchiale, Tachykardie, Arrhythmie, gastrointestinale Beschwerden (Übelkeit, Erbrechen, Magenschmerzen, Diarrhö, Krämpfe), vasomotorischer Kopfschmerz, Bewusstseinstrübung, Hypotension bis zum anaphylaktoiden Schock.

Gemäß der multiplen klinischen Symptome bleibt eine Differenzialdiagnostik unabdingbar, die sich an den Symptomen orientiert (◨ Tab. 27.9).

■ **Ursachen der Histaminose**

Die vermuteten Ursachen der Histaminose beruhen auf

- übermäßiger Zufuhr biogener Amine mit der Nahrung,
- einer gesteigerten intestinalen Produktion biogener Amine,
- einem verminderten intestinalen Abbau (aufgrund eines vermuteten Enzymmangels),
- einer nicht IgE-vermittelten Histaminfreisetzung aus den Mastzellen und den Basophilen durch Histaminliberatoren aus den Nahrungsmitteln (endogene Zellaktivierung) und
- Kombinationen der genannten Punkte.

Bestimmten Medikamenten wie Azetylsalizylsäure, Azetylzystein, Metamizol, Verapamil, Metronidazol oder Metoclopramid wird eine DAO-hemmende Wirkung zugesprochen. Auch hier ist die Datenlage noch unsicher.

■ **Diagnose der Histaminose**

Derzeit gängige Praxis für die Diagnose einer Histaminose ist die Bestimmung der DAO im Serum, die Bestimmung von Histamin im Serum oder die Bestimmung von Methylhistamin im Urin unter histaminarmer und histaminreicher Diät.

Bisher fehlen prospektive kontrollierte Studien, die einen Enzymmangel oder einen

◨ **Tab. 27.9** Symptome und Differenzialdiagnosen der Histaminose

Symptome	Differenzialdiagnosen
Flush	Neuroendokrine Tumoren
Juckreiz	Inhalative Allergien, Nahrungsmittelallergien, atopische Dermatitis, Urtikaria, Pruritus sine materia
Magenschmerzen, Übelkeit, Erbrechen, Diarrhö oder weitere gastrointestinale Beschwerden	Chronisch entzündliche Darmerkrankungen, Gastritis, Helicobacter-pylori-Infektion, Kohlenhydratmalassimilationen (Laktoseintoleranz, Fruktosemalabsorption, Sorbitmalabsorption), Zöliakie
Rhinitis	Allergische und nicht allergische Rhinitis
Asthmatische Beschwerden	Allergisches und nicht allergisches Asthma
Kreislaufbeschwerden, Blutdruckabfall, Tachykardie, Schwindel	Nahrungsmittelallergie, kardiologische Erkrankungen

Enzymaktivitätsmangel als Ursache einer Unverträglichkeit gegenüber oral aufgenommenem Histamin sicher belegen (Reese et al. 2021).

Auch die Bestimmung von Histamin im Serum scheint kein verlässlicher Parameter zu sein (Giera et al. 2008). Der Methylhistamingehalt im Urin hängt nicht nur vom Histamin-, sondern auch vom Eiweißgehalt der Nahrung ab und stellt damit ebenfalls keinen verlässlichen Parameter dar.

Eine diagnostische Aussagekraft könnte die Bestimmung der DAO und gegebenenfalls der HNMT in der Dünndarmschleimhaut haben. Die Konzentration der DAO im Serum lässt nach derzeitigem Wissen keine Rückschlüsse auf die DAO-Konzentration im Dünndarm zu.

Eine orale Provokation mit Histamindihydrochlorid in titrierter Weise unter ärztlicher Aufsicht bleibt ein theoretischer Ansatz, der aufgrund mangelnder Erfahrung bisher nicht praktisch umgesetzt werden sollte (Wöhrl et al. 2004).

■ **Histamingehalt in Nahrungsmitteln**

Dekarboxylasen kommen in tierischen und pflanzlichen Geweben sowie in Mikroorganismen vor. Durch mikrobiell bedingten Verderb von Lebensmitteln (vor allem Fisch, Fleisch und Wurst) sowie durch mikrobiell bewusst hergestellte Lebensmittel (Käse, insbesondere Rohmilchkäse, Bergkäse, Schweizer oder Allgäuer Emmentaler, Parmesan, milchsauer vergorenes Gemüse, Sauerkraut, Rohwurst, geräucherter Schinken, Salami, Wein und Sekt) können hohe Konzentrationen biogener Amine entstehen (Jarisch 2004).

Der Histamingehalt von Nahrungsmitteln unterliegt starken Schwankungen in Abhängigkeit von der Sorte, Reifedauer, Lagerdauer und Verarbeitung eines Lebensmittels. So kann der Histamingehalt in Emmentaler von < 0,1–2000 mg/kg und der von geräucherter Makrele von <0,1 g–1788 mg/kg variieren (Pechanek et al. 1983).

Diätempfehlungen zur histaminarmen Ernährung verbieten häufig Lebensmittel, die kein Histamin enthalten wie Hefe, Brot oder Gluten. Histamin lässt sich nicht durch Kochen oder Tiefgefrieren zerstören, Histamin ist geschmacksneutral.

■ **Praktisches Vorgehen bei Verdacht auf Histaminintoleranz**

Besteht nach Klärung der verschiedenen Differenzialdiagnosen (◘ Tab. 27.9) weiterhin der Verdacht auf eine Histaminunverträglichkeit, so können anhand eines Symptom- und Beschwerdetagebuches verdächtige Mengen biogener Amine individuell eingegrenzt und Begleitumstände, die eine Überempfindlichkeit induzieren oder fördern, identifiziert werden.

Eine geeignete Ernährung mit frischen Lebensmitteln besteht aus Getreideprodukten wie Flocken, Brot, Backwaren, Gemüse, Obst, Hülsenfrüchten, Milch und Milchprodukten, inklusive jungem Käse aus pasteurisierter Milch, frischem Fleisch und frischem bzw. tiefgefrorenem Fisch. Gemieden werden sollten – neben den individuell als unverträglich eingestuften Lebensmitteln – vor allem aufgewärmte Gerichte, Trockenobst, Säfte, alkoholische Getränke, Rohmilchkäse, Rohwurst, geräucherter Fisch oder milchsauer vergorenes Gemüse. Als günstig könnten sich regelmäßige kleine Mahlzeiten über den Tag verteilt erweisen.

Aus dem Wirkmechanismus der Antihistaminika ergibt sich, dass diese im Einzelfall symptomorientiert für eine Therapie eingesetzt werden könnten, um zu überprüfen, ob sich das Beschwerdebild ändert. So wären H_1-Rezeptorantagonisten vor allem bei Flush, Pruritus und Tachykardie geeignet, H_2-Rezeptorantagonisten bei Übelkeit, Erbrechen und Magenschmerzen. Pragmatisch wäre eine Kombination aus H_1- und H_2-Rezeptorantagonisten über einen definierten Zeitraum (Reese et al. 2009).

27.6 Unverträglichkeit von Weizen

In den letzten Jahren sind Weizen-abhängige Erkrankungen wie die Glutenunverträglichkeit, die Weizenallergie und die „Nicht-Zöliakie-Nicht-Weizenallergie-Weizensensitivität" in der breiten Öffentlichkeit diskutiert worden und Gegenstand wissenschaftlicher Forschung.

Pathophysiologisch können bei der Unverträglichkeit von Weizen verschiedene Krankheitsbilder unterschieden werden:
- Zöliakie, einschließlich der Begleiterkrankungen
- Weizenallergie und/oder Allergien gegen weitere glutenhaltige Getreide
- Nicht-Zöliakie-Nicht-Weizenallergie-Weizensensitivität

27.6.1 Zöliakie

Bei der Zöliakie handelt es sich um eine lebenslange immunologisch vermittelte chronisch entzündliche Darmerkrankung, die sich bei Personen mit genetisch-determiniertem Risiko manifestiert. Durch eine fehlgeleitete Immunantwort auf Gluten und verwandte Proteine, die in Weizen, Roggen, Gerste und anderen Getreidesorten vorkommen, werden entzündliche Veränderungen im Dünndarm hervorgerufen. Die Zöliakie zählt zu den Autoimmunerkrankungen. Die intestinale Schädigung wiederum kann zu einer Malabsorption von Nährstoffen und entsprechenden Folgeerkrankungen führen.

■ **Symptome der Zöliakie**

Die klassische frühkindliche Form beginnt zwischen dem ersten und dritten Lebensjahr. Häufig treten inzwischen jedoch auch Formen auf, bei denen die Betroffenen erst später durch Symptome auffallen wie abdominelle Beschwerden, dyspeptische Durchfälle, Flatulenz oder Wechsel der Stuhlgewohnheiten, Obstipation, Schlaflosigkeit, Anämie, Müdigkeit, Depressionen,

Muskelschmerzen, rheumatische Beschwerden, Migräne, Epilepsie, Hautveränderungen, einschließlich der Dermatitis herpetiformis Duhring, Amenorrhö oder laborchemische Veränderungen wie eine Transaminasenerhöhung oder Schilddrüsenfunktionsstörungen.

■ **Einteilung der Zöliakie**

Unterschieden wird heute in die klassische Zöliakie (klassische, vor allem gastrointestinale Symptome), symptomatische (ausschließlich extraintestinale Symptome), subklinische (klinisch symptomfrei), refraktäre (unveränderte Symptomatik unter einer glutenfreien Diät) und potenzielle (symptomfrei unter glutenhaltiger Diät) Formen. Diese unterschiedlichen Formen finden sich in der OSLO-Klassifikation der Zöliakie (◘ Tab. 27.10).

■ **Diagnose der Zöliakie**

Diagnostisch ist eine Zöliakie durch die endoskopisch in der Dünndarmhistologie (Marsh 2–4) nachgewiesene Zottenatrophie bestätigt. Serologisch zeigen sich meist erhöhte Antikörper für die Tissue-Transglutaminase-IgA-Antikörper und Endomysium-IgG-Antikörper. Gleichzeitig sollte ein IgA-Mangel ausgeschlossen werden. Darüber hinaus kann bei fraglicher Zöliakiediagnostik eine HLA-Typisierung für DQ2 und DQ8 erfolgen (Felber et al. 2014; ◘ Tab. 27.10).

Diskrepanzen in der Diagnostik sind möglich, als Goldstandard und entscheidendes Kriterium gilt die Dünndarmhistologie.

■ **Therapie der Zöliakie**

Eine glutenfreie Ernährung ist für Zöliakiebetroffene die einzige Therapie für ein beschwerdefreies Leben. Eine strikt glutenfreie Ernährung, bei der auch Kontaminationen und Spuren von Gluten (Weizen, Dinkel, Grünkern, Roggen, Gerste, Malz, Einkorn, Emmer) gemieden werden sollten, führt bei der klassischen und symptomati-

◘ Tab. 27.10 OSLO-Klassifikation der Zöliakie. (Mod. nach Felber et al. 2014)

Zöliakie	Malabsorptionssyndrom	Unspezifische Symptome	Zöliakie-spezifische AK[a], tTG-AK[b]	HLA-DQ2, HLA-DG8[c]	Marsh 2 oder 3[d]
Klassische	+	+/–	+	+	+
Symptomatische	–	+	+	+	+
Subklinische	–	–	+	+	+
Potenzielle	–	–	+	+	–
Refraktäre	+	+/–	+	+	+

[a] Zöliakie-spezifische Antikörper
[b] Tissue-Transglutaminase-IgA-Antikörper
[c] humanes Leukozytenantigen
[d] Histologie nach Marsh

schen Zöliakie zu einem Rückgang der Zottenatrophie und der begleitenden gastrointestinalen und unspezifischen Symptome. Damit einhergehend ist auch ein Rückgang der Malabsorption von Nährstoffen zu erwarten. Bei der subklinischen und refraktären Zöliakie ist definitionsgemäß keine Veränderung der Symptomatik unter der glutenfreien Diät zu erwarten, dennoch wird diese empfohlen. Eine Sonderstellung erfährt der Hafer, der bei einer neu diagnostizierten Zöliakie gemieden werden sollte, aber im Einzelfall bei symptomfreien Patienten wieder verzehrt werden kann.

Bei zusammengesetzten Lebensmitteln sollte ausschließlich auf die in der Lebensmittelliste der Deutschen Zöliakie Gesellschaft e.V. (DZG, ▶ www.dzg-online.de) verzeichneten Lebensmittel zurückgegriffen werden. Kontaminationshinweise („ ... kann auch Spuren von Gluten enthalten") in Zutatenlisten dienen ausschließlich der rechtlichen Absicherung des Herstellers und sind auch bei den als sicher glutenfrei gelisteten Lebensmitteln der DZG-Lebensmittelliste zu finden.

27.6.2 Weizenallergie

Ebenso wie bei der Zöliakie handelt es sich bei der Weizenallergie um eine immunologische Reaktion auf Weizenprotein. Im Gegensatz zur Zöliakie treten hier IgE-vermittelte und/oder T-Zell-vermittelte Reaktionen gegen verschiedene Weizenproteine und nicht nur gegen das Klebereiweiß auf. Relativ häufig sind bei Weizenallergikern zeitgleich Kreuzreaktionen auf Getreidepollen oder andere glutenhaltige Getreide wie Roggen oder Gerste oder auch glutenfreie Getreide wie Reis, Hirse und Mais.

■ **Symptome der Weizenallergie**
Die Symptome der Weizenallergie können sich in Mund, Nase, Augen, Rachen, der Haut, der Lunge oder dem Gastrointestinaltrakt zeigen.

■ **Therapie der Weizenallergie**
In Abhängigkeit der Symptomatik sollten die auslösenden Getreide gemieden werden. Meist ist keine strikte Karenz für alle glutenhaltigen Getreide erforderlich.

Eine Sonderform der Weizenallergie ist die anstrengungsinduzierte Weizenallergie. Hierbei erleben Patienten nur Reaktionen, die jedoch bis zur Anaphylaxie mit vor allem Kreislaufbeschwerden führen können, wenn nach Weizenkonsum innerhalb der folgenden drei bis vier Stunden gleichzeitig körperliche Anstrengung erfolgt. Labordiagnostisch sind diese Patienten meist durch ein erhöhtes spezifisches IgE für ω-5-Gliadin (Tri a 19) auffällig (Scherf et al. 2016).

27.6.3 Nicht-Zöliakie-Nicht-Weizenallergie-Weizensensitivität

Hierbei handelt es sich um ein unscharf definiertes Krankheitsbild mit nicht immunologischer Intoleranzreaktion gegenüber Weizenbestandteilen.

- **Symptome**
Das klinische Bild kann der Zöliakie ähnlich sein mit Blähungen, abdominellen Beschwerden, Schmerzen oder Durchfällen. Möglich sind aber auch extraintestinale Beschwerden wie Muskelbeschwerden, Knochen- und Gelenkschmerzen, Kopfschmerzen bis zur Migräne, Müdigkeit, Abgeschlagenheit, Aufmerksamkeitsdefizitstörungen oder Hyperaktivität (Mansueto et al. 2014; Molino-Infante et al. 2014).

- **Diagnose**
Labordiagnostisch lässt sich das Krankheitsbild nicht erfassen, eine Zöliakie und eine Allergie gegen Weizen sollten sicher ausgeschlossen werden. Dünndarmhistologisch ist Marsh 0–1 möglich, Gliadin-IgA- und -IgG-Antikörper zeigen sich teilweise erhöht (Infantino et al. 2015).

- **Auslöser**
Als Auslöser für die Nicht-Zöliakie-Nicht-Weizenallergie-Weizensensitivität werden die mit glutenhaltigen Getreiden assoziier-

ten Amylase-Trypson-Inhibitoren (ATI) oder auch sogenannte FODMAP (Fermentierbare Oligo-, Di- und Monosaccharide und Polyole) diskutiert (Leiß 2014). Diätetisch erleben Patienten unter einer weizenfreien, teilweise glutenfreien und zeitgleich vor allem fruktosearmen, sorbitfreien und eventuell laktosearmen Diät einen Rückgang ihrer Beschwerden. Studien hierzu gibt es bisher nicht.

- **Therapie**
In Abhängigkeit der Symptomatik sollte eine weizen-, gegebenenfalls auch dinkel- und zusätzlich glutenfreie Diät eingeleitet werden. Bei dominierender gastrointestinaler Symptomatik sollte zusätzlich der Verzehr von Fruktose auf 5–10 g pro Tag eingeschränkt werden. Als alternative Getreide können möglicherweise Hafer und Roggen Verwendung finden. Der Verzehr von Zuckeralkoholen wie Sorbit, Mannit und Xylit sollte weitestgehend vermieden werden.

27.7 Zusammenfassung

Nahrungsmittelunverträglichkeiten beruhen auf verschiedenen Mechanismen, die zu krankhaften Reaktionen nach dem Verzehr bestimmter Nahrungsmittel führen. Die Nahrungsmittelallergie ist eine immunologische Reaktion auf einen Nahrungsmittelinhaltsstoff, die zu unterschiedlichen Symptomen an verschiedenen Organen führen kann. Bei Kindern sind es primär Kuhmilch und Eier, bei Erwachsenen vornehmlich Baumnüsse, Erdnuss, Gemüse und Früchte, die sich als problematisch erweisen. Zur Prävention und Therapie müssen die entsprechenden Allergene gemieden werden.

Bei Pseudoallergien liegt keine immunologische Reaktion vor, die Symptome und die Therapie sind die gleichen wie bei der Nahrungsmittelallergie, d. h. Meidung der problematischen Nahrungsmittel, Selbstherstellung von Speisen und Vorsicht beim

Konsum von Fertigprodukten. Bei der Laktoseintoleranz liegt ein Mangel oder eine verringerte Aktivität der Laktase vor, sodass nach dem Konsum von Milchprodukten Diarrhö mit Gasbildung auftritt. Der Verzehr von Hartkäse, halbfestem Schnittkäse laktosefreien Milchprodukten und ggf. geringen Mengen von Sauermilchprodukten ist auch bei bestätigter Laktoseintoleranz meist symptomlos. Bei der Phenylketonurie und weiteren Enzymopathien wie der hereditären Fruktoseintoleranz muss eine weitestgehend strikte Karenzdiät eingehalten werden.

Bei einer Histaminintoleranz eignen sich besonders frische Lebensmittel, gemieden werden sollten alle als unverträglich eingestuften Lebensmittel. Als günstig könnten sich regelmäßige kleine Mahlzeiten über den Tag verteilt erweisen. Bei der intestinalen Fruktosemalabsorption muss der Anteil von Fruktose vor allem durch Obst und mit Fruktose gesüßte Lebensmittel eingeschränkt werden. Bei der Sorbitmalabsorption müssen sorbithaltige Obstsorten, Medikamente und Süßwaren gemieden bzw. eingeschränkt werden.

Die Glutenunverträglichkeit ist primär als Zöliakie bekannt, eine lebenslange immunologisch vermittelte chronische entzündliche Darmerkrankung. Für Zöliakiebetroffene ist eine glutenfreie Ernährung die einzige Therapie für ein beschwerdefreies Leben.

Literatur

Breitender H, Mills EN (2005) Molecular properties of food allergens. J Allergy Clin Immunol 115:14–23

Caffarelli C, Petroccione P (2001) False-negative food challenges in children with suspected food allergy. Lancet 358:1871–1872

Chapman MD, Pomés A, Breiteneder H, Ferreira F (2007) Nomenclature and structural biology of allergens. J Allergy Clin Immunol 119:414–420

Deng Y, Misselwitz B, Dai N, Fox M (2015) Lactose intolerance in adults: biological mechanism and dietary management. Nutrients 7:8020–8035

DGAKI (Deutsche Gesellschaft für Allergologie und klinische Immunologie), DDG (Deutsche Dermatologische Gesellschaft) (2004) Allergieprävention. Allergol J 13:252–260

DGE (Deutsche Gesellschaft für Ernährung) (2004) Begriffsbestimmungen und Abgrenzung von Lebensmittel-Unverträglichkeiten. www.dge.de Zugriffsdatum an. 02.2023

Elmadfa I, Leitzmann C (2023) Ernährung des Menschen. Ulmer, Stuttgart

Elsas LJ, Acosta PB (1999) Nutritional support of inherited matabolic disease. In: Shils ME et al (Hrsg) Modern nutrition in health and disease. Williams & Wilkins, Baltimore

Etesamifar J, Wüthrich B (1998) IgE-vermittelte Nahrungsmittelallergie bie 383 Patienten unter Berücksichtigung des oralen Allergiesyndroms. Allergologie 21:451–457

Felber J, Aust D, Baas S et al (2014) S2k-Leitlinie Zöliakie. Ergebnisse zur Zöliakie, Weizenallergie und Weizensensitivität. https://www.dgvs.de/wp-content/uploads/2016/11/DGVS_Empfehlung_fuer_Zoeliakie.pdf

Giera B, Straube S, Konturek P et al (2008) Plasma histamine levels and symptoms in double blind placebo controlled histamine provocation. Inflamm Res 57(S1):1–2

Henzgen M, Vieths S, Reese I (2004) Nahrungsmittelallergien durch immunologische Kreuzreaktionen. Allergol J 14:48–59

Höffeler F (2009) Geschichte und Evolution der Lactose(in)toleranz. Biologie in unserer Zeit 39:378–387

Hoh RA, Boyd SD (2018) Gut mucosal antibody responses and implications for food allergy. Front Immunol 9:2221

Infantino M, Manfredi M, Meacci F et al (2015) Diagnostic accuracy of anti-gliadin antibodies in non-celiac gluten sensitivity (NCGS) patients: a dual statistic approach. Clin Chim Acta 451:135–141

Jarisch R (2004) Histamin-Intoleranz. Histamin und Seekrankheit, 2. Aufl. Thieme, Stuttgart

Kobernick AK, Chambliss J, Burks AW (2015) Pharmacologic options for the treatment and management of food allergy. Expert Rev Clin Pharmacol 8:623–633

Leiß O (2014) Fiber, food intolerances, FODMAPs, gluten and functional gastrointestinal disorders – update 2014. Z Gastroenterol 52:1277–1298

Lepp U, Ehlers I, Erdmann S et al (2002) Therapiemöglichkeiten bei der Ig-vermittelten Nahrungsmittelallergie. Allergol J 11:156–162

Lepp U, Ballmer-Weber B, Beyer K et al (2010) Therapiemöglichkeiten bei der IgE-vermittelten Nahrungsmittelallergie. Allergo J 19:187–195

Maintz L, Novak N (2007) Histamine and histamine intolerance. Am J Clin Nutr 85:1185–1196

Mansueto P, Seidita A, DÁlcamo A, Carroccio A (2014) Non-celiac gluten sensitivitiy: literature review. J AM Coll Nutr 33:39–54

Molino-Infante J, Santolaria S, Montoro M et al (2014) Non-cdliac gluten sensitivitiy: a critical review of current evidence. Gastroenterol Hepatol 37:361–371

Muraro A, Werfel T, Hoffmann-Sommergruber K et al (2014) EAACI food allergy and anaphylaxis guidelines: diagnosis and management of food allergy. EAACI Food Allergy and Anaphylaxis Guidelines Group. Allergy 69:1008–1025

Niggemann B, Beyer K (2014) Factors augmenting allergic reactions. Allergy 69:1582–1587

Nwaru BI, Hickstein L, Panesar SS et al (2014) Prevalence of common food allergies in Europe: a systematic review and meta-analysis. Allergy 69:992–1007

Oppelt SA, Sennott EM, Tolan DR (2015) Aldolase-B knockout in mice phenocopies hereditary fructose intolerance in humans. Mol Genet Metab 114:445–450

Pal S, Woodford K, Kukuljan S, Ho S (2015) Milk intolerance, beta-casein and lactose. Nutrients 7:7285–7297

Pechanek U, Pfannhauser W, Woidich H (1983) Untersuchung über den Gehalt biogener Amine in vier Gruppen von Lebensmitteln des österreichischen Marktes. Z Lebensm Unters Forsch 176:335–340

Reese I, Zuberbier T, Bunselmeyer B et al (2009) Diagnostic approach for suspected pseudoallergic reaction to food ingredients. J Dtsch Dermatol Ges 7:70–77

Reese I, Ballmer-Weber BK, Beyer S et al (2011) Vorgehen bei Verdacht auf Unverträglichkeit gegenüber oral aufgenommenem Histamin. AWMF Leitlinie, Oberhaching. Dustri-Verlag Dr. Karl Feistle, Oberhaching

Reese I, Schäfer C, Werfel T, Worm M (2013) Diätetik in der Allergologie. Dustri-Verlag Dr. Karl Feistle, Oberhaching

Reese I, Ballmer-Weber B, Beyer K et al (2021) Leitlinie zum Vorgehen bei Verdacht auf Unverträglichkeit gegenüber oral aufgenommenem Histamın. Allergologie 44.761–772

Ring J, Beyer K, Biedermann T, Bircher A et al (2021) Kurzfassung der Leitlinie „Akuttherapie und Management der Anaphylaxie – Update 2021" für Patienten und Angehörige. Allergo J 30:24–31

Schäfer T, Breuer K (2003) Epidemiologie von Nahrungsmittelallergien. Hautarzt 54:112–120

Schäfer T, Bauer CP, Beyer K et al (2014) S3-Leitlinie Allergieprävention – Update 2014. Registernummer 061-016. Stand: 31.07.2014, gültig bis 31.07.2019. http://www.awmf.org/uploads/tx_szleitlinien/061-016l_S3_Allergiepr%C3%A4vention_2014-07.pdf

Scherf KA, Brockow K, Biedermann T et al (2016) Wheat-dependent exercise-induced anaphylaxis. Clin Exp Allergy 46:10–20

Skypala IJ, Williams M, Reeves L et al (2015) Sensitivity to food additives, vaso-active amines and salicylates: a review of the evidence. Clin Transl Allergy 5:34

Steckelbroeck S, Ballmer-Weber BK, Vieths S (2008) Potential, pitfalls, and prospects of food allergy diagnostics with recombinant allergens or synthetic sequential epitopics. J Allergy Clin Immunol 121:1323–1330

Swagerty DL Jr, Walling AD, Klein RM (2002) Lactose intolerance. Am Fam Physician 65:1845–1850

Swallow DM (2003) Genetics of lactase persistence and lactose intolerance. Annu Rev Genet 37:197–219

Tolkki L, Alanko K, Petman L et al (2013) Clinical characterization and IgE profiling of birch (Betula verrucosa) – allergic individuals suffering from allergic reactions to raw fruits and vegetables. J Allergy Clin Immunol Pract 1:623–631

Williams AN, Woessner KM (2009) Monosodium glutamate ‚allergy‘: menace or myth? Clin Exp Allergy 39:640–646

Wöhrl S, Hemmer W, Focke M et al (2004) Histamine intolerance-like symptoms in healthy volunteers after oral provocation with liquid histamine. Allergy Asthma Proc 25:305–3011

Worm M, Reese I, Ballmer-Weber B et al (2015) Guidelines on the management of IgE-mediated food allergies. Allergo J Int 24:256–293

Worm M, Reese I, Ballmer-Weber B et al (2021) Update Leitlinie zum Management IgE-vermittelter Nahrungsmittelallergien. Allergologie 44:488–541

Zopf Y, Baenkler HW, Silbermann A et al (2009) The differential diagnosis of food intolerance. Dtsch Ärztebl Int 106:359–369

Serviceteil

Stichwortverzeichnis – 485

R. Stange et al. (Hrsg.), *Ernährung und Fasten als Therapie*, https://doi.org/10.1007/978-3-662-68881-6

Stichwortverzeichnis